Manual de
Periodontia

Equipe de Tradução

Alex Nogueira Haas
Mestre e doutorando em Odontologia-Periodontia pela Universidade
Federal do Rio Grande do Sul (UFRGS).
Professor assistente de Periodontia da UFRGS.

Cassiano Kuchenbecker Rösing
Doutor em Periodontia pela Universidade Estadual de São
Paulo (UNESP), Araraquara.
Professor adjunto de Periodontia da UFRGS.
Professor adjunto de Periodontia da Universidade
Luterana do Brasil (ULBRA).

Cristiano Susin
Doutor em Periodontia pela Universidade de Bergen (Noruega).
Professor adjunto de Periodontia da UFRGS.

Lisiane Ferreira
Especialista em Endodontia pela ULBRA.
Fellowship em Endodontia pela Temple University School of Dentistry (Philadelphia).

Patrícia Weidlich
Mestre e doutoranda em Odontologia-Periodontia pela UFRGS.
Professora assistente de Periodontia da UFRGS.

Rui Vicente Oppermann
Doutor em Odontologia pela Universidade de Oslo (Noruega).
Professor titular de Periodontia da UFRGS.

Sabrina Carvalho Gomes
Doutora em Periodontia pela UNESP, Araraquara.
Professora adjunta de Periodontia da ULBRA.

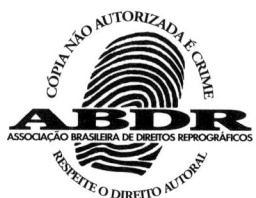

W835m Wolf, Herbert F.
     Manual de periodontia: fundamentos, diagnóstico, prevenção
e tratamento / Herbert F. Wolf, Thomas M. Hassell; tradução
Alex Nogueira Haas ... [et al.]. – Porto Alegre : Artmed, 2008.
     352 p. ; 30 cm.

     ISBN 978-85-363-1415-0

     1. Periodontia. 2. Odontologia. I. Hassell, Thomas M. II.
Título.
                                   CDU 616.314.17

Catalogação na publicação: Mônica Ballejo Canto – CRB 10/1023.

Dr. Herbert F. Wolf
Private Practitioner – Periodontics SSO/SSP

Dr. Thomas M. Hassell
Professor, D.D.S., Dr. med.dent., Ph.D.
Associate Vice Chancellor for Research and Dean of
Graduate Studies, North Carolina A&T State University
Greensboro, NC

Manual de Periodontia
Fundamentos, diagnóstico, prevenção e tratamento

Apresentação de Gail L. Aamodt
e Susan J. Jenkins

1.174 ilustrações

Consultoria, supervisão e revisão técnica desta edição:

Rui Vicente Oppermann
Doutor em Odontologia pela Universidade de Oslo (Noruega).
Professor titular de Periodontia da Universidade Federal do Rio Grande do Sul (UFRGS).

Sabrina Carvalho Gomes
Doutora em Periodontia pela Universidade Estadual de São Paulo (UNESP), Araraquara.
Professora adjunta de Periodontia da Universidade Luterana do Brasil (ULBRA).

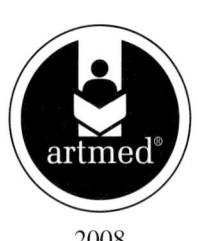

2008

Obra originalmente publicada sob o título
Color Atlas of Dental Hygiene - Periodontology

ISBN 978-3-13-141761-9 - 978-1-58890-440-9

Copyright © 2006 by Georg Thieme Verlag KG, Stuttgart, Germany

Capa: *Mário Röhnelt*

Preparação de originais: *Daniele Cunha*

Leitura final: *Luiz Alberto Braga Beal*

Supervisão editorial: *Letícia Bispo de Lima*

Editoração eletrônica: *Techbooks*

Reservados todos os direitos de publicação, em língua portuguesa, à
ARTMED® EDITORA S.A.
Av. Jerônimo de Ornelas, 670 – Santana
90040-340 – Porto Alegre RS
Fone: (51) 3027-7000   Fax: (51) 3027-7070

É proibida a duplicação ou reprodução deste volume, no todo ou em parte, sob quaisquer formas ou por quaisquer meios (eletrônico, mecânico, gravação, fotocópia, distribuição na Web e outros), sem permissão expressa da Editora.

SÃO PAULO
Av. Angélica, 1.091 – Higienópolis
01227-100 – São Paulo – SP
Fone: (11) 3665-1100   Fax: (11) 3667-1333

SAC 0800 703-3444

IMPRESSO NO BRASIL
PRINTED IN BRAZIL

Agradecimentos

Gostaríamos de agradecer às nossas famílias e aos nossos amigos o encorajamento, o suporte e a profunda compreensão – e, até mesmo, a paciência – por mais de uma década de trabalho dedicada a este livro.

A criação deste livro, mais abrangente e detalhado, só foi possível com a colaboração e a assistência de parceiros de trabalho do consultório do Dr. Wolf (Zurique, Suíça), de nossa colega Edith Rateitschak no Center for Dental Medicine (Basle, Suíça) e da faculdade, da equipe e dos alunos do College of Health Professions, Northern Arizona University (Flagstaff, Arizona). Além disso, foram de grande ajuda as contribuições de outras universidades e de diversas clínicas privadas, tanto de clínicos gerais como de periodontistas. O agradecimento relativo aos casos clínicos e as fotografias encontra-se na página 331.

Nossos agradecimentos também se dirigem a colegas ao redor de todo o mundo pela participação como contribuintes, assistentes, fotógrafos, terapeutas, "quebra-galhos" e "críticos": Sandra Augustin Wolf, Zurique; Christine Baca, Flagstaff; Manuel Battegay, Basle – Jean-Pierre Ebner, Basle; Joachim Hermann, Stuttgart; Markus Hürzeler, Munique; Thomas Lambrecht, Basle; Niklaus Lang, Berne; Samuel Low, Gainesville; Carlo Marinello, Basle; Jürg Meyer, Basle; Andrea Mombelli, Genebra; Lucca Ritz, Basle; Hubert Schroeder, Zurique; Ulrich Saxer, Zurique; Peter Schüpbach, Horgen; Nicola Zitzmann, Basle; Edith Rateitschak Plüss, Basle; Professor Klaus H. Rateitschak, Basle (in memoriam).

Todo o projeto gráfico, diagramas e tabelas foram desenvolvidos por Herbert Wolf com grande competência (e compreensão em relação aos infindáveis desejos dos autores), por Joachim Hormann, da Graphic Design Co., Stuttgart – ele merece nossos agradecimentos especiais. Também merecedora dos nossos agradecimentos e elogios, a Sra. Censeri Abare (Gainesville, Flórida) preparou o manuscrito do livro e fez incontáveis correções e modificações nos inúmeros rascunhos, sempre com precisão e paciência.

O investimento para incluir todas as ilustrações coloridas deste *Manual* foi financiado pelos autores, pelo nosso editor e pelas seguintes entidades comerciais, que fizeram uma significativa contribuição financeira:

Procter & Gamble Co., Trisa Co., Deppeler Co., Gaba Co., Lever Co. Walter-Fuchs Foundation.

Nosso texto e material ilustrativo foram preparados para impressão na Kaltnermedia Co., em Bobingen, por Martin Maschke, Markus Christ e Angelika Schönwälder, sempre com entendimento, conhecimento e paciência. Apesar da sempre presente premência de tempo para a entrega do livro, a Grammlich Co., Pliezhausen, realizou o trabalho com precisão e qualidade.

Estamos imensamente agradecidos pelo excelente suporte e acompanhamento que a Thieme Medical Publishers de Stuttgart e de Nova York nos forneceu. Agradecimentos especiais ao Dr. Cliff Bergman, ao Dr. Christian Urbanowicz, a Stefanie Langner e a Gert Krueger. Essas pessoas depositaram energia, dedicação e criatividade neste livro e sempre tiveram compreensão (e paciência) pelos desejos "impossíveis" manifestados pelos autores.

Herbert F. Wolf
Thomas M. Hassell

Prefácio

Estamos orgulhosos em apresentar este *Manual de periodontia*, um novo livro dedicado a clínicos gerais, especialistas em periodontia, técnicos em higiene dental, educadores da área de saúde bucal, estudantes de higiene bucal, além de programas de treinamento.

Por muitas décadas, a periodontia tem se caracterizado como o mais proeminente aspecto da prática clínica de higiene bucal. A remoção de cálculo tem sido o objetivo primário de cada consulta; na verdade, a habilidade em remover cálculo subgengival é, ainda hoje, a condição *sine qua non* nos Exames de Habilitação para Higienistas Dentais (Dental Hygiene State Board). Muitos livros-texto excelentes foram publicados recentemente com o próposito de ensinar a instrumentação mecânica adequada. Os fabricantes dos instrumentos periodontais manuais – raspadores e curetas –, a cada ano, introduzem inovações, muitas vezes com *design* atualizado, a fim de melhorar a remoção de cálculo. Eles também contribuíram com instrumentos como raspadores sônicos e ultra-sônicos, "movidos a ar", e, ainda, com o sistema água-pó, sempre com o objetivo de melhorar a "limpeza" das superfícies dentárias.

No entanto, a virada do século foi um momento oportuno para "reconsiderações" e para analisar a função do clínico, do periodontista e do técnico em higiene dental, buscando adequar novas realidades e definir os objetivos da profissão. A intenção era integrar novos e relevantes conhecimentos clínicos e científicos à prática generalista e de higiene dental em particular. Nos últimos 10 anos, a periodontia avançou de forma significativa, o que foi o resultado de uma equipe de trabalho composta por clínicos, biólogos, cientistas do comportamento, epidemiologistas e especialistas oriundos de todas as áreas médicas.

Agora sabemos que a doença periodontal representa o problema de saúde mais prevalente no mundo. Seus efeitos sobre a saúde geral estão se tornando mais claros a cada dia: ignorar a óbvia inter-relação médico-odontológica é, portanto, simplesmente inaceitável.

Assim, este livro enfatiza um espectro maior de conhecimento odontológico e médico, com alvo, sobretudo, nos clínicos e técnicos em higiene dental. A apresentação dos capítulos inclui:

- Etiologia: a placa bacteriana como um biofilme, os microrganismos periodontopatogênicos
- Patogênese: resposta do hospedeiro e fatores de risco
- Alterações bucais patológicas na gengiva e no periodonto
- Manifestações bucais da doença do HIV: tratamento
- Recessão gengival: prevenção
- Novos testes para diagnóstico
- A "pré-fase cirúrgica" do tratamento de higiene bucal
- Terapia "fase 1"
- Terapia periodontal "fechada", não-cirúrgica: novas técnicas promissoras
- Terapia *full mouth* (*full mouth therapy*)
- Estratégias farmacológicas para a periodontite
- Terapia fase 2 – resumo do tratamento cirúrgico
- Terapia fase 3 – manejo de risco e manutenção: sucesso ou falha
- Doenças periodontais em pacientes idosos

Como disse Bob Dylan há mais de 40 anos: "Os tempos, eles estão mudando". As demandas da prática odontológica diária estão determinando, rapidamente, que os clínicos e os técnicos em higiene dental assumam cada vez mais a responsabilidade sob o tema "limpeza dental" durante as consultas de manutenção. Tais responsabilidades incluem medidas – além da terapia – de diagnóstico clínico e radiográfico de doenças bucais ou de cabeça-pescoço, programas de cessação do tabagismo, detecção de câncer e realização de testes de exame de fatores de risco genéticos. A tendência nos Estados Unidos, muito embora não compartilhada por todos, é que existam consultórios independentes para técnicos em higiene dental. Na verdade, a legislação vigente em cinco estados americanos permite essa prática. Sendo assim, o técnico em higiene dental deverá estar preparado para ter mais responsabilidade clínica em relação ao seu paciente, o que demanda um maior nível de conhecimento, bem como uma compreensão mais profunda da patogênese da doença periodontal.

O objetivo principal deste livro-texto é apresentar e demarcar as informações requeridas na periodontia para o clínico e o técnico em higiene dental de hoje e de amanhã.

Herbert F. Wolf
Thomas M. Hassell

Apresentação I

Gail L. Aamodt, BS, RDH, MS

Department of Dental Hygiene
Northern Arizona University
Flagstaff

A natureza prevalente da doença periodontal entre as populações mundiais coloca o clínico e o técnico em higiene dental em uma posição-chave para o diagnóstico, o tratamento e a prevenção de problemas bucais. O clínico e o técnico em higiene dental de hoje têm de ser capazes de avaliar informações clínicas, radiográficas e históricas e se empenhar para definir e realizar diagnóstico, plano de tratamento, cuidados e manutenção do paciente periodontal. O sucesso a longo prazo da terapia periodontal depende de uma combinação de esforços do "time preventivo" com o técnico em higiene dental, ocupando um papel crítico na prevenção, no sucesso e na manutenção dos resultados obtidos com as medidas terapêuticas.

Existem hoje muitos livros-texto excelentes de periodontia disponíveis, porém esta nova obra fornece um texto amplo e acessível, além de diagramas e fotografias clínicas excepcionais, que fazem dele a fonte ideal para se obter informações teóricas e clínicas de maneira efetiva e rápida. Os resumos fornecem um claro entendimento e referências fáceis para os clínicos, técnicos em higiene dental, educadores de higiene dental e, especialmente, para estudantes de higiene dental em todos os níveis. Este livro apresenta conhecimentos básicos necessários ao profissional, que tem muitas responsabilidades – desde exames clínicos completos até a administração de antimicrobianos em combinação com diversos protocolos de debridamento dental.

Um requisito essencial para a compreensão de conceitos contemporâneos em periodontia é ter uma fonte apropriada de conceitos que se mostram fundamentais ao longo dos anos, bem como novos conceitos. Para o técnico em higiene dental, este livro apresenta informações abrangentes e contemporâneas sobre microbiologia, patogênese, biologia celular, imunologia, resposta do hospedeiro, progressão de doença e cicatrização das doenças periodontais. Enorme atenção tem sido dada à importância da coleta de dados, pois, se não for acurada, o diagnóstico não pode ser realizado. De especial interesse é a seção de alterações patológicas do periodonto, que devem ser identificadas, auxiliando a equipe a coordenar cuidados apropriados e preventivos. Além disso, uma extensa classificação das mais recentes categorias de doença periodontal é apresentada como uma síntese das informações fornecidas pelo texto.

O texto deste livro é único, também, em sua atenção à terapia de fase 3 (terapia periodontal de manutenção), focando no sucesso a longo prazo e no rigoroso acompanhamento do paciente, que deverá ser realizado pelo clínico e pelo técnico em higiene dental como parte do "time de prevenção". A noção de prevenção em periodontia, ou "monitoramento contínuo do risco", enfoca o reconhecimento da abordagem de risco multinível. Os autores sugerem guias práticos para manutenção periodontal em um esforço para acompanhar a condição de saúde, a longo prazo, do paciente periodontal.

Como o percentual de idosos está aumentando, é necessário aumentar o conhecimento e a perícia no tratamento e na manutenção dessa população. Este livro trata das alterações estruturais e biológicas nos tecidos periodontais nesse grupo de indivíduos, levando o clínico a considerar alterações no plano de tratamento a fim de se criar melhores condições para os pacientes idosos.

O livro destaca-se pela extensa gama de instrumentos, aparelhos, produtos e medicações apresentados e ilustrados em todo o texto. Servirá, assim, como uma excelente referência para o estabelecimento de um grande espectro de práticas de higiene, auxiliando a aumentar a compreensão da periodontia por alunos, educadores e clínicos na medida em que visa a um futuro melhor para a saúde dos pacientes por meio de melhores cuidados com a higiene bucal.

É com especial satisfação que ofereço a vocês esta Apresentação ao *Manual de periodontia*. Meus agradecimentos ao time Wolf/Hassell por esta obra-prima.

Apresentação II

Susan J. Jenkins, BS, RDH, MS

Forsyth Dental Hygiene Program
Massachusetts College of Pharmacy & Health Sciences
Boston

É com grande entusiasmo que escrevo esta Apresentação para o *Manual de periodontia*. A arte e a ciência da periodontia estão mudando rapidamente; a prática diária do clínico, do técnico em higiene dental e do educador exige que se procure informações relevantes apresentadas da forma mais atual possível. Eles as encontrarão aqui.

Para os estudantes de odontologia e técnicos em higiene bucal, este *Manual*, apresentado em uma linguagem clara e concisa, será um livro indispensável ao longo de toda a fase de aprendizado e da prática. O Capítulo "Tratamento inicial I" dará ao aluno uma excelente compreensão para a futura profissão. Existem poucos livros-texto de higiene bucal com abordagem tão completa como este para a profissão. As fotografias coloridas, com tantos detalhes, são um ótimo instrumento de aprendizado não apenas para o estudante, mas também para quem pratica a profissão.

À medida que lia o livro, um velho adágio ressoava em minha mente: "Uma imagem é melhor do que mil palavras". Muitas dúvidas apresentadas pelo paciente poderão ser respondidas de forma clara e sucinta por meio deste *Manual*, tornando-se um instrumento acessível no próprio consultório.

Com o uso da informática, nossos pacientes estão apresentando cada vez mais conhecimentos sobre saúde bucal. A tecnologia também produziu uma evolução nos raspadores movidos por energia. Os novos desenhos permitem debridamento e irrigação muito mais efetivos das bolsas profundas. Ainda assim, há espaço proeminente para os raspadores manuais. Os estudantes terão de aprender princípios básicos da instrumentação manual antes de usar os instrumentos movidos à energia. A discussão da instrumentação mecânica, na seção Terapia (p. 242 a 243, 257 a 275), não apenas contempla figuras muito bem-detalhadas como também apresenta uma adaptação adequada dos instrumentos e da posição de trabalho para uma instrumentação de sucesso. Este livro é uma valiosa contribuição para a fase pré-clínica da educação dos clínicos e técnicos em higiene dental.

Sabe-se que os técnicos em higiene dental fazem parte da equipe odontológica que passa a maior parte do tempo com os pacientes. Eles são, inclusive, chamados a responder perguntas a respeito da saúde bucal e geral. Como a pesquisa é contínua, o conhecimento acerca das associações entre saúde bucal e sistêmica continuará evoluindo. Este livro capacitará, então, o clínico e o técnico a educar seus pacientes a respeito do paradigma contemporâneo que conecta condições bucais e sistêmicas.

Um dos maiores segmentos da população americana é o da geração 50-60 (*baby boomer*). De acordo com o censo americano, em 2006, 75 milhões de pessoas, ou seja, 29% da população, faziam parte desse grupo. Estamos todos envelhecendo com alegria e vivendo mais. Isso terá um impacto na nossa saúde bucal. Os capítulos "Periodontia geriátrica" e "Terapia: fase 3" explicam as alterações bucais que poderão ocorrer com essa população juntamente com as mais inovadoras recomendações para permitir a manutenção de cuidados.

Para o educador de estudantes de odontologia e de técnicos em higiene bucal, este *Manual* será um texto versátil e útil. Como professora do curso de periodontia (MCPHS Forsyth), eu comumente achava difícil apresentar ilustrações de alta qualidade em minhas aulas. Os autores e editores do *Manual de periodontia* concordaram que eu reproduzisse essas maravilhosas fotografias, os diagramas e as ilustrações artísticas nas aulas. Essa generosidade pode melhorar muito as aulas e enriquecer as experiências de aprendizado de todos os estudantes.

Parabéns ao Dr. Wolf e ao Dr. Hassell pela criação deste livro de primeira classe.

Sumário

Fundamentos

1 Introdução
1 Doenças periodontais
4 O curso clínico de uma periodontite não-tratada
4 Periodontite – conceitos de terapia

7 Biologia estrutural
8 Gengiva
10 Inserção epitelial
12 Inserção do tecido conjuntivo
14 Cemento radicular
16 Aparato de suporte ósseo
18 Suprimento sangüíneo do periodonto
19 Inervação do periodonto
20 As funções coordenadas das estruturas periodontais

21 Etiologia e patogênese
22 Periodontite – uma doença multifatorial

23 Microbiologia
24 Biofilme – formação de placa no dente e na superfície radicular
25 Biofilme supragengival
26 Fatores naturais que favorecem o acúmulo de biofilme
27 Fatores iatrogênicos que favorecem a retenção de biofilme
28 Biofilme dental subgengival
29 Invasão bacteriana tecidual?
30 Classificação dos microrganismos orais
31 Parede celular das bactérias gram-positivas e gram-negativas
32 Periodontite – uma infecção clássica ou oportunista?
33 Bactérias supostamente periodontopatogênicas
34 Fatores de virulência
34 Transferência de virulência
36 Bactérias marcadoras na periodontite
37 Patógenos "simples" *versus* complexos de patógenos?
38 Endotoxinas – lipopolissacarídeos (LPS)
38 Interação entre o LPS e o hospedeiro

39 Patogênese – capacidade de reação e defesa do hospedeiro
40 Novos conceitos em patogênese
41 Resposta do hospedeiro – mecanismos e participantes
42 Imunidade não-específica, congênita: primeira linha de defesa
43 Imunidade específica, adquirida: segunda linha de defesa
44 Componentes do sistema imune – resumo
45 Interação entre a imunidade não-específica e a específica
46 Moléculas reguladoras da superfície celular: marcadores, receptores
47 Citocinas
49 Eicosanóides – prostaglandinas e leucotrienos
50 Mecanismos enzimáticos – metaloproteinases da matriz
51 Risco de periodontite: o hospedeiro suscetível
52 Fatores de risco genéticos: doenças, defeitos, variações
54 Fatores de risco alteráveis, co-fatores modificadores
55 Patogênese I – reações inflamatórias iniciais
56 Patogênese II – histologia
58 Patogênese III – biologia molecular
60 Perda de inserção I – destruição de tecido conjuntivo
61 Perda de inserção II – reabsorção óssea
62 Patogênese – características clínicas: da gengivite à periodontite
63 Curso cíclico da periodontite
64 Infecções periodontais e doenças sistêmicas
65 Etiologia e patogênese – resumo

67 Índices
70 Índice de sangramento da papila (ISP)
71 Índices periodontais
72 Índice periodontal comunitário de necessidades de tratamento (CPITN)
73 *Periodontal screening and recording* (PSR)

74 Epidemiologia
74 Epidemiologia da gengivite
75 Epidemiologia da periodontite

Tipos de doenças e diagnóstico

77 Tipos de doenças periodontais associadas ao biofilme dental
77 Gengivite – periodontite
78 Classificação das doenças periodontais – nomenclatura

79 Gengivite
80 Histopatologia
81 Sintomas clínicos
82 Gengivite leve
83 Gengivite moderada
84 Gengivite grave

85 Gengivite/periodontite ulcerativa
86 Histopatologia
87 Sintomas clínicos – bacteriologia
88 Gengivite ulcerativa (GUN)
89 Periodontite ulcerativa (PUN)
90 Gengivoperiodontite ulcerativa – terapia

91 Gengivite modulada por hormônios
93 Gengivite gravídica grave – epúlide gravídica
94 Gengivite gravídica e fenitoína

95 Periodontite
96 Patobiologia – as formas mais importantes da periodontite
96 Tipo II
96 Tipo III B
97 Tipo III A
97 Tipo IV B
98 Patomorfologia – grau clínico de gravidade
99 Bolsas e perda de inserção
100 Defeitos intra-alveolares, bolsas infra-ósseas
102 Envolvimento de furca
104 Histopatologia
105 Sintomas clínicos e radiográficos adicionais
108 Periodontite crônica – leve a moderada
110 Periodontite crônica – grave

112 Periodontite agressiva – contribuição étnica?
114 Periodontite agressiva – fase aguda
116 Periodontite agressiva – estágio inicial
118 Periodontite pré-puberal – PP (periodontite agressiva)

119 Alterações patológicas bucais da gengiva e do periodonto
120 Alterações predominantemente gengivais (tipo I B)
120 Alterações gengivais e periodontais (tipos IV A/B)
121 Aumento de volume gengival induzido por fenitoína
122 Aumento de volume gengival induzido por diidropiridina
123 Aumento de volume gengival induzido por ciclosporina
124 Aumento de volume gengival associado à terapia com drogas combinadas
125 Tumores benignos – epúlides
126 Tumores benignos – fibrose, exostose
127 Tumores malignos
128 Gengivose/penfigóide
128 Pênfigo vulgar
129 Líquen plano: reticular e erosivo
130 Leucoplasia, lesões pré-cancerizáveis – granulomatose oral
131 Herpes – gengivoestomatite herpética
132 Periodontites associadas a doenças sistêmicas (tipo IV) – diabete tipo I e tipo II
134 Periodontites associadas a doenças sistêmicas (tipo IV B) – síndrome de Down, trissomia do 21
136 Periodontite pré-puberal associada com doença sistêmica – síndrome de Papillon-Lefèvre (tipo IV B)
138 Síndrome de Papillon-Lefèvre – "uma exceção para cada regra"

139 Infecção pelo HIV – AIDS
140 Doença do HIV – epidemiologia
141 Classificação e curso clínico da doença do HIV
142 Manifestações orais da doença do HIV
143 Infecções bacterianas no HIV
144 Infecções fúngicas
145 Infecções virais
146 Neoplasias
147 Lesões de etiologia desconhecida associadas ao HIV
148 Invasão e replicação do vírus HIV – bases para o tratamento médico sistêmico
149 Tratamento do paciente HIV – aspectos farmacológicos
150 HIV – tratamento das infecções oportunistas
150 Prevenção da infecção e prevenção pós-exposição – a equipe odontológica
151 Tratamento da periodontite associada ao HIV

155 Recessão gengival
156 Fenestração e deiscência do osso alveolar
157 Sintomas clínicos
158 Recessão – localizada
159 Recessão – generalizada
160 Situações clínicas que lembram recessão
161 Recessão – diagnóstico
162 Medida da recessão (Jahnke)
162 Classificação das recessões (Miller)
164 Conseqüências da recessão: hipersensibilidade cervical, defeitos, em forma de cunha, cáries de classe V – diagnóstico diferencial de "erosão"

165 Coleta de dados – diagnóstico – prognóstico
166 Coleta de dados – exames
167 História de saúde geral do paciente
167 História de saúde especial do paciente
168 Achados clínicos clássicos
169 Sondagem da bolsa – profundidade de sondagem, perda de inserção clínica
170 Sondagem de bolsas – sondas periodontais
171 Profundidades de bolsa à sondagem – interpretação dos valores medidos
172 Envolvimento de furca – invasão vertical e horizontal da furca
174 Mobilidade dentária – análise funcional
176 Radiografia

178 Diagnóstico complementar – testes

179 Diagnóstico microbiológico – métodos para testes
180 Diagnóstico microbiano da bolsa – microscopia de campo escuro e de contraste de fase
181 Diagnóstico microbiológico das bolsas – culturas
182 Novos testes de diagnóstico – avaliação
183 Testes de biologia molecular
184 Teste com sonda bacteriana – IAI PadoTest
185 Testes com sondas de DNA e RNA – IAI PadoTest 4.5
186 Testes imunológicos
187 Testes bacterianos enzimáticos – teste BANA

188 Testes de resposta do hospedeiro
189 Risco genético – teste para polimorfismo genético para IL-1
190 Teste para o gene IL-1 – técnica e avaliação
191 Genótipo positivo para IL-1 como fator de risco – fatores de risco adicionais
192 Má higiene bucal como fator de risco – sangramento à sondagem (SS)
193 Avaliação do risco periodontal – perfil de risco individual
194 Coleta de dados para diagnóstico – fichas periodontais I e II
195 Ficha computadorizada – Florida probe system
196 Diagnóstico
197 Prognóstico

198 Prevenção – profilaxia
198 Manutenção da saúde e prevenção de doença
198 Definição: prevenção – profilaxia
199 Prevenção das gengivites e da periodontite

Terapia

---

201 Tratamento das doenças periodontais inflamatórias
202 Conceitos terapêuticos e técnicas
203 Tratamento – problemas
204 Periodontite – objetivos e resultados terapêuticos

205 Cicatrização da ferida periodontal
206 Cicatrização da ferida e regeneração – possibilidades
208 Plano de tratamento – seqüência de tratamento
  • Pré-fase – saúde geral, higiene bucal
  • Fase 1 – causal, antimicrobiana, antiinfecciosa
  • Fase 2 – cirúrgica, corretiva
  • Fase 3 – preventiva, antiinfecciosa, "longa vida"
210 Desenvolvimento geral da terapia – planejamento individual

211 Fase pré-sistêmica
212 Avaliação – o paciente pode ser tratado com segurança?
213 Bacteremia – profilaxia de endodocardite
214 Procedimentos dentais com risco de bacteremia
215 Diabete melito (DM) – fatores de risco para periodontite
216 Tabagismo – o fator de risco modificável mais importante

217 Tratamento de urgência

221 Terapia: fase 1
222 Apresentação do caso – motivação– informação

223 Tratamento inicial 1
224 Motivação – sangramento gengival
225 Agentes reveladores de biofilme dental (placa)
226 Escovas dentais
228 Técnicas de escovação
229 A técnica solo – uma maneira diferente de escovar seus dentes
230 Escovas elétricas
231 Higiene interdental
234 Dentifrícios
235 Controle químico de biofilme dental – prevenção "química leve"
236 Irrigadores
237 Higiene bucal para halitose – limpeza da língua

238 Possibilidades, sucesso e limitações da higiene bucal

239 Tratamento inicial 1 – criando condições para melhorar a higiene bucal
240 Profilaxia supragengival – instrumentos ultra-sônicos...
241 ... e suas indicações
242 Profilaxia supragengival – instrumentos manuais, pastas profiláticas...
243 ... e suas indicações
244 Criando condições de melhora na higiene bucal – remoção de irritantes iatrogênicos
246 Correção de irritantes iatrogênicos – pônticos
247 Remoção de áreas naturais de retenção de biofilme dental – odontoplastia de sulcos, depressão e irregularidades
248 Redução de áreas naturais de retenção de biofilme dental – apinhamento: odontoplastia morfológica
249 Tratamento da gengivite provocada pelo biofilme dental
252 Tratamento da gengivite

253 Tratamento inicial 2
253 Definições
254 Terapia antiinfecciosa não-cirúrgica – objetivos do tratamento
255 Terapia antimicrobiana – combatendo o reservatório
256 Raspagem radicular – com ou sem curetagem?
257 Terapia fechada – indicação, instrumentação
258 Instrumentos manuais para raspagem e alisamento radicular – curetas
269 Instrumentos elétricos para o debridamento
260 Curetas Gracey – áreas de uso
262 Instrumentos manuais para problemas especiais – curetas
263 Técnica de raspagem prática com curetas Gracey – abordagem sistemática
268 Afiação do instrumental
269 Afiação manual dos instrumentos manuais
270 Afiação automatizada
271 Debridamento subgengival – raspagem radicular fechada
276 Terapia fechada no quadrante 1...
277 ... e no resto da dentição?
278 Limitações da terapia fechada
280 Possibilidades e limitações da terapia fechada...

281 Terapia *full mouth* (*full mouth therapy*) – FMT
282 FMT – terapia instrumental/mecânica e...
283 ... farmacológica
284 FMT – resultados radiográficos
285 FMT – resultados numéricos/estatísticos

287 Medicações
287 Terapia antiinfecciosa de suporte – antibióticos no tratamento da periodontite
288 Critérios de decisão – quando usar antibióticos?
290 Antibióticos – sensibilidade e resistência bacteriana
291 Terapia antibiótica sistêmica *versus* local (tópica)
292 Terapia antimicrobiana local (tópica) – "drogas de liberação lenta" (DLL)
294 Resposta/reação do hospedeiro – substâncias moduladoras

295 Terapia: fase 2 Terapia periodontal cirúrgica-fase corretiva
296 Objetivos da cirurgia periodontal
297 Seleção de pacientes
298 Fatores que influenciam o resultado do tratamento
299 Métodos de cirurgia periodontal e suas indicações
300 Princípios das modalidades terapêuticas: vantagens e desvantagens
302 Terapia pré-operatória – cuidados pós-operatórios

303 Envolvimento e tratamento das lesões de furca
304 Possibilidades terapêuticas para vários tipos de casos
306 Classificações dos envolvimentos de furca
307 Envolvimentos de furca F2 na maxila – plastia da furca

309 Terapia: fase 3 Terapia periodontal de manutenção – rechamadas
310 A rechamada na prática odontológica clínica – o efeito da rechamada
311 Rechamadas – manejo contínuo do risco
312 A "hora da rechamada" – terapia periodontal de manutenção na prática clínica
314 O técnico em higiene dental e o cirurgião-dentista – o "time da prevenção"
314 Pessoal auxiliar e necessidades de tratamento
315 Falhas – ausência de terapia periodontal de manutenção
316 Resultados negativos da terapia
318 Hipersensibilidade dentinária

319 Implantes dentais: terapia com implantes
320 Critérios de diagnóstico determinantes
321 Conceitos terapêuticos – resultados terapêuticos
322 Rechamada – administração de problemas nos implantes

323 Periodontia geriátrica? – o periodonto do idoso
326 Mudanças relacionadas à idade – influência sobre o plano de tratamento

327 Classificação das doenças periodontais
327 A reclassificação mais recente das doenças periodontais (1999)
330 Mudanças – comparando as classificações de 1989 e 1999

331 Agradecimentos pelas figuras

333 Referências

336 Índice

Introdução

Periodontia é o estudo dos tecidos que suportam o dente, o periodonto. O periodonto é composto por tecidos que envolvem cada dente e que permitem a sua ancoragem no processo alveolar (do grego: *para* = ao redor; *odus* = dente). Os seguintes tecidos moles e duros constituem a estrutura do periodonto:

- Gengiva
- Cemento radicular
- Ligamento periodontal
- Osso alveolar

A estrutura e a função desses tecidos periodontais têm sido extensivamente pesquisadas (Schroeder, 1992). O conhecimento da relação entre os componentes celulares e moleculares do periodonto conduz a uma terapia ideal e também ajuda a estabelecer objetivos para pesquisas futuras.

Doenças periodontais

Gengivite – Periodontite

Existem numerosas doenças que afetam o periodonto. Sem dúvida, as mais importantes são a gengivite associada à placa (inflamação gengival sem perda de inserção) e a periodontite (perda dos tecidos de suporte associada à inflamação).

- A *gengivite* é limitada aos tecidos marginais, supracrestais. É manifestada pelo sangramento à sondagem da margem gengival e, em casos mais graves, por eritema e edema (inchaço), especialmente da papila interdental (Figura 3).
- A *periodontite* pode se desenvolver de uma gengivite preexistente em pacientes com a condição imune comprometida, na presença de fatores de risco e mediadores pró-inflamatórios, bem como na presença de uma microbiota predominantemente periodontopatogênica. A inflamação da gengiva pode se estender profundamente até o aparato do suporte dos dentes. As conseqüências incluem destruição do colágeno e perda do osso alveolar (perda de inserção). O epitélio juncional se degenera em epitélio da bolsa, que prolifera apical e lateralmente. Uma bolsa verdadeira se forma. Esta bolsa é um sítio de predileção e reservatório para bactérias patogênicas oportunistas que sustentam a periodontite e incrementam sua progressão.

Recessão gengival

A *recessão gengival* não é considerada, atualmente, uma doença, mas uma alteração anatômica que é determinada por morfologia tecidual, higiene inadequada (escovação agressiva) e, possivelmente, excesso de carga funcional.

- Dentes não são perdidos por causa da recessão gengival, mas os pacientes podem experimentar hipersensibilidade e complicações estéticas. Se a recessão gengival se estende para a mucosa oral, a higiene bucal é normalmente dificultada: inflamação secundária é a conseqüência.
  Em adição à recessão clássica, a migração apical da gengiva é comum em pacientes com periodontite não-tratada e pode ser a conseqüência da *terapia* periodontal em pacientes com idade avançada ("involução"; Figura 2).

Esses três problemas periodontais (gengivite, periodontite e recessão gengival) são observados no mundo inteiro, afetando quase toda a população em maior ou menor grau. Além dessas formas comuns de patologias, existem doenças e defeitos dos tecidos periodontais muito menos freqüentes. Todas essas doenças foram classificadas durante um *workshop* internacional realizado em 1999 (ver Apêndice, p. 327).

1 Periodonto saudável

A característica mais importante do periodonto é a conexão entre tecidos moles e duros:

- Na região marginal, pode-se observar a gengiva livre de inflamação, que provê a adesão do epitélio ao dente por meio do seu epitélio juncional (colar rosa). Essa conexão protege as camadas mais profundas dos componentes do periodonto de injúrias mecânicas e microbiológicas.
- Subjacente ao epitélio juncional, observam-se fibras supracrestais que servem para conectar o dente com a gengiva e, também, o ligamento periodontal com a região do osso alveolar e que inserem o osso ao cemento da raiz radicular.

Prevenção da doença: a manutenção da saúde do periodonto é o objetivo principal da periodontia e deveria, também, ser o objetivo do paciente. Ela é obtida por uma higiene bucal puramente mecânica e adequada. Enxaguatórios bucais desinfetantes podem auxiliar na higiene mecânica.

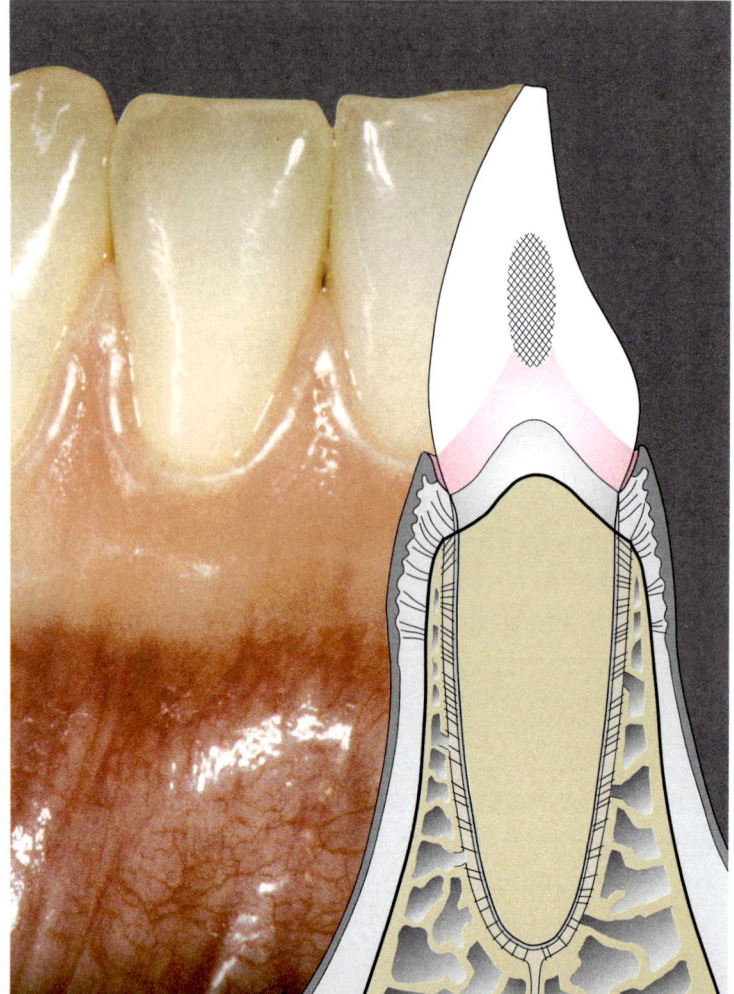

Periodonto saudável

2 Recessão gengival

A principal característica desta condição, muitas vezes associada a objeções de natureza estética por parte do paciente, é uma migração opical da gengiva marginal. O pré-requisito morfológico é, em geral, a lamela do osso alveolar vestibular, extremamente fino e ausente. A recessão gengival pode ser iniciada e propagada por traumatismo de escovação (escovação horizontal) e sobrecarga funcional (?). Portanto, a recessão gengival não pode ser classificada como uma *doença* periodontal verdadeira.

A melhor forma do paciente prevenir a recessão gengival é usando uma adequada, porém delicada, técnica para a sua higiene bucal (técnicas rotatórias ou escovas sônicas).

Tratamento: recessão incipiente ou progressiva pode ser evitada alterando-se a técnica de higiene bucal; nos casos graves, cirurgia mucogengival pode ser aplicada com o objetivo de parar a progressão ou recobrir as superfícies radiculares expostas.

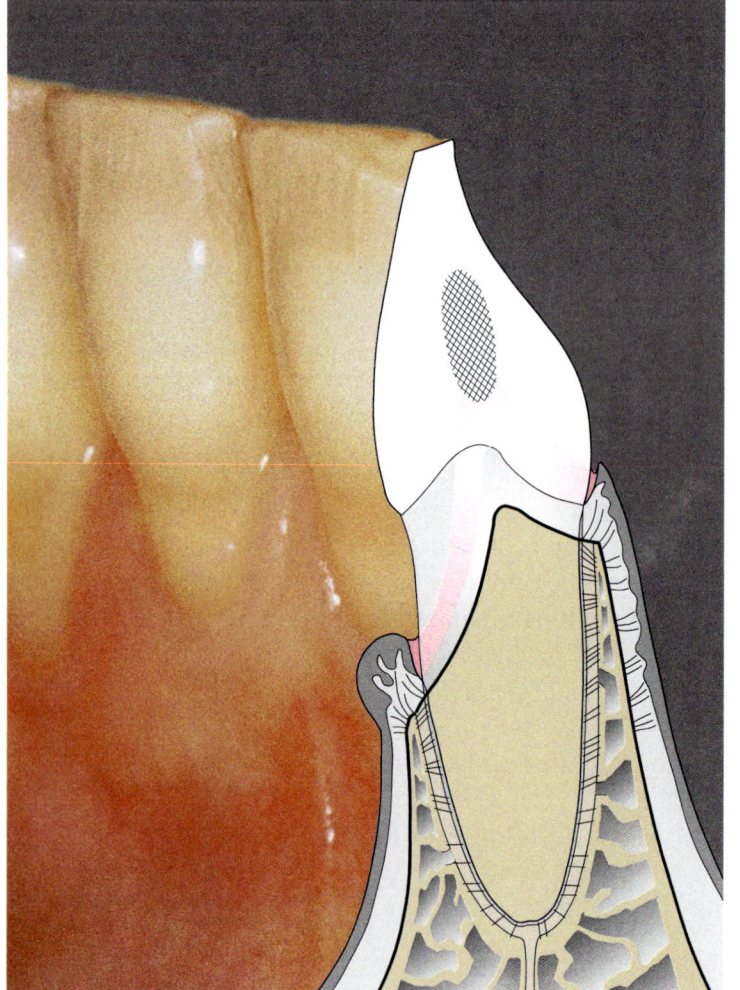

Recessão gengival

Doenças periodontais

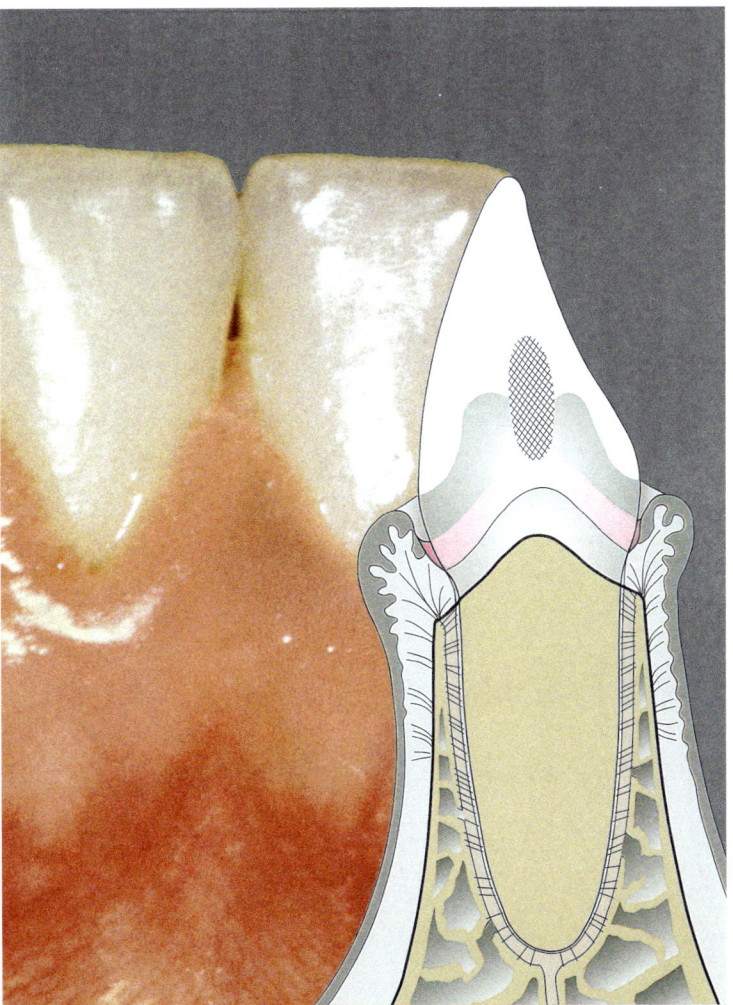

Gengivite

3 Gengivite
A gengivite é caracterizada pela inflamação da papila e da gengiva marginal, induzida por placa. Os sintomas clínicos incluem sangramento à sondagem, eritema e, eventualmente, inchaço. A gengivite pode ser mais ou menos pronunciada dependendo do biofilme dental (quantidade e qualidade) e da resposta do hospedeiro. As estruturas mais profundas (osso alveolar e ligamento periodontal) não são envolvidas. A gengivite pode ser precursora da periodontite, mas isso nem sempre ocorre.

Tratamento: a gengivite pode ser completamente controlada por meio do controle adequado do biofilme dental supragengival. Após o início e melhora nos procedimentos de higiene bucal, associados ao controle de placa e cálculo pelo profissional, a cicatrização completa pode ser esperada. Ainda assim, a ausência de inflamação – ausência de sangramento marginal – será impossível de ser alcançada se o paciente não for capaz de manter um padrão alto de higiene bucal ao longo do tempo ou não tiver interesse em fazê-lo (adesão ao tratamento).

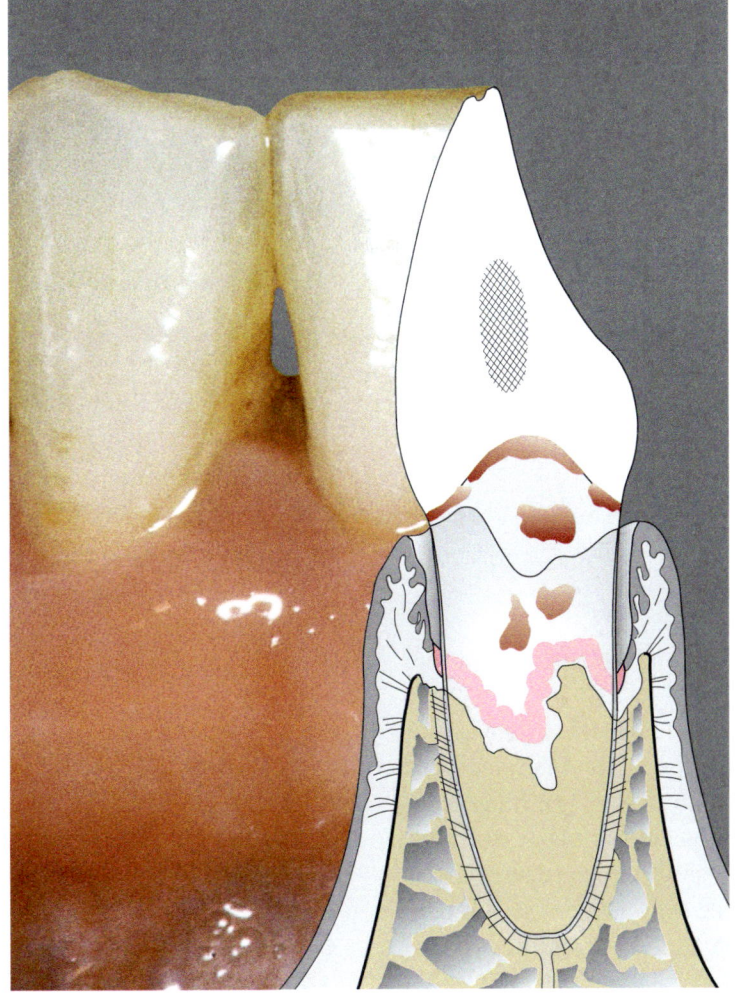

Periodontite

4 Periodontite
Na margem gengival, as características da periodontite são similares àquelas da gengivite, mas a inflamação se estende mais profundamente, até os tecidos de estrutura (osso alveolar e ligamento). Bolsas periodontais são formadas e o tecido conjuntivo de inserção é perdido. A perda de tecidos duros e moles em geral é localizada, e não generalizada.
A periodontite pode ser classificada como *crônica* (tipo II) ou *agressiva* (tipo III), com vários graus de gravidade. Cerca de 90% dos casos são caracterizados como "periodontite crônica" (p. 108, 327).

Tratamento: a maior parte das periodontites pode ser tratada com sucesso. No entanto, as necessidades de tratamento podem variar muito de caso a caso. Os esforços para a realização do tratamento podem ser, relativamente, pequenos nos estágios inicias de periodontite. O tratamento mecânico permanece em primeiro plano. Em casos especiais, medicamentos tópicos e sistêmicos podem ser usados como terapia de suporte.

O curso clínico de uma periodontite não-tratada

Em geral, a periodontite é uma doença de progressão lenta (Locker e Leake, 1993; Albandar, 1997) que, em casos graves – particularmente quando não-tratados –, pode levar à perda do elemento dentário. Grande variação na velocidade de progressão da periodontite é observada interindividualmente. Em adição à quantidade e à qualidade do biofilme, as variáveis que influenciam individualmente (saúde geral, constituição genética, condição imunológica influenciada fisicamente, fatores sociais e étnicos, bem como fatores de risco como tabagismo e estresse) podem ter um importante papel (p. 22, Figura 41). Todas essas circunstâncias podem influenciar o estabelecimento e a velocidade do processo de doença em diferentes grupos de pacientes.

Nem todos os dentes ou superfícies dentárias são igualmente suscetíveis (Manser e Rateitschak, 1996):

- Molares são mais expostos
- Pré-molares e dentes anteriores são menos suscetíveis
- Caninos são os mais resistentes.

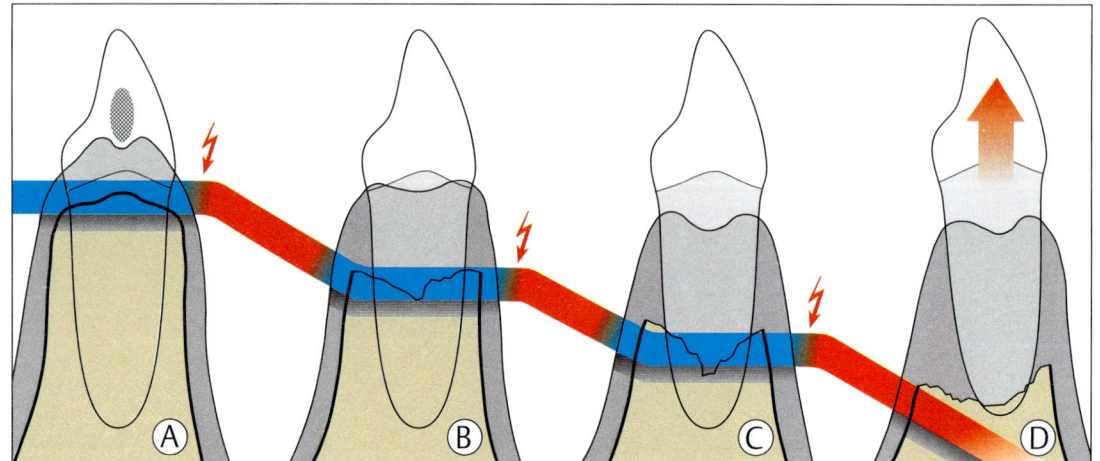

5 Curso clínico de uma periodontite não-tratada
Nas formas agressivas de periodontite (p. 95, 97), a manifestação da perda óssea em dentes, individualmente, ocorre em sucessivas fases agudas, mais do que de forma crônica. Fases de progressão e quiescência se alternam. Fases destrutivas podem ocorrer rapidamente, uma seguida da outra, ou períodos maiores de quiescência podem ser observados.

Vermelho Fase aguda/destruição
Azul Fase de quiescência

Periodontite – conceitos de terapia

O objetivo primário é a *prevenção* das doenças periodontais e o secundário é possibilitar a cicatrização da periodontite existente, tão logo quanto possível, por meio da completa *Restitutio ad integrum*. Pesquisa clínica e básica são direcionadas para a realização desses objetivos em um futuro próximo.

Atualmente, conceitos terapêuticos comprovados estão disponíveis para eliminação da inflamação e cura da doença. Somado a isso, em um determinado grau, hoje é possível regenerar a inserção perdida (regeneração tecidual guiada, RTG, p. 301). As seguintes modalidades terapêuticas estão disponíveis para a terapia periodontal:

1 raspagem radicular em campo aberto ou fechado ("terapia associada à causa", o "padrão-ouro");
2 terapia cirúrgica regenerativa;
3 terapia cirúrgica ressectiva;
4 terapias alternativas: extração ou implantes dentários?

1 A *raspagem radicular* é a condição *sine qua non* em toda a terapia periodontal. Essa é a terapia relacionada à causa durante a qual o agente causal – biofilme – dental, o e cálculo são removidos. Se as bolsas são rasas e suas relações morfológicas são simples (dentes unirradiculares), o tratamento pode ser feito sem acesso cirúrgico, mas, em casos avançados, os tratamentos com acesso cirúrgico, com visualização direta após acesso obtido pelo afastamento tecidual, são sempre preferíveis (p. ex., o retalho modificado de Widman). O resultado desse tratamento é geralmente a cicatrização por reparo (p. 206). Um epitélio juncional longo se forma.

2 Os *métodos terapêuticos regenerativos* (RTG; enxertos autógenos e enxertos aloplásticos) têm tido um crescimento significativo recentemente. Esses procedimentos estão em constante desenvolvimento e, no futuro, podem ser aprimorados pelo uso de fatores de crescimento ou de diferenciação.
A terapia regenerativa pode conduzir à atual neoformação de tecidos periodontais importantes.

3 A *cirurgia radical* para a eliminação de bolsas perdeu a sua popularidade recentemente, muito embora os resultados em geral sejam previsíveis e a tendência de recorrência da doença seja baixa.

4 Nos casos de periodontite avançada, grave, complexa, isto é, com envolvimento severo de furcas na região de molares, o dentista pode considerar a extração dentária e *sua reposição com um implante dentário*, em vez de cirurgia periodontal ressectiva ou regenerativa. Mesmo nestes casos, o tratamento periodontal de dentição remanescente deve ser realizado, assim como um ótimo controle de placa pelo paciente e uma adequada criação de osso para o implante.

O curso clínico de uma periodontite não-tratada

| Situação inicial | Intervenção | Resultado | Opções de tratamento |

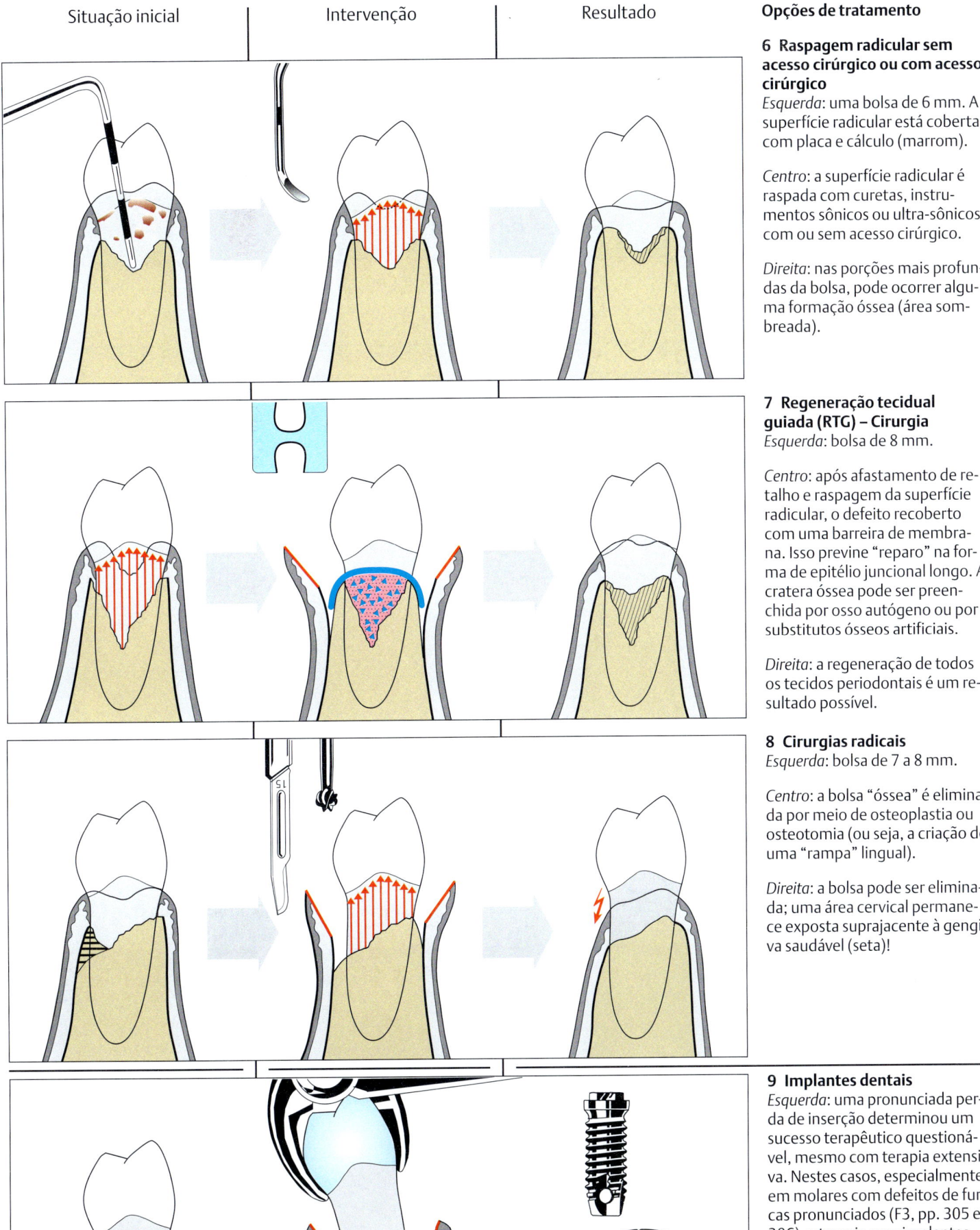

6 Raspagem radicular sem acesso cirúrgico ou com acesso cirúrgico
Esquerda: uma bolsa de 6 mm. A superfície radicular está coberta com placa e cálculo (marrom).

Centro: a superfície radicular é raspada com curetas, instrumentos sônicos ou ultra-sônicos com ou sem acesso cirúrgico.

Direita: nas porções mais profundas da bolsa, pode ocorrer alguma formação óssea (área sombreada).

7 Regeneração tecidual guiada (RTG) – Cirurgia
Esquerda: bolsa de 8 mm.

Centro: após afastamento de retalho e raspagem da superfície radicular, o defeito recoberto com uma barreira de membrana. Isso previne "reparo" na forma de epitélio juncional longo. A cratera óssea pode ser preenchida por osso autógeno ou por substitutos ósseos artificiais.

Direita: a regeneração de todos os tecidos periodontais é um resultado possível.

8 Cirurgias radicais
Esquerda: bolsa de 7 a 8 mm.

Centro: a bolsa "óssea" é eliminada por meio de osteoplastia ou osteotomia (ou seja, a criação de uma "rampa" lingual).

Direita: a bolsa pode ser eliminada; uma área cervical permanece exposta suprajacente à gengiva saudável (seta)!

9 Implantes dentais
Esquerda: uma pronunciada perda de inserção determinou um sucesso terapêutico questionável, mesmo com terapia extensiva. Nestes casos, especialmente em molares com defeitos de furcas pronunciados (F3, pp. 305 e 306), a terapia com implantes deveria ser considerada.

Centro: extração dentária.

Direita: o implante é coberto pela mucosa, regeneração óssea ocorre abaixo da membrana.

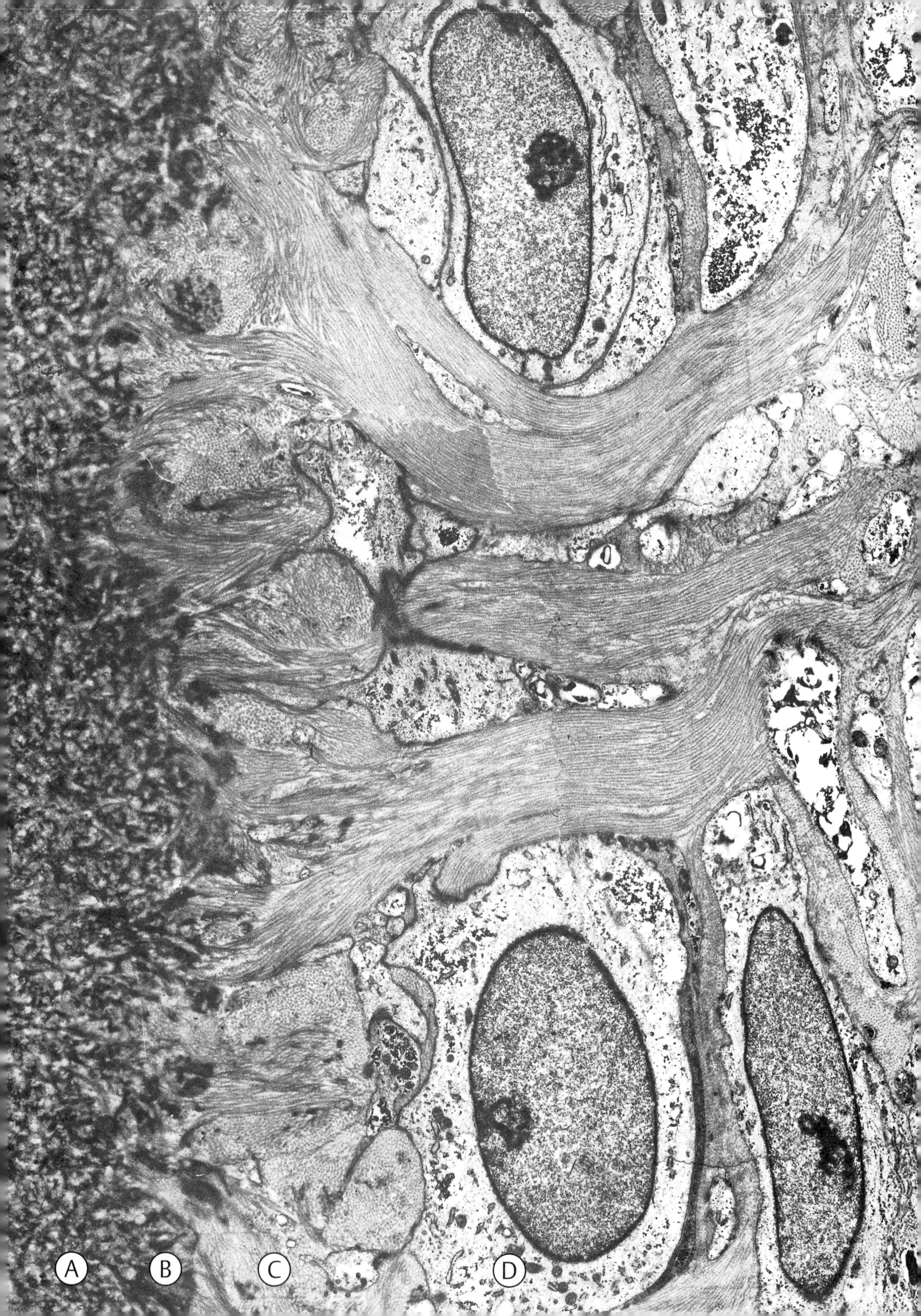

Biologia estrutural

"Biologia estrutural" é um termo geral referente à macromorfologia e histologia dos tecidos, bem como à sua função, incluindo a bioquímica das células e as substâncias intercelulares.
O conhecimento básico da estrutura normal dos tecidos periodontais e de sua dinâmica (*turnover*) é um pré-requisito para a compreensão das mudanças patobiológicas do periodonto, que podem envolver adaptações das estruturas normais ou equilíbrio das funções normais (Schroeder, 1992).
O termo periodonto engloba quatro diferentes tecidos moles e duros: a gengiva, o cemento radicular, o osso alveolar e o ligamento periodontal que vai inserir o cemento radicular ao osso. Todos esses quatro tecidos podem posteriormente ser diferenciados de acordo com a estrutura, função e localização.

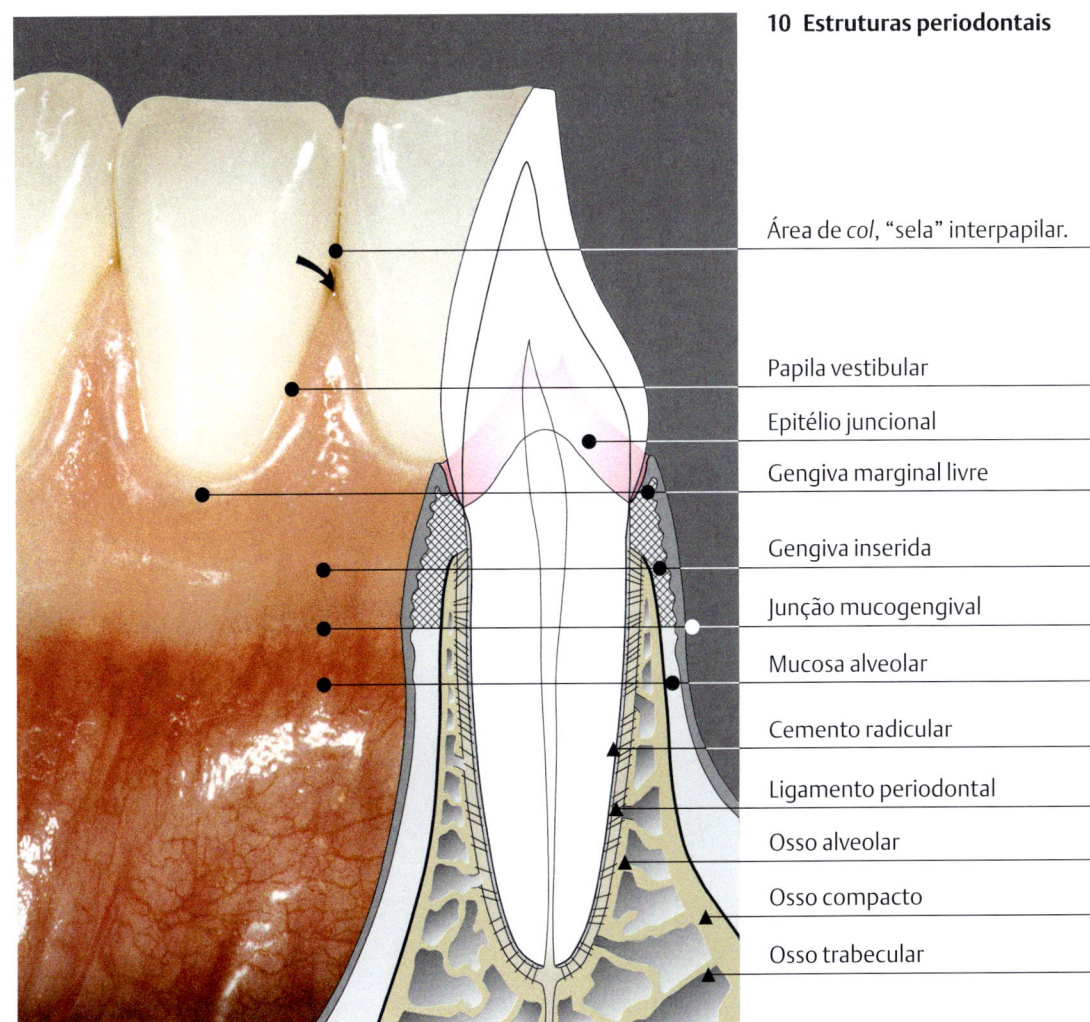

Lado esquerdo:

Fotomicrografia eletrônica de transmissão (FET) da formação radicular em humanos (seis anos de idade)
Essa FET mostra a demarcação do crescimento entre a dentina, o cemento e o ligamento periodontal durante a formação do dente. Mineralização inicial do cementóide, diretamente depositada pela dentina, com fibras colágenas e cementoblastos "tipo fibroblastos" inseridos, que estão envolvidos na formação das fibras acelulares exógenas do cemento.

A Dentina
B Cementóide
C Fibras colágenas
D Cementoblasto construindo as fibras exógenas acelulares do cemento

Cortesia de *D. Bosshardt, H. Schroeder*

10 Estruturas periodontais

- Área de *col*, "sela" interpapilar.
- Papila vestibular
- Epitélio juncional
- Gengiva marginal livre
- Gengiva inserida
- Junção mucogengival
- Mucosa alveolar
- Cemento radicular
- Ligamento periodontal
- Osso alveolar
- Osso compacto
- Osso trabecular

Gengiva

A gengiva é uma parte da mucosa oral e é, também, o componente mais periférico do periodonto. Ela começa na linha mucogengival e cobre o aspecto coronário do processo alveolar. No palato, a linha mucogengival é ausente. Nessa área, a gengiva é parte da mucosa ceratinizada do palato duro.

A gengiva termina no cérvice de cada dente, envolve-o e forma a inserção epitelial por meio de um anel de tecido epitelial especializado (epitélio juncional; p. 10). Assim, a gengiva provê a continuidade do alinhamento epitelial da cavidade bucal.

A gengiva é demarcada, clinicamente, pela gengiva *marginal livre* (com cerca de 1,5 mm de largura), pela gengiva *inserida*, que pode variar em largura, e pela gengiva *interdental*.

A gengiva saudável é descrita como de cor rosa (salmão); em negros (algumas vezes também em brancos) ela pode exibir vários graus de pigmentação amarronzada. A gengiva exibe várias consistências e não é móvel sobre o osso subjacente. A superfície da gengiva é ceratinizada e pode ser firme, grossa e profundamente pontilhada ("fenótipo grosso"), ou fina e com pontilhado escasso (fenótipo fino; Müller e Eger, 1996 e Müller e cols., 2000).

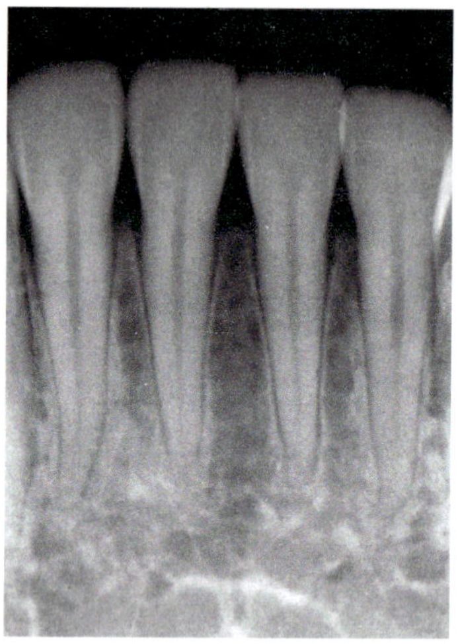

11 Gengiva saudável
A gengiva marginal livre corre paralela à junção cemento-esmalte. A papila interdental vestibular se estende até a área de contato do dente adjacente. Uma reentrância gengival pode ser observada em algumas áreas demarcando a gengiva marginal livre da gengiva inserida.

Direita: a radiografia mostra um septo interdental normal. Na radiografia original, a crista do osso alveolar foi observada a 1,5 mm apical à junção cemento-esmalte.

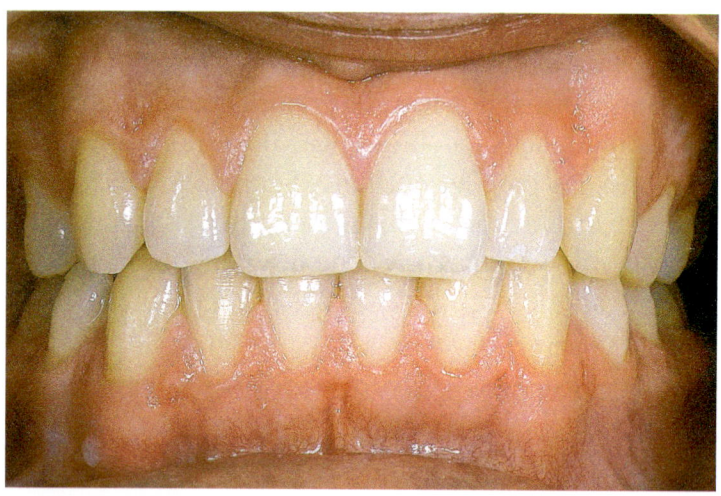
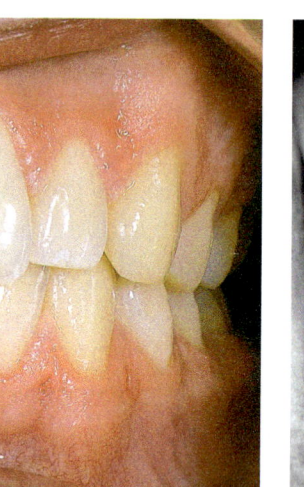

12 Variações na consistência da gengiva saudável
Esquerda: gengiva firme e fibrosa = fenótipo grosso.

Direita: gengivas escassamente pontilhadas, delicadas = fenótipo fino. O osso subjacente que cobre as raízes é claramente visível.

A gengiva mais grossa oferece as melhores condições para tratamento e cicatrização (fluxo sangüíneo; estabilidade da posição da gengiva marginal).

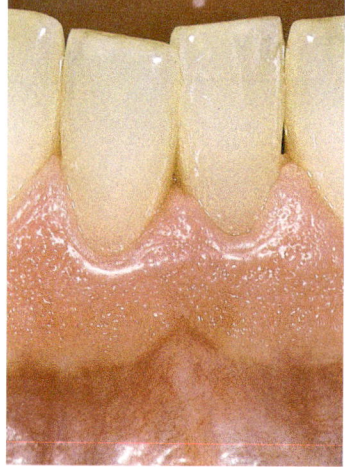
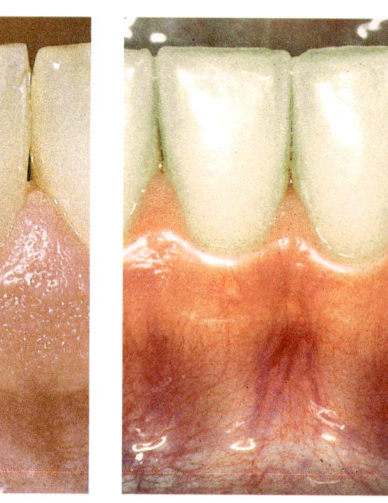

13 Gengiva saudável, pigmentada
Note a pigmentação simétrica da gengiva inserida nesta africana de 16 anos de idade.

Direita: essa pigmentação resulta da síntese de melanina pelos melanócitos localizados na camada basal do epitélio. Os melanócitos nesta seção histológica aparecem como pontos marrons.

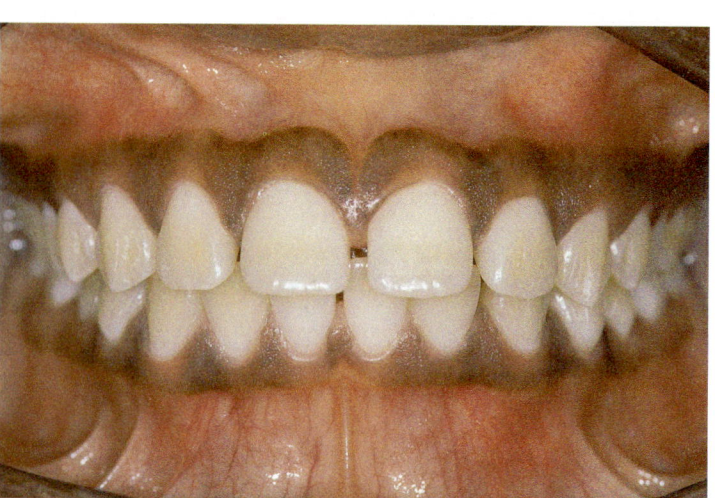
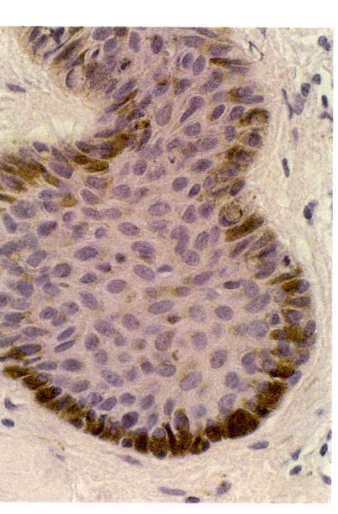

Largura gengival

A largura gengival começa a aumentar com a idade do paciente (Ainamo e cols., 1981). Ela varia entre indivíduos e entre grupos de dentes na mesma pessoa. Muito embora se tenha acreditado que uma largura mínima de gengiva inserida (2 mm) seja necessária para manter a saúde do periodonto (Lang e Löe, 1972), este conceito não é aceito hoje. No entanto, uma largura maior de gengiva inserida oferece certas vantagens no caso de cirurgias periodontais, tanto terapêutica quanto esteticamente.

Col – "sela" interpapilar

Apical à área de contato de dois dentes, a gengiva interdental assume uma concavidade quando observada em uma seção vestibulolingual. A concavidade, o *col*, é, portanto, localizada entre a papila interdental vestibular e lingual, e não é visível clinicamente. Dependendo da extensão da superfície de contato entre os dentes, o *col* vai variar em profundidade e largura. O epitélio que cobre o *col* consiste no epitélio marginal dos dentes adjacentes (Cohen, 1959, 1962; Schroeder, 1992). O *col* não é ceratinizado. Na ausência de contato entre os dentes adjacentes a gengiva cobre ininterruptamente da face vestibular para a bucal.

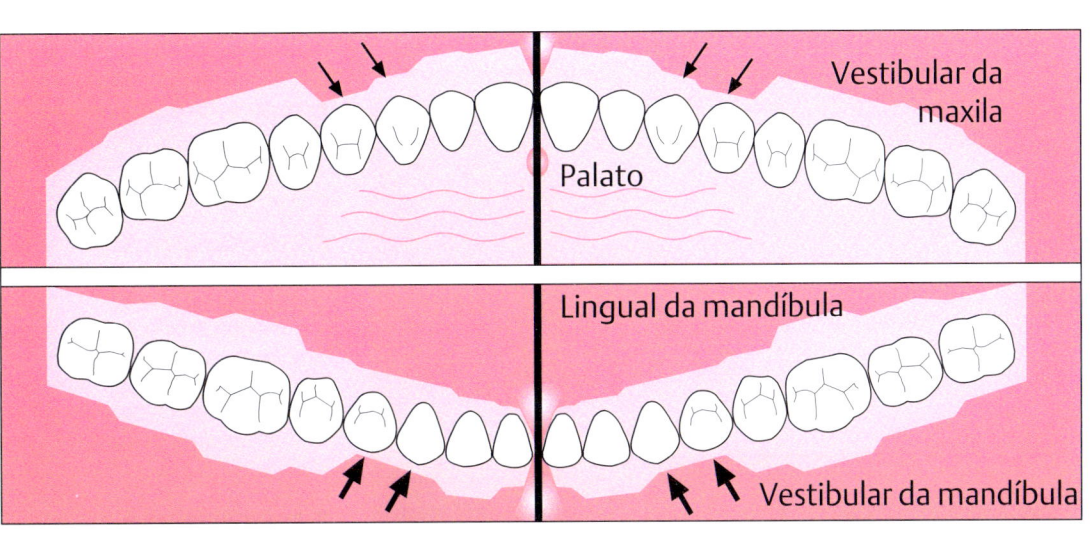

14 Largura média da gengiva inserida
- Na *maxila*, a gengiva da face vestibular na área dos incisivos é larga, porém é estreita ao redor de caninos e pré-molares. Na face *palatina*, a gengiva marginal não é demarcada da mucosa palatina.
- Na *mandíbula*, a gengiva na *face lingual* na área dos incisivos é estreita, porém larga nos molares. Na *vestibular*, a gengiva ao redor dos caninos nos primeiros pré-molares é estreita (seta), porém larga nos incisivos laterais.

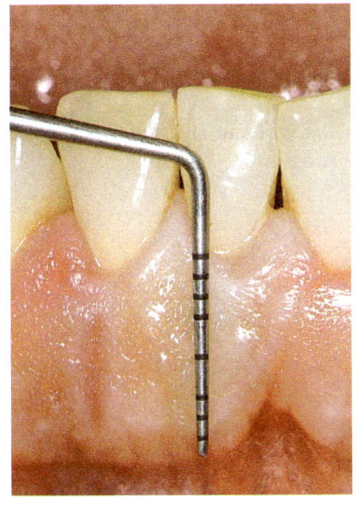 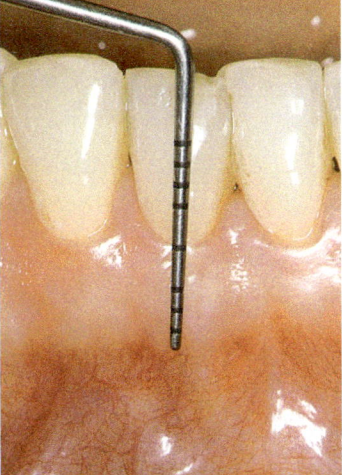 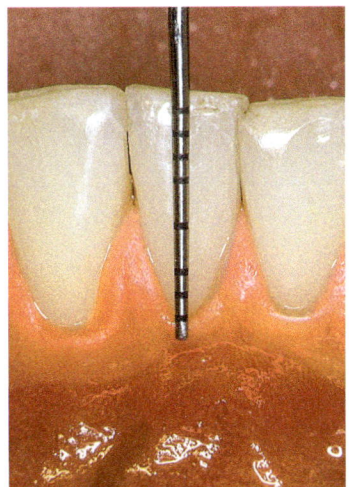

15 Variabilidade da largura gengival
A largura da gengiva inserida pode variar consideravelmente. Os três pacientes apresentados aqui, todos da mesma idade, exibem largura gengival variando de 1 a 10 mm na região anterior da mandíbula.

Direita: após coloração da mucosa com iodine (solução Schiller ou Lugol), a linha mucogengival é facilmente visível porque a mucosa alveolar não-ceratinizada se cora pela solução de *iodine*, enquanto a gengiva ceratinizada não. (ver p. 161)

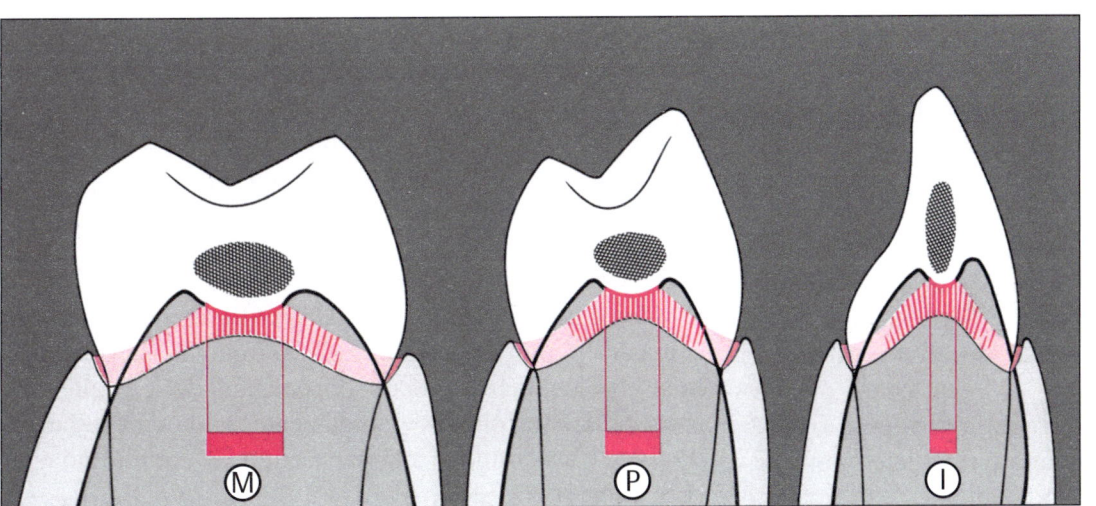

16 *Col* – "sela" interpapilar
O *Col* consiste essencialmente na conexão entre o epitélio juncional de dois dentes adjacentes. A morfologia do dente, a largura da coroa dentária e a posição relativa do dente vão determinar a extensão da superfície de contato (sombreado), largura (2 a 7 mm, em vermelho), bem como a profundidade (1 a 2 mm) da sela interpapilar.

I	Incisivo
P	Pré-molar
M	Molar

Inserção epitelial

Epitélio juncional – Inserção epitelial – Sulco gengival

A gengiva marginal se insere ao dente por meio do epitélio juncional, uma inserção que é continuamente renovada durante a vida (Schroeder, 1992).

Epitélio juncional

O epitélio juncional (EJ) tem cerca de 1 a 2 mm na dimensão corono-apical e envolve o terço cervical de cada dente. Na sua extensão apical, ele consiste em apenas poucas camadas de célula; mais coronariamente, consiste em 15 a 30 camadas de células. Subjacente ao fundo do sulco, o EJ é de aproximadamente 0,15 mm de largura.

O EJ consiste em duas camadas: a basal (mitoticamente ativa) e a suprabasal (células-irmãs). Ele permanece indiferenciado e não-ceratinizado.

A camada de células basais cria uma interface com tecido conjuntivo por meio de hemidesmossomas e pela lâmina basal externa. Um EJ saudável não exibe nenhuma rede de cristas onde ele contata com o tecido conjuntivo. O padrão de *turnover* do EJ é muito alto (4 a 6 dias) quando comparado ao do epitélio oral (6 a 12 dias [Skougaard, 1965]; ou maior do que 40 dias [Williams e cols., 1997]).

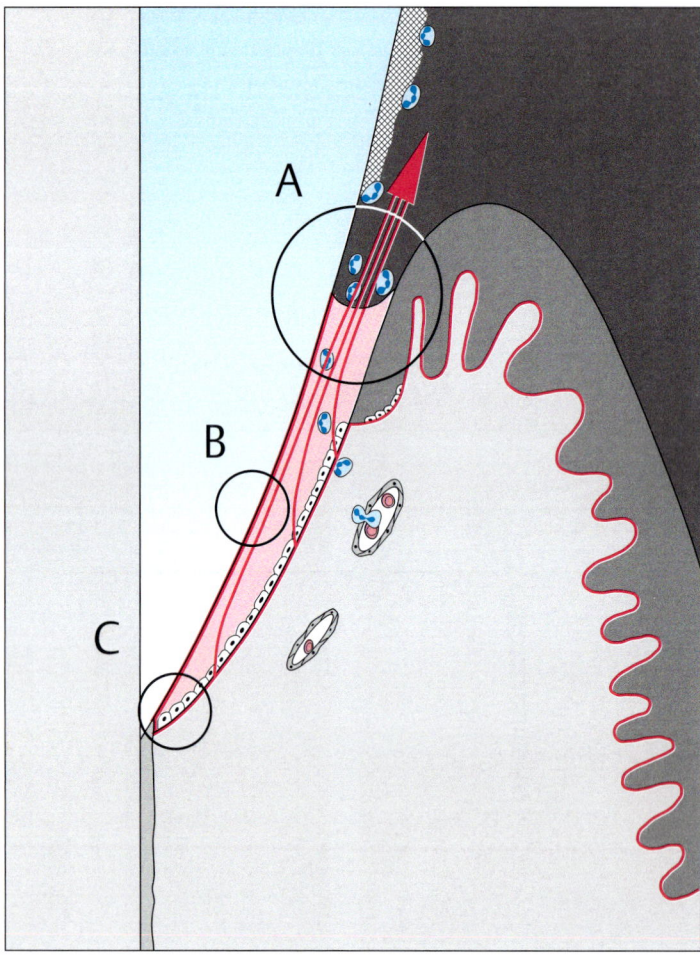

17 Epitélio Juncional e gengiva na face vestibular
A gengiva consiste em três tecidos:

- Epitélio juncional
- Epitélio oral
- Lâmina própria (tecido conjuntivo)

O *epitélio juncional* (EJ) assume o papel de manter a saúde periodontal: ele produz a *inserção epitelial* e, assim, cria a firme inserção dos tecidos moles ao dente. Ele é permeável e, por isso, serve como um caminho de difusão de produtos metabólicos bacterianos (toxinas, agentes quimiotáticos, antígenos, etc.). Há, também, a difusão no sentido contrário, ou seja, das substâncias de defesa produzidas pelo organismo (exsudato, anticorpos, etc.). Até mesmo quando a gengiva não parece clinicamente inflamada, o EJ é constantemente transmigrado por leucócitos polimorfonucleares (PMNs) passando através do sulco (p. 55, Figura 109). As setas vermelhas identificam a migração das células-irmãs da lâmina basal através do sulco gengival. As áreas circuladas (AC) são identificadas em detalhes na página 11.

Estrutura do epitélio juncional (EJ)
Altura: 1–2 mm
Largura coronária: 0,15 mm

A Sulco Gengival (SG)
  Histológico
  – Largura: 0,15 mm
  – Profundidade: 0–0,5 mm
  Clínico
  – Profundidade: 0,5–3 mm (dependente da pentração da sonda periodontal no epitélio juncional; Fig. 378)

B Inserção epitelial
  – Lâmina basal interna (LBI) Espessura: 35–140 nm
  (1 nm = 10^{-9} m)
  – Hemidesmossomas

C Extensão apical do epitélio funcional

Inserção epitelial

A inserção epitelial do dente é formada pelo EJ e consiste em uma *lâmina basal interna* (LBI) e *hemidesmossomas*. Essa função provê a inserção epitelial entre a gengiva e a superfície dentária. Tal inserção pode acontecer no esmalte, no cemento ou na dentina da mesma maneira. A lâmina basal e os hemidesmossomas da inserção epitelial são análogos estruturais dos seus complementos, compreendendo a interface do tecido epitelial e do tecido conjuntivo.

Todas as células do EJ estão em contínua migração coronária, até mesmo aquelas de contato imediato com a superfície do dente. Elas têm continuamente de dissolver e restabelecer suas inserções por hemidesmossomas. Entre a lâmina basal e a superfície do dente, uma "cutícula dental" de 0,5 a 1 μm de espessura é observada, o que, possivelmente, é um precipitado sérico ou o produto de secreção das células epiteliais juncionais.

Sulco gengival

O sulco é uma extensão estreita ao redor do dente que tem cerca de 1,5 mm de profundidade. O fundo do sulco é composto pelas células mais coronárias do EJ que são substituídas (esfoliadas) rapidamente. Uma parede lateral do sulco é a estrutura dentária e a outra é o epitélio sulcular (ES; Schroeder, 1992).

Inserção epitelial

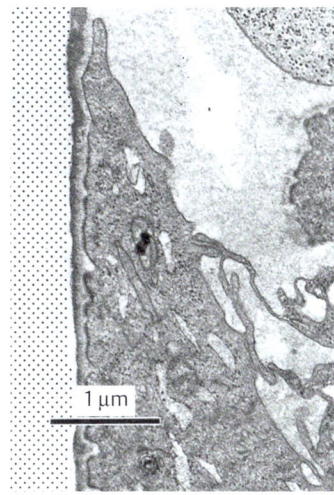

1	Epitélio juncional	(EJ)
2	Epitélio sulcular	(ES)
3	Tecido conjuntivo	(TC)
4	Sulco gengival	(SG)

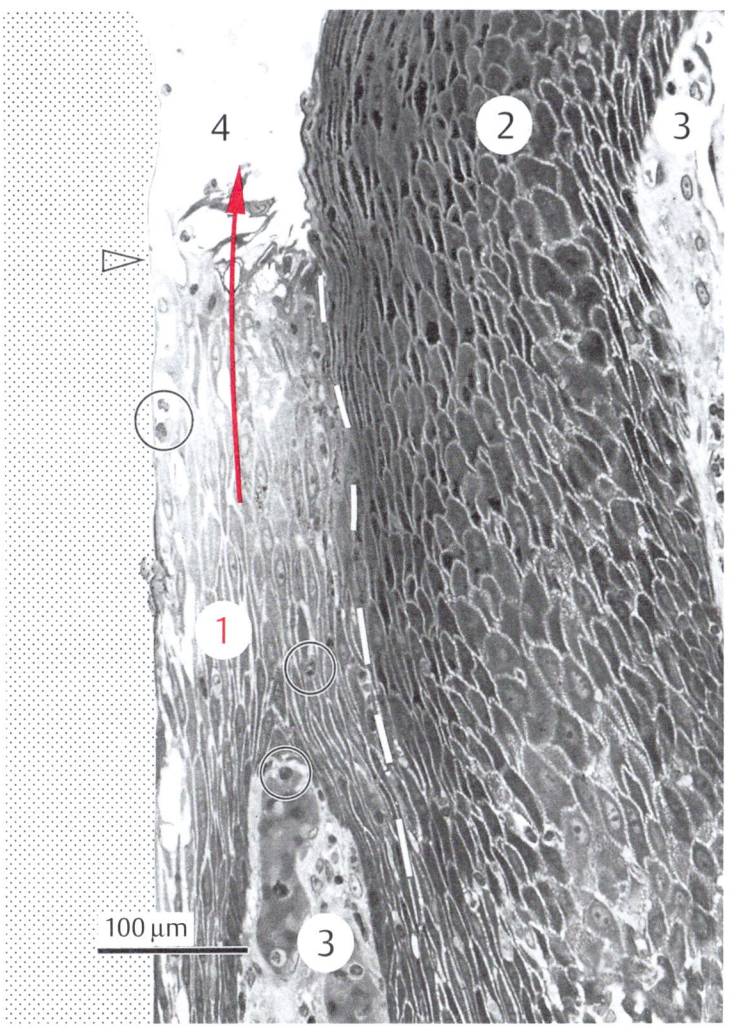

18 Sulco gengival e epitélio juncional
As células do EJ (**1**) são orientadas paralelas à superfície dentária e são fortemente demarcadas pelas células coradas mais profundas do epitélio sulcular oral (**2**). Todas as células-irmãs que emanam da profundidade de 1 a 2 mm da camada basal do EJ têm de transmigrar a excepcionalmente estreita (100 a 150 μm) base do sulco (seta vermelha). Observe os PMNs (circulados) que migram do plexo venoso do tecido conjuntivo subepitelial (**3**) sem alterá-lo.

Esquerda: na ampliação, uma porção das células mais coronárias do EJ (seta preta simples, em menor visualização), é mostrada ainda com os hemidesmossomos e com a lâmina basal interna aderida à superfície do esmalte.

Cortesia de *H. Schroeder*

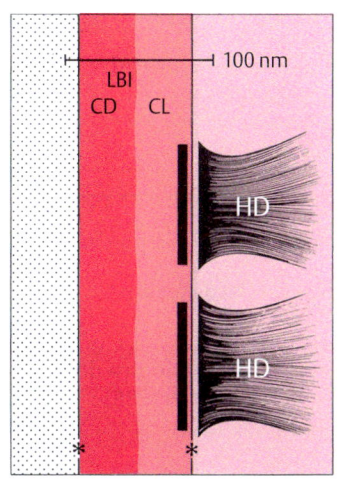

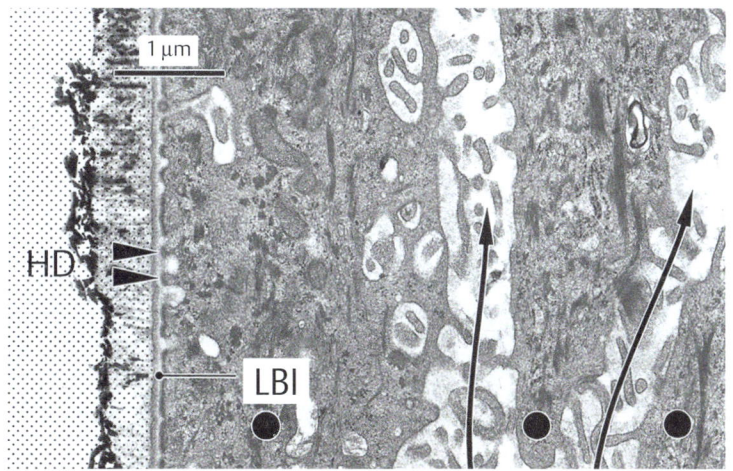

19 Lâmina basal interna e hemidesmossomos
Cada célula do EJ adjacente ao dente forma hemidesmossomos (**HD**) que permite que essas células adiram à lâmina basal interna (**LBI**) e, como consequência, ao dente. Restos da crista do esmalte são visíveis à esquerda. As setas maiores indicam espaços intercelulares entre as células do EJ (•).

Esquerda: a lâmina basal é composta por duas camadas: a camada lúcida (**CL**) e a camada densa (**CD**).

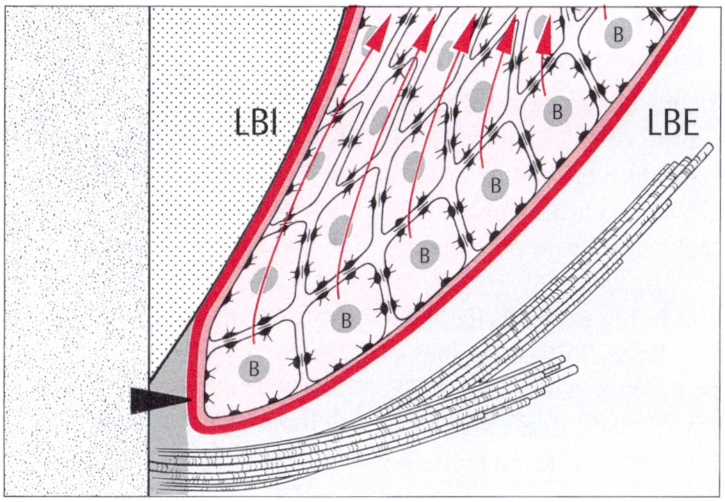

20 Porção mais apical do EJ
Em um paciente saudável e jovem, o EJ termina apicalmente na junção cemento-esmalte (JCE). As células-filhas das camadas basais cubóides (**B**) migram através do sulco (setas vermelhas). Se uma célula do EJ toma contato com a superfície do dente, ela estabelece o mecanismo de adesão descrito a seguir. A lâmina basal interna (**LBI**) é contínua com a lâmina basal externa (**LBE**) ao redor da extensão apical do EJ (ponta da seta preta).

Inserção do tecido conjuntivo

Aparato de fibras gengivais e periodontais

A estrutura conjuntiva fibrosa provê a inserção entre o dente (via cemento) e o seu osso alveolar, entre o dente e a gengiva bem como entre cada dente e seu vizinho. Essas estruturas incluem:

- Grupos de fibras gengivais
- Grupos de fibra periodontal (ligamento periodontal).

Grupos de fibra gengival

Na área supra-alveolar, os feixes de fibra colágena apresentam várias direções. Essas fibras fornecem resiliência e resistência à gengiva e a inserem à superfície dentária subjacente à inserção epitelial. Elas também oferecem resistência para forçar e estabilizar um dente em determinado segmento (Figura 22). As fibras periosteogengivais são, também, um componente do complexo fibroso gengival; elas conectam a gengiva inserida ao processo alveolar.

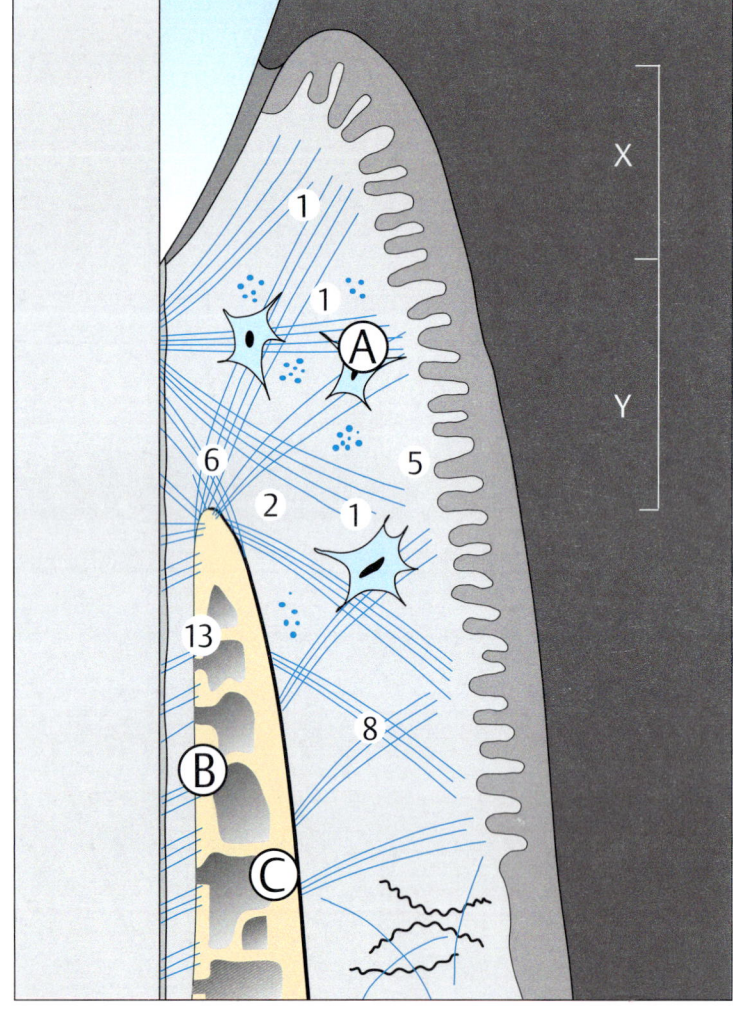
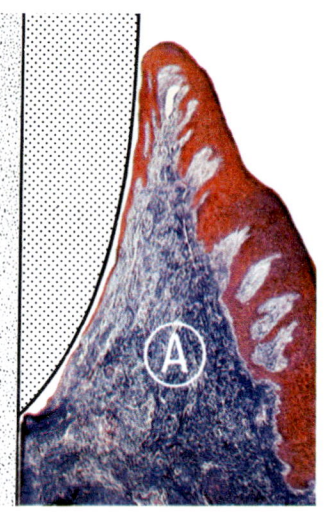

21 Localização e orientação das fibras gengivais e do ligamento periodontal
(ver também Figura 22)
Na região supra-alveolar, na gengiva marginal livre e parcialmente, também, na gengiva inserida, o tecido conjuntivo é composto, principalmente, por fibras colágenas (**A**). Estas saem do cemento da superfície radicular para a gengiva. Outros grupos de fibras saem quase horizontalmente da gengiva para os dentes, formando uma arquitetura complexa (Figura 22). Em adição às fibras colágenas, pode-se observar um pequeno número de fibras reticulares (argirófilas).

O espaço do ligamento periodontal (**B**) em adultos é de cerca de 0,15 a 0,2 mm de largura. Aproximadamente 60% desse espaço são ocupados por tufos de fibras colágenas. Essas fibras direcionam-se do cemento ao osso alveolar (**C**).

Direita: gengiva marginal. Tecido conjuntivo rico em fibras (**A**; azul), epitélio juncional e epitélio oral (marrom avermelhado).

Cortesia de *N. Lang*

A   Fibras gengivais
B   Fibras do ligamento periodontal
C   Osso alveolar

X   Sulco e epitélio juncional
Y   Inserção de tecido conjuntivo
X+Y Espaço biológico do periodonto (EBP)
(ver p. 319)

Grupos de fibras periodontais, ligamento periodontal

O ligamento periodontal (LP) ocupa um espaço entre a superfície radicular e a superfície do osso alveolar. O LP consiste em fibras do tecido conjuntivo, células, vasos, nervos e substâncias de crescimento. Uma média de 28 mil feixes de fibras insere-se em cada 2 mm de cemento radicular!

A base de "construção" de um feixe de fibras são fibrilas colágenas de 40 a 70 nm de espessura. Essas fibrilas, em um arranjo paralelo, formam as fibras colágenas. Numerosas fibras colágenas se combinam para formar feixes. Esses feixes (fibras de Sharpey) se inserem no osso alveolar de um lado e no cemento de outro (Feneis, 1952). As células mais ubíquas são os fibroblastos, que aparecem como células em forma de hastes, com um núcleo oval e com numerosos processos citoplasmáticos de extensão variável. Os fibroblastos são responsáveis pela síntese e quebra de colágeno (*turnover*). As células responsáveis pelos tecidos duros são cementoblastos e osteoblastos. Células osteoclásticas são observadas apenas durante as fases ativas de reabsorção óssea. Próximo à camada de cemento, dentro do espaço do LP, pode-se observar arranjos na forma de linhas das células dos restos epiteliais de Malassez. O ligamento periodontal é altamente vascularizado (p.18) e inervado (p.19).

Inserção do tecido conjuntivo

Direção dos feixes de fibras gengivais (ver também Figura 21)

1 Dento-gengival
- Coronal
- Horizontal
- Apical
2 Alveologengival
3 Interpapilar
4 Transgengival
5 Circular, semicircular
6 Dentoperiosteal
7 Transeptal
8 Periosteogengival
9 Intercircular
10 Intergengival

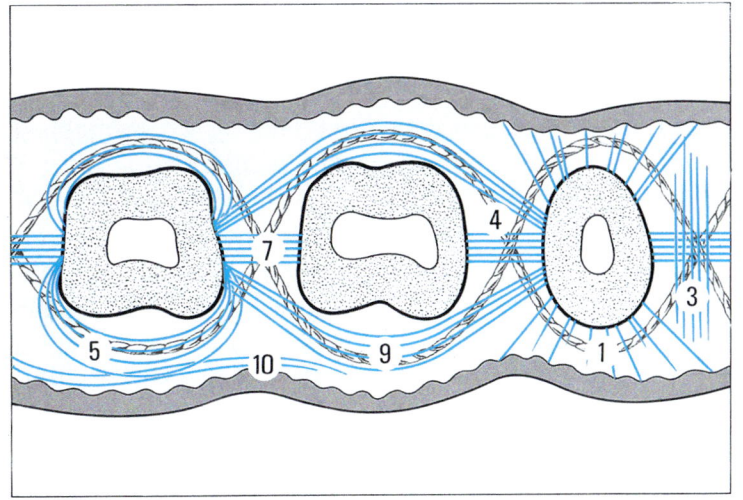

Fibras gengivais

22 Aparato fibroso na direção horizontal
O curso dos mais importantes feixes de fibras supracrestais (gengivais) é mostrado. As conexões entre o dente e a gengiva, e também entre os dentes, são claramente apresentadas.

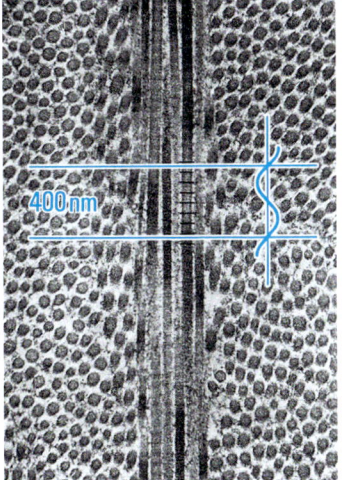
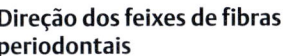
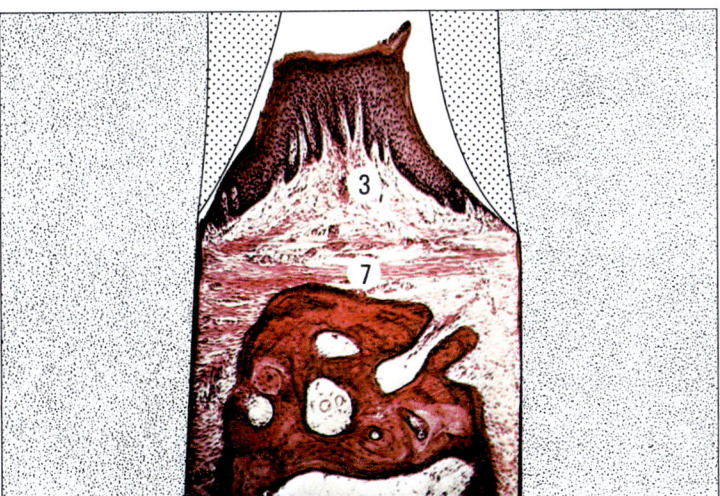

23 Feixes de fibras observados na seção mesiodistal
Na área interdental, os feixes de fibras transeptais (**7**) se estendem, na área supracrestal, de um dente ao outro. Essas fibras estabilizam a arcada na sua dimensão mesiodistal (cortesia de N. Lang).

Esquerda: o elemento básico de um feixe de fibras é a fibrila colágena, que é secretada pelos fibroblastos e exibe um padrão de bandas regulares de 64 nm (comparável ao comprimento de onda da luz azul, 400 nm).

Cortesia de *H. Schroeder*

Direção dos feixes de fibras periodontais

11 Crestal
12 Horizontal
13 Oblíqua
14 Inter-radicular
15 Apical

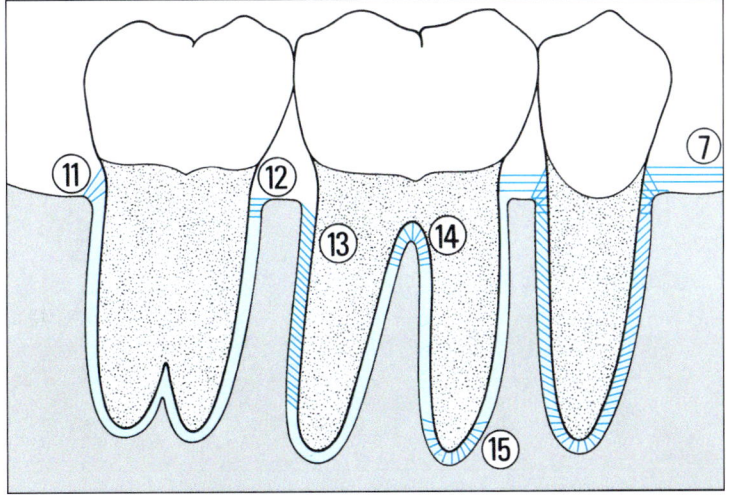

Fibras periodontais

24 Aparato fibroso na seção mesiodistal
A ancoragem de um dente ao osso alveolar ocorre por meio das fibras dentoalveolares do ligamento periodontal (LP). Forças oclusais são absorvidas primariamente pelas fibras oblíquas que se direcionam do osso ao cemento (**13**). Os demais feixes de fibras (**11, 12, 14, 15**) complementam as forças de inclinação e rotação.

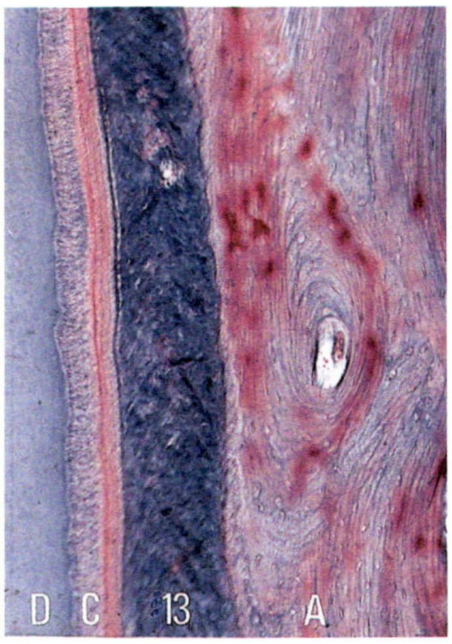

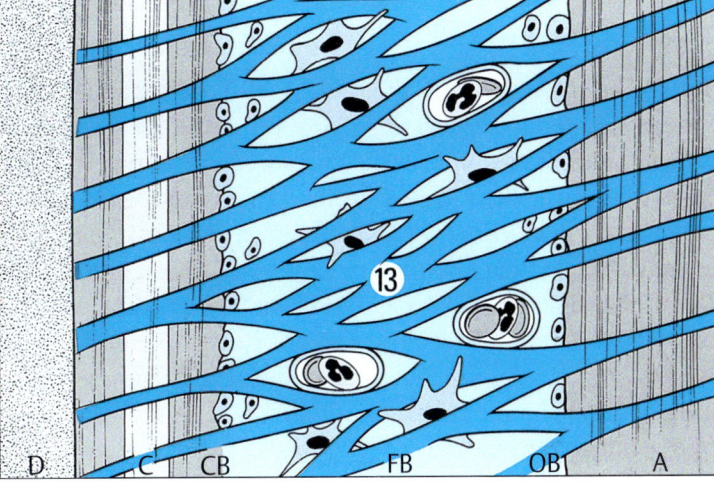

25 Ligamento periodontal – detalhes
Feixes de fibras colágenas (**13**) são entrelaçados. Osteoblastos (**OB**) margeiam a superfície do osso; cementoblastos (**CB**) margeiam a superfície do cemento; inúmeros fibroblastos (**FB**) ocupam o espaço do LP.

Esquerda: esta seção histológica (azam, ×50) mostra o ligamento periodontal rico em fibras (**13**) e sua relação com o cemento (**C**) e o osso (**A**). **D** = dentina

Histologia cortesia de *N. Lang*

Cemento radicular

Tipos de cemento

Sob o ponto de vista anatômico, é parte do dente, mas também parte do periodonto. Quatro tipos de cemento foram identificados (Bosshardt e Schroeder, 1991 e 1992; Bosshardt e Selvig, 1997):

1. Cemento acelular e afibrilar (CAA)
2. Cemento acelular com fibras extrínsecas (CAE)
3. Cemento celular com fibras intrínsecas (CCI)
4. Cemento celular com fibras mistas (CCM)

O CAE e o CCM são os tipos de cementos mais importantes.

Células formadoras de cemento

Fibroblastos e cementoblastos contribuem com a formação do cemento. *Fibroblastos do ligamento periodontal* secretam cemento extrínseco. Cementoblastos secretam cemento celular intrínseco e, provavelmente, cemento acelular afibrilar. *Cementócitos* se desenvolvem a partir dos cementoblastos e se tornam "embebidos" no cemento durante a cementogênese. Como resultado, cementócitos são observados dentro do cemento celular com fibras mistas e, freqüentemente, no cemento celular intrínseco (ver também, Formação do Cemento e Cicatrização, p. 206).

26 Tipos de cemento – estrutura, localização e desenvolvimento

1. **Cemento acelular e afibrilar** (CAA; vermelho)
O CAA é formado na porção mais cervical da borda do esmalte após a maturação pré-eruptiva deste e algumas vezes também durante a erupção dentária. É provavelmente secretado por cementoblastos.

2. **Cemento acelular com fibras extrínsecas** (CAE; verde)
O CAE se forma tanto pré quanto pós-erupção dentária. É secretado por fibroblastos. Nas porções apicais da raiz, ele compreende uma porção do cemento com fibras mistas.

3. **Cemento celular com fibras intrínsecas** (CCI; azul)
O CCI é formado tanto pré quanto pós-eruptivamente. Ele é sintetizado por cementoblastos, pois não contém as fibras extrínsecas de Sharpey.

4. **Cemento celular com fibras mistas** (CCM; laranja /verde)
O CCM é formado por cementoblastos e fibroblastos; é uma combinação de cemento celular com fibras intrínsecas e de cemento acelular com fibras extrínsecas.

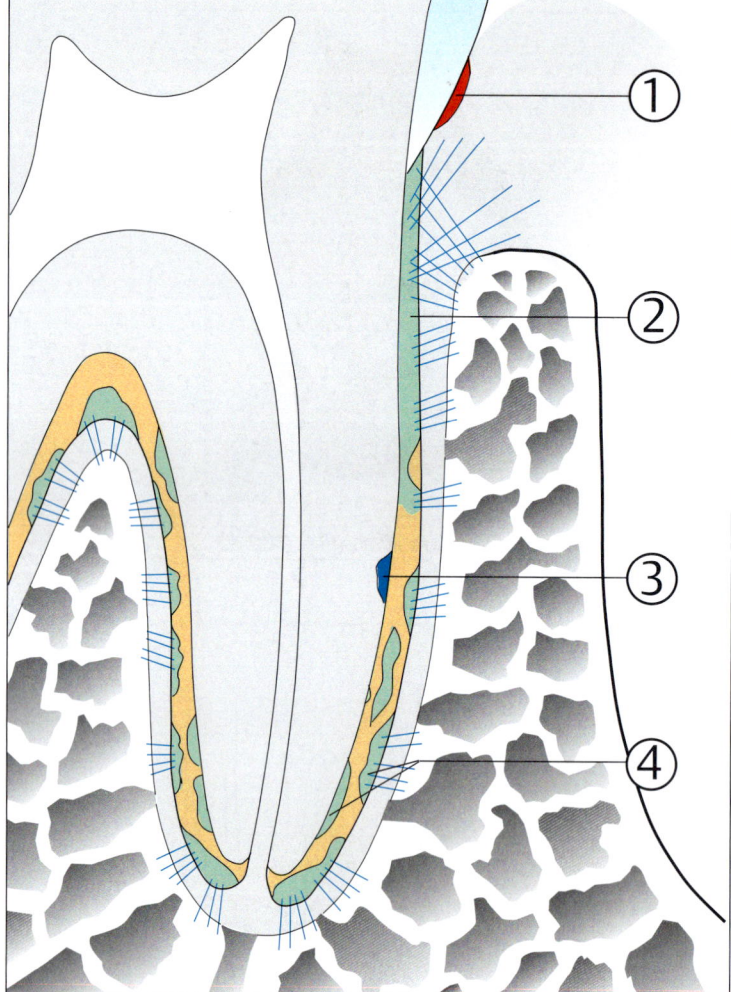

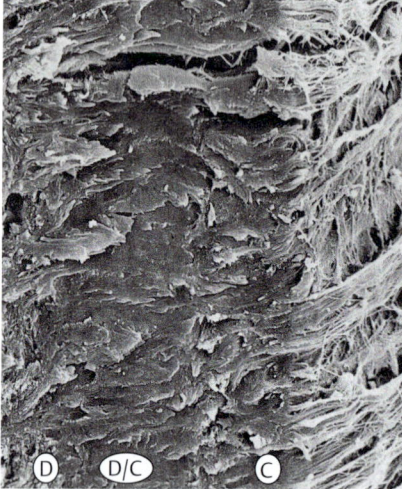

Ver p. 15, Figura 29, esquerda.

Cemento acelular com fibras extrínsecas (CAE)

O CAE é, primariamente, responsável pela ancoragem do dente ao seu alvéolo. Ele é encontrado no terço cervical de todos os dentes decíduos e permanentes, e consiste em feixes de fibras fortemente organizados em direção oblíqua (fibras de Sharpey) que são inseridos no cemento calcificado.

As estruturas de colágeno do cemento e da dentina se entrelaçam durante a formação da raiz, antes da calcificação. Esse fenômeno explica a forte conexão entre esses dois tecidos duros.

O CAE é um tipo de cemento que é desejado após a realização de procedimentos cirúrgicos de natureza regenerativa.

Cemento celular com fibras mistas (CCM)

O CCM é, também, de grande importância para a ancoragem do dente ao seu alvéolo, porém, somente a partir da sua porção de cemento onde as fibras extrínsecas (fibras de Sharpey) se inserem. O CCM estende-se vertical e horizontalmente até a raiz radicular. As porções secretadas pelos cementoblastos contêm um alto número de cementócitos (Figura 30). O CCM é, também, fixado fortemente à dentina por causa do entrelaçamento dos feixes de fibras colágenas durante a formação dos dentes. O CCM cresce "de modo mais rápido" do que o CAE.

Cemento radicular

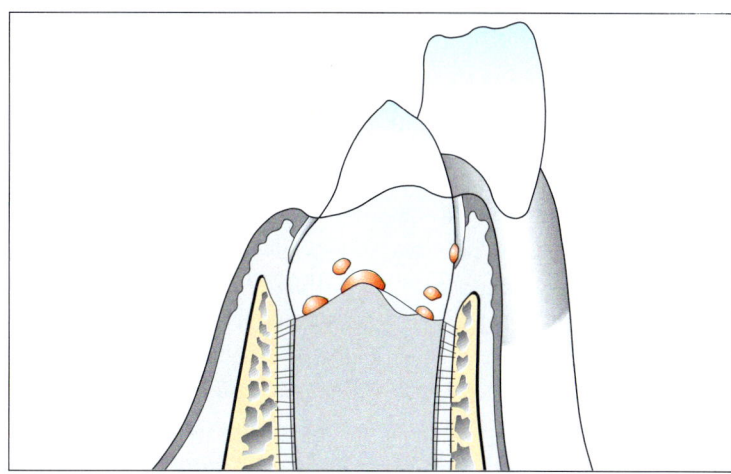

27 Cemento acelular e afibrilar (CAA)
O CAA é observado apenas na região cervical do dente, na junção cemento-esmalte. Ele se apresenta como pequenas ilhas no esmalte e, algumas vezes, em regiões marginais da raiz. O CAA é formado durante a erupção dentária, quando o epitélio reduzido do esmalte se dissolve parcialmente à medida que a superfície de esmalte entra em contato com o tecido conjuntivo.

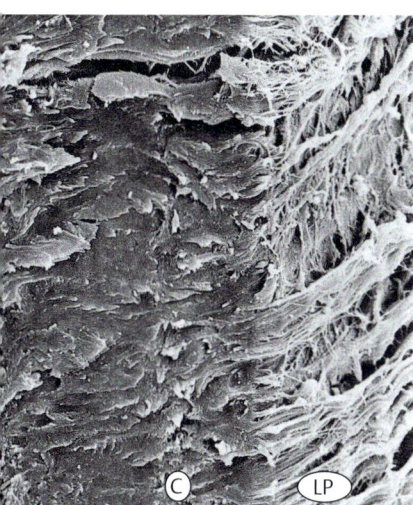

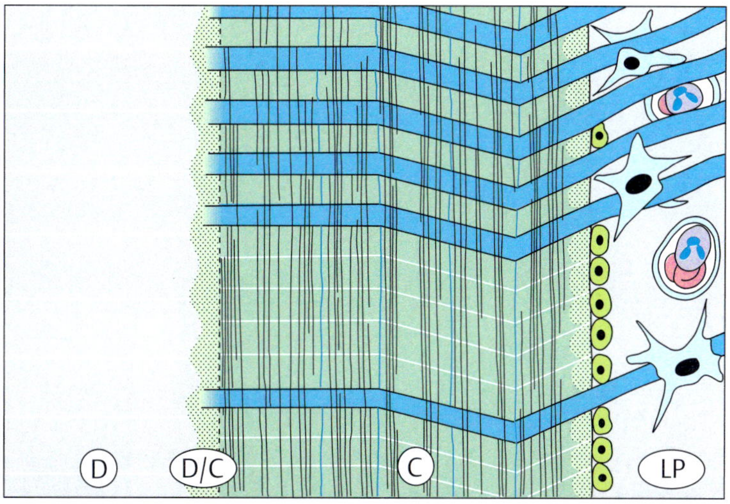

28 Cemento acelular com fibras extrínsecas (CAE)
O CAE é localizado no terço coronal da raiz (C) e exibe uma estrutura fibrilar horizontal (azul). Podem ocorrer variações na sua direção quando o dente sofrer alterações de posição durante a formação do cemento.

Esquerda e p. 14: observe o intenso entrelaçamento e conexão entre a dentina (**D**) e o cemento (**C**), bem como do cemento e do ligamento periodontal (**LP**).

Abreviações

- **D** Dentina
- **D/C** Interface dentina-cemento
- **C** Cemento
  - **C2** CAE
  - **C4** CCM
- **LP** Ligamento periodontal

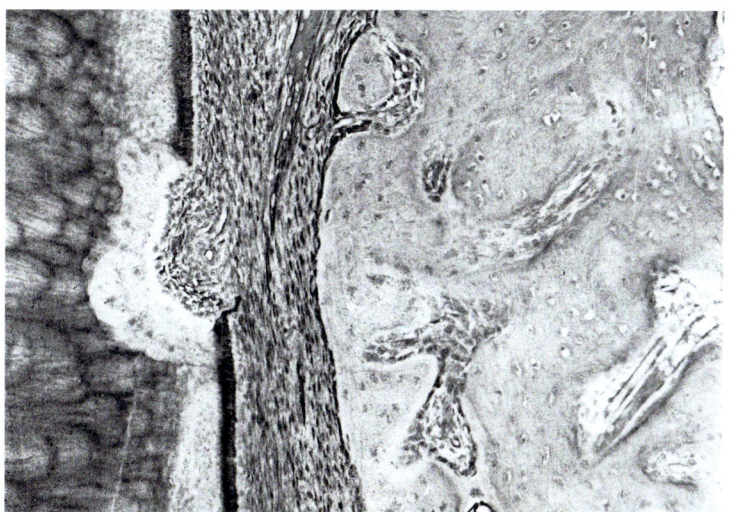

29 Cemento celular com fibras intrínsecas (CCI)
O CCI é, em geral, um componente do cemento celular com fibras mistas (CCM). Está localizado nas regiões medianas, apicais e de furca das raízes e geralmente contém cementócitos envolvidos.

Assim como mostrado na figura, o CCI é "reparador", ou seja, pode repor reabsorções ou fraturas radiculares.

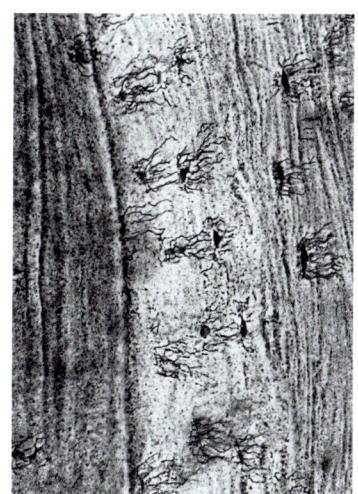
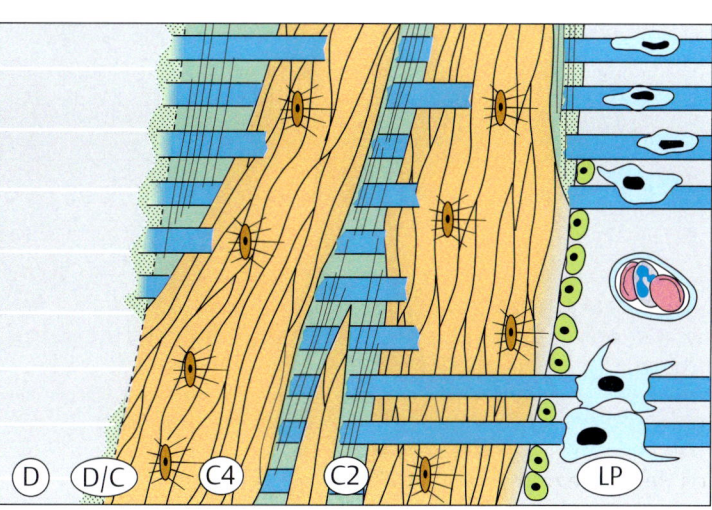

30 Cemento celular com fibras mistas (CCM)
O CCM é encontrado na porção apical da raiz e nas áreas de furca. Ele representa uma combinação de CAE (**C2**) e de CCI (**C4**).

Esquerda: cementócitos tipo "medusa" na região apical de dentes multirradiculares.

Adaptada de *D. Bosshardt, H. Schroeder*

Aparato de suporte ósseo

Processo alveolar – osso alveolar

O *processo alveolar* da maxila e da mandíbula é uma estrutura dependente de dentes. Ele se desenvolve com a formação e durante a erupção dos dentes e sofre atrofia da sua maior parte quando acontece uma perda dentária. Três estruturas do processo alveolar podem ser discriminadas:

- Osso alveolar próprio
- Osso trabecular
- Osso compacto

O *osso compacto* recobre e limita o processo alveolar. Na entrada do alvéolo, a crista alveolar, ele se mistura à placa cribiforme, que é o processo alveolar próprio, e forma a parede alveolar de aproximadamente 0,1 a 0,4 mm de espessura. Ele é perfurado por vários canais (canais de Volkmann), através dos quais feixes de vasos e nervos entram e saem do espaço do ligamento periodontal. O *osso trabecular* ocupa o espaço entre os ossos compacto e alveolar próprio. A distância entre a gengiva marginal e a crista alveolar é referida como "espaço biológico" e tem entre 2 a 3 mm (EBP, Gargiulo e cols. 1961, ver p. 319).

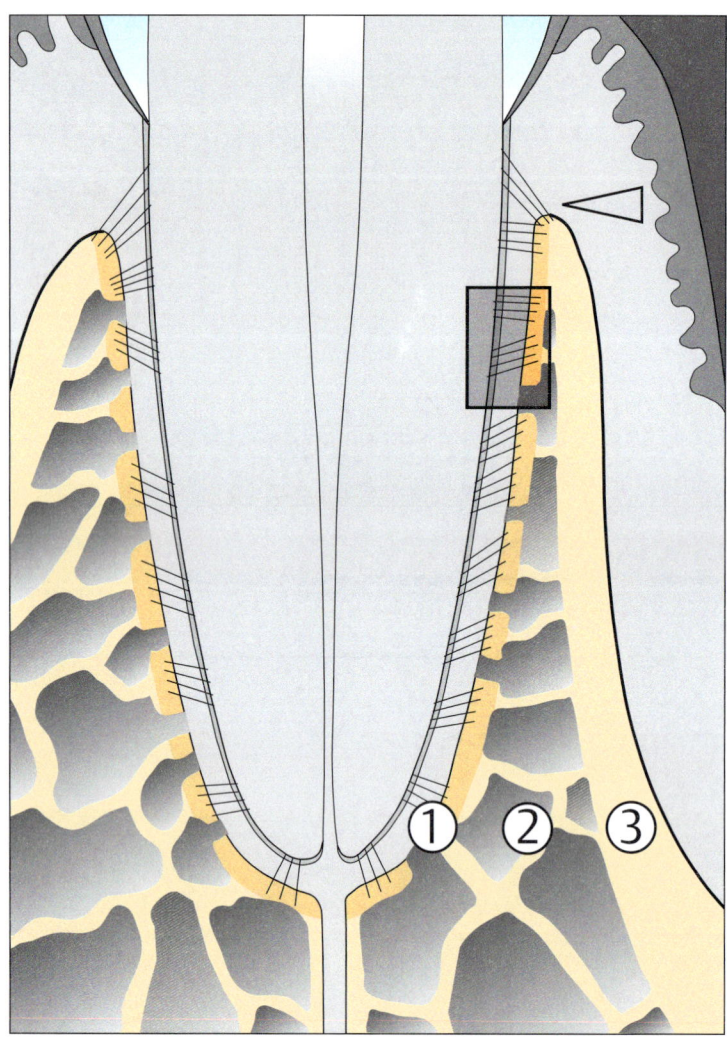

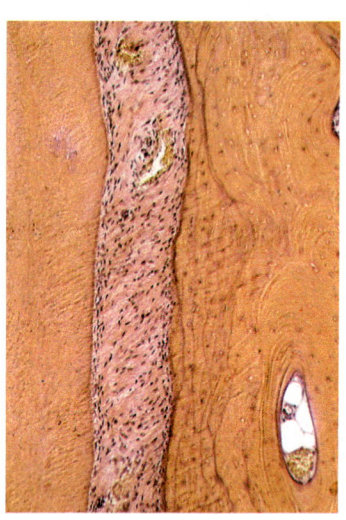

31 Aparato de suporte ósseo
O osso que suporta o dente consiste nos ossos alveolar (**1**), trabecular (**2**) e compacto (**3**). O osso alveolar e o osso compacto se encontram na margem para formar a crista alveolar (seta). Nesta região, o processo alveolar é sempre extremamente fino, em especial no aspecto vestibular e não suportado por osso trabeculado.

Direita: seção histológica (HE, × 10) do periodonto (a localização está indicada pelo retângulo na figura principal). À direita da figura, o osso alveolar, com seus ósteons e canais Haversianos, está visível. Osso fibroso foi depositado adjacentemente às estruturas do periodonto.

O ligamento periodontal é rico em células e exibe uma fina camada de fibroblastos formadores de cemento ao longo do cemento acelular de fibras extrínsecas (esquerda).

Histologia cortesia de *H. Schroeder*

1 Osso alveolar
  Sinônimos:

  Anatomicamente
  – Parede alveolar
  – Placa Cribriforme

  Radiograficamente
  – Lâmina dura

2 Osso trabecular

3 Osso compacto

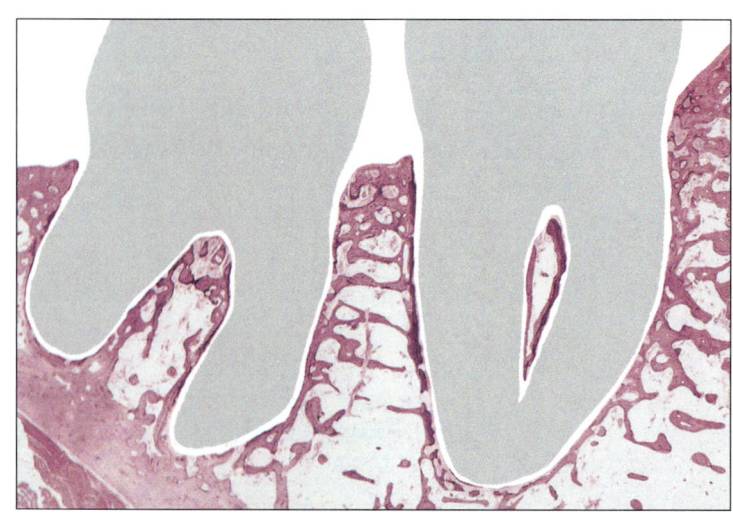

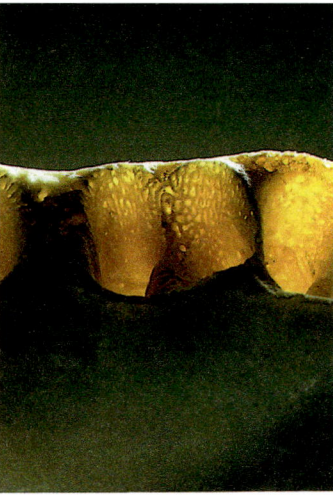

32 Processo alveolar mandíbula (plano sagital)
Nesta seção histológica (H e E, x 1), a estrutura delicada do osso trabeculado e os espaços da medula (mais ou menos largos) podem ser visualizados. O *osso alveolar próprio* é apresentado como uma linha extremamente fina, constantemente "interrompida".

Direita: Nesta transiluminação do osso, torna-se visível que o osso alveolar é perfurado por numerosos "buracos", assim como em uma "peneira" (placa cribiforme).

Aparato de suporte ósseo

Osso maxilar

Maxila

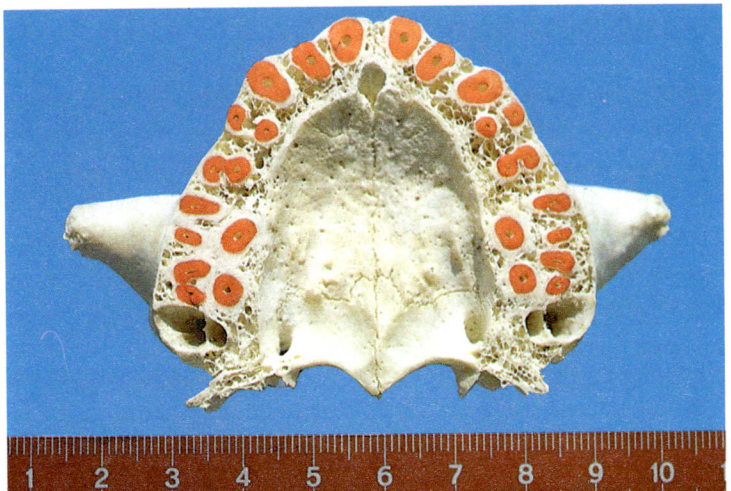

33 Processo alveolar da maxila (plano horizontal)
Esta seção representa um corte no ponto médio através do processo alveolar e da raiz radicular. Com exceção das áreas dos molares, o osso é mais espesso na superfície vestibular, quando comparada à palatina. O trabeculado ósseo tem espessura variável. De forma clara, pode-se observar as variáveis quantidades de osso interdental e interradicular, assim como as várias formas das seções nas áreas das raízes.

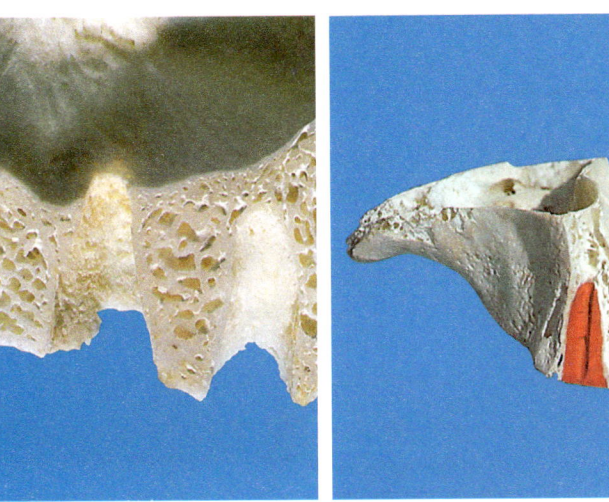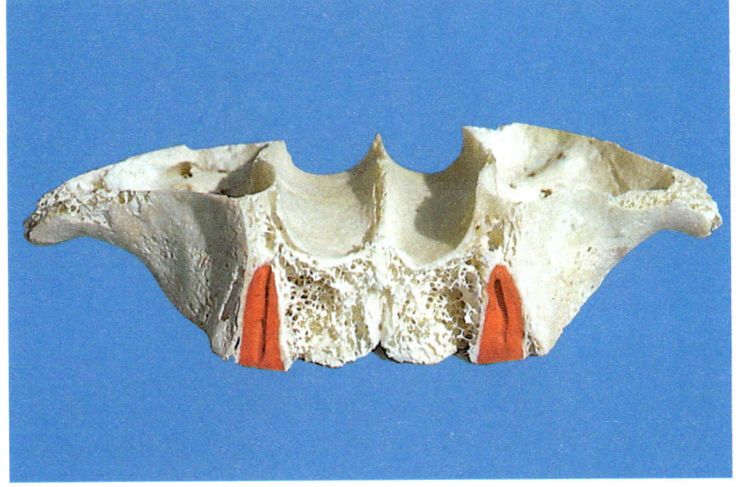

34 Maxila (plano frontal)
Esta seção foi realizada no plano do canino e mostra a relação entre a raiz e o canal sinusal. Está claramente visível a camada de osso fina na superfície vestibular da raiz (Figura 36).

Esquerda: as seções sagitais mostram os ápices das raízes dos pré-molares e molares que, algumas vezes, se estendem para o seio maxilar. O osso alveolar pode se encontrar diretamente com a membrana do seio maxilar.

Osso mandibular

Mandíbula

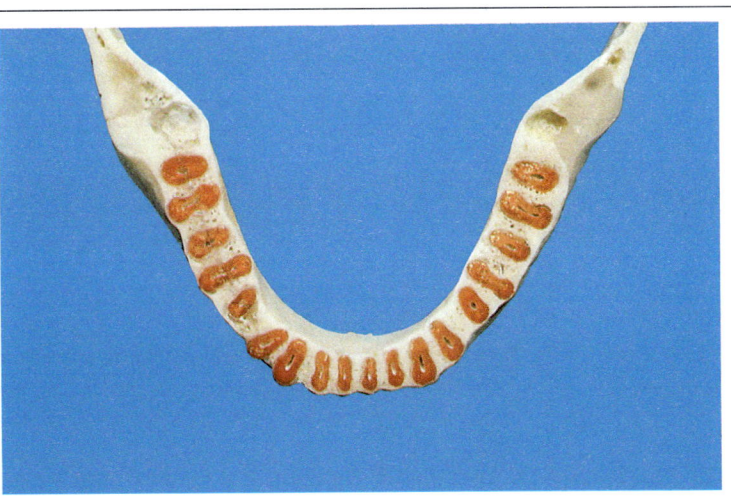

35 Processo alveolar da mandíbula (plano horizontal)
Esta seção representa um corte aproximadamente na metade da altura da raiz. Em contraste à maxila, a largura bucolingual é menor. Todas as raízes exibem concavidades proximais.

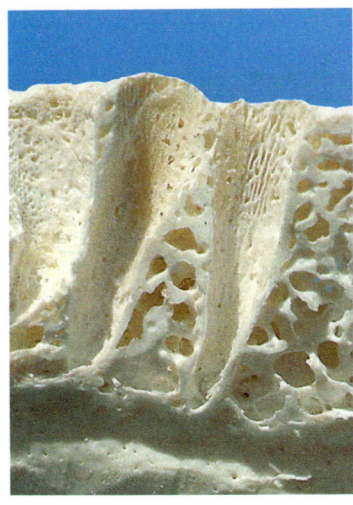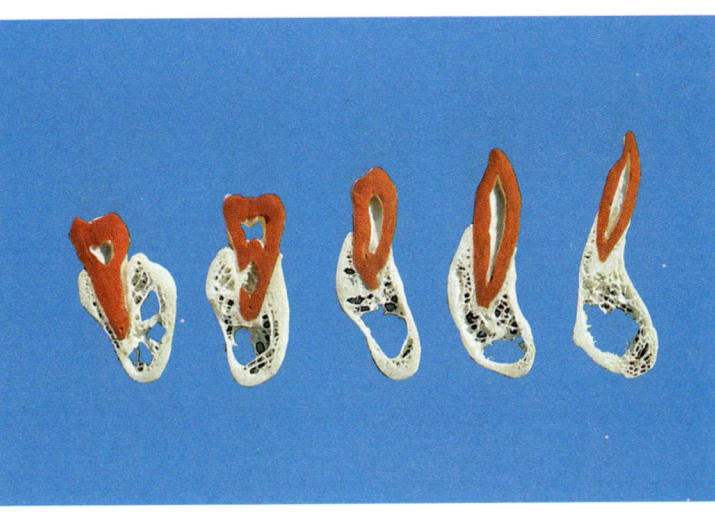

36 Seção vestibulolingual na mandíbula
Da direita para a esquerda: um incisivo, um canino, um pré-molar e dois molares foram seccionados. A espessura pequena da lamela do osso na área vestibular impressiona: é impossível distinguir entre o osso compacto e o osso alveolar próprio.

Esquerda: seção sagital através do processo alveolar e do alvéolo. Especialmente na área de molar, o osso alveolar é atravessado por inúmeros Canais de Volkmann.

Biologia estrutural

Suprimento sangüíneo do periodonto

Todos os tecidos periodontais, mas especialmente o ligamento periodontal, possuem um vasto suprimento sangüíneo, mesmo em condição de saúde. Isso é devido não só ao metabolismo dessas células e dos tecidos ricos em fibras, mas, também à demanda peculiar, no que se refere à mecânica/função do periodonto. Forças oclusais são suportadas não só pelo ligamento periodontal e pelo processo alveolar, mas, também, por meio do fluido tecidual e do movimento deste dentro do espaço do ligamento periodontal (*distribuição da pressão hidráulica*).

Os mais importantes vasos aferentes para o processo alveolar e para o periodonto são:

- Na *maxila*: as artérias alveolares anteriores e posteriores, a artéria infra-orbitária e a artéria palatina.
- Na *mandíbula*: a artéria mandibular, a artéria sublingual, a artéria mentoniana e as artérias vestibulares/faciais.

Os vasos linfáticos seguem, na maioria das vezes, a disposição dos vasos sangüíneos.

37 Diagrama do suprimento sangüíneo do periodonto
O ligamento periodontal (**1**), o processo alveolar (**2**) e a gengiva (**3**) são supridos por três origens de vasos que apresentam anastomoses freqüentes.

Dentro do ligamento periodontal, a rede de vasos é ainda mais densa. Adjacente ao ligamento periodontal, os vasos se afunilam como um sistema vascular denso, o plexo capilar-venoso (**A**). Este plexo é de grande significado para a defesa do hospedeiro contra infecções (p. 55).

O epitélio oral faz contato com o conjuntivo subjacente por meio de uma série de "pontes", cada uma contendo um emaranhado de *capilares* (**B**).

Direita: nesta seção, abaixo do epitélio juncional, um *plexo vascular* denso (**X**) é observado até mesmo em saúde. Acima das setas brancas, pode-se observar o emaranhado vascular marginal, na área do epitélio sulcular adjacente (epitélio oral não-ceratinizado – **EONC**).

Cortesia de J. Egelberg

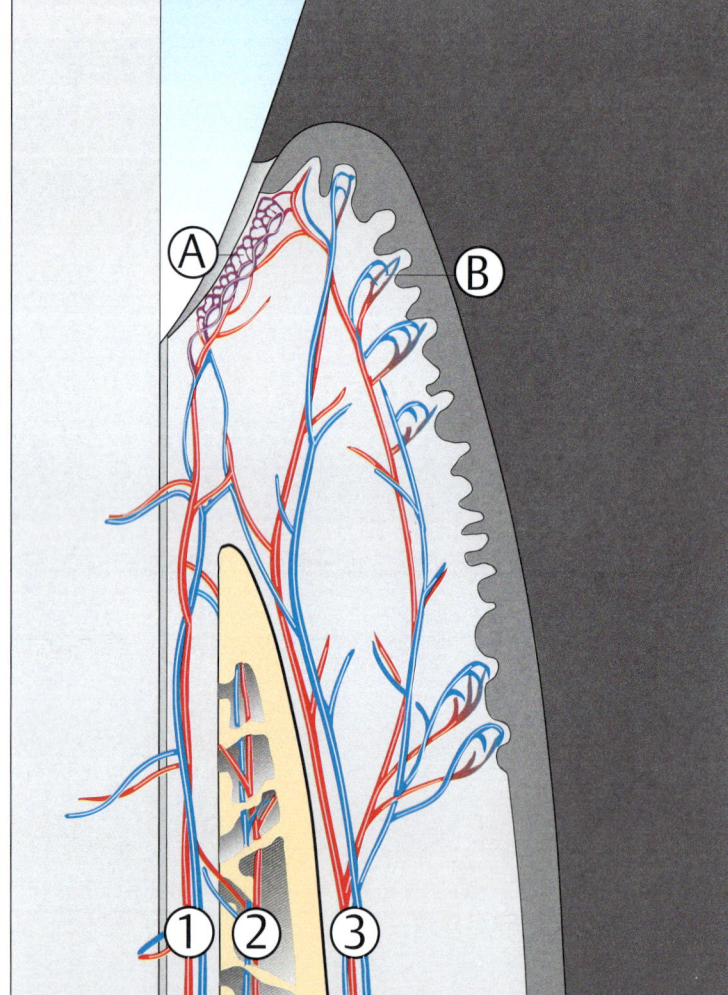
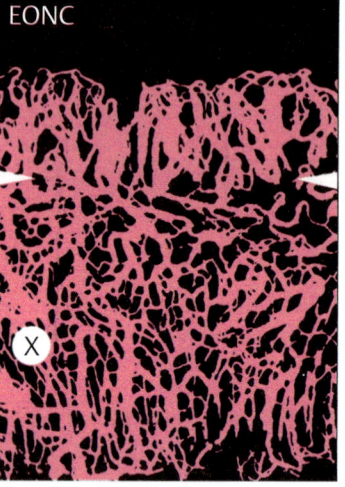

Vias de irrigação sangüínea

1 Periodental
2 Alveolar
3 Supraperiosteal/mucogengival

A Plexo venoso pós-capilar

B Alças capilares subepiteliais

38 Angiografia fluorescente – "malha" vascular subjacente ao epitélio oral
Após a injeção de 2 mL de solução sódica de fluoresceína (20%), os vasos (capilares) subjacentes ao epitélio oral podem ser observados em luz UV.

Pequenas alças ("malhas") vasculares estão visíveis no tecido conjuntivo (**B**, também na Figura 37).

Cortesia de W. Mörmann

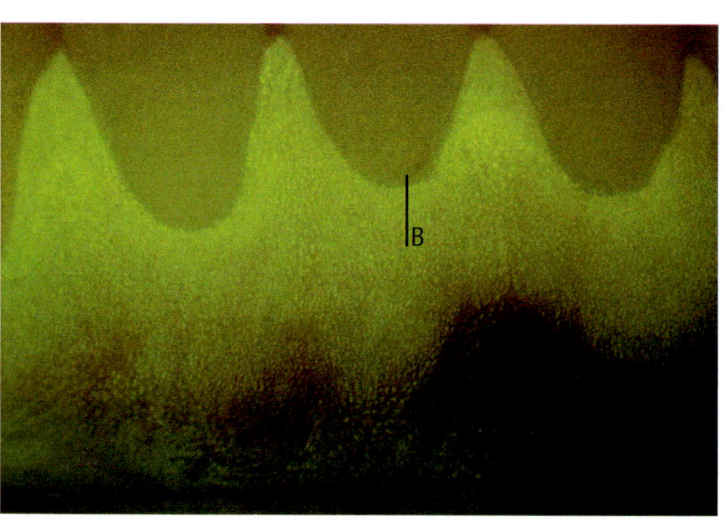

Inervação do periodonto

A inervação sensorial da maxila ocorre via ramificação do nervo trigêmeo e, na mandíbula, pela ramificação do terceiro nervo. A descrição apresentada para a distribuição neural dentro do periodonto seguirá as investigações de Byers (1985), Linden e colaboradores (1994) e Byers e Takeyasu (1997).

O periodonto, especialmente a gengiva e o ligamento periodontal, contém *mecanorreceptores* "tipo-Ruffini" e *fibras nervosas nociceptivas* em adição às ramificações do sistema nervoso simpático.

As funções dessas inervações são coordenadas com as da polpa dental e da dentina. O limiar do estímulo pelos mecanorreceptores, que reagem ao estímulo de pressão (tátil), bem como às forças de tração, é bem pequeno. Em contraste, as partes terminais dos nervos nociceptivos sensitivos à dor têm um limiar relativo alto. É através desses dois sistemas aferentes que as "informações" a respeito da posição, do movimento dentário, da duração do contato dentário durante a deglutição ou mastigação, das alterações mínimas de posição (mobilidade dentária fisiológica), da dor durante

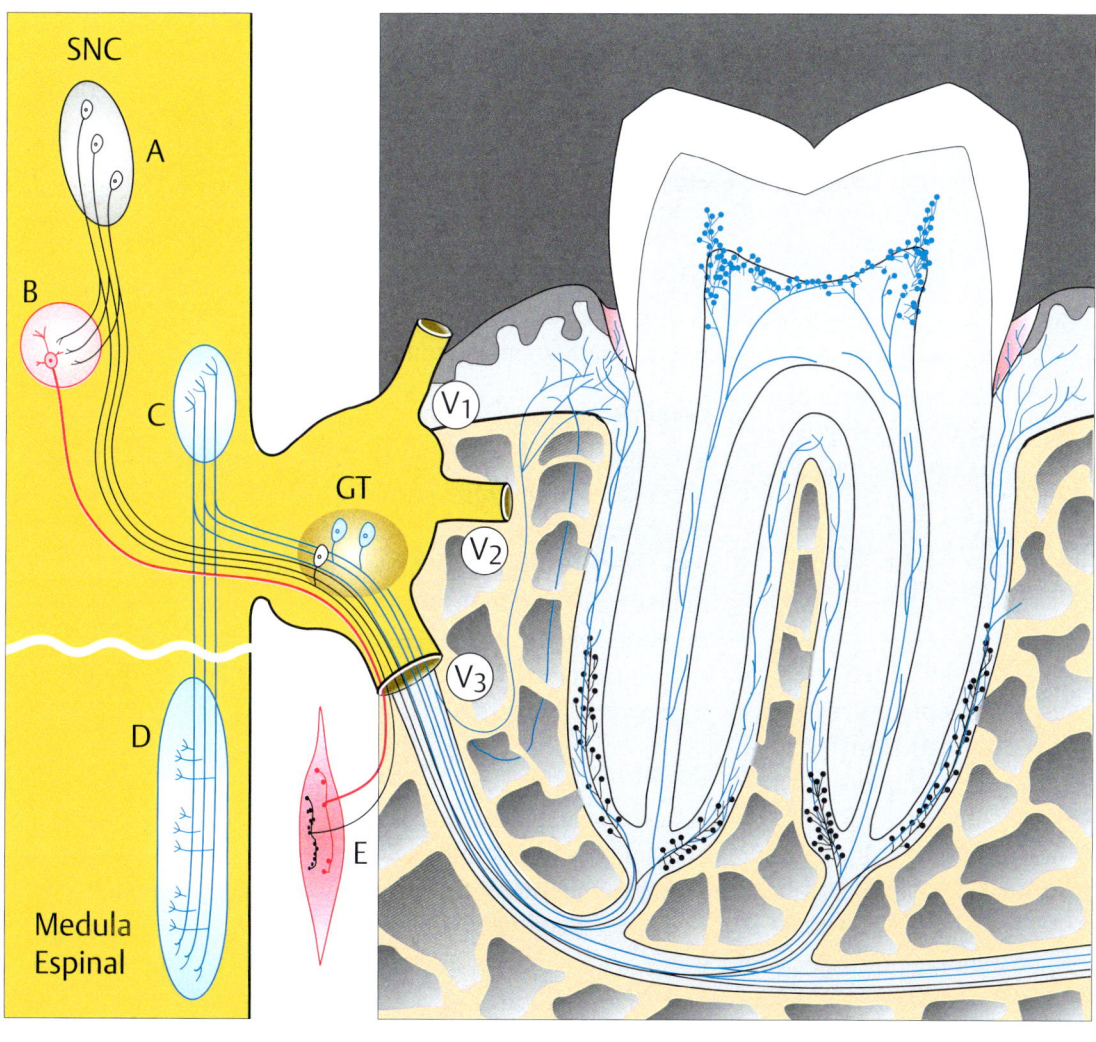

39 Inervação de um molar mandibular
A inervação da gengiva e das estruturas periodontais se dá por meio do do nervo mandibular, o terceiro ramo do nervo trigeminal.

Modificada de *M. Byers*

A Neurônios sensoriais mesencefálicos do nervo trigêmeo
B Núcleo motor do nervo trigêmeo
C Núcleo sensorial do nervo trigêmeo
D Núcleo sensorial espinal do nervo trigêmeo
E Fibras do músculo mastigatório

GT Gânglio do nervo trigêmeo (gânglio Gasserian) com os seus três ramos:

V_1 Oftálmico
V_2 Maxilar
V_3 Madibular

SNC Sistema nervoso central

sobrecarga não-funcional, bem como de injúrias, são transmitidas. Nesse sentido, vários mecanorreceptores transmitem "reações conscientes" através do gânglio do trigêmeo até o núcleo sensorial deste no sistema nervoso central, enquanto reflexos "inconscientes" transmitem aos neurônios sensoriais do mesencéfalo. Esses vários receptores estão localizados nas várias regiões das estruturas periodontais: ao nível do terço médio da raiz, pode-se observar um maior número de sensores para reações conscientes, enquanto na região apical encontram-se mais receptores para reflexos inconscientes, cujos sinais se transmitem para os neurônios sensoriais mesencefálicos.

O epitélio juncional e o epitélio da gengiva livre e inserida não são vascularizados, mas são apoiados por uma rede densa de nociceptores e terminações nervosas táteis. O mesmo ocorre com o tecido conjuntivo subepitelial supracrestal.

Percepção somatossensorial em certas doenças gengivais (p. ex., periodontite ou gengivite ulcerativa), bem como pressão e sensação de dor durante a sondagem de um sulco gengival saudável ou bolsa periodontal são as manifestações clínicas da inervação dos tecidos gengivais.

As funções coordenadas das estruturas periodontais

Turnover, adaptação, defesa e cicatrização

Em um periodonto saudável, existe um constante *turnover* de todos os tecidos, exceto o cemento. O termo *"homeostase tecidual"* foi cunhado para caracterizar esse processo de composição de várias estruturas, por exemplo, o equilíbrio entre seus volumes, a integridade e suas funções interligadas (Williams, 1997). A aposição ou reabsorção dos vários tecidos pode variar até mesmo em condições saudáveis, dependendo de uma série de fatores, como: o tecido periodontal sofre um processo conhecido como *adaptação* em casos de forças oclusais diminuídas (hipofunção) ou exacerbadas (hiperfunção ou parafunção). Esse conceito não é limitado apenas à carga oclusal/mastigatória, mas em um contexto mais amplo, a todas as "lesões" que o tecido periodontal pode sofrer, incluindo agressão bacteriana.

A *defesa do hospedeiro* contra todos os "ataques" refere-se, primariamente, ao sistema imune (p. 41), mas também ao tecido saudável. A doença (periodontite) irá acontecer quando a demanda nos tecidos for maior que a capacidade de reação adaptativa dos mesmos.

A "adaptabilidade" desses tecidos, ou seja, sua habilidade de variar a taxa de *turnover* em resposta aos vários mediadores (p. ex., citocinas) também tem um importante papel na *cicatrização*, por exemplo, após injúrias ou terapia mecânica periodontal (raspagem e alisamento radicular [RAR]).

Funções primárias do periodonto

Epitélio

O epitélio da gengiva inserida (epitélio oral: EO) é referido como mucosa mastigatória. Assim como a mucosa do palato, ela é ceratinizada. A ceratinização é um mecanismo *protetor contra desafios não só mecânicos, mas também térmicos, químicos e infecciosos*.

A taxa de *turnover* do epitélio gengival tem sido reportada como sendo, variavelmente, entre 6 (Schroeder, 1992) e 40 dias (Willians e cols., 1997). Provavelmente ela é influenciada, por um lado, por substâncias que inibem a mitose (calônios), e, por outro, por citocinas (fator de crescimento epitelial [FCE] e fator de transformação do crescimento [FTC]).

O epitélio juncional exige um caráter mais rápido de *turnover* do que o epitélio gengival. A divisão celular ocorre na camada basal. Todas as células-filhas migram em direção ao sulco gengival, onde são rapidamente descartadas. Por meio desse constante fluxo de células epiteliais, fluido sulcular e migração ativa dos granulócitos (PMN), o sulco é efetivamente "lavado" das bactérias invasoras e de seus produtos metabólicos. Em adição às células imunocompetentes, são, também, a dinâmica das células teciduais e o fluxo coronário de fluido tecidual os responsáveis pela *prevenção das infecções* e, dessa forma, pela manutenção da saúde das estruturas do periodonto marginal.

Tecido conjuntivo periodontal

As circunstâncias para o tecido conjuntivo são as mesmas que as observadas para o tecido epitelial. Ele tem um padrão de *turnover* em poucos dias, orquestrado pela presença de citocinas e fatores de crescimento (fatores de crescimento derivados de plaquetas, fatores de crescimento de fibroblastos, entre outros). Na matriz, são os fibroblastos os responsáveis pela síntese e quebra de matriz de colágeno. A matriz de metaloproteinase, responsável pela quebra de colágeno, depende de cátions divalentes (p. ex., Zn^{2+}). O equilíbrio entre a síntese e a quebra pode ser, em um determinado grau, "trocada" por síntese no caso de processos patológicos. No entanto, quando a lesão patogênica é muito grande, o processo aumenta a reabsorção (ou síntese reduzida?), podendo levar à destruição tecidual.

Osso periodontal

A síntese e reabsorção de osso, principalmente a perda óssea, é detalhada no Capítulo "Patogênese" (ver p. 60-61).

Cemento

Em contraste ao epitélio, ao tecido conjuntivo e ao osso, o cemento não sofre *turnover*. Ao longo da vida, o cemento tende a aumentar sua espessura por meio da aposição. A reabsorção local, observada como "lacunas de reabsorção", pode resultar de trauma, forças ortodônticas ou pode ser idiopática. Esses defeitos são constantemente reparados pela síntese de cemento celular com fibras intrínsecas.

Resumo

As estruturas periodontais saudáveis têm a capacidade de apresentar um potencial de defesa, mesmo antes de a resposta imune, que introduz elementos de destruição ao processo, ser estabelecida.

Etiologia e patogênese

A doença mais comum dos tecidos de suporte é induzida por placa, geralmente crônica, com alterações inflamatórias da gengiva e do periodonto de suporte subjacente.

A *gengivite* pode persistir por muitos anos, sem progredir para a periodontite. Com uma boa higiene bucal – efetivo controle de placa e remoção de cálculo, a gengivite é completamente reversível. A *periodontite,* em geral, desenvolve-se independente de uma gengivite mais ou menos pronunciada, e é apenas parcialmente reversível (ver cicatrização da ferida periodontal, p. 205/terapias regenerativas).

As razões pelas quais a gengivite evolui (ou não) para a periodontite não estão completamente entendidas. Assim como ocorre com todas as *infecções,* parece que a proliferação de microrganismos patogênicos – com seu potencial tóxico e sua capacidade de invadir tecidos – e, acima de tudo, as defesas do hospedeiro contra tais infecções são fatores determinantes (p. 55: Kornman e cols., 1997; Page e Kornman, 1997; Salvi e cols., 1997).

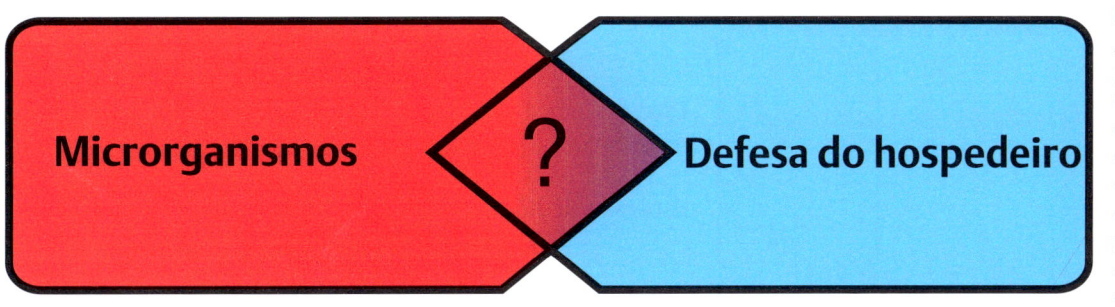

40 Agressão bacteriana *versus* reação de defesa do hospedeiro
A virulência das bactérias, sua capacidade de invadir tecidos, seu número e composição, bem como seus produtos metabólicos evocam reações do hospedeiro (resposta imune). A possibilidade da doença e sua gravidade dependem apenas parcialmente da agressão bacteriana. A transição de gengivite para a periodontite envolve fatores do hospedeiro, de risco e locais.

Uma condição absolutamente livre de placa na cavidade bucal, com a prevenção de toda a formação de biofilme sobre a superfície dentária, é impossível de ser obtida – é uma ilusão – e, provavelmente, é uma condição contra-fisiológica.

Contudo, a saúde gengival e periodontal podem ser mantidas se houver uma acumulação pequena e de baixa virulência de microrganismos (gram-positivos, aeróbios facultativos) e se uma efetiva resposta do hospedeiro é montada.

Se a microbiota bacteriana se torna patogênica (i. e., certos tipos de anaeróbios gram-negativos), o resultado será uma resposta inflamatória e imunológica específica; essa resposta pode representar não apenas os mecanismos de defesa, mas – especialmente em doenças crônicas de longo tempo – o potencial destrutivo (citotoxidade, imunopatologia; p. 34).

Produtos bacterianos de indução de inflamação incluem enzimas, antígenos, anticorpos, toxinas e substâncias "sinalizadoras" que ativam macrófagos e células T (Birkedal-Hansen, 1998). Parece que as enzimas bacterianas, outros produtos metabólicos e tóxicos, podem, diretamente, destruir os tecidos periodontais, mesmo *sem* uma resposta inflamatória imediata (inflamação). Os produtos bacterianos, incluindo hialuronidase, sulfato de condroitina, enzimas proteolíticas, assim como citotoxinas na forma de ácidos orgânicos, amônia, sulfeto de hidrogênio e endotoxinas (i. e., lipopolissacarídeos, LPS) têm sido observados nos tecidos periodontais.

Periodontite – uma doença multifatorial

Recentemente, o conceito relativo à etiologia da periodontite evoluiu. Antes, a bactéria era vista como um fator determinante. Certos microrganismos patogênicos foram associados a várias formas de doença periodontal, bem como à sua velocidade de progressão. Além disso, já foi demonstrado que a presença de bactérias "patogênicas" em uma bolsa periodontal não é necessariamente a causa desta bolsa; ao contrário, parece ser mais importante que a própria bolsa apresente um ambiente favorável a existência e proliferação de microrganismos patogênicos. O processo irá então instalar – como um ciclo vicioso – para a progressão do processo de doença.

Ainda assim, a velha máxima *ausência de bactérias = ausência de periodontite* ainda é verdadeira, mas, por outro lado, é também um fato que as bactérias, mesmo as patogênicas, não causarão a periodontite sempre que estiverem presentes.

41 Etiologia da periodontite – interação entre a placa bacteriana e o hospedeiro

Bactérias
1 O agente etiológico primário para a existência da periodontite é a presença de microrganismos patogênicos no biofilme subgengival.

Hospedeiro
2 A resposta não-específica e a resposta específica, assim como um complexo de síndromes e doenças, influenciam a existência e o curso clínico das periodontites.
3 Os hábitos e a abordagem pessoal do paciente em relação à sua saúde geral irão influenciar a formação de placa e a reposta do hospedeiro, tanto sistêmica quanto particularmente em relação à saúde bucal.
4 Circunstâncias sociais influenciam a saúde sistêmica e psicológica. Problemas no campo socioeconômico geram estresse negativo.
5 Surtos psiquiátricos e de estresse influem no *status* da resposta imune.

Em adição aos microrganismos específicos, diversos fatores do hospedeiro são críticos para o desenvolvimento da periodontite a partir de uma gengivite preexistente (conforme Figura 41, modificada de Clarke e Hirsch, 1995). Esses fatores incluem a resposta imune determinada pelos patógenos, os quais são bem entendidos atualmente. Essas reações de defesa podem ser desproporcionais ao insulto, resultando em lesão tecidual imunopatogênica.

Recentemente, no entanto, em adição à reação imune geneticamente determinada, um grande número de fatores de risco individuais foi identificado, o qual pode ser responsável pela iniciação e pelo grau de gravidade do curso clínico da periodontite.

Entre os fatores de risco listados nas Figuras 41 e 104, apenas alguns poucos são capazes de danificar o periodonto diretamente (como o tabagismo); de maior importância é a influência desses fatores na resposta imune do paciente. O frágil equilíbrio entre "agressão/destruição" (bactéria) e defesa (resposta do hospedeiro) é rompido. É, portanto, lógico assumir que as formas mais graves, agressivas e de estabelecimento precoce irão ocorrer quando bactérias particularmente virulentas estiverem presentes em um hospedeiro imunodeficiente.

Microbiologia

As bactérias estão presentes por toda a vida, em vários sítios e no corpo humano. Elas podem ser benéficas ao corpo, sem conseqüências (comensais), ou causar danos. Na cavidade bucal, mais de 530 espécies de microrganismos diferentes foram identificadas; felizmente, a maior parte delas permanece em equilíbrio e não causa doença. Algumas bactérias patogênicas facultativas (oportunistas) são ocasionalmente – isto é, em casos de doença (periodontite, infecções da mucosa) – observadas em altos números. Permanece sem esclarecimento se tais bactérias representam isoladamente a causa da doença ou, simplesmente, encontram condições de sobrevivência adequadas no "ambiente" doente. O biofilme dental supragengival *não-específico* (microbiota mista) determinará a gengivite dentro de cerca de sete dias. Se este biofilme é removido, a gengivite regride em um período curto (*reversibilidade*). Por outro lado, entre as várias formas de periodontite, em especial as agressivas, rapidamente progressivas, bactérias *específicas* estão associadas.

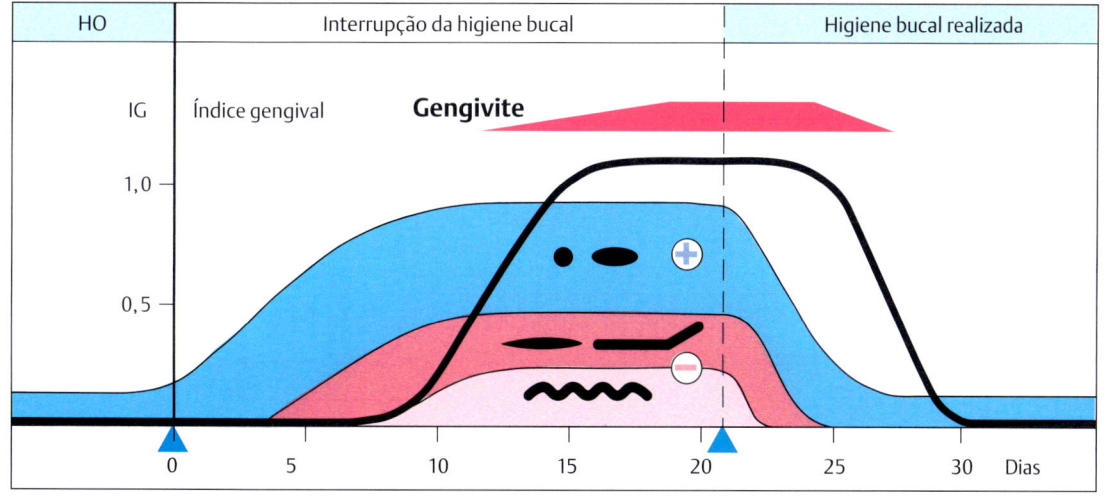

42 Gengivite experimental
Em 1965, Löe e colaboradores publicaram a clássica prova da *etiologia bacteriana das gengivites*. Em indivíduos sem placa e inflamação, a formação de placa é estimulada se a higiene bucal é interrompida. Nos primeiros dias, esses biofilmes são compostos por bastonetes e cocos gram-positivos e, finalmente, espiroquetas. Dentro de poucos dias, uma gengivite leve é iniciada. Se o biofilme é removido, a gengiva rapidamente retorna à condição de saúde.

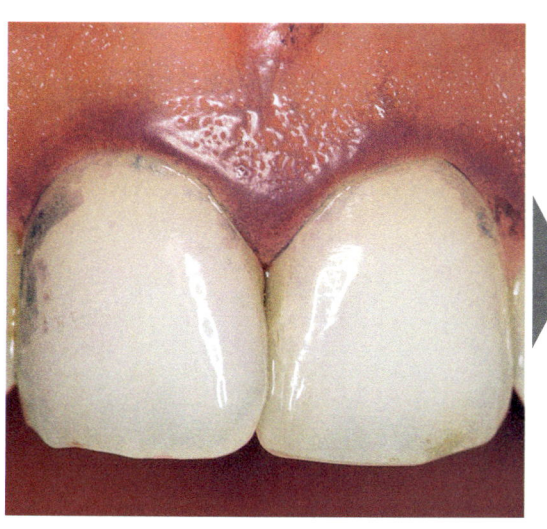

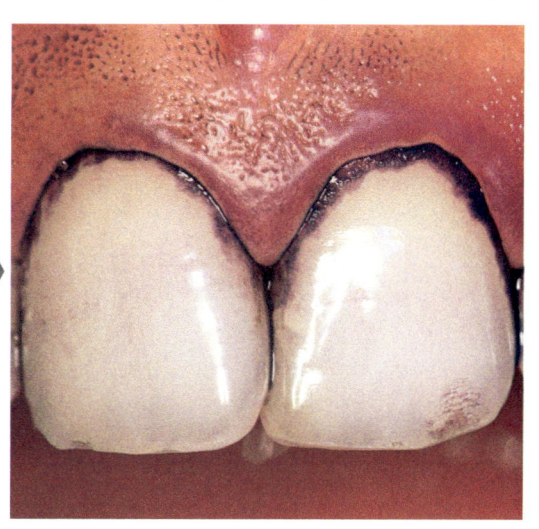

43 Saúde gengival e gengivite
Esquerda: um incisivo quase sem placa. Este biofilme é compatível com saúde gengival. Um número pequeno de bactérias pode, inclusive, "manter" a memória do sistema imune (p.55).

Direita: acumulação de biofilme após sete dias sem higiene bucal. A gengivite se desenvolve. A proliferação e o relativo aumento de microrganismos gram-negativos é responsável pela gengivite.

Biofilme – formação de placa no dente e na superfície radicular

A orofaringe é um sistema aberto em que as bactérias estão sempre presentes, as quais podem colonizar todos os locais favoráveis. A maioria das bactérias, no entanto, só pode persistir após a formação de um biofilme em uma superfície não descamável, ou seja, em tecidos duros (dente e superfície radicular, material restaurador, implantes, próteses, etc.). Na presença de uma relação saudável entre gengiva e dentes, há um equilíbrio entre os mecanismos de adição e retenção dos biofilmes diante de forças abrasivas que tendem a reduzir sua formação, ou seja, por meio da autolimpeza das bochechas e da língua, da dieta e de medidas de higiene bucal.

A formação do biofilme ocorre em uma questão de horas ou dias, de acordo com as fases descritas a seguir (Darveau e cols., 1997; Descouts e Aronsson, 1999; Costerton e cols., 1999).

O estabelecimento e a estabilização das bactérias dentro do biofilme são importantes não só para a etiologia da periodontite como também para a terapia antimicrobiana sistêmica ou tópica adjunta no tratamento da periodontite (p. 287): o biofilme bacteriano embebido em uma matriz de polissacarídeos extracelulares é mais de mil vezes menos sensível aos antimicrobianos (p. ex., antibióticos) do que as bactérias planctônicas (não embebidas em um biofilme).

44 Biofilme dental – desenvolvimento
Dentro de minutos após completa a limpeza de uma superfície dental, é formada uma *película* pelas proteínas e glicoproteínas da saliva.

A *Associação*: por meio de forças físicas, puramente, as bactérias se associam à película.
B *Adesão*: por possuírem moléculas de superfície especiais que unem-se a receptores na película, algumas bactérias tornam-se os "colonizadores primários" – particularmente os *streptococcus* e *actinomyces*. Subseqüentemente, outros microrganismos se aderem aos colonizadores primários.
C A *proliferação* bacteriana se inicia.
D *Microcolônias* se formam. Muitos *streptococcus* secretam polissacarídeos extracelulares "protetores" (p. ex., dextranos e levanos).
E *Biofilme (placa aderida)*: as microcolônias formam grupos complexos de vantagens metabólicas para seus constituintes.
F *Crescimento do biofilme dental – maturação*: o biofilme é caracterizado por um sistema circulatório primitivo. Ele começa a se comportar como um *organismo complexo*! Os microrganismos anaeróbios aumentam de número.
Produtos metabólicos e constituintes das paredes celulares (lipopolissacarídeos, vesículas) servem para ativar a resposta imune do hospedeiro (p. 38). As bactérias, dentro do biofilme, estão protegidas das células fagocitárias (PMN) e de agentes bactericidas exógenos.

X Película
Y Biofilme: "placa aderida"
Z Fase planctônica

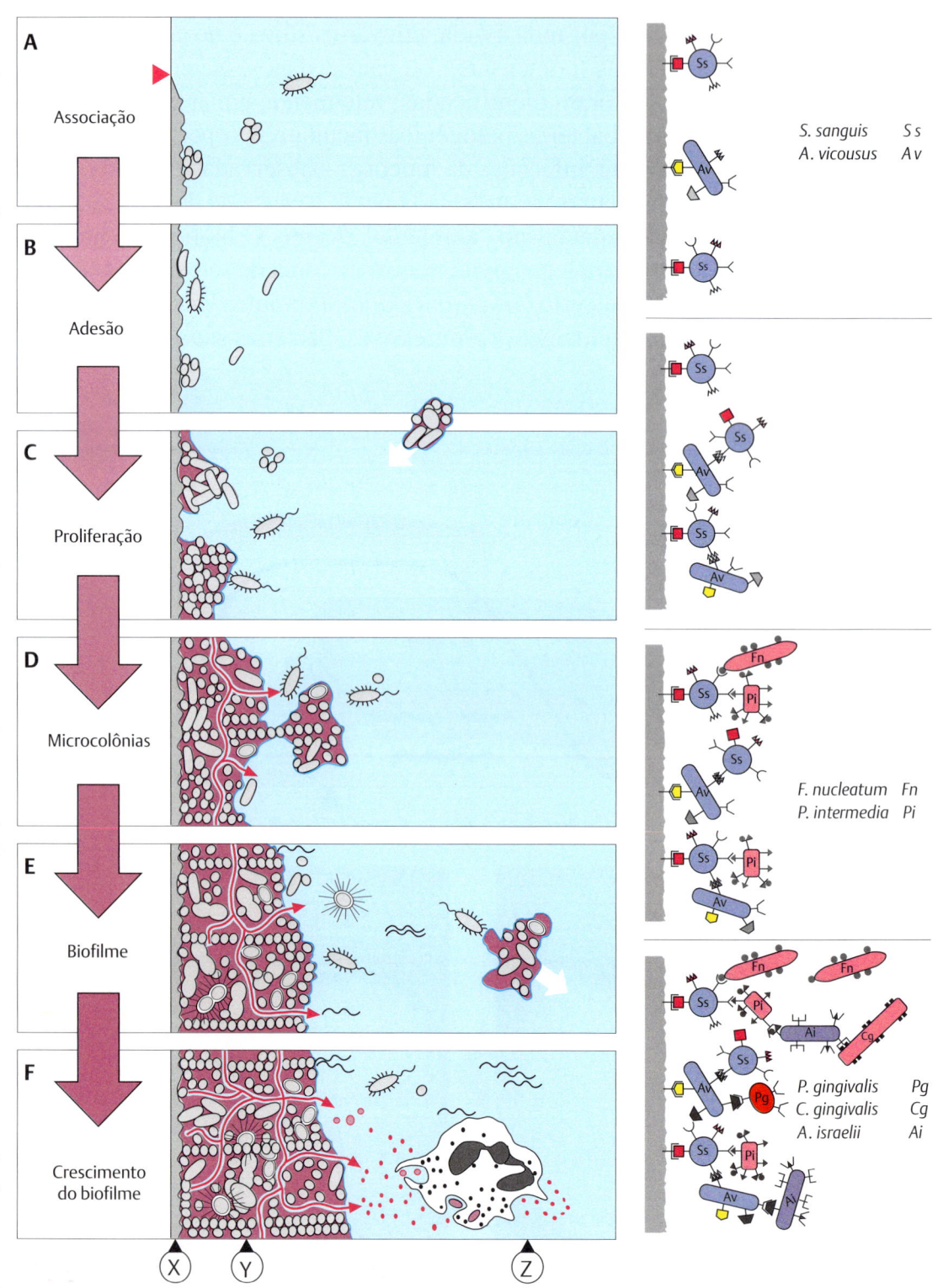

A Associação
B Adesão
C Proliferação
D Microcolônias
E Biofilme
F Crescimento do biofilme

S. sanguis — Ss
A. vicousus — Av
F. nucleatum — Fn
P. intermedia — Pi
P. gingivalis — Pg
C. gingivalis — Cg
A. israelii — Ai

Biofilme supragengival

... e sua expansão subgengival inicial

As primeiras bactérias que se acumulam *supragengivalmente* nas superfícies dentárias são, na sua maioria, gram-positivas (*Streptococcus* sp., *Actinomyces* sp.). Nos dias seguintes, cocos gram-negativos, bem como bastonetes gram-positivos e gram-negativos e as primeiras formas filamentosas, começam a colonizar (Listgarten e cols., 1975 Listgarten, 1976). Por meio de uma variedade de *produtos metabólicos*, a microbiota bacteriana determina o aumento da exsudação dos tecidos e a migração dos leucócitos PMN para o sulco ("paredes leucocitárias" contra as bactérias).

O aumento da diapedese dos PMNs e o fluxo do fluido crevicular para o sulco determinam a desintegração do epitélio juncional. Isso torna possível que bactérias invadam mais facilmente a área entre o dente e o epitélio, invadindo, assim, a área subgengival (gengivite, formação da bolsa gengival). Na ausência de higiene bucal adequada, ocorre formação de placa e resposta de defesa inicial, dentro do tecido gengival, pelo hospedeiro. Com uma higiene bucal excelente, incluindo o controle interdental, o biofilme em formação é repetidamente rompido e a saúde gengival, mantida.

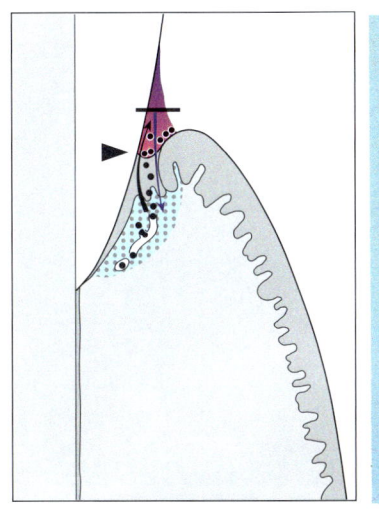

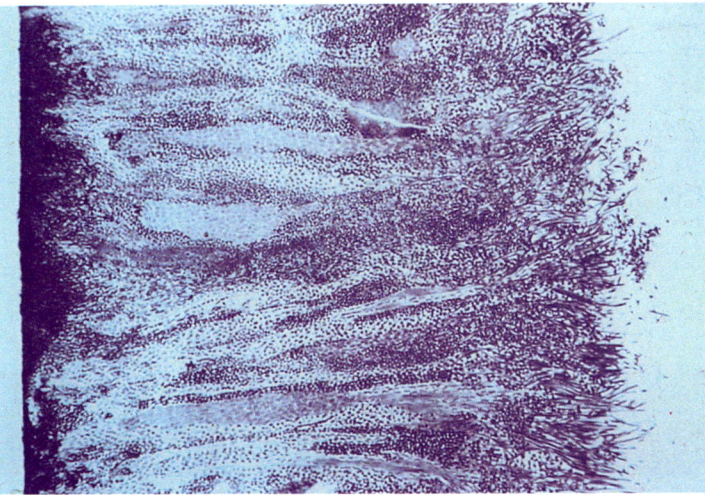

45 Interações no biofilme dental: primeira semana
Uma zona espessa de colonizadores iniciais na superfície do esmalte e as estruturas dispostas em coluna resultam da rápida proliferação de estreptococos. Na superfície do biofilme, pode-se observar bastonetes e filamentos.

Esquerda: interação entre biofilme e hospedeiro. Os PMNs migram pela regulação quimiotática. A linha preta horizontal indica o nível do qual esta amostra foi removida.

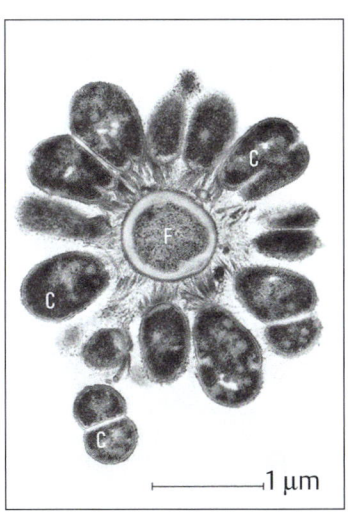

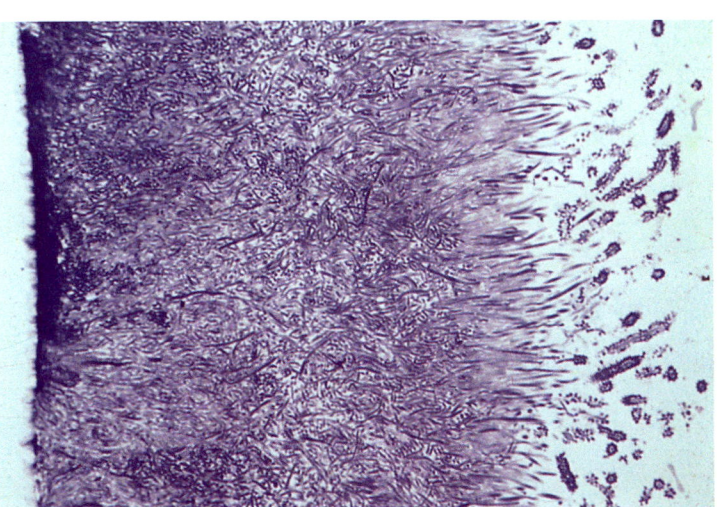

46 Biofilme dental: terceira semana
A composição do biofilme dental supragengival mudou marcadamente. Organismos filamentosos agora predominam. Os bastonetes, lembrando uma espiga de milho, são observados na superfície do biofilme dental.

Esquerda: nesta fotomicrografia eletrônica de transmissão (FET), a estrutura desta "espiga de milho" é observada. No centro, estão as bactérias filamentosas gram-negativas (**F**), circundadas por cocos gram-positivos (**C**).

Histologia e FET cortesias de *M. Listgarten*

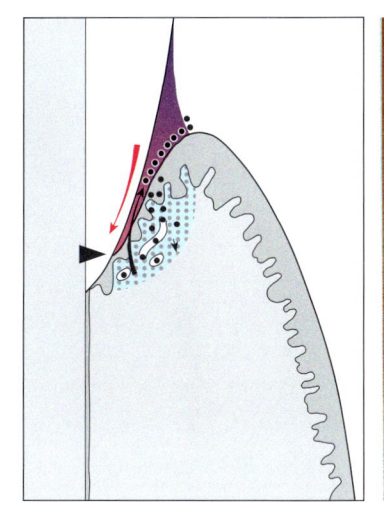

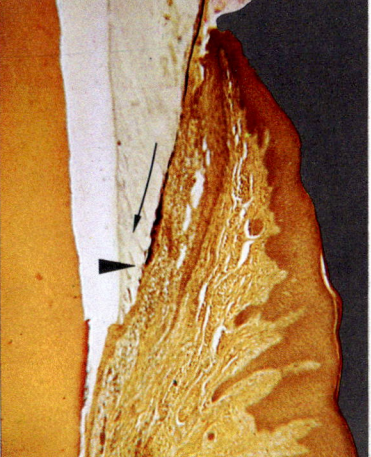

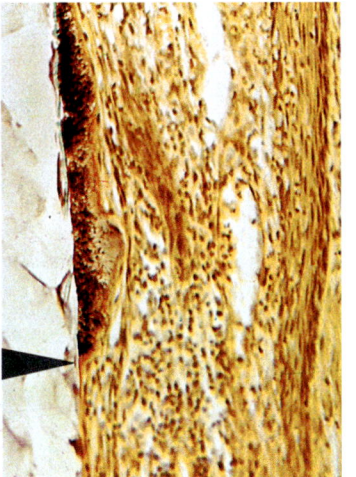

47 Expansão do biofilme dental supragengival: bolsa gengival
Centro e direita: O "enfraquecimento" da adesão epitelial ao dente permite a migração apical do biofilme dental gram-positivo. Ocorre a colonização subseqüente por bactérias gram-negativas e a bolsa se forma.

Histologia cortesia de *G. Cimasoni*

Esquerda: Representação esquemática da interação entre o biofilme e o tecido do hospedeiro.

Fatores naturais que favorecem o acúmulo de biofilme

A formação do biofilme bacteriano pode ser aumentada por fatores retentivos naturais, que podem também tornar a remoção desse biofilme mais complicada por dificultar a higiene bucal. Esses fatores retentivos incluem:

- Cálculo supra e subgengival
- Junção cemento-esmalte e projeções de esmalte
- Entradas e irregularidades nas furcas
- Fissuras e fossas dentárias
- Cavidades cariosas cervicais ou radiculares
- Apinhamentos dentários

O *cálculo*, isoladamente, não é patogênico. No entanto, sua rugosidade superficial representa uma área vital para as bactérias patogênicas. Em nível microscópico, a *junção cemento-esmalte* é muito irregular e oferece uma rugosidade que a torna retentiva de biofilme bacteriano. Projeções e pérolas de esmalte também inibem a inserção dos tecidos moles.
Entradas de furcas, fissuras, entre outros, são nichos retentivos para placa. *Lesões cariosas* representam um reservatório bacteriano importante. Apinhamentos dentários reduzem a capacidade de cuidados de higiene bucal.

48 Cálculo supragengival
Superfícies linguais dos incisivos mandibulares e superfícies vestibulares de molares maxilares, próximos às saídas dos ductos salivares, exibem a maior acumulação de cálculo supragengival.

Direita: FET de um cálculo supragengival "velho". Biofilme calcificado (**A**) próximo à superfície do dente. Observar a acumulação de cristas livres de células, hexagonais (**B**), acima do biofilme dental calcificado.

Cortesia de *H. Schroeder*

49 Cálculo subgengival
Neste paciente com periodontite estabelecida há muito tempo, a gengiva retraiu. O cálculo formado subgengivalmente está, agora, supragengival.

Direita: cálculo subgengival é observado clinicamente após afastamento da gengiva marginal. O cálculo subgengival é, em geral, escuro (pela presença de Fe) e mais duro que o cálculo supragengival (fosfato de cálcio). A junção cemento-esmalte é indicada pela linha em depressão.

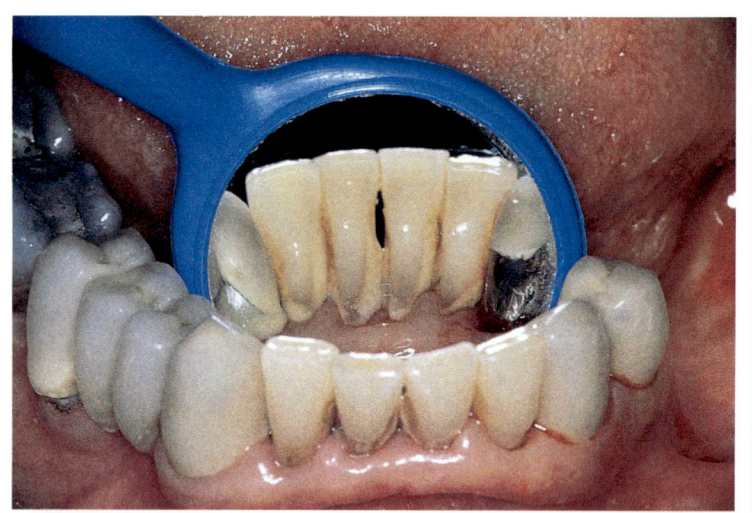

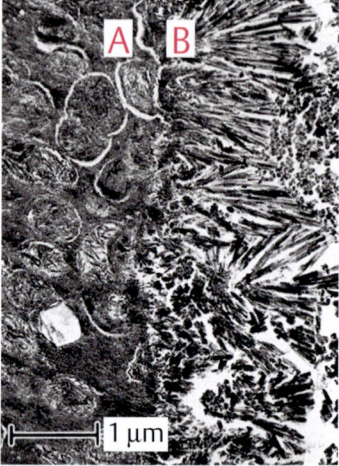

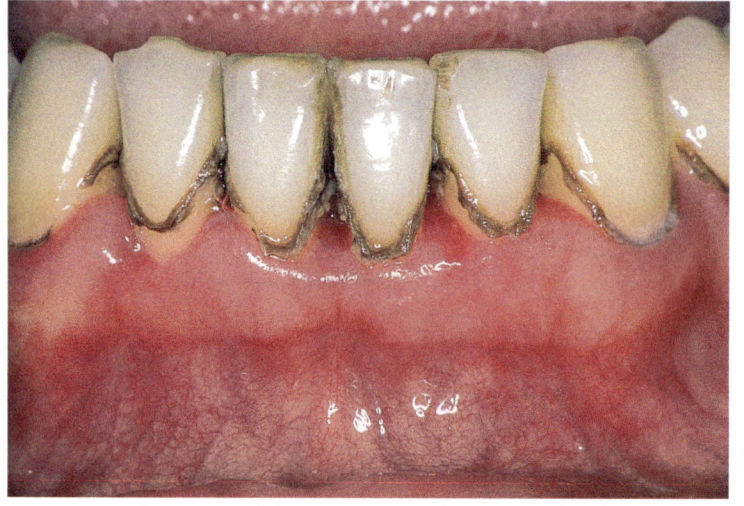

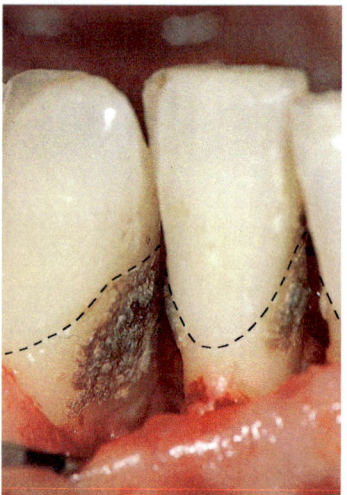

50 Apinhamento, projeções de esmalte (pérolas de esmalte)
Os dentes dispostos em direção lingual não se beneficiam do controle de placa na região labial inferior. Assim, a higiene bucal torna-se dificultada.

Direita: a furca deste molar é preenchida por uma projeção de esmalte que termina em uma pérola de esmalte e que se estende até a área inter-radicular. Quando uma bolsa se forma nesta área, o controle do biofilme bacteriano é particularmente dificultado.

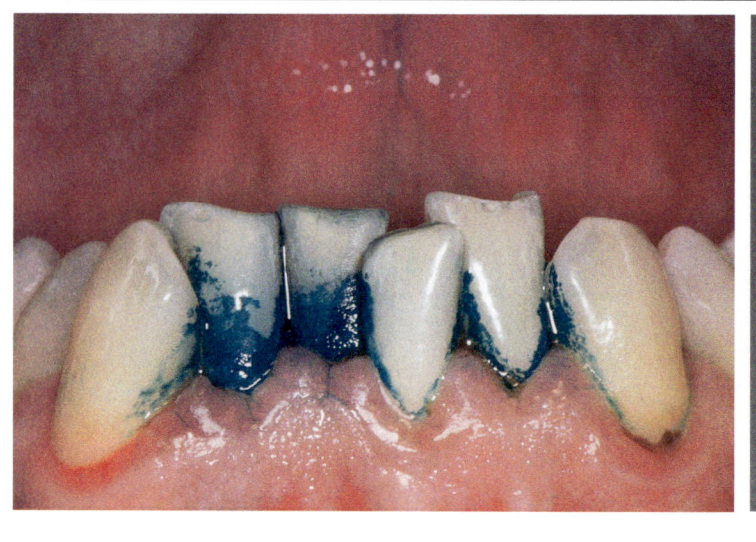

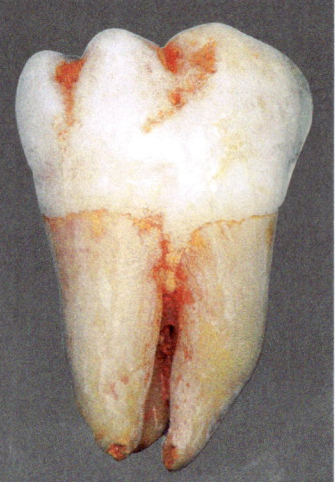

Fatores iatrogênicos que favorecem a retenção de biofilme

A odontologia restauradora – desde uma simples restauração até uma reconstrução total da boca – pode prejudicar mais do que auxiliar a saúde bucal do paciente se realizada de maneira incorreta. A colocação de restaurações adequadas é sinônimo de prevenção de problemas periodontais (prevenção terciária, p. 198).

As *restaurações e coroas* que parecem perfeitas à avaliação clínica e macroscópica quase sempre exibem deficiências nas margens, que podem ser vistas microscopicamente. Quando as margens estão posicionadas subgengivalmente, elas sempre representam uma irritação para os tecidos periodontais marginais.

Restaurações e coroas com excessos acumulam mais biofilme dental. A gengivite se estabelece. A composição do biofilme dental se altera. O número de microrganismos gram-negativos anaeróbios (i. e., *Porphyromonas gingivalis*), responsáveis pela iniciação e progressão da periodontite, aumenta rapidamente (Lang e cols., 1983).

Irritantes iatrogênicos grosseiros, como, por exemplo, *cintas metálicas* mal desenhadas e *selas protéticas,* podem exercer efeitos traumáticos diretos sobre os tecidos periodontais.

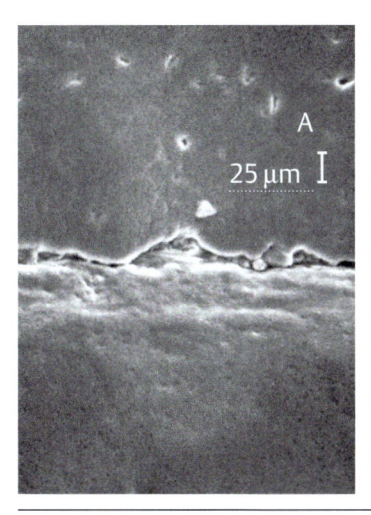

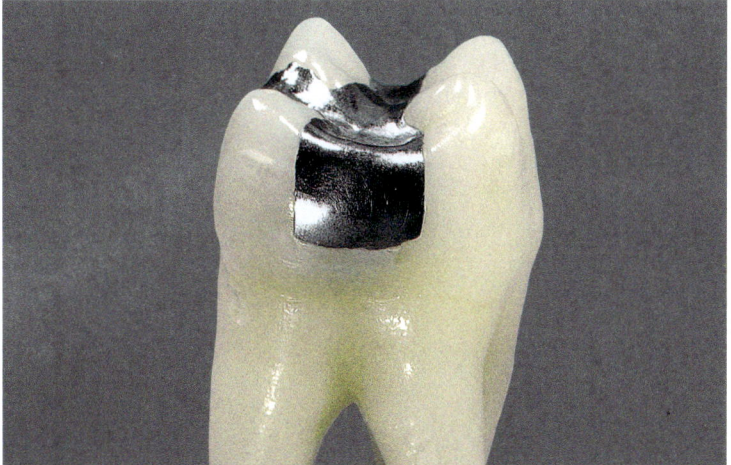

51 Restauração de amálgama – análise clínica e por microscopia eletrônica de varredura (MEV)
Esquerda: observado a partir de MEV, um defeito na margem restauradora é evidente. Este defeito é um nicho perfeito para a acumulação de biofilme. A restauração de amálgama (**A**) está no topo desta figura e o esmalte adjacente, abaixo. O ponto branco sob a escala de 25 μm representa o tamanho de uma bactéria cócica (cerca de 1 μm).

Cortesia *F. Lutz*

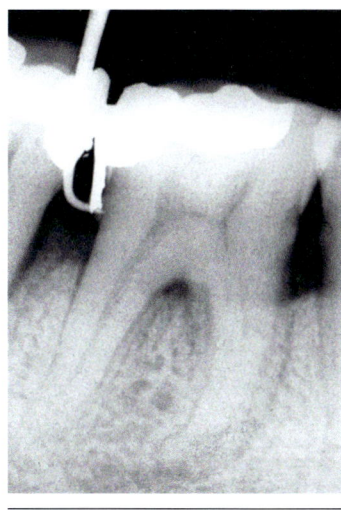

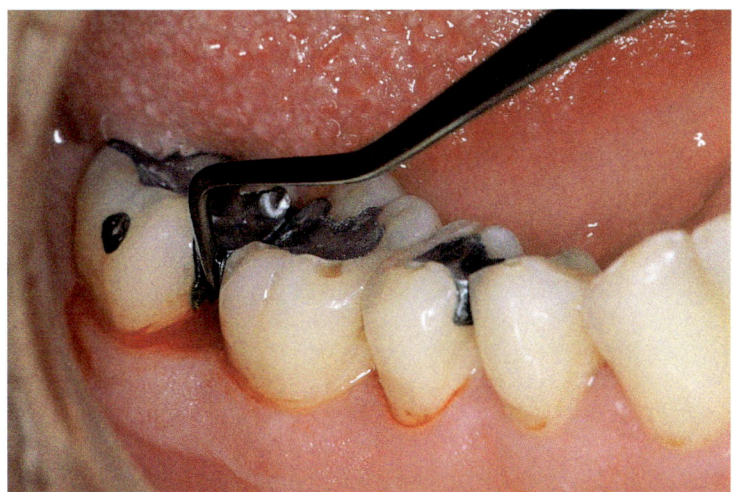

52 Excessos de amálgama: superfícies proximais
Excessos de restauração como estes, localizados subgengivalmente, invariavelmente levam à acumulação de biofilme e à gengivite (observe o sangramento). Anaeróbios patogênicos, gram-negativos, são freqüentemente observados. Em contraste com o amálgama e, em especial, com as restaurações com ouro, as resinas compostas são particularmente retentivas das bactérias.

Esquerda: radiografia do mesmo caso.

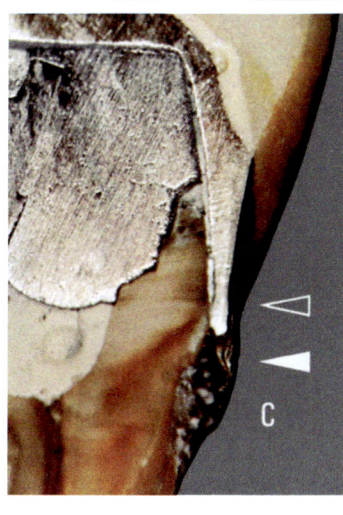

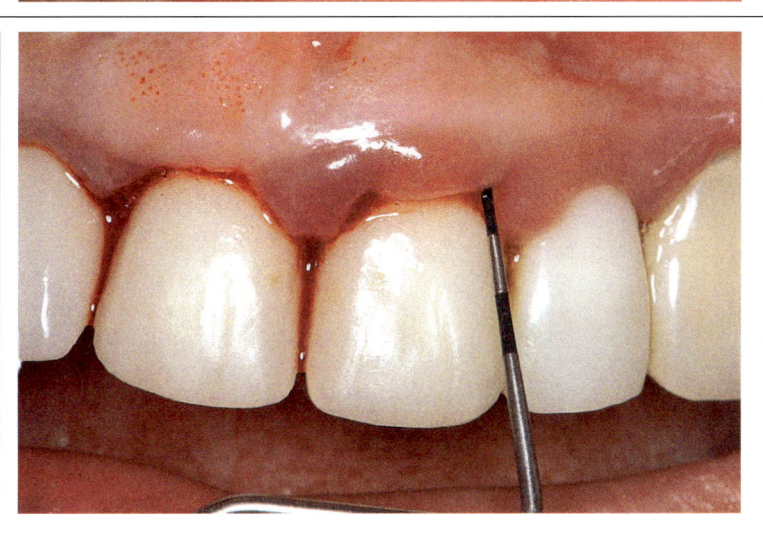

53 Excessos ou faltas de restauração nas margens protéticas
O cimento utilizado para cimentar esta coroa começou a extravasar pelas margens. A retenção maciça de biofilme entre a coroa e o preparo determina uma gengivite grave e o estabelecimento de uma microbiota patogênica.

Esquerda: secção de uma coroa metalocerâmica fundida com excesso e falta de material. Cálculo (**C**) e biofilme acumulam apicalmente.

Biofilme dental subgengival

Estendendo-se apicalmente a partir do biofilme supragengival, um biofilme (placa bacteriana) subgengival sempre se formará dentro do sulco e da bolsa gengival; isso foi inicialmente denominado "placa aderente". Em adição às bactérias gram-positivas – como os *streptococcus*, *actimomyces*, etc. –, com o aumento da profundidade de sondagem ocorre um aumento no número de bactérias *gram-negativas* anaeróbias. (p. 36).

Esse biofilme subgengival pode também se calcificar. Um cálculo escuro, duro e difícil de ser removido (cálculo sérico) se acumula. Adicionalmente, a bolsa gengival também contém bactérias não-aderidas, móveis (com grande concentração de anaeróbios gram-negativos e espiroquetas).

Nas fases agudas, o número de bactérias *periodontopatogênicas* sempre aumenta dramaticamente. Estas incluem *Aggregatibacter* (anteriormente *Actinobacillus actinomycetemcomitans*) *Actinomycetemcomitans*, *P. gingivalis*, *T. forsythia*, espiroquetas, etc. (pp. 30, 33, 38). Apesar dessas alterações na placa subgengival, a periodontite, mesmo nas fases agudas, não pode ser caracterizada como uma infecção "altamente específica", pois existe uma enorme variação na composição microbiana entre os pacientes e, até mesmo, entre as bolsas localizadas em diferentes sítios em um mesmo indivíduo (Dzink e cols., 1988; Slots e Taubmann, 1992; Lindhe, 1997).

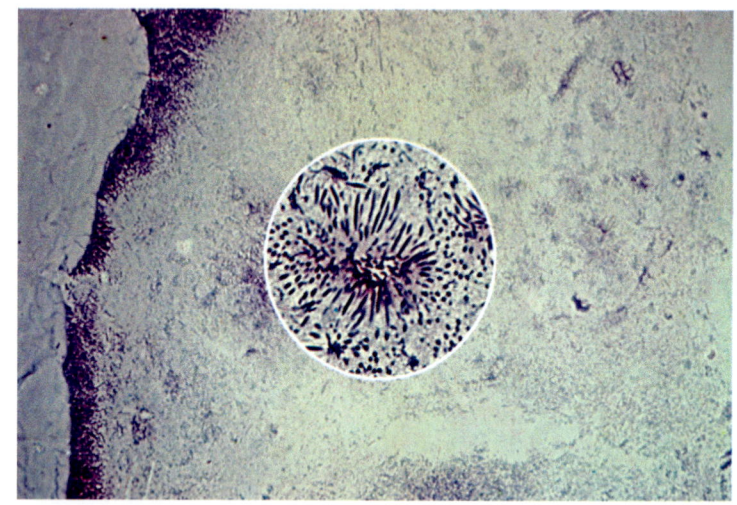

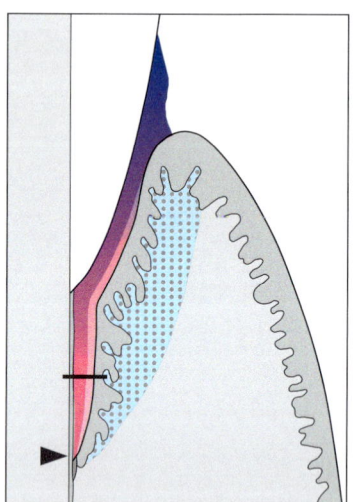

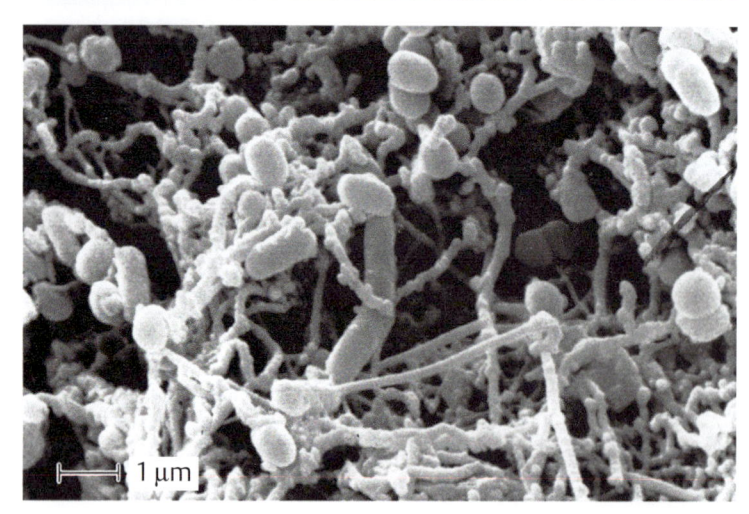

54 Microbiota subgengival na bolsa
Este é um biofilme de aderência, relativamente tênue (azul-violeta). Pode-se observar a acumulação de bactérias móveis, gram-negativas e anaeróbias. As formações, que lembram escovas de tubo de ensaio, compostas por bactérias filamentosas, também podem ser observadas.

Histologia cortesia de *M. Listgarten*

Direita: quando a profundidade de sondagem aumenta (seta), a microbiota residente começa a se tornar gram-negativa e anaeróbia.

55 Superfície do biofilme na superfície radicular
Dentro de uma bolsa, a superfície radicular de um sítio com periodontite é coberta por uma colonização bacteriana composta por inúmeros morfotipos (MEV).

A *morfologia* das bactérias não permite a determinação das espécies e nem mesmo das cepas relativas a patogenicidade.

56 Microrganismos de uma microbiota não-aderida – fase planctônica
Em uma avaliação de campo escuro, bactérias, fusobactérias móveis e espiroquetas (de pequenas a grandes) predominam, enquanto cocos e filamentos são raros: sinal típico de atividade de bolsa (exacerbação; ver p. 63).
Direita: fagócitos intactos (PMN) no exsudato da bolsa não perdem sua capacidade de fagocitose. As setas mostram as espiroquetas sendo fagocitadas.

Cortesia de *B. Guggenheim*

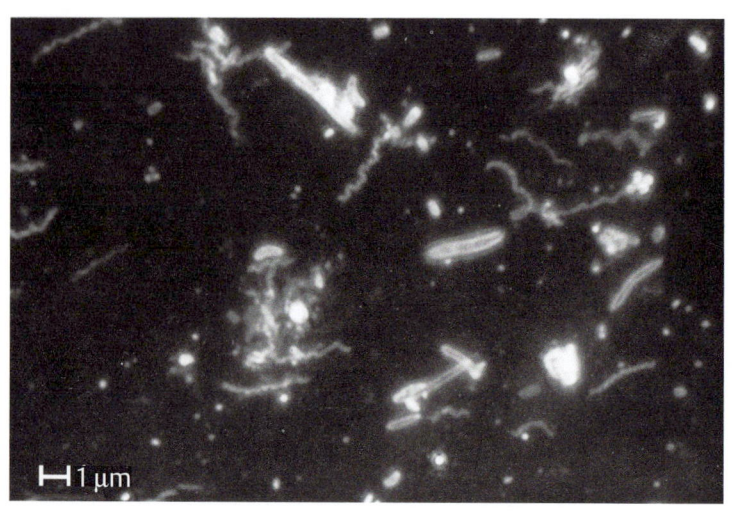

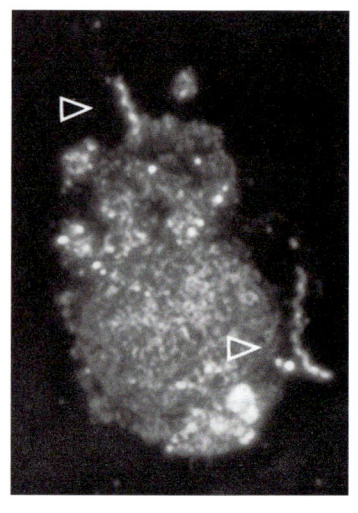

Invasão bacteriana tecidual?

Em pacientes com uma resposta imune comprometida – por exemplo, nos casos de periodontite agressiva, de estabelecimento precoce (p. 96) – as bactérias com potencial patogênico têm a habilidade de invadir as células do epitélio da bolsa e o tecido conjuntivo subepitelial e lá se manter viáveis por um período variável. Isso ocorre nas porções mais profundas das bolsas, onde a bactéria pode evitar a defesa, representada pelo infiltrado inflamatório. As bactérias periodontopatogênicas (p. 33) produzem fatores de virulência (leucotoxinas dos *Aggregatibacter actinomycetemcomitans*, lipopolissacarídeos e enzimas) que podem iniciar a redução da quimiotaxia das células de defesa (i. e., PMN) ou, até mesmo, eliminar tais células. Com o tempo, os microrganismos invasores são reconhecidos pela resposta imune específica e são eliminados. Se a invasão do tecido é moderada, pequenas áreas de necrose tecidual podem se formar, mas, se a invasão for maciça, abscessos podem ocorrer (Allenspach-Petrzilka e Guggenheim, 1983; Christensson e cols., 1987; Frank, 1988; Saglie e cols., 1988; Slots, 1999; Van Winkelhoff e Slots, 1999). Não está esclarecido se os microrganismos que invadem o tecido o *colonizam* ou simplesmente o invadem.

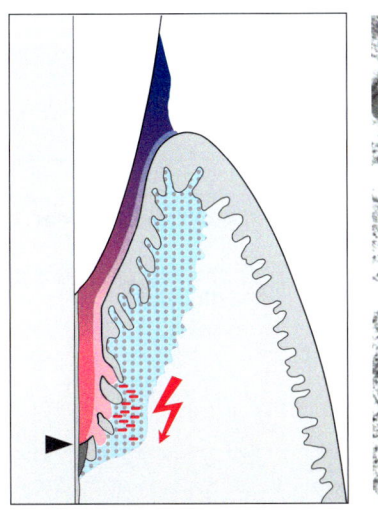

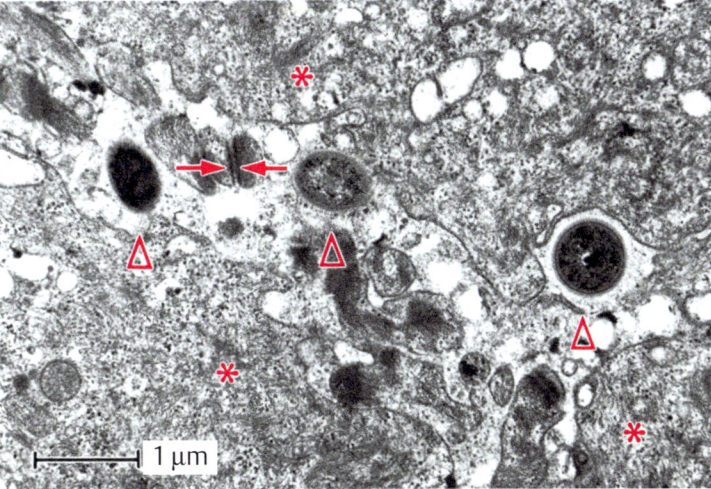

57 Bactérias dentro do epitélio da bolsa
Bactérias (triângulos vermelhos) nos espaços intercelulares aumentados do tecido epitelial. Três células epiteliais (∗) e um desmossomo (seta dupla) são observados. O exsudato e os PMNs estão significativamente aumentados nos espaços entre as células do EJ.

Esquerda: no fundo da bolsa periodontal, pode-se observar o epitélio alterado, através do qual as bactérias podem invadir o tecido conjuntivo (barras vermelhas).

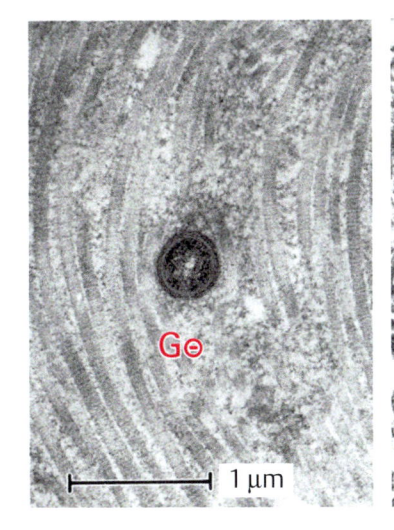

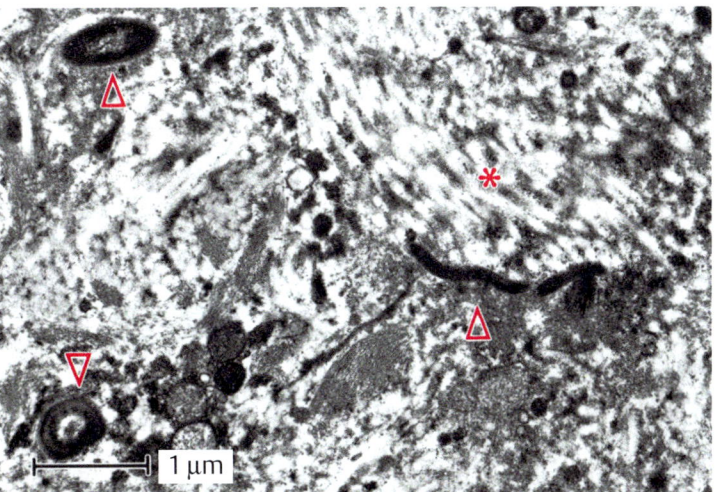

58 invasão bacteriana – infecção
Bactérias de todas as espécies são observadas dentro do tecido conjuntivo (setas) adjacente a uma bolsa periodontal profunda. O dano tecidual (∗ = colágeno degradado) pode acontecer ou os tecidos podem se manter, aparentemente, saudáveis.

Esquerda: uma bactéria gram-negativa (**G**B) é observada entre as fibras colágenas intactas.

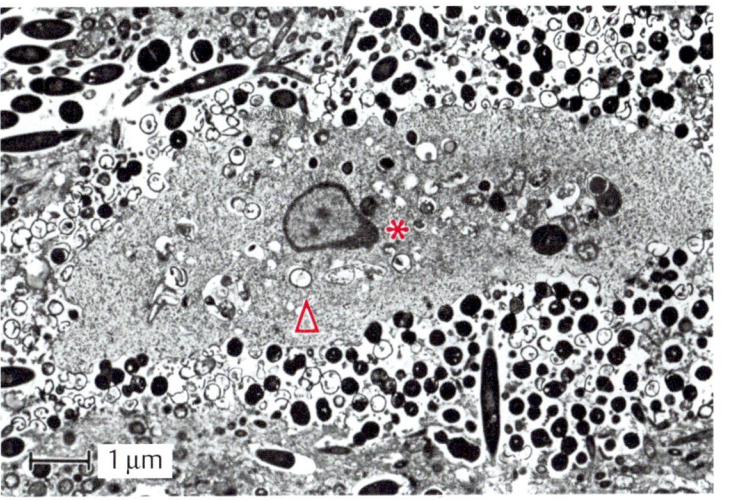

59 Necrose – supuração
Quase toda a fotomicrografia é composta por células fagocitárias mortas (PMN,∗). Estas células contêm fagossomos, alguns dos quais exibindo material digerido (setas).

Os fagócitos mortos são circundados por bactérias mortas ou células da parede bacteriana. Este pus pode ser absorvido pelo organismo ou, também, expulso (abscesso, fístula).

FET cortesia de *B. Guggenheim*

Classificação dos microrganismos orais

Devido às novas técnicas laboratoriais (i. e., análise por identificação molecular: 16 rRNA), mais de 500 espécies e subespécies presentes nas amostras bacterianas supra e subgengivais foram isoladas e classificadas (Slots e Taubman, 1992; Moore e Moore, 1994; Socransky e cols., 1999). Algumas das espécies cultiváveis são listadas a seguir. Atualmente, cerca de uma dúzia de microrganismos são classificados como *patógenos periodontais*. Entre eles, estão sobretudo microrganismos gram-negativos, incluindo A. actinomycetemcomitans, P. gingivalis, T. forsythia (anteriormente denominada *Bacteroides forsythus*) e *Prevotella intermedia* (p. 33).

Algumas dessas bactérias possuem capacidades bioquímicas importantes, favorecendo sua patogênese nas doenças periodontais inflamatórias. Um desses potenciais é o de colonizar as superfícies radicular e das células e, assim, manter uma posição segura no "microcosmos" da bolsa periodontal. Os microrganismos em geral são capazes de co-agregação, isto é, eles se agregam com um ou mais tipos bacterianos para formar os complexos ou "agregados" (Socransky e cols., 1998, 1999). Estes complexos têm sido caracterizados como alta ou fracamente patogênicos.

60 Microrganismos no biofilme e na fase planctônica não-aderente

	Gram (+) positivos		Gram (−) negativos	
Procarióticos	Anaeróbios facultativos	Anaeróbios obrigatórios	Anaeróbios facultativos	Anaeróbios obrigatórios
Cocos ●	**Streptococcus** – S. anginosus (S. milleri) – S. mutans – <u>S. sanguis</u> • Ss – S. oralis – S. mitis – S. intermedius	***Parvimonas*** – *P. micra* • Pm **Peptococcus**	**Neisseria** **Branhamella**	**Veillonella** – V. parvula
Bastonetes ▬	**Actinomyces** – <u>A. naeslundii</u> • An – <u>A. viscosus</u> • Av – A. odontolyticus – A. israelii **Propionibacterium** **Rothia** – R. dentocariosa **Lactobacillus** – L. oris – L. acidophilus – L. salivarius – L. buccalis	**Eubacterium** – <u>E. nodatum</u> • En – E. saburreum – E. timidum – E. brachy – E. alactolyticum **Bifidobacterium** – B. dentium	***Aggregatibacter*** – <u>A. actinomycetem-comitans</u> • Aa **Capnocytophaga** – C. ochracea – C. gingivalis – C. sputigena **Campylobacter** – <u>C. rectus</u> • Cr – C. curvus – C. showae **Eikenella** – <u>E. corrodens</u> • Ec **Haemophilus** – H. aphrophilus – H. segnis	***Porphyromonas*** – <u>P. gingivalis</u> • Pg – P. endodontalis **Prevotella** – <u>P. intermedia</u> • Pi – P. nigrescens – P. melaninogenica – P. denticola – P. loescheii – P. oris – P. oralis **Bacteroides** – <u>T. forsythia</u> • Tf – B. gracilis **Fusobacterium** – <u>F. nucleatum</u> • Fn – F. periodonticum **Selenomonas** – S. sputigena – S. noxia
Espiroquetas e micoplasmas 〜	**Micoplasma** – M. orale – M. salivarium – M. hominis		**Espiroquetas da GUNA (gengivite ulcerativa necrosante)** **Treponema sp.** – <u>T. dentícola</u> • Td – T. socranskii – T. pectinovorum – T. vincentii	
Eucarióticos	**Candida** – C. albicans	**Entamoeba**	**Trichomonas**	

Parede celular das bactérias gram-positivas e gram-negativas

A técnica de *coloração de Gram* determina diferenças da parede celular bacteriana na visualização microscópica.

- A membrana plasmática (membrana dupla de fosfolipídeos; barreira osmótica) que circunda o citoplasma de bactérias gram-positivas e negativas, bem como o "esqueleto celular" que provê integridade, consiste em mureína (um peptideoglicano), que é representada por uma fina camada nas bactérias gram-negativas.

- As bactérias *gram-positivas* apresentam apenas uma parede celular, porém espessa, na forma de uma molécula gigante (saco). Antígenos como ácidos teitóicos e proteínas emanam da camada de mureína. A penicilina pode inibir ou matar microrganismos gram-positivos pela prevenção da síntese da parede celular por meio do bloqueio da ligação molecular das cadeias de polissacarídeos.

- Nas bactérias *gram-negativas*, a membrana externa, em particular a camada externa, é muito complexa; ela contém endotoxina lipopolissacarídeo (LPS), que possui efeitos sobre o organismo: *tóxica* via conteúdo de lipídeo A e *antigênica* por meio do polissacarídeo O-específico (antígeno O; ver p. 38).

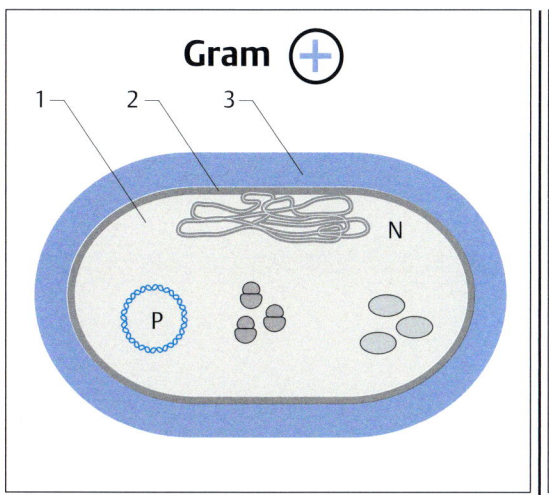

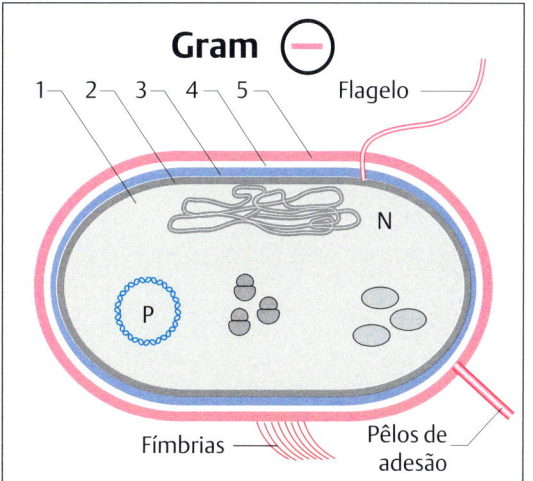

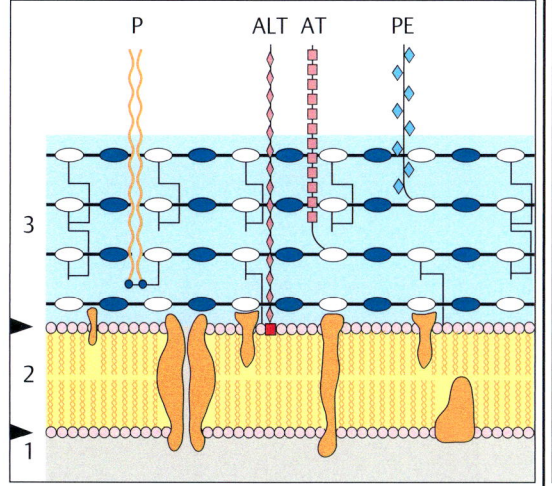

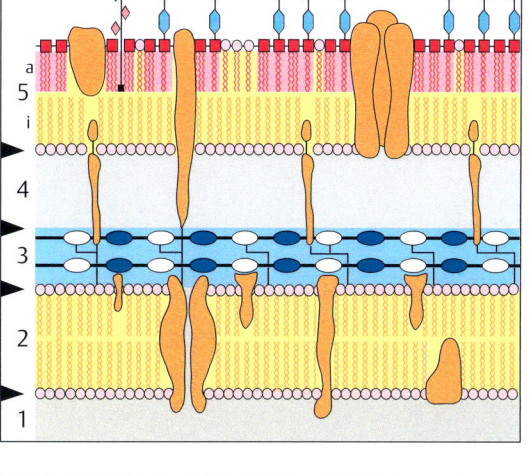

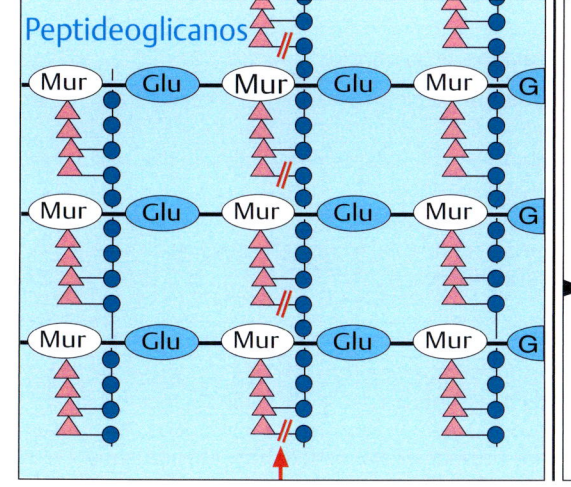

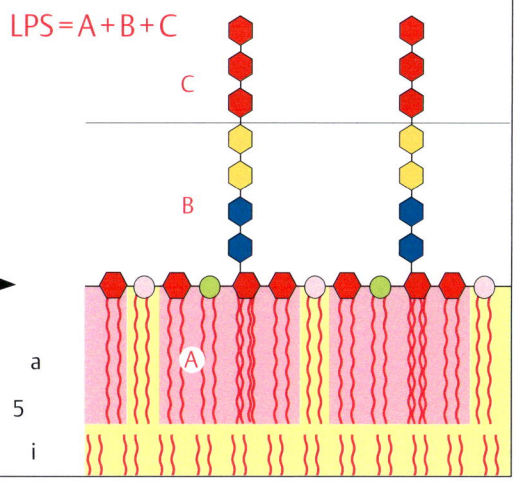

61 Anatomia/Morfologia das bactérias gram-positivas (*esquerda*) e gram-negativas (*direita*)
1. Citoplasmas com organelas; genoma (**N**), plasmídeo (**P**), ribossomas
2. Membrana citoplasmática: esta dupla-camada de fosfolipídeo funciona como uma barreira osmótica
3. Peptideoglicanos: esta grande molécula fornece proteção
4. Espaço periplasmático: específico de microrganismos gram-negativos
5. Membrana externa: encontrada apenas em gram-negativos, com parede interna e externa

62 Diferenças na parede celular
Esquerda: Parede celular gram-positiva
- **P** Proteínas da parede celular
- **ALT** Ácido lipoteitóico
- **AT** Ácido teitóico
- **PE** Polissacarídeos específicos

Direita: Parede celular gram-negativa
4. Espaço periplasmático
5. Camada interna (**i**) e externa (**a**) da membrana externa, com proteínas (laranja, p. ex., **PCE** = proteínas da camada externa) e lipopolissacarídeos (**LPS**, na camada **5a**).

1, 2, 3 Veja legenda da Figura 61.

63 Parede celular – detalhes
Esquerda: parede celular gram-positiva. Os peptideoglicanos consistem em unidades alternadas de mureína (**Mur**; ácido N-acetil-murâmico) e **Glu** (N-acetil-glicosaminoglicana) e são ligados (ligações cruzadas) por peptídeos (círculos azuis, triângulos vermelhos). A penicilina bloqueia essa ligação.
Direita: Parede celular gram-negativa.
- **LPS** = A+B+C, "endotoxina" (p. 38)
- **A** Lipídeo A (vermelho, efeito tóxico)
- **B** Centro do polissacarídeo
- **C** Antígeno O-específico

Modificada de *F. Kayser* e cols.; *L. Stryer*

Periodontite – uma infecção clássica ou oportunista?

Infecção clássica

Na infecção clássica, conceito sobre o qual os postulados de Henle e Koch estão alicerçados (ver a seguir), a capacidade de defesa do hospedeiro é quebrada por bactérias *específicas, altamente virulentas*.

As bactérias proliferam dentro dos tecidos e determinam os sintomas típicos da doença. Exemplos de infecções clássicas incluem difteria, febre escorbútica e tuberculose.

A periodontite não é uma infecção clássica. No entanto, aqueles tipos de periodontite associados ao *A. actinomycetemcomitans* podem ser classificadas como infecções clássicas.

Infecção oportunista

Microrganismos oportunistas só são patogênicos em hospedeiros comprometidos e são regularmente encontrados na microbiota natural. Em geral, não causam danos ao hospedeiro; no entanto, em pacientes com resistência diminuída e na existência de fatores de risco ou imunossupressão, um aumento seletivo de bactérias com *fatores de virulência importantes* pode ocorrer, determinando, assim, o aparecimento de infecção oportunista. Essa situação não preenche os postulados clássicos de Koch, mas aqueles propostos por Socransky para a periodontite (ver a seguir, Socransky e Haffajee, 1992).

64 Infecção clássica

A *Situação inicial*: colonização "natural", não-específica, por microrganismos (microbiota "residente") Gram-positivos (azul) e Gram-negativos (vermelho). O hospedeiro é saudável (equilíbrio ecológico).

B *Infecção*: um elevado número de microrganismos exógenos patogênicos (dose infecciosa, triângulos violetas) escapa do mecanismo de defesa do hospedeiro e inicia sua proliferação seletivamente.

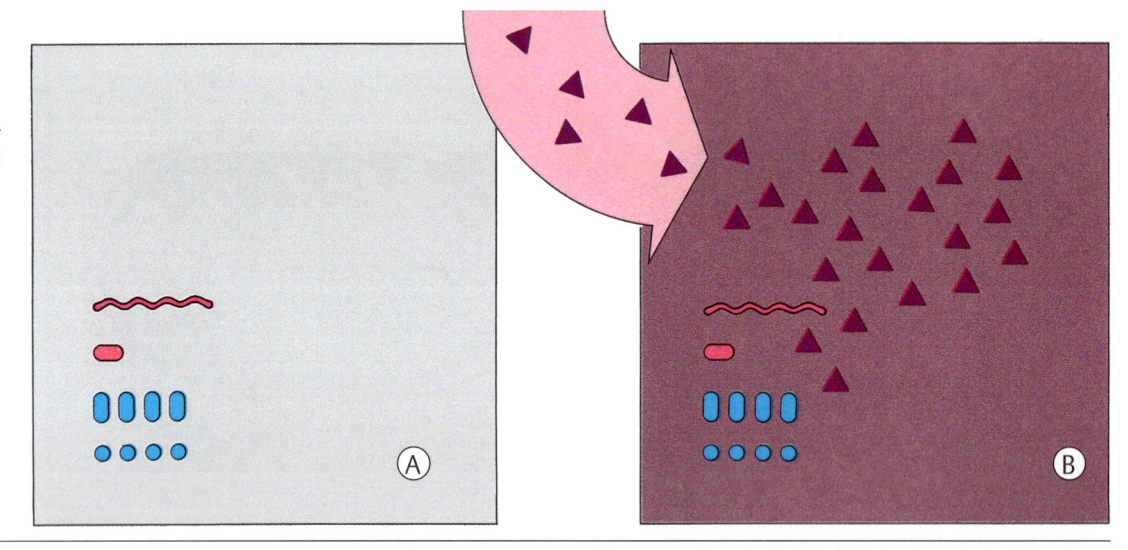

65 Infecção oportunista

C *Situação inicial*: a mesma microbiota patogênica está presente, como na figura 64A.

D *Infecção "modificada"*: Alterações na microecologia e na resistência geral do hospedeiro determinam a desestabilização do equilíbrio ecológico. Uma ou mais espécies reagem a essa nova situação com proliferação seletiva, bem como atividade alterada, levando à destruição tecidual (doença).

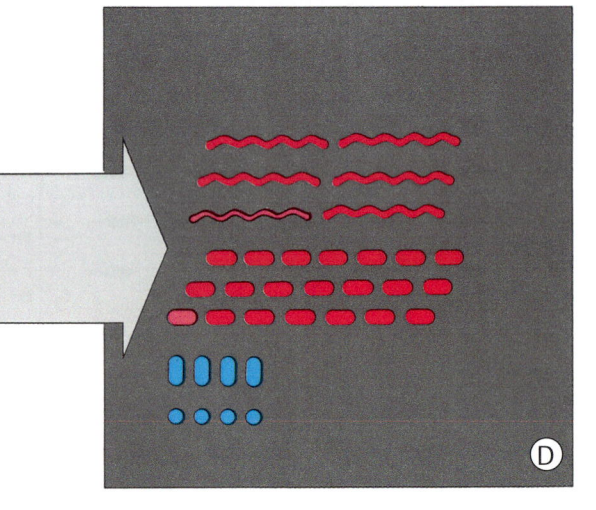

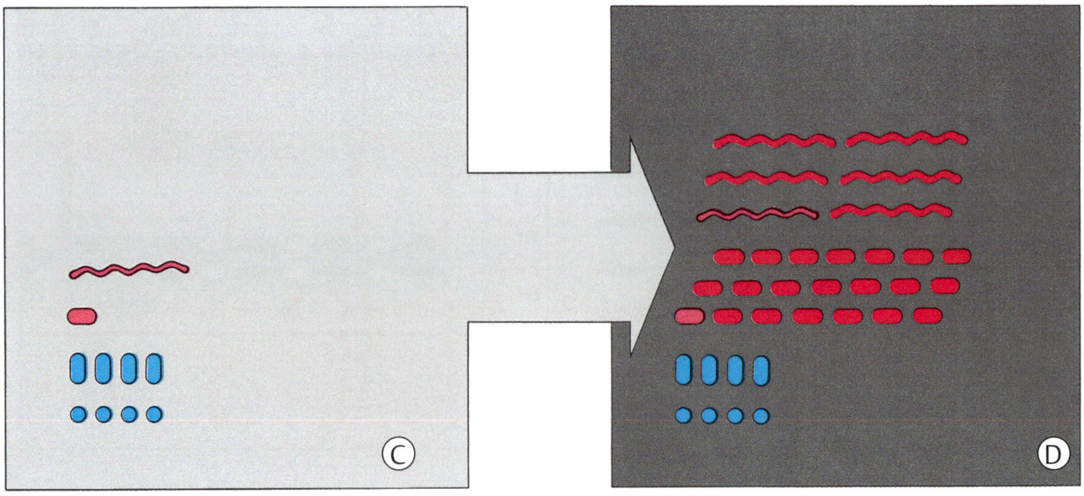

Infecção Clássica *versus* Oportunista – "Postulados"
Em adição à infecção clássica causada por um agente único, existe um grande número de infecções oportunistas nas quais um grupo de microrganismos pode ser envolvido na iniciação e na progressão da doença.

Postulados de Henle e Koch	Postulados de Socransky
O **agente causal** tem de estar sempre presente na lesão clínica e ausente em indivíduos saudáveis.	**Associação:** o agente causal tem de ser encontrado nos sítios ativos em maior número do que nos sítios inativos.
O suposto patógeno tem de ser **cultivável** em cultura pura.	**Eliminação:** a eliminação do agente tem de parar a progressão da doença.
As características patogênicas do agente causal têm de determinar, em **modelos animais**, a doença, de forma idêntica à observada em humanos, e, também, o agente tem de ser identificado no animal.	**Resposta do hospedeiro:** a resposta imune celular ou humoral tem de validar o papel específico do agente causal na doença.
Para além dos postulados de Henle e Koch, deverá haver, também, uma clara evidência da natureza imunológica da "relação patógeno-hospedeiro".	**Fator de virulência:** o agente causal deve ter fator de virulência relevante para a iniciação e progressão da doença.
	Modelos animais: a patogenicidade do agente causal em modelo animal deve oferecer evidências conclusivas de que ele pode causar periodontite em humanos.

Bactérias supostamente periodontopatogênicas

Por quase cem anos, a etiologia bacteriana para a existência da periodontite tem sido explorada. Inicialmente a *hipótese de placa não-específica* prevaleceu; porém, desde a década de 1970, pesquisas têm indicado bactérias específicas como agentes etiológicos em doenças periodontais. Ainda sim, nem todos os microrganismos potencialmente periodontopatogênicos já foram identificados. Levando isso em consideração, a Tabela 66 (Socransky e Haffajee, 1992; Tonetti, 1994) apresenta os microrganismos mais provavelmente periodontopatogênicos; no entato, essa tabela não tem a pretensão de estar completa, ela será certamente modificada e incrementada por pesquisa futura.

De acordo com os postulados de Socransky, o potencial patogênico de um microrganismo é determinado não só por sua associação com a doença, mas também por:

- Melhora na condição da doença após a eliminação do patógeno pela terapia
- Ativação da resposta imune do hospedeiro para uma infecção específica
- Detecção de possíveis fatores de virulência (pp. 34-35)
- Determinação de doença de sintomas semelhantes aos de doença periodontal em animais experimentais.

Espécies		1 Associação	2 Eliminação	3 Resposta do hospedeiro	4 Fatores de virulência	5 Estudos em animais
Aa	*Aggregatibacter actinomycetemcomitans*	+++	+++	+++	+++	+++
Pg	*Porphyromonas gingivalis*	+++	+++	+++	+++	+++
Pi	*Prevotela intermedia*	+++	++	++	+++	+++
Fn	*Fusobacterium nucleatum*	+++	+	+++	++	+
Tf	*Tannerella forsythia**	+++	++	+	+++	+
Cr	*Campylobacter rectus*	+++	++			
Ec	*Eikenella corrodens*	+++	+		+	++
Pm	*Parvimonas micra (anteriormente Peptostreptococcus /Micromonas micros)*	+++	+	+		
Ss	*Selenomonas sputigea*	+++				
	Eubacterium sp.	++		++		
	Espiroquetas	+++	+++	+++	+++	+

66 Freqüência de estudos que demonstraram o grau de patogenicidade de vários microrganismos de acordo com os Postulados de Socransky

O *número de sinais positivos* indica a freqüência de resultados positivos nos estudos.

Para todos os microrganismos listados, a associação direta com a doença (**1**) foi investigada e, na maioria dos casos, os outros critérios listados também (**2 a 5**).

A intensidade da coloração dos quadros (vermelho = gram-negativo; azul= gram-positivo) demonstra a associação da bactéria com vários critérios de periodontite e, assim, é uma medida da relativa patogenicidade dessas bactérias.

Associação com periodontite

- +++ Altamente patogênica
- ++ Patogenicidade moderada
- + Levemente patogênica
- Sem pesquisas realizadas

+++ Altamente patogênica	++ Patogenicidade Moderada	+ Patogenicidade baixa
• Aa *Aggregatibacter actinomycetemcomitans*	P. intermedia	S. intermedius
• Pg *Porphyromonas gingivalis*	C. rectus	P. nigrescens
• Tf *Tannerella forsythia**	E. nodaum	P. micra
• Td *Treponema denticola* (Espiroquetas de GUN)	Treponema sp.	F. nucleatum
		Eubacterium sp.
		E. corrodens

67 Ordem de patogenicidade para bactérias isoladamente (*Haffajee & Socransky, 1994*)

- **A. actinomycetemcomitans** (Aa; *Aggregatibacter actinomycetemcomitans*, anteriormente *Actinobacillus actinomycetemcomitans*)
- **P. gingivalis**
- **Tanerella forsyhia*** (2003; anteriormente *B. forsythua*)
- **Algumas espiroquetas:** aparentemente são os microrganismos mais periodontopatogênicos.

Fatores de virulência

O potencial destrutivo das bactérias está relacionado à concentração (a sua composição percentual no total de bactérias), mas, também, aos chamados *fatores de virulência*. As bactérias (em geral gram-negativas) que possuem fatores de virulência são geralmente encontradas na bolsa periodontal quando há progressão da destruição tecidual. Alguns desses fatores de virulência já foram mencionados: endotoxinas, exotoxinas, enzimas, substâncias quimiotáticas e antígenos. Esses e outros fatores de virulência que já foram demonstrados são listados a seguir.

Transferência de virulência

Os fatores de virulência são transferidos para as células-irmãs após a divisão celular, mas podem também ser transferidos de uma bactéria para outra ou para outras espécies de bactéria por meio da transferência de plasmídeos.

Os *plasmídeos* determinam várias características das bactérias, tais como a produção de toxinas (plasmídeos virulentos) e fatores de resistência (plasmídeos resistentes) contra antibióticos.

Os *bacteriófagos* são vírus que se proliferam dentro das células bacterianas e têm a habilidade de transferir fragmentos de DNA ou plasmídeos entre as bactérias (Figura 70; Preus e cols., 1987; Haubek e cols., 1997; Willi e Meyer, 1998).

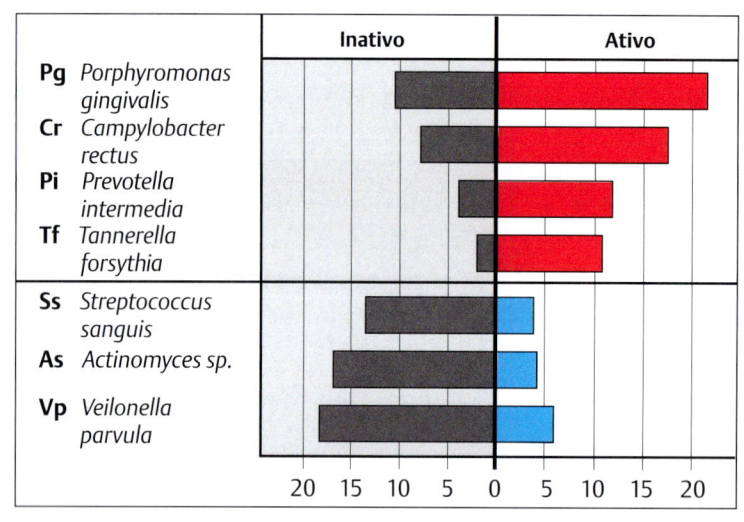

68 Número (em percentual) de microrganismos em sítios ativos e inativos (Dzink e cols., 1988)
O curso da periodontite é sítio-específico e episódico.

O número absoluto e a composição percentual de bactérias periodontopatogênicas gram-negativas (vermelho) estão significativamente aumentados nas lesões *ativas*. Nas lesões *inativas*, encontram-se primariamente microrganismos "residentes" gram-positivos (azul), que são menos danosos ao tecido do hospedeiro e que, até um certo grau, inibem os patógenos.

Pg Porphyromonas gingivalis
Cr Campylobacter rectus
Pi Prevotella intermedia
Tf Tannerella forsythia
Ss Streptococcus sanguis
As Actinomyces sp.
Vp Veilonella parvula

69 fatores de virulência bacteriana
A virulência é multifatorial. Ela é influenciada pelo potencial patogênico inerente a uma bactéria, seu envolvimento e sua interação com o hospedeiro. Bactérias virulentas requerem um concorrente. Para determinar a periodontite, o microrganismo deve:
- Se estabelecer próximo ao tecido do hospedeiro
- Evitar ser eliminado pela saliva ou por exsudatos
- Ter nutrição apropriada
- Evitar os mecanismos de defesa do hospedeiro e de outros microrganismos
- ser capazes de destruir os tecidos periodontais.

Ainda que virulentas, as bactérias patogênicas da bolsa possuem um potencial significativo para causar danos; este potencial é pequeno quando comparado ao do hospedeiro: a destruição clinicamente detectável dos tecidos duros e moles é causada, em sua maioria, pelos mecanismos de defesa imune do hospedeiro.
Conclusão: Para o desencadeamento da periodontite, até mesmo as cepas mais virulentas necessitam associar-se a outras bactérias (Complexos, p.37)

Objetivos	Fatores bacterianos
Adesão aos tecidos do hospedeiro – estruturas de superfície	– Fímbrias, pêlos – Outras adesinas
Colonização, proliferação	– Desenvolvimento de cadeia nutricional – Proteases para o metabolismo de nutrientes (proteínas do hospedeiro, Fe^{2+}) – Inibição dos inibidores
Resposta do hospedeiro: – Iludir – Inibir – Eliminar	– Cápsula, muco – Bloqueador de receptor de PMN – Leucotoxinas (Aa) – Proteases destruidoras de imunoglobinas (Pg) – Proteases da degradação do complemento
Penetração nos tecidos/células do hospedeiro	– Invasinas
Dano tecidual direto	
Enzimas	– Colagenase – Hialuronidase, sulfato de condroitina – Proteases tipo-tripsina
Reabsorção óssea	– LPS/lipopolissacarídeo – ALT/ácido lipoteitóico – Cápsula, substâncias da membrana
Toxinas celulares, venenos	– Ácido butírico, ácido propiônico, indol, aminas – Amônia, sulfeto de hidrogênio e outros compostos sulfurados voláteis
Dano tecidual indireto	– Resposta inflamatória do hospedeiro aos antígenos bacterianos – Regulação dos mediadores pró-inflamatórios tais como TNF, IL-1, IL-6 e, também, regulação da síntese de prostaglandina E2 (PGE2), e metaloproteinases de matriz (MMP)

Fatores de virulência

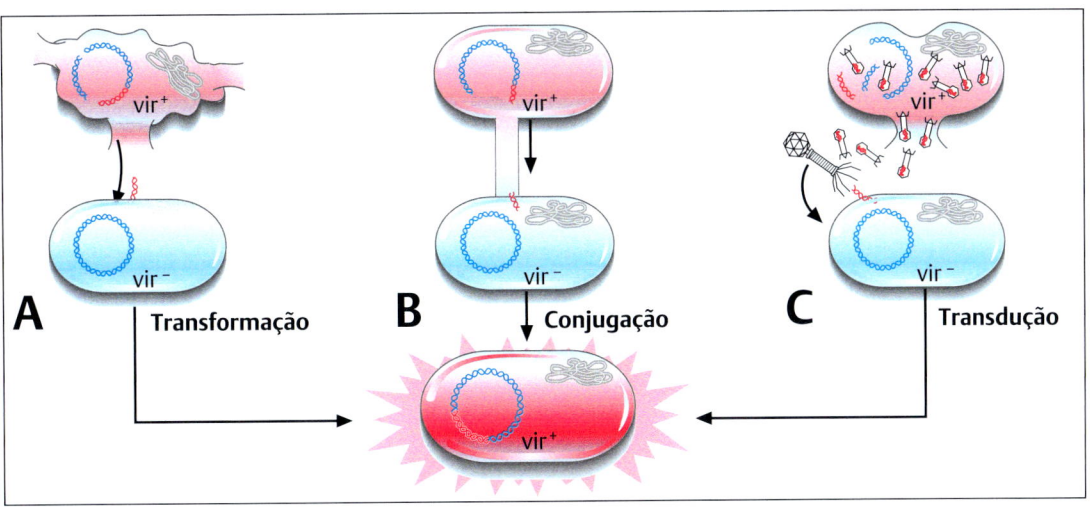

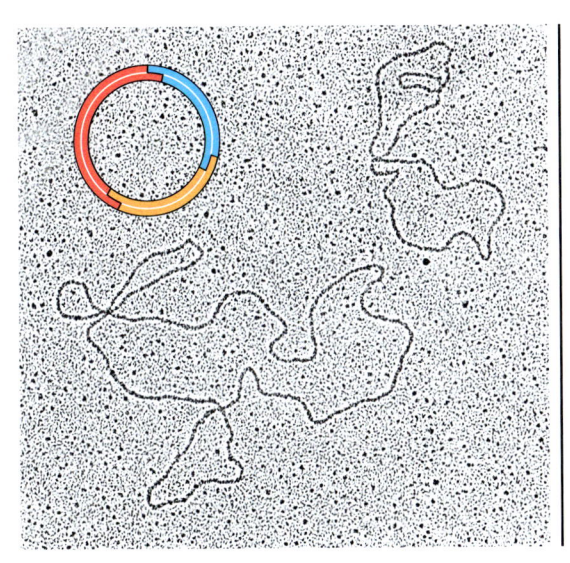

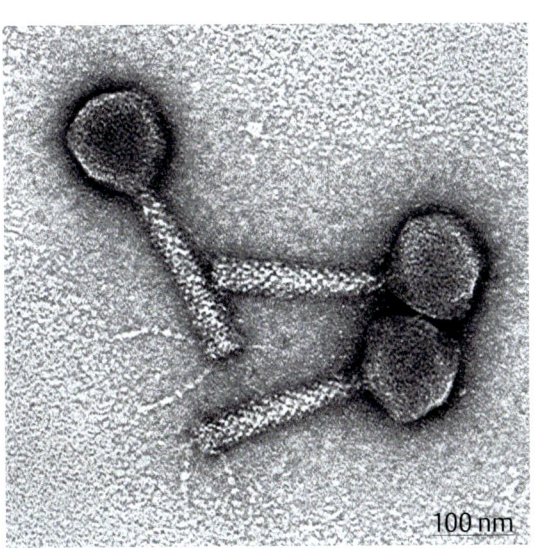

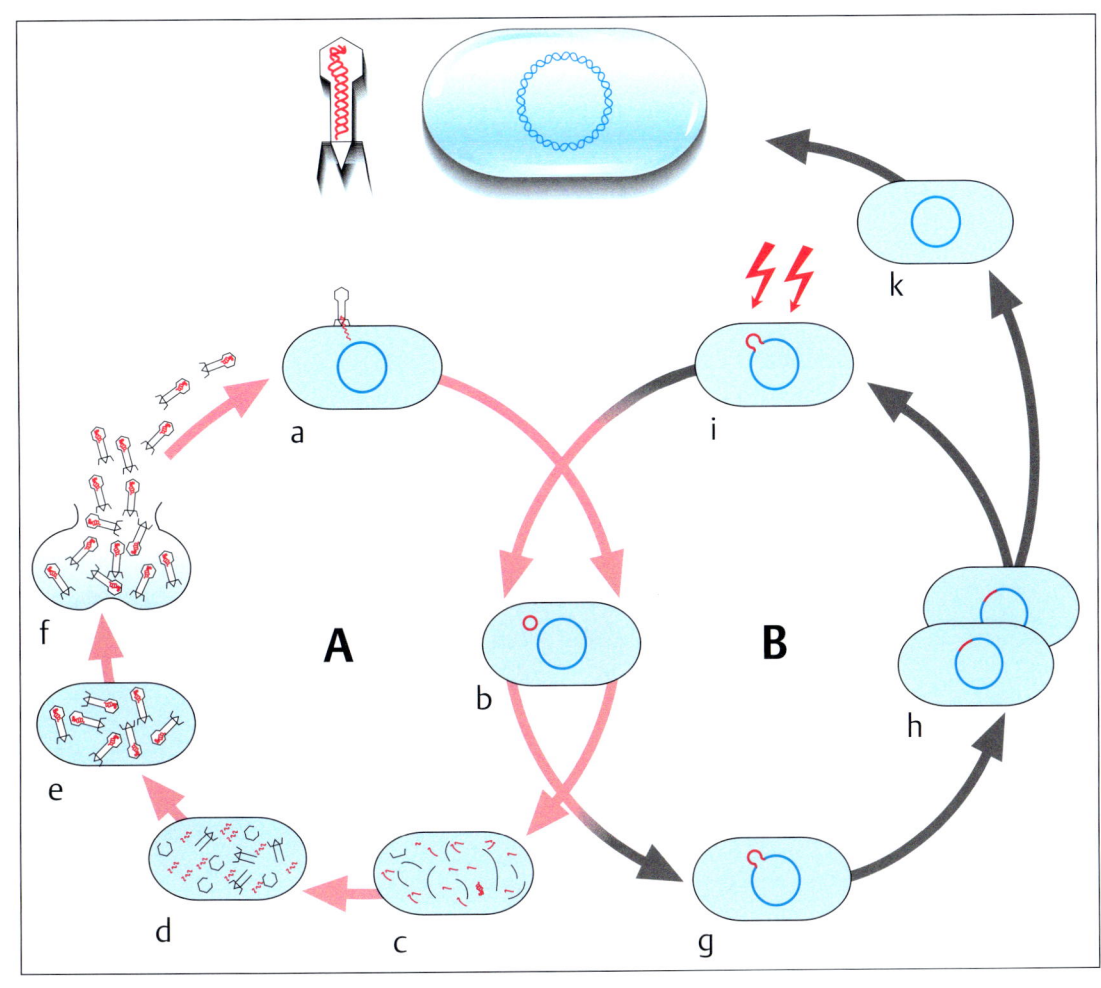

70 Meios de transmissão dos fatores de virulência

Moléculas de DNA (plasmídeos) contêm o gene para o fator de virulência (vir⁺). Os caminhos para a transferência deste DNA são assim compreendidos:

A *Transformação*: uma bactéria não-virulenta (vir⁻) captura o DNA livre de uma bactéria virulenta morta.
B *Conjugação*: duas bactérias viáveis trocam bactérias "sexualmente", por contato celular direto.
C *Transdução*: os fagos (vírus) transferem o DNA (Figura 72).

71 Fagos de plasmídeos e bactérias

Esquerda: plasmídeos são moléculas de DNA consistindo em 1.000 a 450.000 pares de base (2-500 genes). Eles contêm genes tanto para virulência (toxinas) quanto para fatores de resistência. No esquema colorido (esquerda), três genes estão representados.

Direita: bacteriófagos são vírus que infectam uma bactéria e se propagam dentro dela (transdução).

MET cortesia de J. Meyer

72 Transdução: transferência de DNA por bacteriófagos

Os fagos proliferam dentro das células bacterianas por dois mecanismos (ciclos).

A Ciclo lítico:
A bactéria morre.
a O fago injeta seu genoma.
b O DNA injetado adota uma configuração de anel.
c/d Regulação da produção dos componentes do fago pelo DNA viral: cápsula, fator de virulência genômico.
e Novos fagos são criados (morfogênese viral).
f Bacteriólise: liberação de inúmeros novos fagos.

B Ciclo lisogênico:
A bactéria sobrevive.
b DNA separado.
g O genoma viral é incorporado ao genoma bacteriano.
h A bactéria está infectada e se divide. As novas bactérias são virulentas e viáveis (p. ex., o gene da toxina da difteria).
i A irritação contínua torna o genoma "fago" auto-sustentável.
k Casos especiais: a bactéria "perde" o genoma do fago e permanece vital.

Bactérias marcadoras na periodontite

Cerca de uma dúzia de bactérias na cavidade bucal – as chamadas bactérias "marcadoras" – têm sido associadas com periodontite. Entre elas, os mais documentados "agentes da doença periodontal" são:

- *Porphyromonas gingivalis* (*Pg*)
- *Aggregatibacter actinomycetemcomitans* (*Aa*; anteriormente *Actinobacillus Actinomycetemcomitans*)
- *Tannerella forsythia* (*Tf*)

Todas as outras bactérias da microbiota da cavidade bucal produzem bem menos fatores de virulência.

Fatores de virulência das bactérias marcadoras

- *Toxinas*: as mais bem-caracterizadas são as leucotoxinas de vários clones de *Aa* e o lipopolissacarídeo da *Pg* (LPS; p. 38).
- *Habilidade de invasão*: *Pg* e *Aa* podem penetrar a célula do hospedeiro e, assim, ter a habilidade de evitar a resposta imune não-específica, "a primeira linha de defesa" (p. 42).
- *Enzimas e proteases*: a partir do contato da *Pg* com células epiteliais, diversas enzimas (como proteases extra celulares), bem como as *gingipains*, que reduzem a resposta imune, tornam-se livres.

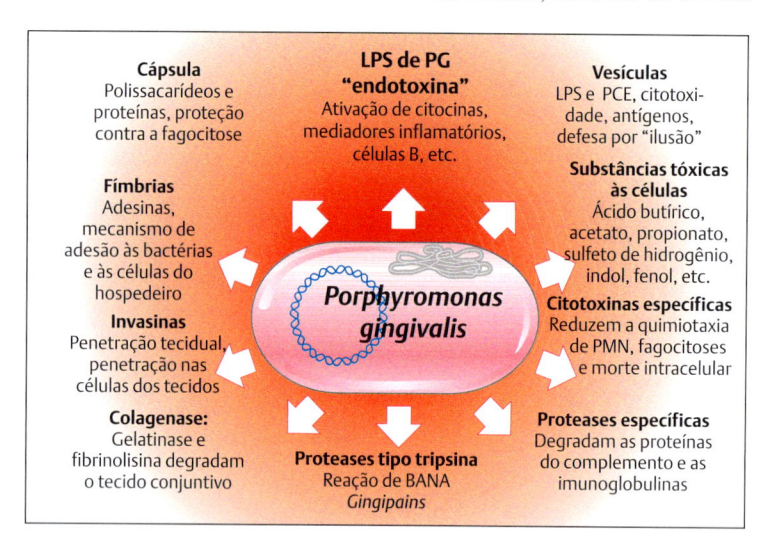

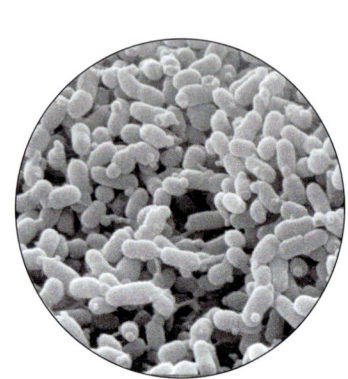

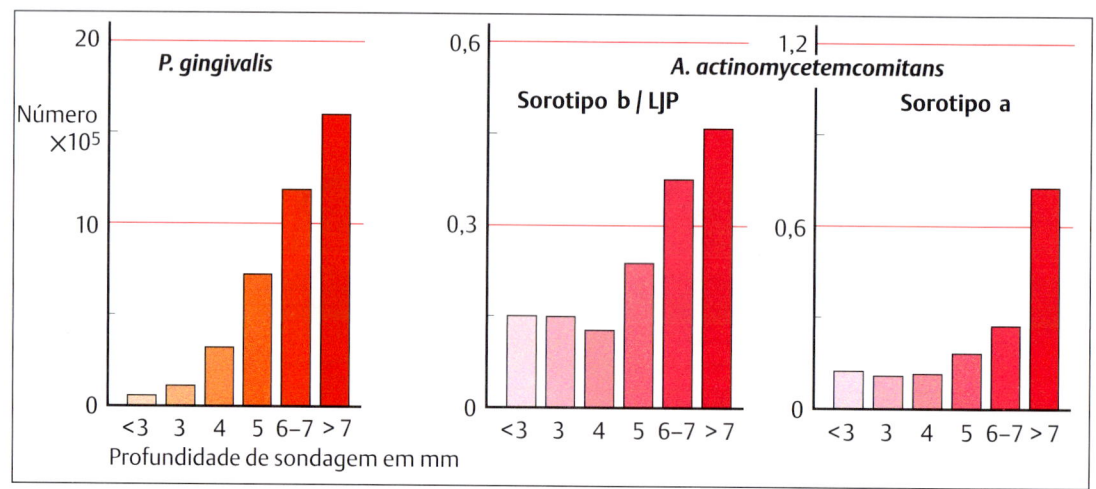

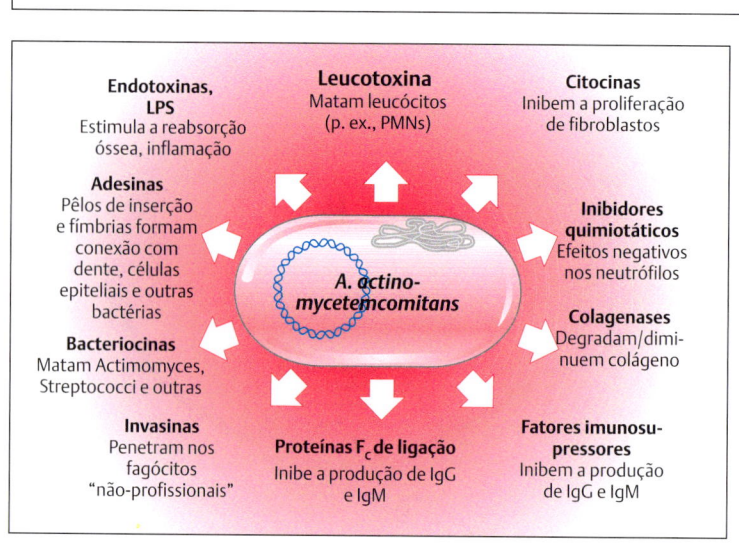

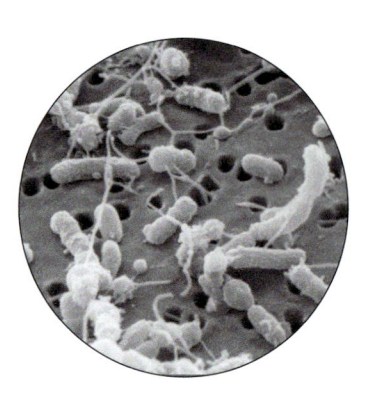

73 Fatores de virulência da *Porphyromonas gingivalis* (*Pg*)

A *P. gingivalis* requer muito desses fatores para existir, ou seja, para adquirir sua nutrição e para se manter dentro da ecologia da bolsa periodontal. Sua mais importante arma contra o hospedeiro é o LPS, tóxico e antigênico (p. 38).

Direita: esfregaço de *Pg*. Observe o número de vesículas.

MET Figuras 73 e 75, cortesia de B. Guggenheim

74 As bolsas como reservatório

Quanto mais profunda (*anaerobia*) for a bolsa, maior será o número médio de bactérias patogênicas (*Pg* e *Aa*/ sorotipo b).

Com o objetivo de iniciar a doença, um número crítico de microrganismo patogênico é requerido. Para os três microrganismos mostrados aqui, esse número varia consideravelmente. O número crítico, por exemplo, para o *Aa*/sorotipo a é menor que para a *P. gingivalis*.

75 Fatores de virulência para o *A. actinomycetemcomitans* (*Aa*)

A leucotoxina do *Aa* é uma das mais potentes toxinas. Ela tem a capacidade de inibir, de forma direta, alguns dos mais importantes componentes do sistema imune: PMNs, imunoglobulinas e ativação do complemento. Cerca de 40 subtipos do *Aa* não expressam leucotoxina. Um subtipo expresso de uma maneira extrema está associado à periodontite agressiva.

Direita: Esfregaço de *Aa*.

Modificada de J. Lindhe e cols.

Patógenos "simples" versus complexos de patógenos?

Assim como muitos microrganismos da cavidade bucal se beneficiam da atividade de *Aa* e *Pg*, estes dois também são dependentes de outros: na maioria dos casos, a formação do biofilme dental começa com os "colonizadores iniciais" (*Actinomyces naeslundi/viscosus, Streptococcus* sp., etc., p. 24); *Aa* e *Pg* participam do biofilme mais tarde. Eles são capazes de colonizar o epitélio melhor do que as estruturas duras do dente. *Pg* é um anaeróbio estrito e, assim, apresenta-se em grande número em bolas profundas (o que deverá ser levado em consideração durante o plano de tratamento).

Com a maturação do biofilme dental, a composição deste se altera consideravelmente, ou seja, de primariamente gram-positiva para gram-negativa. Socransky e colaboradores (1998, 1999) descreveram os chamados "complexos vermelhos" de *P. gingivalis, T. forsythia* e *T. denticola* como o estágio "final" do confronto entre patogenicidade e resistência do hospedeiro.

Conclusão

A. actinomycetemcomitans, P. gingivalis e o "complexo-vermelho" (G; Figura 77) são fatores de risco bacterianos para periodontite em *indivíduos saudáveis* devido a seus fatores de virulência.

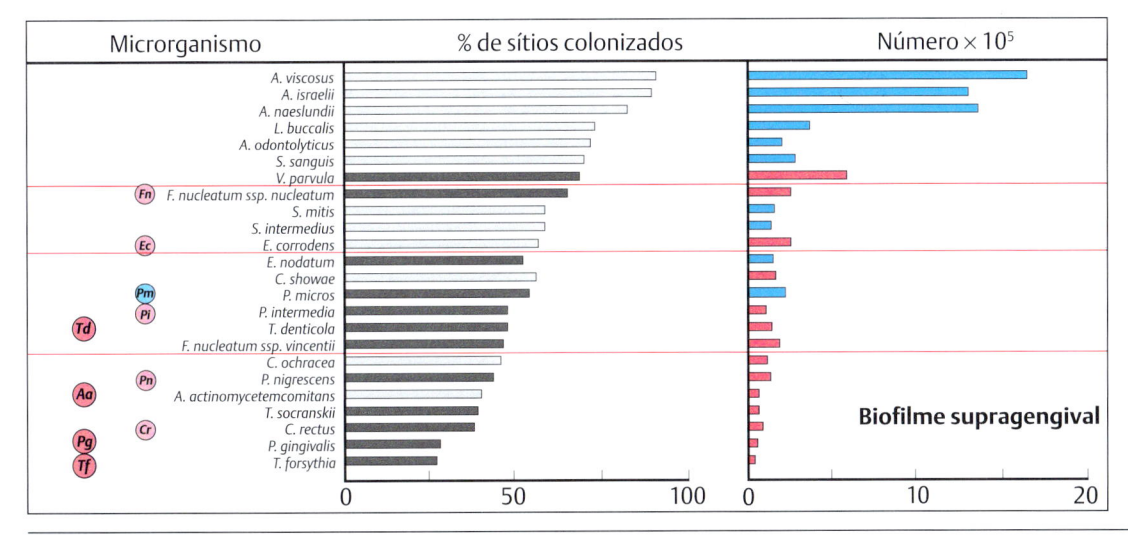

76 Bactérias do biofilme dental supragengival
O percentual de sítios colonizados (centro) e o número absoluto (direita) de 24 dos 40 microrganismos testados (acima de 16 mil amostras de 213 adultos; Socransky e cols., 1999). As "bactérias marcadoras" estão circuladas à esquerda.

Brilhantes aeróbios
Escuros anaeróbios

Azul gram-positivo
Vermelho gram-negativo

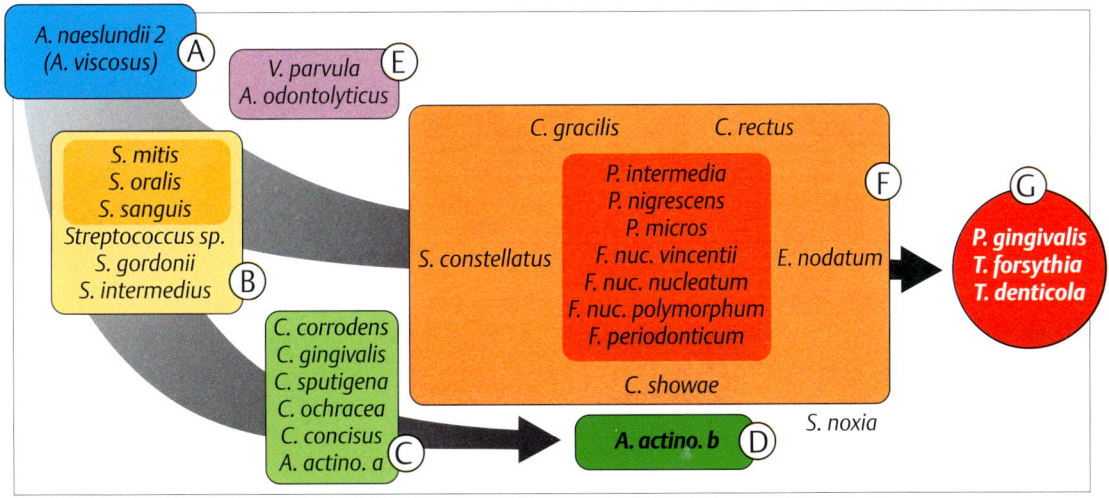

77 Desenvolvimento dos complexos
Dependendo da resposta do hospedeiro, da viabilidade de substâncias nutritivas e da competição bacteriana, um "consórcio" variável se desenvolve. As bactérias, assim, não trabalham mais isoladamente: um biofilme atua e reage como um "organismo estável".

Uma via **(A → G)** conduz a estágios intermediários que favorecem o "complexo vermelho" e a outra **(A → D)** conduz na direção do *Aa*.

Testes de DNA permitem a identificação desses agrupamentos (p. 185).

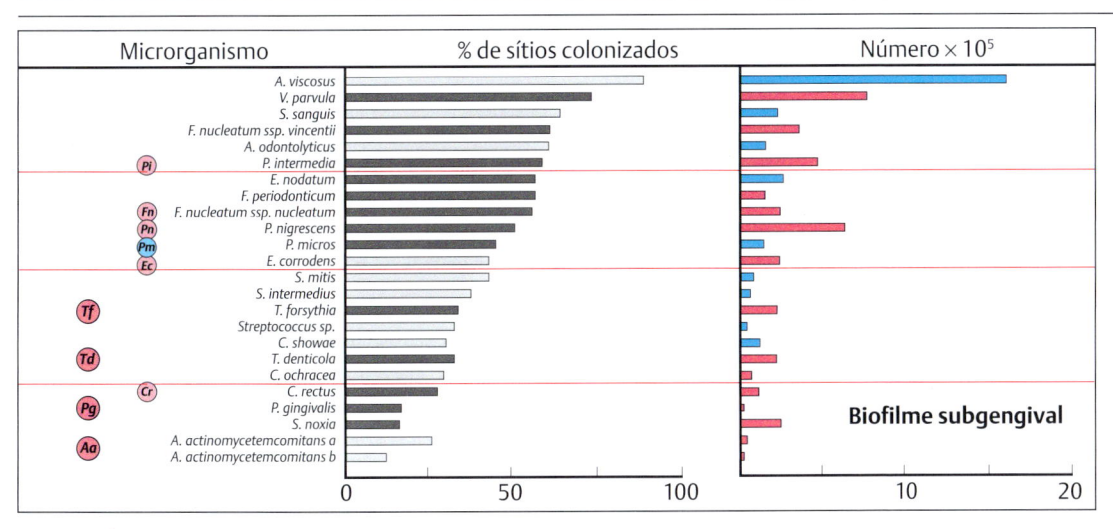

78 Bactérias do biofilme dental subgengival
Os dados e fontes de informação derivam da Figura 76. No ambiente subgengival, o tipo e número de microrganismos gram-positivos diminuem, havendo um crescimento constante do número de gram-negativos. A maioria das bactérias "marcadoras" gram-negativas está aumentada (esquerda). Muito raramente, e em pequenos números, pode-se observar *P. gingivalis* e *A. actinomycetemcomitans*: "qualidade precedendo quantidade?".

Endotoxinas – lipopolissacarídeos (LPS)

As endotoxinas bacterianas são uma das mais fascinantes moléculas biológicas. Elas são estáveis no calor (pirógenas), extremamente tóxicas e, assim, responsáveis pelo processo inflamatório, por febre e choque. Quimicamente, todas as endotoxinas bacterianas são lipopolissacarídeos (LPS, Reitschel e Brade, 1992).

Lipopolissacarídeos são componentes da membrana externa da parede celular das bactérias *gram-negativas* (camada dupla lipídica, p. 31) e determinam a relativa impermeabilidade da membrana.

Todas as espécies e subespécies bacterianas podem ser diferenciadas por meio do seu LPS característico. A cadeia O-específica é a porção antigênica da molécula (*antígeno de superfície*). O lipídeo A é, exclusivamente, responsável pela toxidade e pela ativação da resposta imune do hospedeiro via macrófagos (MΦ); e é encontrado no LPS da membrana externa. Apenas o LPS *livre* é tóxico para o hospedeiro, e não aqueles embebidos na parece celular. O LPS livre ocorre:

- Por meio da formação de vesículas
- Durante a divisão celular (proliferação)
- Após a destruição da parede celular de bactérias mortas

79 LPS – Estrutura e Função
A estimulação dos macrófagos (MΦ) pelo LPS inicia as reações de defesa inflamatórias e imune.

1. O LPS, aderido à proteína LBP (proteína de ligação ao LPS), ativa os macrófagos via **CD 14**, um receptor específico de LPS.
2. Isso produz os seguintes mediadores: citocinas, radicais de oxigênios, lipídeos (p. ex., prostaglandinas), que podem trabalhar isoladamente ou em combinação. Citocinas incrementam (+), enquanto lipídeos inibem (-) sua síntese por meio de mecanismos "autócrinos".
3. Dependendo da concentração desses mediadores, um espectro amplo de reações do hospedeiro é iniciado.

Direita: Configuração do LPS
- **A Lipídeo A:** até 6 ácidos graxos, diglucosaminas (vermelho), fosfatos (verde)
- **B Zonas nucleares 1 e 2:** diversos açúcares
- **C Cadeia O-específica:** unidades de repetição antígenos específicos

Modificada de *E. Reitschel e H. Brade (1992)*

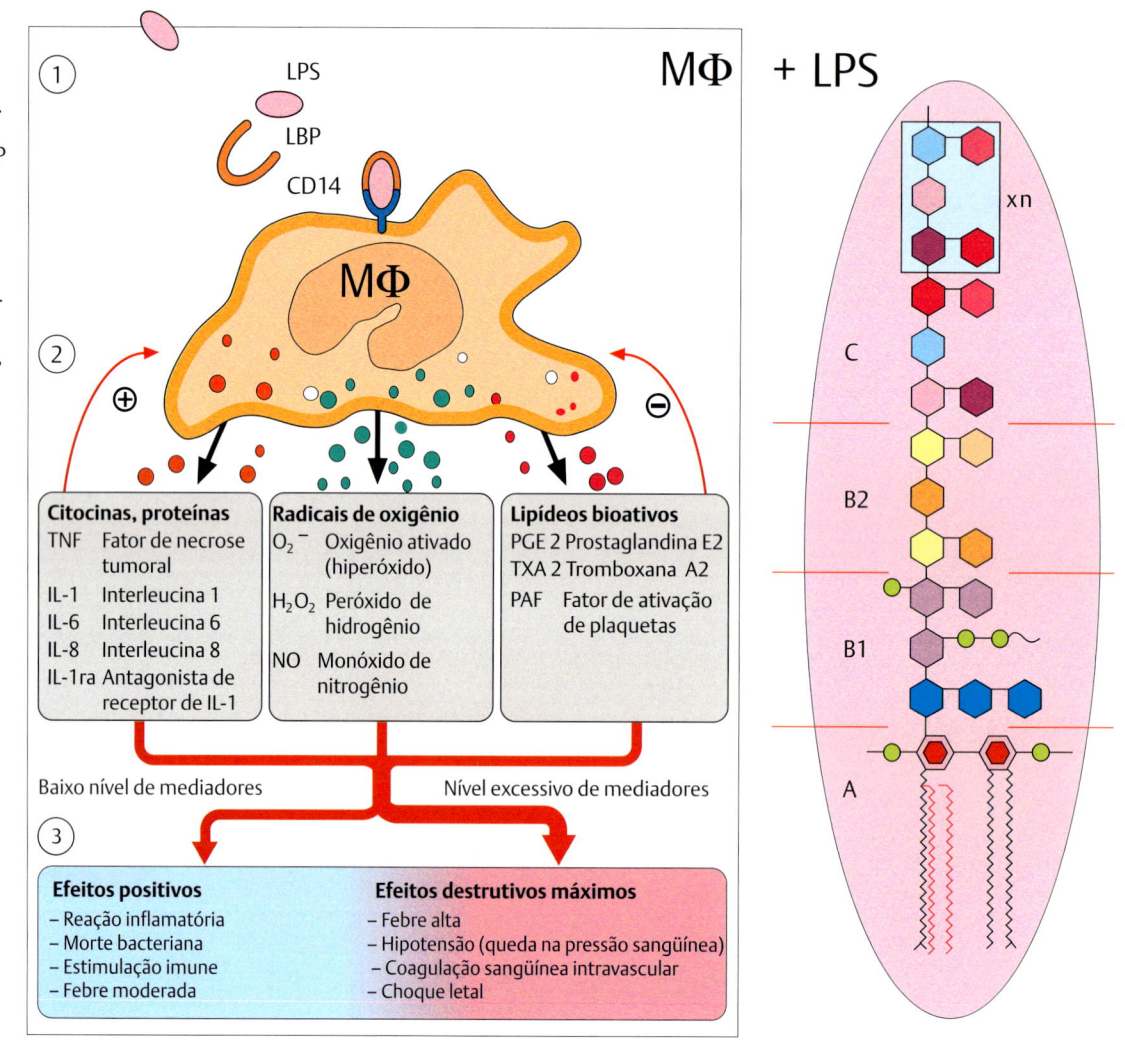

Citocinas, proteínas
- TNF Fator de necrose tumoral
- IL-1 Interleucina 1
- IL-6 Interleucina 6
- IL-8 Interleucina 8
- IL-1ra Antagonista de receptor de IL-1

Radicais de oxigênio
- O_2^- Oxigênio ativado (hiperóxido)
- H_2O_2 Peróxido de hidrogênio
- NO Monóxido de nitrogênio

Lipídeos bioativos
- PGE 2 Prostaglandina E2
- TXA 2 Tromboxana A2
- PAF Fator de ativação de plaquetas

Baixo nível de mediadores → **Efeitos positivos**
- Reação inflamatória
- Morte bacteriana
- Estimulação imune
- Febre moderada

Nível excessivo de mediadores → **Efeitos destrutivos máximos**
- Febre alta
- Hipotensão (queda na pressão sangüínea)
- Coagulação sangüínea intravascular
- Choque letal

Interação entre o LPS e o hospedeiro

Ainda que o metabolismo do biofilme dental resulte em muitas substâncias metabólicas ativas (endotoxinas, enzimas, quimiocinas, flogógenos) que podem causar dano direto, o LPS das bactérias gram-negativas tem um importante papel na patogênese das doenças periodontais: ele estimula os macrófagos a produzirem citocinas, ativa o sistema complemento, é efetivo antigenicamente e, também, é citotóxico. Com a acumulação leve de biofilme, o LPS apresenta-se em baixas concentrações, mas pode "acordar" e ativar o sistema imune.

A ativação do LPS é, primariamente, *indireta*: O LPS ativa não somente os macrófagos, mas, também, as células endoteliais e os fibroblastos a produzirem citocinas. Moléculas de LPS de diversas bactérias periodontopatogênicas induzem uma quantidade variável de citocinas. O LPS da *Pg*, por exemplo, induz a um nível bem maior de citocinas do que outros microrganismos associados à periodontite (Takada e cols., 1991).

O hospedeiro pode responder aos LPS com várias intensidades, mas a patogênese da doença periodontal é principalmente determinada pela reação imune do hospedeiro, que pode variar de modo considerável de pessoa para pessoa (Patogênese, p.39).

Patogênese – capacidade de reação e defesa do hospedeiro

Doenças periodontais representam uma família de doenças bacterianas, em geral crônicas e pouco freqüentemente agressivas.

Os agentes etiológicos, os *patógenos primários*, são várias bactérias virulentas encontradas no biofilme dental e na cavidade bucal. As mais importantes são *Aa*, *Pg* e *Tf*, muito embora outras espécies possam também participar do processo (ver p. 33). As bactérias têm de estar presentes para que a periodontite seja iniciada e progrida, mas não são as únicas responsáveis pela doença.

Fatores do hospedeiro, em combinação com fatores de risco adicionais (tabagismo, estresse, etc.), foram relacionados, em pesquisas recentes, a uma influência significativa na sensibilidade, expressão (ou seja, tipo e severidade) e progressão da periodontite. Por essa razão, é absolutamente necessário compreender as possíveis reações de um hospedeiro ao desafio bacteriano.

Este capítulo é, portanto, estruturado como se segue:

- Novos conceitos em relação à patogênese – uma mudança de paradigma
- Defesa do hospedeiro: mecanismos e participantes – células e moléculas
- Imunidade não-específica, congênita e específica, adquirida – relações interativas
- Moléculas de superfícies, marcadores, CD, receptores
- Moléculas reguladoras, mediadores: citocinas – eicosanóides – metaloproteinases da matriz
- Fatores de risco: genéticos – ambientais – estilo de vida
- Patogênese I – reação inflamatória inicial, diapedese de PMN
- Patogênese II – estágio histológico
- Patogênese III – nível molecular
- Perda de inserção: destruição do tecido conjuntivo e do osso
- Transição da gengivite para a periodontite – curso de destruição cíclico
- Infecção periodontal e doenças sistêmicas
- Etiologia e patogênese – sumário e conclusões

Novos conceitos em patogênese

A pesquisa sobre a etiologia e a patogênese da periodontite proveu, em larga escala, o conhecimento atual; portanto, é razoável pensar-se em uma *mudança de paradigma*. Essa mudança se baseia principalmente no conhecimento atual acerca dos biofilmes (microrganismos), da biologia molecular, da suscetibilidade do hospedeiro, dos fatores de risco e genéticos.

Biofilme

A microbiota aderente (placa bacteriana) é um biofilme altamente organizado. As bactérias dentro do biofilme são bem-protegidas contra a reposta do hospedeiro, bem como aos agentes antimicrobianos. A única terapia efetiva é a puramente física, mediante eliminação desse biofilme por meio de raspagens (limpeza dos dentes e superfícies radiculares, tanto supra quanto subgengivalmente).

Biologia molecular

O novo conhecimento a respeito da biologia molecular e dos mecanismos celulares conduziu a uma melhor compreensão do processo pelo qual as bactérias determinam uma resposta inflamatória e imune do hospedeiro, levando, assim, à destruição do tecido conjuntivo e à reabsorção óssea.

Sensibilidade do hospedeiro e fatores de risco

Visando à ocorrência dos mecanismos anteriormente relatados e à iniciação e estabelecimento da periodontite, um hospedeiro suscetível tem de estar presente. Os microrganismos, sozinhos, *não podem* causar doença. Fatores ambientais e de risco, tais como tabagismo ou fatores inerentes ao hospedeiro referentes aos mecanismos de defesa, podem modificar a destruição, a progressão, a severidade e a condição clínica da periodontite.

Genética

Os vários mecanismos moleculares biológicos, a suscetibilidade do hospedeiro ao dano tecidual e fatores congênitos são determinados, na maioria das vezes, pela genética (p. 51). Assim, a hereditariedade assume uma importância bem maior nos dias de hoje do que anteriormente assumido. Seres humanos nascem com ou sem uma predisposição a periodontite!

80 Patogênese da periodontite em humanos
A doença não pode ser fenotipicamente homogênea devido às muitas influências que o hospedeiro pode determinar.

A Microbiologia	pp. 23-40
B Reações do hospedeiro	pp. 41-45
C Metabolismo	pp. 60/61
D Sintomas clínicos	pp. 62/63
E Genética	pp. 51-53
F Fatores de risco	pp. 51-54

PMN Granulócitos polimorfonucleares (p.42)
LPS Lipopolissacarídeo (p.38)

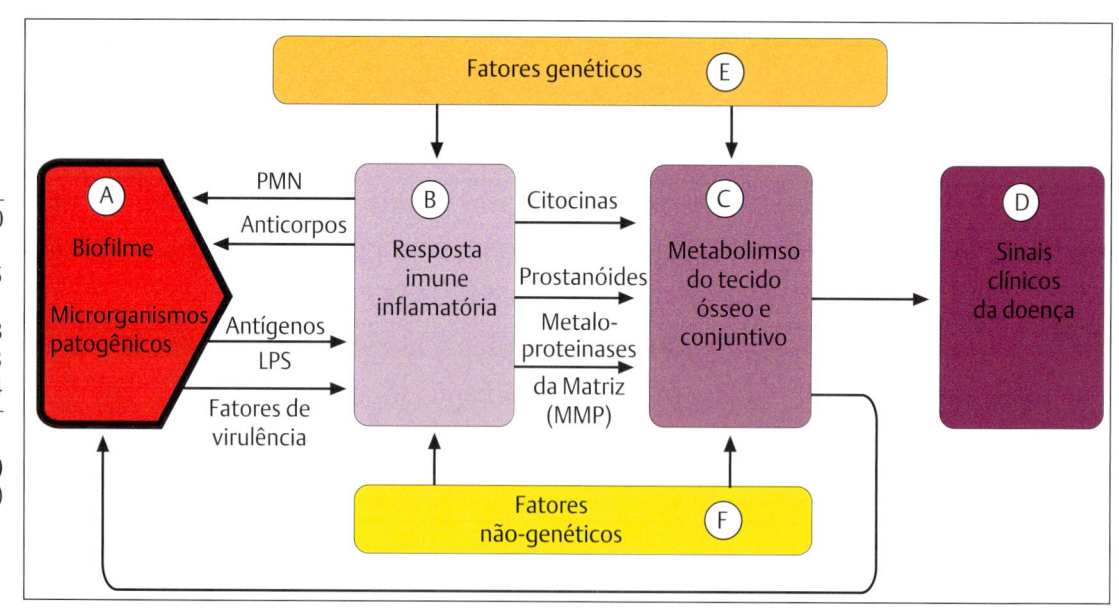

Modificada de *R. Page & K. Kormann, 1997*

Conseqüências terapêuticas e de diagnóstico

Desde a década de 1960, a prevenção e a terapia têm sido consideradas essenciais na eliminação ou redução de infecções bacterianas. No futuro, tentativas serão feitas para utilizar a resposta do hospedeiro como diagnóstico e influenciar, assim, a terapia. Por exemplo, periodontite progressiva é caracterizada não somente por elevados níveis de substâncias bacterianas, como todos os lipopolissacarídeos (LPS), mas, também, por substâncias mediadoras *pró-inflamatórias*. Estas incluem as citocinas TNFα, IL-1 e IL-6, bem como as prostaglandinas (especialmente PGE2) e metaloproteinases da matriz (MMP).

Em contraste, na saúde periodontal ou nos casos de lesões estabilizadas, o nível de substâncias bacterianas (LPS) é baixo e as citocinas que *reduzem a resposta inflamatória*, tais como IL-10, TGFβ, assim como inibidores de MMP (ITMP), estão aumentadas.

No futuro, medidas terapêuticas incluirão cuidados para a diminuição dos fatores que estimulam a doença e, também, para a estimulação daqueles que a reduzem. Além disso, será necessário manter e até mesmo aumentar nossos esforços para eliminar ou reduzir outros fatores de risco, como diabete, tabagismo, estresse e fatores ambientais.

Resposta do hospedeiro – mecanismos e participantes

Vários mecanismos na resposta do hospedeiro inibem a infecção bacteriana. Em adição a barreiras físicas e químicas (pele/ceratinização, mucosa/muco; saliva com mucinas, lisozimas e histocinas, etc.), o sistema imune humano exerce o mais importante papel.
Este pode ser diferenciado em:

- Resposta não-específica, naturalmente presente: imunidade congênita (p. 42)
- Imunidade específica, adquirida (p. 43)

Primeiro eixo do sistema de defesa
Consiste em células de imunidade não-específica (fagocitose, células *natural killer*) e, também, em diversos efetores moleculares (complemento, proteínas C-reativas).

Segundo eixo do sistema imune
Consiste em imunidade específica, envolvendo todos os linfócitos (células B e T, assim como os apresentadores de antígenos, ou seja, macrófagos), bem como as várias imunoglobulinas.

Componentes celulares da resposta do hospedeiro

- **Células inflamatórias**
  - PMN granulócitos polimorfonucleares (p. 42)
    Neutrófilos
    Eosinófilos
    Basófilos, mastócitos
  - Trombócitos

- **Células residentes**
  - Fibroblastos, células endoteliais, células epiteliais

- **Células apresentadoras de antígenos** (p.42)
  - Monócitos/macrófagos
  - Células de Langerhans, células dendríticas

- **Linfócitos** (p.43)
  - Células T
    Células T auxiliares, T_H1 e T_H2 = células T4
    Células T citotóxicas   Tc = células T8
  - Células B, células plasmáticas (PC)
  - NK: *Natural killer*

81 Componentes celulares do sistema imune
Os tipos celulares importantes para a resposta imune incluem células inflamatórias, células residentes, células apresentadoras de antígenos e linfócitos. Estes estão descritos em detalhes nas páginas seguintes.

Modificada de *R. Sanderink, 1999*

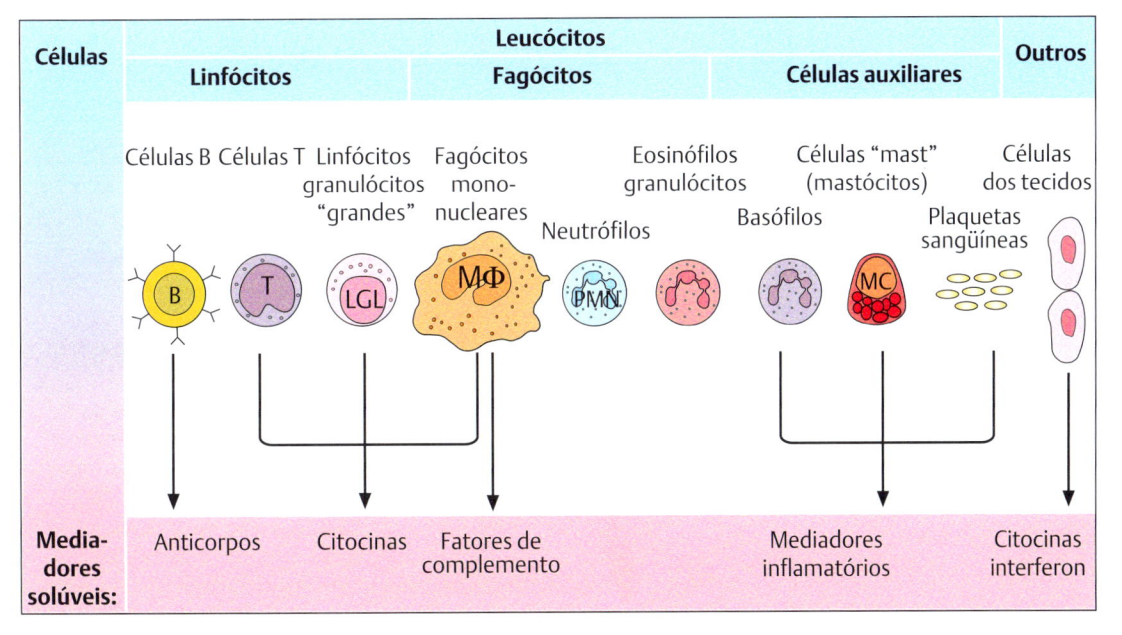

Células	Leucócitos			Outros
	Linfócitos	Fagócitos	Células auxiliares	
	Células B Células T Linfócitos granulócitos "grandes" (B, T, LGL)	Fagócitos mononucleares (MΦ) Neutrófilos (PMN)	Eosinófilos granulócitos Basófilos Células "mast" (mastócitos) (MC)	Células dos tecidos Plaquetas sangüíneas
Mediadores solúveis:	Anticorpos	Citocinas Fatores de complemento	Mediadores inflamatórios	Citocinas interferon

82 Componentes do sistema imune – células e mediadores solúveis
Um alto percentual de mediadores solúveis, tais como componentes do complemento, proteínas de fase ativa (proteínas C-reativas), entre outros, é produzido pelo fígado.

Todas as células envolvidas na manutenção da estrutura do periodonto também sintetizam um amplo espectro de citocinas (p. 47) e outros mediadores. É importante ressaltar que até mesmo as células residentes (não-móveis) são ativas no processo imunológico

Modificada de *M. Roitt e cols., 1995*

Moléculas efetoras reguladoras de superfície

- **IG imunoglobulinas** (p. 43)
  - 5 classes: IgA, IgM, IgG, IgD, IgE
    Subclasses: IgA1 e A2, IgG1 até G4

- **C Complemento** (p. 42)
  - Cascata C1 a C9
  - MCA: *Major attack complex* /C9 (maior complexo de ataque)

- **Citocinas** (p. 47-48)
  - Interleucinas (IL)
  - Fatores citotóxicos (TNF)
  - Interferon (IFN)
  - Fatores estimulantes de colônias (CSF)
  - Fatores de crescimento (GF)

- **Quimiocinas** (p. 48)
  - clássicas: α e β

- **Eicosanóides** (p. 49)
  - Prostaglandinas (p. ex., PGE2)
  - Leucotrienos (p. ex., LTB4)

- **Outros mediadores** (p. 50)
  - Metaloproteinases da matriz

- **Receptores, antígenos de superfície** (p. 46)
  - MHC classes I e II (HLA)
  - Antígenos CD (classificação)
  - Moléculas receptoras
  - Adesinas

83 Componentes humorais do sistema imune
Incluídos na tabela, estão, também, os receptores e os antígenos de superfície (marcadores) sem os quais as inter-relações não poderiam ser possíveis (sinalização, apresentação de antígenos, etc.).

Modificada de *R. Sanderink, 1999*

42 Patogênese

Imunidade não-específica, congênita: primeira linha de defesa

A imunidade não-específica representa a potente primeira linha de defesa. Ela é, filogeneticamente, rápida na sua resposta e envolve os mecanismos de *fagocitose* (morte e digestão de microrganismos) e inflamação aguda.

Os *componentes celulares* do sistema imune não-específico consistem nas células fagocitárias (granulócitos neutrófilos [PMN] e monócitos/macrófagos [MΦ]), bem como nas células *natural killer* (NK).

Moléculas efetoras solúveis incluem o complemento (C) e as proteínas de fase aguda (proteínas C-reativas), ambos sintetizados, na maior parte, pelo fígado.

A reação inflamatória é altamente regulada por *moléculas mediadoras*. Entre elas está a bradicinina, porém acima de citocinas pró-inflamatórias (pp. 47-48), prostaglandinas (p. 49) e outros componentes do eixo primário de defesa:

- Granulócitos polimorfonucleares (PMN)
- Monócitos/macrófagos (Mφ)
- Células *natural killer* (NK)
- Complemento (C)
- Mediadores inflamatórios adicionais

A imunidade não-específica não possui "memória".

84 Granulócitos Polimorfonucleares (PMN)

Os PMN representam a primeira linha de defesa. Eles podem ser constantemente encontrados no sulco gengival

A Adesão às paredes vasculares e penetração nos tecidos
B Movimento quimiotático
C Captura de microrganismos
D Fagocitose de microrganismo
E Formação de fagossomas
F Fagocitose: morte fagolisossomial
G Exocitose (limpeza de mediadores mortos)

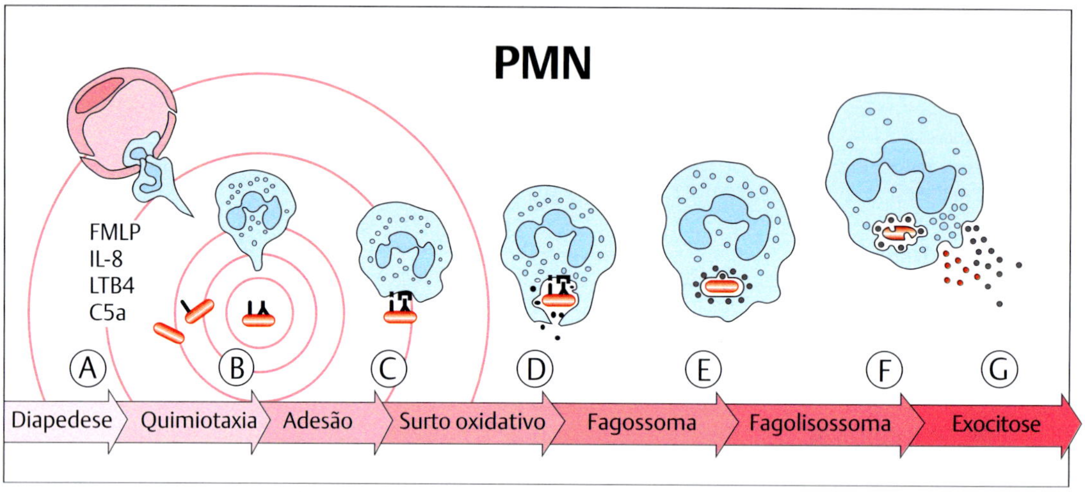

Etapas: Diapedese → Quimiotaxia → Adesão → Surto oxidativo → Fagossoma → Fagolisossoma → Exocitose

Mediadores: FMLP, IL-8, LTB4, C5a

85 Macrófagos (MΦ)

O mais importante componente do sistema de defesa específico: eles apresentam os antígenos de microrganismos fagocitados ao linfócito T.

LPS — Lipopolissacarídeo
PL — Proteínas ligantes ao LPS
CD 14 — Receptores do complexo LPS-PL
FcR — Receptor de imunoglobulina
CH II — Complexo II de histocompatibilidade, p. 46

Modificada de *Gemsa e cols., 1997*

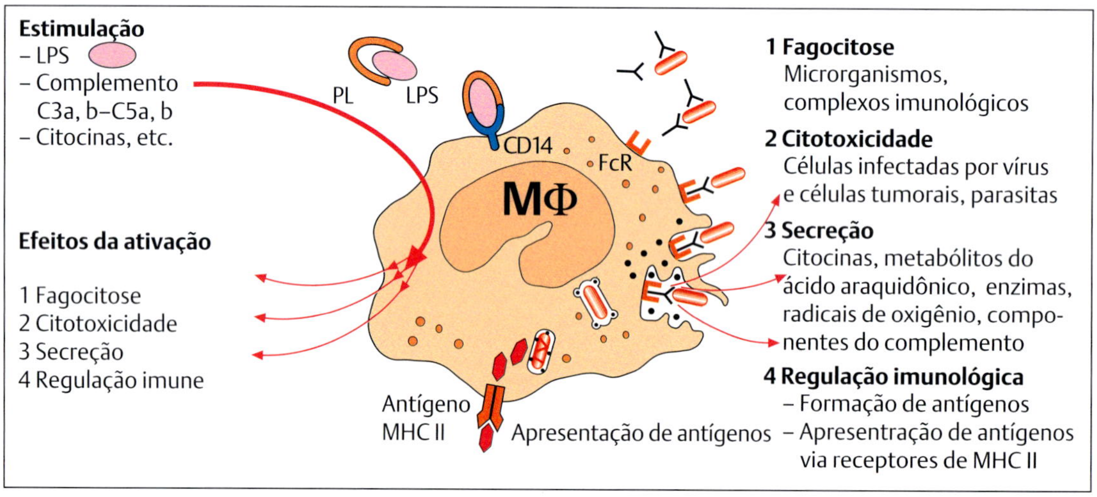

Estimulação
– LPS
– Complemento C3a, b–C5a, b
– Citocinas, etc.

Efeitos da ativação
1 Fagocitose
2 Citotoxicidade
3 Secreção
4 Regulação imune

1 Fagocitose
Microrganismos, complexos imunológicos

2 Citotoxicidade
Células infectadas por vírus e células tumorais, parasitas

3 Secreção
Citocinas, metabólitos do ácido araquidônico, enzimas, radicais de oxigênio, componentes do complemento

4 Regulação imunológica
– Formação de antígenos
– Apresentração de antígenos via receptores de MHC II

Antígeno MHC II — Apresentação de antígenos

86 Complemento (C)

Fatores solúveis de complemento, de C-1 a C-9, circulam no sangue. A maior parte desses componentes de C são proteínas que possuem funções enzimáticas e podem ser ativadas por diversos eixos.

- Atividade quimiotática: C5a mais forte que C3a.
- C3b faz a opsonização inicial, seguida por C5b.
- A formação de poros através do CAM (complexo de ataque da membrana), é bactericida.

Modificada de *Koolman e Röhm, 1998*

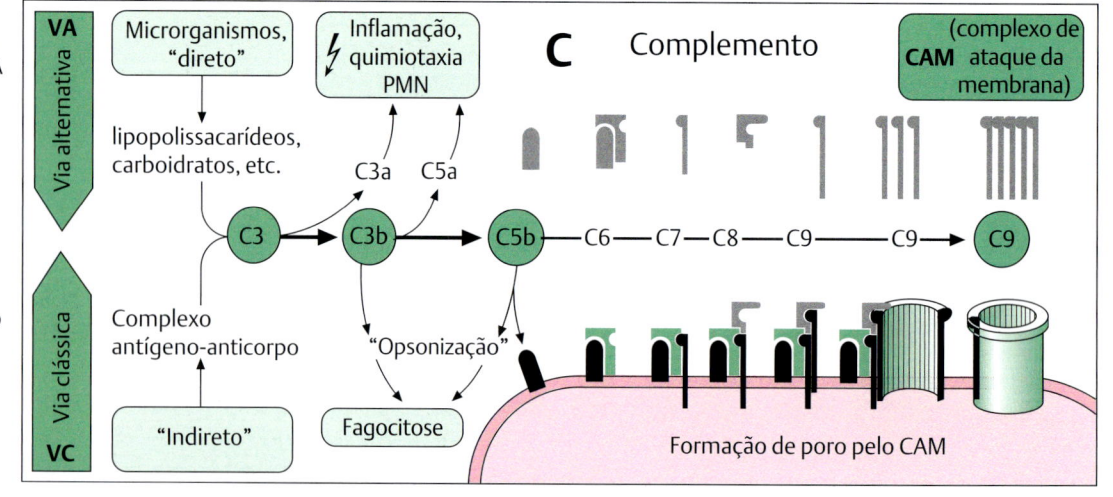

VA Via alternativa: Microrganismos, "direto" → lipopolissacarídeos, carboidratos, etc.
VC Via clássica: Complexo antígeno-anticorpo, "Indireto"

C3 → C3b → C5b — C6 — C7 — C8 — C9 — C9 → C9 (complexo de ataque da membrana — CAM)

C3a, C5a → Inflamação, quimiotaxia PMN
"Opsonização" → Fagocitose
Formação de poro pelo CAM

Imunidade específica, adquirida – segunda linha de defesa

- Linfócitos T
- Linfócitos B/células plasmáticas
- Imunoglobulinas

A imunidade específica, filogeneticamente mais jovem, é responsável pela regulação precisa do sistema de defesa. Os linfócitos são as células-chave do sistema imunológico: eles monitoram as várias respostas imunes. Dois grupos principais podem ser distinguidos: células T e células B.
É preciso mais tempo para que a resposta do sistema imune seja estabelecida, ela possui "memória" (imunização!).

- Os *linfócitos T* exercem várias funções:
  – As células T citotóxicas (T_C-, T8, CD8) eliminam células desconhecidas bem como células danificadas do hospedeiro (linfotoxinas formadoras de "poros" = TNFβ);
  – Células T auxiliares (T_H-, T4, CD4): as subclasses $T_H 1$ e $T_H 2$ secretam vários grupos de citocinas e, assim, programam as várias vias da reação imune.
- As *células B*, assim como as células plasmáticas formadoras de imunoglobulinas, são responsáveis pela opsonização de corpos estranhos (pp. 44-45), que é regulada, principalmente, pela via do $T_H 2$.

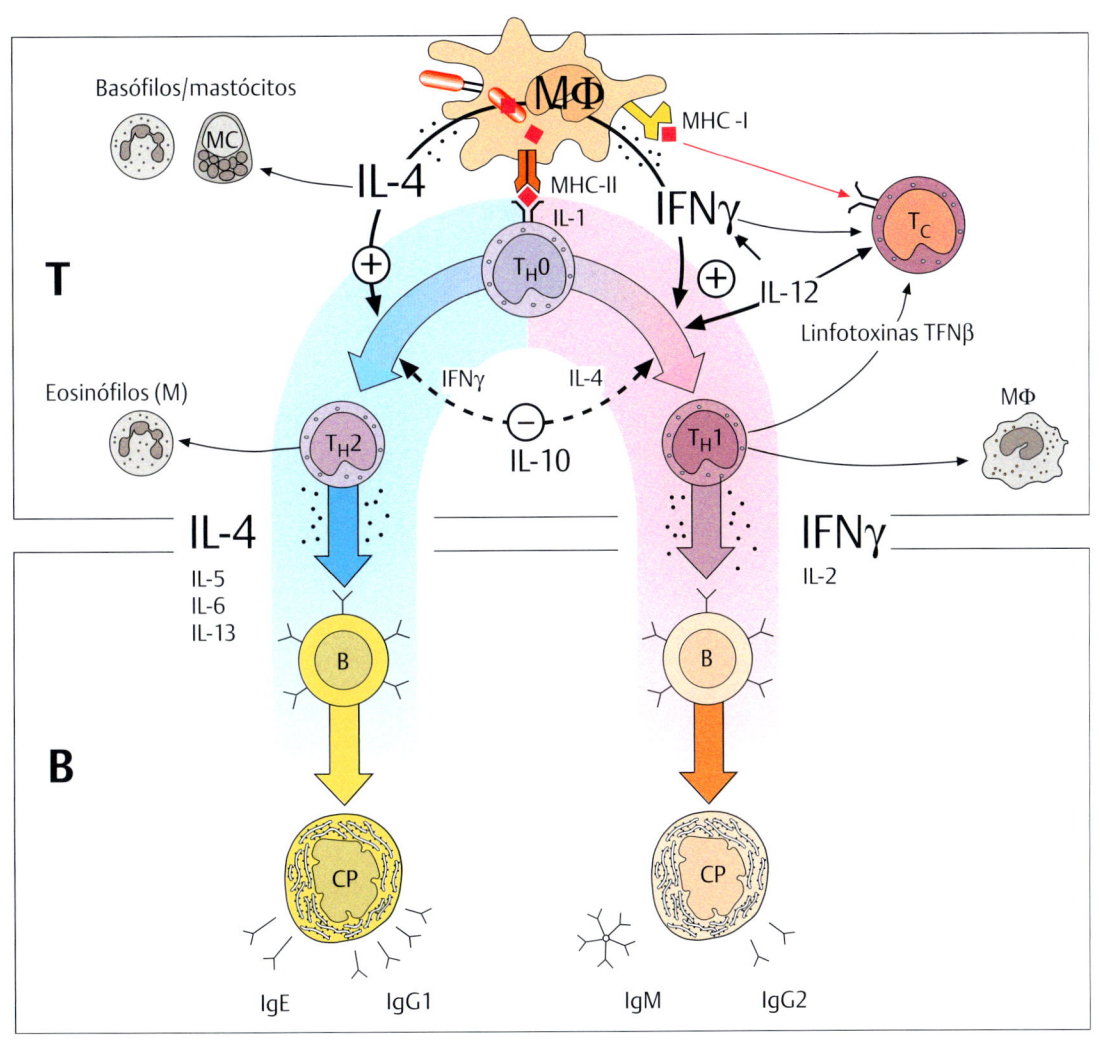

87 Células T/Linfócitos T
Estas células são ativadas após o contato direto das moléculas do antígeno apresentador MHC-I e MHC-II com o complexo de receptores de células T (p. 46). As células T auxiliares ($T_H O$) diferenciam-se, via IL-4 e outras citocinas, (p. 47) em células $T_H 2$ e, via IFNγ, em células $T_H 1$; esta subpopulação de células T aumenta a diferenciação de células B em adição a outras células de defesa (cinza). As células T (direita) sintetizam citocinas tais como linfotoxinas (fator de necrose tumoral, TNFβ).

88 Células B, Células Plasmáticas (CP)
As células B são ativadas tanto por citocinas das células T auxiliares (IL-4 e IFNγ) quanto por antígenos. As células B maduras expressam inúmeros **Ig** fixados nas superfície (receptores de células B) e, sob a influência de citocinas, se tranformam em células plasmáticas (**CP**) que liberam uma quantidade massiva de moléculas. As citocinas das células $T_H 1$ e $T_H 2$ aumentam a "transformação" de IgE e IgM em subclasses de IgG de imunoglobulinas.

Modificada de *Zinkernagel, 1998*

89 Imunoglobulinas (Ig)
Esquerda: classes e subclasses de Ig

Centro: as moléculas glicoprotéicas de Ig têm forma de Y, com cadeias pesadas (**H**) e leves (**L**), assim como propriedades constantes (**C**) e variáveis (**V**).

Direita: os fragmentos **Fab** contêm sítios ligantes de antígenos. Fragmentos **Fc** se ligam aos receptores de Fc em várias células de defesa e do sistema complemento (VC, Figura 90).

Modificada de *Roitt e cols., 1995*

Ig Imunoglobulinas	
Classes	Subclasses
IgG	IgG1
	IgG2
	IgG3
	IgG4
IgM	
IgA	IgA1
	IgA2
IgD	
IgE	

Receptores das células de defesa			
MΦ	Fcγ	RI	CD64
	Fcγ	RIIa	CD32
	Fcγ	RIII	CD16
	Fcμ	R	
	Fcε	RII	
PMN	Fcγ	RIIa	CD32
	Fcγ	RIII	
	Fcα	R	
Mastócitos/ granulócitos basófilos	Fcε	RI	

Componentes do sistema imune – resumo

90 Componentes celulares e humorais

Tipo de célula/Moléculas:	Características	Funções, efeitos
Granulócito polimorfonuclear (PMN, macrófago)	• Diferenciação, maturação e expansão clonal em osso medular • Tempo de vida: 2 a 3 dias • Diâmetro: 10 a 20 μm • **Fc, receptores de C3 e C5** • Grânulos de enzimas	• Diapedese, quimiotaxia • Fagocitose: aderência, formação de fagolisossoma, digestão e "surtos" oxidativos • Liberação de enzimas lisossomais • Liberação de mediadores inflamatórios; prostaglandinas (p. ex., **PGE$_2$**), leucotrienos (p. ex., **LTB4**) e citocinas
Sistema complemento; cascata C1-C9	*Via clássica: VC* • A ativação da via clássica é iniciada por anticorpos/imunoglobulinas (Ab/Ig) que se agregam com antígenos (Ag): complexo **Ag/Ab** *Via alternativa: VA* • A ativação alternativa – independente de anticorpos –, via mucopolissacarídeos bacterianos (p. ex., **LPS**), conduz à separação de **C3** em **C3b** (e **C3a**) e à ativação de **C5**	• Aderência imune: se liga ao fragmento **Fc** de anticorpos • Permeabilidade capilar elevada • Toxina anafilática • Quimiotaxia PMN (ver também **C5a**) • Opsonização de bactéria • Danos irreversíveis, estruturalmente dependentes e funcionais à membrana por meio da formação de **CAM** (complexo de ataque à membrana), que levam à formação de poros e, em última instância, à morte celular

Monócito/macrófago (MΦ)	• Diferenciação, maturação e expansão clonal em osso medular
	• Tempo de vida: meses
	• Diâmetro: 12 a 25 μm
	• Diversos receptores:
	  – **Fc** para imunoglobulinas
	  – **CR** para complemento (**C3**)
	  – **CD** 14 para lipopolissacarídeos (p.40)
		• Processamento de antígenos, fagocitose
		• Apresentação de antígenos (para células **T** e **B**)
		• Produção e secreção de substâncias bioativas
		  – Citocinas (pp. 47-48): **INFα** (antiviral), **TNFα**, **IL-1**, **IL-6**, **IL-8**
		  – Componentes do sistema complemento
		  – Enzimas lisossomiais
		  – Metabólitos de ácido araquidônico (p. 49)
		  – Radicais de oxigênio e nitrogênio (p. 42)

Linfócitos T, células T citotóxicas e auxiliares	• Células-tronco da medula óssea
	• Maturação: dependente do timo (**T**)
	• Tempo de vida: meses
	• Diâmetro: 6 a 7 μm; ativadas: 10 μm
	• Reconhecimento de antígeno: receptor de célula T (**RCT**)
	• Antígenos de superfície/moléculas marcadoras
	  – **CD4** nas células auxiliares (T$_H$0, T$_H$1, T$_H$2)
	  – **CD8** nas células citotóxicas (T$_C$)
	• Células **T** de memória
		"Imunidade mediada por célula"
		
		• Células T auxiliares: auxiliam na produção de anticorpos e na resposta das células T citotóxicas (células T$_C$); ativação dos macrófagos
		• Supressão da resposta imune
		• Liberação de citocinas de várias subclasses (T$_H$0, T$_H$1, T$_H$2): **IL-2, IL-3, IL-4, IL-5, IL-6, IL-7, IL-8, IL-10, IL-12, IL-13, IFNγ, TNFβ**.
		• Função de memória via células de memória

Linfócito B, células plasmáticas	• Células-tronco da medula óssea (**B**) • Maturação: fígado fetal, medula óssea, placas de Peyer • Tempo de vida: meses • Diâmetro: 6 a 7 μm • Ativadas (células plasmáticas, **CP**): 10 a 15 μm • Superfície **Ig** como receptor de antígeno • Células **B** de memória	*"Imunidade humoral"* • Síntese de imunoglobulina • Linfócitos **B**: específicos para antígenos **Ig**, classes variáveis • Células plasmáticas: antígeno para **Ig** e classes específicas • Expansão clonal após a ativação • Função de memória nas células de memória

Anticorpos (Ac) = Imunoglobulinas (Ig)
 	
Peso molecular / Percentual
IgG 150.000 / 80%
IgM 900.000 / 13%
IgA 300.000 / 6%
IgD 185.000 / 1%
IgE 280.000 / 0,02%
	• 5 classes: **IgA, IgD, IgE, IgG, IgM**
	• Subclasses: **IgA1, IgA2, IgG1, IgG2, IgG3, IgG4**.
	• Moléculas básicas:
	  – Cadeias pesadas (H) e leves (L) de polipeptídeos
	  – Propriedades constantes (C) e variáveis (V): milhões de variações antígeno-específicas são possíveis
		• Opsonização de microrganismos
		• Ligação a antígenos: complexo antígeno-anticorpo
		• Ativação de complemento (**VC**)
		• Neutralização de toxinas
		• Neutralização de viroses
		• Reação de hipersensibilidade (**Tipos 1 a 3**)

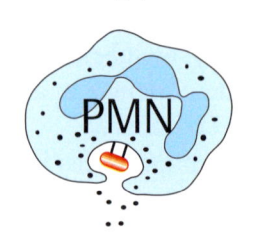

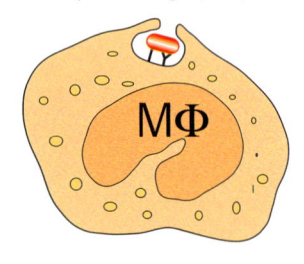

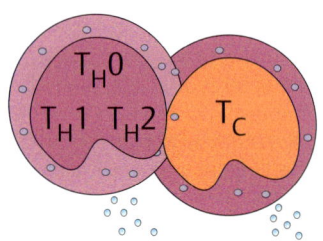

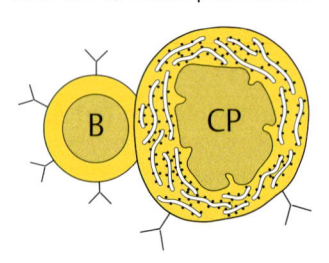

Interação entre a imunidade não-específica e a específica

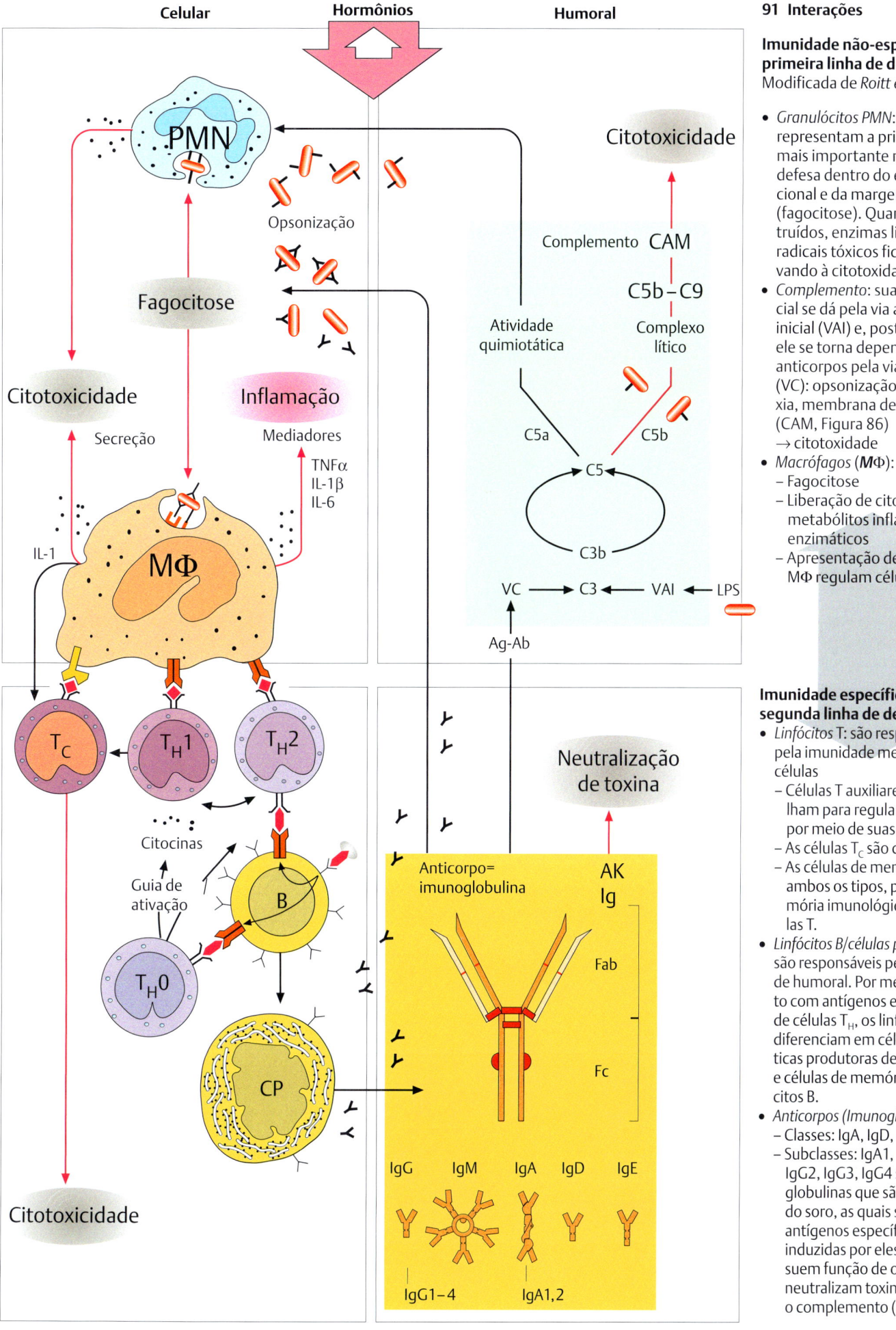

Celular — **Hormônios** — **Humoral**

91 Interações

Imunidade não-específica – primeira linha de defesa
Modificada de *Roitt e cols., 1985*

- *Granulócitos PMN*: estas células representam a primeira e a mais importante reação de defesa dentro do epitélio juncional e da margem gengival (fagocitose). Quando são destruídos, enzimas lisossomiais e radicais tóxicos ficam livres, levando à citotoxidade.
- *Complemento*: sua ativação inicial se dá pela via alternativa inicial (VAI) e, posteriormente, ele se torna dependente dos anticorpos pela via clássica (VC): opsonização, quimiotaxia, membrana de destruição (CAM, Figura 86) → citotoxidade
- *Macrófagos (MΦ)*:
  – Fagocitose
  – Liberação de citotoxinas e metabólitos inflamatórios e enzimáticos
  – Apresentação de antígenos: MΦ regulam células T e B.

Imunidade específica – segunda linha de defesa

- *Linfócitos T*: são responsáveis pela imunidade mediada por células
  – Células T auxiliares (T_H) trabalham para regular e/ou ativar por meio de suas citocinas
  – As células T_C são citotóxicas
  – As células de memória, de ambos os tipos, provêm memória imunológica nas células T.
- *Linfócitos B/células plasmáticas*: são responsáveis pela imunidade humoral. Por meio do contato com antígenos e via ativação de células T_H, os linfócitos B se diferenciam em células plasmáticas produtoras de anticorpos e células de memória dos linfócitos B.
- *Anticorpos (Imunoglobulinas)*:
  – Classes: IgA, IgD, IgE, IgG, IgM
  – Subclasses: IgA1, IgA2, IgG1, IgG2, IgG3, IgG4 são imunoglobulinas que são proteínas do soro, as quais se ligam a antígenos específicos e são induzidas por eles. Elas possuem função de opsonização, neutralizam toxinas e ativam o complemento (VC).

Moléculas reguladoras da superfície celular: marcadores, receptores

- MHC – complexo de alta histocompatibilidade
- CD (*cluster of diferenciation*: grupo de diferenciação)
- Receptores
- Adesinas e ligantes

MHC: este grupo (classes I e II) torna possível a diferenciação entre o que é "auto" e "não-auto", participando, por exemplo, da rejeição após o transplante de órgãos.
Marcador CD4: linfócitos e leucócitos expressam moléculas marcadoras (antígenos) na sua superfície, o que permite a classificação dos grupos celulares.

Uma nomenclatura sistemática e individualizada, o "Sistema CD", foi desenvolvida para esses marcadores.
Receptores de moléculas: eles são encontrados na superfície de todas as células e a maioria deles pode receber moléculas bioativas que tanto aumentam quanto inibem as funções celulares – por exemplo, citocinas, quimiocinas, fatores de complemento, antígenos e anticorpos.
As *adesinas* servem como co-receptores, estabilizam as reações de ligação primárias e são responsáveis pela importante "segunda sinalização" (ativação geral).

92 Apresentação de antígenos
Por meio dos receptores MHC-II, o macrófago apresenta substratos extrínsecos, como antígenos bacterianos (vermelho) a uma célula T auxiliares através do complexo de receptores de células T (RCT+ CD3+ CD4).
Os complexos MCH-II (laranja na figura) são encontrados nas células apresentadoras de antígenos (MΦ, células dendríticas, bem como células B).
O suporte para esta ligação primária é fornecido pelos co-receptores que, também, são importantes para o "sinal secundário" (ativação definitiva das células-alvo).

93 A "super" família dos genes de Imunoglobulinas
Essa família de moléculas de superfície (receptores) contém numerosos e importantes membros:

- Moléculas de MHC-I e MHC-II
- Receptores de células T (RCT) com seus co-receptores que são necessários para a ativação de células T (ver anteriormente)
- As imunoglobulinas (na imagem: IgG ligante a membranas = receptor de células B)
- Receptores Fc (Figura 89)
- Diversos ICAM (adesinas)

94 Os mais importantes marcadores de superfície de células T e macrófagos (MΦ)
Macrófagos interagem com numerosas moléculas biologicamente ativas, como, por exemplo, imunoglobulinas (por meio dos receptores Fc), complemento (por meio dos receptores C, CR) e, também, LPS bacteriano (via CD14).
Células T requerem poucos receptores: após a ativação (apresentação de antígenos pelos MΦ), eles são efetivos por meio de seu repertório de citocinas (p. 47). As subpopulações de células T citotóxicas (Tc) carregam os receptores CD8; as células T auxiliares carregam os receptores CD4.

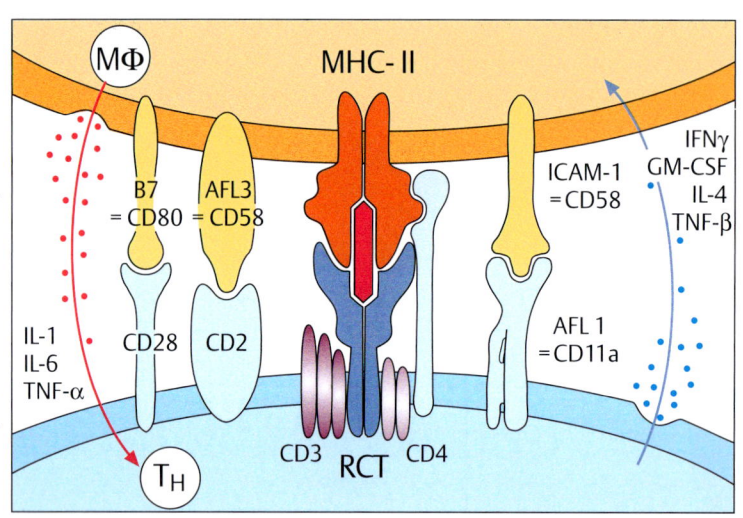

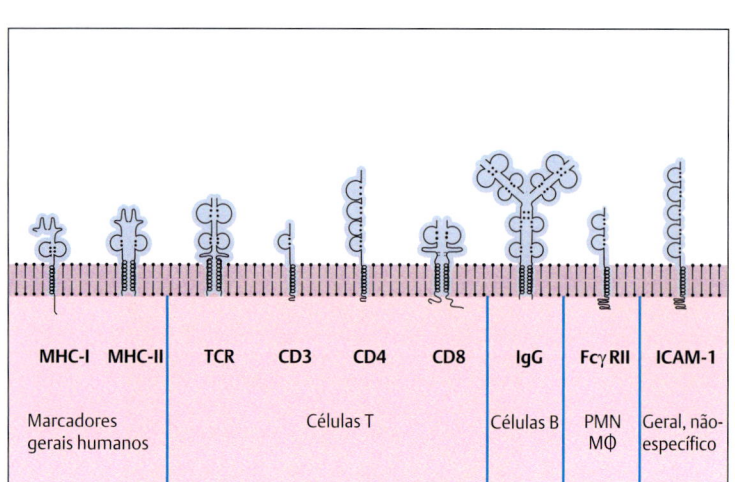

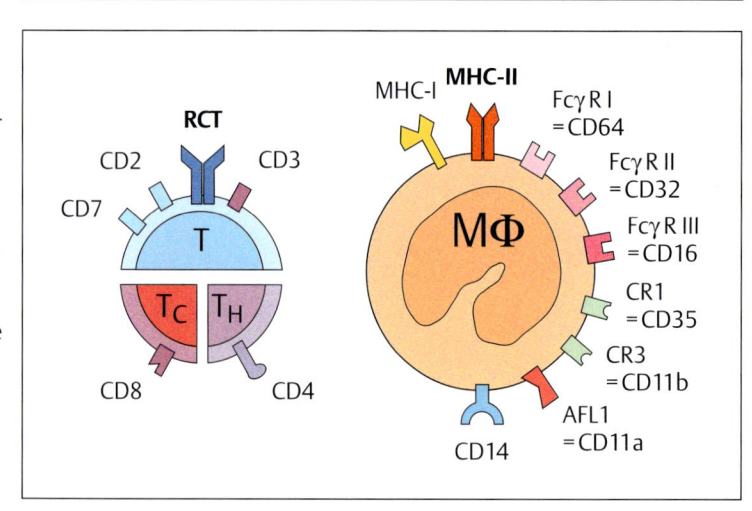

Receptores de Ligação, MΦ-T_H
Co-receptores de suporte e sinalização e seus números CD. Os nomes antigos indicam suas funções:

AFL Antígenos associados à função de leucócitos
ICAM Moléculas de adesão intercelular

Liberação de citocinas após a ativação por

- *MΦ*: TNFα, IL-1, IL-6
- *Células T*: INFγ, GM-CSF, IL-4, TGFβ, etc.

Família das adesinas
Dentro das famílias das moléculas "acessórias" estão:

- Integrinas
- Lecitinas
- Selectinas
- Superfamília do ICAM para genes Ig

As adesinas aumentam a avidez por ligação célula-célula. Isso é especialmente importante para "ordenar" a diapedese das células inflamatórias a saírem dos vasos sangüíneos (p.55).

RCT Receptor de célula T
MHC complexo de alta histocompatibilidade
FcR Receptores de fragmentos de Fc das imunoglobulinas
CR Receptor de complemento
CD14 Receptor de lipopolissacáride

Classificação de CD
Mais de 130 moléculas de superfície já foram classificadas e seu significado funcional descrito.

Citocinas

Citocinas são moléculas de peptídeos e glicopeptídeos tipo hormônio, com peso molecular baixo. Elas regulam todos os eventos biológicos importantes, tais como *proliferação, crescimento e ativação celular, inflamação, imunidade* e *reparo*. Algumas citocinas (p. ex., IL-8 e MCP-1) têm efeito quimiotático para células imunológicas. Os membros desta família de citocinas são:

- Interleucinas (anteriormente denominadas linfocinas)
- Fatores de citotoxidade (fator de necrose tumoral α e β)
- Interferons (IFN antiviral α e β celular, "IFNγ imunológico")
- Fator estimulador de colônias (CSF)
- Fatores de crescimento (GF)

Em combinação com outros mediadores, as citocinas constroem um grande número de ferramentas, que são responsáveis não apenas pela *hemeostase tecidual* como, também, por todos os tipos de resposta imune. A maioria das citotoxinas é efetiva localmente e apenas um grupo tem efetividade sistêmica (TNF, IL-1, IL-6). Receptores específicos para essas moléculas estão presentes nas células-alvo (IL-1 a IL-10; CD121 a CD130; p. 46).

Durante a resposta inflamatória, que é componente da imunidade inata (p. 42), citocinas pró-inflamatórias (IL-1β, IL-6, IL-8, TNFα, IFNγ) lutam com as moléculas inibitórias da regulação imune (IL-1ra, IL-10, TGFβ; p. 48).

Citocinas

P = pró-inflamatória
A = antinflamatória
C = quimiotática

Interleucinas IL

P	**IL-1α**	interleucina 1α
P	**IL-1β**	interleucina 1 β
	IL-2	
	IL-3	
	IL-4	
	IL-5	
P	**IL-6**	interleucina 6
	IL-7	interleucina 7
C	**IL-8**	interleucina 8
	IL-9	interleucina 9
A	**IL-10**	interleucina 10
	IL-11	interleucina 11
P	**IL-12**	interleucina 12
A	**IL-13**	interleucina 13
... e outros		

Fatores de citocinas

P	**TNFα**	fator de necrose tumoral α
	TNFβ	fator de necrose tumoral β- = "linfotoxina"

Interferon IFN

	IFNα	interferon α
	IFNβ	interferon β
P	**IFNγ**	interferon γ

Fatores estimuladores de colônias (CSF)

- **G- CSF** granulócitos-CSF
- **M- CSF** macrófagos-CSF
- **GM- CSF** granulócitos/MΦ-CSF
- **Multi-CSF = IL-3**

Fatores de Crescimento

A	**TGFα**	fator de crescimento tecidual α
A	**TGFβ**	fator de crescimento tecidual β
	EGF	fator de crescimento epitelial
	FGF	fator de crescimento fibroblastos
	PDGF	fator de crescimento derivado de plaquetas
	IGF	fator de crescimento tipo insulina
	BMP	proteínas morfogenéticas do osso
	PTHrP	proteínas relacionadas a paratohormônio

Citocinas ativadas quimicamente

Quimiocinas α
- **IL-8** interleucina 8

Quimiocinas β
- **RANTES** regulado na ativação, expresso e secretado por células T
- **MPC-1** proteínas quimiotáticas de monócitos
- **MIP** proteínas do macrófago inflamatórias

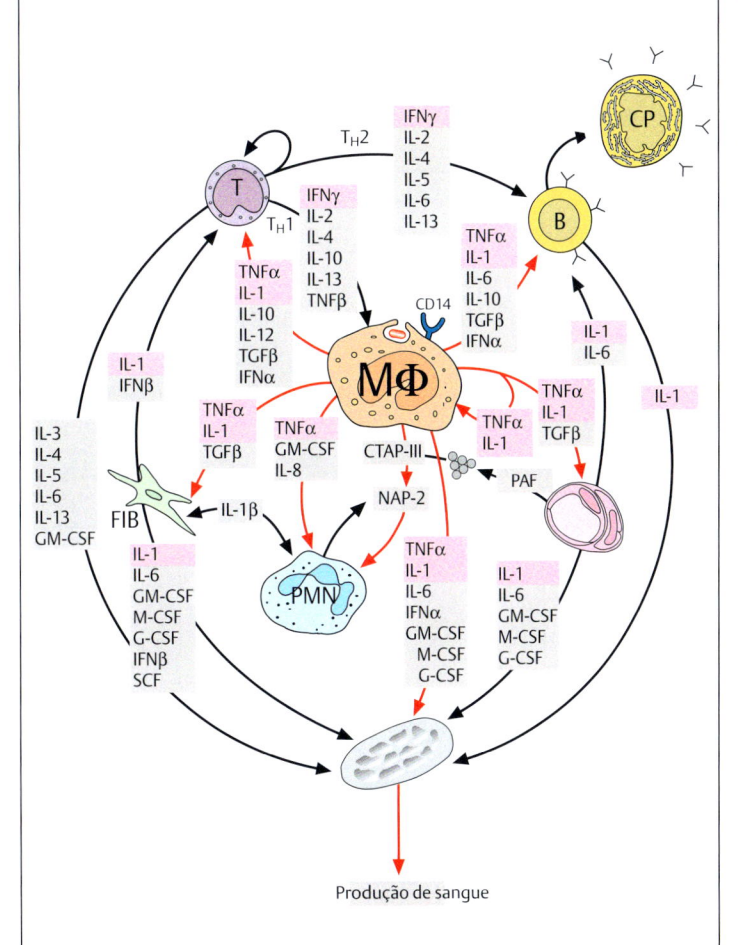

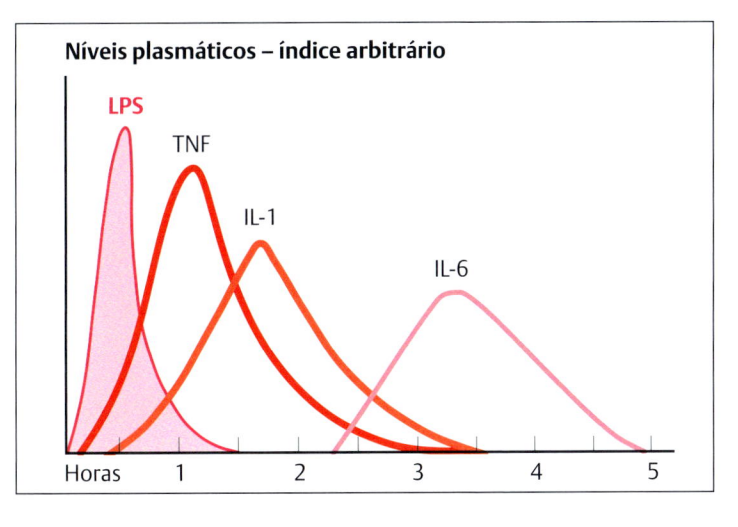

95 Ferramentas das citocinas

As células produtoras de citocinas e as células-alvo trocam sinais o tempo todo. Isso garante a homeostase primária ("internet celular").

Um alto grau de regulação pode ser obtido em certas situações fisiológicas ou excepcionais, como defesa imune, inflamação, cicatrização, crescimento e proliferação celular. TNF e IL são importantes *indutores de citocinas* que exercem efeito local e sistêmico (p. ex., efeito no sistema endócrino, hormônios pituitários e fígado). Em adição às citocinas *pró-inflamatórias*, pode-se observar, também, seus antagonistas: citocinas *antinflamatórias* receptor de antagonistas de IL-1ra, IL-10, TGFβ).

CTAP-III proteína ativadora de tecido conjuntivo III, precursor de NAP-2
NAP-2 Neutrófilos ativados por peptídeos 2
PAF Fator ativador de plaquetas
SCF Fator de células do estroma

Modificada de *Gemsa e cols.*, 1997

96 Cascata da Citocina

Após a injeção de lipopolissacarídeos (curva preenchida), o plasma sangüíneo sempre reflete a seqüência TFN, IL-1 e IL-6: "sem o TFN, não há IL-1; sem IL-1, não há IL-6" (produção em cascata destas citocinas; Figura 95, áreas destacadas em rosa)!

Modificada por *Abbas e cols.*, 1996

Citocinas e seus efeitos

97 Citocinas inflamatórias
A periodontite é caracterizada pelo aumento na secreção de citocinas pró-inflamatórias e catabólicas, maiores ativadores de IL-1 e TNFα. Estes, por sua vez, ativam a liberação de citocinas, tais como a IL-6, mediadores inflamatórios, como as prostaglandinas (PGE2), e enzimas destruidoras, como as metaloproteinases da matriz (MMP, p. 50).

Em especial, a IL-1 e o TNF incrementam a perda óssea porque inibem a síntese e aumentam a reabsorção deste tecido (homeostase desregulada, p. 61).

Mediadores/citocinas da imunidade não-específica: reações inflamatórias agudas			
Citocina	Origem	Células-alvo	Efeito nas células-alvo
TNF(α) *Polimorfismo genético*	Monócitos / MΦ Linfócitos T	MΦ PMN Osteoclastos Hipotálamo Fígado	Fagocitose, síntese de IL-1, ativação geral, aumento da reabsorção óssea pela inflamação Febre, caquexia Proteínas da fase ativa
IL-1 IL-1α IL-1β *Polimorfismo genético*	Monócitos / MΦ Outros	Células T, CD4+ Células B Osteoblastos Osteoclastos Células endoteliais Hipotálamo Fígado	Estimula secreção de IL-2 Aumenta a proliferação Inibe a formação óssea Estimula a reabsorção óssea Ativação, inflamação Febre Proteínas de fase ativa
IL-6	Monócitos/MΦ Células endoteliais, células T	Timócito Células B maduras Fígado	Co-estimulação Proliferação Proteínas da fase ativa; fibrinogênio, etc.
IL-8 *Quimiocina*	Monócitos/MΦ, fibroblastos, células endoteliais, células T	PMN Leucócitos	Ativação da quimiotaxia Ativação da quimiotaxia

98 Quimiocinas
As quimiocinas α e β são diferentes em relação à cadeia de aminoácidos: entre os dois resíduos de cisteína (-C-C nas citocinas β), existe um aminoácido adicional X em -C-X-C) nas citocinas α. Os receptores dessas citocinas nas células T e nos macrófagos são utilizados, inapropriadamente, pelos vírus-HI (p. 148).

Quimiocinas = citocinas "atraídas" quimicamente			Receptores Helix
Citocina	Tipo	Células-alvo	Efeito nas células-alvo
Quimiocina α – IL-8 Quimiocina β – MCP-1 – MIP-1α – RANTES	–C-X-C MΦ, células teciduais –C-C células T • Proteína 1 quimiotática de MΦ • Proteína 1 inflamatória de MΦ • Regulados na ativação, as células T normais se diferenciam e são secretadas	PMN MΦ MΦ MΦ, CD4- Células de memória	Baixa concentração: quimiotaxia Alta concentração: ativação Recrutamento e ativação Recrutamento e ativação Recrutamento e ativação

99 Citocinas imunorregulatórias
Os mecanismos de controle, incluindo ativação, inibição e mecanismos seletivos, tendem a combater substâncias estranhas e organismos de forma que uma destruição tecidual mínima possa ocorrer.
Não está listada nesta tabela a IL-1ra (antinflamatória), o receptor antagonista de IL-1.

Mediadores/Citocinas da inflamação originada pela resposta imunológica (crônica)			
Citocina	Origem	Células-alvo	Efeito sobre as células-alvo
IFNγ *Interferon imune*	Células T; células *natural killer* (NK)	Mono/MΦ, NK todas as células	Ativação Expressão aumentada de MHC Classes I e II
Linfotoxina TNFβ	Células T	PMN, NK Células endoteliais	Ativação Ativação
IL-10	Células T	Mono/MΦ Células B	Inibição Ativação
IL-5	Células T	Eosinófilos Células B	Ativação Proliferação e ativação
IL-12	Macrófagos	Células NK Células T	Ativação Proliferação, ativação, Diferenciação de células CD4/T_H0 em células T_H1

100 Citocinas da segunda linha de defesa
A tabela apresenta uma longa lista de citocinas que são responsáveis por recrutamento, diferenciação e ativação de células-alvo (fatores estimuladores de colônias e outros, incluindo aqueles usados para medicações cicatrizantes).

Modificada de *Abbas e cols.*, 1996

Mediadores/citocinas da ativação, proliferação e diferenciação de linfócitos			
Citocina	Origem	Células-alvo	Efeito sobre as células-alvo
IL-2	Células T	Células T Células NK Células B	Proliferação, produção de citocina Proliferação, ativação Proliferação, formação de Ig
IL-4	CD4+, células T Mastócitos	Células B Monócitos/MΦ Células T	Isotipo altera-se para IgE Inibição da ativação Proliferação
TGFβ	Células T Monócitos/MΦ	Células T Monócitos/MΦ Outras células	Inibição da proliferação Inibição da proliferação Inibição da proliferação

Eicosanóides – prostaglandinas e leucotrienos

Os eicosanóides (moléculas C20) compreendem um amplo grupo de mediadores, com um largo espectro de eficácia. Eles consistem em *ácido araquidônico* (4× gordura não-saturada – ARA). O ARA é um constituinte da membrana plasmática dos fosfolipídeos de todas a células humanas. O ARA não está freqüentemente disponível; ao contrário, ele é liberado da membrana interna pela ação das *fosfolipases A2* e, na seqüência, processado por enzimas (*cascata do ARA*), especificamente por *lipoxigenases* em leucotrienos (LT) e por *sintase de prostaglandinas* (= cicloxigenase 1 e 2; COX-1 e COX-2) em prostaglandinas (PG), prostaciclinas e tromboxanas.

Especialmente importante em periodontia:

- Os leucotrienos quimiotaticamente efetivos (LTB4).
- As prostaglandinas PGE2 (sintetizadas localmente pelos macrófagos), que, em concentração elevada, são parte dos potentes mediadores inflamatórios.

A PGE2 é produzida tanto via COX-1 (gene no cromossomo 9: *positivos ou negativos para macrófagos = fenótipo normal*; veja a seguir) como através de COX-2 (gene no cromossomo 1; p. 53).

Cascata do ácido araquidônico

Ácido araquidônico – ARA

Membrana celular COX fixo à membrana

Leucotrienos B4 – LTB4

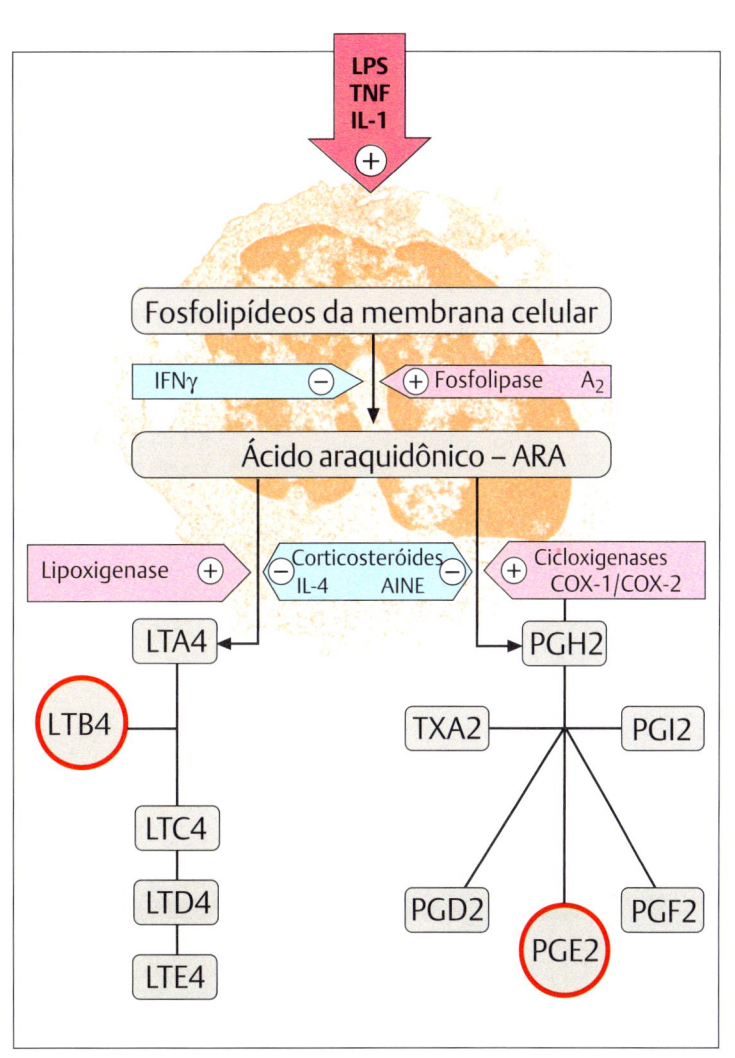

Prostaglandina E2 – PGE2

101 Cascata do ácido araquidônico

Os macrófagos liberam diversos eicosanóides em resposta aos metabólitos bacterianos, tais como os LPS, e/ou via citocinas (TNF, IL-1).

- Prostaglandinas (p. ex., **PGD2, PGE2, PGF2**)
- Tromboxanas (p. ex., **TXA2**)
- Prostaciclinas (**PGI2**)
- Leucotrienos (**LTA4-LTE4**)

Estas moléculas bioativas não são estocadas, mas constantemente produzidas.

As prostaglandinas exercem *efeitos "fisiológicos"* na membrana estomacal, no coágulo sangüíneo, na musculatura lisa (vasos, intestinos) e no útero (contração uterina e, em alta dosagem, até mesmo aborto!).

Uma "superprodução" (inflamação, febre, etc.) é teoricamente de possível prevenção em alguns sítios, por meio de substâncias inibidoras (preenchidas em azul) de enzimas individuais (em vermelho).

Inibidores de corticóides e antinflamatórios não-esteróides (AINEs, p. 294) estão disponíveis para uso clínico.

COX-1 *versus* COX-2

A COX-1 é responsável por manter a produção de PGE2 em um *nível constante* e *fisiológico*, essencial à proteção da mucosa gastrintestinal (mucina) e à função das plaquetas sangüíneas (coágulo). Por meio da atuação das citocinas pró-inflamatórias (IL-1, TNF), a COX-1 *não* é regulada, em contraste com a COX-2, que é largamente responsável pelos altos níveis de PGE2 durante a inflamação.

Uma secrêção diferenciada de prostaglandinas por macrófagos em resposta ao estímulo bacteriano (fenótipo de COX-1 positivo para macrófago; Offenbacher e cols., 1993) é responsável pela alta habilidade de gerar resposta inflamatória (conforme p. 52).

Possibilidades terapêuticas medicinais

Os mais importantes inibidores da síntese de PGE2 são as drogas antinflamatórias não-esteróides (AINEs) como, por exemplo, o ácido acetilsalicílico (Aspirina®). Esses agentes bloqueiam a COX-2 e também a COX-1. Os efeitos colaterais "ameaçadores" da inibição da COX-1 (úlceras estomacais, hemorragia) geralmente proíbem uma alta dosagem e sua administração a longo prazo.

Com o desenvolvimento das chamadas "superaspirinas", que são puramente inibidoras de COX-2 (p. 294), parece que, em um futuro próximo, será possível suprimir os altos níveis de regulação de PGE2 por meio de moléculas de COX-2.

Mecanismos enzimáticos – metaloproteinases da matriz

Bactérias periodontopatogênicas no biofilme subgengival, que iniciam e propagam o processo inflamatório, causam destruição periodontal *direta* (por meio de *enzimas bacterianas proteolíticas*, como *gingipains*), mas, em especial, causam destruição *de forma indireta*, por meio de estimulação complexa de um grande grupo de *enzimas* proteolíticas que possuem a capacidade de danificar a matriz extracelular do tecido conjuntivo e do osso.

Mais importante, nesse sentido, é a família de enzimas dependentes do zinco, com mais de 14 metaloproteinases da matriz (MMP; Birkedal-Hansen, 1993; Deschner, 1998).

A maioria das MMP inclui gelatinases, colagenases, estromelisinas, matrilisinas e outras.

Estimulação e expressão das MMPs

Produtos bacterianos (p. ex., LPS) podem, diretamente, estimular os macrófagos a produzirem as moléculas precursoras (pró-MMP). Os macrófagos, então, sintetizam e secretam citocinas e prostaglandinas que podem estimular os fibroblastos e outras células a aumentarem a síntese de MMP e sua secreção. Ao mesmo tempo, outros fatores tornam-se ativos (fatores de crescimento, hormônios), os quais

102 Metaloproteinases da Matriz (MMP) – classes
Células inflamatórias ativadas e estruturais sintetizam uma gama de enzimas proteolíticas que contêm zinco (e, simultaneamente, seus inibidores, até mesmo TIMP). As MMPs destroem a matriz extracelular do tecido conjuntivo: elas apresentam especificidade para substrato.

Figuras 102 e 103: modificadas de *J. Reynolds e M. Meikle, 1997*

Enzima		MMP	Substrato
Gelatinase			Degradação de colágeno
	– Gelatinase A	MMP-2	Colágeno IV, V, VII, X
	– Gelatinase B	MMP-9	Elastina e fibronectina
Colagenases			
	– Tipo fibroblasto	MMP-1	Colágeno tipos I, II, III, VII, VIII, X
	– Tipo PMN	MMP-8	
Estromelisina			
	– Estromelisina-1	MMP-3	Proteinoglicanos - proteínas nucleares
	– Estromelisina-2	MMP-10	Fibronectina, laminina
	– Estromelisina-3	MMP-11	Colágenos IV, V, IX, X e elastina
Matrilisina		MMP-7	Fibronectina, laminina, colágeno IV
Metaloelastase		MMP-12	Elastina
Tipo membrana		MMP-14	Pró-gelatinase A

103 Estrutura da MMP
Moléculas de MMP A-C são enzimas livres; a quarta (D) é uma membrana de MMP da superfície celular. As MMP não-ativadas apresentam seis domínios primários:
1 Propetídeo (enzimas latentes)
2 Terminação -N, *porção catatlítica* contendo Zn^{2+}!
3 "Eixo" entre 2 e 4
4 Terminação -C
5 Transmembrana
6 Sítio *Gelatin-binding*

As MMPs são ativadas por plasmina e outras substâncias.

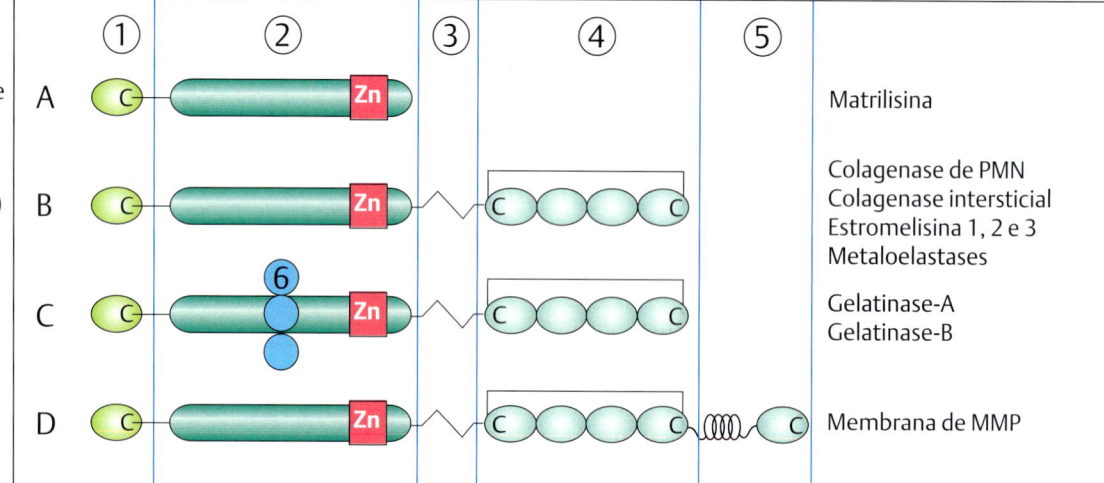

participam, indiretamente, da síntese de MMP e seus *inibidores* (p. ex., TIMP, inibidores teciduais de MMP).

Inibição e inativação de MMP

A matriz extracelular sadia do tecido conjuntivo e do osso mantém uma renovação tecidual (*turnover*). Mecanismos reguladores são direcionados para que se obtenha um equilíbrio entre a síntese e a degradação, ou seja, a homeostase tecidual. No caso de inflamação, particularmente da periodontite, esse equilíbrio é rompido, favorecendo enzimas catabólicas.

Os inibidores naturais da expressão de MMP e, assim, da destruição tecidual, são regulados *local* (TIMP, IL-10, TGFβ) e *sistemicamente* (inibidores esteroidais).

Inibidores sintéticos não-esteróides são de grande interesse na terapia periodontal. Os mais importantes são as *tetraciclinas quimicamente modificadas* (CMT 1-10; Ryan e cols., 1996).

Um desses agentes, as doxiciclinas bloqueadoras de MMP (DOX), tem sido comercializado como uma DOX de ação prolongada e de baixa dose (Periostat™; p. 294).

Risco de periodontite: o hospedeiro suscetível

Microrganismos como agentes da doença

O papel do biofilme dental como fator etiológico primário da gengivite e da periodontite é inquestionável. Para a progressão de uma gengivite para uma periodontite, as bactérias marcadoras, como o *A. actinomycetemcomitans* (*Aa*) e o "complexo vermelho" das bactérias BANA positivas (*P. gingivalis, T. forsythia* e *T. denticola*) estão sempre presentes (Figura 77).

O hospedeiro e seu ambiente

Uma longa lista de outros fatores, os chamados fatores secundários ou "fatores de risco", co-determina a iniciação, a progressão e as manifestações clínicas. Os fatores de risco influenciam os tecidos e a resposta de defesa do hospedeiro de uma forma negativa: eles determinam que o hospedeiro seja mais suscetível. Os fatores de risco podem ser tão importantes quanto as bactérias na patogênese da periodontite.

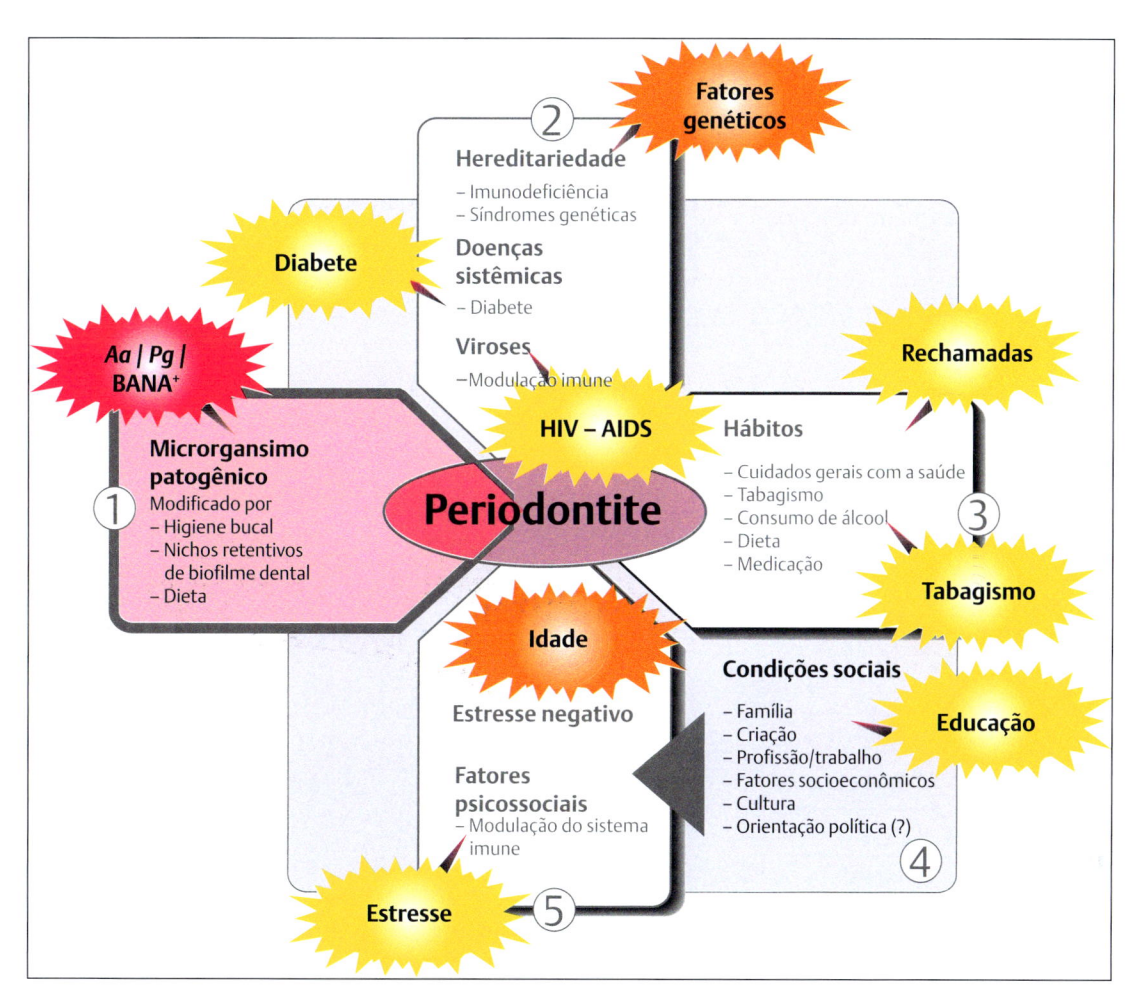

104 Fatores de risco – odds ratios

Fatores de risco primários
– Patógenos específicos do biofilme dental
- *A. actinomycetemcomitans* ×2
- Bactérias BANA⁺*: ×3,6
- *P. gingivalis*: ×2,7

Fatores de risco secundários
– Fatores de risco não-alteráveis
- Defeitos genéticos: ?
- Gene do polimorfismo para IL-1: ×2,7
- Origem étnica: ×?
- Gênero: ×?
- Idade: ×?

– *Fatores de risco alteráveis*
- Tabagismo: ×2,8 a 6,7
- Estresse: ×3 a 5
- Educação familiar: ×3
- Falta de adesão: ×3,2
- Diabete melito: ×2 a 3
- HIV/AIDS: ?

*Bactérias BANA⁺ hidrolisam o N-α-benzoil-DL-arginina-2-naftalamida (um substrato de tripsina sintético).

Adaptada de N. Clarke e R. Hirsch, 1995 (p. 22)

Classificação dos fatores de risco (*Odds ratios*: razão de probabilidade)

Em termos de importância para o prognóstico e escolha da terapia, o reconhecimento e o peso relativo de cada marcador e fator de risco do paciente, de cada dente e de cada superfície dental são de importância crítica durante o exame e a coleta dos dados clínicos.

O termo *odds ratio* se refere ao valor estatístico que expressa o risco aumentado à suscetibilidade normal, sendo, porém, uma figura mais relativa do que de valor definitivo.

Os fatores de risco podem ser classificados de várias formas (ver também p. 54):

- Microrganismos – hospedeiros
- Fatores sistêmicos e locais
- Genéticos ou não-genéticos
- Evitáveis e não-evitáveis, etc.

Uma classificação interessante e prática pode ser a discriminação simples entre o que é:

- Fator de risco que pode ser alterado (ver também p. 54).
- Fator de risco que não pode ser alterado

Fatores de risco genéticos: doenças, defeitos, variações

No caso da periodontite, uma doença multifatorial, fatores *genéticos* e *não-genéticos* influenciam-se mutuamente, e, portanto, os seus efeitos não podem ser facilmente "isolados" uns dos outros. Em geral, ambos aumentam a patogênese como, também, os sintomas clínicos da doença. Um exemplo é o baixo nível sangüíneo de IgG2 (causado por genética e tabagismo).

Doenças genéticas – defeitos genéticos

Um defeito genético (p. ex., Síndrome de Papillon-Lefèvre, que é modulada pela presença de receptores para catepsina-C) pode ser suficientemente poderoso para produzir doença, fato pertinente a doenças genéticas e cromossômicas (Hart e Kornmann, 1997). Nessas doenças genéticas, a periodontite ocorre em adolescentes e, às vezes, até mesmo durante a erupção da dentição decídua. Muitos pacientes com periodontite pré-puberal, juvenil ou agressiva apresentam defeitos nos granulócitos (PMN, ver a seguir).

Fatores de risco genéticos

A maioria das doenças é *multifatorial*, com o componente genético como sua base (variações genéticas: polimorfismos, por exemplo, da IL-1). Esses fatores de rico genéticos podem ser associados a vários *loci* (doenças multigênicas). A insuficiência genética, por si só, pode não levar às manifestações clínicas da doença: apenas com o decorrer do tempo, durante a vida adulta, o clínico poderá observar que o paciente tornou-se mais suscetível, por exemplo, à periodontite crônica. Defeitos e polimorfismo que conferem risco à periodontite incluem:

- Receptores Fc (FcγRII em granulócitos PMN)
- Níveis de IgG2
- Polimorfismos do gene IL-1 (+) (p. 189)
- Gene da COX-1 (+): produção elevada de PGE2
- Fenótipo do MΦ (+): inflamação/cicatrização
- Outros: polimorfismo de IL-4, IL-10, TNFα, FMLP, Vit-D3, receptores de catepsina-C, entre outros.

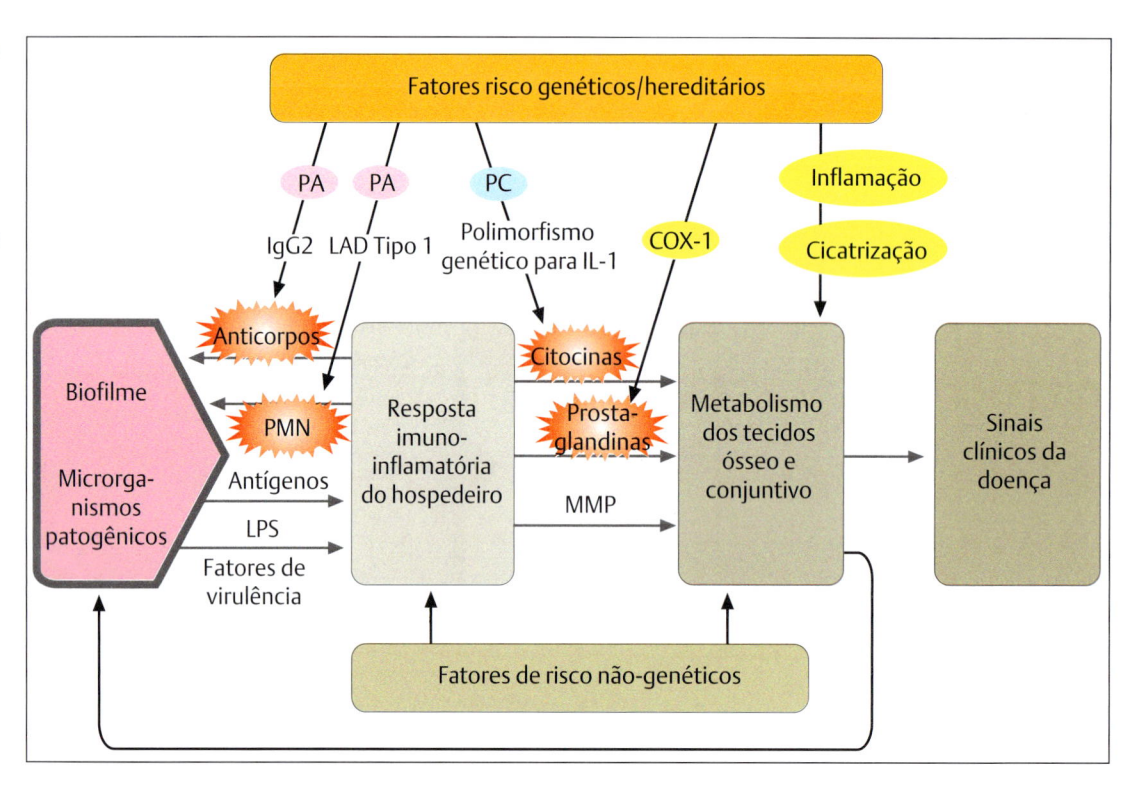

105 Fatores de risco genéticos
Funções imunes defeituosas demonstradas (em vermelho) e prováveis (amarelo) geneticamente. O *locus* no gene está representado na Figura 106.

- *Anticorpos*: níveis reduzidos de IgG2
- *Defeito na função de neutrófilos*: deficiência de adesão de neutrófilos tipo 1 (LAD 1); deficiência de adesão; deficiência de FcγRII
- *Citocinas*: genótipo positivo para IL-1
- *Prostaglandina COX-1*: com o genótipo positivo para COX-1, os macrófagos produzem PGE2 em excesso
- *Inflamação/cicatrização*: efeitos negativos com um fenótipo positivo (MΦ+)

Modificada de *T. Hart e K. Kornman, 1997*

Defeitos nos PMN

A partir de pesquisas com famílias, gêmeos e de análise de DNA, o papel dos defeitos de PMN tem sido conhecido nas periodontites agressivas (Michalowicz e cols., 1991, Michalowicz, 1994, Hart e cols., 1994). Todos esses resultados de pesquisas mostraram, claramente, o importante papel dos PMNs durante a resposta herdada, pelo hospedeiro, diante de infecções.

As diversas e numerosas funções dos neutrófilos podem ser combinadas ou alteradas: quimiotaxia, produção de peróxido, fagocitose, atividade bactericida, produção de LTB4 (ver também van Dyke, 1995).

As doenças sistêmicas citadas a seguir, resultantes de defeitos em granulócitos, também estão associadas à doença periodontal (para exemplos adicionais, ver Hart e cols., 1994):

- Deficiência na adesão de leucócitos
- Síndrome de Chediak-Higashi
- Síndrome de Down
- Síndrome de Papillon- Lefèvre
- Diabete melito
- Granulocitose crônica
- Síndrome do neutrófilo preguiçoso
- Doença de Crohn's
- Outras

Suscetibilidade genética à periodontite

Deficiência de adesão de leucócito, tipo I (LAD tipo I)

A diapedese regulada por neutrófilos não pode ocorrer por causa da ausência de adesinas na superfície dos PMNs e da ausência de ligantes endoteliais celulares: apesar dos numerosos PMNs nos vasos, pode-se observar apenas algumas células nos tecidos circundantes. Neste caso, periodontite de estabelecimento precoce, agressiva, é o resultado.

Baixos níveis de IgG2

Um baixo nível de IgG2 resultante da predisposição genética ou do tabagismo está associado à periodontite agressiva. A IgG2 se liga aos polissacarídeos tipo-antígeno e, desse modo, e importante na defesa contra bactérias gram-negativas.

Receptores de PMN para IgG-FcγRII

Afinidade e avidez por bactérias (a iniciação da fagocitose) são altas quando tais bactérias são opsonizadas, por exemplo, por imunoglobulinas. A região Fc da IgG (Figura 89) liga-se aos receptores FcγRII dos PMNs. A ausência de receptores ou os defeitos destes levam à periodontite agressiva.

Polimorfismo genético – genótipo positivo para IL-1

O genótipo positivo (p. 189) estimula os macrófagos com quatro vezes mais o conteúdo de IL-1. Isso está associado a periodontite crônica do adulto.

Gene para a cicloxigenase 1 (COX-1)

O gene para COX-1 do macrófago, que é o responsável pela constante produção de prostaglandina, produz um excesso de PGE2, um dos mediadores inflamatórios mais potentes quando apropriadamente estimulado (TNFα, IL-1).

O fenótipo do Mφ (+)

Nem todos os Mφ reagem, igualmente, ao mesmo nível de estimulação (p. ex., pelos LPS). O fenótipo positivo sintetiza e secreta os indutores, tipo citocinas, de TNF e IL-1 em níveis elevados, que pode ter o seu maior efeito na inflamação e na cicatrização.

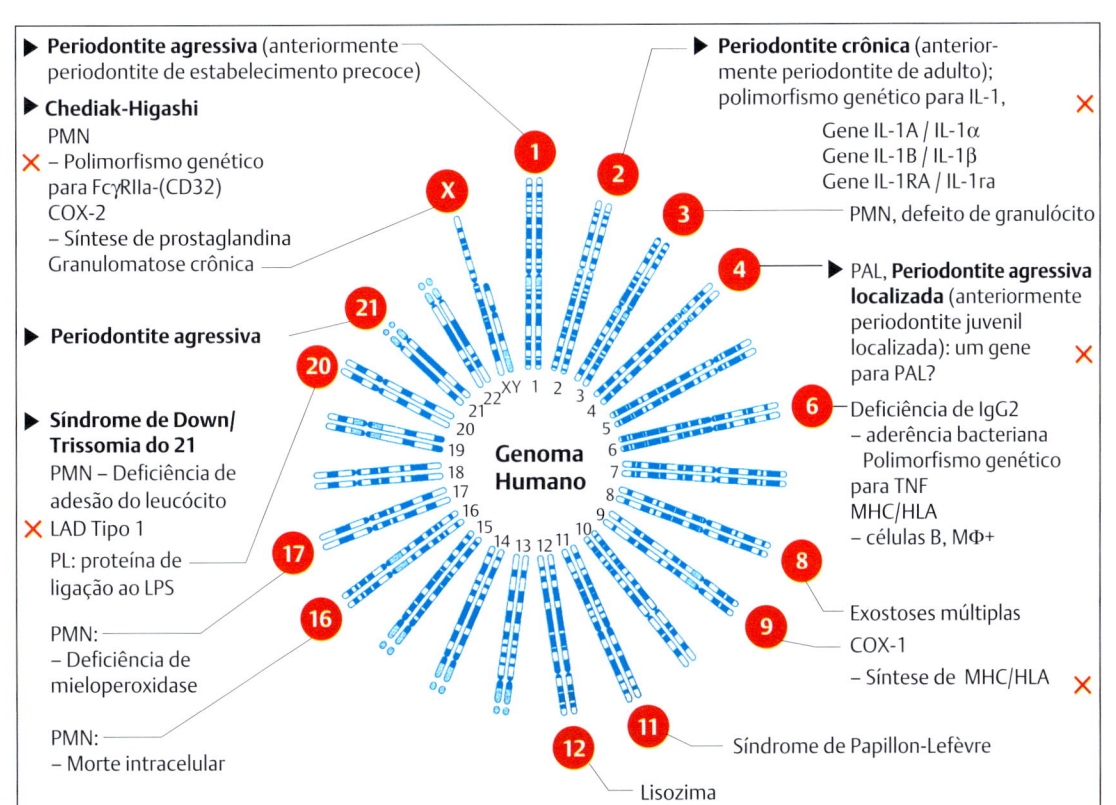

---

106 Cromossomos humanos com genes que podem estar associados ao periodonto ou à periodontite (como em 1998)
Até hoje, são basicamente os defeitos genéticos "isolados" e os polimorfismos genéticos pelos quais o *locus* do gene e seus distúrbios funcionais são entendidos (defeitos genéticos, variantes genéticas: alelos genéticos).

▶ **Periodontite agressiva** (anteriormente periodontite de estabelecimento precoce)

▶ **Chediak-Higashi**
PMN
✗ – Polimorfismo genético para FcγRIIa-(CD32)
COX-2
– Síntese de prostaglandina
Granulomatose crônica

▶ **Periodontite agressiva**

▶ **Síndrome de Down/Trissomia do 21**
PMN – Deficiência de adesão do leucócito
✗ LAD Tipo 1
PL: proteína de ligação ao LPS

PMN:
– Deficiência de mieloperoxidase

PMN:
– Morte intracelular

▶ **Periodontite crônica** (anteriormente periodontite de adulto); polimorfismo genético para IL-1,
Gene IL-1A / IL-1α
Gene IL-1B / IL-1β
Gene IL-1RA / IL-1ra
PMN, defeito de granulócito

▶ PAL, **Periodontite agressiva localizada** (anteriormente periodontite juvenil localizada): um gene para PAL?

Deficiência de IgG2
– aderência bacteriana
Polimorfismo genético para TNF
MHC/HLA
– células B, MΦ+

Exostoses múltiplas
COX-1
– Síntese de MHC/HLA

Síndrome de Papillon-Lefèvre
Lisozima

Nota: alteração de nomenclatura, 1999

AP → periodontite crônica, tipo II **(CP)**

PEP PJL → Periodontite agressiva, tipo III **(PA)**

O genoma humano

O plano ambicioso do Projeto Genoma era o de desvendar a seqüência de DNA completa (cerda de 30 bilhões de pares) do genoma humano até o ano de 2003. Por causa da intensa disputa entre as pesquisas privadas, este objetivo foi alcançado em 2000, ainda que algumas incertezas ainda permaneçam. Quanto tempo ainda será necessário até que a função dos genes, individualmente (cerca de 25 a 30 mil), e suas proteínas, com suas funções e estruturas (estimadas em até 1.000 a 5.000 estruturas em três dimensões – 3D), seja esclarecida?

Para esse projeto, vários consórcios científicos dos Estados Unidos e da Alemanha foram realizados para, por exemplo, fundar a "Protein Structure Factory (Fábrica de Estrutura de Proteínas)", em Berlim. Por meio do conhecimento preciso sobre a estrutura e função de proteínas humanas importantes, será, eventualmente, mais simples entender a interação complexa entre genes normais e defeituosos e utilizar esse conhecimento para o diagnóstico e a terapia (p. ex., medicações específicas).

Esse campo é tão amplo que esse conhecimento novo e prático poderá ser aplicado às doenças periodontais.

Fatores de risco alteráveis, co-fatores modificadores

Microrganismos periodontopatogênicos são fatores de risco não-alteráveis que iniciam as doenças periodontais (p. 51-53); no entanto existe um grande número de fatores de risco alteráveis – anteriormente chamados de co-fatores – que influenciam, em maior ou menor grau, e dependendo da sua importância ou intensidade, o curso da periodontite. É possível, até certo grau, diferenciar neste grupo fatores de risco sistêmicos ou locais:

Sistêmicos
- Doenças sistêmicas (diabete, infecção por HIV, etc., p. 119)
- Tabagismo
- Estresse
- Medicamentos
- Educação e circunstâncias sociais
- Estilo de vida
- Ambiente
- Nutrição

Locais
- Quantidade e qualidade de saliva
- Respiração bucal
- Irritações exógenas, mecânicas, químicas, térmicas, corrosivas e actínicas
- Reações alérgicas
- Função: trauma oclusal
- Orofaciais: fenômeno de "travamento" e bruxismo
- Parafunções

As *doenças sistêmicas sérias*, como o diabete não-controlado, os distúrbios sangüíneos, o desequilíbrio hormonal, entre outros, podem ser, em parte, responsáveis pela iniciação e aceleração da progressão da gengivite ou periodontite. Isso será discutido nos Capítulos Tipos de doença (p. 77) e Alterações patológicas Bucais (p. 119).

O *tabagismo* é conhecido, atualmente, como um dos mais importantes fatores de risco. Os produtos de alcatrão causam irritação local da gengiva; a nicotina, uma droga simpaticomimética, leva à diminuição do metabolismo dos tecidos periodontais; e os produtos de combustão influenciam a reação quimiotática dos neutrófilos. Um importante fator de risco é a diminuição do IgG2.

O *estresse* pode ser determinado por várias situações, tais como sobrecarga de trabalho, circunstâncias sociais, efeitos ambientais, entre outros, e pode levar a uma influência negativa no sistema imune ou aumentar a produção de mediadores pró-inflamatórios, associados com a suscetibilidade elevada à periodontite.

Os *efeitos colaterais dos medicamentos* podem exercer um papel na iniciação ou na progressão da gengivite ou periodontite e estão descritos no Capítulo Alterações patológicas bucais (p. 119).

O *desenvolvimento (crescimento fisiológico) limitado* e a *condição socioeconômica comprometida* podem determinar uma condição precária sistêmica, e, também, na higiene bucal, que podem ter uma influência negativa nas estruturas periodontais.

Os *fatores ambientais negativos* podem reduzir a eficácia do sistema imune e, logo, a defesa do organismo contra infecções também.

A *nutrição* pode influenciar a velocidade de formação do biofilme dental, bem como sua composição. Dietas extremas ou nutrição inadequada podem comprometer o sistema imune e, portanto, a capacidade do hospedeiro de responder a infecções marginais.

A *saliva* exerce papel protetor. As mucinas salivares (glicoproteínas) recobrem a superfície da mucosa como um filme protetor. Dependendo do seu fluxo e viscosidade, a saliva tem um maior ou menor poder de limpeza. Os componentes salivares (bicarbonato, fosfato, cálcio e flúor) determinam a sua capacidade de agir como tampão e o seu potencial remineralizador. O efeito antimicrobiano da saliva é determinado por seu conteúdo de imunoglobulinas, bem como de lisozimas, catalases, lactoperoxidase e outras enzimas.

A *respiração* bucal ocasiona a secura da mucosa e, desse modo, o seu efeito protetor é perdido.

Os irritantes exógenos podem alterar a mucosa, a gengiva e o periodonto em vários graus:

- Injúrias *mecânicas*: o uso inapropriado da escova e de outros dispositivos de controle de biofilme dental pode levar à injúria e inflamação aguda.
- Irritantes *químicos*, como medicamentos tópicos em altas concentrações e ácidos, podem levar a lesões da gengiva e da mucosa. Isso também pode ocorrer com os irritantes térmicos (queimadura). Essas lesões em geral são reversíveis, mas necroses podem ocorrer.
- Materiais "não-nobres" (p. ex., pinos intracanais) podem sofrer corrosão após uma fratura radicular e causar danos ao ligamento periodontal por meio do produto de corrosão (Wirz e cols., 1997).
- Irritações *actínicas*: mucosites e xerostomia podem ocorrer após terapia com irradiação na cabeça e no pescoço.

Reações alérgicas podem se manifestar como um eritema leve ou formar bolhas doloridas.

Patogênese I – reações inflamatórias iniciais

Reações nos tecidos saudáveis

Os metabólitos do biofilme dental atraem os PMNs. As proteínas de vesículas bacterianas e os LPS, da mesma forma que ativam quimiotaticamente substâncias como formilpeptídeo (FMLP, p. 58), estimulam tecidos e vasos sangüíneos *diretamente* (A), auxiliados por mastócitos (MC) nas proximidades dos vasos, ou *indiretamente* (B), por meio dos macrófagos (MΦ). Estes também produzem citocinas pró-inflamatórias (IL-1, TNF), MMP, PGE2 e IL-8, que é uma citocina produzida também por células do epitélio juncional próximo ao sulco. Um gradiente de concentração quimiotaticamente efetivo é criado, o qual orienta as células de defesa à medida que elas saem dos vasos e migram para o biofilme (arco azul).

Reações vasculares

Vênulas pós-capilares expandem em resposta a substâncias sinalizadoras (p. ex., histamina de mastócitos, prostaciclinas, NO, etc.), e o fluxo sangüíneo diminui. Células endoteliais e de defesa do hospedeiro na corrente sangüínea (primeiramente PMNs) expressam adesinas que aumentam a aderência dos PMNs às paredes dos vasos, subseqüentemente tornando possível sua diapedese para o tecido agredido.

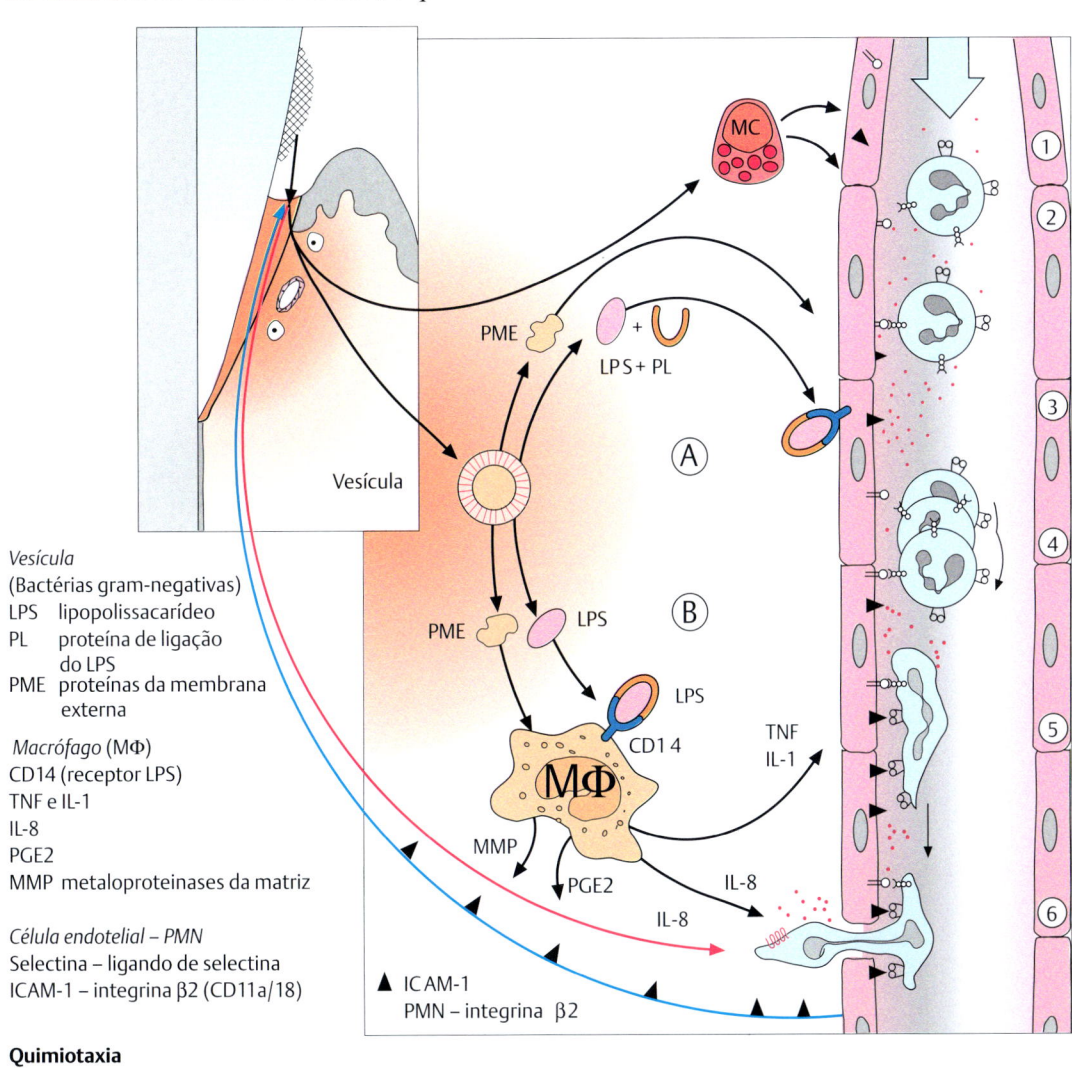

Vesícula
(Bactérias gram-negativas)
LPS lipopolissacarídeo
PL   proteína de ligação do LPS
PME proteínas da membrana externa

Macrófago (MΦ)
CD14 (receptor LPS)
TNF e IL-1
IL-8
PGE2
MMP metaloproteinases da matriz

Célula endotelial – PMN
Selectina – ligando de selectina
ICAM-1 – integrina β2 (CD11a/18)

Quimiotaxia

● Substâncias quimiotáticas clássicas   ● Quimiocina α   ● Quimiocina β

Bactérias   FMLP (formil peptídeo, p. 58)
Hospedeiro C5a (complemento)   Interleucina 8 (IL-8)   MCP-1
            LTB4 (leucotrieno, p. 49)   MIP-1α e 1β
            PAF (fator de ativação de plaqueta)   RANTES

107 Recrutamento de leucócitos, interação vasos-PMN

1 *Recrutamento*: na corrente sangüínea diminuída dos vasos dilatados, os PMNs se aproximam das paredes vasculares.
2 *Selectinas de contato*: moléculas da família das selectinas sob células endoteliais e PMNs "quebram" este movimento.
3 *"Rolamento"*: os PMNs rolam pela parede vascular guiados pela selectinas (ELAM-1).
4 *Ativação de integrinas*: quimiocinas do endotélio e do tecido ativam integrina β2 nos PMNs.
5 *Fixação/aderência*: ICAM-1 nas células endoteliais e integrinas (PMN) retêm o PMN. O PMN então vaga, por meio de quimiotaxia, para os espaços intercelulares expandidos.
6 *Transmigração/diapedese*: o PMN deixa a vênula. Ele vaga apicalmente para o fundo do sulco, isto é, em direção ao biofilme, guiado por quimiorreceptores (receptor hélice 7, ver HIV, p. 148).

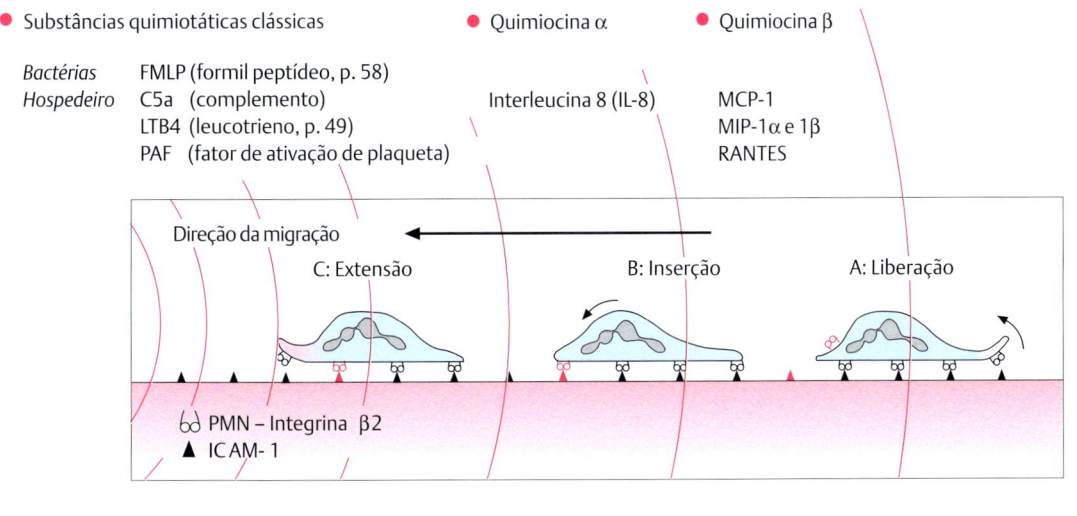

108 Migração de um PMN (da direita para esquerda): Desinserção – Inserção – Extensão

O PMN migra em direção às células e às substâncias da matriz ao longo do gradiente de diversas quimiocinas em contato com suas moléculas de integrina com ICAM-1. ICAMs são adesinas que pertencem à superfamília de genes de imunoglobulinas (p. 46); elas podem expressar em todos os componentes do tecido.

Patogênese II – histologia

Desde 1976, Page e Schroeder, baseados em uma revisão da literatura e nos seus próprios experimentos, descreveram o desenvolvimento histológico da gengivite e da periodontite. A sua agora clássica publicação diferenciou as gengivites inicial, precoce e estabelecida e estas da periodontite. Com o conhecimento atual, a "gengivite inicial" deixou de ser considerada como o estágio inicial da doença, mas sim como uma resposta fisiológica dos tecidos e do sistema imune ao biofilme dental, mesmo quando ele está presente em pequenas quantidades (Shroeder, 2000).

Gengivite precoce

Mesmo na gengiva clinicamente saudável, alguns granulócitos polimorfonucleares (PMNs) transmigram o epitélio juncional (p. 55). Se essa migração de PMN se torna acompanhada por um infiltrado contendo células T subepiteliais, a condição é referida como *gengivite precoce*. Apenas em crianças este estágio do processo de doença pode ser mantido por longos períodos.
Na maioria dos adultos, essa "lesão precoce" se desenvolve rapidamente em uma *gengivite estabelecida*, que pode variar consideravelmente.

109 Gengiva saudável
Muito pouco acúmulo de biofilme dental (área hachurada), epitélio juncional normal (vermelho), mínima profundidade do sulco (seta vermelha). Alguns leucócitos polimorfonucleares (PMNs, pontos azuis) transmigram o epitélio juncional em direção ao fundo do sulco. Aparato denso de fibras colágenas, fibroblastos intactos. Essa "condição" foi inicialmente descrita como "gengivite inicial".

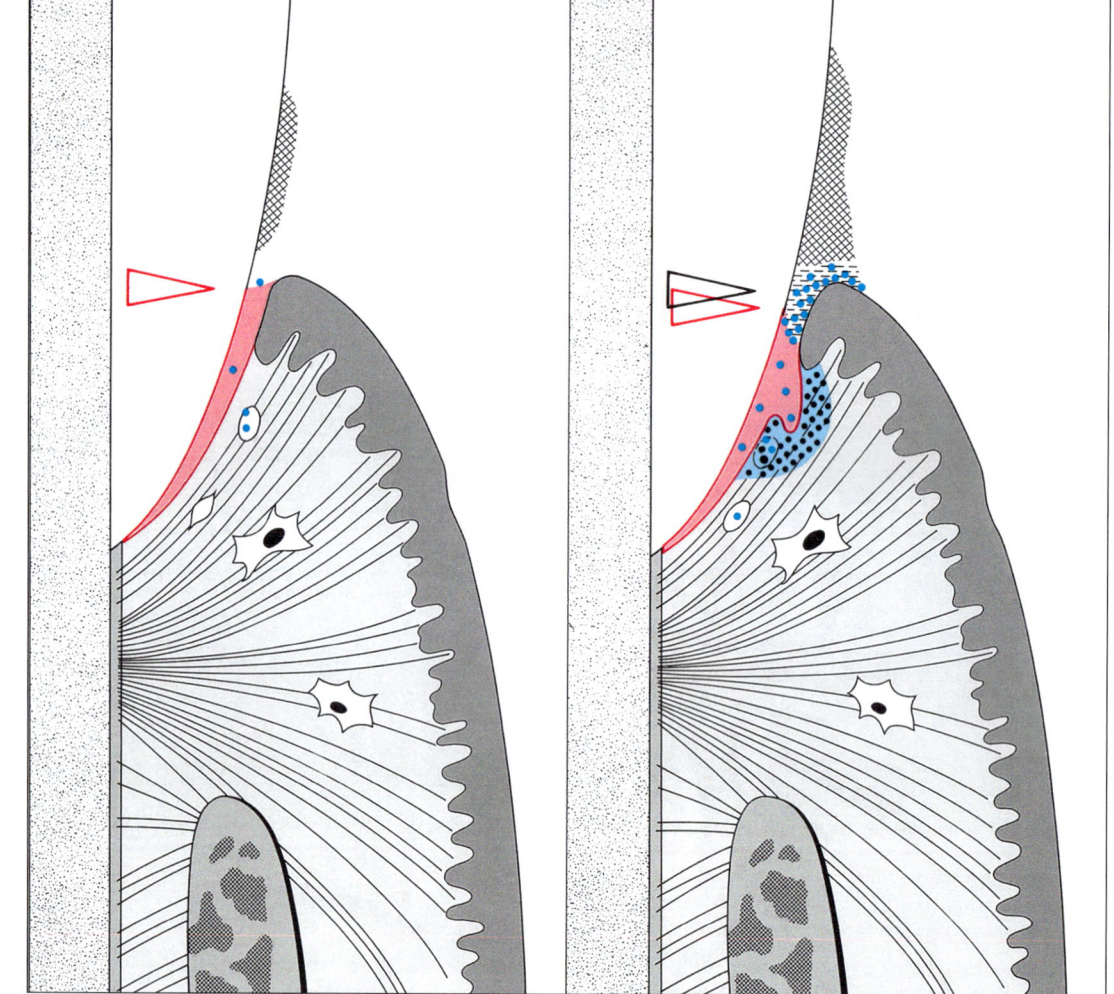

110 Gengivite precoce
Grande acúmulo de biofilme supragengival. Nessa lesão precoce, PMNs (pontos azuis) trasmigram o epitélio juncional e formam uma parede contra o biofilme bacteriano no sulco levemente aprofundado (seta vermelha apical ao limite do biofilme). Na área subepitelial, um infiltrado inicial de linfócitos é observado (pontos pretos).

Modificada de *R. Page e H. Schroeder, 1982*

	Gengiva saudável	Gengivite precoce
Biofilme	Pouco, maioria aeróbios gram-positivos	Maioria aeróbios gram-positivos
Epitélio juncional/ Epitélio da bolsa	Epitélio juncional normal	Alteração inicial e proliferação lateral do epitélio juncional coronalmente
Células inflamatórias vasculares, infiltrado Exsudato	Poucos PMNs do plexo vascular subepitelial transmigram o epitélio juncional. Muito pouco exsudato ("fluido do sulco"). Ausência de infiltrado de *round-cell*	Vasculite, fluxo de saída de proteínas séricas, migração de PMNs, acúmulo de células linfóides, domínio de células T, poucas células plasmáticas; surgimento de imunoglobulinas e complemento
Tecido conjuntivo Fibroblastos, colágeno	Normal	Alterações citopáticas dos fibroblastos; perda de colágeno no tecido conjuntivo infiltrado
Osso alveolar	Normal	Normal
Curso da doença	–	Lesão inicial: 8 a 14 dias após livre acúmulo de biofilme dental

Gengivite estabelecida

A gengivite estabelecida pode persistir por muitos anos sem se desenvolver em uma periodontite. Parece não ser causada por nenhum microrganismo específico, mas é influenciada pela sua quantidade e pelos produtos metabólicos do biofilme.

Periodontite

A transição de gengivite para *periodontite* (*lesão progressiva*) é causada, por um lado, por mudanças no potencial patogênico do biofilme dental e, por outro, por uma reposta do hospedeiro inapropriada ou inadequada à infecção, assim como a existência de fatores de risco (p. 55).

É possível identificar períodos de estagnação e exacerbação, que progridem lentamente (crônico) ou rapidamente (agressivo) dependendo do tipo de doença (p. 112).
As características histopatológicas das lesões gengival e periodontal não podem explicar a enorme variação individual e conseqüente dificuldade de classificar as formas da doença (colapso, progressão, etc.).
Apenas o mais recente conhecimento de biologia molecular torna possível entender os processos imunológicos dentro dos tecidos periodontais. Esses processos serão descritos nas próximas duas páginas.

111 Gengivite estabelecida
Acúmulo de biofilme aumentado leva a grandes influências nos constituintes da gengiva. Todas as características da gengivite permanecem, mas estas podem agora ser identificadas histologicamente, e podem variar na severidade. O epitélio juncional – "inserção epitelial" – torna-se apicalmente deslocado devido ao avanço do fronte de biofilme (bolsa gengival; seta), mas não existe perda de inserção de tecido conjuntivo. O infiltrado inflamatório diferenciado protege as estruturas mais profundas.

112 Periodontite
As diferenças histológicas mais importantes entre gengivite e periodontite incluem a progressão da perda de inserção de tecido conjuntivo e reabsorção óssea, assim como proliferação apical e ulceração parcial do epitélio juncional (epitélio da bolsa; a base da bolsa é indicada pela seta vermelha). Em fases agudas, existe invasão bacteriana dos tecidos resultando em micro e macroabscessos.

Gengivite estabelecida	Periodontite	
Gram-positivos e gram-negativos	Subepitelial, maioria anaeróbio e gram-negativo	**Biofilme**
Proliferação lateral do epitélio juncional; migração apical; formação de pseudobolsa	Proliferação apical do epitélio da bolsa, ulceração do epitélio da bolsa, formação verdadeira de bolsa	**Epitélio juncional/ Epitélio da bolsa**
Alterações inflamatórias agudas; células plasmáticas; imunoglobulinas em tecido conjuntivo e sulco; fluxo aumentado do fluido crevicular gengival; "parede" de leucócitos no fronte de biofilme	Manifestações inflamatórias agudas como na gengivite; excessivo infiltrado; domínio de células plasmáticas; exsudato supurativo parcial e abundante; expansão da inflamação e imunopatologia	**Células inflamatórias vasculares, infiltrado Exsudato**
Dano severo de fibroblastos, conseqüente perda de colágeno, estabilização dos exsudatos	Mais perda de colágeno nos tecidos infiltrados, fibrose simultânea nas áreas gengivais periféricas	**Tecido conjuntivo Fibroblastos, colágeno**
Normal	Reabsorção do osso alveolar (perda de inserção)	**Osso alveolar**
Manifesta-se em 3 a 4 semanas após acumulo de biofilme, mas pode persistir por muitos anos sem futura progressão	Períodos de estagnação e exacerbação, lenta ou rápida, dependendo do tipo de doença	**Curso da doença**

Patogênese III – biologia molecular

Mais de 20 anos após a descrição histológica da biologia estrutural das doenças periodontais (Page e Schroeder, 1976, pp. 56-57), Kornman, Page e Tonetti (1997) tentaram descrever a patogênese da gengivite e da periodontite considerando a biologia molecular atual e o novo conhecimento genético. Eles dividiram sua patogênese "expandida" em quatro estágios ou "fotografias momentâneas", que foram relacionadas em cada caso à mudança significativa na atividade do sistema imune:

1 Reações do periodonto saudável ao biofilme dental
2 Reações inflamatórias locais, iniciais agudas
3 Alta regulação da inflamação e infiltrado
4 Reações imunes crônicas; perda de inserção

As principais atividades das células e moléculas que participam das alterações locais no periodonto marginal são descritas resumidamente nas figuras abaixo.

113 Estágio 1:
Reações iniciais ao biofilme dental

O biofilme dental produz metabólitos, por exemplo, ácidos graxos (ácido butírico, ácido propiônico), e peptídeos FMLP e LPS, que estimulam as células do epitélio juncional a sintetizarem medidores inflamatórios (IL-8, TNFα, IL-1α, PGE2, MMP). Terminações nervosas livres produzem neuropeptídeos e histamina que regulam a *reação vascular local*. Mastócitos perivasculares liberam histamina, que gera liberação de IL-8 pelo endotélio no interior dos vasos. IL-8 atrai PMNs.

114 Estágio 2:
Ativação de macrófagos e sistema de proteína sérica

Esta reação vascular (p. 55) leva à liberação de proteínas (p. ex., complemento) para o tecido conjuntivo e ativa a *reação inflamatória local*. Em seguida, leucócitos e monócitos são recrutados. Macrófagos ativados produzem mediadores inflamatórios, como IL-1β, IL-1ra, IL-6, IL-10 e IL-12, TNFα, PGE2, MMP, IFNγ, assim como quimiotaxinas MCP, MIP e RANTES.

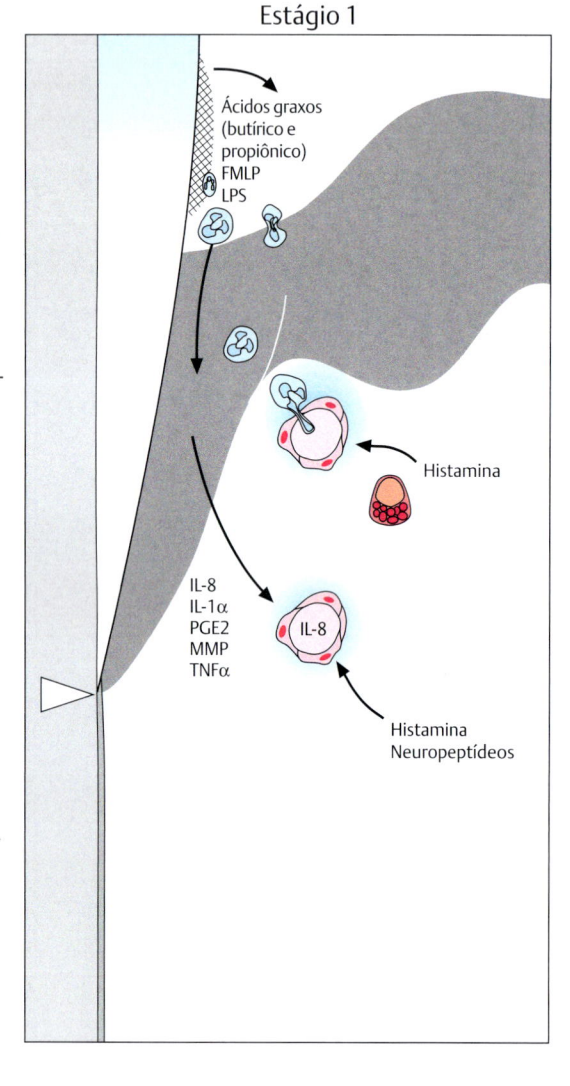

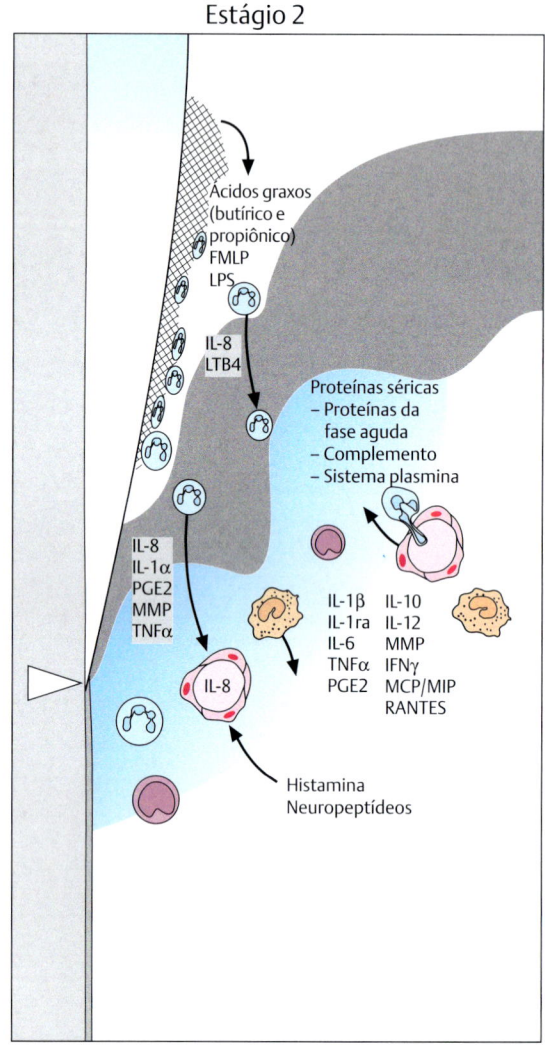

Células de defesa do hospedeiro

| PMN | Macrófago | Célula T | Célula B | Plasmócito | Mastócito | Fibroblasto |

Moléculas efetoras e sinalizadoras
Hospedeiro:
- citocinas
  *pró-inflamatórias
- eicosanóides
- proteases, etc.
  **quimiotaticamente efetivas

Bacterianas
- antígenos, toxinas e quimiotaxinas**

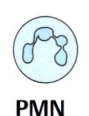

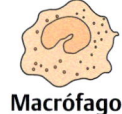

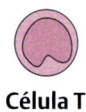

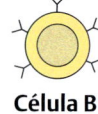

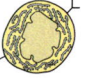

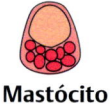

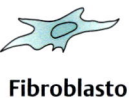

Abreviações para moléculas A-L
para todos os estágios

FMLP**	N-formil-metionil-leucil-fenilalanina
IgG	Imunoglobulina G
IL-1α*	Interleucina 1α
IL-1β*	Interleucina 1β

IL-1ra	Interleucina 1 receptor-antagonista
IL-2	Interleucina 2
IL-3	Interleucina 3
IL-4	Interleucina 4
IL-5	Interleucina 5
IL-6*	Interleucina 6
IL-8*	Interleucina 8

IL-10	Interleucina 10
IL-12*	Interleucina 12
IL-13	Interleucina 13
IFNγ*	Interferon γ
LPS	Lipopolissacarídeo

Patogênese III

Em um indivíduo saudável, o termo defesa local significa que os tecidos agredidos pelo biofilme dental recrutam e ativam apenas aquelas células e substâncias que são necessárias para uma resposta efetiva. Uma rede de mediadores (citocinas, prostanóides, enzimas) derivados de células imunes imigrantes e células residentes do hospedeiro serve para coordenar a situação atual e tenta, também, manter a homeostase tecidual o maior tempo possível, sem perda tecidual.

Se os microrganismos patogênicos continuam a exercer "pressão" por um período prolongado (inflamação crônica), e se a resposta imune não é suficientemente competente ("indivíduo suscetível"), o balanço tecidual tende para um estágio de colapso exacerbado que é potencializado por mediadores pró-inflamatórios e enzimas destrutivas.

Essas reações moleculares e celulares aos metabólitos bacterianos e fatores de virulência variam de modo considerável de pessoa para pessoa, mas possibilitam um entendimento das numerosas possíveis formas clinicamente relevantes de gengivite e periodontite.

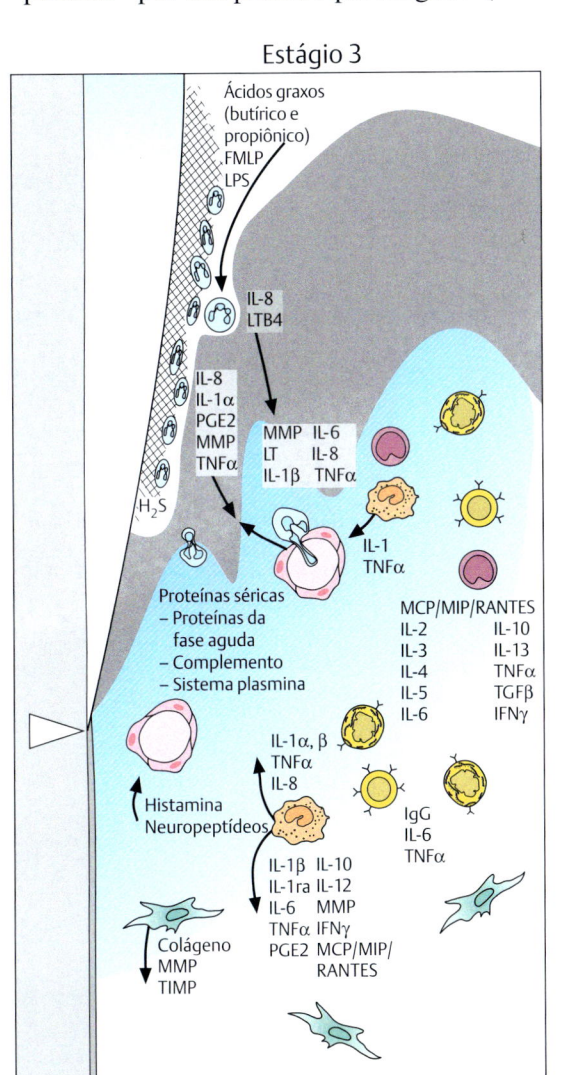

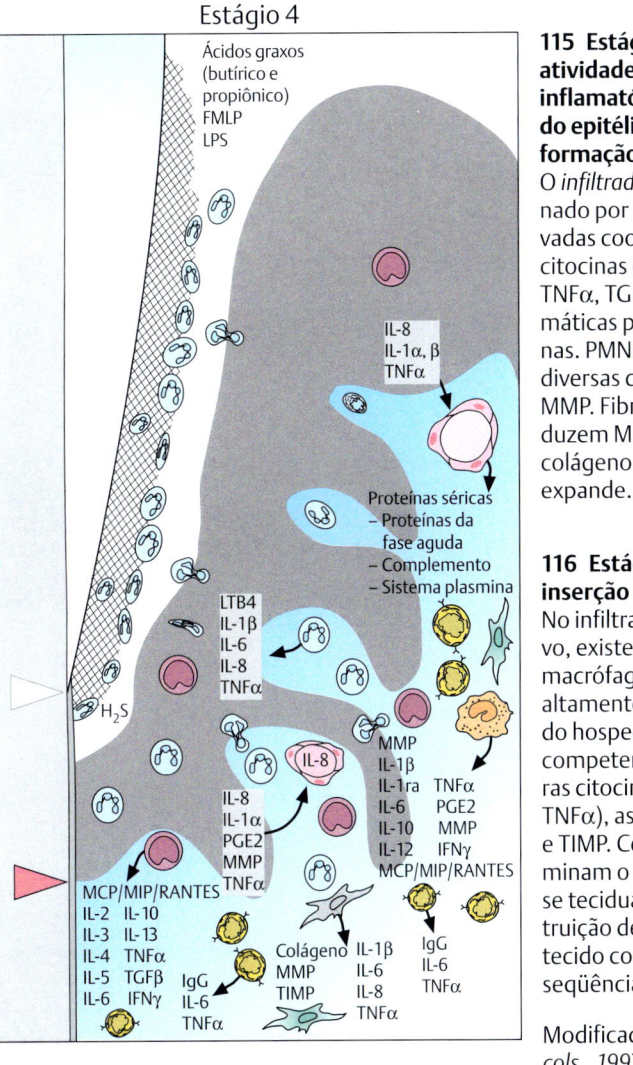

115 Estágio 3: regulação da atividade de células inflamatórias – o descolamento do epitélio juncional leva à formação de bolsa gengival
O *infiltrado inflamatório* é dominado por linfócitos. Células T ativadas coordenam a resposta via citocinas (IL-2 a 6, IL-10 e 13, TNFα, TGFβ, IFNγ). Células plasmáticas produzem Igs e citocinas. PMNs ativados sintetizam diversas citocinas, leucotrienos e MMP. Fibroblastos ativados produzem MMP e TIMP em vez de colágeno. O infiltrado (azul) se expande.

116 Estágio 4: perda de inserção inicial
No infiltrado do tecido conjuntivo, existe atividade elevada de macrófagos, com mediadores altamente regulados e reações do hospedeiro. Células imunocompetentes produzem inúmeras citocinas (IL-1β, IL-6, IL-8, TNFα), assim como PGE2, MMP e TIMP. Células plasmáticas dominam o infiltrado. A homeostase tecidual alterada leva à destruição de colágeno, matriz de tecido conjuntivo e osso. A conseqüência é a *periodontite*.

Modificada de K. Kornmann e cols., 1997

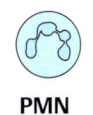

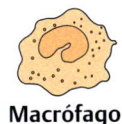

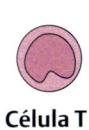

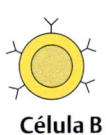

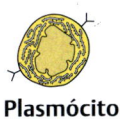

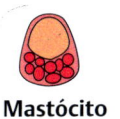

Células de defesa do hospedeiro

PMN | Macrófago | Célula T | Célula B | Plasmócito | Mastócito | Fibroblasto

Moléculas sinalizadoras e efetoras

Hospedeiro:
- citocinas
  *pró-inflamatórias
- eicosanóides
- proteases, etc.
  **quimiotaticamente efetivas

Bacterianas:
- antígenos, toxinas e quimiotaxinas**

Abreviações para moléculas L-Z
para todos os estágios

LTB4** Leucotrieno B4	MMP Metaloproteinases da matriz	TIMP Inibidores teciduais de MMP
MCP** Proteína quimioatrativa do monócito	PGE2 Prostaglandina E2	TGFβ Fator de crescimento transformador β
MIP Proteína inflamatória do macrófago	RANTES** Regulada na ativação, secretada e expressa por células T normais	TNFα* Fator de necrose tumoral α

Perda de inserção I – destruição de tecido conjuntivo

A perda de inserção (PI) é um dos primeiros sintomas em fases ativas de periodontite: matriz extra-celular e colágeno por exemplo, fibras do ligamento periodontal – são destruídos. O marco importante nesse processo é a mudança maior na atividade dos fibroblastos residentes: a homeostase tecidual é perdida, o balanço entre síntese e reabsorção é forçado a favor de mais destruição ativa. Essa estimulação de reabsorção tecidual pode ter causas diversas:

- Na *periodontite crônica*, os macrófagos, ativados por metabólitos bacterianos (LPS), acima de tudo, são aqueles que estimulam fibroblastos residentes a secretarem mediadores destrutivos (secundários) tais como PGE2 e enzimas (MMP). Esforços contínuos na pesquisa atual estão voltados para reduzir tal hiperatividade dos macrófagos por meio do uso de vários medicamentos.
- Na *inflamação aguda e em abscessos*, os PMNs do tecido conjuntivo são ativados pelas concentrações altamente elevadas de quimiocinas. Durante a "explosão respiratória" e subseqüentemente, há a liberação de uma quantidade massiva de enzimas (hidrolases ácidas, elastase, protease neutral, etc.) capazes de destruir o tecido do hospedeiro.

117 Tecido conjuntivo – homeostase de aposição e reabsorção
Influência de substâncias mensageiras (citocinas, fatores de crescimento primários) e mediadores secundários como PGE2, MMP e TIMP sobre os fibroblastos (FIB). A síntese e a reabsorção de matriz extracelular (fibras colágenas e substância *ground*) mantém-se em equilíbrio. Além disso, o número de células é regulado por sinais de proliferação e apoptose. A apoptose (morte celular geneticamente determinada) é iniciada por muitos mecanismos, na maior parte ainda a serem entendidos.

▲ aumentado
▼ diminuído

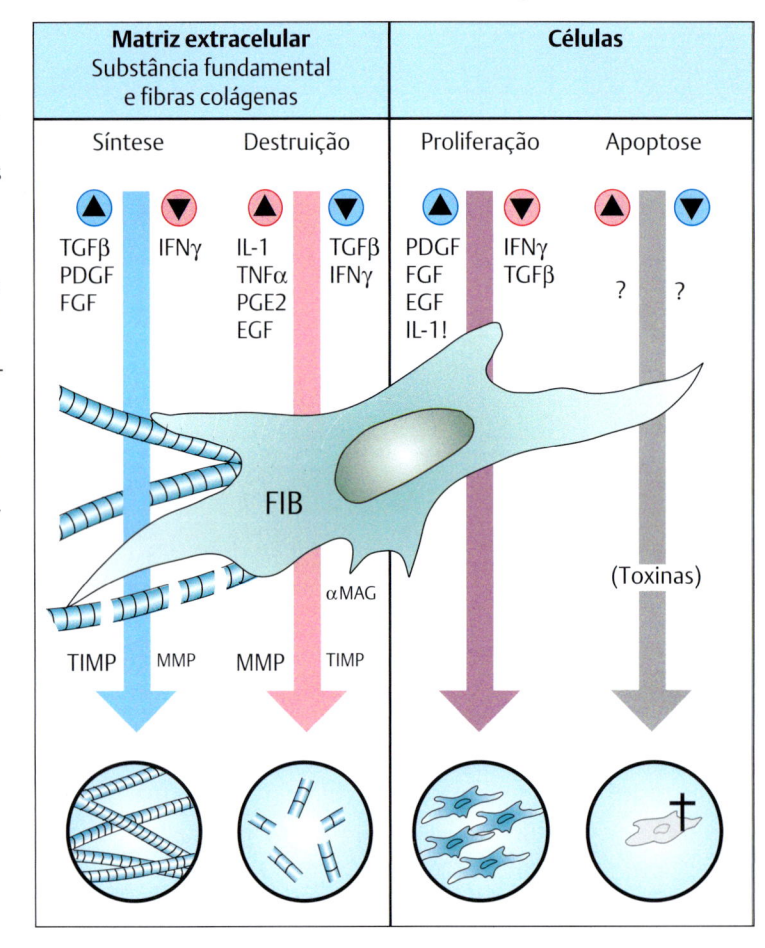

Lista alfabética dos mediadores
EGF Fator de crescimento epidérmico
FGF Fator de crescimento fibroblástico
IFNγ Interferon γ
IL-1 Interleucina 1
αMAG α-Macroglobulina
MMP Metaloproteinases da matriz
PDGF Fator de crescimento derivado de plaquetas
PGE2 Prostaglandina E2
TGFβ Fator de crescimento tecidual β
TIMP Inibidor tecidual de MMP
TNFα Fator de necrose tumoral α

118 Destruição provocada por inflamação de matriz do tecido conjuntivo e do osso
1 Macrófagos ativados por lipopolissacarídeo (LPS).
2 Mediadores inflamatórios (IL-1β, TNF, PGE2) e enzimas (MMP) aumentadas ativam fibroblastos e degradam *diretamente* o tecido conjuntivo e a matriz óssea.
3 Os fibroblastos também destroem colágeno por meio de MMP.
4 A reabsorção óssea resulta direta (via macrófago) ou indiretamente da estimulação de osteoclastos.

Modificada de *R. Page e cols.*, 1997

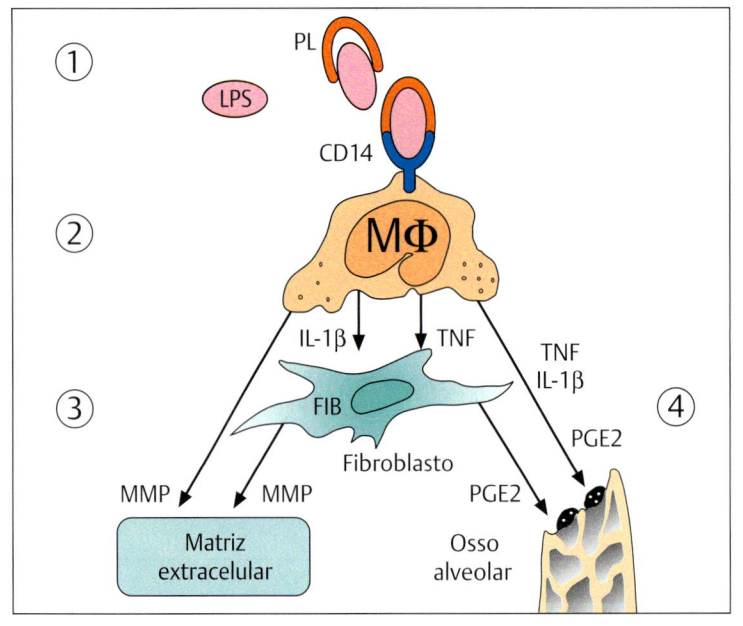

CD14 receptor LPS
IL-1β Interleucina 1β
PL proteína ligante de LPS
LPS Lipopolissacarídeo
MΦ Macrófago
MMP Metaloproteinases da matriz
PGE2 Prostaglandina E2
TNFα Fator de necrose tumoral α

Perda de inserção II – reabsorção óssea

Os diversos mecanismos que controlam a homeostase – mas também estão associados ao aumento da síntese e reabsorção do osso alveolar – são bem entendidos: os agentes provocadores da perda de tecido na periodontite são as substâncias bacterianas, como lipopolissacarídeos, ácido lipoteicóico (ALT), etc. Estes levam a uma liberação aumentada de citocinas e mediadores tais como IL-1, TNFα, IFNγ, fatores de crescimento (p. ex., proteínas ósseas morfogenéticas, BMP) e fatores locais como PGE2, MMP e outros (abreviações na legenda da figura, à esquerda).

Esses fatores estimulam a atividade de osteoclastos diretamente, ou podem agir indiretamente, primeiro nos pré-osteoclastos, e então aumentam o *pool* de células de reabsorção óssea. As substâncias bacterianas mencionadas e os mediadores do hospedeiro também demonstram uma repressão direta ou modulação de osteoblastos formadores de osso (Schwartz e cols., 1997).

Durante fases agudas, parece que é possível uma iniciação direta de reabsorção óssea por produtos bacterianos como LPS, ALT e peptideoglicanas.

Componentes estimuladores (+) e inibidores (-) de reabsorção óssea

Bactérias gram-negativas:
- **Ag** Antígenos
- **LPS** Lipopolissacarídeo

Bactérias gram-positivas:
- **Ag** Antígenos
- **ALT** Ácido lipoteicóico
- **E** Enzimas

Células do hospedeiro:
- **B** Células B
- **PC** Células plasmáticas
- **T_H** Células T auxiliares
- **MΦ** Macrófagos
- **FIB** Fibroblastos

Moléculas do hospedeiro:
- **C** Complemento
- **IL-1** Interleucina 1
- **IFNγ** Interferon γ
- **MMP** Metaloproteinases da matriz
- **PGE2** Prostaglandina E2
- **TIMP** Inibidor tecidual de MMP
- **TNFα** Fator de necrose tumoral α

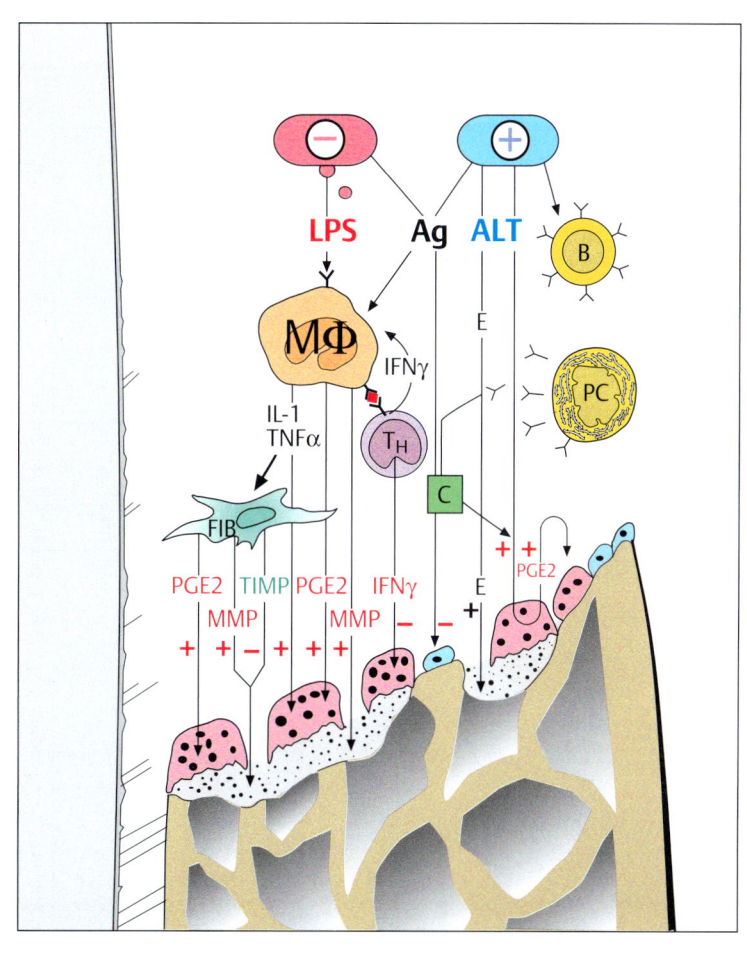

119 Mecanismos de destruição local de osso periodontal
As setas emanando dos macrófagos (MΦ) e dos fibroblastos estimulados (FIB) indicam a destruição enzimática de matriz orgânica óssea (MMP/TIMP). Os osteolastos multinucleados ativados (vermelho) reabsorvem *porções inorgânicas/minerais* do osso alveolar (liberação de fosfato de cálcio ácido). Os osteoclastos exibem, na sua superfície externa, um "sugador" e, no seu interior, uma borda tipo escova (secreção de ácidos, reabsorção de minerais liberados).

Fatores (de crescimento) locais adicionais:
- **BMP** Proteínas ósseas morfogenéticas
- **TGFβ** Fator de crescimento transformador β

Inibição de osteoblastos:
- **A1** A diferenciação dos pré-osteoblastos em osteoblastos é inibida
- **A2** Inibição da produção de TGFβ e BMP
- **A3** Inibição da produção de matriz

Estimulação de osteoclastos:
- **B1** Aumento da diferenciação de osteoclastos
- **B2** Aumento da atividade de osteoclastos

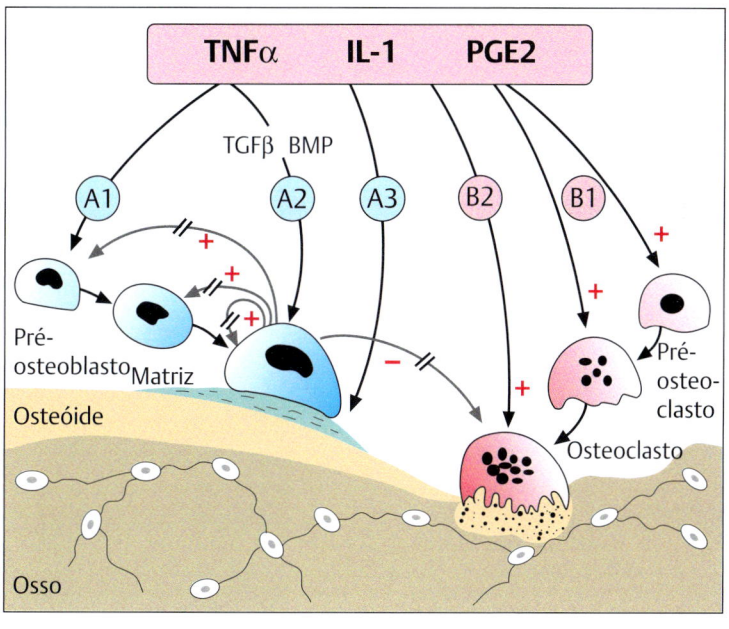

120 Remodelação óssea durante a progressão da periodontite – fatores locais de inibição e estimulação!
Os fatores locais liberados pelas células inflamatórias, pelos osteoblastos e pelos osteoclastos alteram a homeostase tecidual normal: os osteoblastos são inibidos ao passo que osteoclastos são estimulados. A diferenciação, a proliferação e a capacidade dos osteoclastos de sintetizar substâncias da matriz e citocinas (p.ex., por estimulação autócrina e parácrina) são então influenciadas.

Modificada de Z. *Schwartz e cols.*, 1997

Patogênese – características clínicas: da gengivite à periodontite

Os estágios da patogênese da gengivite e da periodontite foram anteriormente descritos histopatologicamente (p. 56) e em nível molecular (p. 58).

Em 1993, Offenbacher e colaboradores apresentaram um conceito promissor para explicar porque a presença das chamadas bactérias patogênicas (p. 33) é associada, em alguns pacientes, à gengivite e, em outros, à periodontite. O papel mais importante é desempenhado pelos granulócitos neutrófilos (PMN): se os PMNs exibirem um defeito de diapedese, uma falha em responder à quimiotaxia, mobilidade inadequada, incapacidade de fagocitose e "digestão" de bactérias, eles não conseguem prevenir a invasão bacteriana ou o estabelecimento do biofilme subgengival. Além disso, quando existe uma quantidade muito pequena de PMNs ou se as bactérias são capazes de evitá-los seletivamente, uma gengivite clinicamente estabelecida e visível irá se desenvolver (Schroeder, 1994). A progressão para periodontites crônica ou agressiva irá depender dos mecanismos imunológicos de defesa adicionais, da resposta inflamatória geneticamente determinada e das capacidades de cicatrização do tecido (suscetibilidade variável do indivíduo).

121 Diagrama clínico: da gengivite à periodontite
Metabólitos do biofilme ativam a defesa do hospedeiro. A resposta do hospedeiro varia individualmente e será mais ou menos severa dependendo da reação inflamatória → gengivite.

A Os *colonizadores iniciais (Ss e Av)* tornam possível a colonização por futuras espécies bacterianas (*Fn, Pi, Pg*) no biofilme em desenvolvimento (ver Figura 44). *Granulócitos polimorfonucleares* (PMNs) são as primeiras células de defesa dentro do sulco (Miyasaki, 1991). Se a resposta do PMN é defeituosa ou se as bactérias são capazes de evitar a resposta do PMN, as bactérias patogênicas se estabelecem na área subgengival e levam a uma *periodontite "limitada"*.

B Uma suposta parede de leucócitos, formada principalmente por PMNs, cobre o biofilme. O eixo de defesa inicial (*imunidade congênita*) consiste em células fagocitárias, complemento e anticorpos. Se o eixo falha, um eixo de defesa secundário (MΦ e células T) deve ser ativado: *imunidade adquirida*. O processo inflamatório torna-se crônico, e a periodontite progride. A reação MΦ/células T varia em intensidade: as tendências para inflamação e a genética da cicatrização são diferentes, e a progressão de periodontite também varia.

C Mecanismos de defesa do hospedeiro do infiltrado inflamatório criam este eixo secundário.

Modificada de *K. Miyasaki, 1991; S. Offenbacher e cols., 1993*

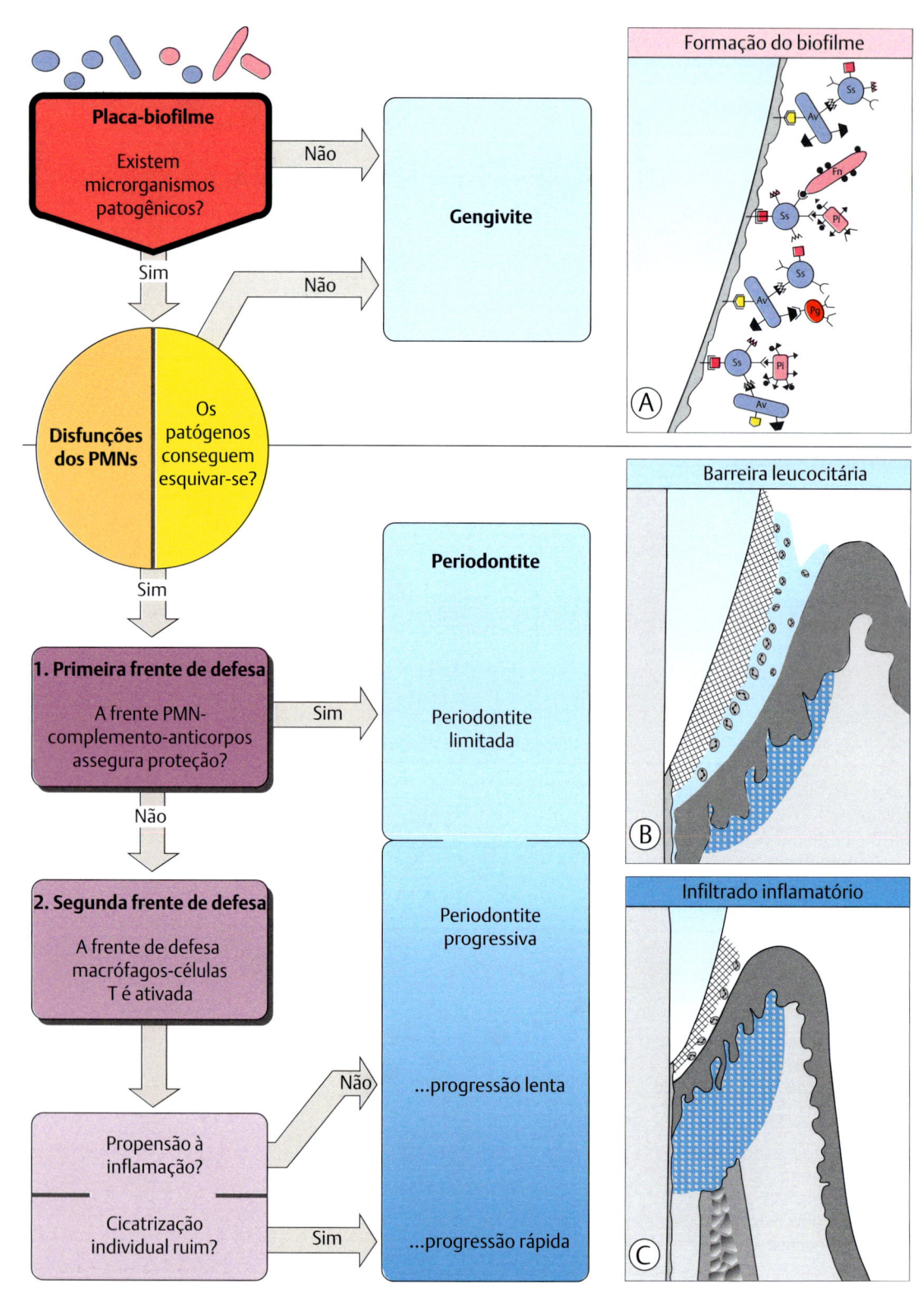

Curso cíclico da periodontite

Lesão estável – lesão progressiva ativa

A periodontite raramente progride continuamente. Na maioria das vezes, como demonstrado por Goodson e colaboradores (1982) e Socransky e colaboradores (1984), a perda de inserção ocorre, ciclicamente, em "surtos" em dentes individuais ou em superfícies dentárias individuais. Durante fases agudas, existe um aumento em número das bactérias móveis, gram-negativas e anaeróbias. Dentro de um período curto, pode ocorrer a *invasão microbiana* direta dos tecidos. Essa invasão reage a mecanismos agudos de defesa do hospedeiro, com a formação de *micronecrose* ou *abscessos* supurativos. A perda de inserção ocorre via destruição de colágeno.

Mecanismos adicionais ainda permanecem em discussão (Page e cols., 1997):

- Mudanças no biofilme com altos níveis de LPS; conseqüência: altos níveis de IL-1, TNF, PGE2 e MMP, com as conseqüências anteriormente discutidas.
- Distúrbio significativo dos gradientes quimiotáticos normais (IL-8, FMLP): os PMNs "explodem" dentro do tecido conjuntivo, que conseqüentemente é danificado.
- A diapedese dos PMNs é inibida por LPS de *P. gingivalis* e várias poliaminas: PMNs são efetivamente removidos da reação aguda de defesa.

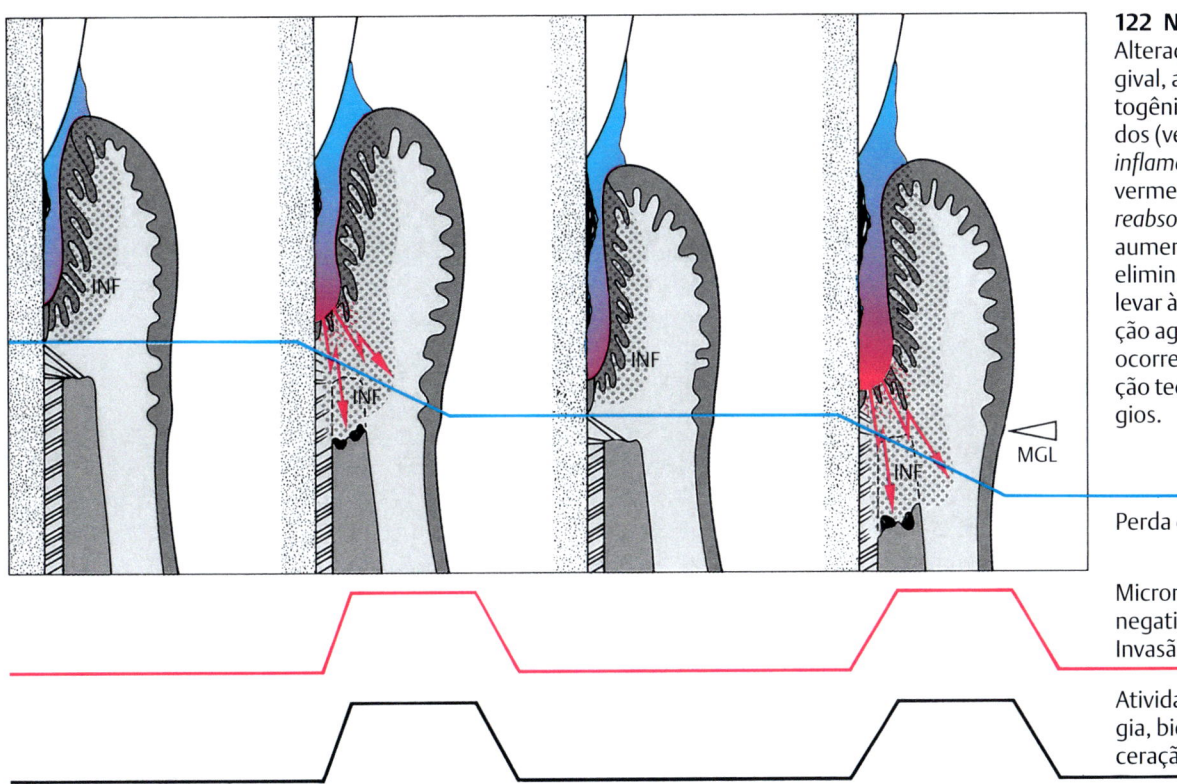

122 Natureza cíclica
Alterações no biofilme subgengival, aumento nas bactérias patogênicas e sua invasão nos tecidos (ver texto) produzem *reação inflamatória tecidual aguda* (setas vermelhas), *perda de inserção* e *reabsorção óssea*. Uma resposta aumentada do hospedeiro pode eliminar a agressão bacteriana e levar à *estagnação* da exacerbação aguda. Pode até mesmo ocorrer certo grau de regeneração tecidual durante tais estágios.

Perda de inserção

Microrganismos móveis gram-negativos anaeróbios
Invasão/infecção

Atividade: exsudato, hemorragia, biofilme, PMN, infiltrado, ulceração

Modificada de *M. Newman, 1979*

123 Perda de inserção "sítio-específica" regular e irregular
O gráfico (abaixo) revela profundidades de sondagem de 6 mm. Tais bolsas podem permanecer inativas por anos (**A**). É raro que a profundidade de sondagem aumente continuamente (**B**). Em superfícies dentárias individuais, é muito mais comum observar sintomas de atividade (fases **1** a **4**):

A A profundidade de sondagem se mantém constante por anos
B Processo contínuo: perda de inserção de 1 mm
C Quatro fases agudas: com perda de inserção
D Duas fases agudas: com perda de inserção e remissão

Modificada de *S. Socransky e cols., 1984*

Infecções periodontais e doenças sistêmicas

A periodontite nos torna doentes?

A forte influência de fatores do hospedeiro na patogênese e progressão da periodontite foi previamente descrita. Novos conhecimentos a partir de pesquisas têm demonstrado que a doença infecciosa crônica chamada periodontite pode também levar a sérias doenças sistêmicas em indivíduos particularmente suscetíveis. A periodontite, no mínimo, deve ser vista como um pesado fator de risco para essas doenças sistêmicas e multifatoriais (Mealey, 1999). Interações têm sido demonstradas, ou são suspeitadas, com as seguintes doenças sistêmicas:

- Doenças cardiovasculares: angina de peito, infarto do miocárdio, endocardite
- Dificuldade durante gravidez: nascimento prematuro, baixo peso neonatal, aumento na mortalidade infantil
- Derrame, abscessos cerebrais
- Infecções pulmonares
- Diabete melito (DM)

Doenças cardiovasculares: angina de peito, infarto do miocárdio, endocardite

Há muito tempo, são conhecidos os fatores de risco "clássicos" para este grupo de doenças: triglicerídeos e colesterol de baixa densidade elevados, estresse, tabagismo e ser do sexo masculino. Beck e colaboradores (1996) demonstraram, em um grande estudo longitudinal com mais de 110 homens, que a periodontite com grandes profundidades de sondagem aumenta o risco de doenças cardíacas coronarianas, independentemente de outros fatores de risco.

Em termos gerais, *qualquer infecção* é um fator de risco para aterosclerose, embolia e endocardite. Infecções com microrganismos gram-negativos são associadas com o fluxo de mediadores inflamatórios para o sistema vascular, incluindo ainda citocinas sistêmicas ativas (TNF, IL-1, IL-6), fatores de crescimento e prostaglandinas.

Alguns organismos gram-positivos também podem ser causais para doenças cardiovasculares graves: estreptococos da cavidade bucal, especialmente *S. sanguis*, podem levar ou suportar endocardite (De Bowes, 1998; Herzberg e Meyer, 1998; Meyer e Fives-Taylor, 1998; Chiu, 1999).

Problemas na gravidez: nascimento prematuro, baixo peso neonatal, aumento na mortalidade infantil

Nascimentos prematuros com peso neonatal abaixo de 2.500 g são a conseqüência direta de contrações e ruptura prematuras da membrana. Os fatores de risco incluem tabagismo, abuso de drogas e álcool, diabete, mãe jovem ou de idade avançada e infecção bacteriana do trato geniturinário.

Entretanto, em um de cada quatro casos, outras razões de nascimento prematuro e baixo peso neonatal são identificados (Offenbacher e cols., 1996, 1998; De Bowes, 1998). O início das contrações e o subseqüente nascimento são influenciados de modo significativo por prostaglandinas (PGE2, PGF2α – componentes da "pílula do dia seguinte" RU 486!), que são obviamente mediadores e que estão, como se sabe, aumentados em pacientes com periodontite.

Acidente vascular cerebral (AVC), abscessos cerebrais

Microrganismos de diferentes órgãos infectados podem alcançar o cérebro. Os organismos da cavidade bucal são raros por lá, e, como conseqüência, pesquisas apropriadas são escassas. Ziegler e colaboradores (1998) descreveram uma possível relação entre infecções orais (incluindo periodontite grave) e AVC. Abscessos cerebrais são geralmente resultado de infecções anaeróbias. Com exceção de relatos de casos separados, não existe nenhum estudo disponível para concluir de forma definitiva quais infecções cerebrais podem ser causadas por microrganismos orais (Saal e cols., 1988; Anderson e Horton; 1990).

Infecções pulmonares

Microrganismos bucais, nasais e faríngeos freqüentemente contaminam as vias aéreas superiores (De Bowes, 1998; Scannapieco e cols., 1998; Scannapieco, 1999). Pacientes clínicos e acamados, em especial aqueles com necessidades de cuidados constantes, com freqüência exibem higiene bucal pobre e um elevado nível de acúmulo de biofilme, o qual representa um reservatório significativo para uma potencial invasão patogênica do trato respiratório (Terpenning e cols., 1993).

Diabete melito (DM) – Tipo 1, Tipo 2

Intensiva pesquisa tem demonstrado que o diabete aumenta significativamente o risco à periodontite e sua progressão (p. 215). Outros estudos responderam à pergunta se a periodontite influencia o controle metabólico em pacientes diabéticos (Yki-Jävinen, 1989; Grossi e Genco, 1998; Lalla e cols., 2000). Rayfield e colaboradores (1982) encontraram relação direta entre o número de infecções agudas e complicações no controle do nível de glicose sangüínea. Existe uma boa correlação entre as infecções agudas e a resposta reduzida à insulina, uma condição que pode inibir a recuperação clínica após períodos prolongados (Sammalkorpi, 1989).

Etiologia e patogênese – resumo

Gengiva saudável

Os tecidos da gengiva saudável (pp. 8 a 13) contêm certo potencial de defesa contra os microrganismos do biofilme dental dentro das estruturas dos tecidos epitelial e conjuntivo. Mesmo em tecidos saudáveis, podem-se observar que as reações de defesa imunológica estão sempre presentes (interações entre hospedeiro e bactérias: o ser humano como um "biótopo").

Biofilme dental

Placa dental é um biofilme. Dentro de poucas horas após sua remoção completa, ela é restabelecida sobre a película da estrutura dental. O biofilme também ocorre como um acúmulo bacteriano sobre tecidos moles (superfícies mucosas) e, portanto, nem sempre é removido periodicamente por procedimentos comuns de higiene bucal! Bactérias gram-positivas iniciais proliferam e formam um biofilme organizado. Elas não invadem os tecidos do hospedeiro e, logo, apenas afetam tais tecidos pelos seus metabólitos.

Tecido conjuntivo

Os metabólitos bacterianos recrutam principalmente granulócitos polimorfonucleares (PMN) do plexo vascular subepitelial ativado. Os PMNs saem dos vasos em pequenos números. Nesse *estágio clínico saudável*, muito pouco ou quase nenhuma outra célula inflamatória é observada. Mediadores imunorregulatórios excedem muito os mediadores pró-inflamatórios. Não existe dano aos fibroblastos ou ao colágeno.

Epitélio juncional/sulco gengival

Adicionalmente aos constituintes plasmáticos sangüíneos (fluido sulcular), os PMNs vagam em pequeno número, seguindo o gradiente quimiotático, através dos espaços intercelulares do epitélio juncional, e entram no sulco gengival. Lá, eles formam uma parede de defesa contra o biofilme dental bacteriano, mas não são capazes de eliminá-lo por meio da fagocitose quando este se encontra organizado.
Com boa higiene bucal, o balanço entre a presença bacteriana e a defesa inicial não-específica (mediadores PMN da inflamação) pode ser mantido por anos. Essa "condição" foi inicialmente referida como "gengivite inicial", porém, considerando o conhecimento atual, ela não pode ser definida como uma "doença" verdadeira.
Os patologistas "antigos", da primeira metade do século XX, talvez definiriam essa situação histológica como "inflamação fisiológica" da gengiva.

Gengivite estabelecida

Se, em um paciente com gengiva saudável, é permitido ao biofilme que ele cresça e se torne maduro pela cessação das medidas de higiene bucal, as bactérias gram-negativas rapidamente estabelecem uma camada inicial, e seus metabólitos (LPS) atravessam o epitélio juncional e entram no tecido conjuntivo. Isso leva ao estabelecimento da *"gengivite precoce"* (Page e Schroeder, 1976). Essa condição é caracterizada pela elevação de PMNs e do fluxo do fluido sulcular. Na área subepitelial, podem-se observar primeiramente células T. Além disso, também é observada perda inicial de colágeno, alterações citopáticas dos fibroblastos locais e proliferação precoce lateral do epitélio juncional. Essa "lesão gengival precoce" é apenas um pré-estágio passageiro (4 a 14 dias) para a *gengivite estabelecida*. Apenas em crianças as lesões gengivais precoces podem persistir por períodos longos. Em adultos, podem-se observar quase que exclusivamente lesões de *gengivite estabelecida*, com diferentes graus de manifestação.

Biofilme dental

O biofilme persiste. A defesa do hospedeiro pode atacá-lo somente na superfície, e, se a higiene bucal é inadequada, ele irá se expandir amplamente. Com o tempo, as bactérias gram-negativas aumentam seu percentual.

Tecido conjuntivo

Como resultado da contínua difusão de antígenos e toxinas (LPS), cada vez mais macrófagos são ativados. Estes, por meio das citocinas pró-inflamatórias (TNF, IL-1, IL-6, IL-8) e de outros mediadores secundários de inflamação (principalmente, PGE2, p. 49), sinalizam as células endoteliais dos vasos para que elas permitam a saída de outras substâncias de células sangüíneas em adição aos PMNs e às proteínas plasmáticas. No infiltrado inflamatório em rápida expansão, ocorrem as reações humoral (imunoglobulinas de células B e células plasmáticas) e celular (células T). A defesa do hospedeiro agora se torna alvo via processamento de antígenos e produção de imunoglobulinas: fortalecimento da imunidade adaptativa específica, a segunda linha de defesa (pp. 43 e 62).

Epitélio juncional/margem/gengiva

O epitélio juncional prolifera lateralmente, mas não apicalmente.
O inchaço inflamatório (edema, hiperplasia) da gengiva pode tornar subgengivais os segmentos do biofilme, resultando em uma situação em que principalmente bactérias gram-negativas anaeróbias venham a residir dentro do sulco aprofundado (bolsa gengival, pseudobolsas). O resultado é a *gengivite estabelecida*. Neste ponto, não existe perda de inserção. Com tratamento adequado, essa gengivite é completamente reversível.

Periodontites crônica e agressiva

A etiologia e a patogênese de todas as formas de periodontite são similares. Entretanto, os vários cursos clínicos da doença (crônica, agressiva, etc.) podem ser explicados, por um lado, pelas diferenças de intensidade e qualidade da agressão bacteriana e, por outro, pela resposta do hospedeiro à infecção e também pelo número e tipo de fatores de risco colaterais.

Placa

A gengivite se desenvolve em periodontite com perda de inserção e formação de bolsas periodontais verdadeiras somente se o biofilme possuir bactérias periodontopatógenas em um certo nível crítico (p. 33) e em reação a uma inadequada resposta imune local em um indivíduo suscetível. Com o aumento da profundidade de sondagem, o biofilme progressivamente se torna mais gram-negativo e anaeróbio. Protegida dentro do biofilme, especialmente na área subgengival, a bactéria não pode mais ser eliminada pelos mecanismos de defesa do hospedeiro. Devido ao fato de que o biofilme se estabeleceu entre o dente e os tecidos moles vitais da bolsa, a restituição da saúde dos tecidos se torna virtualmente impossível.

As bactérias patogênicas virulentas têm a capacidade de destruir, em taxas elevadíssimas, a resposta de defesa e a homeostase tecidual, como foi descrito para a gengivite. Altas concentrações de LPS e a presença de inúmeros mediadores mantêm um controle estrito sobre as reações periféricas e locais do hospedeiro.

Gengiva/ligamento periodontal/osso alveolar

Em pacientes com periodontite, é muito comum que a gengivite seja sempre persistente, mas seu grau de gravidade pode variar muito. No caso da periodontite juvenil, agressiva (antigamente PJL), a inflamação gengival pode permanecer muito leve mesmo quando a perda de inserção é evidente (p. 116).

Na presença de fatores de risco não-modificáveis (genéticos) e/ou modificáveis (tabagismo), pode ocorrer aumento nos mediadores pró-inflamatórios (resposta inadequada do hospedeiro), uma condição que pode forçar os microrganismos periodontopatogênicos em direção apical e, dessa forma, envolver regiões profundas do periodonto (*ligamento periodontal e osso alveolar*) no processo destrutivo. O resultado é a destruição do aparato de suporte dentário e a perda de inserção (lesão progressiva; periodontite).

124 O "ponto principal": mediadores e as origens da periodontite
A *saúde* periodontal é caracterizada por poucas bactérias patogênicas, um baixo nível de citocinas pró-inflamatórias, prostaglandina E2, metaloproteinases da matriz (MMP), um alto nível de inibidores teciduais de MMP (TIMP) e citocinas que suprimem a reação imuno-inflamatória (IL-1ra, IL-10, TGFβ). Na *periodontite*, observa-se exatamente o oposto desse cenário.

Modificada de *R. Page e cols.*, 1997

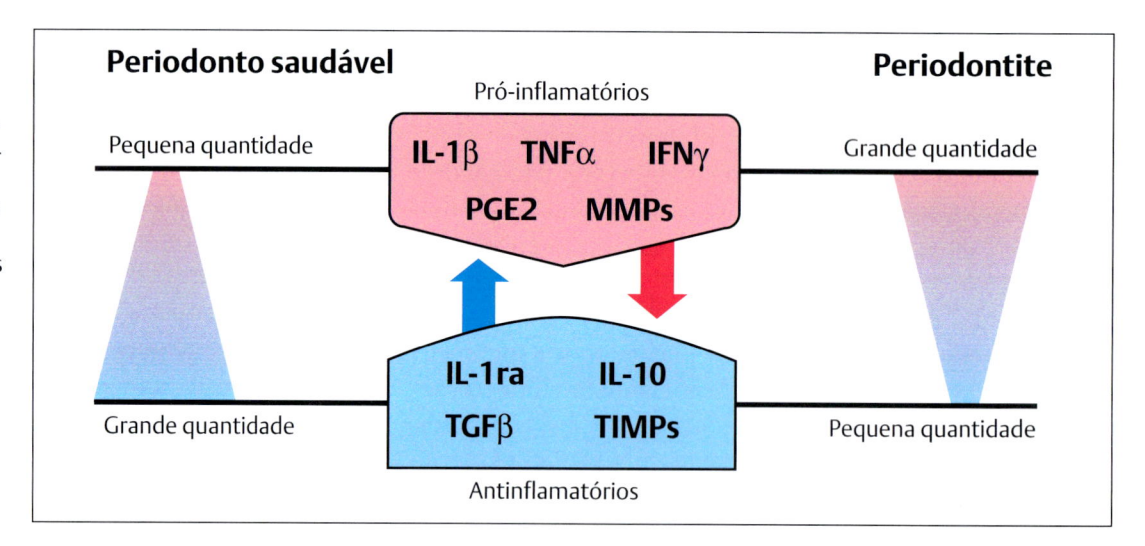

Fato

Ao final do dia, todas as reações biológicas clínicas, histológicas e moleculares previamente descritas são coordenadas por sinais moleculares de uma rede de citocinas ("*internet dos tecidos*") e por mediadores anabólicos/antinflamatórios ou catabólicos/pró-inflamatórios.

O conhecimento das interações desses fatores que guiam o processo permite o reconhecimento de formas individuais de periodontite (principalmente a forma agressiva), o diagnóstico e, conseqüentemente, o tratamento apropriado. Adicionalmente às técnicas tradicionais de diagnóstico (profundidade de sondagem, perda de inserção, nível de inserção, aparência radiográfica, índices de placa, índices de sangramento, etc.), já estão no mercado testes específicos de diagnóstico que modificam e aumentam o novo conhecimento: testes bacteriológicos (testes de DNA, p. 183) e de reação do hospedeiro (testes genéticos: polimorfismo genético da IL-1, p. 189). Hoje, pode-se esperar que, em um futuro próximo, as bases do mecanismo descrito na complexa doença que é a periodontite possam ser estabilizadas farmacológica, bioquímica ou geneticamente para prevenir a destruição dos tecidos periodontais. Espera-se que, em breve, a periodontite não seja simplesmente tratada por meios da terapia mecânica, mas, de preferência, que o diagnóstico clínico de indivíduos jovens ainda saudáveis possa possibilitar ao dentista meios para a escolha de medidas profiláticas para manter o processo de doença sob controle ou preveni-lo inteiramente.

Índices

As doenças inflamatórias da gengiva e do periodonto, bem como seus sintomas e agentes etiológicos (placa microbiana/biofilme), podem ser avaliadas clinicamente usando-se índices qualitativos e/ou quantitativos. Em geral, eles são usados em estudos epidemiológicos, mas também podem ser usados durante o exame clínico de pacientes individuais.

Os índices são expressos numericamente para descrever um critério de diagnóstico definido: o processo de doença ou sua gravidade é descrito ou classificado usando-se números (1, 2, 3, etc.). Índices simples avaliam somente a presença ou ausência de um sintoma ou um agente etiológico com "sim ou não", por exemplo: (+) = "sangramento", (–) = "sem sangramento".

Um índice apropriado permite avaliações quantitativas e qualitativas a respeito do critério sob investigação (doença, etiologia da doença), sendo simples, objetivo, reprodutível, rápido e prático. Ele também deve ser passível de uso pelo pessoal auxiliar. Os índices devem fornecer dados que podem ser usados para *avaliação estatística*.

Embora a maior parte dos índices tenha sido desenvolvida para *estudos epidemiológicos*, a padronização internacional entre vários grupos de pesquisa tem provado ser impossível: muitos investigadores usam vários índices ou não utilizam nenhum índice nos estudos de periodontite, eles preferivelmente coletam dados sobre profundidade de sondagem da bolsa e/ou perda de inserção em milímetros. Essa informação é utilizada para atribuir graus de gravidade. Graus de gravidade I a III: para profundidade de sondagem até 3 mm (I), entre 4 e 6 mm (II) e 7 mm ou mais (III). Outros epidemiologistas podem mensurar esses três graus de gravidade usando diferentes pontos de corte. Dessa forma, é muito difícil comparar precisamente os resultados dos vários estudos. Apesar disso, conclusões aproximadas podem ser feitas, por exemplo, a respeito da incidência mundial de periodontite (p. 75).

Índices também são usados na *prática privada com pacientes*. Em especial, biofilme dental e gengivite podem ser rapidamente avaliadas por meio de números.

A mensuração repetida de um índice durante a terapia preventiva ou ativa pode ajudar a determinar o grau de motivação/adesão do paciente, bem como o sucesso ou fracasso do tratamento.

Neste capítulo, somente alguns dos inúmeros índices disponíveis serão rapidamente descritos, principalmente aqueles que são usados em estudos epidemiológicos internacionais, bem como alguns que são indicados para o uso em pacientes individuais na prática privada.

Índices de placa
- Índice de placa (IP) – O'Leary e cols., 1972
- Índice de placa proximal (IPP) – Lange, 1986
- Índice de placa (IP) – Silness e Löe, 1964

Índices de gengivite
- Sangramento à sondagem (SS) – Ainamo e Bay, 1975
- Índice de sangramento da papila (ISP) – Saxen e Mühlemann, 1975
- Índice gengival (IG) – Löe e Silness, 1963

Índices periodontais
- Índice de doença periodontal (PDI) – Ramfjord, 1959
- Índice periodontal comunitário de necessidade de tratamento (CPITN) – OMS, 1978
- Periodontal Screening and Recording (PSR) – ADA/AAP, 1992

"Índice de recessão gengival"
- A recessão pode ser medida em mm a partir da junção cemento-esmalte até a margem gengival (Jahnke e cols., 1993, p. 162) ou pode ser classificada de acordo com Miller (1985, p. 162-163).

Índices de placa

125 Índice de placa simplificado, IPS – avaliação do controle de placa RECORD, PCR (PI; PCR- O'Leary e cols., 1972)
Esse índice preciso avalia a presença de biofilme supragengival nas quatro superfícies do dente. Para esse teste, o biofilme é corado. A presença (+) ou ausência (−) deste é anotada em uma ficha de exame simples, e a incidência de biofilme na cavidade bucal é expressa como uma porcentagem exata.
- PI é um índice para a prática.

126 Índice de placa interproximal – IPI (Lange, 1986)
Depois da aplicação de uma solução corante, uma decisão simples do tipo sim/não é realizada para ver se as *faces interproximais* examinadas são cobertas por biofilme (+) ou não (−). A proporção dos espaços interproximais cobertos por biofilme é expressa em percentagem. Geralmente, da mesma forma como o índice de sangramento da papila (ISP, Figura 129), os espaços interproximais são avaliados apenas em uma superfície, ou seja, vestibular (Q2 e Q4) ou lingual (Q1 e Q3). O IPI é indicado para a coleta de dados e motivação do paciente. Correlaciona-se com o ISP e é calculado de acordo com a fórmula abaixo:

$$IPI = \frac{\text{Número de sítios com biofilme dental}}{\text{Número de sítios examinados}} \times 100$$

Direita: o problema da falta de dentes (em escuro). Se apenas um dente está faltando (acima), a contagem do sítio permanece intacta; se dois dentes adjacentes estão faltando (abaixo), uma contagem do sítio está perdida. Nos quadrantes apresentados (2 e 3), o API é 69%.

127 Índice de placa (IP; Silness e Löe, 1964)
Esse índice mensura a espessura do biofilme ao longo da margem gengival; somente esse biofilme está envolvido na etiologia da gengivite. Para visualizá-lo, os dentes são secos com ar. O biofilme não é corado.

O IP é indicado para os estudos epidemiológicos nos quais o índice gengival (IG) é mensurado simultaneamente. É menos útil nas avaliações clínicas de rotina no consultório.

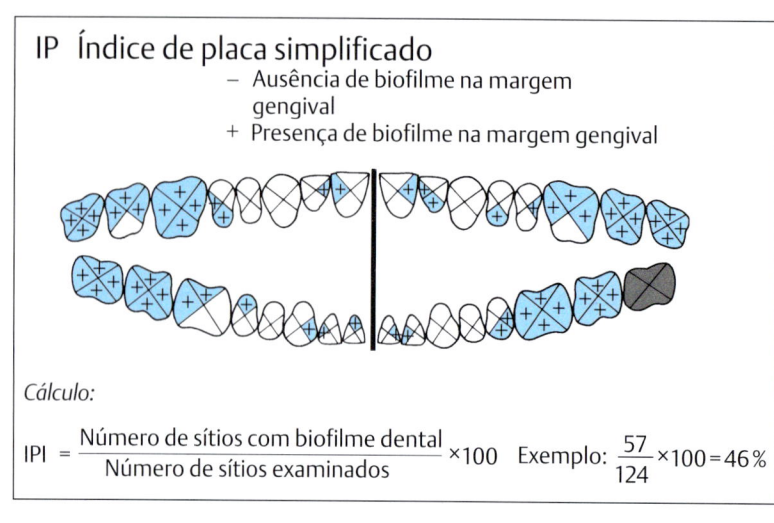

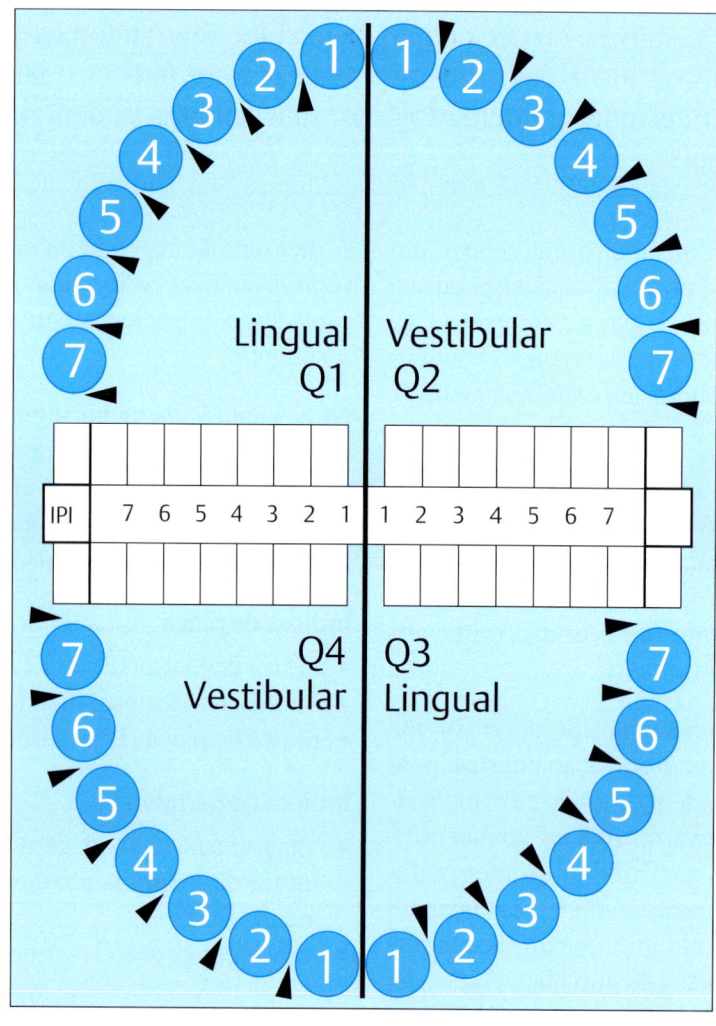

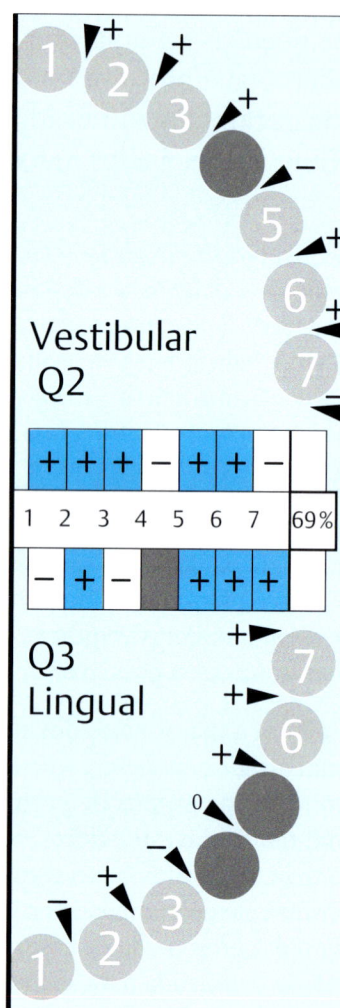

IP Índice de placa simplificado
− Ausência de biofilme na margem gengival
+ Presença de biofilme na margem gengival

Siglas	Escores
IP = PCR	⊕ e ⊖

Cálculo:

$$IPI = \frac{\text{Número de sítios com biofilme dental}}{\text{Número de sítios examinados}} \times 100 \quad \text{Exemplo:} \quad \frac{57}{124} \times 100 = 46\%$$

Escores		
0	**Sem** biofilme dental	
1	**Camada fina** de biofilme na margem gengival, somente detectável com o uso da sonda	
2	**Camada moderada** de biofilme ao longo da margem gengival; espaços interdentais livres, mas o biofilme é visível clinicamente	
3	**Biofilme abundante** ao longo da margem gengival; espaço interdental preenchido com biofilme	

Siglas	Escores
IP	0–3

Índice gengival

Escores | Siglas
⊕ e ⊖ | SS

SS Sangramento à sondagem
- Ausência de sangramento à sondagem
+ Presença de sangramento à sondagem

Cálculo:

$$SS = \frac{\text{Número de sítios sangrantes}}{\text{Número de sítios examinados}} \times 100 \quad \text{Exemplo } \frac{71}{124} \times 100 = 57\%$$

Índice gengival

128 Sangramento à sondagem – SS (Ainamo e Bay, 1975)
Assim como no PI (Figura 125), as quatro superfícies dos dentes são avaliadas com relação ao sangramento à sondagem (+) ou não (–). A gravidade da gengivite é expressa em porcentagem. Devido ao fato de que mais de 100 sítios devem ser avaliados, o SS é indicado somente para avaliação individual do paciente (isto é, coleta de dados, reavaliação).

129 Índice de sangramento da papila – ISP (Saxer e Mühlemann, 1975)
O ISP discerne quatro *intensidades diferentes* de sangramento após a sondagem cuidadosa da margem gengival na região papilar. (ver p. 70). A sondagem é realizada nos quatro quadrantes. Para simplificar a anotação do ISP, os quadrantes 1 e 3 são sondados somente nas faces linguais, e os quadrantes 2 e 4, nas faces vestibulares (veja as setas pretas no diagrama). Os escores do sangramento são anotados na ficha clínica (centro).
O ISP pode ser apresentado como *número total de sangramento* (= soma de todos os valores) ou como um índice (gravidade média), como mostra a fórmula abaixo:

$$ISP = \frac{\text{Número de sítios com sangramento}}{\text{Número de sítios avaliados}}$$

- O ISP é importante para o clínico, pois permite a ele comparar estimativas ao longo do tempo (motivação do paciente, fatores de risco).

Esquerda: nesse exemplo (quadrantes 2 e 3), o ISP é 2,1; o número total de sangramento é 27. Dentes faltantes? Compare com a Figura 126, à direita.

130 Índice gengival – IG (Löe e Silness, 1963)
O IG registra a inflamação gengival em três graus. É medido em seis dentes selecionados (16, 12, 24, 36, 32, 44; conforme Figura 127) nos sítios vestibulares, lingual, mesial e distal. O sinal de sangramento corresponde ao escore 2.

- O IG foi desenvolvido para estudos epidemiológicos. É menos aplicável para pacientes individuais, pois as diferenças entre níveis dos valores são muito grosseiras.

Escores	
0	Gengiva saudável, sem inflamação, sem vermelhidão (eritema), sem sangramento
1	Inflamação leve, leve eritema, alterações superficiais mínimas. **Sem sangramento**
2	Inflamação moderada, eritema, **sangramento à sondagem**
3	Inflamação grave, eritema grave e inchaço, **tendência ao sangramento espontâneo**, possível ulceração

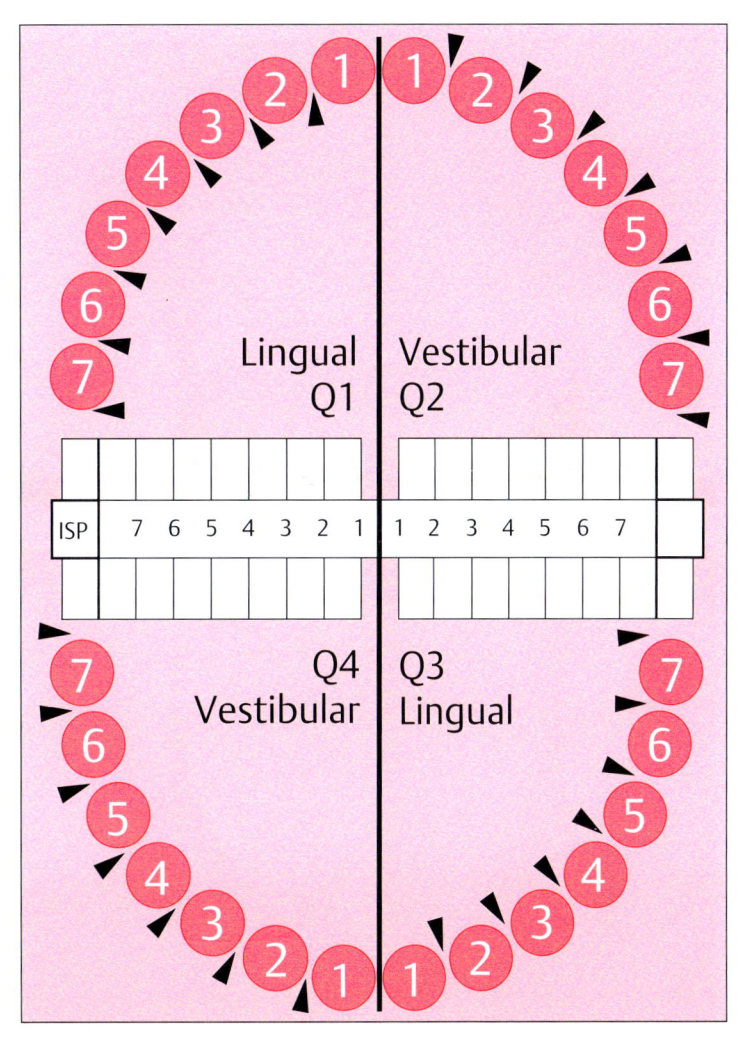

Escores | Siglas
0–3 | IG

Índice de sangramento da papila (ISP)

O ISP foi desenvolvido para o uso na prática privada, e não para estudos epidemiológicos. É um *indicador sensível* da gravidade da inflamação gengival em pacientes. A verificação do ISP não leva muito tempo, visto que somente 28 sítios são medidos na dentição (Saxer e Muhlemann, 1975). O ISP tem provado ser particularmente útil para avaliar inflamação na papila interdental pelo registro do sangramento à sondagem nas áreas interdentais durante o tratamento. O índice oferece, portanto, uma excelente forma de *motivação do paciente* (p. 222). Enquanto o paciente olha no espelho, o dentista pode medir a intensidade da inflamação papilar. O paciente pode ver quando o tecido gengival sangra, o que o ajuda a perceber onde os sítios doentes estão localizados. Ele também irá perceber e experimentar a redução do quadro de inflamação por meio da repetição dos índices realizados durante cada visita do tratamento, e isso é uma grande motivação para a colaboração contínua do paciente.

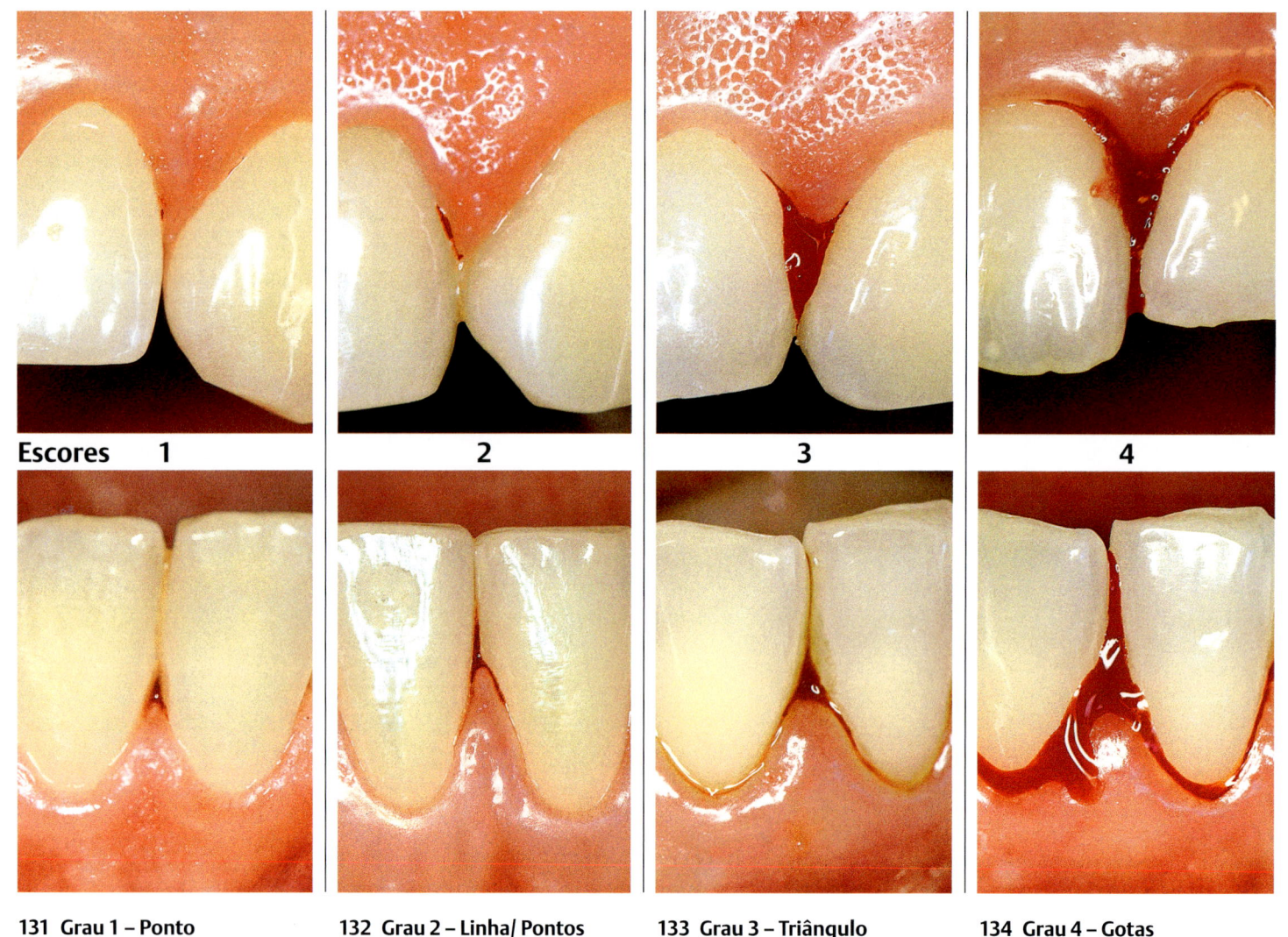

Escores 1   2   3   4

131 Grau 1 – Ponto
20 a 30 segundos depois de sondar o sulco mesial e distal com a sonda periodontal, um ponto único de sangramento é observado.

132 Grau 2 – Linha/ Pontos
Uma fina linha de sangue ou vários pontos de sangramento se tornam visíveis na margem da gengiva.

133 Grau 3 – Triângulo
Um triângulo interdental torna-se mais ou menos preenchido por sangue.

134 Grau 4 – Gotas
Sangramento abundante. Imediatamente depois da sondagem, um fluxo de sangue dentro da área interdental cobre parte dos dentes e/ou gengiva.

Registrando o ISP

O sangramento é provocado pela passagem de uma sonda periodontal romba na margem gengival por meio de pressão leve dos dedos da base da papila para as pontas em direção distal e mesial do dente. Depois de *20 a 30 segundos*, quando o quadrante for totalmente sondado, a intensidade de sangramento é avaliada em quatro escores e anotada na ficha clínica.

A soma dos valores anotados revela o "*número de sangramento*". O ISP é calculado dividindo-se o número de sangramento pelo número total de papilas examinadas.

Índices periodontais

A determinação da gravidade da periodontite por meio do uso de um índice é realmente impossível. Em comparação com os índices da gengivite, que somente registram a intensidade de inflamação, qualquer índice de periodontite deve, acima de tudo, medir a profundidade de sondagem da bolsa e a perda dos tecidos de suporte dos dentes (perda de inserção). Índices periodontais têm sua maior importância nos estudos epidemiológicos. Na clínica privada, o índice periodontal pode proporcionar uma rápida visão das condições do paciente.

Muitos anos atrás, diversos estudos epidemiológicos foram realizados usando o Índice de Doença Periodontal (PDI), de Ramfjord (1959). Mais recentemente, o CPITN tem sido recomendado pela Organização Mundial da Saúde (OMS; p. 72). O CPITN foi modificado pela Associação Americana de Odontologia (ADA, 1992) e pela Associação Americana de Periodontologia (AAP, 1992) para uso no diagnóstico rápido na prática odontológica (PSR, p. 73).

Índice de doença periodontal (PDI)

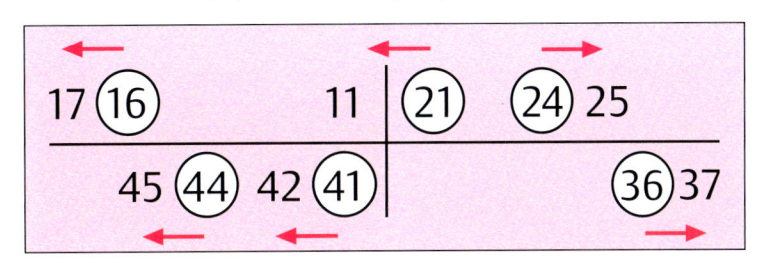

17 ⑯   11 | ㉑ ㉔ 25
45 ㊹ 42 ㊶   ㊱ 37

Escore	
0	Livre de inflamação / Sem alterações gengivais
Gengiva	
1	Gengivite leve a moderada em sítios isolados na gengiva marginal
2	Gengivite leve a moderada ao redor do dente
3	Gengivite grave, eritema visível, hemorragia, ulceração gengival
Periodonto	
4	Perda de inserção de 3 mm medida a partir da junção cemento-esmalte
5	3 a 6 mm de perda de inserção
6	Perda de inserção maior que 6 mm

135 Mensuração do PDI usando os dentes propostos por Ramfjord – dentes substitutos
Ramfjord demonstrou que para estudos epidemiológicos, seis dentes (circulados) poderiam ser representativos do exame periodontal completo. Se algum dos "dentes de Ramfjord" estiver faltando, os dentes adjacentes (não-circulado) seriam utilizados.

136 Índice de doença periodontal (PDI) – escores de gravidade
Dentro do PDI, os escores 1, 2 e 3 representam o índice de gengivite, enquanto os escores 4, 5 e 6 representam um índice para a extensão da destruição periodontal (perda de inserção) independente da gengivite e da profundidade de sondagem.

O PDI não está indicado para a clínica privada, mas pode ser usado em estudos epidemiológicos.

Índice de doença periodontal (PDI)

O PDI não inclui o exame de todos os 28 dentes (terceiros molares são excluídos em quase *todos* os índices), mas uma amostra de seis dentes que são representativos de todos os dentes. Esses seis dentes foram escolhidos para que cada tipo de dente estivesse representado, sendo que ambas as arcadas e cada quadrante são levados em consideração: dentes 16; 21, 24; 36; 41 e 44. Esses são os dentes denominados de "dentes de Ramfjord". Se algum destes dentes estiver faltando, o dente distal adjacente (17, 11; 25; 37; 42 ou 45, respectivamente) pode ser usado como substituto (Marthaler e cols., 1971).
Esses dentes selecionados são avaliados no PDI para a gengivite e perda de inserção, utilizando-se três escores para cada. Para os escores de periodontite 4, 5 e 6, a profundidade de sondagem (profundidade de bolsa) *não* é mensurada; em vez disso, a distância da junção cemento-esmalte até o fundo da bola é mensurada (perda de inserção).
Um escore médio de PDI (p. ex., 2,8) *não pode* ser interpretado separadamente para indicar que somente gengivite está presente (escore 3) ou para o diagnóstico se a perda de inserção já ocorreu em dentes isoladamente. Por exemplo, gengivite leve e perda de inserção leve em poucos dentes podem levar a um valor médio menor que 3. Dessa forma, os escores 1 a 3 e 4 a 6 devem ser avaliados separadamente.

Índice periodontal comunitário de necessidades de tratamento (CPITN)

O CPITN foi desenvolvido em 1978 pela Organização Mundial de Saúde (OMS, 1978; Ainamo e cols., 1982). Ele é usado primeiramente em estudos epidemiológicos (p. 76). A maior diferença entre o CPITN e os outros índices é que ele determina não somente a gravidade da gengivite (sangramento) e da periodontite (profundidade de sondagem da bolsa), mas também nos fornece informação a respeito do tipo da doença e a extensão da terapia necessária. Dessa forma, o CPITN fornece conclusões não somente a respeito da incidência da gengivite e da periodontite em uma população, mas também a respeito do custo, em tempo e dinheiro, que será necessário para o tratamento de um grupo da população.

O CPITN não considera a perda de inserção no dente; em vez disso, ele leva em conta somente as situações clínicas que requerem tratamento:

- Inflamação gengival
- Sangramento
- Cálculo
- Profundidade de sondagem da bolsa

O CPITN é mensurado usando-se uma sonda especial em todos os dentes, e as áreas mais graves em cada sextante são anotadas na ficha clínica.

137 Sondas especiais e os códigos 0 a 4 para avaliação do CPITN e do PSR
Essas sondas são caracterizadas por uma pequena esfera de 0,5 mm de diâmetro e uma faixa preta entre 3,5 e 5,5 mm.

Para uso clínico, marcas adicionais nos 8,5 e 11,5 mm podem ser incluídas. A sondagem é realizada com uma força controlada de 0,25 N. O maior escore em cada sextante é registrado em uma ficha clínica (ver a seguir).

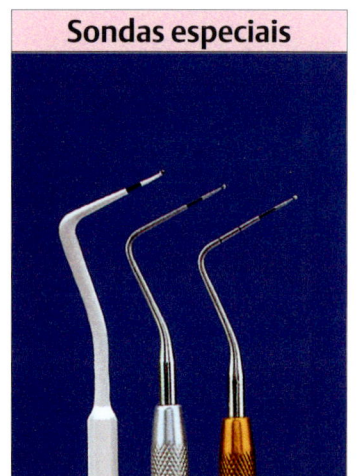

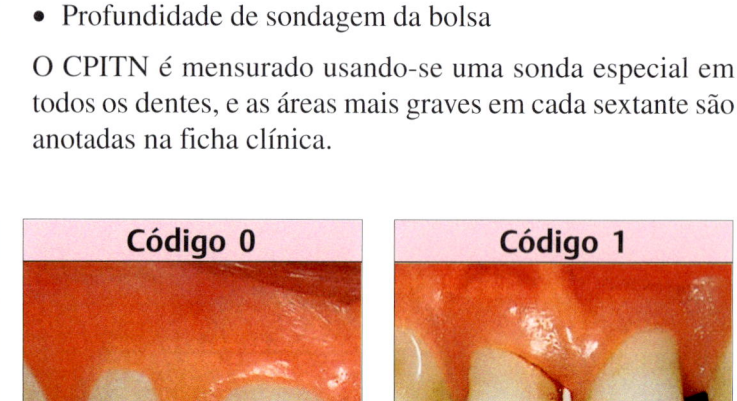

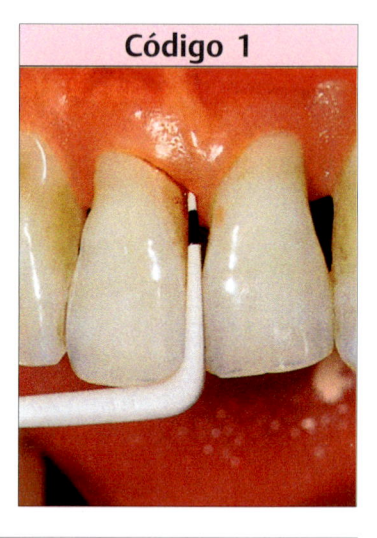

138 Definições dos códigos do CPITN e do PSR
Códigos 0 a 4 definem saúde (0) ou doença na gengiva e no periodonto (1 a 4). Em princípio, os códigos são iguais para os dois índices. Como foi desenvolvido para a prática privada, o PSR é um pouco mais detalhado do que o CPITN. Além dos códigos normais, um asterisco (*) pode ser adicionado como indicação de que o caso é mais complicado e apresenta:

- Envolvimento de furca
- Mobilidade acentuada do dente
- Problemas mucogengivais (falta de gengiva inserida)
- Recessão maior que 3 mm

Exemplo de tabela para registro da PSR:

4*	1	3
3	2*	3

Comentários:
- Sextante livre de bolsa na região anterior, mas recessão grave no sextante anterior da mandíbula (*)!
- Bolsas de até 5 mm nos sextantes 3, 4, 6
- Sextante 1: envolvimento de furca e bolsas de 7 mm.

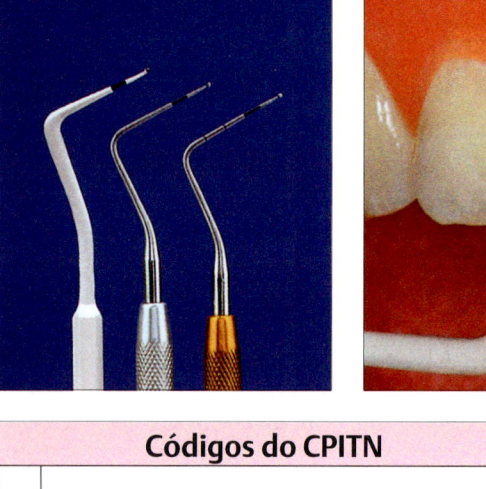

	Códigos do CPITN	Códigos do PSR	
0	– Saudável	– Sem sangramento – Sem cálculo – Faixa da sonda 100% visível	0
1	– **Sangramento** à sondagem – SS	– **Sangramento** – Sem cálculo ou restaurações com defeito – Faixa da sonda 100% visível	1
2	– **Cálculo** supra e subgengival – Irritações marginais iatrogênicas	– Sangramento – **Cálculo** – Faixa da sonda 100% visível	2
3	– **Bolsas** rasas, de até 5 mm	– **Faixa da sonda parcialmente visível** Profundidade de sondagem de 3,5 a 5,5 mm	3
4	– **Bolsas** profundas, de 6 mm ou mais	– **Faixa da sonda não é visível** Profundidade de sondagem maior que 6 mm	4

Periodontal Screening and Recording (PSR)

O PSR é uma modificação do CPITN que foi desenvolvida pela Academia Americana de Periodontologia (AAP, 1992) e pela Associação Americana de Odontologia (ADA, 1992). Do mesmo modo que o CPITN, o PSR é um procedimento relativamente rápido e não requer muitas anotações (sem "guerra de papéis"). Esse índice é usado para a detecção precoce de periodontite.

O índice revela para o clínico o estado atual da gengiva (sangramento) bem como processos patológicos que tenham ocorrido previamente na forma de profundidade de bolsa e perda de inserção. Além disso, o PSR fornece indicações se exames adicionais mais detalhados são necessários: se um código 3 ou 4 é diagnosticado em qualquer dente, um exame periodontal completo e uma radiografia panorâmica ou um levantamento radiográfico completo devem ser realizados.

O PSR ajuda o clínico geral na decisão de encaminhar o paciente a um especialista para a realização de uma terapia periodontal mais complexa.

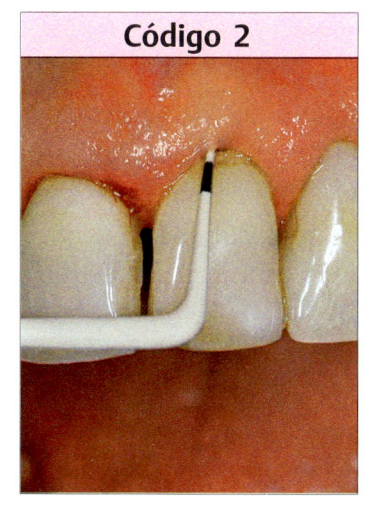

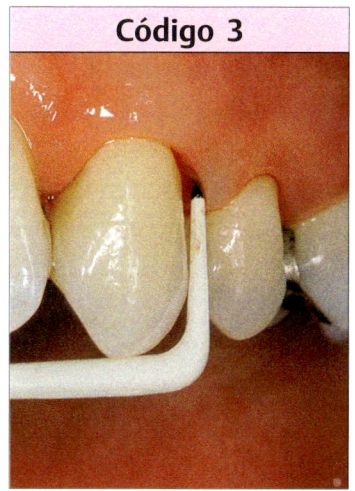

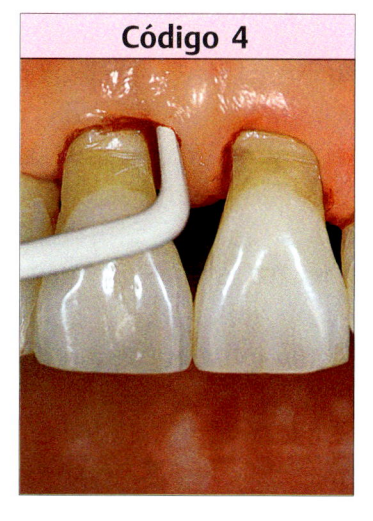

139 Definição clínica dos códigos 0 a 4
- 0 Sem sangramento à sondagem; saudável
- 1 SS (biofilme, mas sem cálculo)
- 2 Cálculo supra e subgengival são observados durante à sondagem; sangramento
- 3 Profundidade de sondagem entre 3,5 e 5,5 mm, isto é, a faixa preta da sonda é parcialmente visível
- 4 Profundidade de sondagem de 6 mm ou mais; a faixa preta da sonda desaparece subgengivalmente (sangramento, biofilme bucal, cálculo)

CPITN – necessidade de tratamento		PSR – necessidade de tratamento	
0	– Cuidados caseiros	– Somente tratamento preventivo	0
I	– Instrução de higiene bucal	– Instrução de higiene bucal – Remoção de biofilme dental e resíduos	1
II	I + raspagem e remoção de cálculo	– Instrução de higiene bucal – Remoção subgengival de biofilme e cálculo	2
		– O mesmo que o código 2 + exame periodontal completo e radiografias ⇒ Possível encaminhamento ao especialista	3
III	I + II + terapia complexa	– O mesmo que os códigos 2 e 3 + tratamento mais extensivo, possivelmente cirurgia ⇒ Encaminhamento para o especialista	4

140 CPITN e PSR – necessidade de tratamento

Ao contrário da semelhança observada na interpretação dos "códigos", a necessidade de tratamento sugerida para os índices são relativamente divergentes:

- Em comparação ao CPITN, medidas preventivas são aconselháveis (instrução de higiene, profilaxia) mesmo com uma gengiva saudável segundo o PSR (**código 0**).
- Com **código 1**, a remoção profissional de biofilme gengival (PSR) deveria ser realizada além da higiene bucal do próprio paciente (CPITN).
- No **código 2**, em ambos os índices, recomenda-se a remoção de biofilme e cálculo supra e subgengival
- No **código 3**, tanto o diagnóstico quanto a terapia são estendidas: exame periodontal completo, radiografia panorâmica ou levantamento radiográfico completo.
- As mesmas recomendações se aplicam ao **código 4**. A sugestão de "encaminhar ao especialista" é usada geralmente no PSR como um guia na prática clínica.

Epidemiologia

A epidemiologia descritiva estuda a ocorrência, a gravidade e a distribuição das doenças, bem como incapacidade física e/ou mental, ou mortalidade, em uma população selecionada.

A epidemiologia analítica estuda a(s) causa(s) das doenças. Durante o exame completo dos pacientes com periodontite, além do agente etiológico primário – biofilme dental –, outros fatores importantes, como hereditariedade, nível socioeconômico, padrões de comportamento, doenças sistêmicas, fatores de risco bem como origem étnica, deveriam ser investigados detalhadamente. Com esses dados, as conseqüências da profilaxia e do tratamento podem ser estimadas, também sob o ponto de vista de saúde pública (Albandar e Rams, 2002).

Na área da periodontia, epidemiologistas trabalham principalmente com a distribuição e os fatores etiológicos da gengivite e da periodontite.

Entretanto, nem todos os resultados dos estudos clássicos epidemiológicos realizados há algumas décadas têm aceitação inquestionáveis. Os estudos pioneiros não consideraram todos os fatores etiológicos (ver anteriormente), as formas de doença, os sintomas da atividade e a localização do processo de doença. Além disso, muitos estudos não tiveram conclusões considerando as necessidades de tratamento das populações em estudo (AAP, 1996).

Epidemiologia da gengivite

Inúmeros estudos epidemiológicos têm sido realizados em todo o mundo, principalmente em crianças e adolescentes. Seus resultados revelam grandes diferenças. A taxa de morbidade (porcentagem de indivíduos afetados na população estudada) varia de 50 até quase 100% (Stamm, 1986; Schurch e cols., 1991; Olivert e cols., 1998).

Além disso, a gravidade da gengivite varia muito entre os estudos. Essas diferenças podem ser explicadas primeiramente pelo uso de métodos de exame não-padronizados (índices diferentes) e pela constante mudança da classificação das doenças periodontais. Outras considerações etiológicas que poderiam explicar a grande diferença nas estimativas são o nível de prevenção (controle de biofilme dental) nos grupos populacionais estudados bem como fatores geográficos, sociais e étnicos.

A incidência e a gravidade da gengivite podem variar muito no mesmo grupo de pacientes acompanhados por um curto período (Suomi e cols., 1971; Page, 1986). Além disso, a gravidade da gengivite pode variar muito durante a vida de alguém: alcança o máximo em adolescentes perto da puberdade, então diminui levemente, demonstrando uma tendência a crescer em adultos à medida que a idade aumenta (Stamm, 1986; Figura 178, direita).

A existência da gengivite não quer dizer que a periodontite irá se desenvolver (Listgarten e cols., 1985; Schurch e cols., 1991). A *significância da epidemiologia* da gengivite para a *saúde pública* pode ser, portanto, questionada.

Em estudos que consideram gengivite e biofilme, uma clara correlação positiva entre higiene bucal e severidade da gengivite foi observada (Silness e Löe, 1964; Koivuniemi e cols., 1980; Hefti e cols., 1981).

Epidemiologia da periodontite

Novos estudos epidemiológicos da periodontite foram publicados em muitos países (Ahrens e Bublitz, 1987, Figura 142; Miller e cols., 1987; Miyazaki e cols., 1991a e b, Figura 143; Brown e Löe, 1993, Figura 141; Papapanou, 1994, 1996; AAP, 1996; Oliver e cols., 1998). Da mesma forma que nos estudos da gengivite, os resultados devem ser cuidadosamente interpretados. É muito difícil comparar os resultados dos vários estudos quando diferentes parâmetros e diferentes técnicas de mensurações são empregados sem calibração. Até agora, estudos epidemiológicos, especialmente nos pacientes idosos, não tinham nem sequer considerado as causas da perda dentária e do edentulismo (por periodontite?).

Além disso, pouca atenção tem sido dada ao fato de que os parâmetros medidos são aplicáveis somente para sítios individuais em dentes individuais, e não podem ser generalizados, por exemplo, como uma indicação da perda dos tecidos de suporte de todos os dentes.

A maioria dos estudos epidemiológicos são, na verdade, estudos "momentâneos" da extensão da doença (valores médios). Somente Löe e colaboradores (1986) estudaram *longitudinalmente* por muitos anos o curso da perda de inserção, em um grupo de estudantes e acadêmicos noruegueses e em outro grupo de trabalhadores das plantações de chá do Sri Lanka. Eles também compararam as diferenças étnicas e socioeconômicas entre esses dois grupos tão distintos. Os resultados demonstraram que, no grupo de noruegueses, a perda de inserção média em todos os dentes era 0,1 mm por ano, enquanto a perda de inserção nos indivíduos examinados em Sri Lanka foi 0,2 a 0,3 mm! Os molares foram os dentes mais afetados em ambos os grupos.

Formas de periodontite

Estudos epidemiológicos dificilmente diferenciam entre as raras formas de doença que se estabelecem precocemente e que podem progredir de modo muito mais rápido até mesmo em adultos jovens (periodontite agressiva) da periodontite crônica, que é mais freqüente e em geral de progressão lenta. As verdadeiras formas agressivas são provavelmente muito raras na Europa e nos Estados Unidos (2 a 5% de todos os casos).

Estão disponíveis dados mais precisos a respeito da periodontite agressiva localizada (anteriormente denominada PJL, p. 118): na Europa, em torno de 0,1% dos jovens são afetados, enquanto na Ásia e na África, altas taxas de morbidades, de até 5%, têm sido reportadas (Saxen, 1980; Saxby, 1984, 1987; Kronauer e cols., 1986).

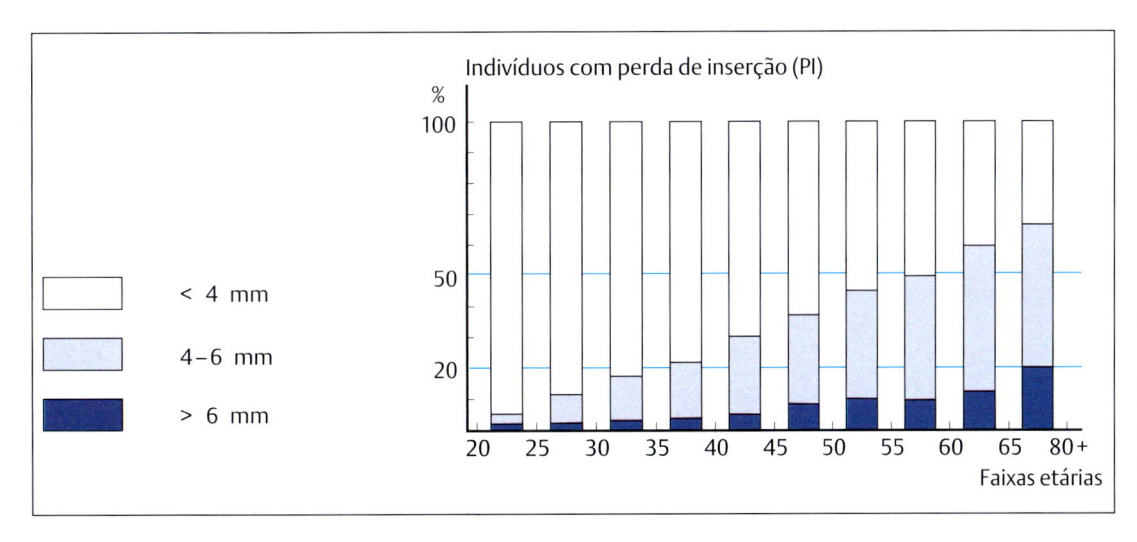

141 Perda de inserção em 15 mil trabalhadores de vários grupos de idade nos Estados Unidos
Ao avaliar-se a perda de inserção (distância entre a junção cemento-esmalte até o fundo da bolsa), aproximadamente 30% de todos os indivíduos exibiram perda do tecido de suporte do dente de 4 a 6 mm, enquanto somente 7,5% tiveram perda de inserção maior que 6 mm.
No mesmo estudo, avaliou-se a profundidade de sondagem da bolsa, sendo que as estimativas, quando comparadas à perda de inserção, foram bem menores. Esse achado é explicado pelo fato de que a sondagem não avalia recessão.

Perda de inserção – estudos nos Estados Unidos

Miller e colaboradores (1987) e Brown e Löe (1993) examinaram mais de 15 mil trabalhadores americanos, com idades entre 18 e 80 anos. A avaliação da perda de inserção foi o parâmetro mais importante estudado. Cerca de 76% dos indivíduos exibiram perda de inserção de 2 mm ou mais, mas somente 7,6% tiveram perda de inserção de mais de 6 mm. Ambos os estudos mostraram que a perda dos tecidos de suporte do dente aumenta com a idade, mas isso não deve ser interpretado como se a periodontite (e recessão) fosse uma "doença da velhice".

Estudos do CPITN

Recentemente, o CPITN foi o índice usado com mais freqüência no mundo nos estudos epidemiológicos. Durante o exame de 11.305 indivíduos em Hamburgo (Figura 142), o uso desse índice revelou que somente 2,8% estavam periodontalmente saudáveis (código 0) e não requeriam tratamento. Nove por cento exibiram sangramento à sondagem (código 1) e 44% tiveram profundidade de sondagem da bolsa de até 5,5 mm (código 3). Estes pacientes necessitaram de raspagem supra e subgengival, que poderia ser realizada por um auxiliar qualificado (técnico em higiene bucal). Somente 16% dos indivíduos tiveram profundidade de sondagem maior que 6 mm (código 4).

76 Epidemiologia

Estes pacientes necessitaram de uma terapia periodontal mais complexa do que apenas a raspagem simples (raspagem radicular, procedimentos cirúrgicos) feita pelo dentista. A periodontite grave (código 4) aumentou com a idade, e a leve foi menos freqüente em pacientes idosos.

Estudos da Organização Mundial da Saúde

Em uma revisão de literatura de inúmeros investigadores da Europa, dos Estados Unidos e da América Latina, Miyazaki e colaboradores (1991 a,b) observaram resultados inconsistentes. Apesar de diferenças significativas entre os países, as formas graves da periodontite (CPITN: código 4) foram observadas apenas em 10 a 15% dos indivíduos.

Pode-se concluir que, na Europa, nos Estados Unidos e na América Latina, gengivite e periodontite leve são bem comuns. Manifestações graves de perda de inserção são observadas somente em 10 a 15% dessas populações.

É importante salientar, entretanto, que os escores obtidos ou as mensurações em milímetros descritas não significam que a periodontite é generalizada, em toda a boca: um paciente é classificado como "afetado" até mesmo se apenas um único sítio apresente profundidade de bolsa de 6 mm, correspondendo ao código 4! Este fato faz com que as estimativas de que "10 a 15%" dos indivíduos sejam afetados estejam superestimadas.

É provável que a periodontite seja mais prevalente na Ásia e na África do que nas populações descritas aqui.

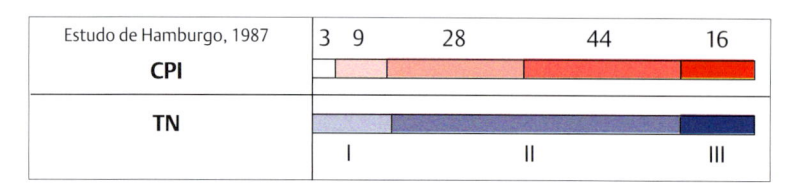

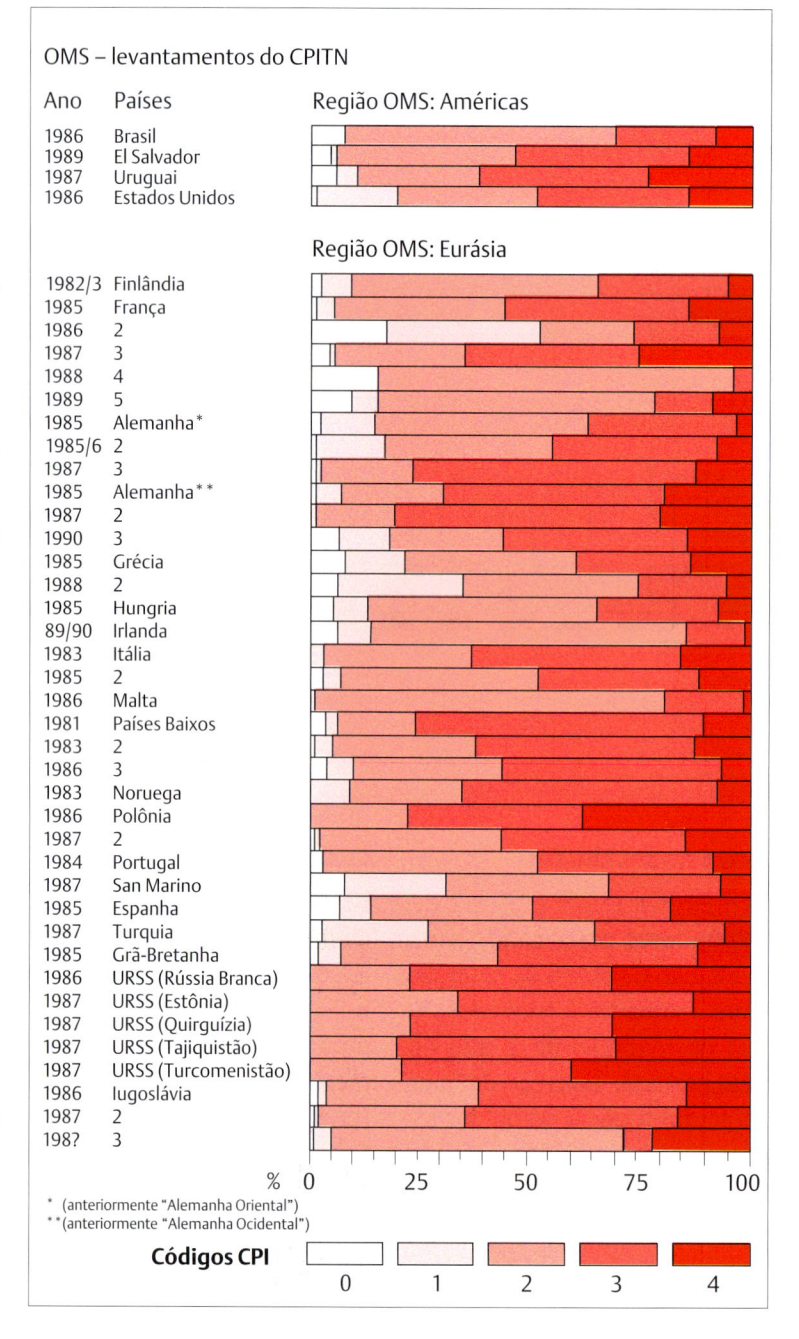

142 Estudo de 11.305 indivíduos utilizando o CPITN em Hamburgo, Alemanha
Distribuição percentual dos escores de gravidade (códigos 0 a 4) da doença periodontal (acima) e das necessidades de tratamento e tipos de terapia derivados dos dados (TN [necessidade de tratamento] I-III, abaixo).

143 Quarenta e dois (!) estudos da América e da Europa que utilizaram o CPITN
A grande diferença entre os estudos clínicos realizados em diversos países é clara. Até mesmo estudos epidemiológicos seqüenciais em países como França ou Alemanha mostraram grandes diferenças que dificilmente podem ser explicadas pela verdadeira diferença da gravidade da doença. Deve-se assumir então que o grau individual de gravidade medido pelo CPITN foi interpretado diferentemente pelos examinadores.

Apesar dessas limitações, esse resumo dos inúmeros estudos pode ser visto positivamente, porque a periodontite grave (código 4) e a "necessidade de tratamento" III (= terapia complexa) foram diagnosticadas em "apenas" cerca de 10 a 15% dos indivíduos.

Deve-se considerar, entretanto, que, se um paciente apresenta o "código 4" em um único quadrante ou até mesmo em um único dente ou sítio, a terapia complexa (TN III) não deve ser executada em dentes isolados ou na dentição completa. Deve-se considerar, sim, que este é um paciente mais suscetível à periodontite.

Tipos de doenças periodontais associadas ao biofilme dental

Gengivite – periodontite

O termo geral "doenças periodontais" compreende alterações inflamatórias recessivas (destrutivas) na gengiva e no periodonto (Page e Schroeder, 1982; AAP, 1989, 1996; Ranney, 1992, 1993; Lindhe e cols., 1997; Armitage, 1999).

Enquanto a recessão gengival pode ter várias etiologias, incluindo causas morfológicas, mecânicas (higiene bucal imprópria) e até mesmo funcionais (p. 155), a gengivite e a periodontite são doenças associadas ao biofilme dental. Hoje está se tornando cada vez mais evidente que as bactérias sozinhas, incluindo as chamadas bactérias periodontopatogênicas, podem sempre causar gengivite, mas não necessariamente periodontite. O estabelecimento, a progressão e as características clínicas da periodontite também estão associados a fatores negativos do hospedeiro e a fatores de risco adicionais (Clark e Hirsch, 1995). Entre os fatores do hospedeiro, alguns dos mais importantes são defeitos de resposta aguda do hospedeiro resultantes do distúrbio funcional dos granulócitos polimorfonucleares (PMN), reações imunológicas insuficientes e o predomínio de mediadores pró-inflamatórios, muitos dos quais geneticamente determinados. Entre os fatores de risco modificáveis, incluem-se, em particular, hábitos perniciosos como tabagismo, consumo de álcool e dieta (p. 22).

Além disso, problemas sistêmicos e síndromes em geral podem ser fatores de risco inalteráveis, obrigatórios ou facultativos para a periodontite. Nesse sentido, o diabete especialmente é visto como prejudicial (p. 132). Finalmente, todo o ambiente social de um indivíduo pode ter papel importante para o início e a progressão da periodontite (p. 22, 51).

Todos os fatores discutidos no Capítulo Etiologia e Patogênese (p. 21) aumentam a ocorrência de todas as doenças, incluindo periodontite; logo, ela, possui etiologia multifatorial. Ainda permanece difícil diferenciar na doença estabelecida a "relevância etiológica" da bactéria, por um lado, e, por outro, a resposta do hospedeiro e os fatores de risco, ou diferenciar entre esses fatores etiológicos. A busca atual de marcadores de risco é muito importante.

Hoje, clínicos podem usar parâmetros clínicos adicionais, tais como sangramento à sondagem, gravidade da doença em relação à idade do paciente, bem como testes microbiológicos e genéticos para estabelecer um diagnóstico e um prognóstico apropriados (p. 165).

No futuro, pesquisas mais precisas em relação à defesa reduzida do hospedeiro devido a problemas imunológicos, bem como o tipo e a quantidade de citosinas e mediadores inflamatórios presentes (no fluido do sulco, no sangue ou na saliva), irão simplificar o diagnóstico e permitir predições mais definitivas em relação ao provável curso da doença, assim como indicarão terapias mais direcionadas.

Classificação das doenças periodontais – nomenclatura

Os resultados de pesquisa e de conhecimento clínico mais recentes têm levado a nomenclatura das doenças periodontais a um estado de constante mudança. Por causa das variações de interpretações de resultados científicos, a nomenclatura tem freqüentemente criado conflito entre autores e sociedades científicas.

Ainda recentemente, a nova nomenclatura da Associação Americana de Periodontia (AAP, 1989) em geral era aceita. Essa classificação diferencia entre gengivite (G) e periodontite adulta (PA) dos seguintes tipos: periodontite de estabelecimento precoce (PEP) com outras subclassificações (PP, PJ, PPR), periodontite associada a doenças sistêmicas (PSD), a gengivoperiodontite ulcerativa necrosante aguda (PUN/GUN) e a periodontite resistente à terapia ou refratária (PR).

Entretanto, alguns anos depois, essa "nova" classificação não era mais satisfatória! A Federação Européia de Periodontia (FEP) propôs, em 1993, uma nova classificação, que inclusive foi modificada em 1999/2000 durante um *Workshop* internacional em colaboração com a AAP (Armitage, 1999).

A "antiga" classificação de 1989 era criticada porque colocava muita ênfase na idade do paciente no início do processo da doença. Por exemplo, "periodontite do adulto" (PA) como uma doença crônica poderia também ser observada em adolescentes; periodontite de progressão rápida (PPR) era observada não apenas em indivíduos jovens (PEP) podendo aparecer repentinamente em pacientes mais velhos; a periodontite juvenil localizada (PJL) não era observada somente em pacientes jovens. Além disso, a "periodontite refratária" (PR) não poderia ser vista como uma doença específica, porque, depois do tratamento da periodontite, a doença pode recorrer ou simplesmente não responder ao tratamento.

Classificação 1999/2000

Neste livro, se utiliza de forma consistente, a nomenclatura mais recente (1999/2000), mas muitos termos "antigos" e bem conhecidos são usados ocasionalmente para esclarecimento – por exemplo, PJL, que agora é classificada como "tipo III, periodontite agressiva A, localizada".

A tabela a seguir é um breve resumo da nova nomenclatura para ajudar o técnico em higiene bucal. As "Condições e Classificação das Doenças Periodontais" estão descritas por completo no apêndice (p. 327). Alguns vêem a nova classificação como muito extensa e detalhada, enquanto outros a criticam como incompleta.

Classificação das doenças periodontais (*Workshop* Internacional da AAP/FEP, 1999)

Tipo I	**Doenças gengivais**	
	A	Doença gengival induzida por biofilme dental
	B	Lesões gengivais não-induzidas por biofilme dental
Tipo II	**Periodontite crônica**	
	A	Localizada
	B	Generalizada
Tipo III	**Periodontite agressiva**	
	A	Localizada
	B	Generalizada
Tipo IV	**Periodontite como manifestação de doenças sistêmicas**	
	A	Associadas com problemas hematológicos
	B	Associadas com problemas genéticos
	C	Não-especificado (NOS)
Tipo V	**Doença Periodontal Necrosante**	
	A	Gengivite ulcerativa necrosante (GUN)
	B	Periodontite ulcerativa necrosante (PUN)

Tipo VI – VIII Outras formas, bem como transições e fotos das doenças descritas, além das vantagens e desvantagens da nova classificação, são descritas em detalhes (p. 327-330) e nas publicações originais.

Gengivite

Gengivite induzida por biofilme dental, gengivite simples, tipo I A 1

A gengivite é universal. Ela é uma inflamação da gengiva marginal causada por bactéria (infecção mista inespecífica) (Löe e cols., 1965).

No Capítulo Etiologia e Patogênese, foram descritos o desenvolvimento e a progressão da gengivite desde os tecidos saudáveis, passando por uma lesão inicial até a gengivite estabelecida (p. 56 a 59; Page e Schroeder, 1976; Kornman e cols., 1997). Em crianças, a lesão inicial (gengivite), que apresenta predomínio de células T, pode persistir por muitos anos; por outro lado, em adultos, a lesão persistente é quase exclusivamente uma gengivite *estabelecida* (com predomínio de células plasmáticas), podendo assumir níveis variados de gravidade clínica. É possível, clínica e patomorfologicamente, diferenciar gengivite em leve, moderada e grave, embora essa classificação seja relativamente subjetiva.

Para um diagnóstico mais preciso da inflamação gengival, é prudente utilizar índices aceitáveis que quantifiquem o sangramento à sondagem da margem gengival.

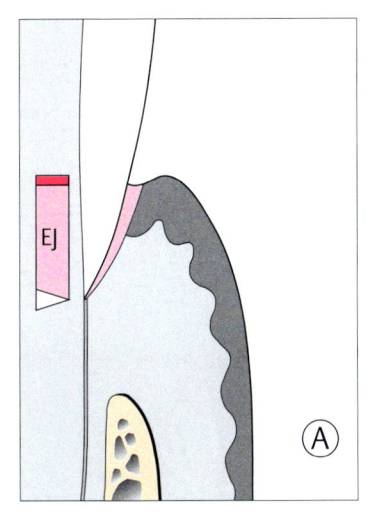

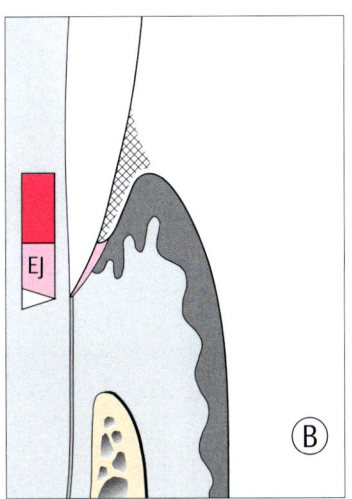

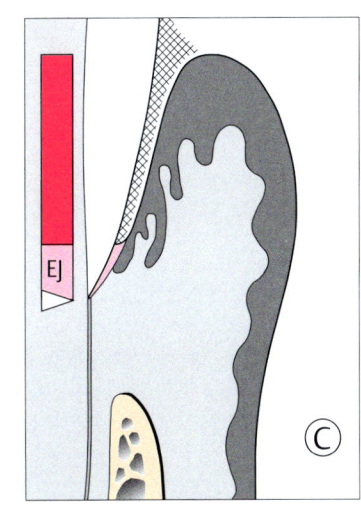

144 Sulco e bolsa gengival
A Sulco: histologicamente, em uma gengiva saudável, o sulco tem no máximo 0,5 mm de profundidade. Entretanto, durante a sondagem, a sonda pode penetrar no epitélio juncional (EJ) até 2 mm.
B Bolsa gengival: em gengivite, a porção coronal do epitélio juncional descola do dente. Não há perda de inserção verdadeira.
C Pseudobolsa: com o inchaço da gengiva, uma pseudobolsa pode se desenvolver.

É difícil determinar o limite entre uma gengiva saudável e a gengivite. Mesmo a gengiva que parece estar saudável irá quase sempre irá apresentar *histologicamente* um leve infiltrado inflamatório. Se existir um aumento clínico ou histológico da inflamação, vai se observar proliferação lateral do epitélio juncional. Este descola-se do dente próximo da margem à medida que a bactéria progride entre a superfície do dente e o epitélio. O resultado é uma *bolsa gengival*.

Em casos de gengivite grave com edema e hiperplasia de células, uma pseudobolsa freqüentemente se forma.

Bolsas gengivais e pseudobolsas não são bolsas periodontais verdadeiras, pois não ocorreu perda de inserção conjuntiva nem proliferação *apical* do epitélio juncional. Entretanto, devido ao ambiente pobre em oxigênio das pseudobolsas, os microrganismos anaeróbios periopatogênicos podem crescer.

É verdade que a gengivite pode progredir para uma periodontite, entretanto, até mesmo sem tratamento, ela pode continuar estável durante muitos anos, exibindo somente pequenas variações de intensidade (Listgarten e cols., 1985). A gengivite é totalmente reversível com tratamento.

Histopatologia

Os quadros clínicos e histopatológicos da gengivite estabelecida são bastante correlacionados (Engelberger e cols., 1983). A leve infiltração que ocorre até mesmo clinicamente na gengiva saudável pode ser explicada como uma resposta do hospedeiro a uma pequena quantidade de biofilme dental que está presente até em uma dentição limpa. Esse biofilme dental é composto por microrganismos não-patogênicos ou levemente patogênicos, principalmente por cocos gram-positivos e bacilos.

Assim como o acúmulo de biofilme dental aumenta, também aumenta a gravidade da inflamação *clinicamente* detectável, como pode ser evidenciado pela quantidade e extensão do infiltrado inflamatório. O infiltrado subepitelial consiste principalmente em linfócitos B diferenciados (células plasmáticas), com um número menor de outros tipos de leucócitos. Com o aumento da inflamação, muitos granulócitos PMN migram para o epitélio juncional. Como conseqüência, o epitélio juncional adquire características do epitélio da bolsa (p. 104, Figura 209; Muller-Glauser e Schroeder, 1982), mas sem nenhuma proliferação apical significativa.

145 Gengiva saudável (esquerda)
Até mesmo em gengiva saudável (IG = 0, ISP = 0), pode-se observar um discreto infiltrado inflamatório subepitelial. PMNs dispersos migram do epitélio juncional, que se mantém na maior parte intacto (HE, × 10).

146 Gengivite leve (direita)
À medida que inflamação clínica aumenta (IG = 1, ISP = 1), a quantidade de infiltrado inflamatório aumenta, e o colágeno é perdido (coloração de Masson, × 10).

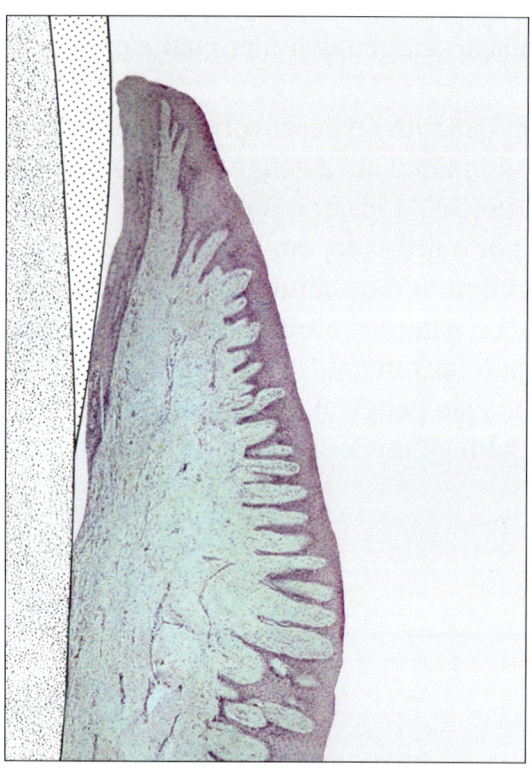

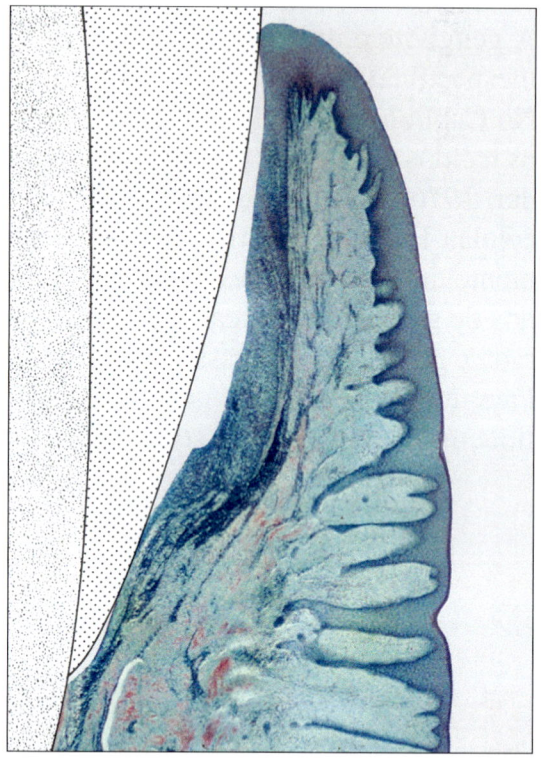

147 Gengivite moderada (esquerda)
Quando a gengivite é clinicamente aparente (IG = 2, ISP = 2), o infiltrado torna-se mais denso e expansivo. A perda de colágeno continua. O epitélio juncional prolifera lateralmente; uma bolsa gengival desenvolve-se.
P = placa subgengival (coloração de Masson, × 10).

148 Gengivite grave (direita)
Edema evidente (IG = 3, ISP = 3 a 4). O infiltrado inflamatório é extenso; a perda do colágeno é pronunciada. O epitélio juncional é transformado em um epitélio de bolsa (bolsa gengival). Somente na área quase apical alguns remanescentes do epitélio juncional intacto são observados. De apical para o epitélio juncional, a inserção de células conjuntivas está intacta (sem perda de inserção; HE, × 10).

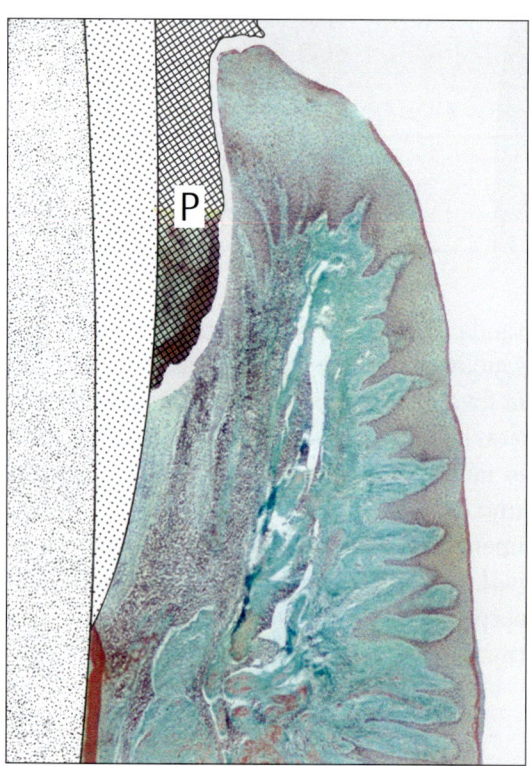

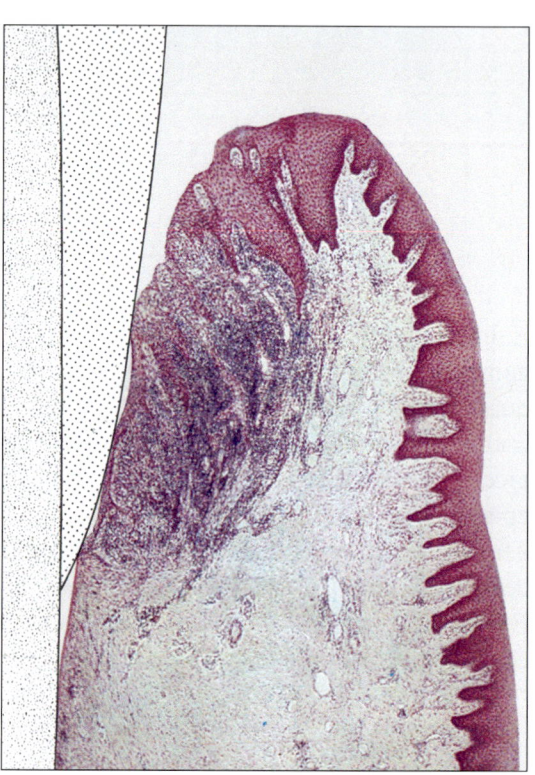

Sintomas clínicos

- Sangramento
- Eritema
- Edema e aumento de volume hiperplásico
- Ulceração

O sintoma clínico inicial de uma lesão estabelecida é o *sangramento* após uma cuidadosa sondagem gengival. Essa hemorragia é decorrente de uma penetração da ponta da sonda através do epitélio juncional e das células conjuntivas subepiteliais altamente vascularizadas. Nesse estágio do processo inflamatório (ISP = 1), o *eritema gengival* pode não ser visto clinicamente. Sintomas clínicos de gengivite avançada (estabelecida) incluem um sangramento profuso depois da sondagem gengival, *eritema* e *aumento edemaciado simultâneo*. Nos casos mais graves, sangramento espontâneo e eventualmente *ulceração* podem ocorrer. Os tipos *crônicos* (e seus graus de gravidade) não apresentam dor, a qual pode ocorrer somente em gengivite aguda (p. ex., GUN, p. 85).

Até mesmo a gengivite grave pode *nunca* progredir para periodontite. Com tratamento, a gengivite é reversível.

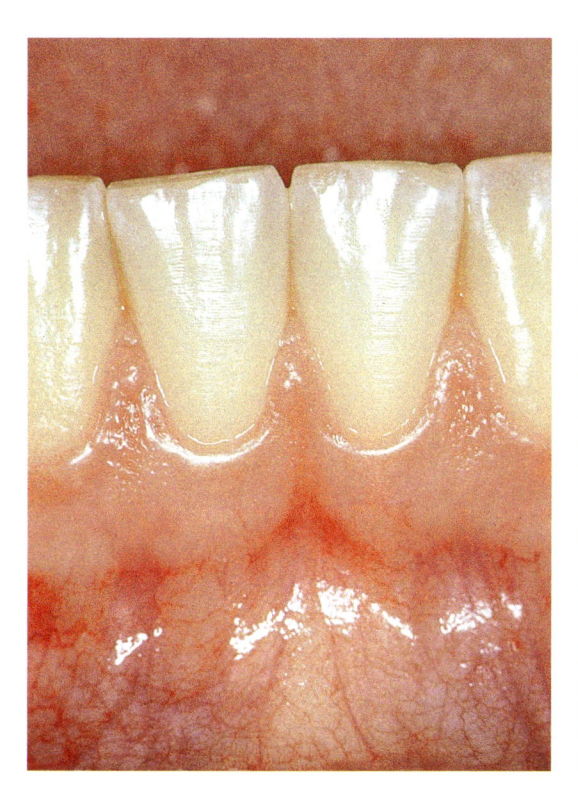

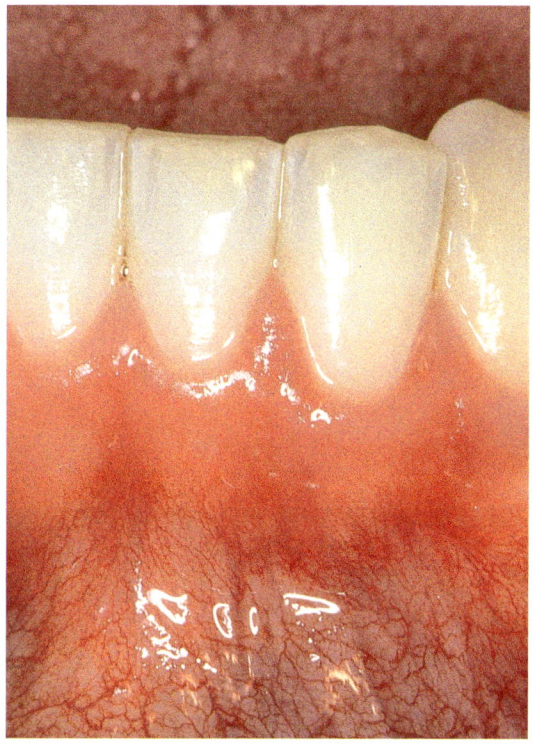

149 Gengiva saudável (esquerda)
A estreita margem de gengiva livre é distinguível da gengiva inserida. Depois de uma sondagem delicada com a sonda periodontal romba, não ocorre sangramento.

150 Gengivite leve (direita)
O eritema localizado é pouco visível, e pode-se observar um leve edema. Há sangramento mínimo à sondagem.

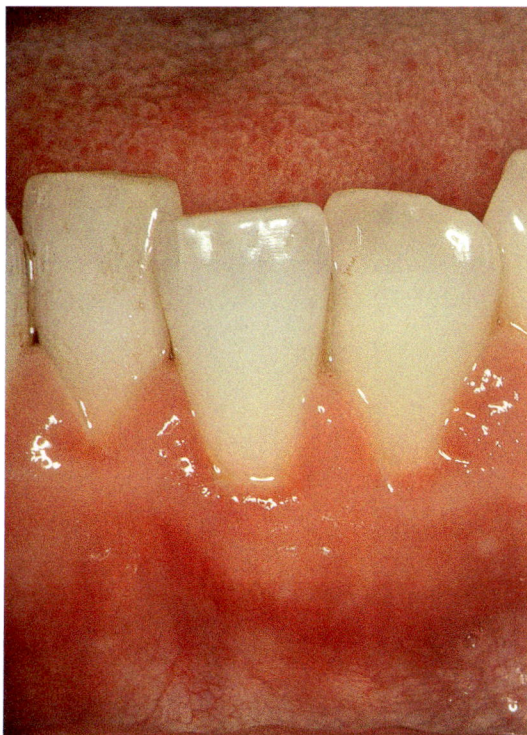

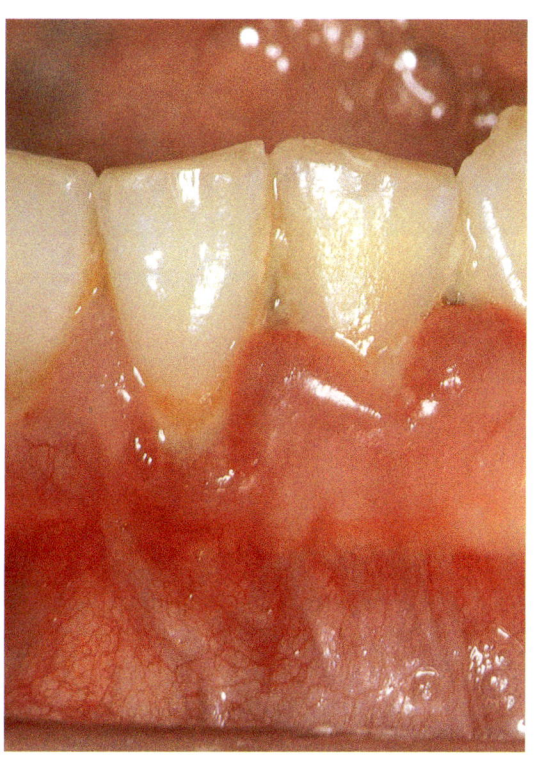

151 Gengivite moderada (esquerda)
Eritema e edema óbvios. A superfície da gengiva torna-se lisa, e há hemorragia após a sondagem gengival.

152 Gengivite grave (direita)
Vermelhidão intenso, edema e aumento hiperplásico; superfície gengival lisa; ulceração interdental, sangramento generoso à sondagem e hemorragia espontânea.

Gengivite leve

Uma paciente de 23 anos vai ao dentista para consulta de rotina. Ela não tinha nenhuma queixa e não sabia de qualquer problema de gengiva, embora, na sua história médica, tenha relatado que a gengiva sangrava ocasionalmente durante a escovação. Sua higiene bucal era relativamente boa. Ela recebera uma única instrução de higiene por um dentista, e não consultava com regularidade. Algumas vezes, remoções de cálculo eram realizadas nas consultas de rotina, e várias restaurações tinham sido feitas.

Achados:
IPP (índice de placa proximal): 30%
ISP (índice de sangramento da papila): 1,5
PS (profundidade de sondagem): aproximadamente 1,5 mm na maxila e 3 mm na mandíbula
MD (mobilidade dentária): 0
Diagnóstico: gengivite em estágio inicial
Terapia: motivação, instrução de higiene bucal, remoção de biofilme dental e de cálculo
Reconsulta: profilaxia no intervalo de 6 meses
Prognóstico: muito bom

153 Gengivite leve na região anterior
Na maxila, não se observa sinais de gengivite, exceto por um leve eritema.

Na mandíbula, especialmente na região das papilas, um leve edema e eritema podem ser detectados (setas).

Direita: radiologicamente não há evidências de perda de altura óssea interdental. Os incisivos centrais superiores mostram raízes curtas.

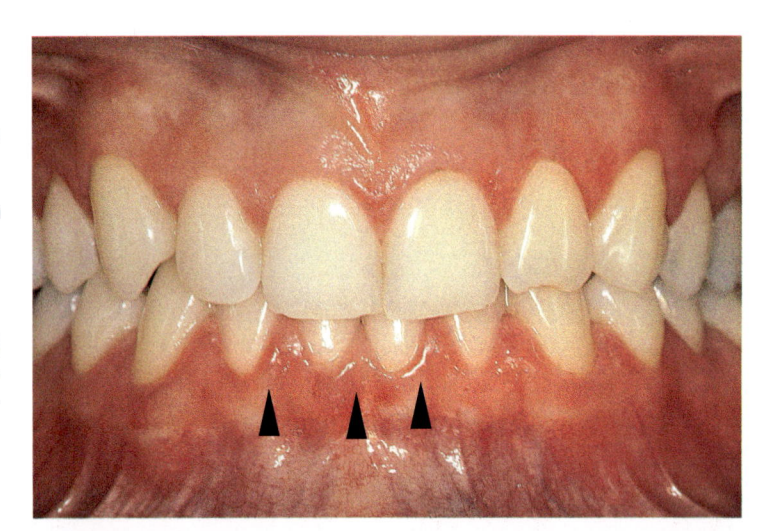

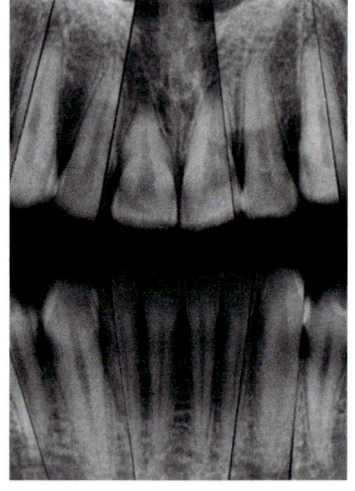

154 Índice de sangramento da papila (ISP)
Depois de uma sondagem delicada da margem gengival com uma sonda periodontal romba, sangramento de graus 1 e 2 ocorre. Esse é um sinal evidente da gengivite.

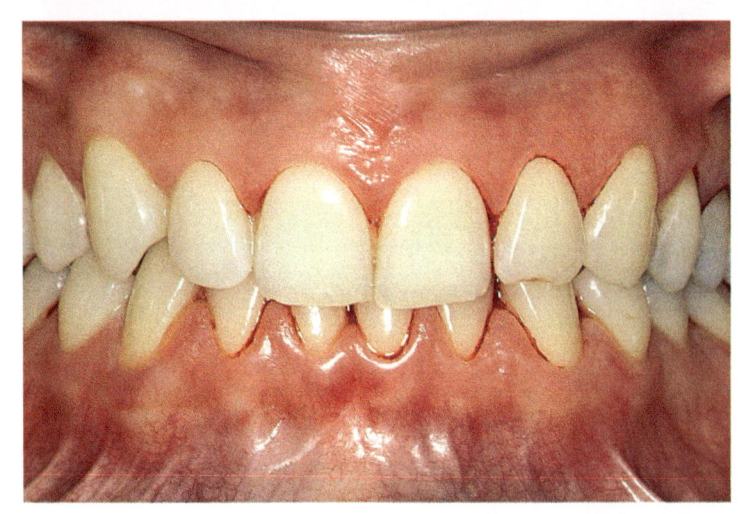

155 Biofilme corado
Ao redor da porção cervical do dente e nas áreas interproximais, pequenos acúmulos de biofilme dental são visíveis.

Direita: plexo vascular gengival (**X**) na região do epitélio juncional em caso de gengivite leve. Acima das setas brancas, na área do epitélio sulcular oral adjacente, observa-se a maior parte do enovelado vascular gengival **EONC**, preparo histológico do canino.

Cortesia de J. Egelberg

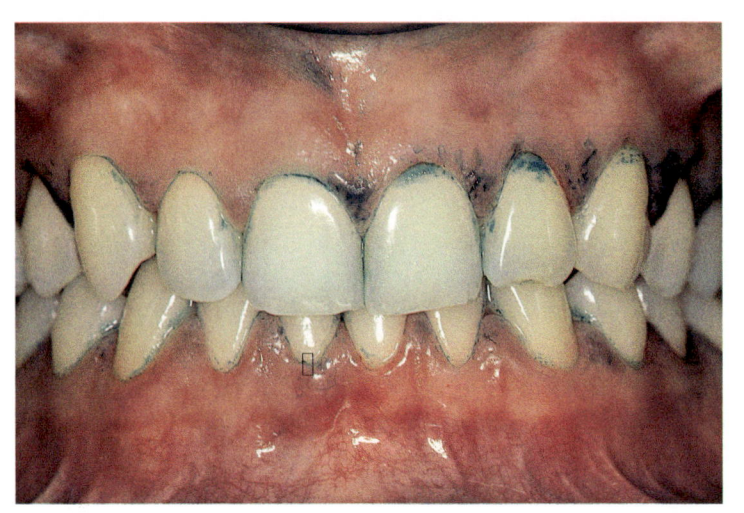

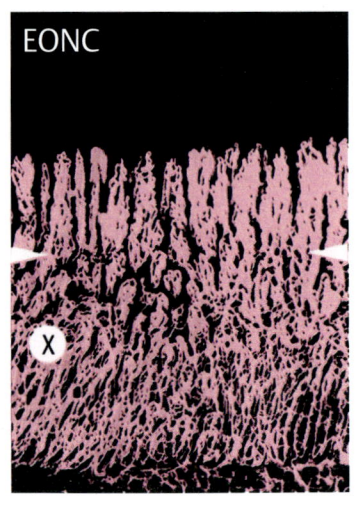

Gengivite moderada

Uma paciente de 28 anos relatou como queixa principal o sangramento gengival. Ela "escova seus dentes", mas nunca recebera nenhuma instrução de higiene bucal de um dentista ou técnico em higiene bucal. O cálculo era removido com pouca freqüência, e a raspagem profissional nunca foi realizada sistematicamente. O apinhamento generalizado dos dentes em ambas as arcadas é evidente e está combinado com uma mordida aberta anterior. Essas anomalias reduziram qualquer efeito autolimpante, dificultaram a higiene bucal e provavelmente aumentaram a gravidade da gengivite.

Achados:
IPP: 50%   PS: cerca de 3 mm na maxila e cerca de 4 mm na mandíbula
ISP: maxila 2,6, mandíbula 3,4   MD: 0 na maxila, 1 na mandíbula
Diagnóstico: gengivite moderada na maxila; gengivite grave com pseudobolsas na região anterior da mandíbula.
Terapia: motivação, higiene bucal, remoção de biofilme dental e cálculo, possível gengivoplastia depois de reavaliação.
Reconsulta: inicialmente a cada seis meses.
Prognóstico: muito bom desde de que a paciente tenha boa cooperação.

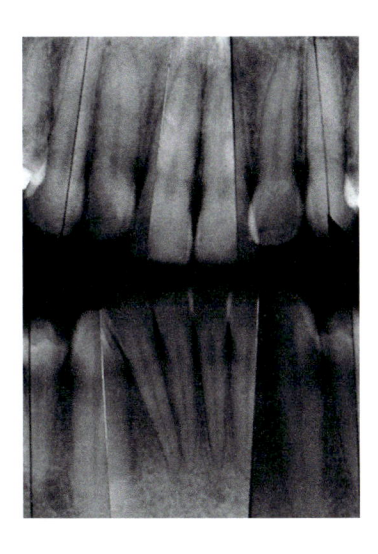

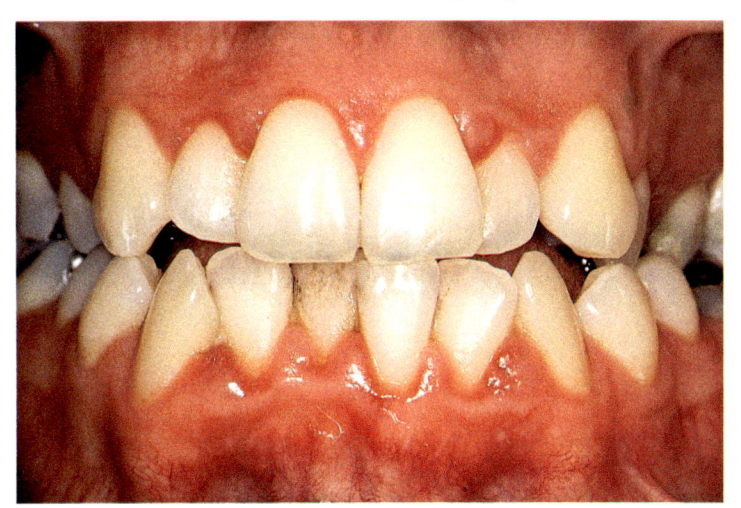

156 Gengivite moderada em segmentos anteriores
Eritema e edema da gengiva. Os sintomas são mais evidentes na mandíbula do que na maxila.

Esquerda: radiograficamente não há evidência de destruição (desmineralização) do septo ósseo interdental.

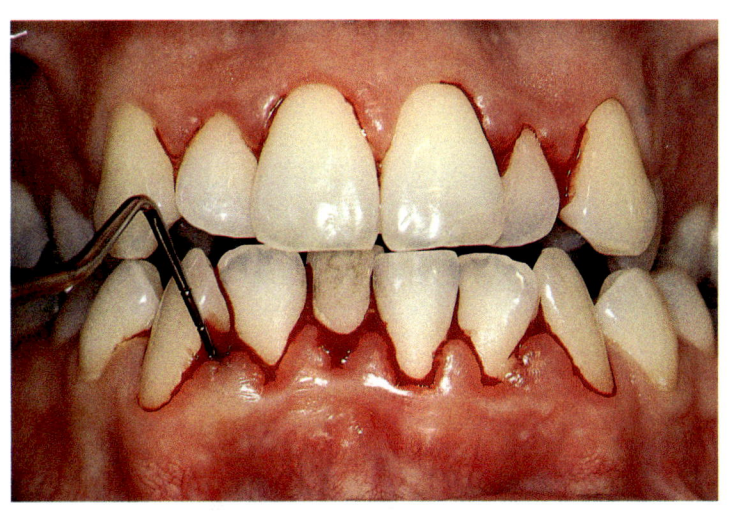

157 Índice de sangramento da papila (ISP)
Gengivite pronunciada que é particularmente óbvia na área anterior da mandíbula e corroborada pelo ISP. Escores de sangramento 2 e 3 são registrados após "passar" a sonda periodontal nas margens da região das papilas.

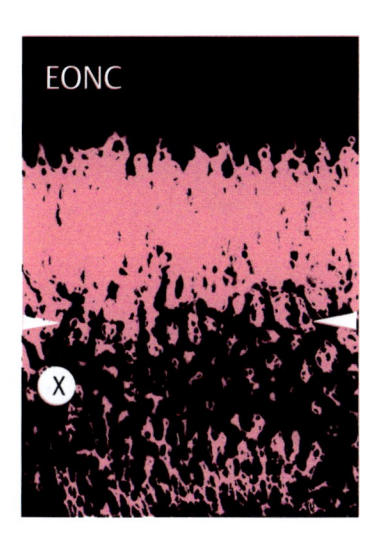

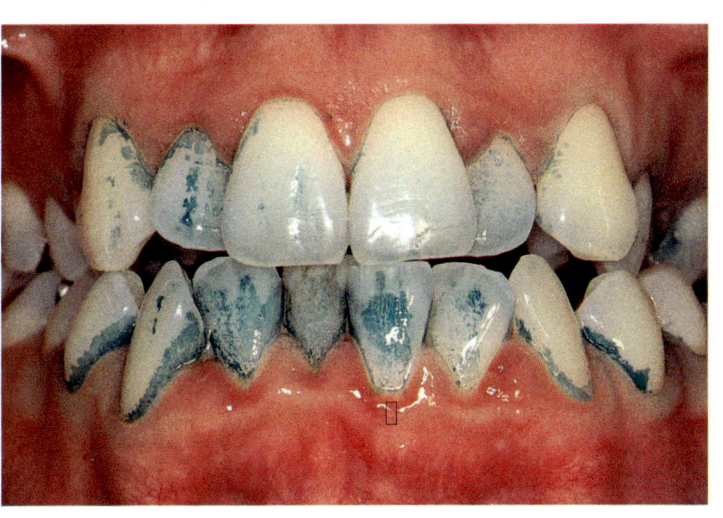

158 Biofilme corado
Acúmulo moderado de biofilme dental na maxila. Na mandíbula, acúmulo maior de biofilme, especialmente nas margens da gengiva.

Esquerda: plexo vascular da gengiva perto do epitélio juncional no caso de uma gengivite grave (Figura 155, direita).

Cortesia de *J. Egelberg*

Gengivite grave

Um paciente de 15 anos foi encaminhado para avaliação e tratamento de provável periodontite juvenil (PJL/Tipo III A). Entretanto, a gengivite bastante evidente era inconsistente com esse diagnóstico. Sondagem da bolsa e exame radiográfico não demonstravam perda de inserção nos dentes anteriores e molares.

O paciente praticamente não realizava higiene bucal, alegando que era impossível escovar os dentes pois a gengiva sangrava ao mais leve toque. Ele nunca havia recebido motivação adequada, instrução de higiene, bem como tratamento para sua gengivite.

Achados:
IPP: 88%   PS: bolsas de 5 mm
ISP: 3,5   MD: 0

Diagnóstico: gengivite grave com hiperplasia edematosa na face vestibular da região anterior; a respiração bucal poderia ser um co-fator etiológico (?).

Terapia: motivação, instrução de higiene bucal, raspagem. Possível gengivoplastia depois da reavaliação.

Reconsultas: inicialmente a cada 3 meses.

Prognóstico: bom desde que o paciente tenha boa cooperação.

159 Gengivite grave
Os sintomas clínicos observados na gengivite grave incluem eritema, edema e aumento hiperplásico. A região anterior está mais afetada (leve apinhamento dentário, respiração bucal, mau hálito). A sondagem não mostra perda de inserção; a base das bolsas não é apical à junção cemento-esmalte.

Direita: radiograficamente, não se observa evidência de perda óssea no septo interdental.

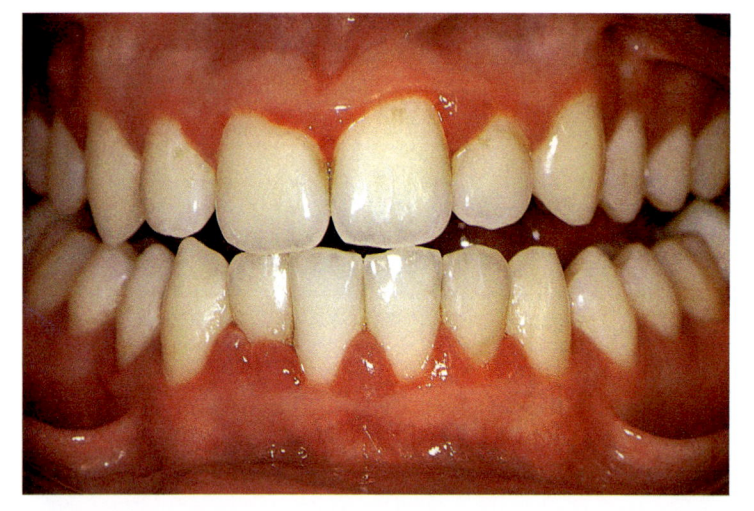

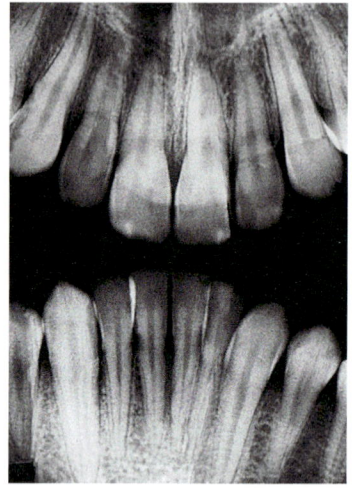

160 Índice de sangramento da papila (ISP)
Sangramento abundante (ISP grau 4) ocorre no sextante anterior depois da passagem de uma sonda periodontal romba nas bolsas. A inflamação é menos evidente na região dos pré-molares e molares.

Se a hiperplasia gengival é grave, o clínico deve excluir outros fatores etiológicos como lesões induzidas por medicação e problemas sistêmicos.

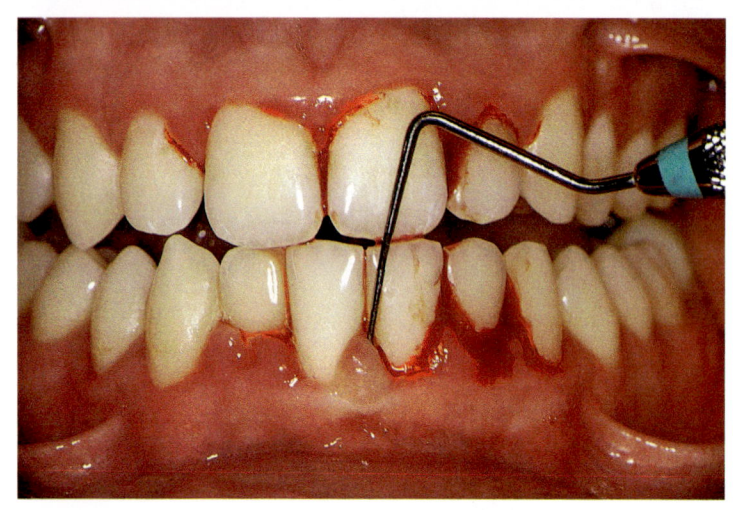

161 Biofilme corado
Acúmulo moderado de biofilme dental supragengival. A extensão do biofilme subgengival para o interior das pseudobolsas não é visível. A inflamação é pronunciada, especialmente na região anterior, indicando um acúmulo significativo de biofilme subgengival.

Direita: a papila entre 21 e 22 está muito aumentada, eritematosa e com a superfície lisa.

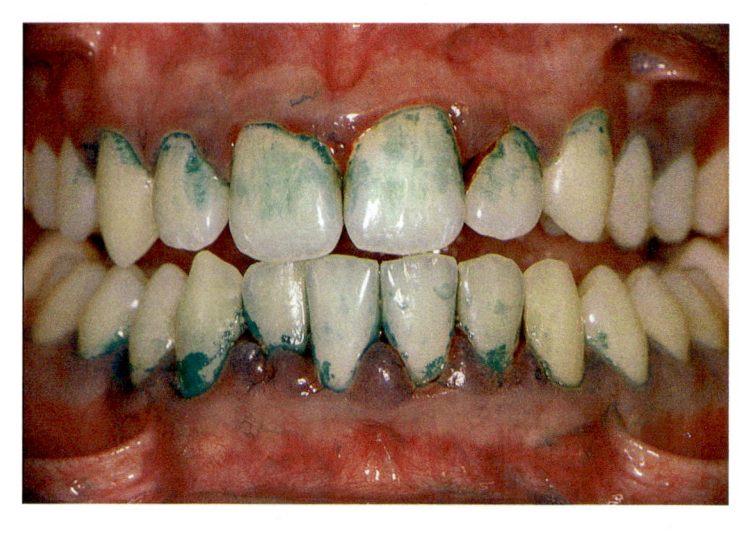

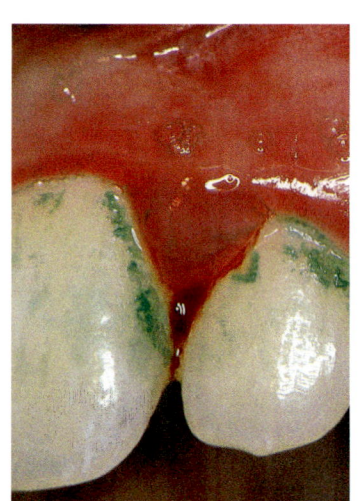

Gengivite/periodontite ulcerativa

GUN/PUN = gengivite/periodontite ulcerativa necrosante, tipos V A (GUN) e V B (PUN)

A gengivite ulcerativa em geral é uma inflamação gengival aguda, dolorosa e rapidamente progressiva, que pode tornar-se uma condição subaguda ou crônica. Sem tratamento, geralmente essa doença desenvolve-se de modo rápido em uma periodontite ulcerativa localizada. É raro ocorrer como um processo generalizado, e nem sempre sua gravidade é igual. Pode ser bem avançada nos dentes anteriores, enquanto os pré-molares ou molares não são afetados ou são afetados apenas de forma moderada. As razões para isso permanecem desconhecidas (higiene bucal, isquemia, predomínio local de bactérias patogênicas, áreas retentivas de biofilme dental, tipo de dente?). A profundidade de sondagem em geral é rasa, pois o tecido gengival é perdido devido à necrose à medida que a perda de inserção progride. Ulceração secundária de outras superfícies da mucosa oral raramente é observada, ocorrendo somente em casos graves (AAP, 1996e). Atenção: a ulceração pode representar um sinal bucal precoce em pacientes HIV-positivo e vítimas da AIDS (p. 151).

A gengivite/periodontite ulcerativa tem se tornado menos comum nas últimas décadas (exceção: pacientes HIV-positivo e com AIDS). Na população mais jovem, a *morbidade* tem sido entre 0,1 e 1%.

A *etiologia* da GUN não é completamente conhecida. Além do biofilme dental e da gengivite previamente existente, os seguintes fatores sistêmicos e locais predisponentes suspeitos são descritos:

Fatores locais

- Higiene bucal deficiente
- Predomínio de espiroquetas, bactérias fusiformes e *P. Intermedia* e, ocasionalmente, *Selenomonas* e *Porphyromonas* no biofilme dental
- Tabagismo (irritação local por produtos do alcatrão)

Fatores sistêmicos

- Saúde geral precária, estresse físico, álcool
- Tabagismo: nicotina como um simpaticomimético, e monóxido de carbono (CO) como quimiotoxina (p. 216)
- Idade (15 a 30 anos)
- Estação do ano (no hemisfério norte: setembro/outubro e dezembro/janeiro; Skâch e cols., 1970)

Pacientes com GUN/PUN geralmente têm *estilos e hábitos de vida* similares: não apresenta uma grande preocupação com os dentes. São pacientes adultos jovens, fumantes pesados (tabaco apresenta alto teor de alcatrão e nicotina), com higiene bucal precária; mostram-se interessados em tratar somente durante períodos de exacerbação aguda e dolorosa.

O *quadro clínico* é agudo, mas raramente ocorre febre. Dentro de alguns dias, a papila interdental pode ser perdida por ulceração. A fase aguda pode passar a crônica se a resistência do hospedeiro melhora (ver fatores predisponentes) ou por meio do autotratamento (bochecho com colutório bucal). A gengivite ulcerativa não-tratada apresenta uma alta taxa de recorrência e pode evoluir rapidamente para periodontite ulcerativa (perda de inserção com bolsas rasas!).

Terapia: além da limpeza local, os estágios iniciais do tratamento necessitam de medicação coadjuvante. Aplicações tópicas de pomadas contendo cortisona e antibiótico – metronidazol – podem ser efetivas. Em casos avançados, metronidazol sistêmico (p. ex., Flagyl) pode ser prescrito (ver Medicações, p. 287). Depois da redução dos sintomas agudos em casos avançados, a cirurgia de correção do contorno gengival pode ser indicada.

Histopatologia

O quadro clínico e histopatológico da GUN estão correlacionados. A histopatologia da GUN é, entretanto, significativamente diferente com relação à gengivite simples.
Como conseqüência de uma reação aguda, um enorme número de PMNs migra do epitélio juncional em direção à margem e ao *col*. Ao contrário da situação da gengivite simples, PMNs também migram em direção ao epitélio oral e à ponta das papilas que sofrerão destruição por necrose. A ferida ulcerada é coberta por uma pseudomembrana branca clinicamente visível, que consiste em bactérias, leucócitos mortos e células epiteliais, bem como em fibrina. O tecido subjacente às áreas ulceradas é edematoso, hiperêmico e densamente infiltrado por PMNs. Em doença de longa duração, a região de células mais profundas conterá também linfócitos e células plasmáticas. Dentro da área infectada, a destruição do colágeno progride rapidamente.

Espiroquetas e outras bactérias freqüentemente penetram nos tecidos danificados (Listgarten, 1965; Listgarten e Lewis, 1967).

162 Biópsia da papila
Excisão de uma papila afetada com gengivite ulcerada leve, lembrando a situação clínica na Figura 164. A ponta da papila e o tecido próximo ao *col* foram destruídos por ulceração (**U**).
O epitélio oral (**EO**, corado em amarelo) permanece essencialmente intacto. Nas camadas mais profundas da biópsia, observa-se, corado em vermelho, o colágeno intacto, enquanto, abaixo da papila destruída, o colágeno está indistinguível (van Gieson, × 10).

As setas indicam a parte que está aumentada na Figura 163.

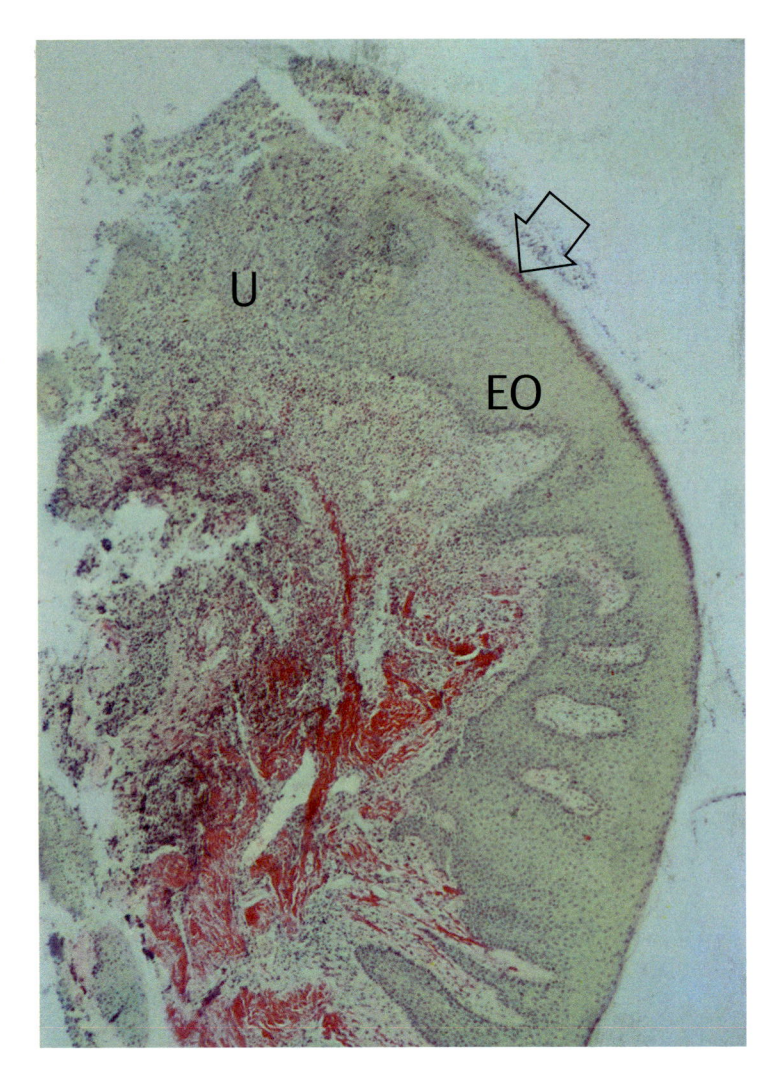

163 Superfície das células desintegradas
A porção superior da figura exibe bactérias fusiformes bem compactadas (**FUS**). As espiroquetas presentes na figura não são visíveis com essa técnica de coloração, mas os inúmeros **PMNs** são visíveis. As estruturas marrons com núcleo fracamente manchado são células epiteliais mortas (van Gieson, × 1.000).

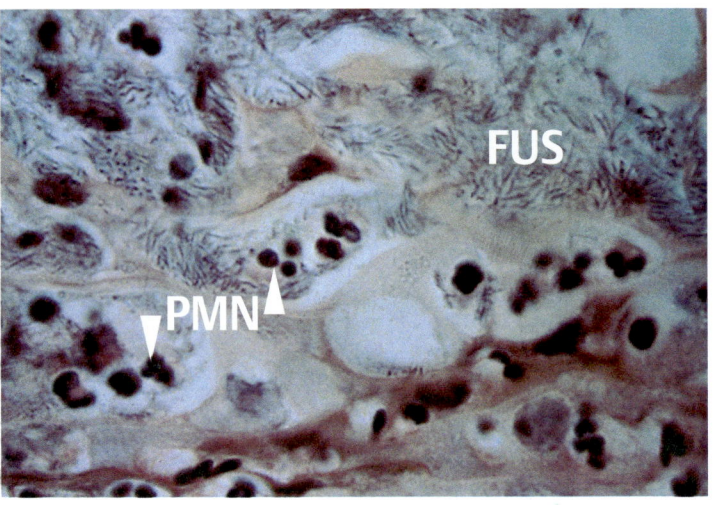

Sintomas clínicos – bacteriologia

- Destruição necrótica e ulceração da gengiva
- Dor
- Halitose
- Bactéria específica

Começando nos tecidos do *col* interdental, há *destruição necrótica* da ponta da papila, seguida pela destruição de toda a papila até a parte da gengiva marginal. Não está claro se a destruição gengival é causada primeiramente pela falta de vascularização ou pela invasão bacteriana dos tecidos. Em raros casos, ulcerações também podem ser vistas nas bochechas, nos lábios ou na língua. Na ausência de tratamento, a porção óssea dos tecidos de suporte periodontal também pode estar envolvida. O sintoma clínico inicial da gengivite ulcerativa é a dor localizada.

O paciente com GUN é caracterizado por uma típica *halitose* insípida e adocicada.

A gengivite ulcerativa generalizada deve ser diferenciada da *gengivoestomatite herpética* aguda (p. 131), que é geralmente acompanhada de febre.

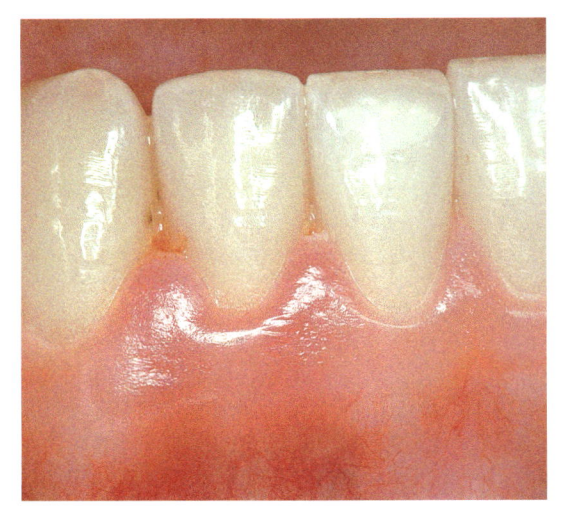

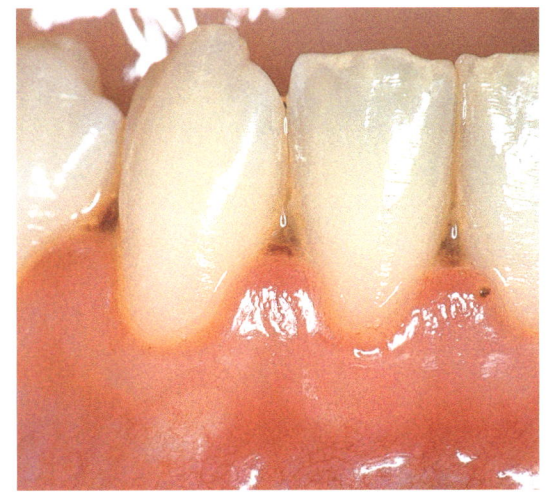

164 Sinais iniciais da GUN (esquerda)
A porção mais coronal da papila é destruída pela necrose a partir do *col*. Os defeitos são cobertos por uma típica pseudomembrana esbranquiçada. O primeiro episódio de dor pode acontecer até mesmo antes de qualquer ulceração tornar-se visível clinicamente. A GUN deveria ser diagnosticada e tratada nesse estágio inicial e reversível.

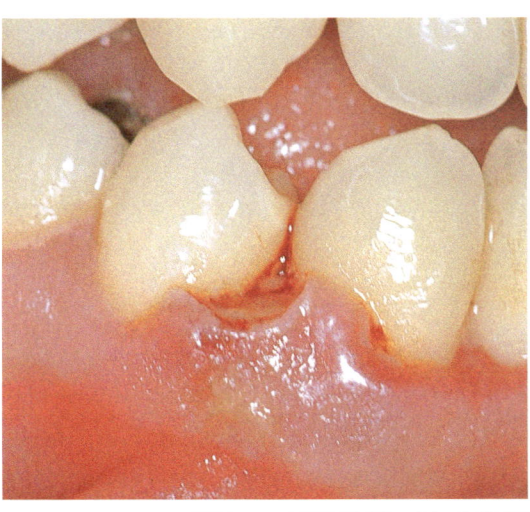

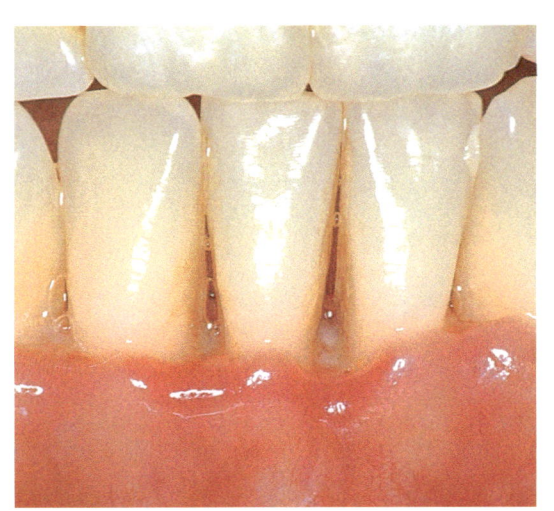

165 Estágio avançado da ulceração (direita)

166 Destruição completa da papila (esquerda)
Não há lesão visível entre os pré-molares, mas, nas áreas inicias de necrose, pode ser vista no aspecto mesial e marginal do canino. Note a destruição completa da papila entre o canino e o primeiro pré-molar.

167 Recorrência aguda (direita)
A papila foi completamente destruída. O estágio agudo anterior levou a uma arquitetura invertida da margem gengival. Início da periodontite ulcerativa.

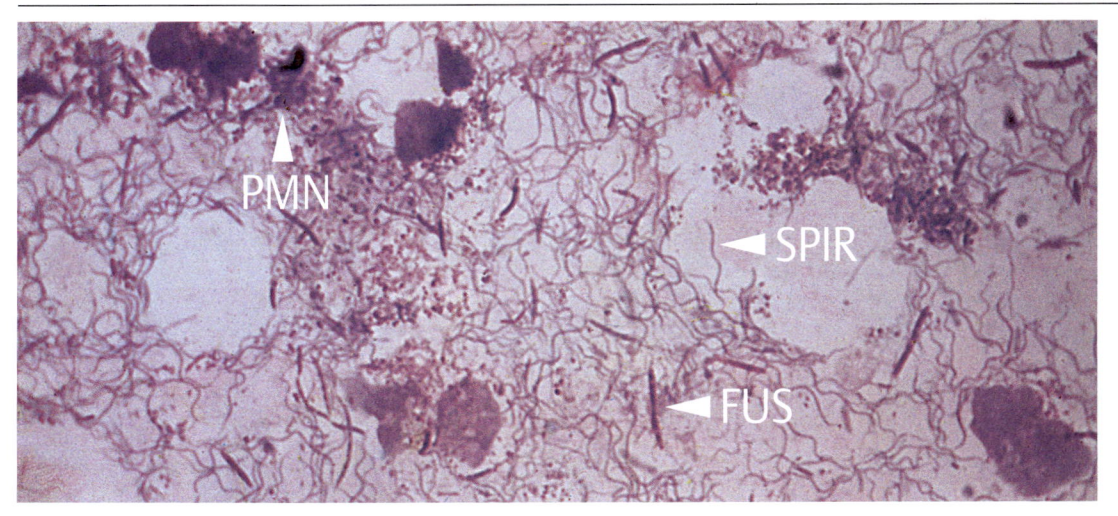

168 Bacteriologia – esfregaço da pseudomembrana
Além das células mortas, granulócitos (**PMN**), bactérias fusiformes (**FUS**) e muitas espiroquetas (**SPIR**) são visíveis (Van Gieson, × 1.000).

Gengivite ulcerativa (GUN)

Uma paciente de 19 anos apresentou dor gengival e hemorragia por três dias.

Achados:
IPP: 70%
ISP: Segmento anterior – 3,2; região dos pré-molares e molares – 2,6
PS: interproximal 2 a 3 mm
MD: 0 a 1

Diagnóstico: gengivite ulcerativa aguda, estágio inicial; a GUN, Tipo V A.

Terapia: na primeira consulta, limpeza mecânica cuidadosa, medicamento tópico: pomadas com antibiótico ou cortisona, gel de metronidazol (p. ex., Elyzol, p. 292). A paciente deve ser instruída a bochechar com solução leve de perborato de hidrogênio.

Consultas subseqüentes: motivação, repetidas instruções de higiene, remoção de biofilme dental e cálculo.

Reconsulta: intervalos curtos (Informação! Controle de biofilme!).

Prognóstico: bom desde que a paciente seja tratada e coopere.

169 Estágio inicial
Destruição inicial ulcerativa aguda de várias pontas das papilas (setas). Outras papilas mostram sinais de leve inflamação, mas não destruição.

Direita: radiograficamente, não se observa evidência de reabsorção do septo ósseo interdental.

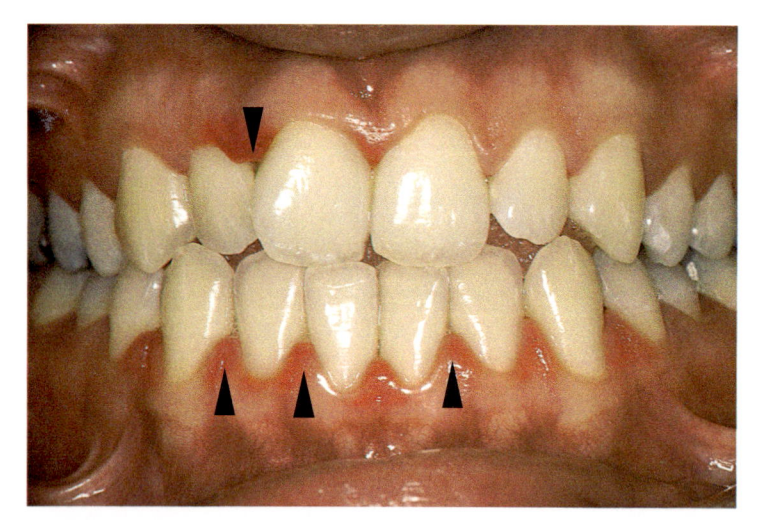

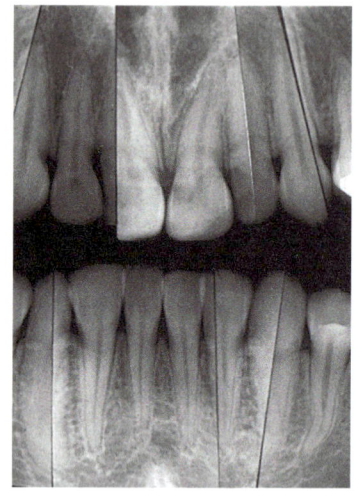

170 Destruição inicial das pontas das papilas na maxila
A necrose da ponta da papila é evidente entre o incisivo central e lateral com eritema e edema. Note a necrose inicial da ponta da papila entre o incisivo lateral e o canino. Entre o incisivo central, observa-se eritema da papila, mas ainda nenhum sinal de necrose. Se o paciente sente dor quando sondado delicadamente nessa área, é evidente que o processo necrótico já começou na área do *col*.

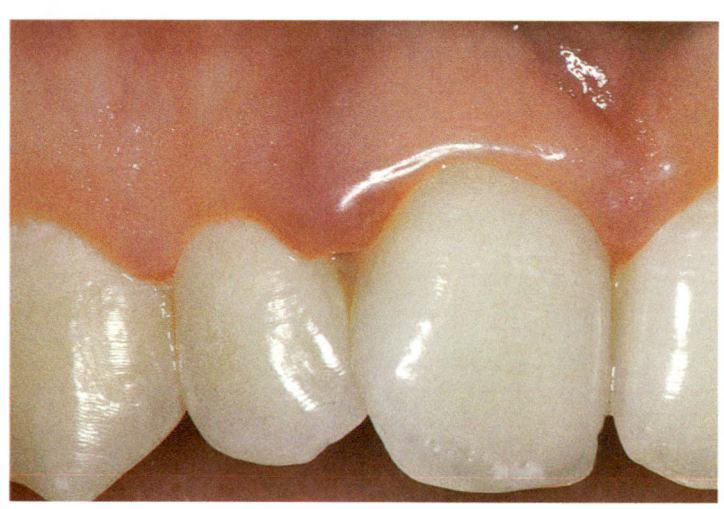

171 Destruição das pontas da papila na mandíbula
Cada papila exibe sinais iniciais de ulceração e é coberta por uma pseudomembrana consistindo em fibrina, células mortas, leucócitos e bactérias.

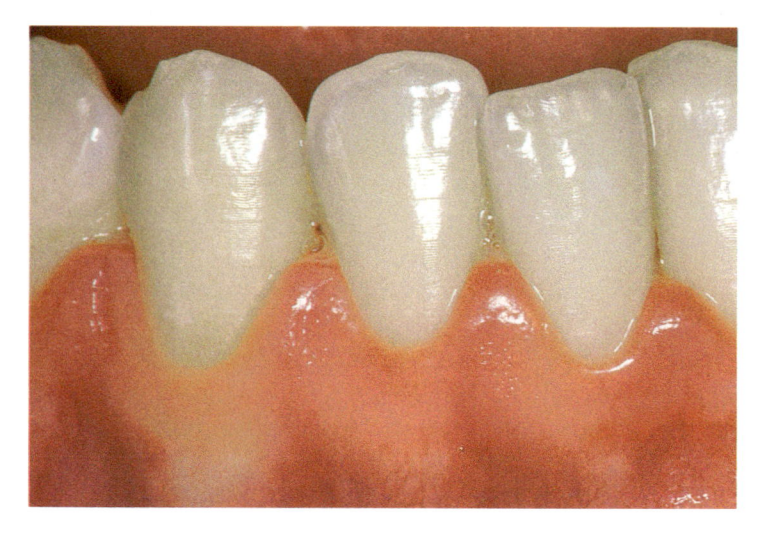

Periodontite ulcerativa (PUN)

Periodontite ulcerativa sempre se desenvolve – freqüentemente com rapidez – de uma gengivite ulcerativa preexistente. As profundidades de sondagens podem ser rasas, pois a destruição dos tecidos ocorre simultaneamente com a perda de inserção e a recessão gengival. Enquanto os sinais clínicos associados com a GUN podem ser eliminadas com tratamento adequado, a periodontite ulcerativa (PUN) sempre leva a um dano irreversível (perda de inserção, perda óssea). As fases aguda e subaguda ocorrem ciclicamente. As fases agudas são sempre acompanhadas por dor, em contraste com a gengivite simples. A periodontite ulcerativa raramente é generalizada.

Terapia: De forma similar ao caso com gengivite ulcerativa, a remoção cuidadosa e completa de biofilme dental e cálculo deve ser realizada na fase aguda da PUN. Medicação tópica pode ser usada concomitantemente. Depois que a dor diminui, instrumentação sistemática (debridamento) deve ser realizada. Em casos avançados, procedimentos cirúrgicos pequenos podem ser necessários depois da remissão de todos os sintomas clínicos: em casos leves, gengivoplastia; em casos avançados, cirurgia de retalho para recontorno. Um programa estrito de reconsultas é absolutamente necessário, pois a PUN tem a tendência à recorrência.

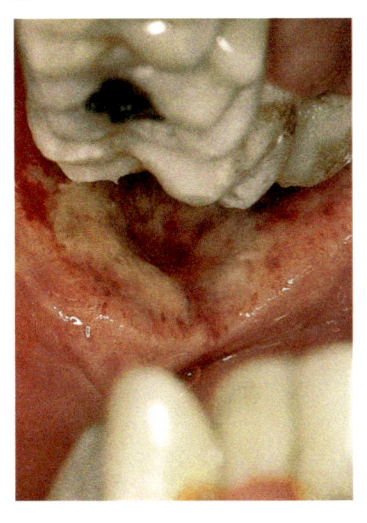

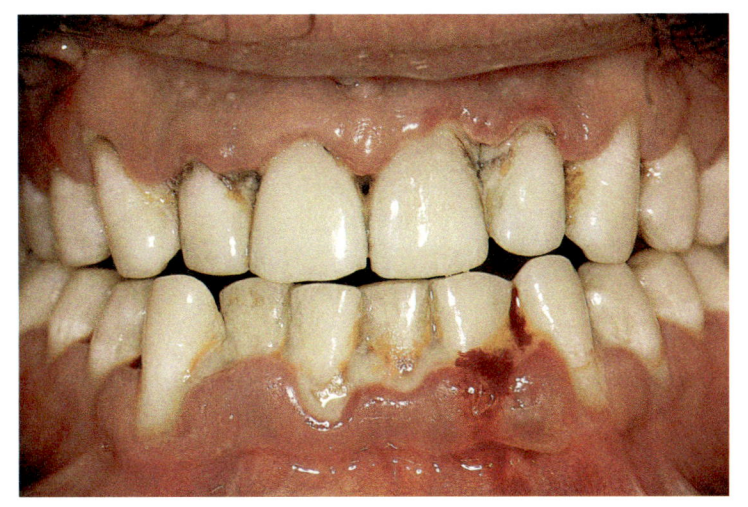

Fase aguda

172 Gengivoperiodontite ulcerativa – segundo episódio agudo
Esse paciente de 26 anos experienciou um segundo episódio agudo. Além da gengivite, perda de inserção ocorreu nos dentes anteriores e molares superiores (Tratamento: p. 90).

Esquerda: úlcera grande e dolorosa na mucosa adjacente ao dente 18. É indicada a extração deste dente depois da fase aguda.

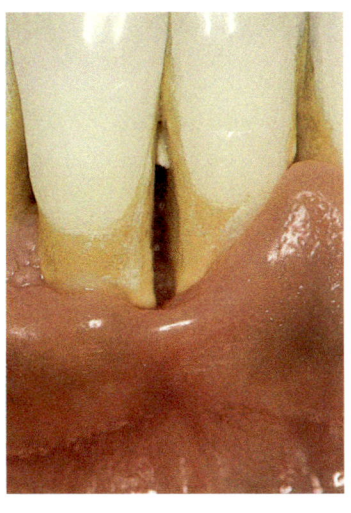

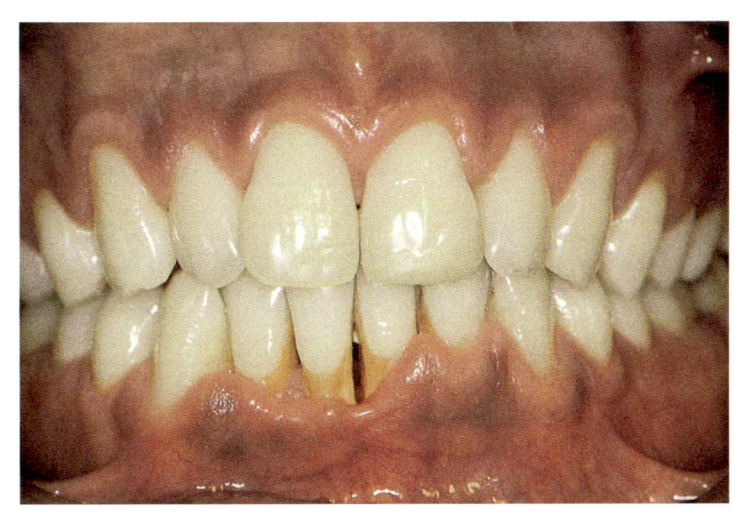

Fase de intervalo

173 Periodontite ulcerativa localizada
Esse paciente de 22 anos apresentou duas fases agudas, que não foram tratadas por um profissional. *Nessa fase*, o paciente não tem dor.

Esquerda: perda de inserção avançada, porém bem-localizada no segmento anterior da mandíbula. A cratera interdental apresenta um nicho de acúmulo de biofilme que pode levar à exacerbação se a resposta do hospedeiro estiver comprometida.

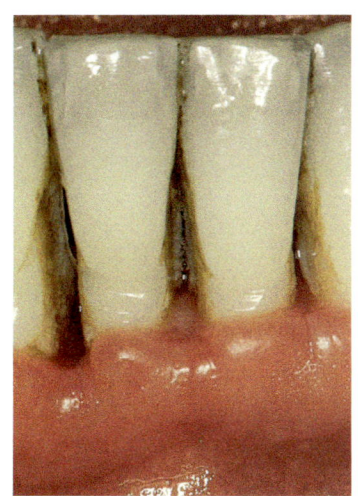

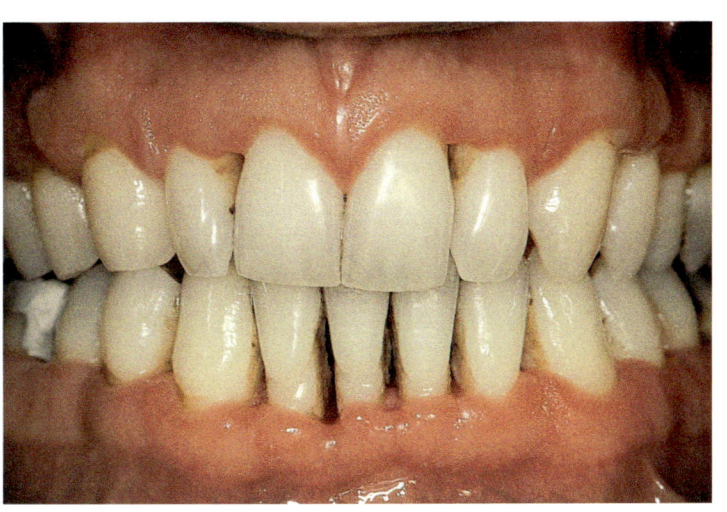

174 Extensa periodontite ulcerativa generalizada
Esse paciente de 30 anos queixou-se da recessão gengival. Ele tinha apresentado dor nos últimos anos, mas não procurou tratamento. As lesões sem dor agora progrediram para vários graus (paciente HIV).

Esquerda: a perda de inserção progrediu significativamente na região anterior da mandíbula, especialmente entre os dentes 41 e 42.

Gengivoperiodontite ulcerativa – terapia

Um paciente de 26 anos (ver também a Figura 172) que estava sistematicamente saudável queixou-se de dor intensa e "gengiva inflamada". Uma inflamação similar ocorrera há cerca de um ano, mas foi resolvida depois do uso de colutórios bucais, sem tratamento por um dentista. O paciente fumava 40 cigarros por dia.

Achados:
IPP: 80%   PS: 3 a 5 mm
ISP: 3,2   MD: 0 a 1
Segunda fase aguda (um ano depois)

Diagnóstico: gengivoperiodontite ulcerativa aguda generalizada.
Terapia: na fase aguda, controle supragengival cuidados e bochechos com clorexidina; medicamentos de liberação lenta (p. ex., Metronidazol: Elyzol gel) podem ser usados se bolsas estiverem presentes. Depois da remissão dos sintomas agudos, a remoção sistemática de biofilme dental e cálculo supra e subgengival. Intervenção cirúrgica (gengivoplastia) foi indicada nesse caso, mas não foi realizada.
Reconsultas: não desejada pelo paciente.
Prognóstico: questionável, pois o paciente não foi colaborador.

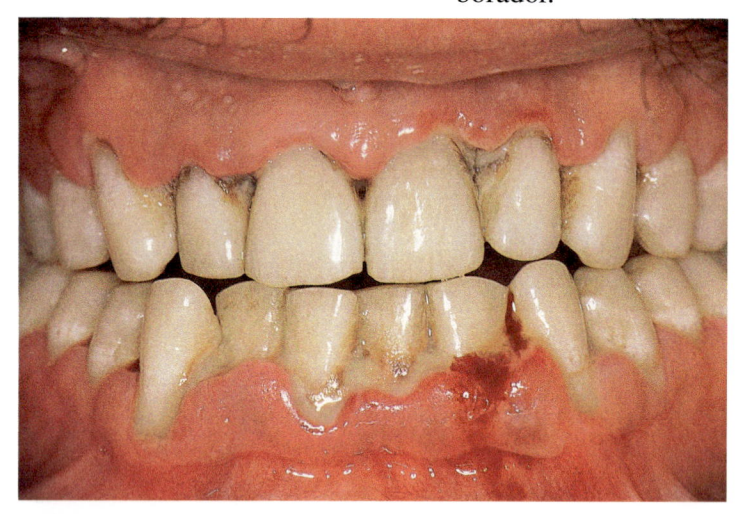

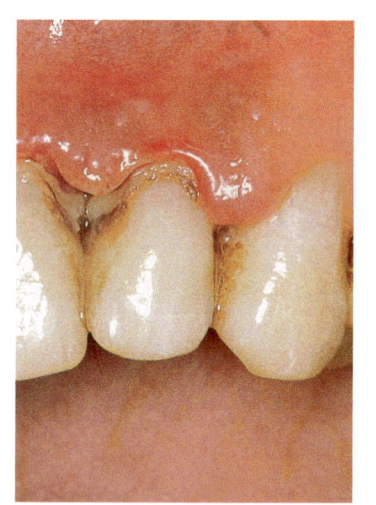

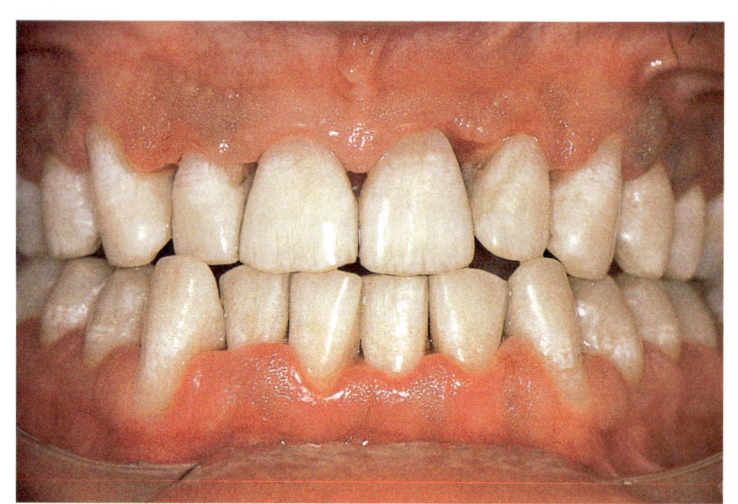

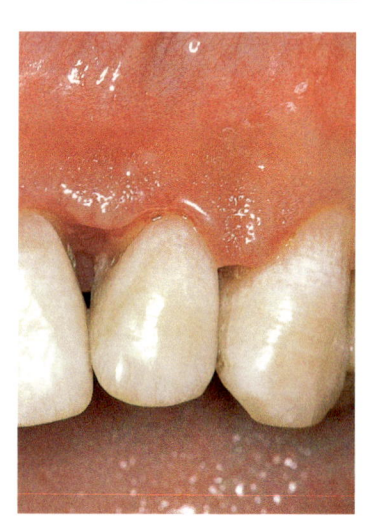

175 Gengivoperiodontite ulcerativa em um paciente de 26 anos
Note a destruição gengival, especialmente na região papilar dos dentes anteriores, inchaço gengival, sangramento à sondagem e hemorragia espontânea, com grande acúmulo de biofilme supragengival.

Os mesmos sintomas tinham ocorrido um ano antes, aproximadamente na mesma época (dezembro).

Direita: detalhes das condições gengivais ao redor do dente 22.

176 Vista clínica depois de seis dias
Durante duas consultas (no dia 1 e no dia 4) os dentes foram raspados cuidadosamente (o tratamento medicamentoso está descrito no texto). Os sintomas clínicos diminuíram a tal ponto que sondagem e raspagem das raízes puderam ser realizadas.

Direita: detalhes do dente 22.

177 Resultados clínicos finais
Depois de raspagens supra e subgengival repetidas e sistemáticas (sem procedimentos cirúrgicos) a GUN/PUN cicatrizou completamente. A gengiva ainda permanece edemaciada; uma gengivoplastia poderia ser indicada. O paciente "sentiu-se bem" de novo e recusou-se ao tratamento adicional, uma reação que é típica nesses pacientes.

Direita: resultado clínico final, detalhe do dente 22.

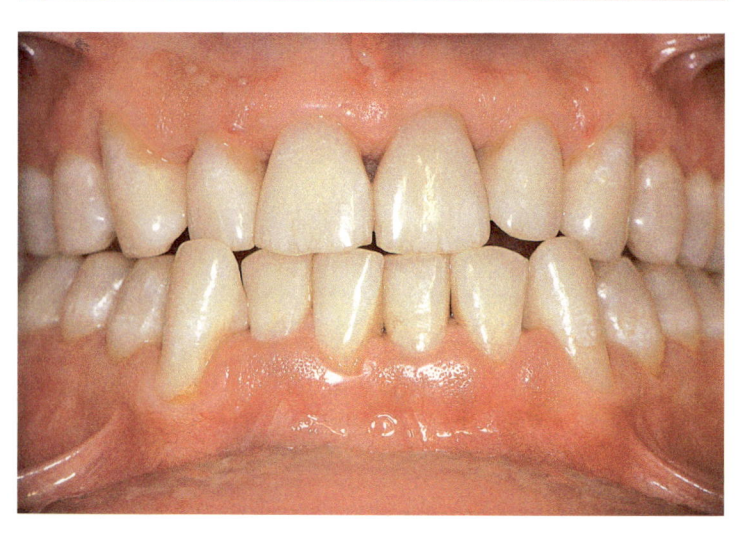

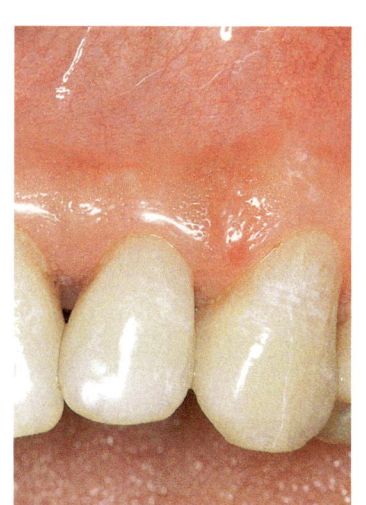

Gengivite modulada por hormônios

Tipos I A 2 a

Mudanças no equilíbrio hormonal do corpo humano geralmente não causam inflamação gengival, mas podem aumentar a gravidade de uma gengivite já existente. Além da deficiência de insulina (diabete melito; p. 132, 215), principalmente os hormônios do sexo feminino estão com freqüência associados à progressão da gengivite induzida por biofilme bucal:

- Gengivite puberal
- Gengivite gravídica
- Gengivite associada ao uso de contraceptivos (rara)
- Gengivite associada ao ciclo menstrual
- Gengivite climatérica

Gengivite puberal

Estudos epidemiológicos demonstraram que a inflamação gengival é um pouco mais evidente durante a puberdade do que antes ou depois desse período (Curilović e cols., 1997; Koivuniemi e cols., 1980; Stamm, 1986). Se a higiene bucal do paciente é deficiente e/ou se o adolescente é um respirador bucal, uma hiperplasia gengival típica pode ocorrer, principalmente na área anterior da maxila (Figuras 178 e 179).
Terapia: instrução de higiene bucal, remoção de biofilme dental e cálculo; gengivoplastia se a hiperplasia for grave. Respiradores bucais podem ter de consultar um especialista.

Gengivite gravídica

Essa condição não é observada em todas as mulheres grávidas. Entretanto, a gengiva irá exibir uma elevada tendência ao sangramento mesmo que a higiene bucal seja boa (Silness e Löe, 1964).
Terapia: higiene bucal e reconsultas a cada 1 ou 2 meses até o fim do período de amamentação.

Gengivite associada ao uso de contraceptivos

Uma reação gengival aos contraceptivos orais é rara hoje em dia (Pankhurst e cols., 1981). Sintomas: sangramento leve; eritema ou inchaço raramente ocorrem.
Terapia: higiene bucal.

Gengivite associada ao ciclo menstrual

Essa condição gengival é extremamente rara. A descamação do epitélio da gengiva ocorre durante os 28 dias do ciclo menstrual, à semelhança da escamação do epitélio vaginal. Em casos excepcionais, a descamação pode ser tão pronunciada que um diagnóstico de gengivite "discreta" pode ser feito. As gengivites associadas ao ciclo menstrual ou intermenstrual são ainda menos freqüentes (Mühlemann, 1952).
Terapia: boa higiene bucal para prevenir gengivite induzida por biofilme secundário.

Gengivite climatérica

Essa alteração da mucosa também é rara. As alterações patológicas são menos observadas na margem gengival do que na gengiva inserida e na mucosa oral. Essas últimas podem ter aparência seca e lisa, com pontos da cor rosa-salmão. A queratinização é perdida. Pacientes queixam-se de xerostomia e de sensação de queimação.
Terapia: higiene bucal cuidadosa (dor!) e pomadas tópicas e dentifrícios contendo vitamina A. Em casos graves, o ginecologista pode optar pelo uso sistêmico de suplementos de estrogênio.

As páginas seguintes descrevem a gengivite puberal e a gengivite gravídica.

Puberdade

178 Gengivite puberal
Nessa paciente de 13 anos, grande hemorragia ocorre depois da sondagem delicada da margem gengival. Biofilme dental e respiração bucal são as causas da inflamação gengival. O aumento dos hormônios durante a puberdade pode ter sido um co-fator.

Direita: morbidade da gengivite em 10 mil pessoas. O pico é observado durante a puberdade (Stamm, 1986).

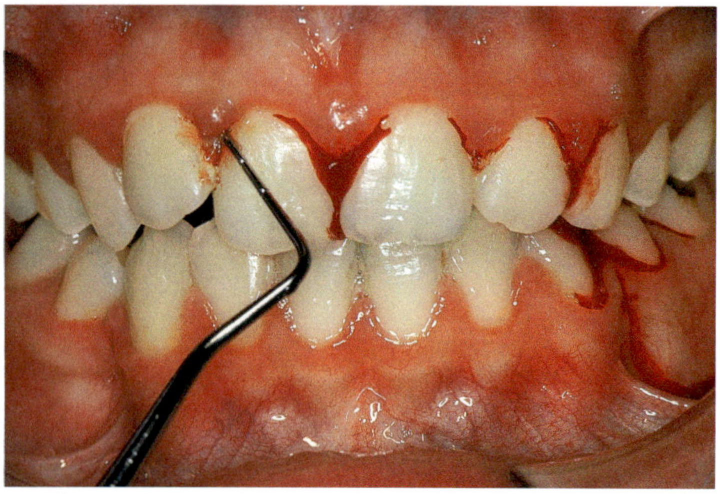

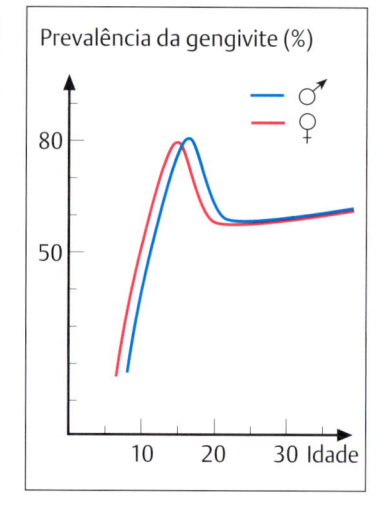

179 Gengivite puberal, tratamento ortodôntico
Esse paciente de 13 anos perdeu seus incisivos centrais superiores devido a um acidente. A gengivite, possivelmente relacionada à puberdade, estava presente antes do acidente.

O tratamento ortodôntico foi realizado para movimentar mesialmente os incisivos laterais. Na ausência de controle adequado de biofilme, uma hiperplasia inflamatória grave aconteceu entre os incisivos laterais superiores.

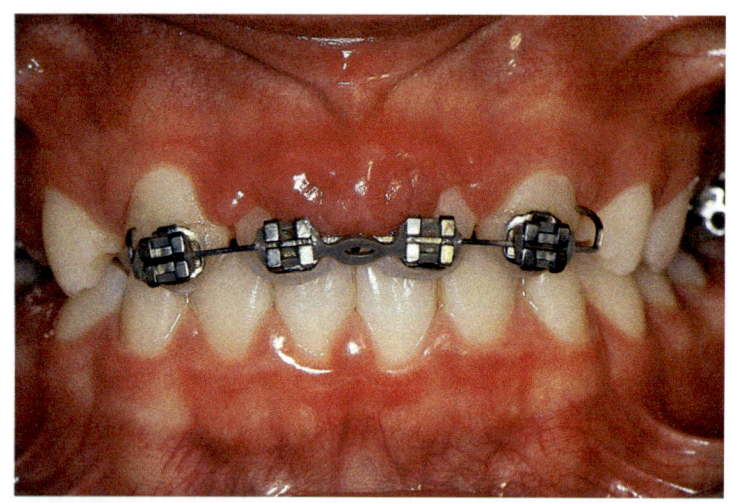

Gravidez

180 Gengivite gravídica leve
Nessa paciente de 28 anos, que estava no seu sétimo mês de gravidez, um exame clínico não apresentou nenhum sinal de gengivite na região anterior. Nas áreas dos pré-molares e molares, entretanto, uma gengivite moderada foi observada.

Direita: hemorragia foi visualizada imediatamente depois da sondagem na área de um defeito da restauração (nicho de biofilme bucal).

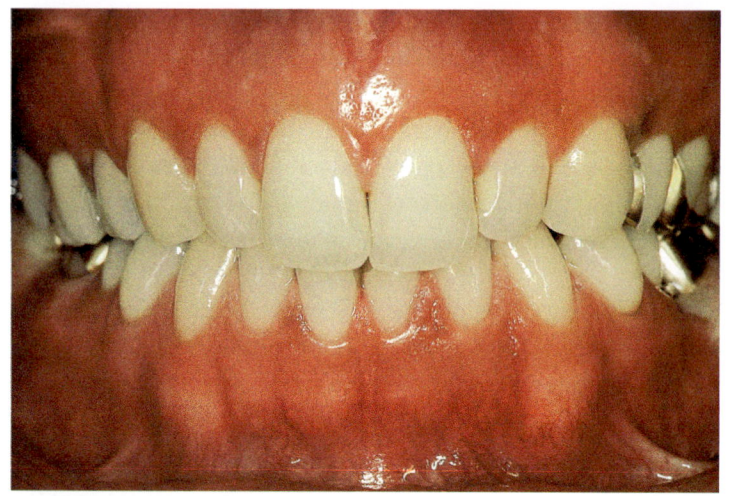

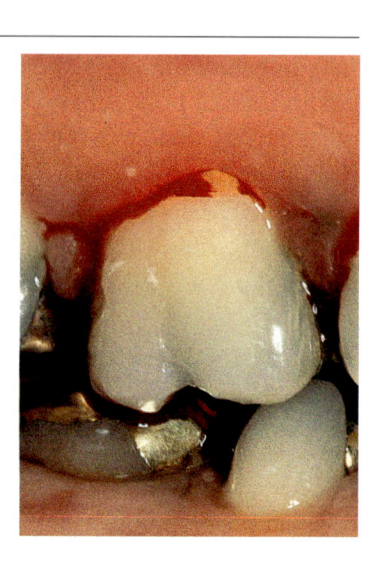

181 Gengivite gravídica grave
Essa paciente de 30 anos exibia uma gengivite moderada antes mesmo da gravidez. Essa foto, feita durante o oitavo mês de gravidez, revela inflamação grave e alterações gengivais edematosas no segmento anterior.

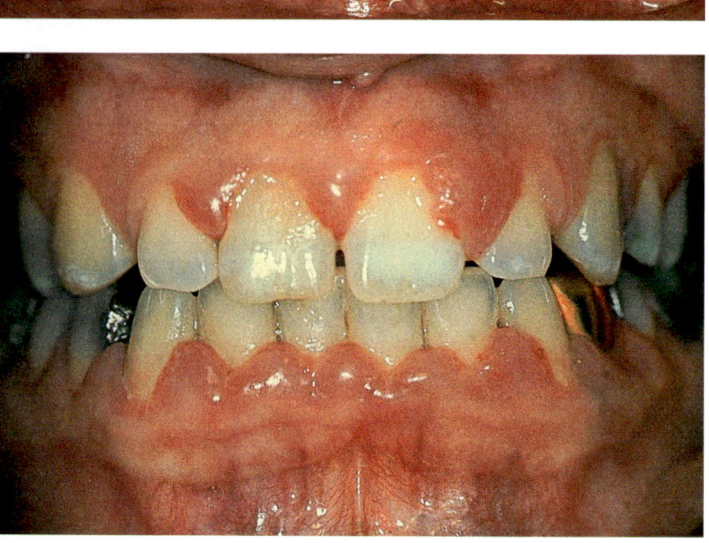

Gengivite gravídica grave – épulis gravídica

Essa paciente de 24 anos estava grávida de oito meses. Ela queixava-se que "mordia a gengiva inchada" no lado esquerdo da boca (épulis gravídica). Também foi observada a presença de gengivite grave generalizada.

Achados:
IPP: 70%
ISP: 3,2
PIS: 7 mm na região dos dentes 34 e 35; nos outros dentes, até 4 mm (pseudobolsas)
MD: 0 a 1

Diagnóstico: gengivite gravídica grave generalizada com um grande granuloma piogênico (épulis) na região dos dentes 34 e 35.
Terapia: durante a gravidez instruções de higiene repetidas, motivação, remoção de biofilme supragengival e cálculo, gengivoplastia (eletrocirurgia, *laser*) nos dentes 34 e 35. Depois do período de amamentação, reavaliação e futuro plano de tratamento.
Reconsultas: a freqüência depende da cooperação do paciente.
Prognóstico: bom desde que o tratamento seja realizado.

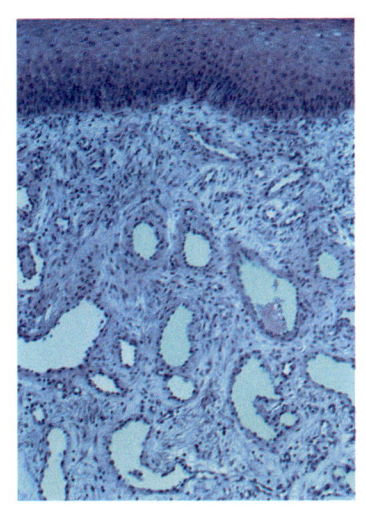

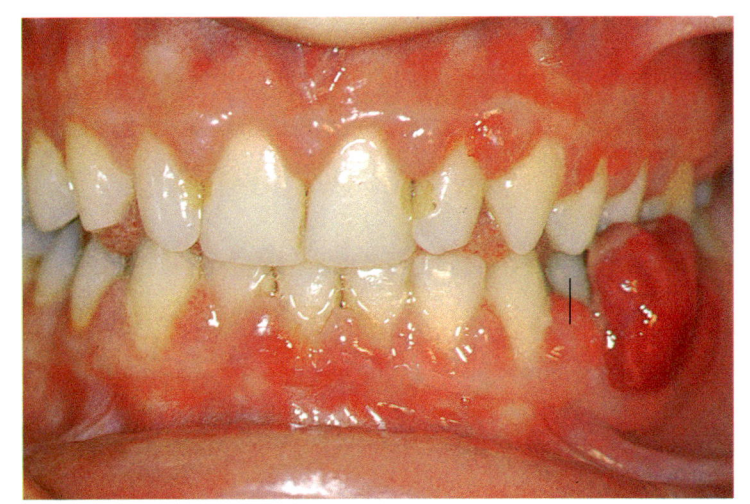

182 Gengivite gravídica grave
Devido à higiene bucal deficiente, uma gengivite pronunciada desenvolveu-se durante a última metade da gravidez. Um enorme granuloma piogênico é observado na região vestibular e lingual dos pré-molares inferiores.

Esquerda: o corte histológico (da gengiva, não do granuloma; veja a linha preta) exibe um epitélio oral normal, um infiltrado inflamatório leve e vasos largamente dilatados (HE × 40).

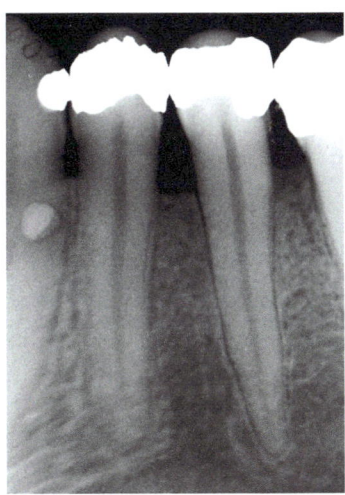

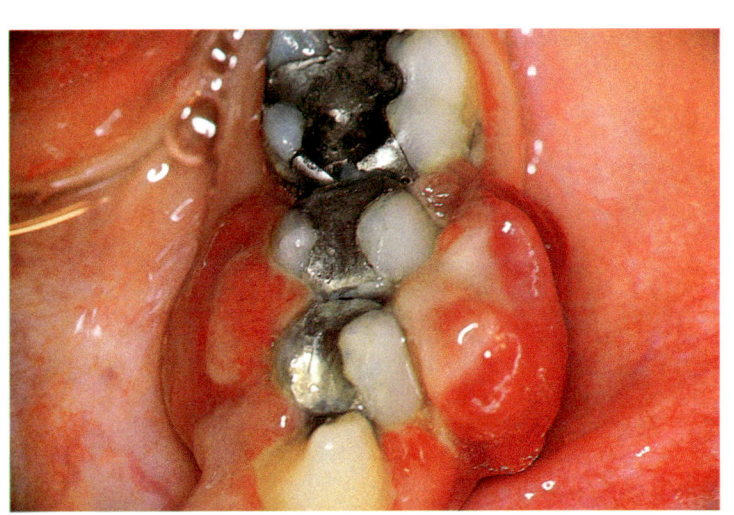

183 Granuloma piogênico – épulis gravídica
A superfície do granuloma está ulcerada porque os dentes superiores do paciente ocluem nos tecidos durante a mastigação. Por essa razão, o tecido teve de ser removido enquanto a paciente ainda estava grávida. Hemorragia considerável pode ser esperada durante a cirurgia (*laser*, eletrocirurgia).

Esquerda: a radiografia mostra alguma perda horizontal da crista óssea interdental (desmineralização).

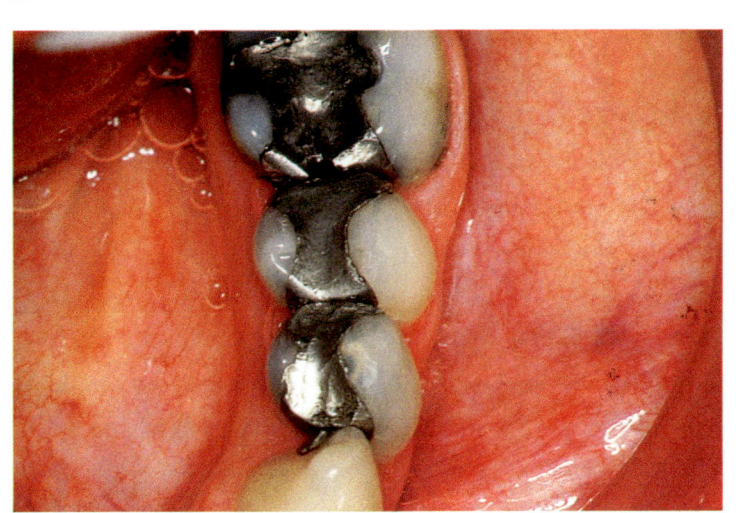

184 Três meses depois da gengivoplastia; dois meses pós-parto
A terapia periodontal definitiva e o plano de tratamento para um trabalho restaurador deveriam começar nesse momento (p. ex., trocas das restaurações velhas de amálgama por resina ou *inlays*).

Gengivite modulada por hormônios

Gengivite gravídica e fenitoína

Algumas medicações sistêmicas em combinação com biofilme dental podem provocar crescimento gengival. Esse efeito adverso é bem conhecido para a fenitoína (difenilidantoína, p. 121), que tem sido usada por décadas como tratamento na maioria dos *tipos de tonturas*.

A fenitoína é tambem freqüentemente prescrita para trauma cerebral e procedimentos neurocirúrgicos e, portanto, muitas pessoas (até 1% da população?) tomarem essa droga em algum momento das suas vidas.

Tambem é bem conhecido que a fenitoína pode causar um *dano teratogênico* – dessa forma, nunca deve ser tomada durante a gravidez. No caso reportado aqui, nem a paciente nem o médico sabiam desse efeito adverso potencial. Uma paciente epilética de 22 anos tinha tomado fenitoína por muitos anos, incluindo os sete primeiros meses da sua gravidez. Ela apresentou crescimento gengival proeminente que era mais evidente no quadrante superior direito. Profundidades de sondagens de até 7 mm estavam associadas com hemorragia (SS). Felizmente, a crianca nasceu sem defeitos congênitos.

185 Crescimento gengival induzido por fenitoína e gengivite gravídica
A paciente epilética está no sétimo mês de gravidez. Até o momento da visita ao dentista, ela estava tomando fenitoína. A gengiva apresentava um crescimento inflamatório hiperplásico generalizado.

Direita: grande crescimento gengival ao redor do dente 12.

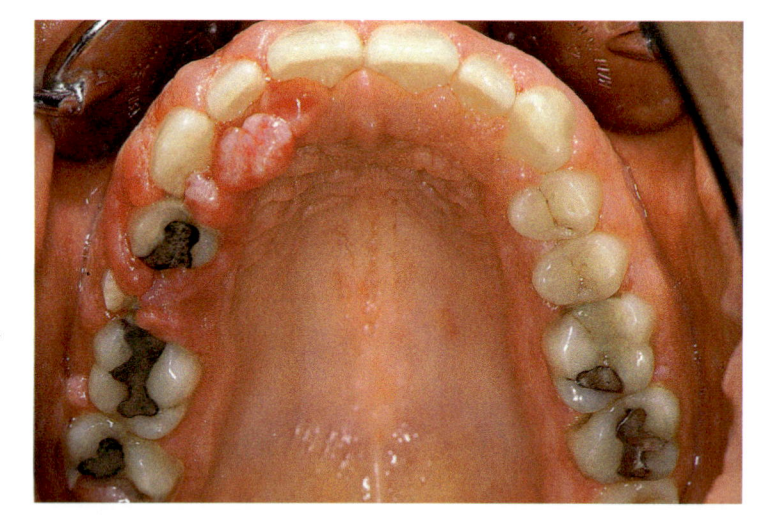

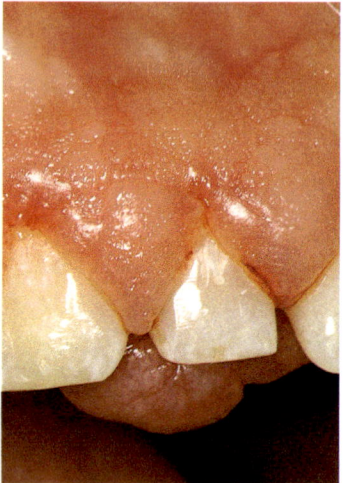

186 Imagem radiográfica
Nenhuma perda óssea é observada, apesar da grave gengivite hiperplásica. Os dentes 15 e 17 já tinham sido extraídos.

Direita: observe o septo ósseo interdental normal até mesmo na região do dente 12, que apresentava grande crescimento gengival.

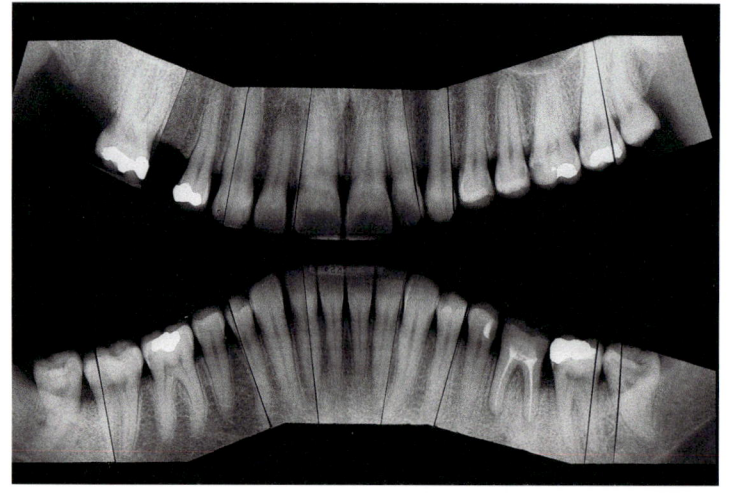

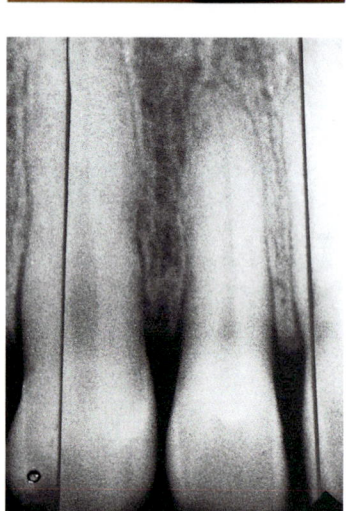

187 Depois do tratamento periodontal
Depois do parto, foram realizadas raspagens, gengivoplastia e extração dos dentes 17, 15 e 28; isso levou a um restabelecimento da saúde gengival, apesar de a fenitoína ter sido reinstituída.

Direita: a saúde gengival é observada até mesmo na região onde o crescimento da gengiva era maior (dente 12).

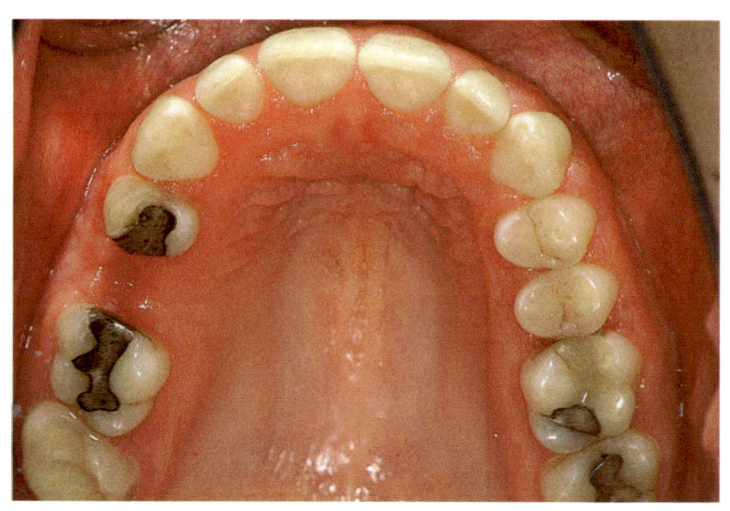

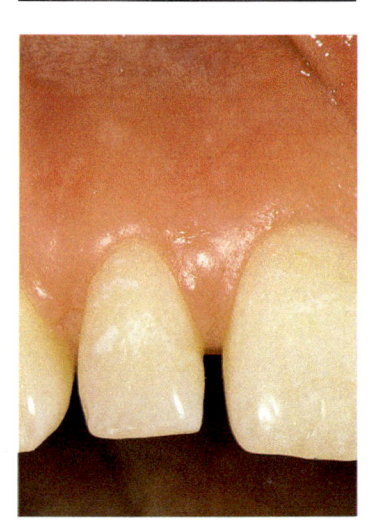

Periodontite

A periodontite mantém sua posição como uma das doenças mais comuns no ser humano, mas felizmente apenas 5 a 10% de todos os casos são formas agressivas e de progressão rápida (Ahrens e Bublitz, 1987; Miller e cols., 1987; Miyazaki e cols., 1991; Brown e Löe, 1993; Papapanou, 1996).

Ela é uma doença multifatorial que afeta as estruturas de suporte dos dentes, sendo provocada por um biofilme microbiano (placa dental), e normalmente desenvolve-se a partir de uma gengivite preexistente; entretanto, nem todo caso de gengivite progride para uma periodontite. A quantidade e a virulência dos microrganismos e os fatores de resistência do hospedeiro (imunidade, genética e hereditariedade, bem como presença de fatores de risco) são determinantes primários para a iniciação e a progressão da destruição periodontal (p. 21).

A classificação da periodontite é baseada em critérios dinâmicos e patobiológicos, como recomendado pela AAP (Armitage, 1999; lista mais extensa na p. 78; classificação completa na p. 327):

• Periodontite crônica	(tipo II, anteriormente PA – Periodontite de Adulto)
• Periodontite agressiva	(tipo III, anteriormente – PEP – Periodontite de Estabelecimento Precoce, e PPR – Periodontite de progressão rápida)
• Periodontite necrosante	(tipo V B/PUN, anteriormente PUN)

As duas principais formas (tipos II e III) são classificadas de acordo com sua extensão em *localizada* (A: ≤ 30% de todos os sítios envolvidos) ou *generalizada* (B: > 30% de todos os sítios envolvidos).

Igualmente, a gravidade – determinada pela perda de inserção – é dividida em *leve* (1 a 2 mm), *moderada* (3 a 4 mm) e *grave* (≥ 5 mm).

Um grupo inteiro das doenças periodontais compreende as formas agressivas (tipo III), que eram previamente referidas como PP (periodontite puberal), PJL (periodontite juvenil localizada) e PPR (periodontite de progressão rápida).

A nomenclatura *patobiológica*, isto é, a descrição do curso clínico da periodontite, está relatada nas páginas 98 e 99. Deve-se lembrar, obviamente, que um diagnóstico "prático" para todos os *pacientes*, para todos os dentes e para todos os sítios deve ser feito clínica e radiograficamente para avaliar a gravidade, isto é, a *patomorfologia* do processo da doença.

Nesse capítulo serão descritos os seguintes aspectos da periodontite:

• Gravidade da periodontite	• Histopatologia
• Tipos de bolsas	• Sintomas clínicos e radiográficos
• Morfologia da perda óssea	• Casos clínicos descrevendo várias
• Invasão da furca	formas de periodontite

Patobiologia – as formas mais importantes da periodontite

A nomenclatura patobiológica para as várias formas de periodontite não é uma classificação rígida e definitiva. Hoje, distingue-se entre as formas crônica e agressiva da doença, que podem ser localizadas ou generalizadas (p. 327 a 330). A forma crônica da doença pode tornar-se agressiva, por exemplo, nos idosos, nos quais o sistema imunológico é menos efetivo. A maior parte dos tipos de periodontite progride em surtos (teoria aleatória dos surtos). Estágios de exacerbação alternam-se com estágios de remissão.

Como a ciência continuadamente fornece novos conhecimentos da microbiologia, bem como da patogênese – em especial a resposta do hospedeiro à infecção –, o diagnóstico e a nomenclatura não podem mais simplesmente ser definidos de acordo com o curso clínico da doença; agora é possível caracterizar a periodontite como uma doença associada a *Aa* ou *Pg* (etc.). No futuro, poderá até ser mais importante caracterizar os diversos parâmetros da resposta imune do hospedeiro, os mediadores e os fatores de risco; ultimamente, estes são os responsáveis pela existência da doença e da velocidade da progressão.

Tipo II

(periodontite crônica; anteriormente PA)

Essa forma mais comum de periodontite inicia-se entre os 30 e 40 anos de idade, em geral de uma gengivite preexistente. Toda a dentição pode ser igualmente afetada (*generalizada*, tipo II B). Com mais freqüência, entretanto, a distribuição da doença é irregular, primeiramente com destruição mais grave nas áreas dos molares e secundariamente nos dentes anteriores (*localizada*; tipo II A). A gengiva exibe graus variados de inflamação, com "retração" em algumas áreas e com manifestações fibróticas em outras.

Exacerbações ocorrem em intervalos prolongados. Fatores de risco (p. ex., fumantes pesados, genótipo positivo para a interleucina 1) podem acelerar o curso clínico da doença. Nos idosos, a doença pode levar à perda dentária, que pode ocorrer devido à diminuição da resposta imune do hospedeiro e a episódios agudos mais freqüentes.

Terapia: A periodontite crônica pode ser tratada com sucesso pela terapia puramente mecânica, mesmo se a cooperação do paciente não é ótima.

Tipo III B

(periodontite agressiva, anteriormente PEP/PRP)

Formas agressivas de periodontite são relativamente raras (Page e cols., 1983 a; Miyazaki e cols., 1997; Armitage, 1999), e em geral são diagnosticadas entre 20 e 30 anos de idade. Mulheres parecem ser mais freqüentemente afetadas do que homens. A gravidade e a distribuição da perda óssea variam de modo considerável. Episódios agudos são pouco freqüentes e podem evoluir para doença crônica. A causa das fases ativas são microrganismos específicos (*Aa*, *Pg*, etc.), que podem invadir os tecidos ulcerados. Fatores de risco (tabagismo, doenças sistêmicas, como diabete e estresse) e mediadores pró-inflamatórios, dois dos quais que reduzem a resposta imune, podem aumentar o quadro da doença.

Terapia: a maioria dos casos agressivos pode ser tratada com sucesso pela terapia mecânica. Em casos graves, um regime adicional de antibiótico sistêmico pode ser indicado.

188 Características do tipo II – anteriormente PA

Sintomas clínicos

• Morbidade	Aproximadamente 85-95% de todos os adultos (?)
	Aproximadamente 95% de todos os pacientes periodontais
• Início – curso	30 anos de vida
	curso "crônico" lento
• Achados periodontais	– Todos os dentes afetados, localização: molares e incisivos
	– Inflamação e edema gengival, alguma recessão
	– Osso alveolar: destruição irregular
• Doenças Sistêmicas	Nenhuma
Defeitos das células do sangue	*Granulócitos neutrófilos, monócitos*
	– –
Infecção bacteriana	Flora mista, em *atividades de bolsa*, freqüência de *P. gengivalis, P. intermedia, fusobacterium nucleatum, A. actinomycetemcomitans*
Hereditariedade	Nenhuma (possível polimorfismo, p. ex. IL-1)

189 Características do tipo III – B anteriormente mente PEP/PPR

Sintomas clínicos

• Morbidade	5 a 15% de todos os pacientes
• Início – curso	Possível em todas as idades
	Predomínio em indivíduos jovens
	Curso cíclico rápido
• Achados periodontais	– Muitos ou todos os dentes afetados
	– Gengiva mais ou menos inflamada
	– Perda óssea rápida
	– Freqüentes sintomas de atividade
• Doenças Sistêmicas	?, possível determinação genética
Defeitos das células do sangue	*Granulócitos neutrófilos, monócitos*
Quimiotaxia reduzida	++ ++
Migração aumentada	++ ++
Infecção bacteriana	Flora mista e específica
	P. gingivalis, T. forsythia, F. nucleatum, A. actinomycetemcomitans (invasão?), *P. intermedia*, espiroquetas
Hereditariedade	Dominante ligada ao sexo (?)

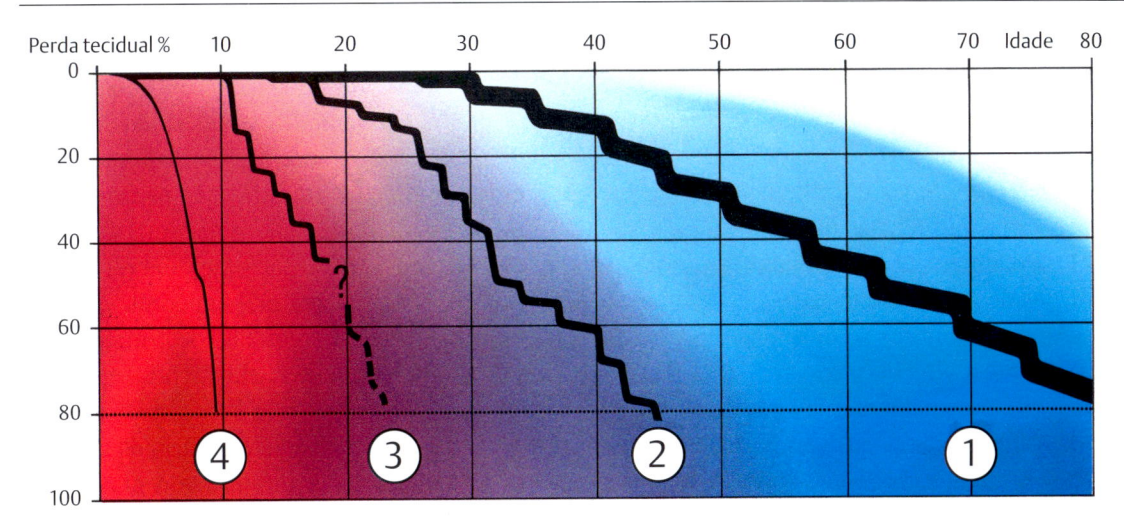

190 Formas de periodontite

1 Crônica, periodontite progressiva lenta em adultos – tipo II
2 Agressiva, periodontite de progressão rápida – tipo III B
3 Agressiva, periodontite localizada (juvenil) – tipo III A
4 Agressiva, periodontite pré-puberal de progressão rápida e generalizada – tipo IV B

Tipo III A
(periodontite agressiva, anteriormente PEP/PJL)

Esse raro problema ocorre precocemente e ataca a dentição permanente. Começa na puberdade, mas em geral só é diagnosticada muitos anos depois, com freqüência por acaso (p. ex., nas radiografias interproximais feitas para exames de cáries). No estágio inicial, incisivos e/ou primeiros molares são afetados na maxila e na mandíbula; mais tarde, outros dentes podem também ser afetados. Fatores hereditários (genética, origem étnica) têm sido demonstrados. Meninas são afetadas com mais freqüência. Nos estágios iniciais da periodontite agressiva, observa-se raramente gengivite evidente. As bolsas gengivais quase sempre apresentam *Aa* (90%). O soro dos pacientes contém imunoglobinas contra as leucotoxinas do *Aa*, as quais prejudicam os PMNs.
Terapia: Com diagnóstico precoce e com terapia consistindo em inúmeras raspagens e administração sistêmica de medicamentos, pode-se interromper com facilidade a destruição. Defeitos ósseos podem eventualmente regenerar.

Tipo IV B
(periodontite agressiva; anteriormente PEP/PP)

Essa forma extraordinariamente rara de periodontite pode ser detectada até mesmo na erupção dos dentes decíduos e em geral está usualmente associada a aberrações genéticas e problemas sistêmicos (Page e cols., 1983b, Tonetti e Mombelli, 1999; Armitage, 1999; p.118). A doença progride rapidamente e em geral é generalizada:

- A forma localizada começa aproximadamente aos quatro anos de idade e exibe apenas uma inflamação gengival leve com pouco biofilme dental.
- A forma generalizada (tipo IVB) começa imediatamente depois da erupção dos dentes decíduos. Está associada com gengivite grave e recessão gengival. A microbiologia continua incerta.

Terapia: a forma localizada pode ser interrompida pela combinação da terapia mecânica e pelo uso de antibiótico sistêmico. A forma generalizada parece ser refratária à terapia.

191 Características do Tipo III A (anteriormente PEP/PJL)

Sintomas Clínicos		
• Morbidade	0,1% em jovens brancos > 1% em jovens negros	
• Início – curso	Aproximadamente 13 anos de idade, no começo da puberdade Curso clínico freqüentemente rápido, "do tipo surtos"	
• Achados periodontais	– Principalmente nos primeiros molares e incisivos – A gengiva freqüentemente parece normal – Perda óssea em forma de cratera	
• Doenças Sistêmicas	Nenhuma, geneticamente determinada	
Defeitos das células do sangue	*Granulócitos neutrófilos, monócitos*	
Quimiotaxia reduzida	++	+
Fagocitose reduzida	+	–
Defeito do receptor	+	?
Infecção Bacteriana	Flora mista e específica *A. actinomycetemcomitans* (sorotipo a,b), *Capnocytophaga* sp. (?)	
Hereditariedade	Autossômica recessiva (dominante ligada ao sexo)	

192 Características do tipo IV B (anteriormente PEP/PP)

Sintomas clínicos		
• Morbidade	Muito rara (poucos casos relatados)	
• Início – curso	Imediatamente após a erupção dos dentes decíduos O curso clínico é quase contínuo e destrutivo	
• Achados periodontais		
– forma generalizada	– Todos os dentes são afetados – Gengiva inflamada e hiperplásica	
– forma localizada	– Dentes individuais afetados, muito rara	
• Doenças Sistêmicas	Hipofosfatasia, suscetibilidade à infecção do trato respiratório, otites, infecções na pele	
Defeitos das células do sangue	*Granulócitos neutrófilos, monócitos*	
	++	+
Aderência (parede dos vasos) afetada	++	++
Quimiotaxia reduzida	+	+
Deficiência de receptor		
Infecção Bacteriana	Flora mista, bactérias específicas desconhecidas	
Hereditariedade	Autossômica recessiva	

Patomorfologia – grau clínico de gravidade

Periodontite é um termo geral. Como já descrito, ela descreve *formas dinâmicas patologicamente de processos de doença que progridem em diversas velocidades* e exibem etiologias microbianas diferentes e várias influências da resposta imune do hospedeiro (p. 21). Pode parecer banal, mas deve-se entender que todas as formas de periodontite *começam* em determinado momento. As periodontites se desenvolvem em diferentes momentos durante a vida do paciente, normalmente a partir de uma gengivite preexistente. Na ausência de tratamento, a doença progride, embora em várias velocidades. É claro, entretanto, que durante a coleta dos dados clínicos que levam ao diagnóstico do caso, não somente o tipo da doença deve ser determinado, mas em que estágio patomorfológico o atual processo da doença está – em outras palavras, qual é a progressão da perda de inserção. A partir desse diagnóstico, do curso clínico, da extensão (*localizada*, p. ex., menos do que 30% em todos os sítios, ou *generalizada*) e do grau clínico de gravidade, o clínico pode obter um prognóstico e estimar o grau de dificuldade do tratamento, que será naturalmente maior para a periodontite agressiva (tipo III) do que para um caso similar de periodontite crônica avançada (tipo II).

Diagnóstico do caso – diagnóstico de dentes isolados – "sítios"

Enquanto é normalmente possível diagnosticar o tipo de periodontite para a dentição, definir o grau clínico da gravidade é uma questão mais difícil. A periodontite quase sempre progride em diferentes velocidades nas várias áreas da boca, em diferentes dentes e, até mesmo, em diferentes sítios dos dentes. Assim, qualquer afirmação sobre a gravidade média da doença em geral é sem sentido. A classificação patomorfológica a seguir (graus da gravidade) não pode ser entendida como pertinente ao caso individual (paciente), ela relaciona-se mais ao *diagnóstico do dente isolado*, bem como ao *prognóstico do dente*. As razões para a freqüente destruição localizada não são sempre claras (higiene bucal, nichos retentivos de biofilme dental, bactéria específica localizada, tipo de dente, função?). Além de descrever as gengivites, os clínicos continuarão a usar os termos leve, moderada e grave para diferenciar os graus da periodontite. Talvez seja importante lembrar que diferentes autores, "escolas", e sociedades de periodontologia usam vários sinônimos para essas diferentes manifestações clínicas da doença.

Graus clínicos da gravidade

- leve/superficial .... *levis* .... *superficialis*
- moderada ... *media* ... *media*
- grave/avançada .... *gravis* .... *profunda*

Mais recentemente, a AAP (1996c) definiu o grau de gravidade da periodontite não apenas de acordo com a profundidade à sondagem e termos tais como leve, moderada ou grave; em vez disso, mais atenção foi dada para inflamação gengival, perda óssea, perda de inserção, invasão de furca e mobilidade dentária.

Graus clínicos de gravidade		Inflamação gengival, sangramento (SS)	Profundidade de sondagem (PS)	Perda de inserção clínica (PI)	Perda óssea	Invasão de furca	Mobilidade dentária (MD)
Classe	Forma						
Classe 1	Gengivite	+ a +++	1–3 mm	–	–	–	– ?
Classe 2	Periodontite leve	+ a +++	4–5 mm	1–2 mm	+	–	– ?
Classe 3	Periodontite moderada	+ a +++	6–7 mm	3–4 mm	horizontal ++ vertical isolada	F1 em alguns casos	+
Classe 4	Periodontite grave	+ a +++	> 7 mm	≥ 5 mm	vertical múltipla ++	F2, F3	++

Conclusões

Todas as classificações patomorfológicas da periodontite apresentadas nessa página (AAP, Glossário 2001) tentam descrever a gravidade da doença como *ela se apresenta imediatamente após o exame clínico*; esses descritores dizem muito pouco a respeito da patobiologia, da dinâmica ou da velocidade da progressão da periodontite (prognóstico).

Bolsas e perda de inserção

A formação de bolsas sem nenhuma perda de tecido conjuntivo de inserção é vista em gengivite na forma de *bolsa gengival* e *pseudobolsa* (p. 79). Uma bolsa periodontal verdadeira irá exibir perda de inserção, migração apical do epitélio juncional e transformação do epitélio juncional em epitélio de bolsa (Müller-Glauser e Schroeder, 1982). A bolsa periodontal verdadeira pode assumir duas formas (Papapanou e Tonetti, 2000):

- Bolsas *supra-ósseas*, resultantes de uma perda óssea horizontal.
- Bolsas *infra-ósseas*, resultantes de uma perda óssea vertical ou angular. Nesses casos, a porção mais profunda da bolsa é localizada apical à crista alveolar.

Aparentemente, o desenvolvimento da bolsa horizontal ou vertical pode ser explicado pela espessura óssea do septo interdental ou das corticais ósseas vestibulares e linguais. Perda de inserção verdadeira ocorre devido ao biofilme dental e aos produtos metabólicos dos microrganismos presentes. O raio de extensão da destruição é aproximadamente 1,5 a 2,5 mm (Tal, 1984; Figura 195).

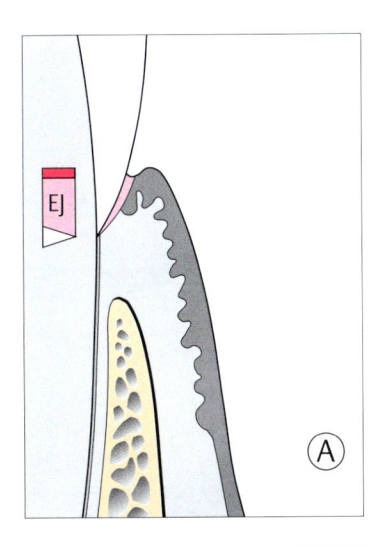

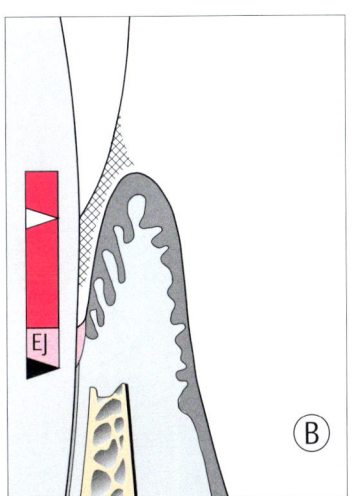

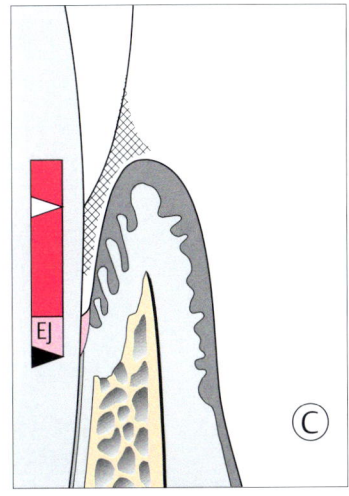

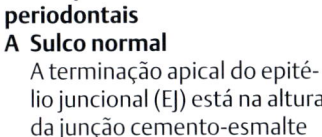

193 Tipos de bolsas periodontais

A Sulco normal
A terminação apical do epitélio juncional (EJ) está na altura da junção cemento-esmalte (seta aberta).

B Bolsa supra-óssea (vermelho)
Perda de inserção e proliferação do epitélio da bolsa. Um remanescente do epitélio juncional (rosa) persiste na base da bolsa.

C Bolsa infra-óssea
Bolsa óssea.

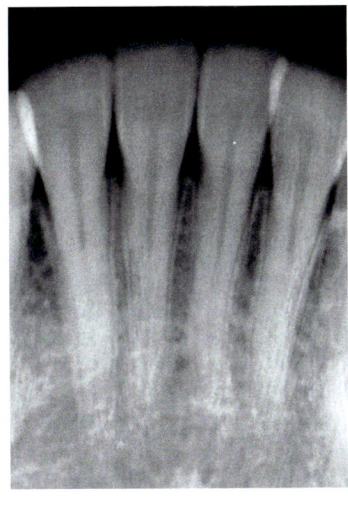

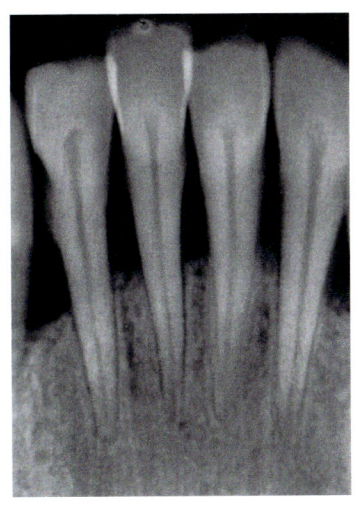

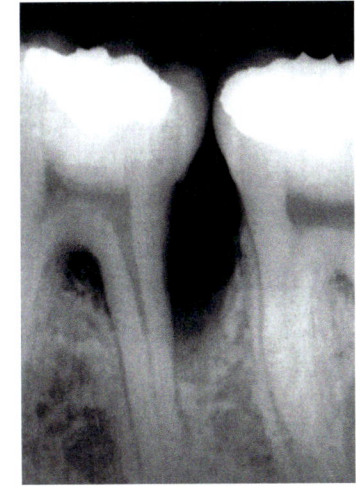

194 Tipos de perdas ósseas sem perda de inserção (esquerda)
Septo alveolar normal. A lâmina dura e a crista alveolar permanecem intactas.

Perda óssea horizontal (meio)
Até 50% de perda óssea do septo interdental.

Perda óssea vertical, envolvimento de furca (direita)
Perda óssea grave na distal do primeiro molar. A furca desse dente também está afetada.

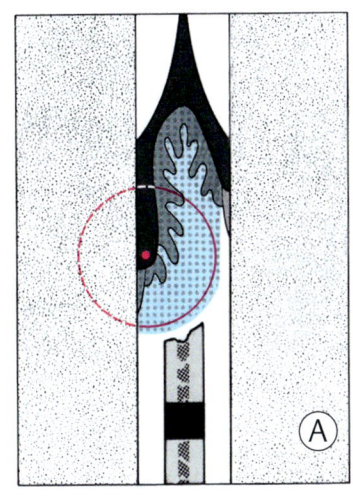

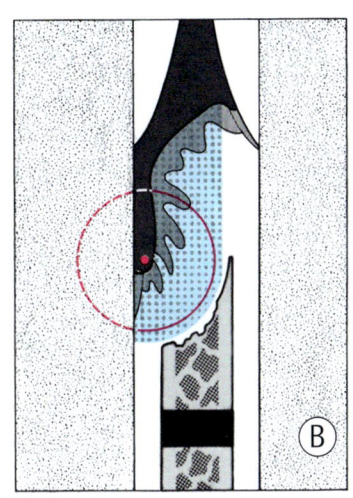

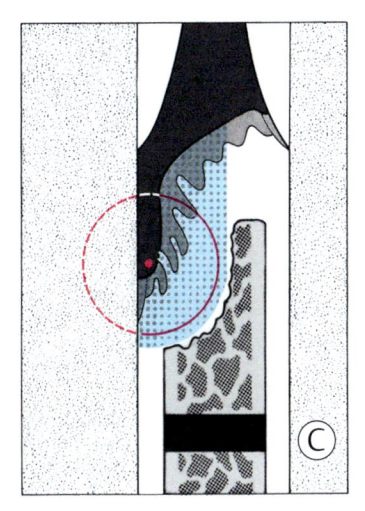

195 "Raio" da destruição = contorno da reabsorção óssea
O processo destrutivo irradiado a partir do biofilme subgengival mede aproximadamente 1,5 a 2,5 mm (círculo vermelho). A extensão (largura) do septo interdental determina, na maior parte das vezes, o tipo de perda óssea (morfologia).

A Estreito: reabsorção horizontal
B Médio: reabsorção horizontal, reabsorção vertical incipiente
C Largo: reabsorção vertical, bolsa infra-óssea

Defeitos intra-alveolares, bolsas infra-ósseas

A bolsa infra-óssea (perda óssea vertical infra-alveolar) pode apresentar várias formas em relação aos dentes afetados (Goldman e Cohen, 1980; Papapanou e Tonetti, 2000).

Classificação das bolsas ósseas

- *Bolsas ósseas de três paredes* são limitadas por uma superfície dental e três superfícies ósseas.
- *Bolsas ósseas de duas paredes* (cratera interdental) são limitadas por duas superfícies dentais e duas superfícies ósseas (uma vestibular e outra lingual).
- *Bolsas ósseas de uma parede* são limitadas por duas superfícies dentais, uma superfície óssea (vestibular ou lingual) e tecidos moles.
- *Bolsas ósseas combinadas* (*defeito em forma de cálice*) podem ser limitadas por várias superfícies do dente e várias superfícies ósseas. Esse defeito engloba o dente.

Inúmeras são as causas dessa grande variabilidade na morfologia da bolsa e na reabsorção óssea, e elas nem sempre podem ser completamente elucidadas em cada caso.

196 Representação esquemática da morfologia da bolsa

A Defeito ósseo de **três paredes**
B Defeito ósseo de **duas paredes**
C Defeito ósseo de uma parede
D Defeito ósseo combinado, reabsorção do tipo cratera ("cálice")

As paredes de cada bolsa são mostradas em vermelho (1 a 3).

197 Defeito pequeno de três paredes
Formação de bolsa inicial no aspecto mesial do segundo pré-molar. A sonda colorida (CP12) mede a profundidade de 3 mm. Se a gengiva estivesse presente, a profundidade total de sondagem seria 5 mm.

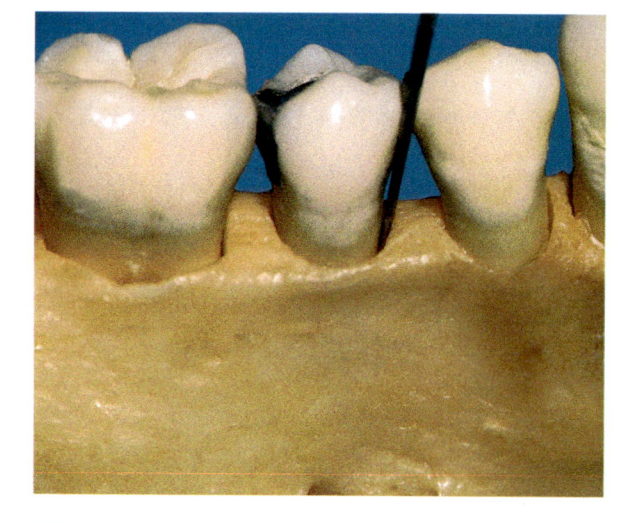

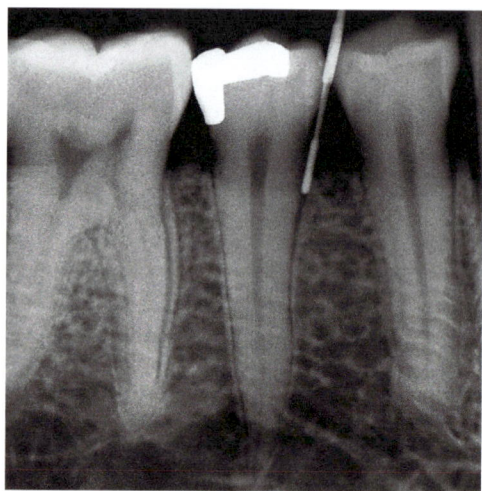

198 Bolsa óssea profunda de três paredes
A sonda periodontal desce quase 6 mm (medido a partir da crista alveolar) da base desse defeito de três paredes.

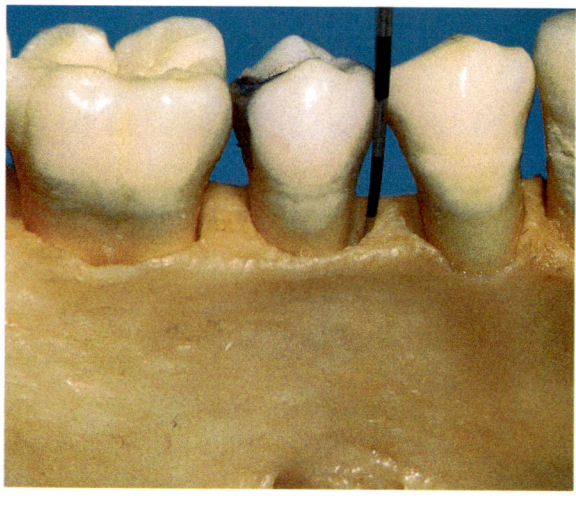

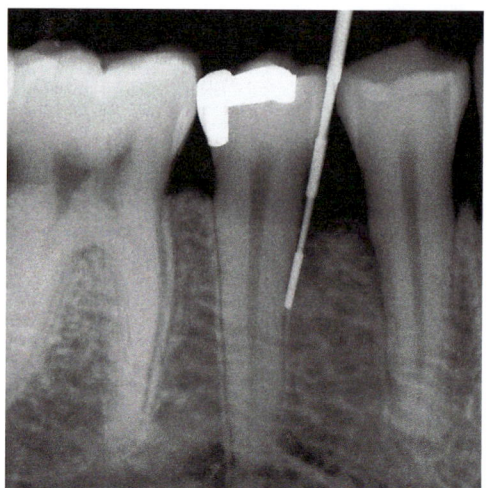

Defeitos intra-alveolares, bolsas infra-ósseas

A significância da espessura óssea já foi mencionada (Figura 195). Como o septo ósseo entre as raízes torna-se mais fino coronalmente, o estágio inicial da periodontite em geral acontece como uma reabsorção horizontal. Quanto maior a distância entre as raízes dos dois dentes, mais espesso será o septo e maior é a chance de acontecer o desenvolvimento de um defeito vertical.

Além da simples morfologia óssea, outros fatores certamente têm importância no tipo de reabsorção:

- Exacerbação aguda local provocada por bactérias específicas na bolsa
- Higiene bucal local inadequada (biofilme dental)
- Apinhamento e inclinação dos dentes (áreas retentivas de placa)
- Morfologia dentária (irregularidades das raízes e furcas)
- Forças inadequadas devido a distúrbios funcionais (?)

A morfologia do defeito ósseo é importante no prognóstico e no plano de tratamento (seleção de defeitos). A quantidade de osso remanescente irá afetar as chances de regeneração óssea depois do tratamento.

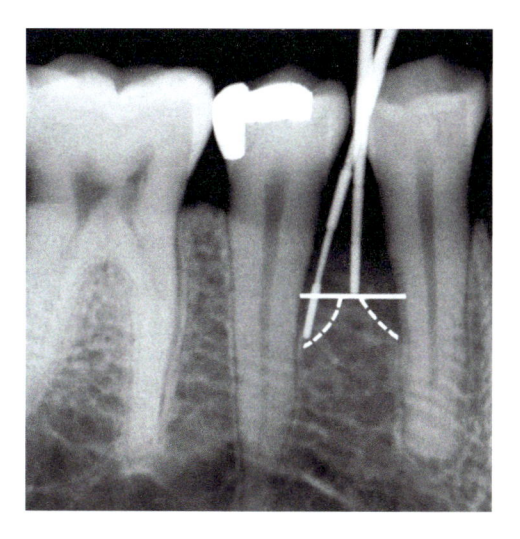

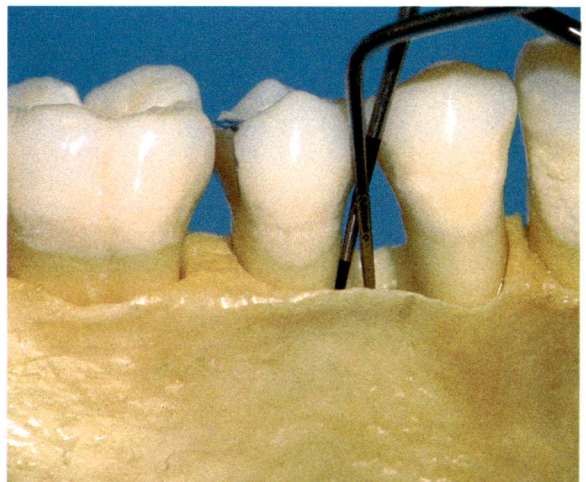

199 Defeito ósseo de duas paredes e cratera interdental
A porção coronal desse defeito é limitado por somente duas paredes ósseas (e duas superfícies de dente). Na área apical, o defeito de duas paredes torna-se um defeito de três paredes (veja a ponta da sonda a esquerda na radiografia, esquerda).

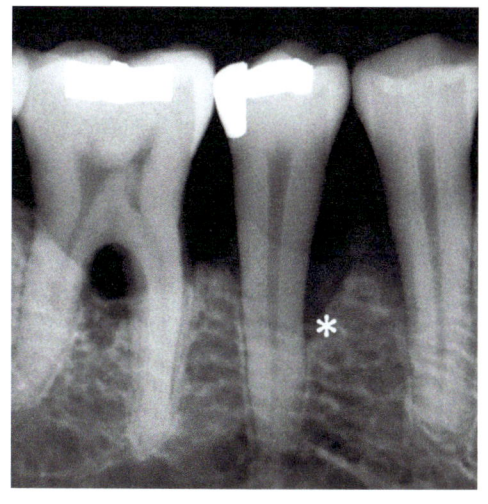

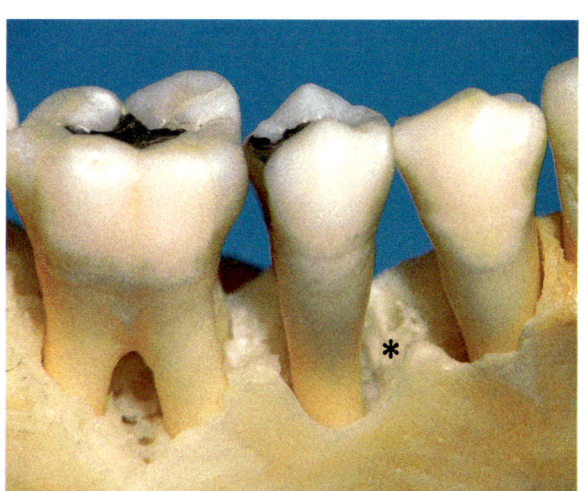

200 Defeito ósseo de uma parede na mesial do dente 45
Perda óssea avançada na áreas dos pré-molares/molares. No dente 45, a parede vestibular do osso é reduzida quase ao nível da bolsa mesial (*). A porção da cortical óssea lingual permanece intacta. A superfície vestibular da raiz e o espaço interdental poderiam ser cobertos com tecido mole na junção cemento-esmalte, mascarando o defeito clinicamente.

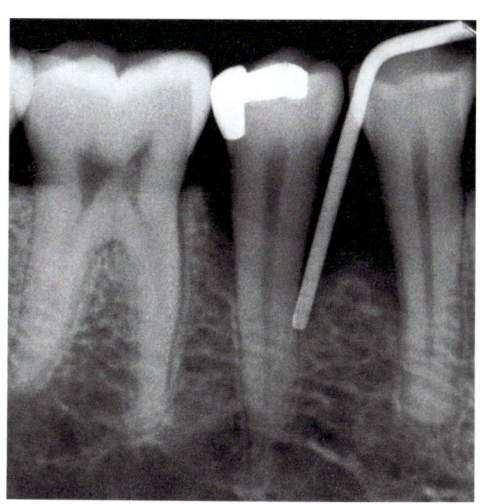

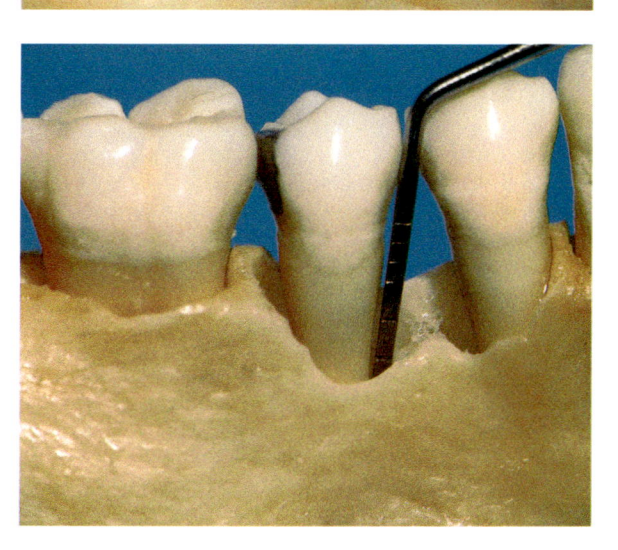

201 Defeito ósseo combinado, defeito em forma de copo
Na região do dente 45, a porção apical do defeito ósseo estendese ao redor do dente, criando um "cálice" (sonda de Goldman no local). Entretanto, ele é delimitado por várias superfícies ósseas e dentárias.

Envolvimento de furca

A perda óssea periodontal ao redor de dentes multirradiculares apresenta um problema especial quando bi ou trifurcações estão envolvidas. Furcas parcial ou completamente abertas tendem a acumular biofilme dental (Schroeder e Scherle, 1987). Exacerbações, abscessos, perda de inserção progressiva e rápido aprofundamento das bolsas periodontais ocorrem freqüentemente, em especial, em furca com envolvimento de lado a lado. Além disso, furcas abertas são particularmente suscetíveis ao desenvolvimento de cárie dental.

Conforme a classificação de Hamp e colaboradores (1975) modificada, três classes de invasão de furca medidas *horizontalmente* são reconhecidas:

Classes – horizontal

Classe F1: a furca pode ser sondada na direção horizontal até 3 mm.
Classe F2: a furca pode ser sondada a uma profundidade de mais de 3 mm, mas o envolvimento não ocorre de lado a lado.
Classe F3: o envolvimento de furca ocorre de lado a lado, e a furca pode ser sondada completamente.

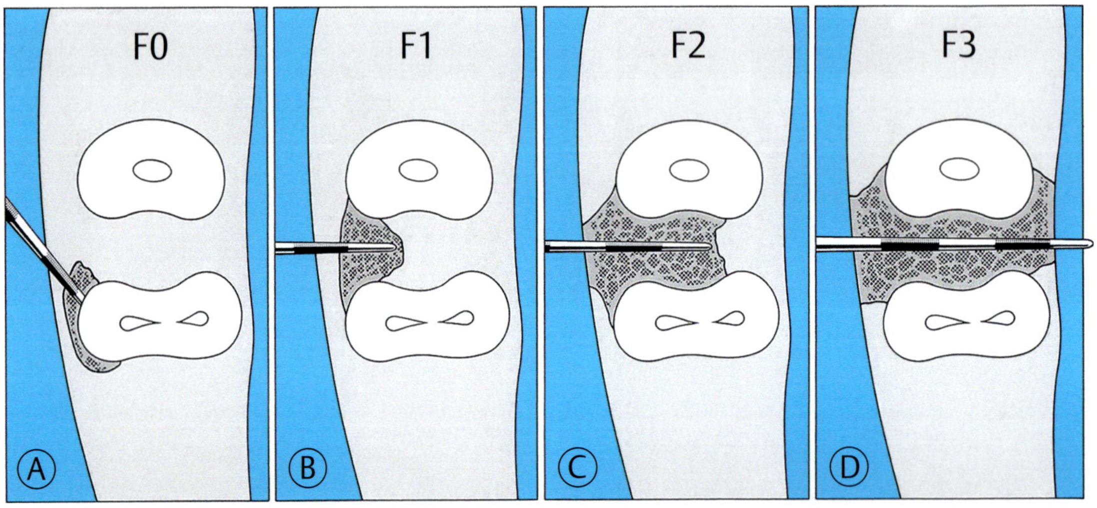

202 Classificação de envolvimento de furca – medida horizontal
envolvimento de furca pode estar combinado com bolsas infra-ósseas.

A **F0:** bolsa na mesial da raiz, mas sem envolvimento de furca
B **F1:** furca pode ser sondada 3 mm horizontalmente
C **F2:** furca pode ser sondada mais de 3 mm
D **F3:** envolvimento de furca de lado-a-lado

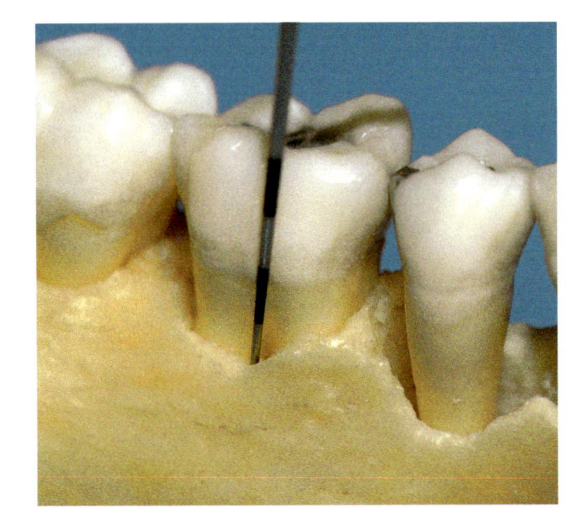

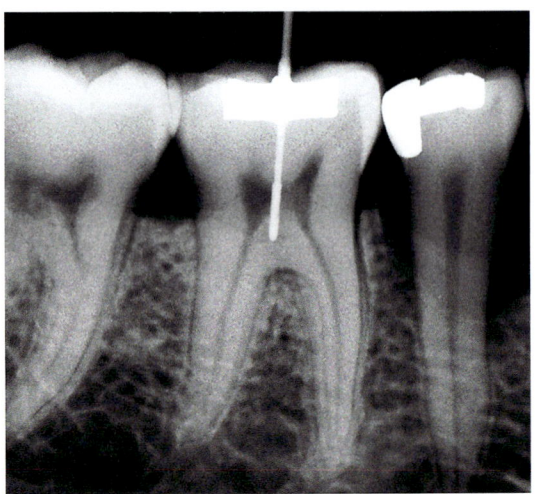

203 Sem envolvimento de furca – F0
Na situação clínica, uma *bolsa supra-óssea* de profundidade de cerca de 5 mm seria detectável na região da entrada vestibular da furca.

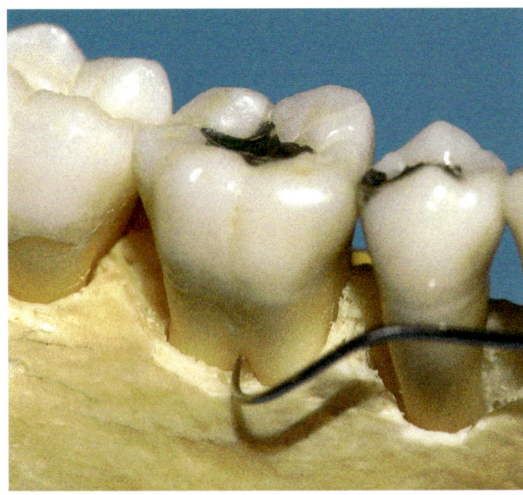

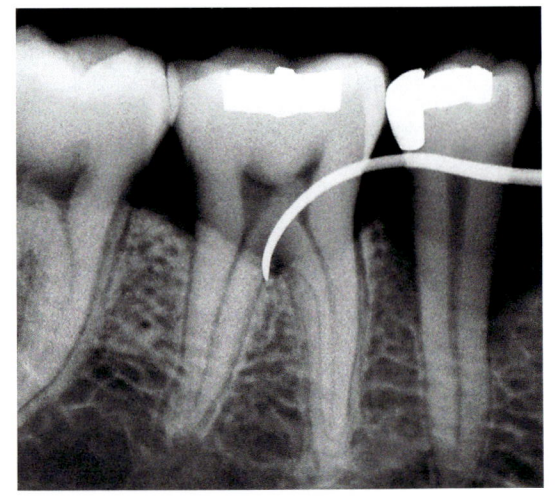

204 Envolvimento de furca – F1
Usando uma sonda exploradora curva e pontiaguda (CH3;Hu-Friedy) a furca vestibular pode ser sondada menos de 3 mm. A sondagem é realizada nas faces vestibular e lingual. Sondas especiais de furca estão disponíveis no mercado. Elas são arredondadas e têm indicações em milímetros; por exemplo, Nabers-2 (Hu-Friedy).

Essa classificação de envolvimento de furca na mandíbula é aplicável também para a maxila, sendo que o diagnóstico radiográfico do envolvimento das trifurcações é virtualmente impossível. No caso de trifurcações na maxila, é imperativo diferenciar entre quais raízes a invasão existe e qual a extensão da perda óssea horizontal. Para um completo diagnóstico, a sondagem deve ser feita não somente pela vestibular, mas também nas faces distopalatina e mesiopalatina.

A *perda óssea vertical* na furca também pode ser classificada (subclasses A a C, Tarnow e Fletcher, 1984). É medida em milímetros do teto da furca (ver também p. 172, 306):

Subclasses – vertical

Subclasse A:	1 a 3 mm
Subclasse B:	4 a 6 mm
Subclasse C:	maior do que 7 mm

Terapia: envolvimentos de furca classe F1 e F2 podem ser tratados com sucesso pela raspagem da raiz ou por procedimentos cirúrgicos (convencional e regenerativos). Furcas classe F3 são normalmente tratadas pela hemissecção ou pela amputação de uma raiz (p. 305).

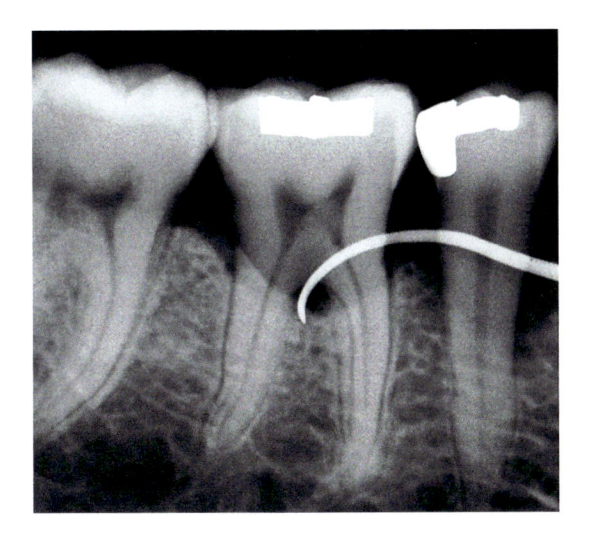

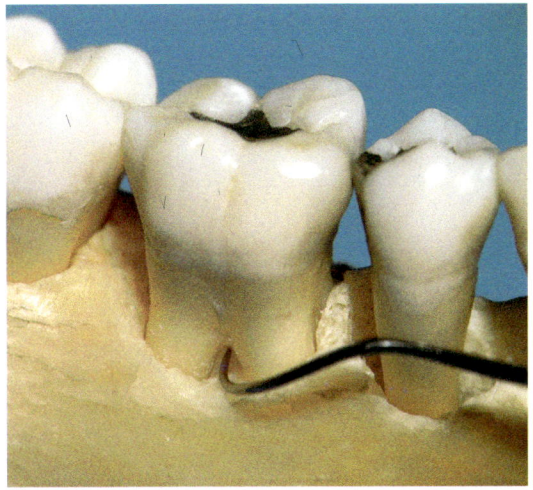

205 Envolvimento de furca – F2
A sonda pode penetrar mais de 3 mm dentro da furca; ela ainda não vai de lado a lado.

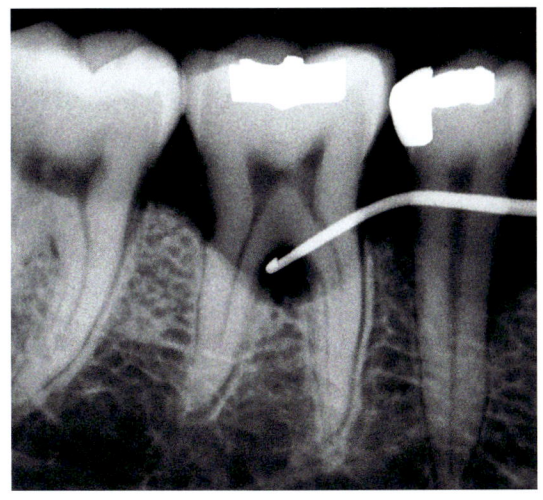

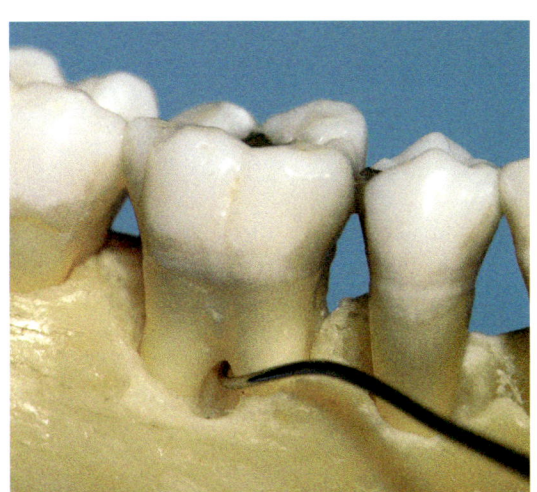

206 Envolvimento de furca – F3, leve, subclasse A
Envolvimento da bifurcação estreito e de lado a lado na face de menor perda óssea (sonda de Nabers-2).

Menos de 3 mm de perda óssea na dimensão vertical; isso corresponde à subclasse A.

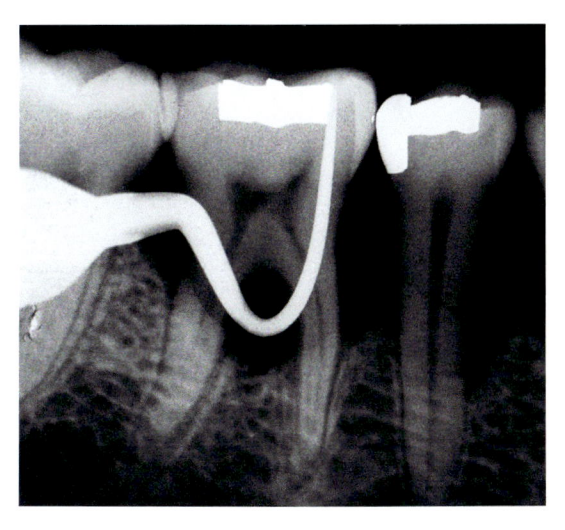

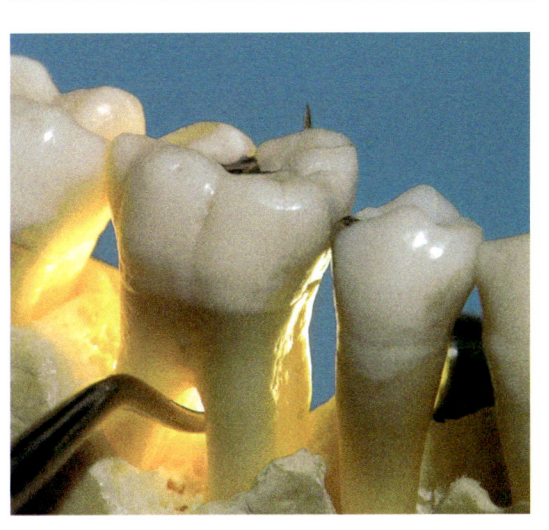

207 Envolvimento de furca – F3, grave, subclasse C
O envolvimento da bifurcação é amplo e de lado a lado, exibindo uma grave perda óssea horizontal e vertical (sonda de Cowhorn). A extensão vertical da furca excede 6 mm: subclasse C.

Histopatologia

Os sintomas primários da periodontite são perda de inserção e formação de bolsas. O *epitélio da bolsa* apresenta as seguintes características (modificadas de Müller-Glauser e Schroeder, 1982):

- Limite irregular com o tecido conjuntivo subjacente, exibindo proliferações; em direção à bolsa periodontal, o epitélio é freqüentemente muito fino e parcialmente ulcerado.
- Na região quase apical, o epitélio da bolsa torna-se um epitélio juncional muito estreito e curto.
- Transmigração de PMNs através do epitélio da bolsa.
- Complexo de lâmina basal defeituosa no tecido conjuntivo.

O colágeno é perdido e numerosas células inflamatórias invadem os *tecidos conjuntivos subepiteliais*. Nos estágios agudos, ocorre formação de pus e microabscessos. O osso é reabsorvido, e o osso esponjoso é transformado em tecido conjuntivo fibroso.

Bolsa supra-alveolar

Bolsa infra-alveolar

208 Bolsa supra-óssea, bolsa gengival (esquerda)
Epitélio da bolsa com proliferações distintas. Na região quase apical (entre as setas), observa-se epitélio juncional intacto (exibindo uma separação da superfície do dente nessa amostra devido ao artefato de técnica histológica). O infiltrado inflamatório subepitelial estende-se nas áreas de fibras transeptais (HE, ×40).

Biofilme dental, cálculo

Papila interdental

Fibras transeptais

Osso alveolar

209 Bolsa infra-óssea (direita)
O epitélio juncional intacto (seta aberta), apical ao septo ósseo interdental, persiste no dente (esquerda). O epitélio da bolsa mostra proliferações pronunciadas e áreas de ulcerações. O infiltrado inflamatório estende-se para o ligamento periodontal e para o osso alveolar (HE, ×40).

Sintomas clínicos e radiográficos adicionais

Sintomas primários

- Inflamação (gengivite)
- Bolsas periodontais verdadeiras } Perda de inserção
- Reabsorção óssea

Esses sintomas primários *obrigatórios* devem estar presentes simultaneamente para fazer-se o diagnóstico de "periodontite" (perda de inserção induzida por inflamação); eles podem ocorrer em diferentes formas e graus de gravidade.

Sintomas adicionais

Os sintomas adicionais que estão listados a seguir *não se manifestam obrigatoriamente* em todos os casos de periodontite, mas podem modificar ou complicar o quadro da doença:

- Contração gengival
- Edema gengival
- Atividade de bolsa: sangramento, exsudato, pus
- Abscessos na bolsa, abscessos na furca
- Fístula
- Migração dentária, inclinação, extrusão
- Mobilidade dentária
- Perda dentária

Contração gengival

Durante o curso da periodontite, especialmente na periodontite crônica de progressão lenta em adultos, pode ocorrer contração gengival com o tempo. Pode ocorrer também depois de uma transição espontânea de um episódio de exacerbação aguda para uma fase crônica ou após uma terapia periodontal completa ou mesmo depois da drenagem de um abscesso. Qualquer que seja a causa, a contração leva à exposição das superfícies da raiz.

Esse tipo de contração não deve ser confundido com a *recessão* gengival verdadeira, que pode ocorrer na *ausência* de inflamação clínica. A recessão verdadeira ocorre sem a formação de bolsas e é mais freqüentemente observada na face vestibular das raízes. Por outro lado, a contração gengival devida à periodontite também pode ser observada na região das papilas.

Se, como resultado da contração gengival, a margem gengival estiver localizada apicalmente à junção cemento-esmalte, a sondagem clínica da bolsa irá subestimar a perda atual de inserção. A perda de inserção verdadeira deve ser medida da junção cemento-esmalte até a base da bolsa.

Edema gengival

O aumento de volume da gengiva é um sintoma da gengivite que pode permanecer se ocorrer a progressão da periodontite.

Se a gengiva estiver edemaciada ou hiperplasicamente aumentada além da junção cemento-esmalte, a profundidade da bolsa (profundidade de sondagem) pode ser superestimada, enquanto a perda de inserção verdadeira pode ser subestimada (Figura 212).

Atividade da bolsa

A atividade da bolsa e a freqüência dos episódios ativos são mais importantes do que a profundidade da bolsa em milímetros, especialmente em relação ao plano de tratamento e ao prognóstico.

Sangramento à sondagem, presença de exsudato e supuração depois da aplicação de pressão do dedo são sinais de que *uma fase ativa de periodontite* está em progresso (Davenport e cols., 1982). Tais sinais são freqüentemente observados em formas agressivas de periodontite, mas também podem ser vistos em pacientes idosos com periodontite crônica e em pacientes com resposta imune reduzida.

Bolsa e abscesso na furca

Um sintoma a mais de periodontite ativa é a bolsa ou abscesso na furca, que desenvolve-se *durante uma exacerbação aguda* quando os tecidos necróticos não podem ser reabsorvidos ou expelidos (p. ex., furcas e áreas retentivas). Um abscesso (macronecrose) pode ser também uma conseqüência de um *dano*, como uma mordida forte, alimentos pontiagudos, esforço impróprio durante a higiene bucal (palito quebrado) ou trauma iatrogênico. Em raros exemplos, um abscesso periodontal pode se tornar um abscesso submucoso (parúlide).

O abscesso é uma das poucas manifestações da periodontite que pode levar à *dor*. Se o abscesso é grande, estendendo-se apicalmente, o dente pode tornar-se sensível à percussão. Um abscesso doloroso deve ser drenado no tratamento de urgência através da bolsa ou de uma incisão na parede lateral. Ele pode drenar espontaneamente através de um trato fistuloso ou via margem gengival.

Fístula

A fístula pode ser um resultado de uma abertura espontânea de um abscesso quando a margem gengival está fechada. Se a causa (bolsa ativa) não é eliminada, a fístula pode persistir por um longo período sem nenhuma dor. Seu orifício não é sempre localizado diretamente acima do processo agudo, e esse fato pode levar a um diagnóstico impróprio da localização de um abscesso (sondar o trato fistuloso com uma sonda romba!). A *vitalidade* pulpar do dente em questão, e de seus vizinhos, deve também ser avaliada, para verificar possível complicação endodôntica.

Contração – Edema

Na periodontite avançada, podem ocorrer sintomas clínicos adicionais, que incluem contração (recessão gengival) ou edema da gengiva, migração dentária e inclinação de um dente ou de um grupo de dentes. O resultado de tal movimento dentário é a criação de um diastema, que pode tornar-se um problema estético. Existem muitos fatores que poderiam ser responsáveis pela migração dentária e é difícil determinar a causa específica em todos os casos. Entretanto, é claro que um suporte dentário comprometido é um pré-requisito para migração dentária, inclinação, etc. Vários outros fatores podem também ter um papel importante: antagonistas faltantes, distúrbio da função oclusal, parafunções orais (mordedura do lábio e da bochecha, tônus da língua, etc.).

Um dente com bolsa profunda de um lado e estrutura das fibras periodontais intactas do outro lado pode migrar nem tanto pela pressão exercida pelo tecido de granulação das bolsas, mas sim pelas forças advindas dos feixes de fibras colágenas supracrestais dos tecidos sadios. O fato de que os dentes que migraram geralmente apresentam bolsas unilateralmente localizadas no lado oposto da direção do movimento parece suportar essa hipótese.

As figuras a seguir mostram medidas *clínicas* típicas (profundidade de sondagem, recessão da gengiva marginal, *perda de inserção clínica*; ver também p. 171).

Perda de inserção clínica

210 Sondagem da bolsa: profundidade de sondagem (PS) = perda de inserção (PI)
A medida (8 mm) é feita da margem gengival, que, nesse caso, ainda está posicionada, perto da junção cemento-esmalte; somente nesses casos a profundidade à sondagem corresponde de modo idêntico à perda de inserção.

Direita: o desenho claramente mostra que a profundidade da sondagem corresponde à perda de inserção.

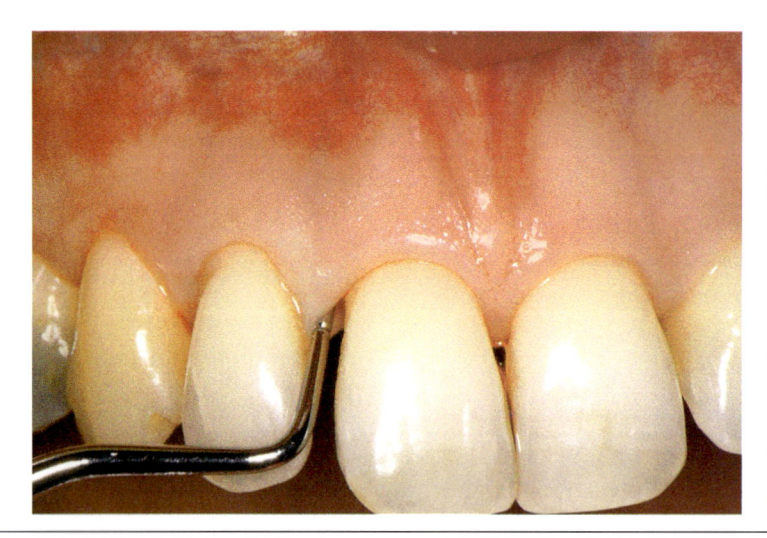

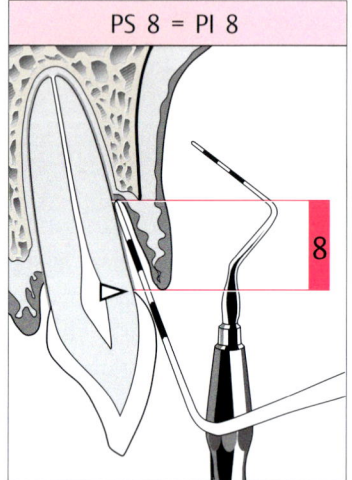

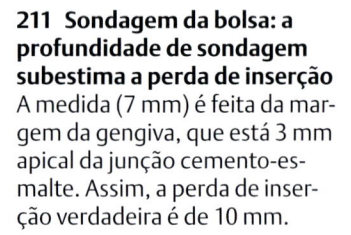

211 Sondagem da bolsa: a profundidade de sondagem subestima a perda de inserção
A medida (7 mm) é feita da margem da gengiva, que está 3 mm apical da junção cemento-esmalte. Assim, a perda de inserção verdadeira é de 10 mm.

Direita: o desenho revela que a profundidade de sondagem subestima a perda de inserção por causa da recessão (**RE**) dos tecidos gengivais.

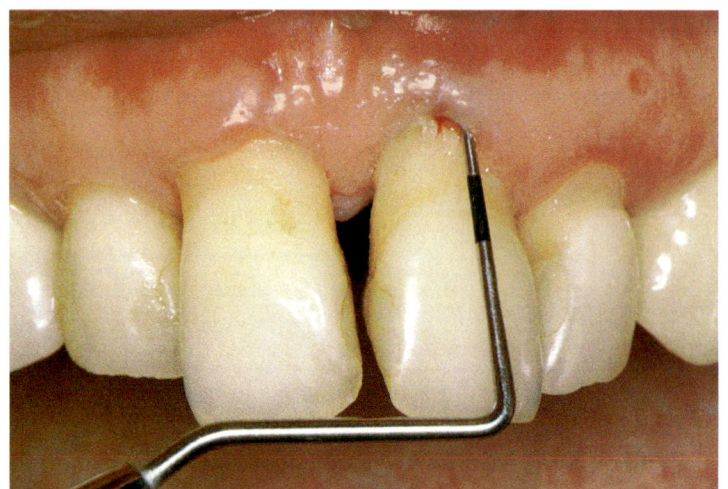

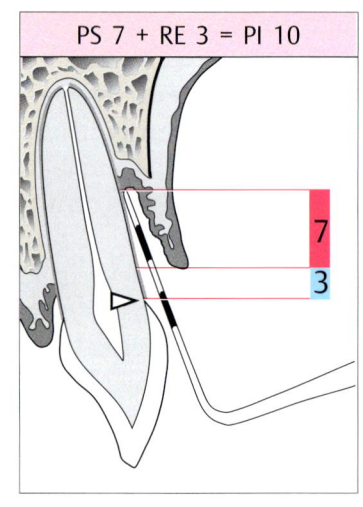

212 Sondagem da bolsa: a profundidade de sondagem superestima a perda de inserção
A medida (7 mm) é feita da margem da gengiva, mas a gengiva hiperplásica (**HI**) estende-se além da junção cemento-esmalte, criando uma pseudobolsa. A perda de inserção clínica (**AL**) é 4 mm menor do que a profundidade de sondagem.

Direita: o desenho mostra que a perda de inserção é superestimada como resultado de um edema gengival.

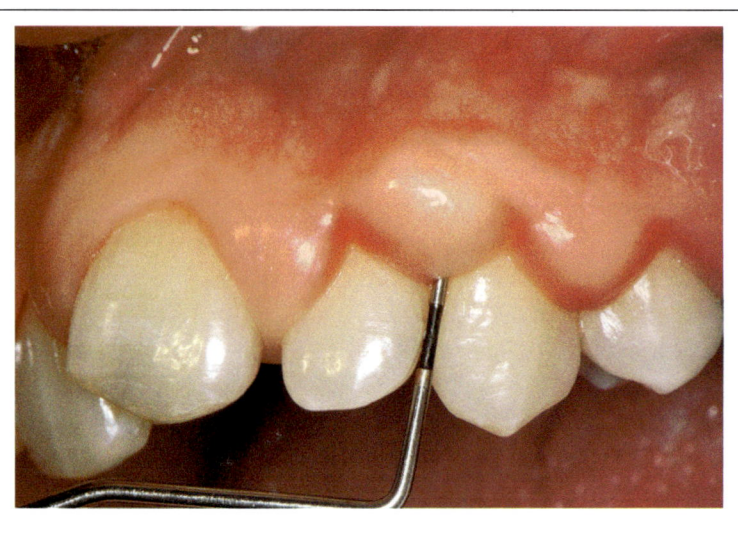

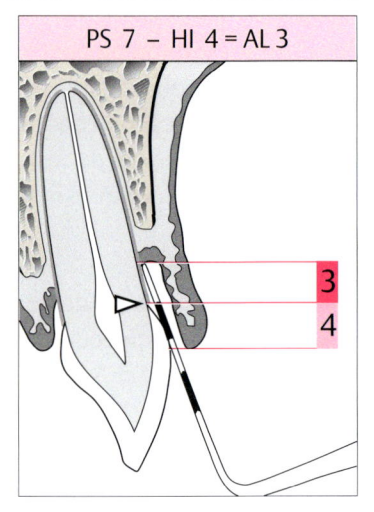

Atividade da bolsa, migração dentária e mobilidade dentária

A atividade da bolsa e a mobilidade dentária são sintomas de periodontite avançada grave. A grande mobilidade dentária deve, entretanto, ser interpretada cuidadosamente, porque ela pode ser influenciada por vários fatores.

Mesmo em um periodonto saudável, os dentes exibem diferenças fisiológicas na mobilidade dependendo do número de raízes, da morfologia radicular e do comprimento radicular. O trauma oclusal também pode levar a um aumento da mobilidade dentária (p. 174).

Em casos de periodontite, a quantidade de perda óssea é o determinante primário da mobilidade dentária, mas trauma oclusal sobreposto pode aumentar a mobilidade dentária ainda mais. Em tais casos, observa-se um aumento contínuo (progressivo) da mobilidade dentária, que não é favorável ao prognóstico do dente.

Perda dentária

A perda dentária é o "sintoma" final da periodontite, o que definitivamente cessa o processo da doença. Ela raramente ocorre de forma espontânea, pois dentes com mobilidade extrema que perderam a funcionalidade são extraídos antes da exfoliação espontânea.

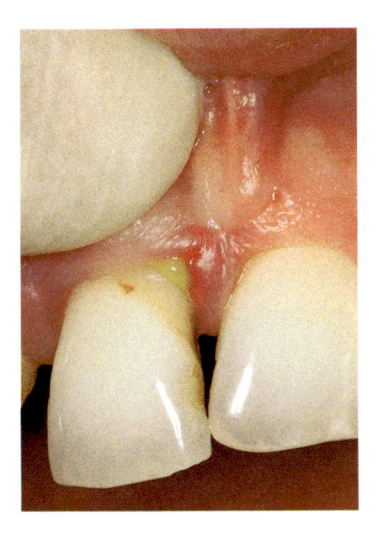

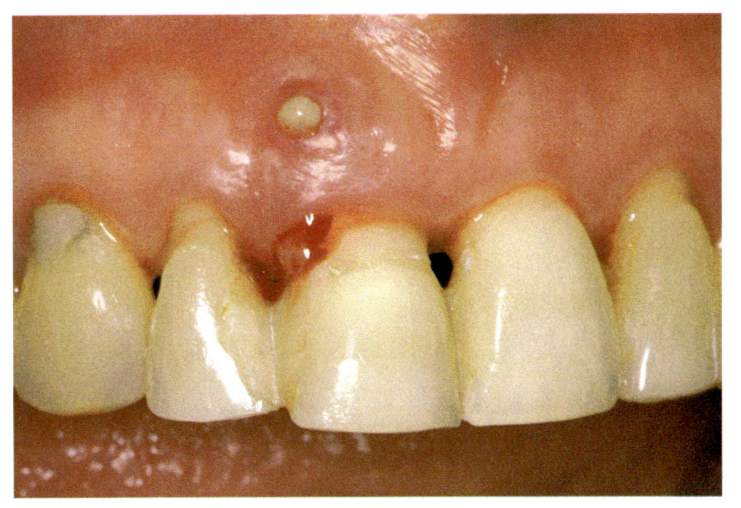

213 Fístula periodontal – pus
Bolsa de 13 mm na distal do dente 11, que é um candidato à extração. O pus drena através do trato fistuloso e da margem gengival depois da sondagem.

Esquerda: o pus drena pela bolsa ativa no dente 11 depois da aplicação da pressão digital.

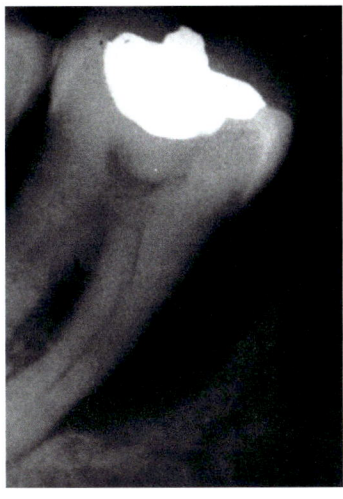

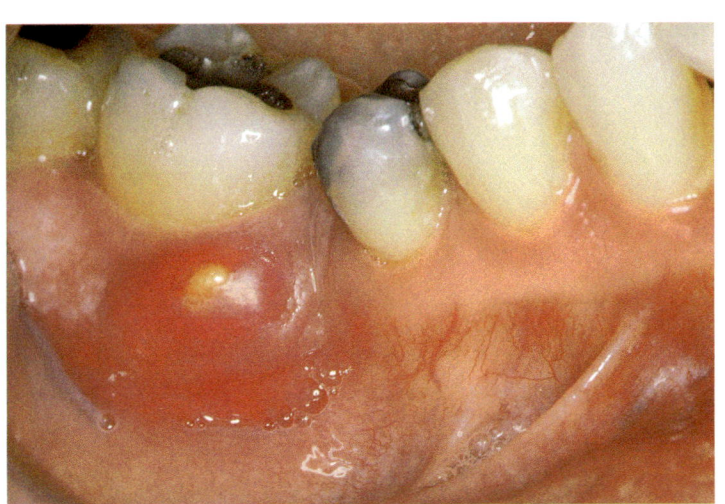

214 Abscesso periodontal
Originário de uma bolsa de 12 mm na superfície mesial do dente 47 (vital), um abscesso se desenvolveu e está prestes a drenar espontaneamente.

Esquerda: a radiografia mostra um defeito ósseo vertical grave na mesial do dente 47.

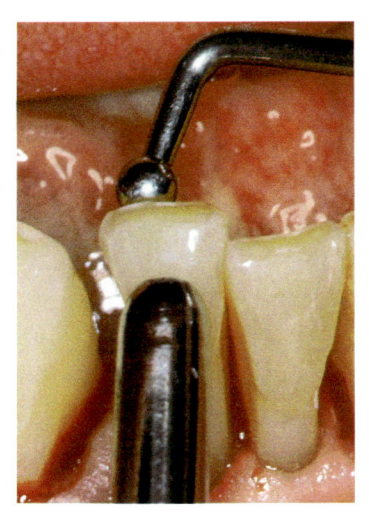

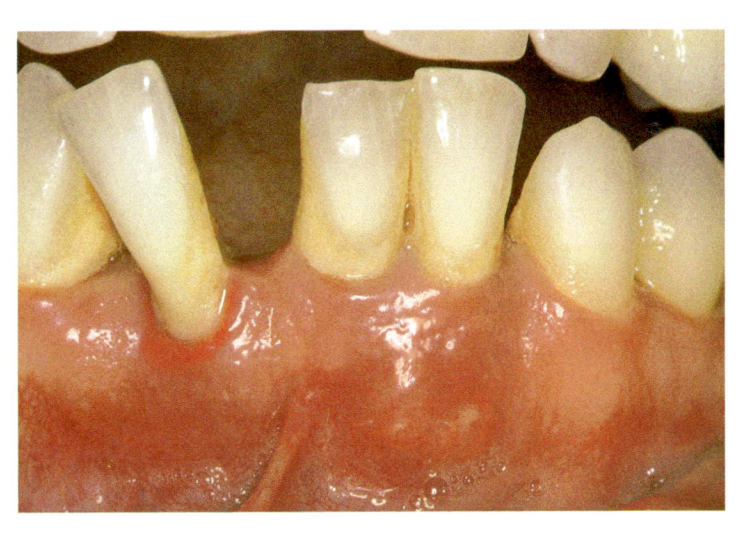

215 Migração e inclinação dentária
Criação de um diastema pela inclinação grave do dente 41 depois da perda do dente 42. O paciente exibe um tônus lingual pesado durante a deglutição.

Esquerda: mobilidade dentária. O aumento da mobilidade dentária pode ser causado por distúrbios funcionais e/ou pela perda de inserção periodontal. A mobilidade é medida clinicamente usando-se dois instrumentos ou um instrumento e a ponta do dedo (graus de mobilidade, ver p. 174).

Periodontite crônica – leve a moderada

Esse paciente de 51 anos de idade tinha realizado tratamento restaurador em intervalos irregulares. O dentista nunca realizou nenhum procedimento de diagnóstico periodontal nem terapia. O paciente queixou-se de sangramento ocasional e de cálculo que o incomodava. Ele não foi alertado para nenhuma doença periodontal e sentia que tinha uma mastigação completamente funcional.

Achados: ver ficha e/ou exame radiográfico (p. 109).
Diagnóstico: periodontite crônica leve a moderada de progressão lenta (tipo II B; p. 329).

Terapia: motivação, instrução de higiene bucal seguida de terapia inicial. Raspagem e alisamento radicular. Depois da *reavaliação*, retalho modificado de Widman em vários sítios. Sem terapia sistêmica. Possível tratamento restaurador no segmento posterior da mandíbula
Reconsultas: a cada 4 a 6 meses.
Prognóstico: o prognóstico é bom até mesmo com pouca cooperação do paciente. Em casos como este, o dentista ou o técnico em higiene bucal é sempre "bem-sucedido".

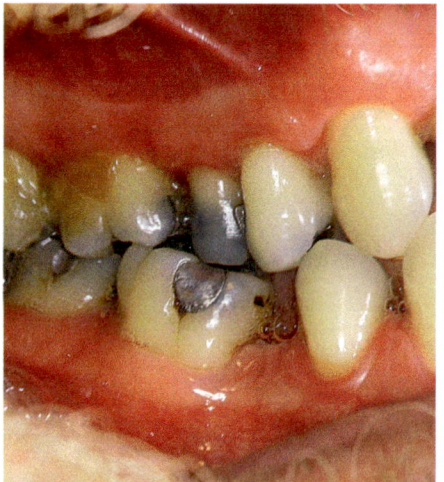

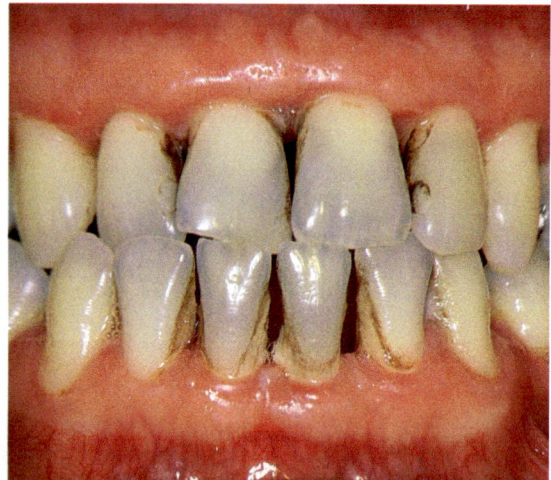

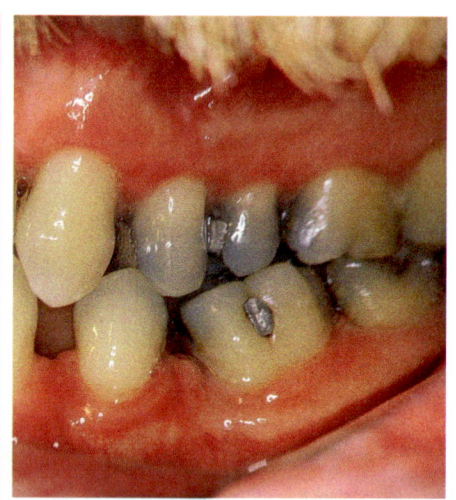

216 Vista clínica (acima)
Uma rápida inspeção revela somente gengivite e ausência da papila interdental. Os primeiros molares inferiores foram extraídos previamente há 30 anos, resultando em lenta migração dentária, inclinação e diastema. A oclusão é deficiente.

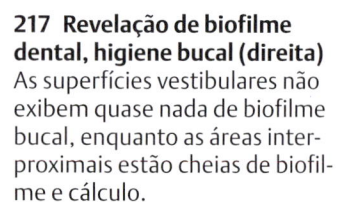

217 Revelação de biofilme dental, higiene bucal (direita)
As superfícies vestibulares não exibem quase nada de biofilme bucal, enquanto as áreas interproximais estão cheias de biofilme e cálculo.

218 Mandíbula durante o procedimento de retalho
A crista vestibular do osso é volumosa e não mostra sinais de destruição ativa. Foram detectadas crateras interdentais de 3 mm.

O tratamento consiste somente na raspagem radicular, em pequeno recontorno da margem óssea (osteoplastia) e em reposição do retalho na sua posição original (sem reposição apical).

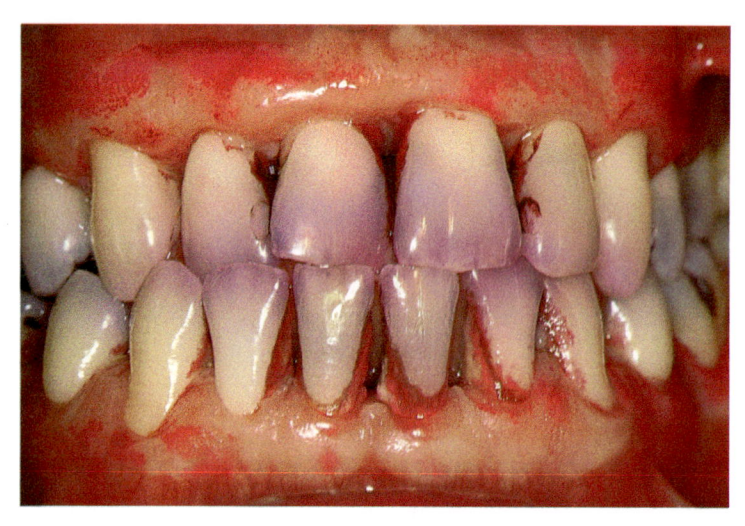

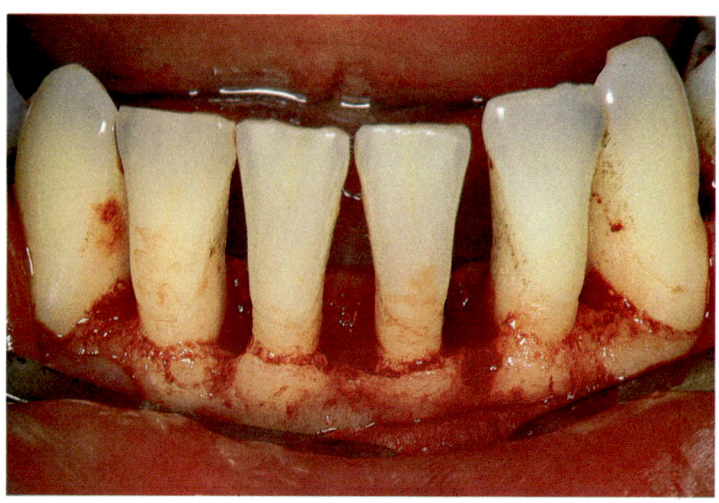

Periodontite crônica

219 Índice de placa proximal (IPP) e índice de sangramento da papila (ISP)

IPP 93%. Higiene bucal deficiente. Quase todos os espaços interdentais apresentam biofilme.

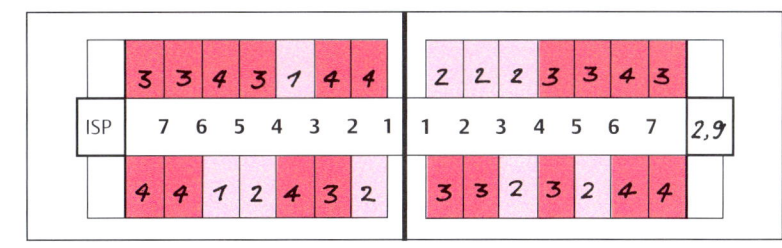

ISP 2,9. O índice é muito alto. Todas as papilas sangram durante a realização do ISP.

> O procedimento para a execução desse índice é descrito nas páginas 68 a 70.

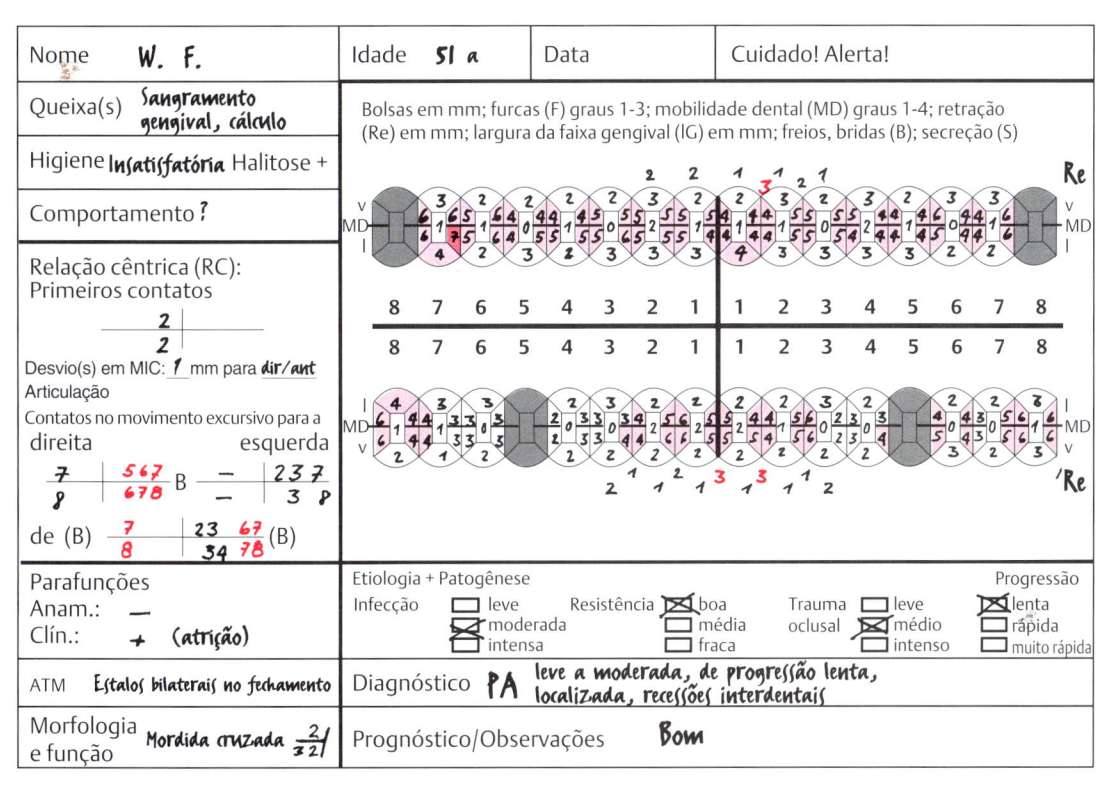

220 Diagrama periodontal – I
Este diagrama periodontal (descrição p. 194, Figura 439) é usado em muitos consultórios dentários e tem lugares apropriados para a anotação da profundidade de sondagem, de recessão, de envolvimento de furca e de mobilidade dentária usando escores numéricos.
Esse caso mostra a profundidade de sondagem uniforme em todas as partes, especialmente nas áreas interdentais. Para a avaliação da perda de inserção verdadeira, a medida em milímetros marcada por "Re" (recessão) deve ser considerada; ela indica a quantidade de redução da gengiva.
A mobilidade dentária é baixa (grau 0 a 2). A análise funcional revela contato prematuro entre incisivo lateral direito superior e inferior (mordida cruzada, mobilidade aumentada). Distúrbios na excursão lateral e protrusão.

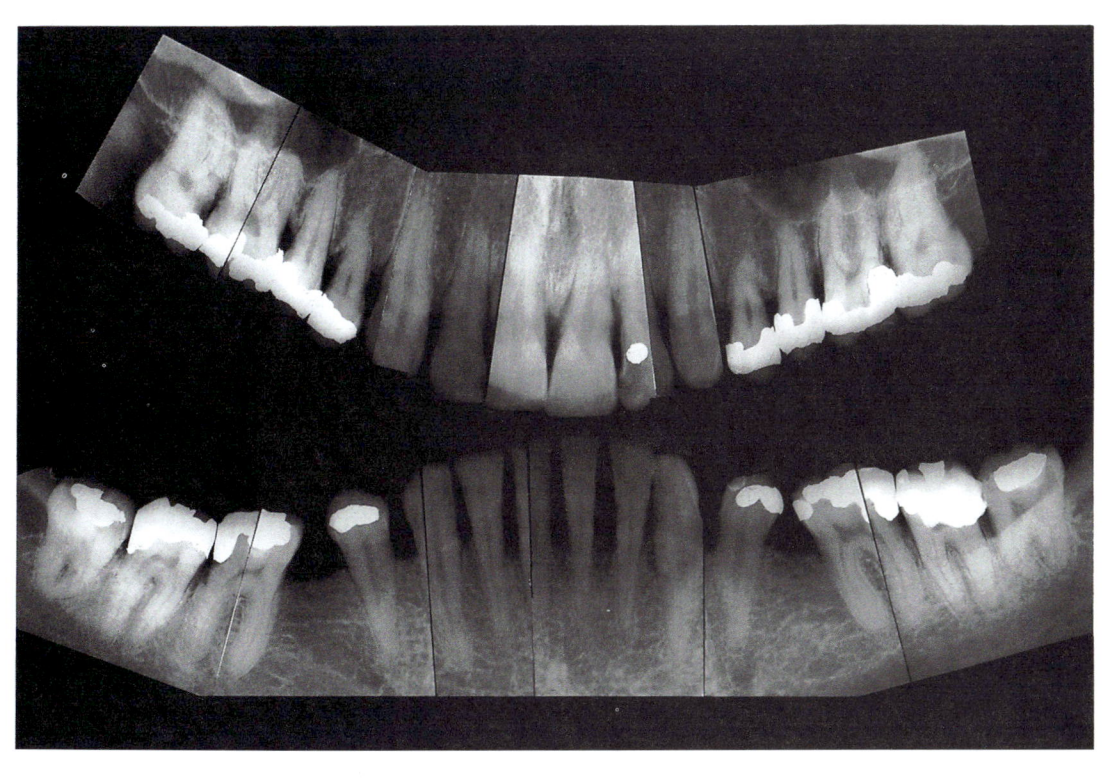

221 Levantamento radiográfico
As radiografias confirmam as observações clínicas: perda óssea localizada, leve a moderada, principalmente horizontal. Observe a migração dentária e a inclinação de vários dentes na mandíbula. Algumas restaurações estão inadequadas.
O mais importante é que "estrategicamente" será fácil restaurar caninos e molares (sem envolvimento de furca).

Observação: essa não é uma "radiografia panorâmica". Esse levantamento foi preparado cortando-se e adaptando-se radiografias periapicais individuais. Esta prática mostra o detalhamento de cada segmento dentário melhor do que qualquer radiografia panorâmica disponível.

Periodontite crônica – grave

Por décadas, esse paciente de 61 anos de idade tinha "escovado" os dentes anteriores superiores usando movimento horizontal. Ele nunca tinha recebido instrução de higiene bucal, e virtualmente todas as outras áreas da sua dentição foram completamente negligenciadas. As restaurações estavam inadequadas.

Achados: ver o diagrama e o levantamento radiográfico (p. 111).
Diagnóstico: periodontite crônica generalizada moderada a grave (tipo II B; p. 329). A redução gengival pronunciada no sextante anterior superior não deveria ser confundida com a clássica *recessão* gengival!

Terapia:
- Imediata: extração dos dentes 18, 17, 28 e 46 e da raiz do dente 41. A coroa será usada como um pôntico temporário preso aos dentes adjacentes (ataque ácido).
- Tratamento definitivo: motivação, modificação da higiene bucal e extração dos dentes 26 e 31. Terapia periodontal inicial (raspagem definitiva), possível procedimento cirúrgico subseqüente e confecção de uma dentadura removível parcial.

Reconsultas: a cada 4 a 6 meses.
Prognóstico: o prognóstico é bom para os dentes a serem mantidos e tratados periodontalmente.

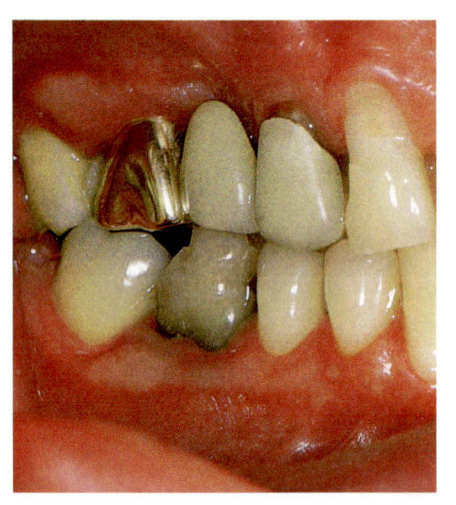

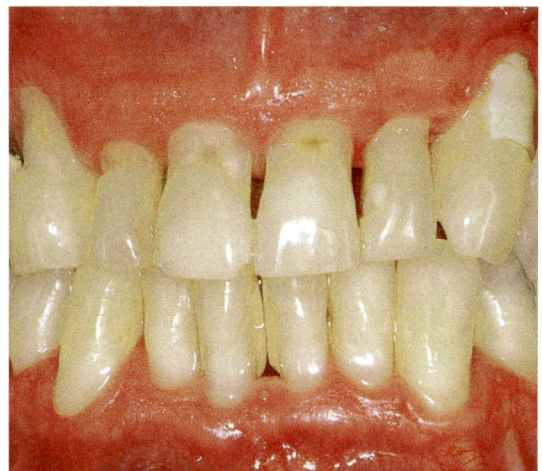

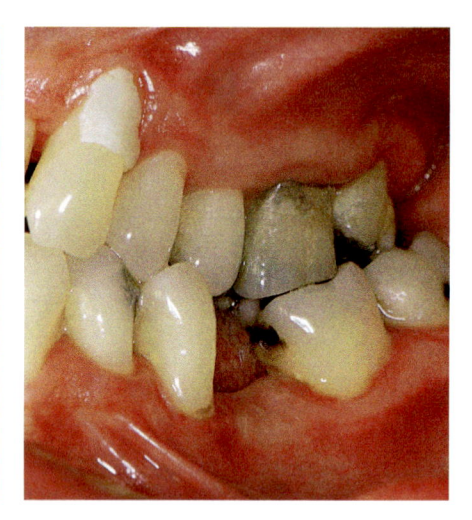

222 Vista clínica (acima)
Notavelmente na região anterior superior estão as várias reduções gengivais e os defeitos em forma de cunha (escova de dente com cerdas duras e dentifrício abrasivo). Bolsas periodontais foram "removidas" pela escovação.

223 Profundidade de sondagem dos dentes anteriores inferiores (direita)
Bolsa de profundidade de 9 mm na face mesial do 41 provocou somente sangramento leve. As áreas cervicais dos dentes anteriores inferiores também exibem abrasão.

224 Dente Retido (dente 41)
O dente 41 não era mais funcional e tinha de ser extraído. Sua raiz, que virtualmente não tinha nenhum suporte ósseo remanescente, foi amputada, e a coroa natural foi usada como um *pôntico temporário* durante a terapia periodontal, colada aos dentes adjacentes por meio da técnica adesiva.

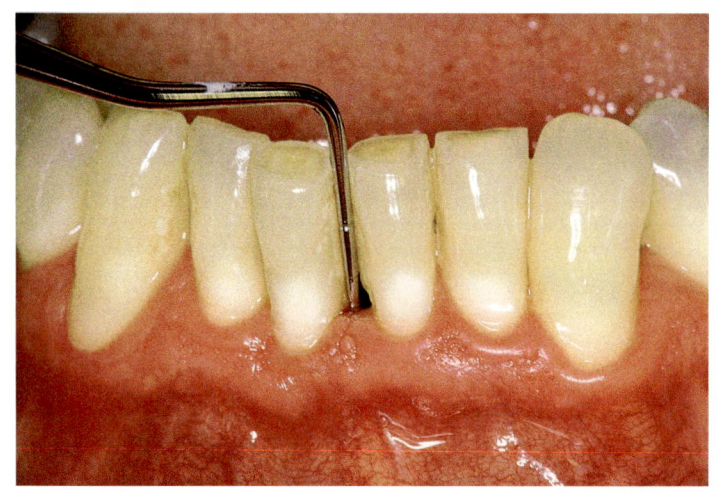

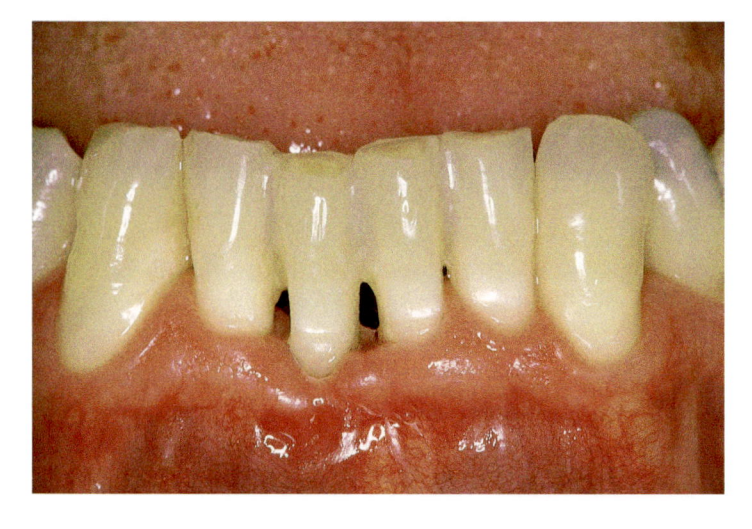

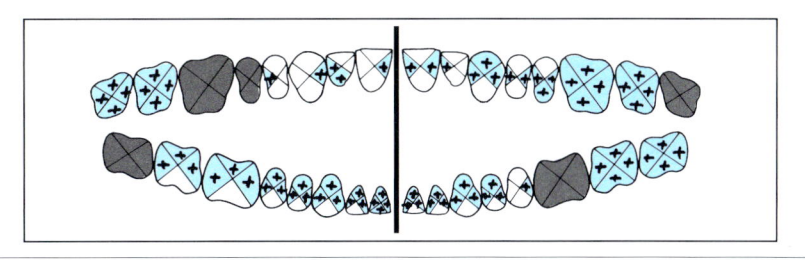

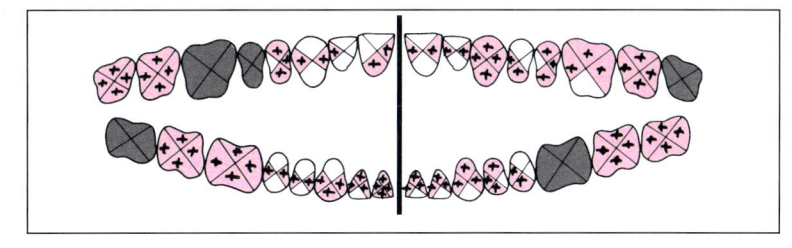

Periodontite crônica

225 Índice de placa (IP) e índice de sangramento da papila (SS)

IP   69%. O biofilme dental estava presente em quase todas as superfícies dos dentes, com exceção dos anteriores superiores e de algumas superfícies vestibulares na região ântero-inferior.

SS   75% das bolsas examinadas sangraram depois da sondagem.

Todos os dentes presentes foram sondados nas quatros faces (mesial, distal, vestibular e lingual; p. 68 e 69).

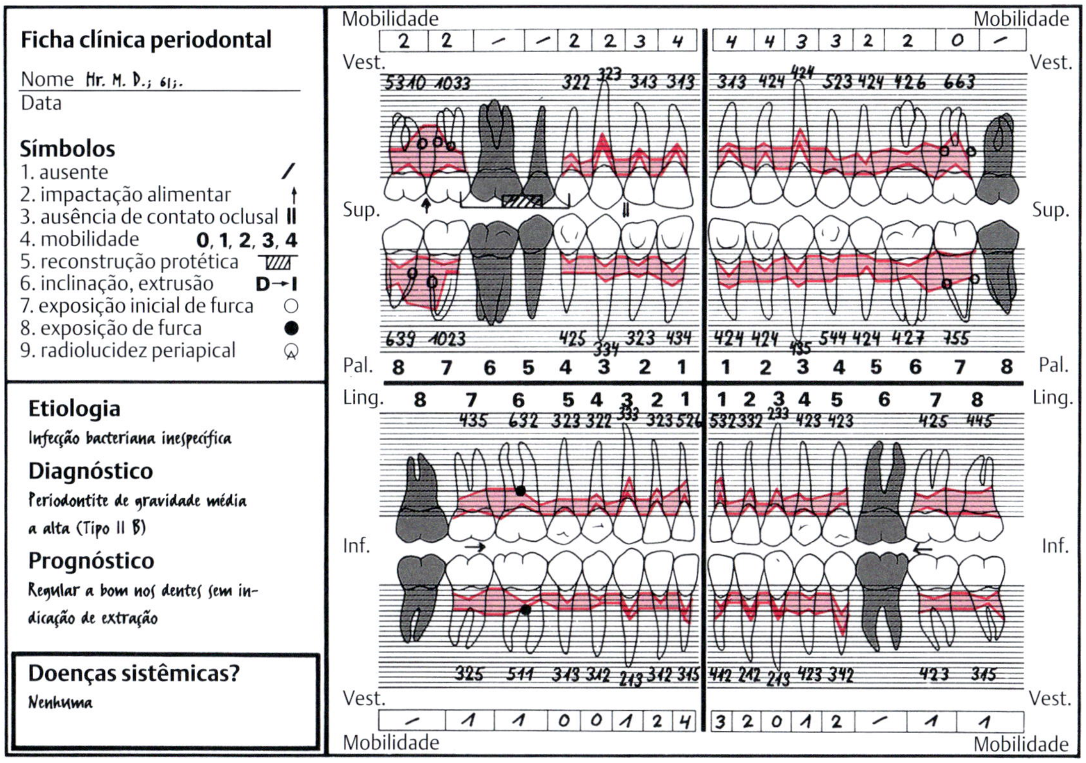

226 Diagrama periodontal – II
Contorno gengival, profundidade de sondagem e perda de inserção são representadas visualmente usando esse "diagrama de Michigan" modificado.

Profundidade de sondagem ao redor de cada dente é medida primeiramente na face vestibular e nos sítios mesial, vestibular e distal; depois, na face lingual e nos três sítios de novo.

Por causa da pronunciada recessão gengival, as bolsas na área anterior não são muito profundas, apesar da perda de inserção. Todos os dentes anteriores apresentam grande mobilidade.

> A informação completa a respeito do diagrama periodontal II e seu uso está descrita na página 194 (Figura 440).

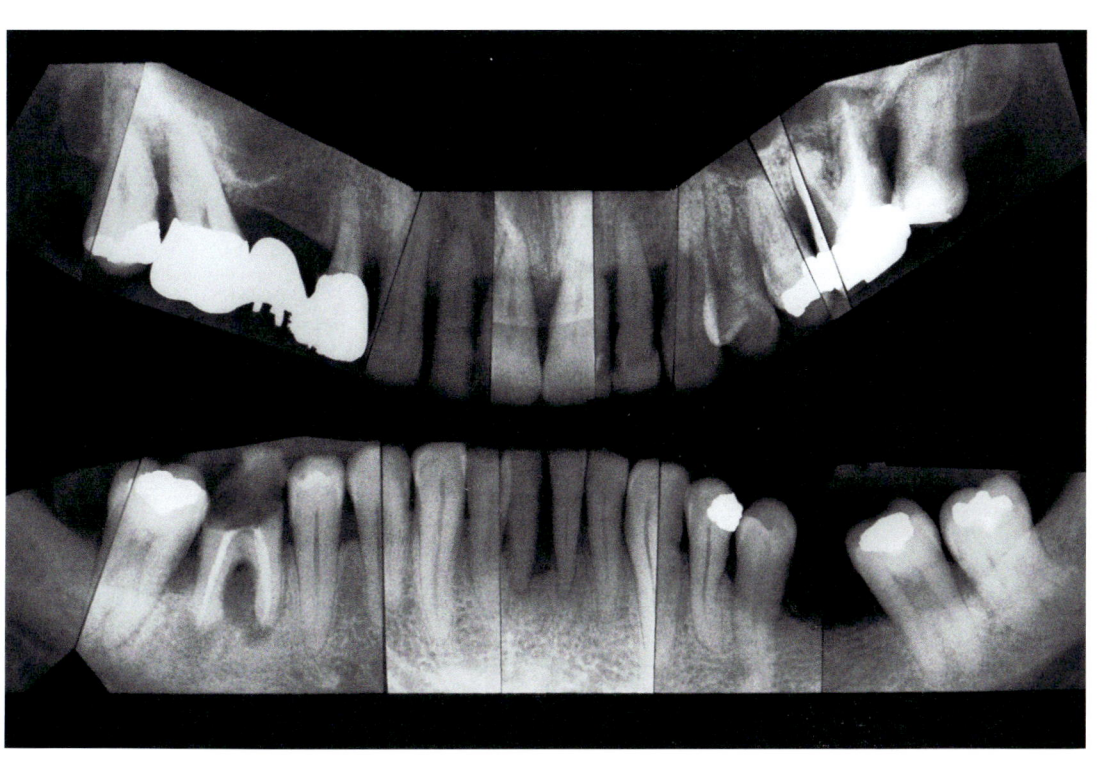

Ficha clínica periodontal

Nome Hr. M. D.; 61j.
Data

Símbolos
1. ausente   /
2. impactação alimentar   ↑
3. ausência de contato oclusal   ‖
4. mobilidade   **0, 1, 2, 3, 4**
5. reconstrução protética   ▨
6. inclinação, extrusão   **D→I**
7. exposição inicial de furca   ○
8. exposição de furca   ●
9. radiolucidez periapical   ⓐ

Etiologia
Infecção bacteriana inespecífica

Diagnóstico
Periodontite de gravidade média a alta (Tipo II B)

Prognóstico
Regular a bom nos dentes sem indicação de extração

Doenças sistêmicas?
Nenhuma

227 Levantamento radiográfico
As radiografias mostram uma distribuição da reabsorção óssea tipicamente irregular, e em geral isso é observado em pacientes idosos. Enquanto alguns dentes e/ou algumas áreas já perderam toda a inserção, dificilmente qualquer reabsorção óssea é observada nos caninos e nos pré-molares inferiores.

As lesões periodontal e apical parecem se comunicar no dente 46.

112 Periodontite

Periodontite agressiva – contribuição étnica?

Essa paciente de 31 anos de idade imigrou da Etiópia para a Suíça 10 anos atrás, e queixa-se de perda dentária e formação de um diastema entre os incisivos centrais superiores. Há sangramento durante a escovação. Ela nunca se submeteu a nenhum tratamento periodontal.

Achados: ver exame microbiológico (Figura 229), diagrama e radiografias (p. 113).
Diagnóstico: periodontite agressiva moderada generalizada tipo III B; um componente étnico deve ser considerado.

Terapia: motivação e instrução de higiene bucal seguida de terapia inicial. Administração sistêmica de metronidazol e amoxicilina (van Winkelhoff e cols., 1989). Depois de reavaliado, cirurgia com retalho nos quadrantes 1, 2 e 4 (excluindo os anteriores superiores). Extração dos dentes 18 e 28.
Terapia de suporte: reconsultas em intervalo de três meses.
Prognóstico: bom desde que o paciente apresente boa cooperação.

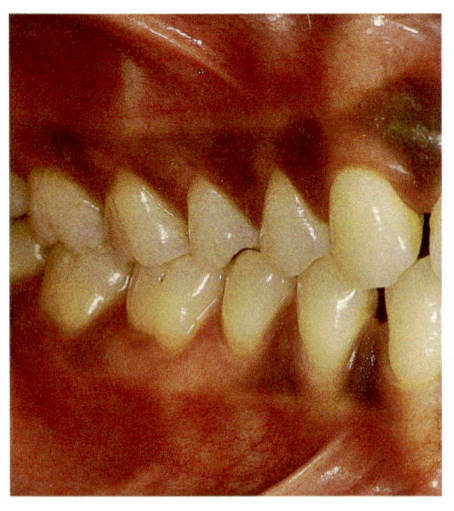

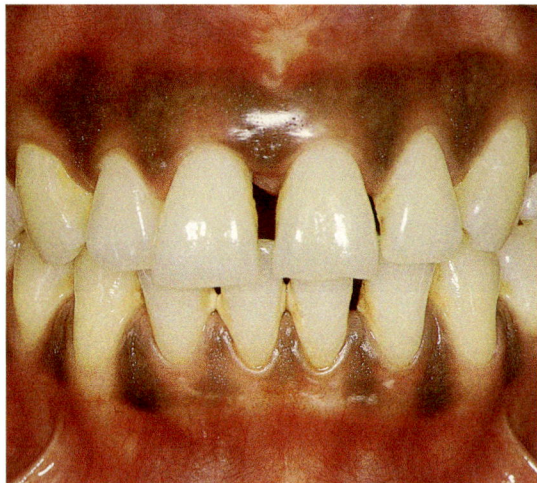

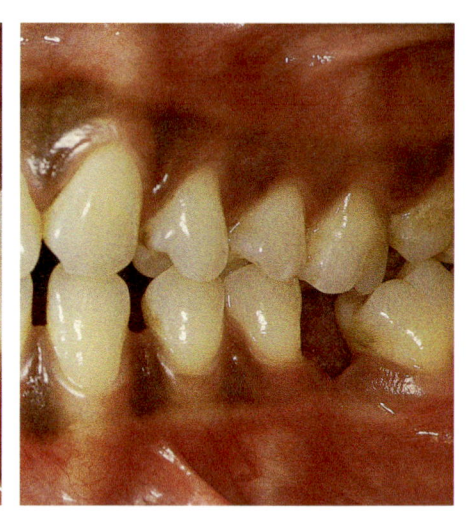

228 Vista clínica (acima)
Gengiva pigmentada; poucos sinais de inflamação. Placa interdental e sangramento à sondagem. Cálculo nos dentes anteriores-inferiores. O diastema entre os incisivos centrais superiores apareceu há dois anos; o dente 11 está levemente extruído.

229 Cultura Bacteriológica (direita)
Nas bolsas profundas, níveis altos de *Aa*, *Pg*, *Ec*.
Direita: classificação da contagem bacteriana (Socransky e cols., 1991).

Espécie bacteriana		Quantidade relativa	Número de bactérias
Bactérias pigmentadas de negro		50%	
Aa	Aggregatibacter actinomycetemcomitans	+ + + +	≥10⁶
Pg	Porphyromonas gingivalis	+ + + +	≥10⁶
Tf	Tannerella forsythia	+ + +	~10⁴
Pi	Prevotella intermedia	+ +	~10³
Ec	Eikenella corrodens	+ + + +	≥10⁶
Fn	Fusobacterium nucleatum	–	–

Culturas bacterianas		
Contagem bacteriana Classes 0 – 5		
0	não-alterável	
1	abaixo	10⁵
2	≈	10⁵
3	10⁵ a	10⁶
4	≈	10⁶
5	acima	10⁶

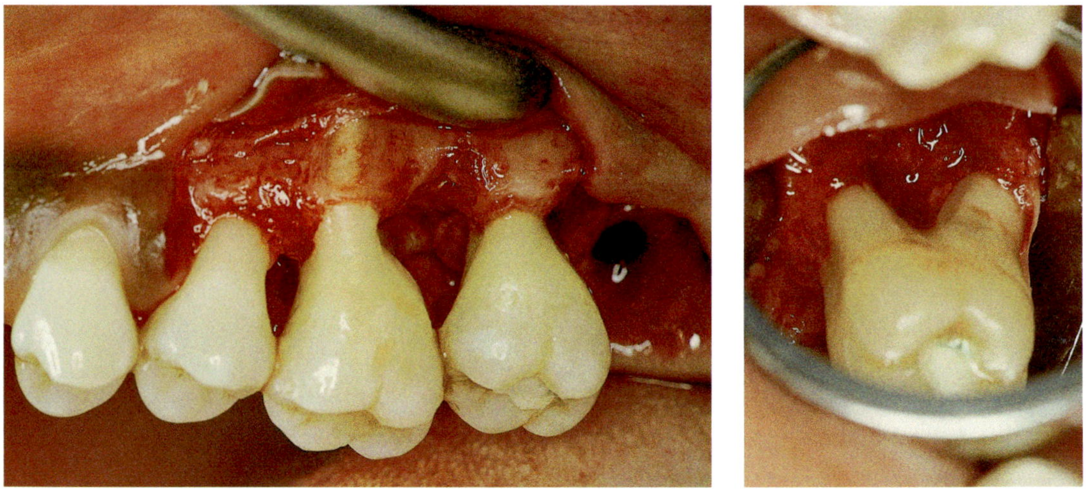

230 Cirurgia de retalho
Vista clínica durante a cirurgia de retalho nos dentes 25, 26 e 27, depois da amputação das raízes dos dentes 26 e 27.

Direita: dente 27 visto pela face distal (imagem do espelho).

Cortesia de *J-P. Ebner*.

Periodontite agressiva **113**

231 Índice de placa proximal (IPP) e Índice de sangramento da papila (ISP)

IPI 64%. A higiene interdental está inadequada; as superfícies lisas estão relativamente limpas.

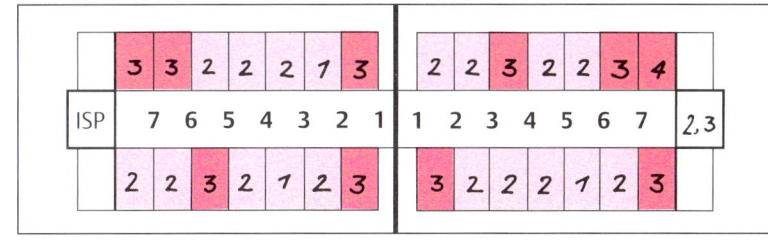

ISP O sangramento estava mais ou menos evidenciado em todas as papilas interdentais. O índice de sangramento da papila é muito alto, 2,3.

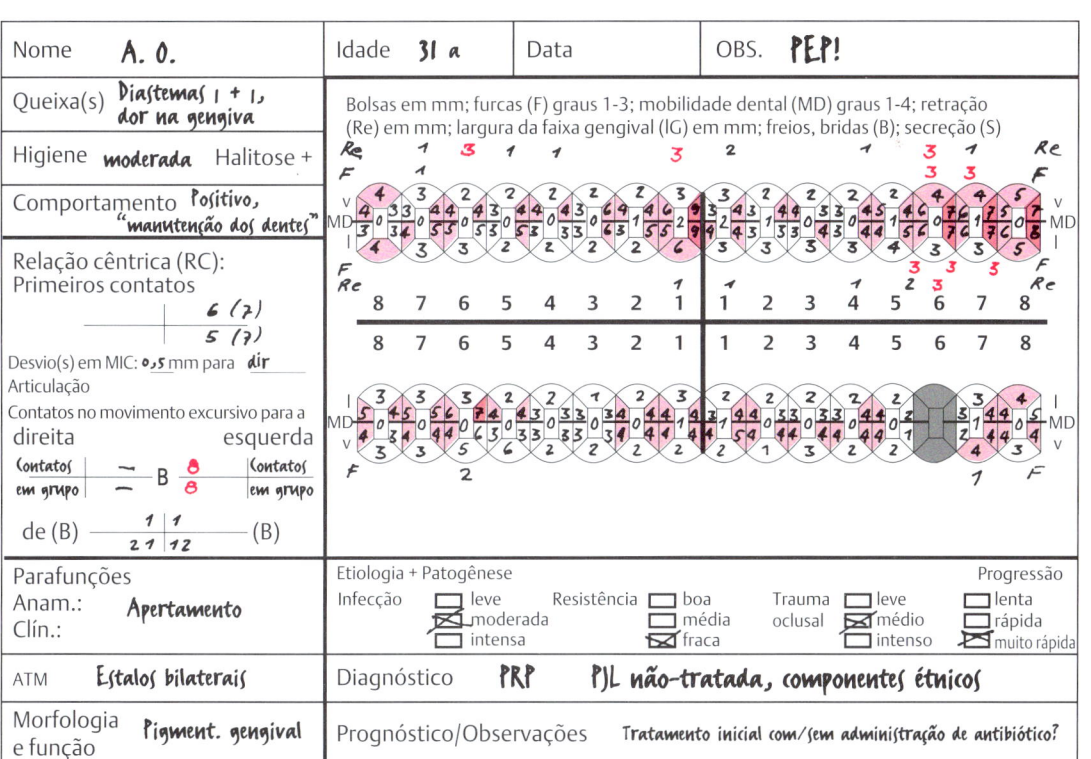

232 Diagrama periodontal – I

A sondagem mostra uma distribuição muito irregular de perda de inserção. Interessante é a ocorrência de bolsas profundas nos dentes 11, 26, 27 e 46. Os dentes 26 e 27 mostram envolvimento de furca Classe II. A lesão de furcas é de lado a lado de vestibular a distal.

Os testes em função mostram contatos prematuros entre os dentes 26 e 35, com um leve desvio da mandíbula para a frente e para a direita. Isso leva a um trauma no dente 11. Com exceção do 11 e do 21, os dentes não apresentam mobilidade. A história mostra que a paciente ocasionalmente aperta os dentes durante o dia.

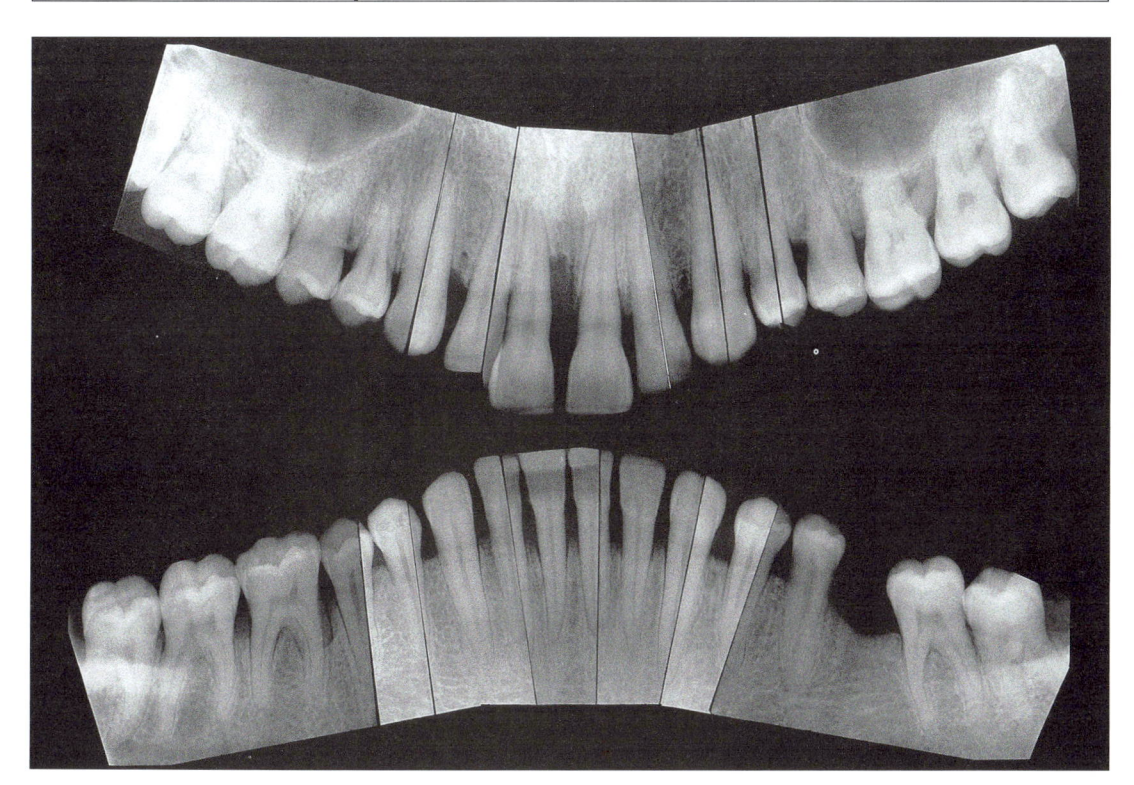

233 Levantamento radiográfico

A perda de inserção pronunciada mostrada no diagrama periodontal está de acordo com as radiografias. A raiz distovestibular dos dentes 26 e 27 mostram quase nenhum suporte ósseo.

O dente 11 está levemente alongado e distalizado e apresenta uma bolsa profunda na superfície mesial. Uma situação típica: a perda de inserção mais grave ocorre em geral no lado oposto à direção da migração.

Periodontite agressiva – fase aguda

Essa paciente de 32 anos de idade foi encaminhada por um dentista por causa dos múltiplos abscessos periodontais. Há anos ela queixa-se de dor recorrente e secreção de pus da gengiva.

Achados: ver gráfico e radiografias (p. 115) e o teste de DNA microbiológico (IAI Padotest 4.5; Figura 235 e p. 184).
Diagnóstico: periodontite agressiva aguda, moderada, localizada e profunda (tipo III B, estágio ativo).
Terapia: incisão dos abscessos, motivação, instrução de higiene bucal e exames médicos, extração dos dentes 25, 37, 32, 31, 41 e 42. Substituição temporária dos dentes anteriores-inferiores. Sondagem supra e subgengival. Terapia de suporte com antibiótico sistêmico (metronidazol) e aplicação tópica de metronidazol (p. 289) nas reconsultas. Na avaliação da fase 1, decisão a respeito dos procedimentos adicionais, dependendo da cooperação do paciente (radical, manutenção ou regenerativa/RTG).
Terapia de suporte: inicialmente reconsultas em curtos períodos.
Prognóstico: com exceção dos dentes 15, 24 e 37, desde que o paciente apresente boa cooperação, o prognóstico é médio.

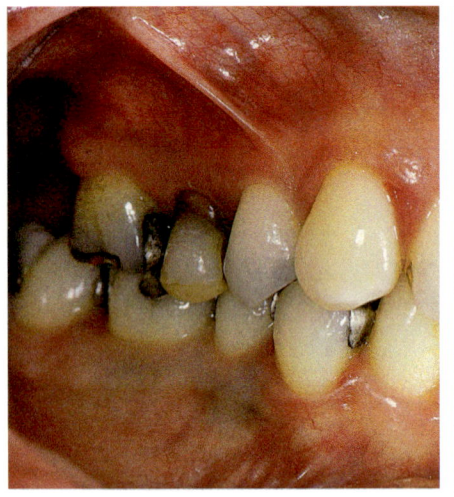

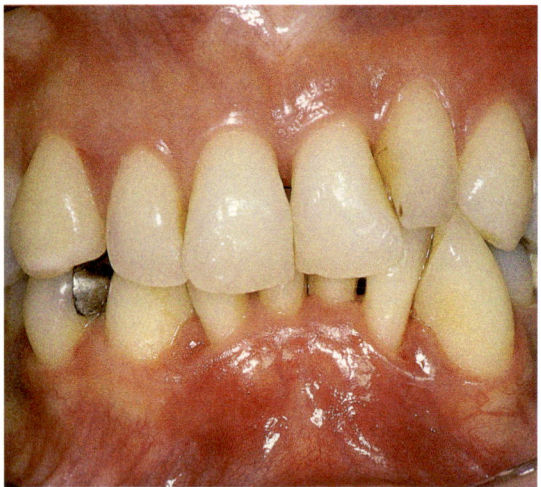

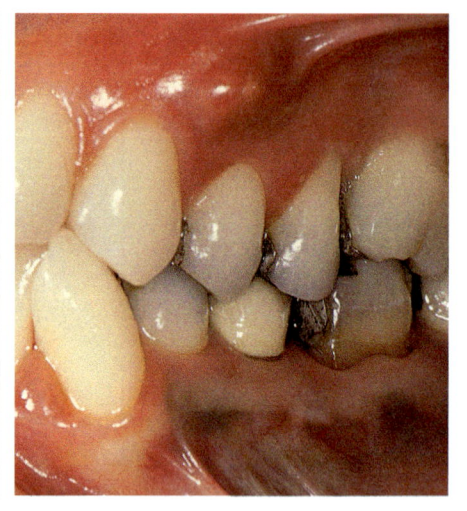

234 Vista clínica (acima)
Estágio agudo da periodontite. Inflamação grave e localizada da gengiva, formação de abscesso e drenagem de pus de inúmeras bolsas.
Má oclusão e apinhamento nas áreas dos incisivos e caninos esquerdos.

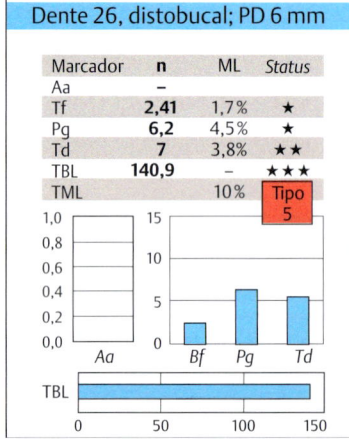

235 Resultados do teste de DNA – IAI Podotest 4.5 (p. 184)
Resultados dos dois dentes superiores que foram testados (dentes 16 e 26). Importante notar uma proporção elevada de *Pg* (TBL).

Dente 16, mesiopalatal; PD 8 mm

Marcador	n	ML	Status
Aa	–		
Tf	7,84	6,3%	★★★
Pg	8,2	6,6%	★
Td	7	4,0%	★★
TBL	125,0	–	★★★
TML		17%	Tipo 5

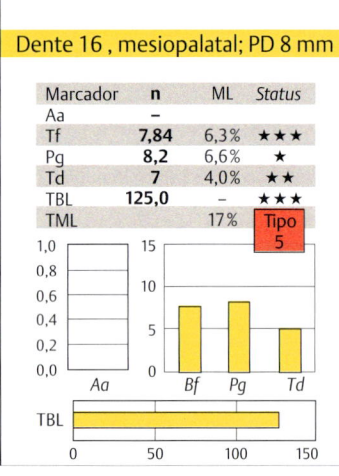

Dente 26, distobucal; PD 6 mm

Marcador	n	ML	Status
Aa	–		
Tf	2,41	1,7%	★
Pg	6,2	4,5%	★
Td	7	3,8%	★★
TBL	140,9	–	★★★
TML		10%	Tipo 5

Resultados do teste microbiano

- *Aa*: não-detectado
- *Pg*: presente no complexo vermelho (p. 37, 191)
- *TML*: concentração total do marcador, ou seja, grande quantidade de marcadores das bactérias patogênicas com 17% e 10%
- *Achados*: bolsas do tipo 5 (p. 185)

- Recomendações de Tratamento: terapia mecânica de bolsa mais Metronidazol

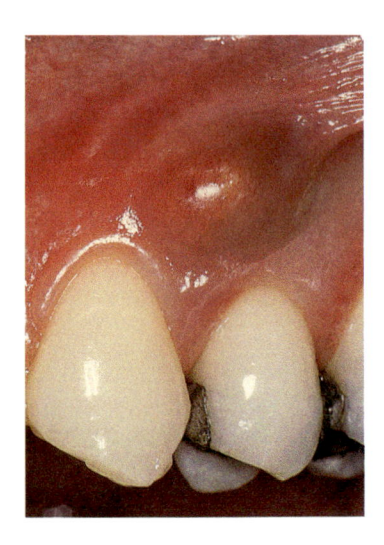

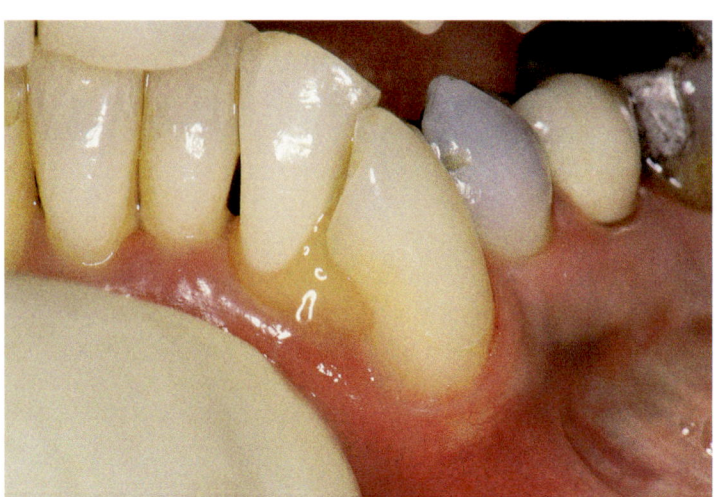

236 Formação de abscesso e drenagem de pus
Pressão do dedo aplicada na gengiva provoca a drenagem de pus da bolsa profunda entre os dentes 32 e 33.

Direita: um abscesso é claramente visível entre os dentes 23 e 24, que provêm de uma bolsa de 10 mm entre esses dois dentes. O abscesso logo irá romper através da mucosa.

Periodontite agressiva 115

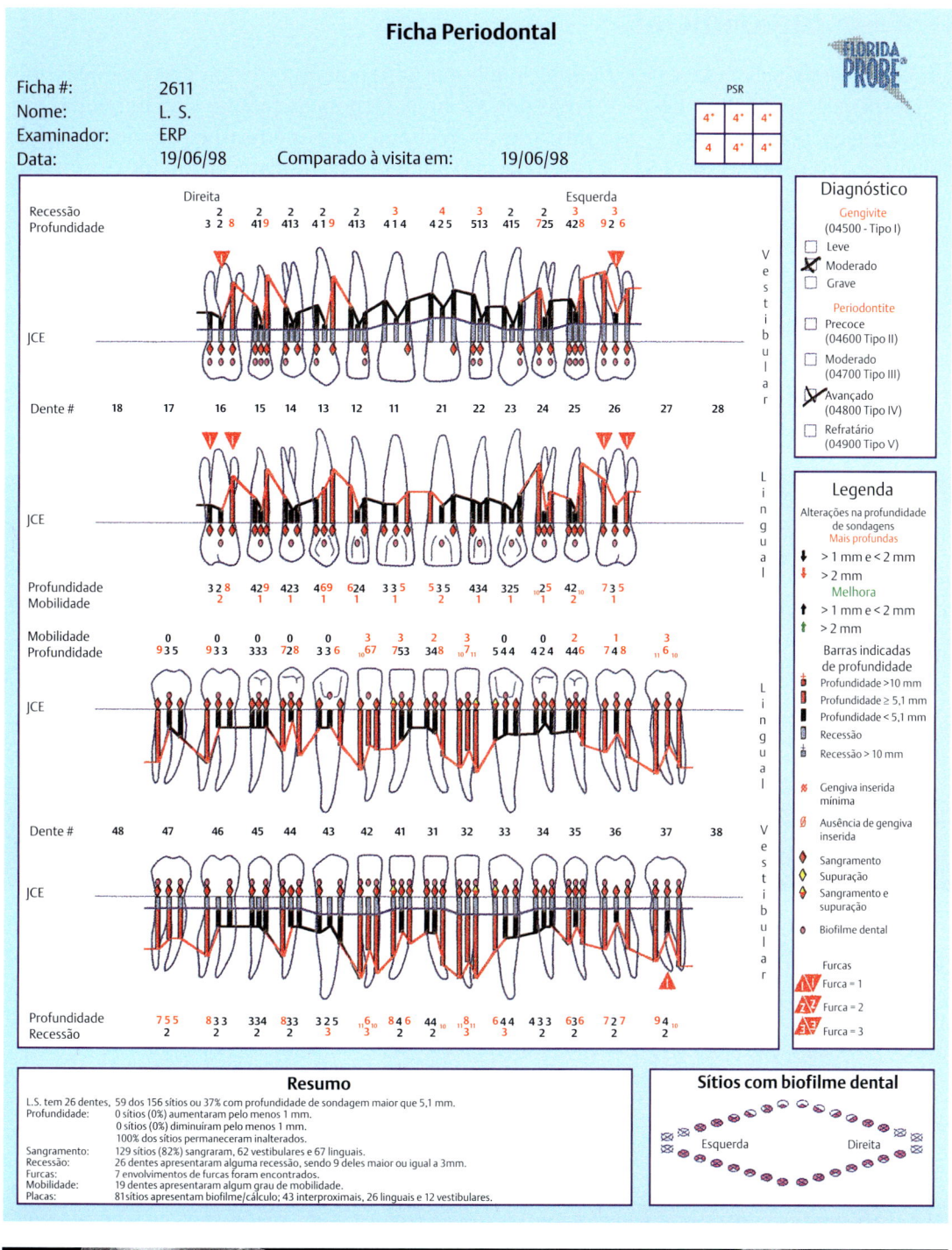

237 Diagrama periodontal III – diagrama de sonda tipo Florida

Nos casos previamente descritos e naqueles que seguirão, a profundidade de sondagem foi determinada usando-se uma sonda manual periodontal (CP-12 ou CP-15 UNC; Hu-Friedy), e os dados foram registrados manualmente em um diagrama preparado.

Com a informatização progressiva do consultório, aparelhos eletrônicos como a sonda do tipo Florida estão sendo usadas mais freqüentemente para a coleta de dados clínicos (descrição p. 195).

A sonda do tipo Florida (Gibbs e cols., 1988) funciona com pressão padronizada (0,25 N). Os valores das medidas da recessão, profundidade de sondagem, entre outros, são armazenados por meio de um pedal. Os achados podem ser vistos no monitor (informação, motivação) e podem ser expressos em cores.

Além da recessão, da profundidade de sondagem e da perda de inserção, outros parâmetros, como envolvimento de furca, mobilidade dentária, acúmulo de biofilme, sangramento e supuração, podem ser anotados individualmente por dente. Nas consultas de manutenção, um novo programa desse sistema (FP 32) permite uma comparação dos achados ao longo do tempo: "progressão" ou "melhoras" são descritos graficamente.

O presente caso é uma periodontite agressiva generalizada (III B). Profundidade de sondagem de até 5 mm é demonstrada pelas barras pretas e bolsas mais profundas, por barras vermelhas.

238 Levantamento radiográfico

As radiografias confirmam o exame clínico. A perda óssea pronunciada quase até o ápice das raízes é claramente visível naqueles dentes que determinou-se não ser possível salvar desde o início: dentes 25, 37, 32, 31, 41 e 42.

Periodontite agressiva – estágio inicial

Essa paciente de 15 anos de idade foi encaminhada pelo seu dentista particular por causa do "inesperado achado" de defeitos ósseos em todos os primeiros molares permanentes. Radiografias interproximais foram realizadas periodicamente para avaliar cárie, e achados na gengiva foram detectados. Os defeitos ósseos localizados não eram "achados por acaso".

Achados: Ver diagrama e radiografias (p. 117).
Diagnóstico: PJL incipiente (tipo III A). Envolvimento típico dos primeiros molares, mas ainda não ocorreu a formação de bolsas nos incisivos: periodontite juvenil localizada (PJL).

Terapia: melhorar a higiene interdental especialmente nas áreas dos molares. Depois da terapia inicial, retalho modificado de Widman com intensa raspagem das raízes (visão direta) em todos os molares envolvidos.
Teste de DNA microbiológico (PadoTest): *Aa* presente, bolsa tipo 4 (p. 185).
Suporte medicamentoso sistêmico com tetraciclina (p. 289).
Possível preenchimento dos defeitos ósseos.
Reconsultas: controle de biofilme dental feito pelo profissional durante a fase de cicatrização da ferida e chamadas subseqüentes em seis meses.
Prognóstico: Bom.

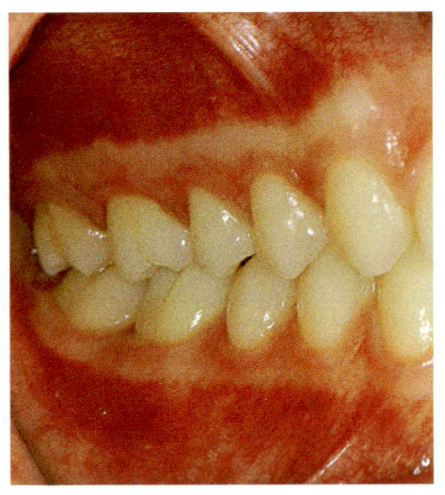

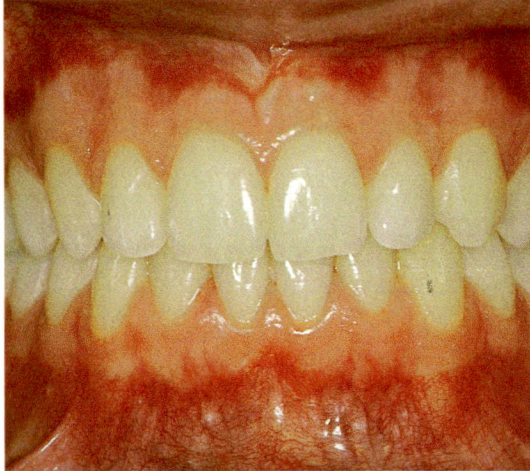

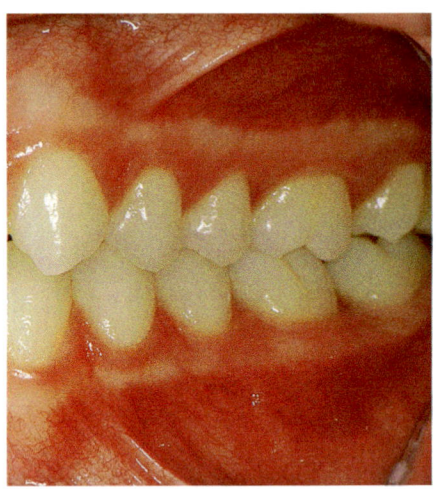

239 Vista Clínica – paciente de 15 anos (acima)
Dentição sem cáries.
A gengiva também parece saudável sob inspeção superficial; entretanto, vários sítios sangraram depois da sondagem.

240 Radiografias interproximais: paciente saudável de 13 anos de idade (direita)
A radiografia mostra septo interdental saudável do osso compacto ao redor dos primeiros molares permanentes (setas vazias).

241 Radiografia interproximal; paciente de 15 anos de idade com PJL (tipo III A)
Dois anos depois, defeitos ósseos óbvios são visíveis na mesial do dente 16 e na distal do 46 (setas vermelhas), com defeitos idênticos no lado oposto: diagnóstico inicial – **PJL**! O significado de exames clínicos e radiográficos regulares nos adultos jovens é claro.

Direita: cratera óssea distolingual no dente 46 durante a cirurgia.

Cortesia das radiografias *U. Hersberger*

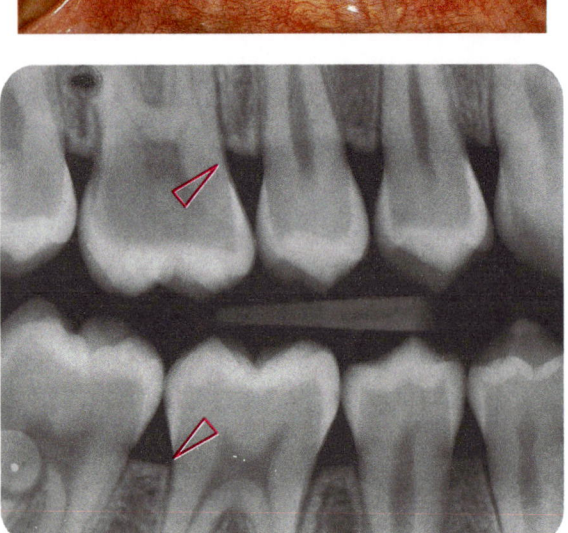

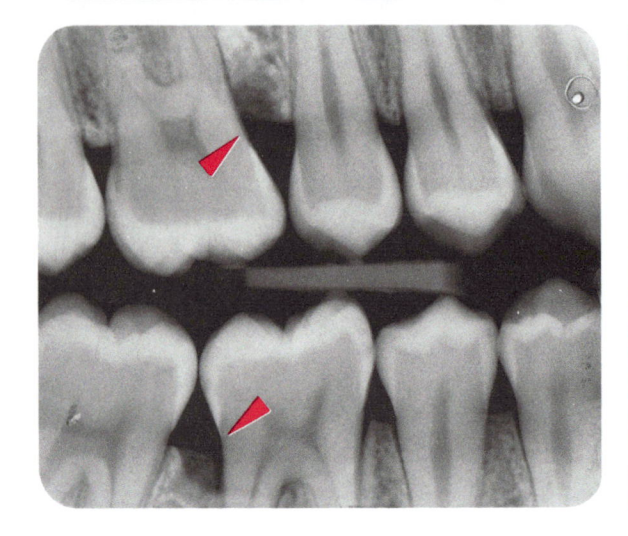

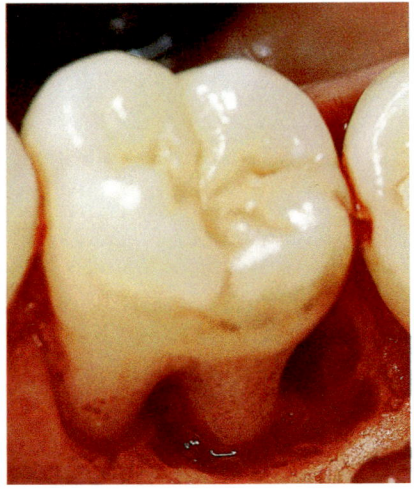

Periodontite agressiva 117

242 IPP e índice de sangramento da papila (ISP)

IPP 64%. Somente 10 dos 28 espaços interdentais examinados estavam livres de placa (–), apesar de a dentição parecer relativamente limpa (Figura 239).

ISP 2,9; número de sítios sangrantes, 80!
A gengiva parecia estar livre de inflamação sob uma inspeção superficial. A gengivite foi identificada somente depois de realizar-se o ISP.

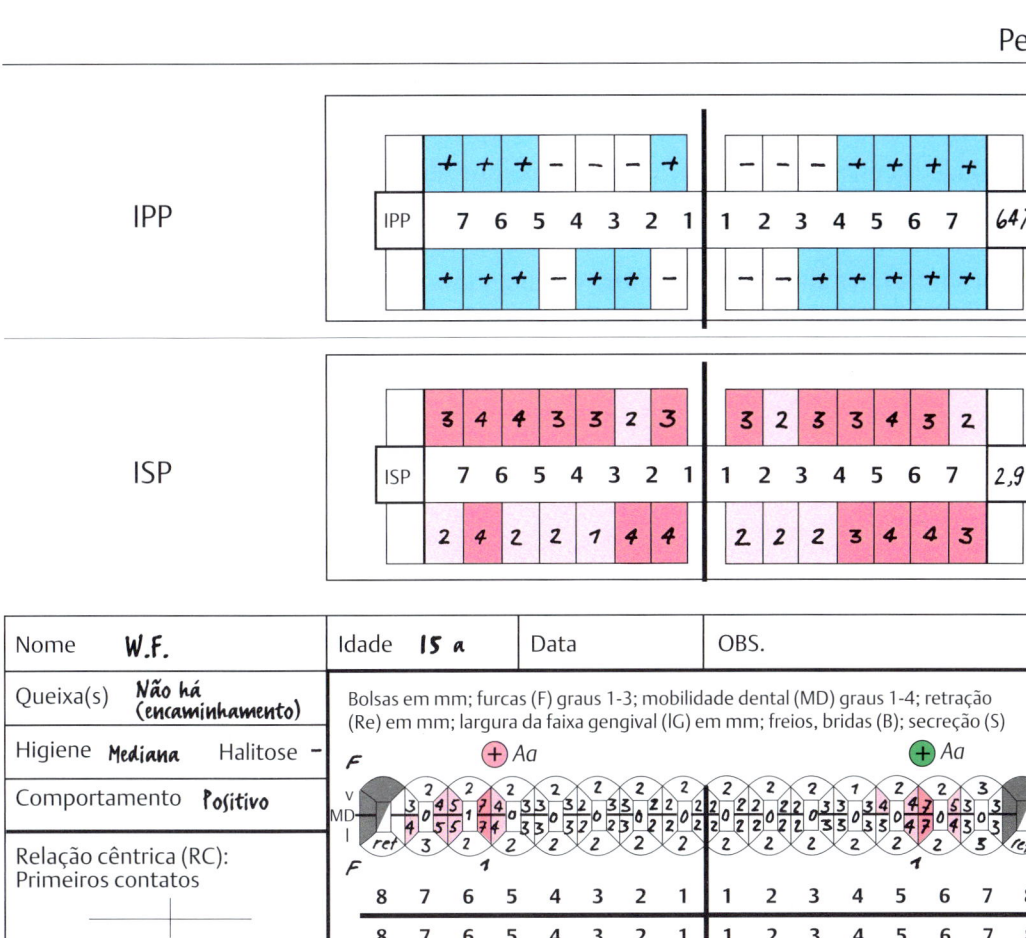

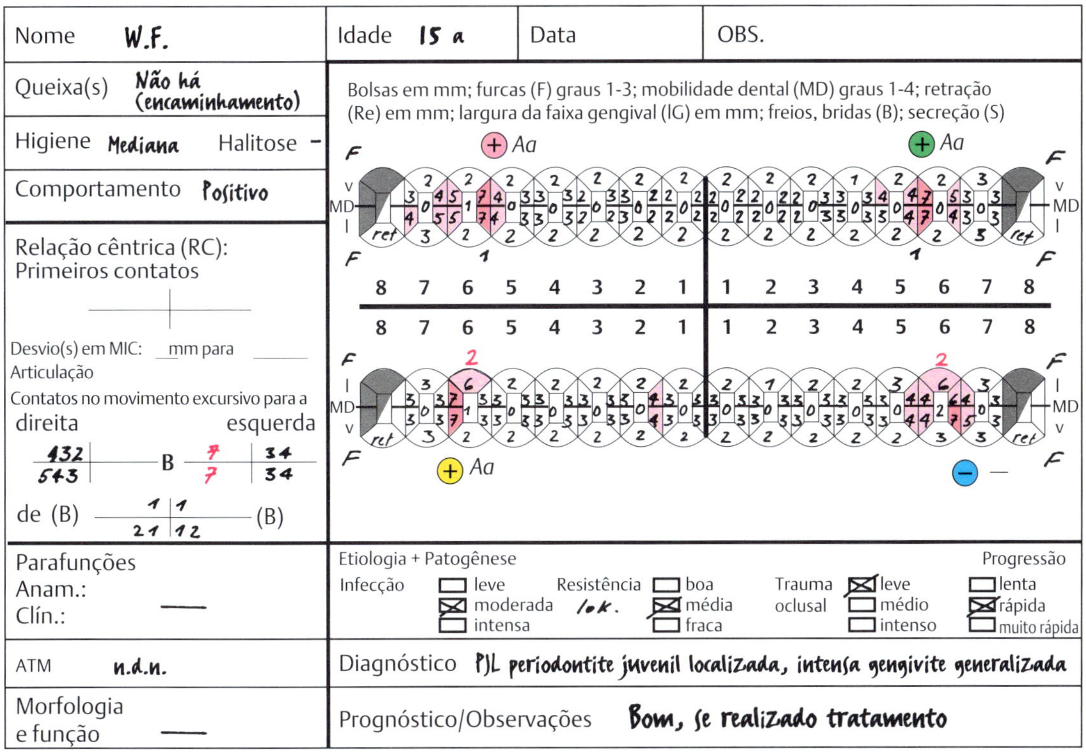

243 Diagrama periodontal – I
Os quatro primeiros molares permanentes têm profundidade de sondagem de até 7 mm, que corresponde a 5 mm de perda de inserção verdadeira (ver as radiografias interproximais, Figura 241). Os dois primeiros molares superiores mostravam envolvimento de furca Classe F1 na face mesiopalatal. Não há evidência, até esse momento, de formação de bolsas na região dos incisivos, que é uma área freqüentemente afetada em tais pacientes.
A oclusão é normal, sem parafunções ou trauma oclusal! A mobilidade do dente 36 está levemente aumentada.

Cuidado: *Aa* foi identificado em três dos quatro dentes com bolsa de 7 mm (círculos coloridos).

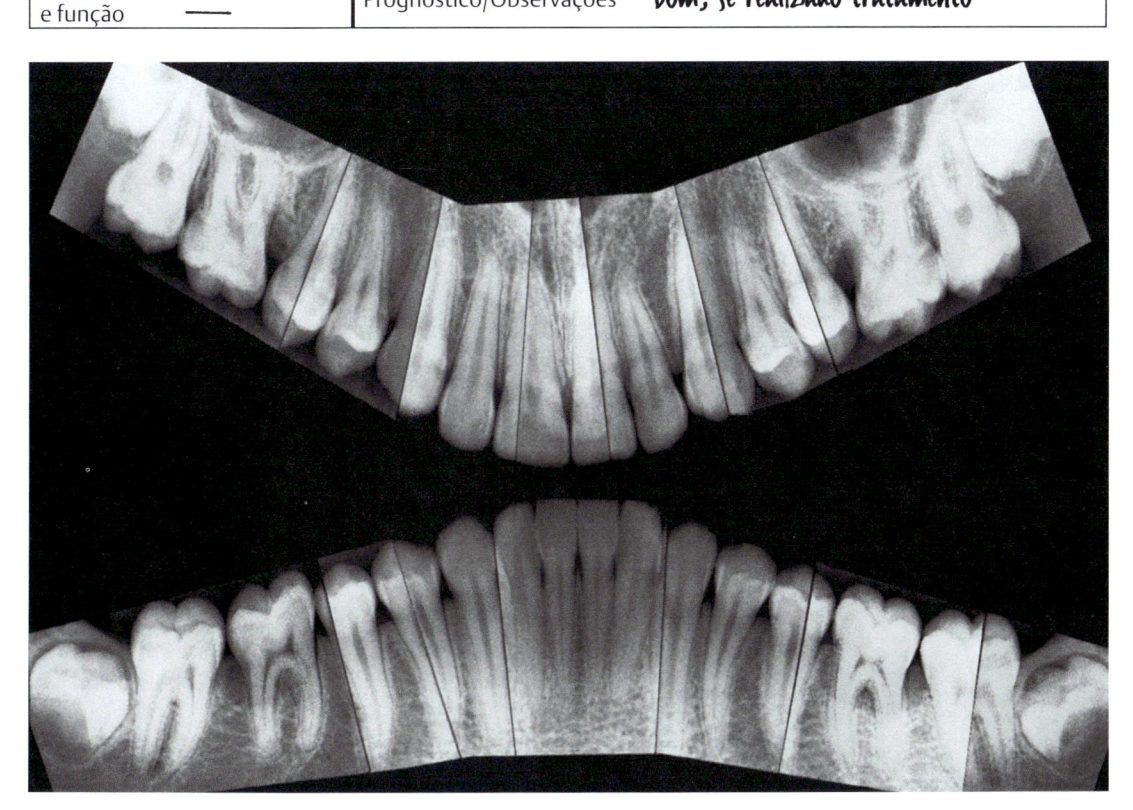

244 Levantamento radiográfico
Radiografias periapicais de rotina não revelam as crateras ósseas – especialmente nos primeiros molares inferiores –, bem como as radiografias interproximais (ângulo de projeção do raio x). Nenhuma perda óssea é vista em nenhum dos dentes além dos primeiros molares permanentes, em especial nos incisivos inferiores e superiores que não exibem nenhuma perda óssea.

118 Periodontite

Periodontite pré-puberal – PP (periodontite agressiva)

Esse paciente de dois anos e meio de idade foi encaminhado do seu dentista. A história médica, contada pelos seus pais (mãe japonesa e pai suíço), revelou que os incisivos inferiores decíduos e incisivo superior direito decíduo tinham "caído" há poucos meses. O incisivo decíduo esquerdo, o incisivo lateral e o canino superior também estavam com bastante mobilidade, mas suas raízes não mostravam reabsorção. Esse caso é difícil de classificar na ausência de identificação de um possível problema hematológico. Apesar de a maioria dos dentes estarem afetados, a inflamação gengival leve e a ausência de hiperplasia gengival vão contra a forma generalizada de PP (tipo IV). Estudos laboratoriais deveriam ser feitos para excluir hipofosfatasia.

Achados: ver diagrama e radiografias.
Diagnóstico: periodontite pré-puberal localizada (PP, tipo IV B).
Terapia: paliativa ou extração (Page e cols., 1983b). Intensiva manutenção periodontal preventiva depois da erupção dos dentes permanentes.
Prognóstico: ruim para os dentes decíduos, questionável para os dentes permanentes.

245 Quadro clínico – menino de dois anos e meio de idade
O dente 51 anterior superior e todos os dentes anteriores inferiores, bem como os caninos, exfoliaram espontaneamente. A gengiva está sem alterações. Lesões parecidas com aftas perto do dente 73.

Direita: a radiografia claramente retrata a perda de inserção pronunciada nos dentes anteriores, na presença das raízes completas. As câmaras pulpares parecem estar com tamanho acima da média (hipofosfatasia?).

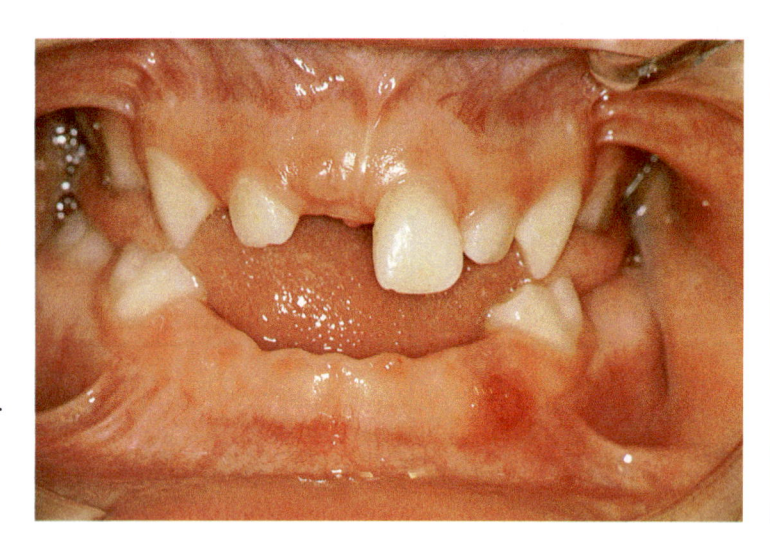

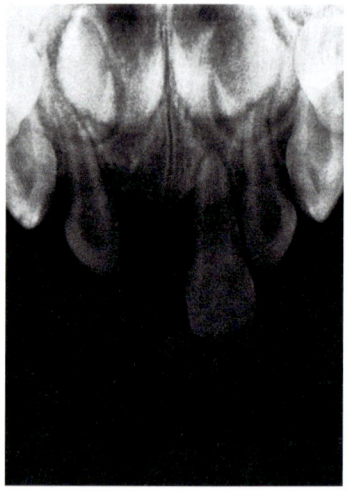

246 Profundidade de sondagem e mobilidade dentária
A sondagem das bolsas foi possível somente nos quatro sítios ao redor do dente 61 (incisivo central superior esquerdo), porque o menino de dois anos e meio de idade era muito sensível e compreensivelmente impaciente. Todos os dentes decíduos mostravam mobilidade aumentada. Os dentes 52, 54, 61, 62 e 63* estavam bem móveis.
* Números romanos nesse gráfico para os dentes decíduos.

* FDI – Numeração dentária internacional dos dentes decíduos.

247 Radiografia panorâmica
Perda de inserção irregular e em algumas áreas graves em todos os dentes decíduos superiores. Os molares decíduos inferiores parecem estar levemente envolvidos nesse momento.
O dente 61, que estava presente no quadro clínico (Figura 245) exfoliou espontaneamente antes que a radiografia panorâmica fosse realizada, duas semanas depois da consulta clínica inicial.

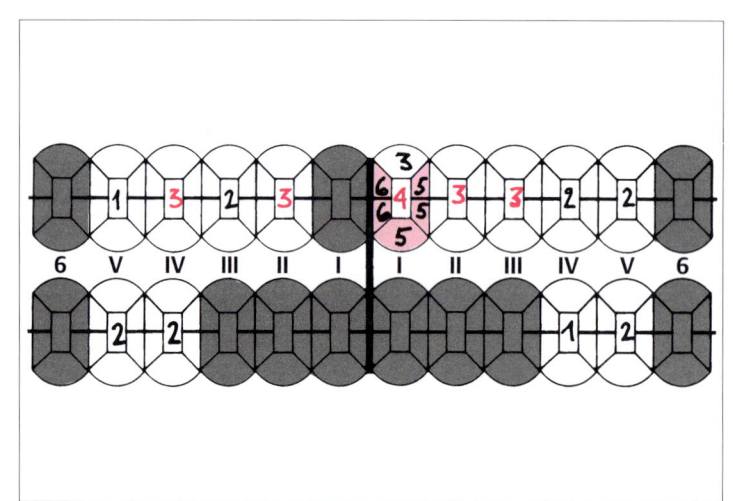

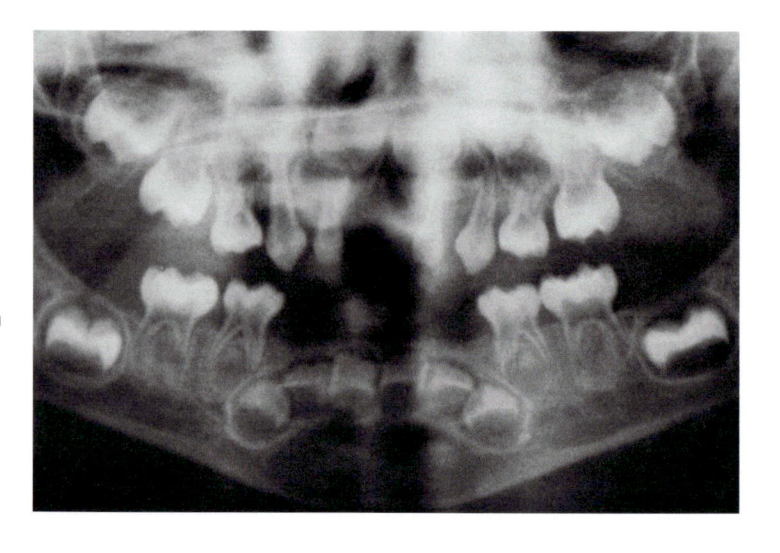

Radiografia panorâmica cortesia de B. Widmer

Alterações patológicas bucais da gengiva e do periodonto *

Com o decorrer do seu curso clínico, as doenças periodontais e gengivais induzidas por biofilme dental podem ser modificadas ou co-iniciadas por distúrbios hormonais e por efeitos colaterais de medicações sistêmicas. Outras alterações patológicas bucais que acompanham as patologias sistêmicas são freqüentemente observadas na gengiva e no periodonto. Nesse sentido, a diferenciação clínica entre a gengivite e a periodontite, por um lado, e as doenças da mucosa oral, por outro, pode ser confusa.

É impossível, neste livro, descrever cada uma de todas as alterações patológicas que se manifestam na *gengiva* ou no *periodonto*. Uma revisão completa de todos esses tipos de lesão pode ser encontrada no Livro *Patologia Bucal* desta mesma série (Reichart e Philipsen, 1999).

Nas páginas a seguir, várias das doenças ou alterações que ocorrem com relativa freqüência serão descritas:

Alterações principalmente gengivais

- Complicações hormonais (p. 91)
- Aumento de volume gengival causado por medicamentos
- Aumento de volume gengival, tumores
- Doenças auto-imunes, alterações gengivais bolhosas e descamativas, anomalias da ceratinização, doenças dermatológicas
- Alterações específicas
- Alergias
- Manifestações tóxicas
- Injúrias, injúrias químicas

Distúrbios gengivais e periodontais

- Distúrbios metabólicos
- Deficiências nutricionais
- Síndromes sistêmicas relacionadas à genética
- Distúrbios de células sangüíneas
- Imunodeficiência, AIDS

* Na nova Classificação da AAP (Armitage, 1999, ver Apêndice pp. 327-330), algumas alterações orais patológicas da *gengiva* são classificadas como tipo I A e B e, no *periodonto*, como tipo IV, "periodontite como manifestação de doenças sistêmicas".

Alterações predominantemente gengivais (tipo I B)

Nas próximas páginas, os distúrbios citados a seguir com um ponto em negrito são descritos.

Complicações hormonais
- Gengivite gravídica (p. 92)
- Gengivite associada ao uso de contraceptivos
- Gengivite puberal (p. 92)
- Gengivite associada ao ciclo menstrual
- Gengivite climatérica

Aumento de volume gengival desencadeado por medicamento
- Aumento de volume gengival por fenitoína (p. 121)
- Aumento de volume gengival induzido por diidropiridina (p. 122)
- Aumento de volume gengival induzido por ciclosporina (p. 123)
- Aumento de volume gengival associado à terapia com drogas combinadas (ciclosporina/nifedipina, p. 124)

Aumento de volume gengival, tumores
- Epúlide (p. 125)
- Fibrose idiopática e hereditária (p. 126)
- Neoplasias
  - tumores benignos (p. 126)
  - tumores malignos (p. 127)

Doenças auto-imunes, alterações gengivais descamativas e bolhosas, anomalias de ceratinização, doenças dermatológicas
- Gengivose (p. 128)
- Penfigóide (p. 128)
- Pênfigo vulgar (p. 128)
- Epidermólise bolhosa
- Eritema multiforme exsudativo
- Líquen plano (p. 129)
- Leucoplasia – lesões pré-cancerizáveis (p. 130)
- Granulomatose oral (p. 130)
- Dermatomiosite, esclerodermia, psoríase, etc.

Infecções específicas
- Herpes (p. 131)
- Aftas ? (p. 131)
- Toxoplasmose
- Actinomicose, candidíase
- Gonorréia, sífilis, etc.

Alergias
- Medicamentos
- Metais, mercúrio

Reações tóxicas
Podem ocorrer localmente na cavidade bucal por meio da liberação de íons metálicos com alto potencial tóxico, a partir de materiais odontológicos (níquel, cádmio, bismuto, berílio, vanádio, etc.: Wirz e cols., 1997 a,b).
- Materiais odontológicos de composição variável
- Chumbo e outros metais

Injúrias, injúrias químicas

Alterações gengivais e periodontais (tipos IV A/B)

Distúrbios metabólicos
- Diabete (p. 132)
- Acatalassemia (doença de Takahara)
- Granuloma eosinofílico
- Síndrome pré-leucêmica

Deficiência nutricional
A deficiência nutricional como uma causa ou um co-fator na gengivite ou periodontite praticamente não é mais observada nos hemisférios norte/ocidental. Em condições extremas (p. ex., no Terceiro Mundo), pode-se observar:
- Deficiência de ácido ascórbico (escorbuto)
- Kwashiorkor (deficiência protéica), etc.

Síndromes sistêmicas relacionadas à genética
Síndromes sistêmicas parcialmente herdadas podem ser caracterizadas por periodontite grave:
- Síndrome de Down (p. 134)
- Síndrome de Papillon-Lefèvre (p. 136)
- Síndrome de Chediak-Higashi
- Hipofosfatasia (síndrome de Rathbun)
- Anomalia de núcleo Pelger-Huet
- Síndrome de Ehlers-Danlos, etc.

Doenças das células sangüíneas
Cada distúrbio de célula sangüínea reduz a resposta imune e, portanto, as reações de defesa locais.
- Leucemia
- Panmielopatia – anemia falciforme
- Neutropenia cíclica
- Agranulocitose
- Anemia eritroblástica, etc.

Deficiências imunes
Qualquer enfraquecimento do sistema imune pode gerar ou modificar a periodontite. É provável que, hoje, a mais importante deficiência imune seja a infecção pelo vírus da imunodeficiência humana, HIV.
- Infecção por HIV, AIDS (p. 139)

Aumento de volume gengival induzido por fenitoína

A fenitoína (hidantoína) previne ou reduz a incidência ou a gravidade dos efeitos da epilepsia (maior), com exceção das menores. A fenitoína é, também, freqüentemente prescrita após neurocirurgias ou traumatismo craniano. O efeito anticonvulsivante é provavelmente devido à inibição da disseminação dos potenciais nervosos no córtex cerebral (Hassel, 1981).

Os *efeitos colaterais sistêmicos* da fenitoína são relativamente pequenos. Alguma patologia óssea pode ser observada após a terapia de longa duração. A capacidade mental dos pacientes e o tempo de reação podem ser negativametne influenciados (portanto, é proibido dirigir!).

O *efeito colateral* bucal mais importante é, freqüentemente, o aumento de volume gengival pronunciado e secundariamente inflamado.

Terapia: motivação, instruções repetidas de higiene bucal, remoção profissional de biofilme dental e cálculo. Se a inflamação persistir, o tecido fibroso pode ser excisado. As lesões recidivam com freqüência.
Em colaboração com o médico do paciente, em alguns casos, é possível substituir por outro medicamento – por exemplo, ácido valpróico, benzodiazepínicos, derivados do ácido barbitúrico, etc.

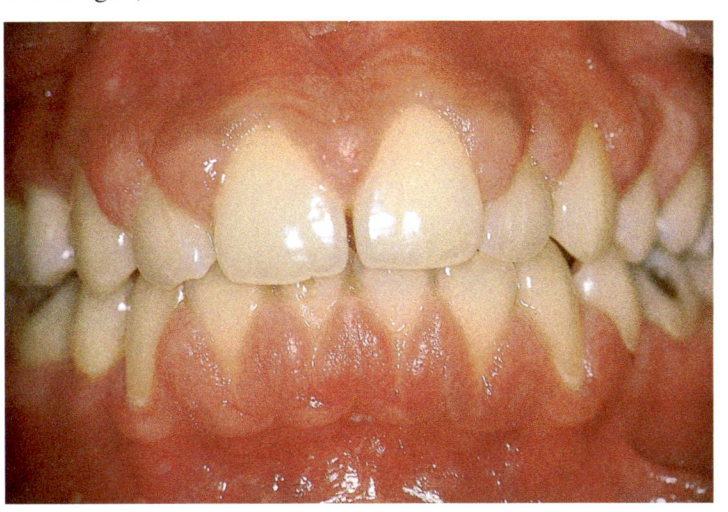

248 Aumento de volume gengival induzido por fenitoína leve
Forma fibrosa de aumento de volume gengival induzido por fenitoína em mulher de 19 anos com epilepsia.
Após a terapia periodontal inicial, uma gengivoplastia foi realizada. A higiene bucal dessa paciente era relativamente boa, e isso tornou possível eliminar a inflamação secundária na sua maior parte.

Nomes Comerciais da Fenitoína

– Dilantin
– Antisacer
– Danten
– Difantoína
– Difenin
– Difenilano sódico
– Epanutin
– Minetoin
– Solantyl
– Tacolsal

Índice da Merck nº. 7475
(12ª ed. 1996, p. 1.529)

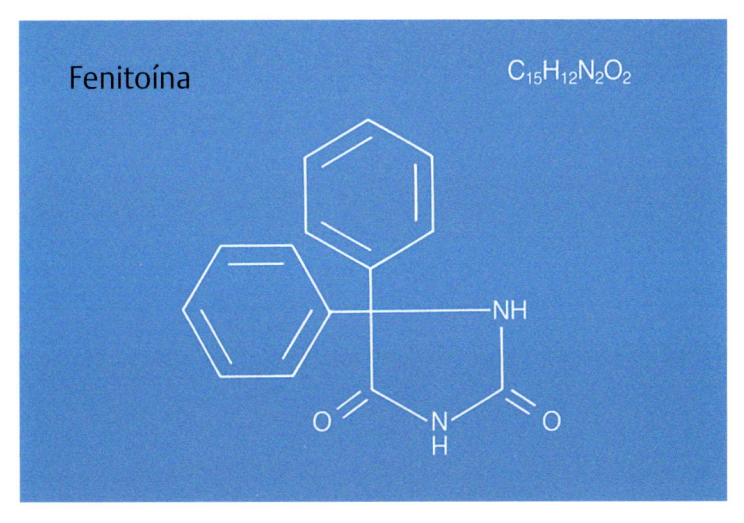

249 Fenitoína – fórmula estrutural e química
O medicamento fenitoína (difenilidantoína) é um 5,5-difenil-2,4-imidazolodina-diona.
O aumento de volume ocorre em cerca de 50% dos pacientes, em geral indivíduos jovens (fator fármaco-genético; Hassel, 1981). Participantes da etiologia são, provavelmente, macrófagos e fibroblastos que estimulam mediadores catabólicos, fatores de crescimento e colágeno (tipo IV; Sinha Morton e Dongari-Bagtzoglon, 1999).

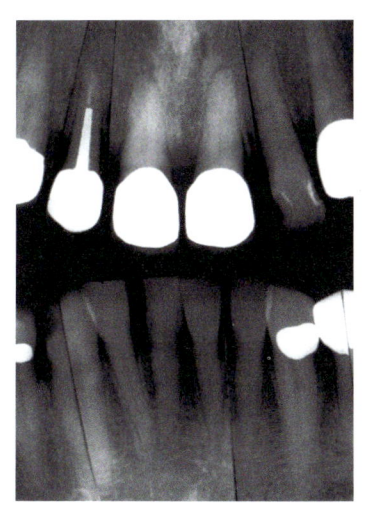

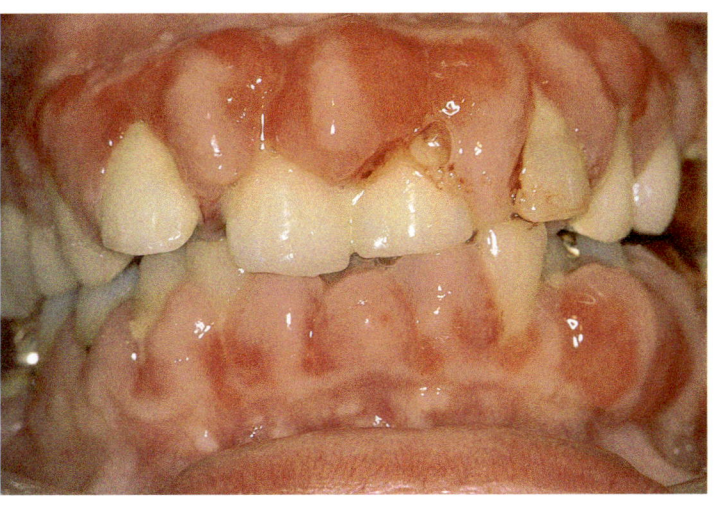

Fenitoína $C_{15}H_{12}N_2O_2$

250 Aumento de volume gengival induzido por fenitoína grave – inflamação secundária grave
Essa mulher de 44 anos tomou fenitoína em regime crônico por seis anos, desde que realizou um procedimento neurocirúrgico. Ela tinha alguma debilidade e, portanto, apresentava dificuldade em realizar higiene bucal.
Após a terapia periodontal inicial, a gengivoplastia foi realizada.

Esquerda: existe evidência radiográfica de reabsorção óssea nos septos interdentários.

Aumento de volume gengival induzido por diidropiridina

As diidropiridinas (nifedipina, nitrendipina, etc.) são antagonistas do cálcio que reduzem o influxo de íons cálcio para o músculo cardíaco, reduzindo a força de contração e a resistência vascular. Isso reduz o consumo de oxigênio pelo coração, simultaneamente aumentando a circulação cardíaca. Logo, as diidropiridinas exercem efeitos antiangina e anti-hipertensivos. Alguns efeitos colaterais gerais, assim como interações com outras drogas, são observados. Diferentemente da fenitoína, as diidropiridinas são tomadas por pacientes cardíacos com mais idade, que com freqüência apresentam periodontite preexistente. O efeito colateral bucal mais importante é o aumento de volume gengival pronunciado secundariamente inflamado. A patogênese deste sistema parece ser similar àquela observada nos indivíduos tratados com fenitoína (acúmulo de tecido conjuntivo), mas um aumento nos ácidos mucopolissacarídeos (substância fundamental) também parece ocorrer (Lucas e cols., 1985; Barak e cols., 1987).

Terapia: após a motivação do paciente, instrução de higiene bucal repetida e terapia periodontal inicial; lesões graves podem ser cirurgicamente eliminadas (gengivoplastia).

251 Aumento de volume gengival induzido por nifedipina leve a moderado
Esse homem de 55 anos apresentava lesões de gravidade variável, com evidência de inflamação secundária. Ele tomou Adalat (nifedipina) por dois anos por causa de pressão alta. O médico substituiu essa medicação por uma droga diferente.

Direita: a radiografia claramente mostra que as alterações gengivais sobrepuseram-se a uma periodontite preexistente não-relacionada à droga.

252 Nifedipina – fórmula estrutural e química
Essa droga é a 1,4-diidro-2,6-dimetil-4-(2-nitrofenil)-3,5-piridina-ácido dicarbônico dimetil éster.

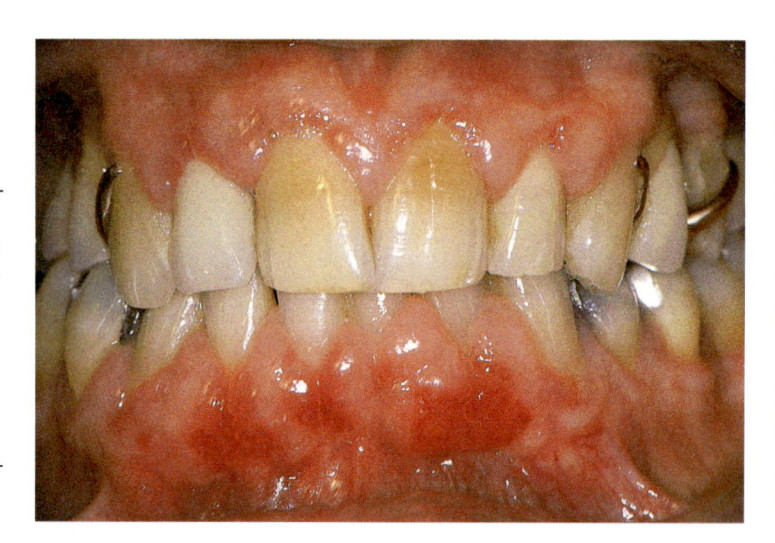

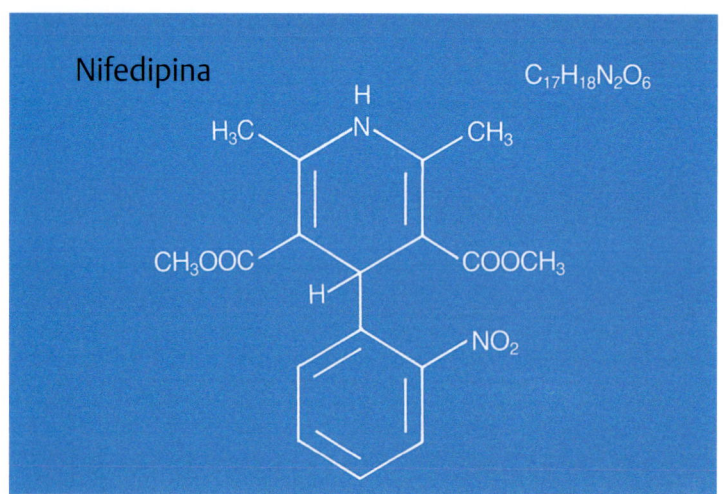

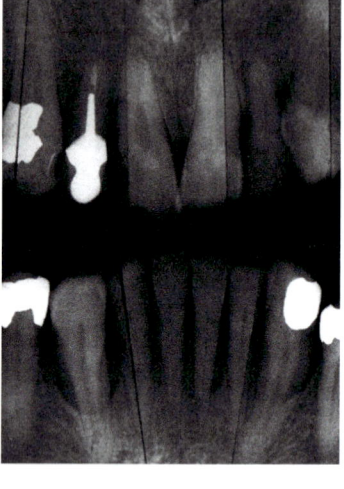

Nifedipina $C_{17}H_{18}N_2O_6$

Nifedipina – nomes comerciais (de 31 disponíveis)

– Procardia
– Adalat
– Adapress
– Aldipin
– Alfadat
– Anifed
– Bonacid
– Hexadilat
– Nifelan
– Zenusin

Índice Merck n°. 6617

253 Aumento de volume gengival induzido por nifedipina grave
Essa mulher negra de 58 anos apresentou aumento de volume gengival grave com inflamação secundária grave. A paciente tomou Procardia (nifedipina) durante quatro anos. Note também a leve pigmentação gengival.

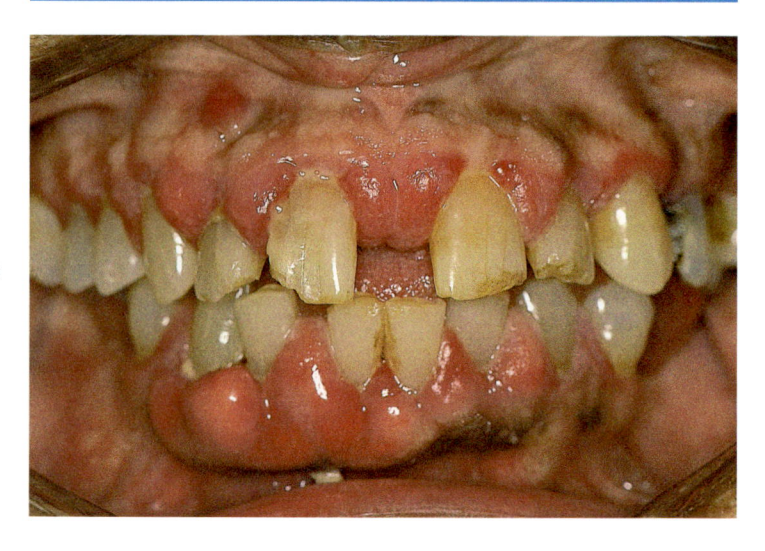

Aumento de volume gengival induzido por ciclosporina

O efeito imunossupressor da ciclosporina-A (Sand-imuno, Novartis Co.) deriva da supressão da formação de um anticorpo contra antígeno dependente de *células T*, da supressão da imunidade mediada por células e da interferência na produção de citocinas (IL-2, etc).
Os *efeitos colaterais sistêmicos* ocorrem freqüentemente: aumento da pressão arterial, aumento de pêlos (hirsutismo) formação de linfoma, assim como *hepato* e *nefrotoxicidade*.
A manifestação bucal da ciclosporina é o aumento de volume gengival, que em geral apresenta inflamação secundária.

A incidência e a gravidade das lesões gengivais são estritamente dose-dependentes e correlacionadas com os níveis séricos da droga. Novos medicamentos (p. ex., Prograf, Cellcept, etc.) parecem ter menos efeitos colaterais.
Terapia: boa higiene bucal, juntamente com terapia periodontal inicial, pode reduzir a inflamação e o aumento de volume. Se instituídas precocemente, tais medidas podem prevenir o seu desenvolvimento. Em casos graves, a gengivoplastia pode ser indicada. Pacientes que farão transplante de órgãos devem receber cuidado odontológico completo antes da cirurgia (Rateitschak-Plüss e cols., 1983a, b).

Ciclosporina-A – nomes comerciais

– Ciclosporina-A
– Sandimuno
– Neoral

Índice Merck nº 2821

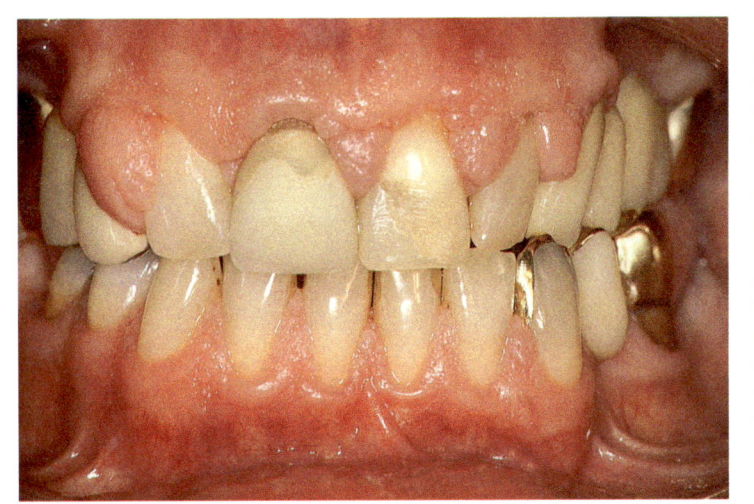

254 Aumento de volume gengival induzido por ciclosporina leve a moderado
Essa mulher de 45 anos começou a tomar ciclosporina há dois anos, após um transplante renal. O aumento de volume gengival é pronunciado somente na maxila; a inflamação secundária está em evidência.
Para evitar doses excessivas de ciclosporina-A, esse medicamento é freqüentemente associado com azatioprina e/ou cortisona.

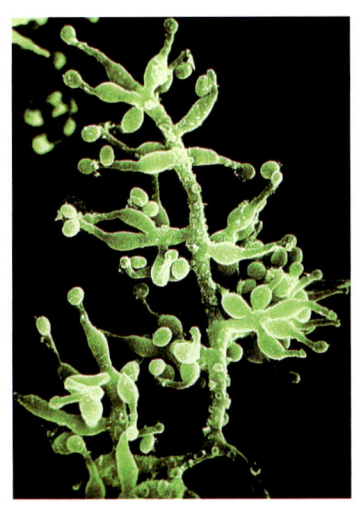

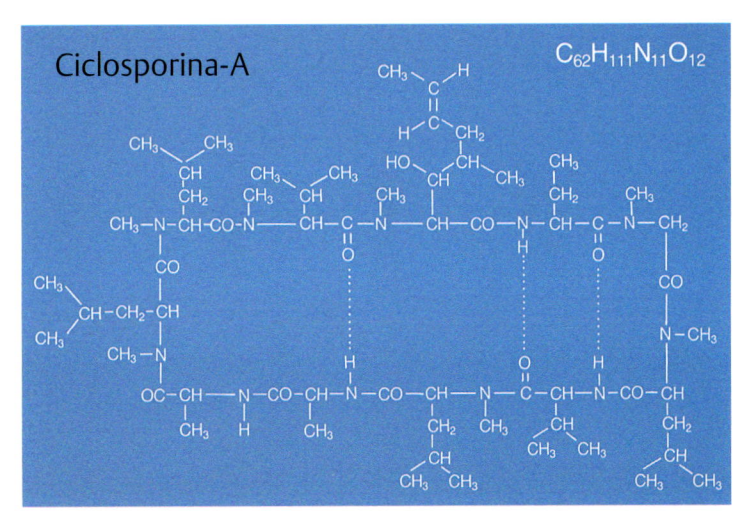

255 Ciclosporina-A – fórmula estrutural e química
A droga é um peptídeo cíclico (undecapeptídeo), consistindo em 11 aminoácidos. É utilizada para prevenir reações de rejeição após transplante de órgãos ou de medula óssea.

Esquerda: *Tolypocladium inflatum* é o fungo do qual a ciclosporina foi originalmente isolada durante pesquisa de antibióticos.

MEV cortesia de *R. Guggenheim*

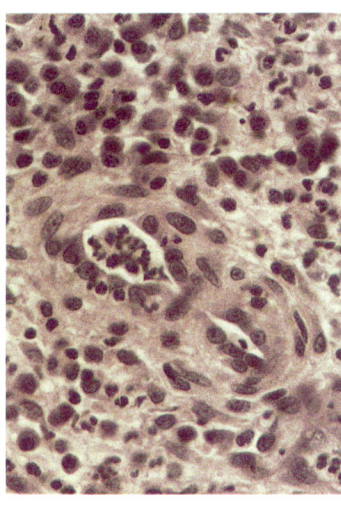

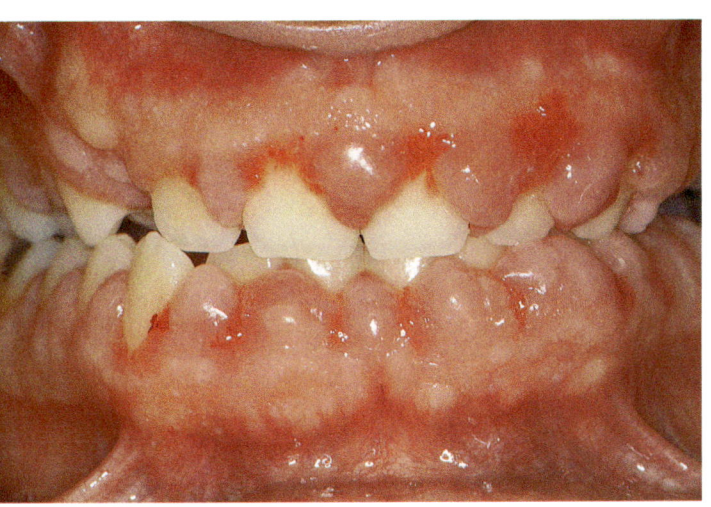

256 Aumento de volume gengival induzido por ciclosporina-A grave: superdose
Aumentos de volume dramáticos como este, em uma mulher de 51 anos, não são encontrados com freqüência hoje. Essa paciente recebeu cerca do triplo da dose de ciclosporina -A usada atualmente. Além disso, a paciente apresentava má higiene bucal.

Esquerda: granulócitos PMN e plasmócitos são observados histologicametne no tecido conjuntivo subepitelial infiltrado.

Aumento de volume gengival associado à terapia com drogas combinadas

Diidropiridina e ciclosporina

Quando medicamentos sistêmicos são prescritos, todo esforço deve ser feito para reduzir os efeitos adversos, com dose tão baixa quanto possível. Em alguns casos, o uso de uma *combinação de medicamentos* também serve para reduzir a dosagem. Por exemplo, hoje, após transplantes (rins, coração, etc.), a ciclosporina freqüentemente é combinada com azatioprina e prednisona.

Em contrapartida, a combinação necessária de duas medicações que possuam o mesmo efeito colateral (p. ex., aumento de volume gengival) pode aumentar em muito o efeito adverso.

Terapia: no caso aqui apresentado, um homem de 30 anos (transplantado renal) foi tratado com ciclosporina. Como esse medicamento pode aumentar a pressão arterial, ele também foi tratado com nifedipina, que é um antagonista de cálcio (p. 122). Aumento de volume gengival muito grave foi a conseqüência dessa associação. Em tais casos, medicações anti-hipertensivas alternativas deveriam ser empregadas.

257 Aumento de volume gengival grave
Uso simultâneo de Sandimino (ciclosporina-A) e Adalat (nifedipina), conjuntamente com higiene bucal inadequada, levou a aumento de volume gengival grave com inflamação secundária (com formação de bolsas) na dentição toda.

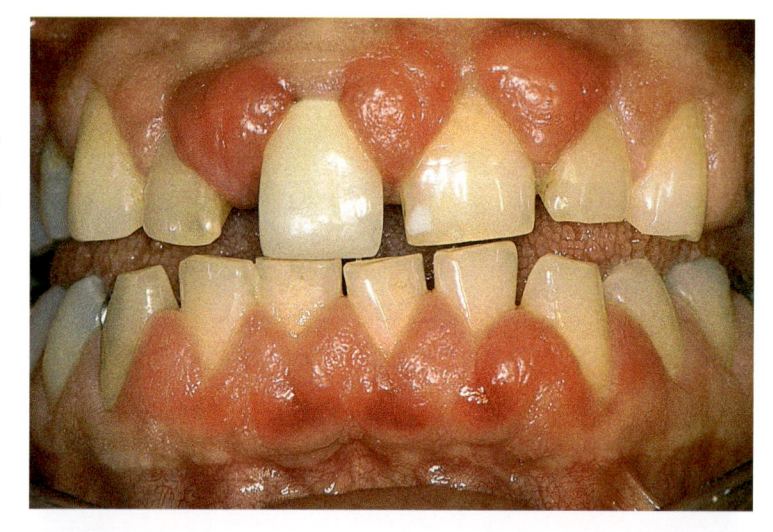

258 Após gengivoplastia na maxila
A gengivectomia para "recontorno" nas regiões de canino e dentes anteriores da maxila foi também realizada subseqüentemente em toda a dentição.
Infelizmente, o paciente não realizou esforços para melhorar a higiene bucal.

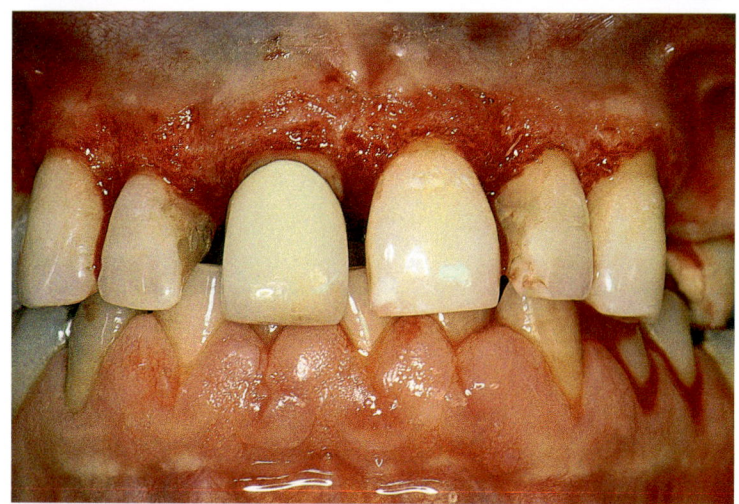

259 Recidiva na maxila
Oito meses após a cirurgia, a recidiva do aumento do volume gengival é óbvia na maxila. Isso ocorreu a despeito da substituição da medicação anti-hipertensiva para um β-bloqueador. A higiene bucal do paciente permanece inadequada.
Pacientes que foram submetidos a um procedimento médico sério como o transplante de um órgão têm mais "problemas" importantes para serem resolvidos além da higiene bucal "máxima"!

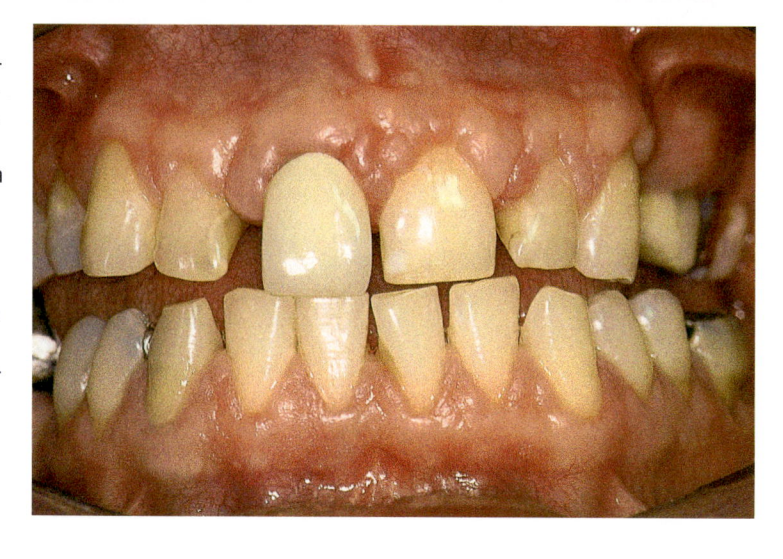

Tumores benignos – epúlides

A epúlide gengival representa uma família de tumores benignos. A classificação inclui:

- Epúlide granulomatosa, granuloma piogênico
- Epúlide de células gigantes
- Epúlide fibrosa

A epúlide de células gigantes e a epúlide granulomatosa podem desenvolver-se com relativa rapidez; a epúlide fibrosa cresce vagarosamente. A etiologia desses tumores não é completamente entendida, mas a irritação marginal é uma provável causa. Alguns patologistas sugerem que a epúlide de células gigantes é a única epúlide verdadeira. É um fato reconhecido que não existem diferenças histológicas entre a epúlide fibrosa e os fibromas em outras áreas da cavidade bucal.

Terapia: o granuloma piogênico e a epúlide fibrosa podem ser removidos por excisão simples.

A epúlide de células gigantes tem uma tendência a recidivar; após a excisão desses tumores, um retalho gengival deveria ser rebatido, as superfícies do dente (e da raiz) totalmente raspadas e alisadas e o osso preenchido.

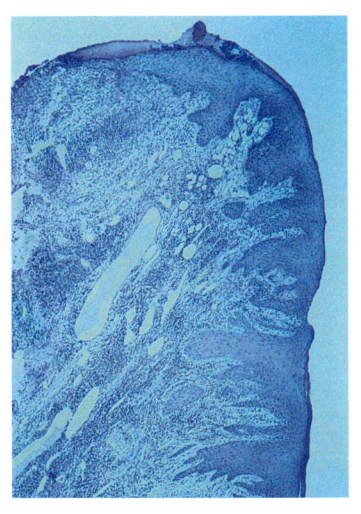

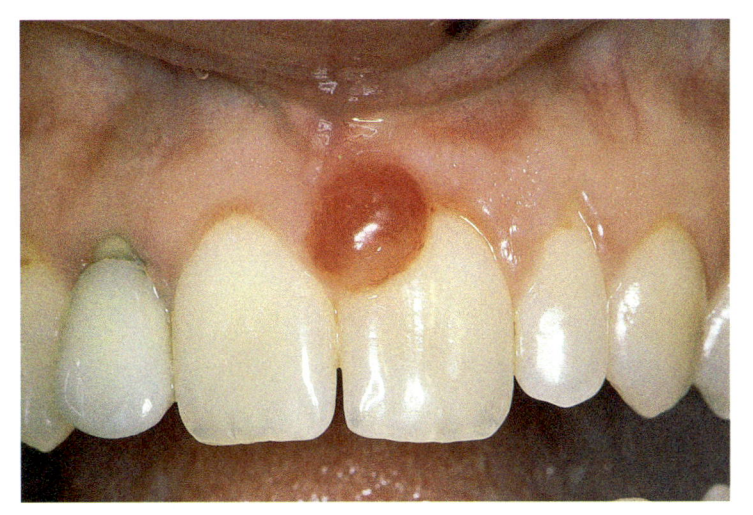

260 Granuloma piogênico, epúlide granulomatosa
Massa mole, localizada, vermelho vivo com cor tumoral, na margem gengival vestibular em uma mulher de 34 anos. A epúlide é freqüentemente vista na região papilar e, com menos freqüência, como no presente caso, na margem gengival. Quando sondada ou traumatizada, a lesão exsuda uma mistura de sangue e pus.

Esquerda: o quadro histológico exibe um tecido de granulação altamente vascularizado (HE, × 40).

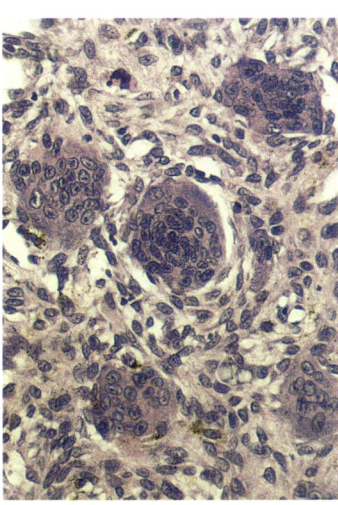

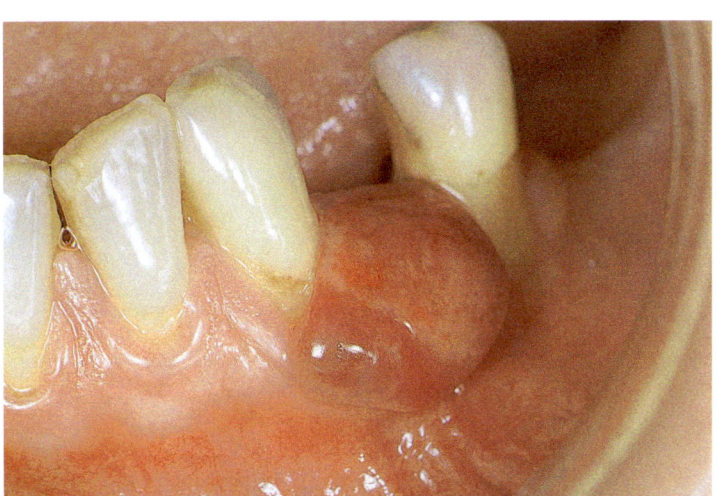

261 Epúlide de células gigantes – epúlide "verdadeira"
Clinicamente parecida com a epúlide granulomatosa, a epúlide de células gigantes somente pode ser diferenciada e diagnosticada histologicamente. Tais lesões podem ser bastante grandes e, como nessa mulher de 50 anos, podem causar mudança de posição dos dentes adjacentes.

Esquerda: o corte histológico revela um infiltrado inflamatório incluindo células gigantes *multinucleares* no tecido conjuntivo subepitelial (HE, × 400).

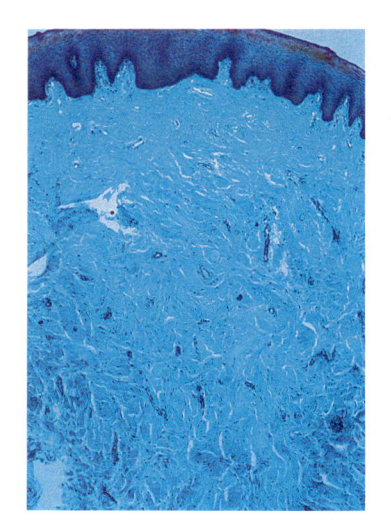

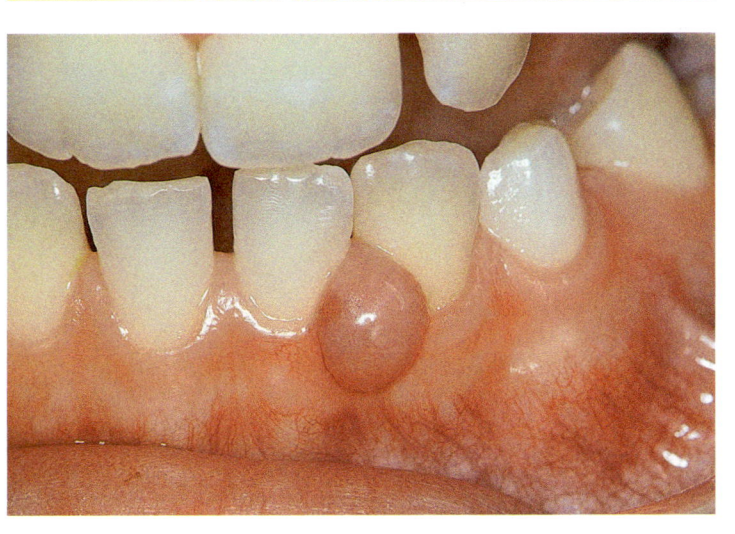

262 Epúlide fibrosa
Essa mulher de 45 anos apresentava uma massa firme, fibrosa, localizada sobre a gengiva entre os incisivos central e lateral. A etiologia dessas lesões raramente pode ser determinada.

Esquerda: histologicamente se observa um acúmulo de tecido conjuntivo fibroso. Se a massa apresentar inflamação secundária, um infiltrado inflamatório típico é esperado.

Cortesia de B. Maeglin

Tumores benignos – fibrose, exostose

A lista de tumores benignos da cavidade bucal é longa (Pindborg, 1987; Reichart e Philipsen, 1998). Somente serão mencionados os tumores *gengivais*, assim como as lesões ósseas e gengivais que devem ser distinguidas do edema inflamatório induzido por biofilme dental (gengivite) e epúlide:

- Fibrose
- Exostose
- Hiperplasia verrucosa, papiloma, hemangioma, cistos gengivais, ameloblastomas periféricos, *nevi*

A fibrose e a exostose podem ser localizadas ou generalizadas na gengiva. Suas causas são, na maioria, desconhecidas. Hassel e Jacoway (1981 a, b) descreveram uma forma geneticamente determinada (autossômica dominante) de hiperplasia gengival (elefantíase gengival).

Terapia: a hiperplasia gengival verdadeira (histologicamente determinada) é tratada por uma gengivoplastia simples. O aumento de volume ósseo pode ser reduzido após rebatimento de retalho. Esses procedimentos também podem ser associados (Figura 264, direita). Recidiva, entretanto, é freqüente.

263 Aumento de volume gengival hereditário
Esse homem de 28 anos apresentou aumento de volume gengival generalizado com gravidade variada em diferentes locais. Sua história familiar revelava que alterações gengivais semelhantes foram observadas em seu pai (que, no momento, utiliza dentadura). Esse aumento de volume tecidual ocasionou a formação de pseudobolsas, que agem como nichos para acúmulo de biofilme dental e, portanto, podem levar a inflamação secundária. Após a ressecção cirúrgica, tal aumento de volume freqüentemente recidiva.

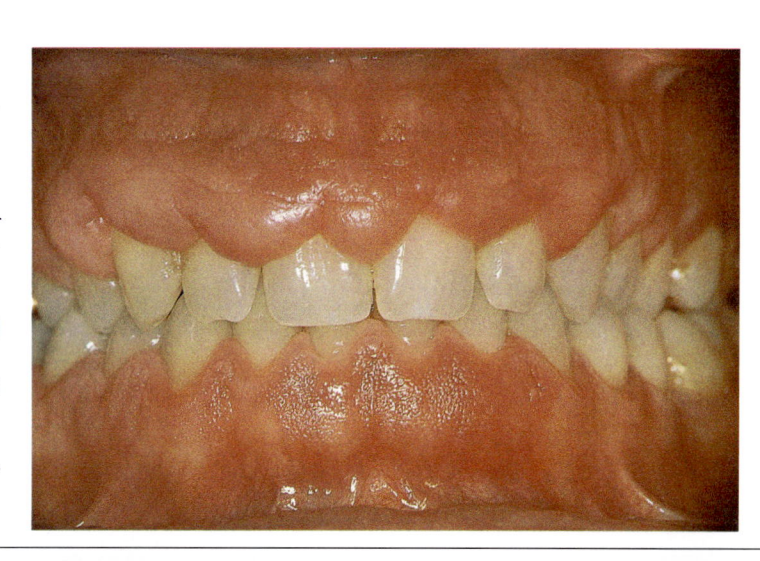

264 Aumento de volume gengival e ósseo idiopático
Essa mulher de 26 anos apresentava aumento de volume gengival e ósseo pronunciados. Esse último pôde ser diagnosticado por meio de punção com uma agulha de injeção estéril ("sondagem").

Direita: o tratamento consistiu em um procedimento associando gengivoplastia e osteoplastia com retalho rebatido. A sutura do retalho, que foi previamente afinado por gengivectomia externa, é demonstrada.

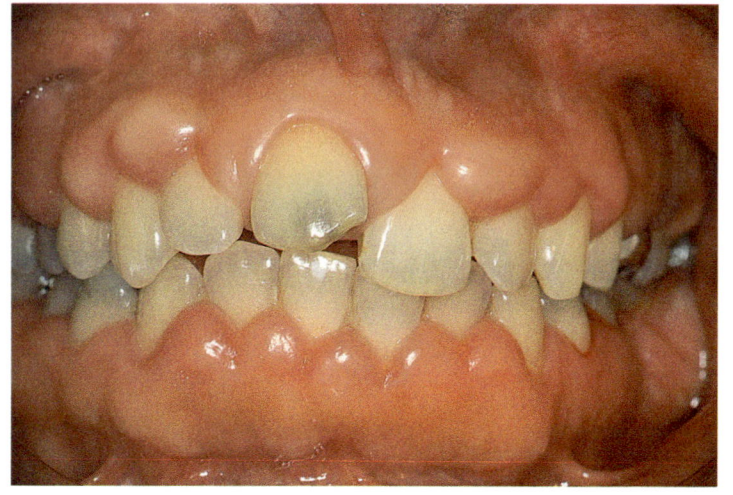

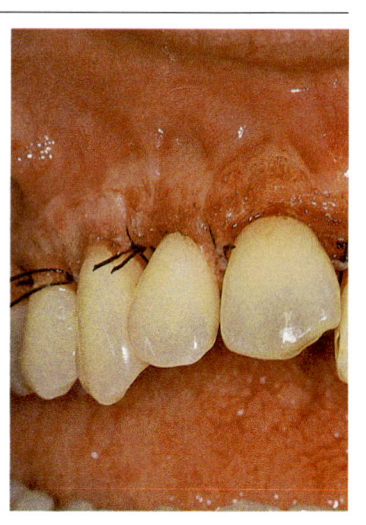

265 Exostose
Exostose é um aumento do volume do tecido ósseo que não causa problema, "idiopático", cuja causa é desconhecida (bruxismo?). Tais lesões ósseas podem ser deixadas sem tratamento se não influenciarem de modo negativo a função, o bem-estar ou a saúde periodontal (nichos?). O segmento maxilar direito apresenta um aumento de volume ósseo idiopático particularmente pronunciado, que pode dificultar a higiene bucal.

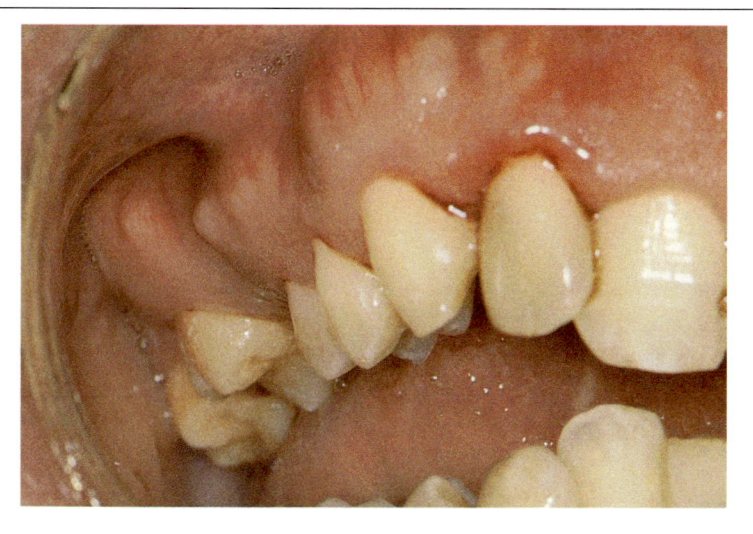

Cortesia de B. Maeglin

Tumores malignos

- Carcinoma
- Melanoma
- Sarcoma (condrossarcoma, fibrossarcoma, rabdomiossarcoma, linfoma, etc.)

Tumores epiteliais e mesenquimais malignos são freqüentemente observados na mucosa da cavidade bucal. No mundo ocidental, o carcinoma oral compreende 1 a 5% de todos os carcinomas (Pindborg, 1987). Entretanto, tumores malignos raramente são encontrados na *gengiva*.

Além dos *tumores primários*, a gengiva pode ser um sítio de metástases dos rins, dos pulmões, da próstata, da mama ou de outros órgãos.

Terapia: se houver a mínima suspeita de malignidade, o paciente deve ser encaminhado imediatamente ao cirurgião bucomaxilofacial, que pode fazer o diagnóstico, diagnóstico por biópsia e por congelamento, assim como a remoção cirúrgica radical, a radioterapia e/ou a quimioterapia. O dentista deve evitar a manipulação da massa tumoral e nunca tentar uma biópsia!

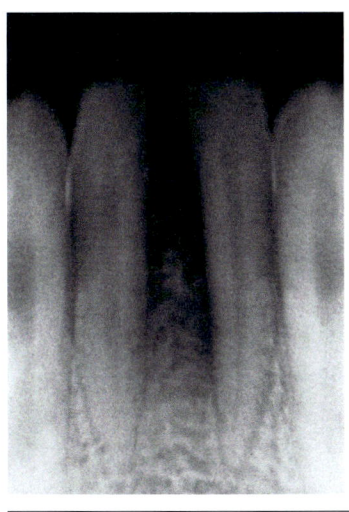

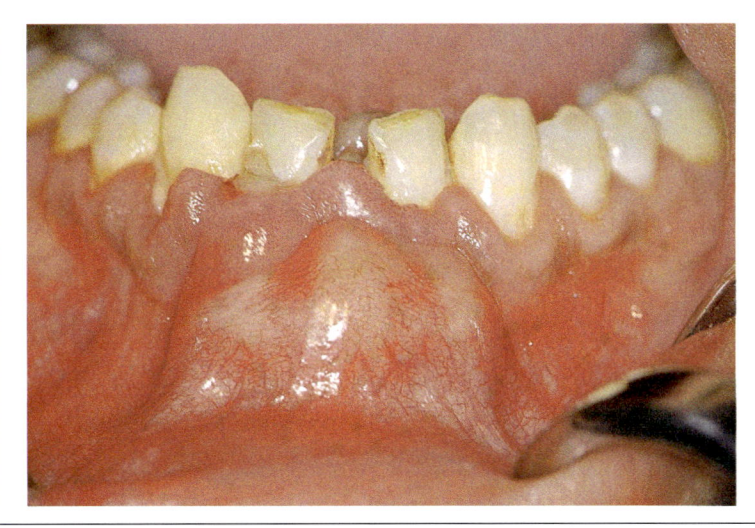

266 Condrossarcoma
Essa mulher de 25 anos reclamava de edema na região anterior da mandíbula. O tumor estendia-se da gengiva até a mucosa oral e tinha cerca de 2 cm de largura. Diagnóstico histopatológico: condrossarcoma altamente diferenciado. Metástases não foram detectadas até então.

Esquerda: a radiografia revela reabsorção do osso entre os incisivos centrais inferiores.

Todas as fotos são cortesia de B. Maeglin

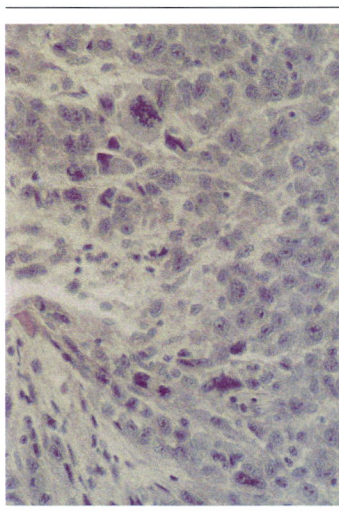

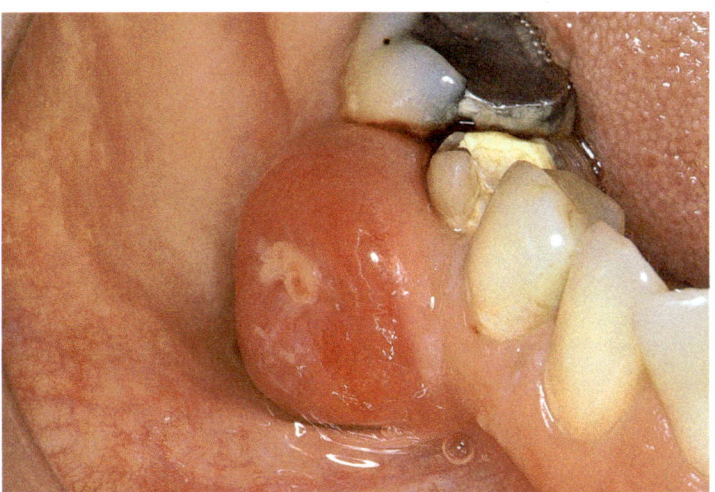

267 Rabdomiossarcoma
Um edema grande, semelhante a uma epúlide, em uma mulher de 38 anos foi diagnosticado pelo patologista como um rabdomiossarcoma maligno raro. O tumor cresce invadindo o osso alveolar. Metástases em outras partes do esqueleto ocorrem rapidamente.

Esquerda: a figura histológica demonstra crescimento de "faixas" do tecido maligno. Note o enorme número de figuras de mitose (HE, × 400)

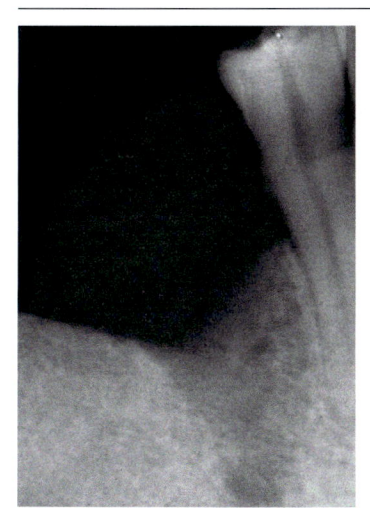

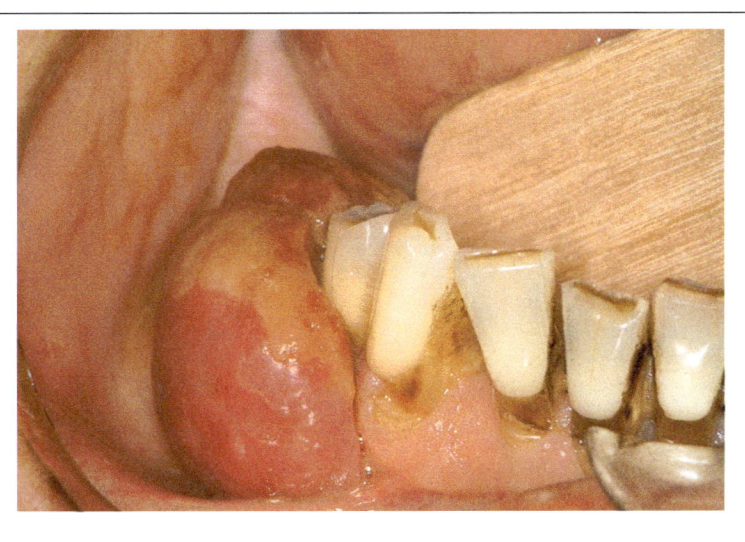

268 Adenocarcinoma – metástase
Uma cicatrização problemática ocorreu neste homem de 63 anos após a extração do dente 45. Um edema grande se desenvolveu um mês depois no lado direito da mandíbula. Diagnóstico histopatológico: adenocarcinoma celular, pouco diferenciado (metástase de um carcinoma de próstata!).

Esquerda: a radiografia mostra um alvéolo não-cicatrizado do dente 45.

Gengivose/penfigóide

Formas leves de gengivose (gengivite descamativa) são caracterizadas por eritema gengival localizado. Em casos mais graves, a descamação epitelial ocorre. Se formação de bolha também acontece, o descritor clínico é penfigóide.
Terapia: a terapia "causal" não é possível; logo, a terapia é polipragmática e sintomática (analgésicos e compostos contendo vitamina A). Em casos graves (penfigóide), corticosteróides tópicos (e sistêmicos) podem ser indicados.

Pênfigo vulgar

O pênfigo vulgar pode afetar a pele, assim como todas as superfícies mucosas e a gengiva. Com ou sem formação de bolha, a cobertura epitelial se desprende, deixando erosões expansivas e dolorosas. O diagnóstico histológico pode ser substanciado por sorologia de imunofluorescência e pela identificação de "células de Tzanck".
Terapia: drogas imunossupressoras e corticosteróides sistêmicos. As lesões dolorosas podem ser tratadas tópica e sintomaticamente com compostos contendo cortisona e antibióticos. O prognóstico é relativamente ruim.

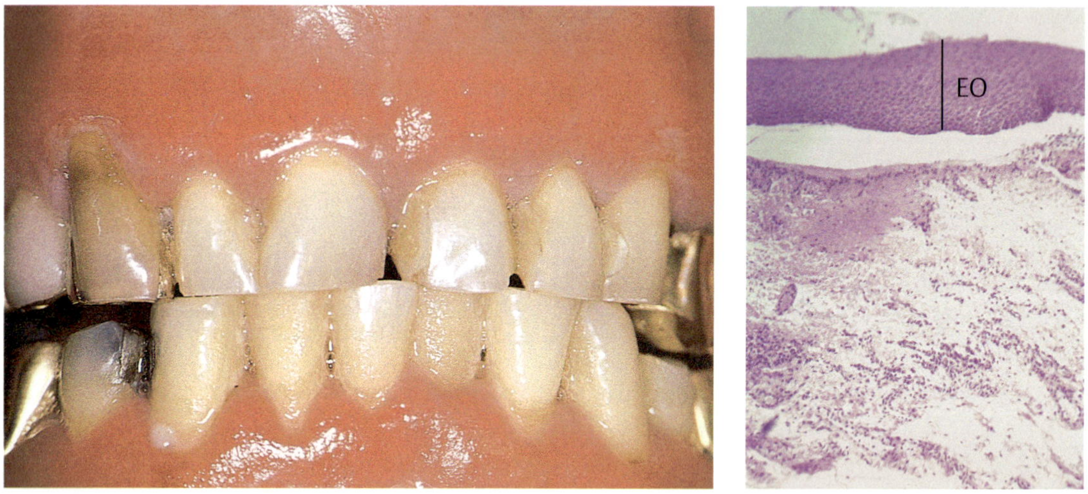

269 Gengivose/gengivite descamativa
Eritema grave localizado da gengiva inserida nessa mulher de 62 anos. O epitélio pode ser facilmente separado dos tecidos conjuntivos subepiteliais. A gengivite secundária é causada por biofilme dental.

Direita: a histologia exibe um epitélio oral fino (**EO**) sem cristas definidas e não-ceratinizado. O epitélio está separado (fucsina carbol, × 100).

Cortesia de *H. Mühlemann*

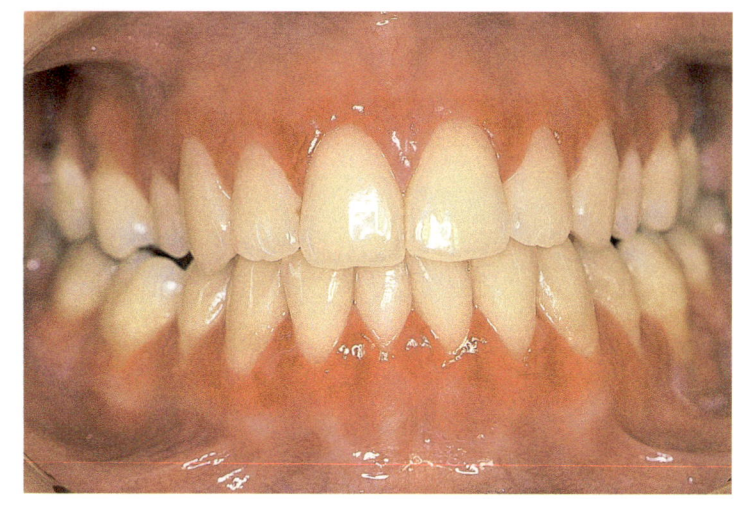

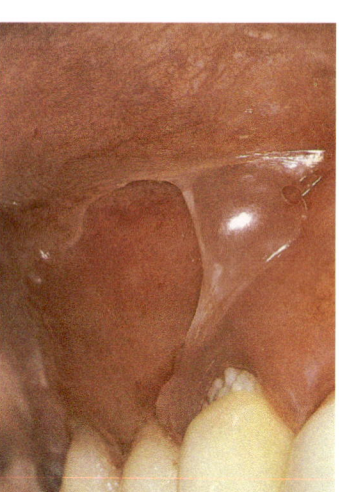

270 Penfigóide
Não existem critérios estritos para diferenciação entre gengivose e penfigóide. Nessa mulher de 54 anos, observa-se um eritema gengival grave localizado na margem. A paciente reportou formação recorrente de bolha, especialmente no aspecto lingual.

Direita: formação de bolha e epitélio solto em outra paciente com penfigóide.

Cortesia de *U. Saxer*

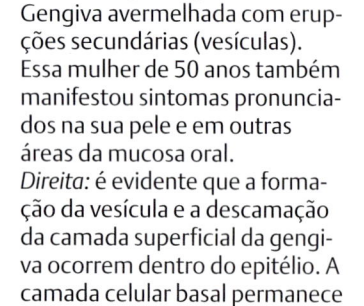

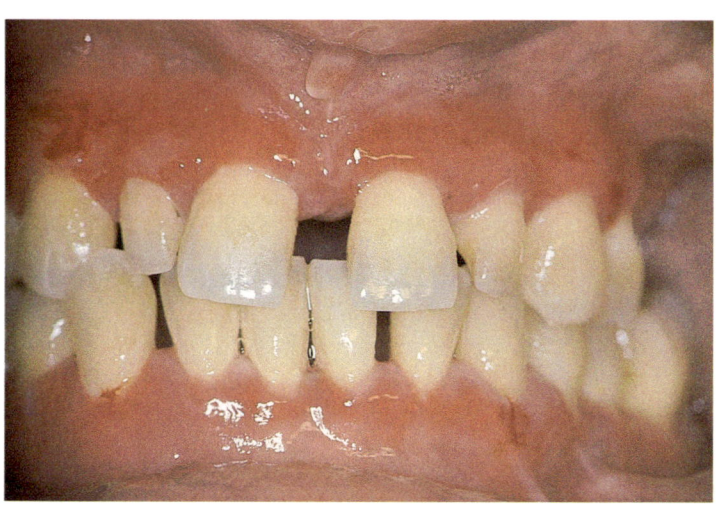

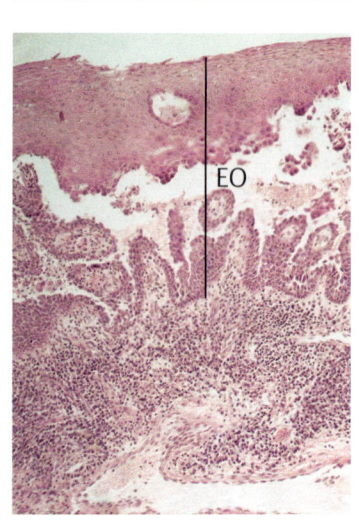

271 Pênfigo vulgar
Gengiva avermelhada com erupções secundárias (vesículas). Essa mulher de 50 anos também manifestou sintomas pronunciados na sua pele e em outras áreas da mucosa oral.
Direita: é evidente que a formação da vesícula e a descamação da camada superficial da gengiva ocorrem dentro do epitélio. A camada celular basal permanece aderida ao tecido conjuntivo.

EO = epitélio oral

Cortesia de *B. Maeglin*

Líquen plano: reticular e erosivo

Líquen é um termo genérico para uma família de alterações de pele (líquen rubro) e mucosa (líquen plano *reticular*, *erosivo*, *nítido*, *pilaris*, *agudo*, *verrucoso*, etc.) de aparência similar, mas diferenciáveis. O líquen ocorre com relativa freqüência; morbidade de 0,2 a 1,9% da população adulta tem sido reportada (Axéll, 1976).

Os sintomas do líquen plano reticular são erupçõess hiperceratóticas branco-leitosas e/ou coberturas semelhantes a redes, as chamadas "estrias de Wickham". As lesões brancas também podem ser expansivas (tipo formação de placa) e lembram uma leucoplasia. A mucosa afetada pode atrofiar (forma atrófica) e pode subseqüentemente erodir (líquen plano erosivo; pré-maligno?).

Terapia: não existe uma verdadeira terapia causal. As lesões devem ser monitoradas de perto. Tratamento para formas erosivas inclui administração sistêmica de corticosteróides, freqüentemente associada a retinóides.

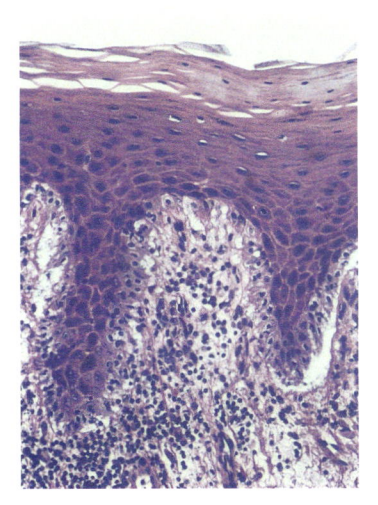

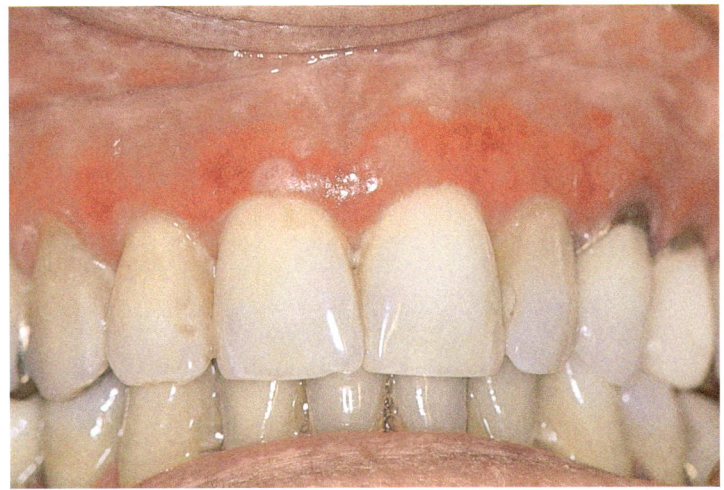

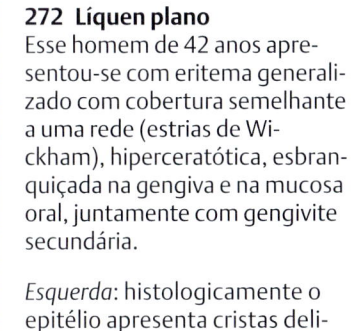

272 Líquen plano
Esse homem de 42 anos apresentou-se com eritema generalizado com cobertura semelhante a uma rede (estrias de Wickham), hiperceratótica, esbranquiçada na gengiva e na mucosa oral, juntamente com gengivite secundária.

Esquerda: histologicamente o epitélio apresenta cristas delimitadas e parece estar hiperceratinizado. Um infiltrado inflamatório subepitelial é visível. (HE, × 400)

Cortesia de *B. Maeglin*

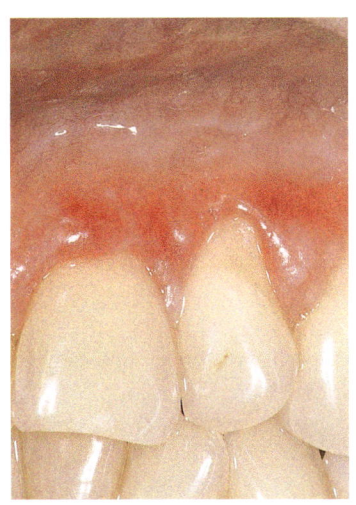

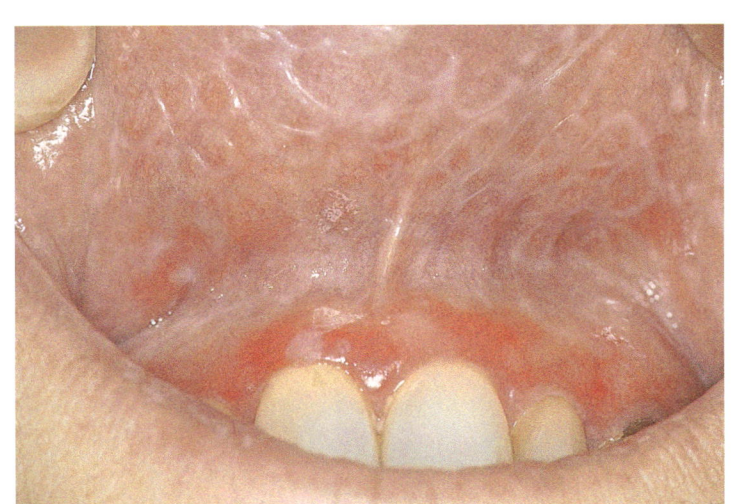

273 Líquen plano reticular (estrias de Wickham)
Além das lesões gengivais vermelhas e esbranquiçadas, as estrias pronunciadas dessa lesão são impressionantes, estendendo-se do sulco vestibular e cobrindo toda a mucosa da superfície interna do lábio.

Cortesia de *B. Maeglin*

Esquerda: líquen bolhoso com gengivite secundária.

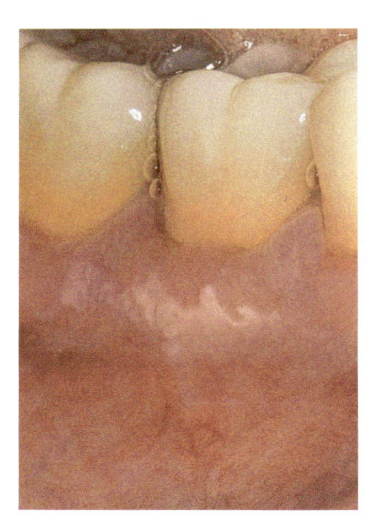

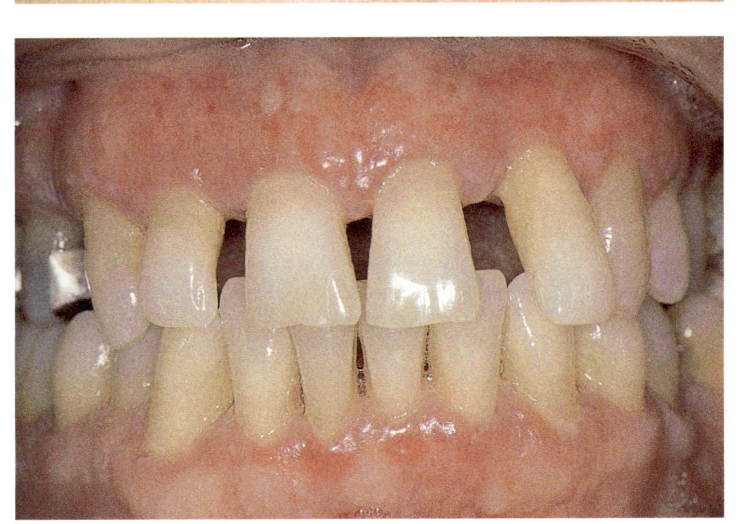

275 Líquen erosivo
Manchas esbranquiçado-avermelhadas, algumas das quais demonstram erosões dolorosas, as quais dificultam a higiene bucal. Gengivite induzida por biofilme secundário.

Esquerda: as lesões se estendem por toda a gengiva na região dos molares.

Leucoplasia, lesões pré-cancerizáveis – granulomatose oral

Axéll e colaboradores (1984) e Pindborg (1985) definiram leucoplasia como manchas brancas "que não podem ser classificadas, clínica e patologicamente, como qualquer outro tipo de lesão e que estão relacionadas apenas com o uso de *tabaco*". As lesões são caracterizadas histopatologicamente por espessamento do epitélio hiperceratótico. Existem duas aparências clínicas (Bengel e Veltmann, 1986):

- A forma homogênea mais comum
- A forma rugosa (verrucosa)

As gengivas raramente são afetadas e a etiologia é bastante desconhecida. Uma relação causal somente foi estabelecida com o hábito de fumar e de mascar tabaco. Os fumantes exibem leucoplasia com freqüência três vezes maior do que não-fumantes.

Infecções secundárias e transformação maligna (cerca de 10%) são possíveis.

Terapia: observação vigilante da leucoplasia. Em casos leves, retinóides podem ser empregados. É recomenda a intervenção cirúrgica nos casos pronunciados em que se suspeita de transformação maligna.

275 Leucoplasia expansiva
Nesse homem de 65 anos fumante de charuto, a leucoplasia expansiva é observada na gengiva inserida adjacente aos dentes 15 e 17.

Direita: a aparência histológica é de uma gengiva levemente espessada, hiperceratótica (leucoplásica).

Figuras 275 e 276 cortesia de *B. Maeglin*

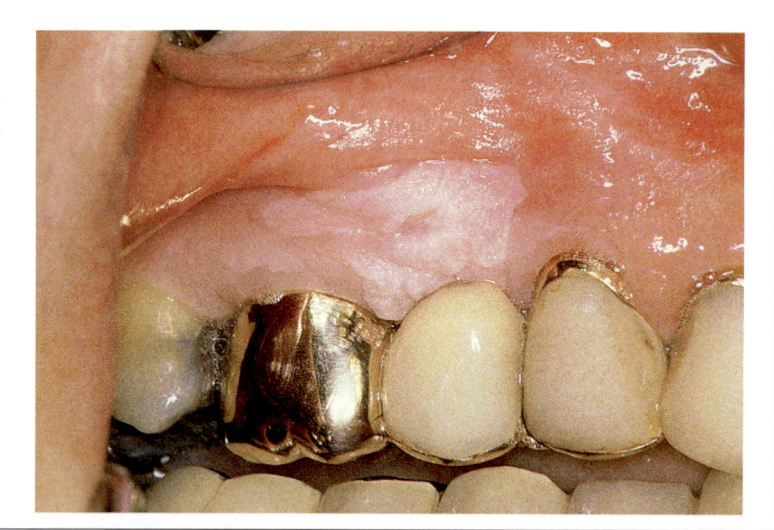

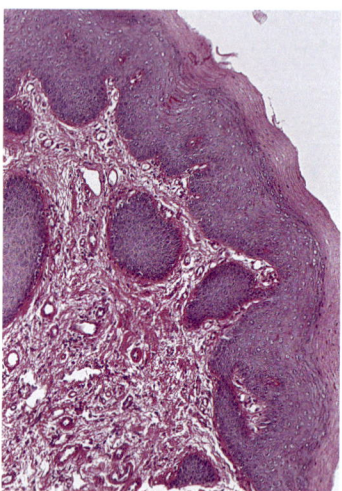

276 Lesão pré-cancerosa
Essa mulher de 40 anos não havia notado a leucoplasia de longa duração. Esta se transformou em uma situação pré-cancerosa (verificada histologicamente).
As lesões verrucosas, papilomatosas, estavam localizadas na gengiva das regiões de pré-molares e molares, no vestíbulo e na bochecha.

Direita: o corte histológico revela acantose epitelial e ceratinização de células individuais, assim como numerosas células mitóticas.

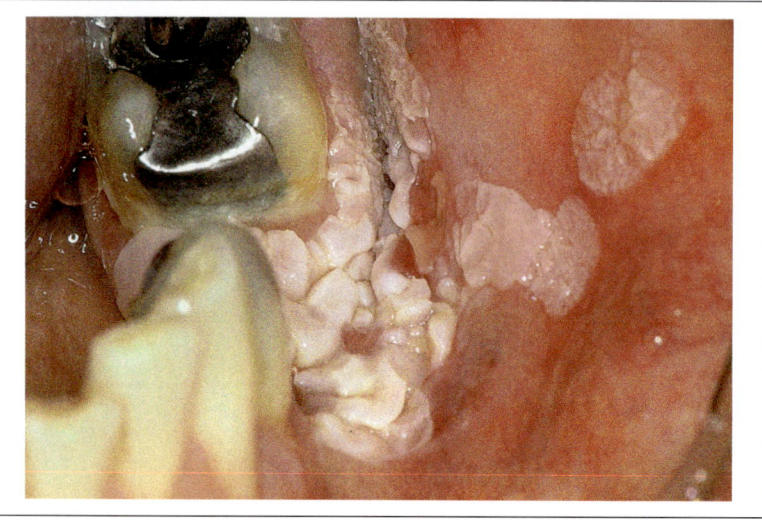

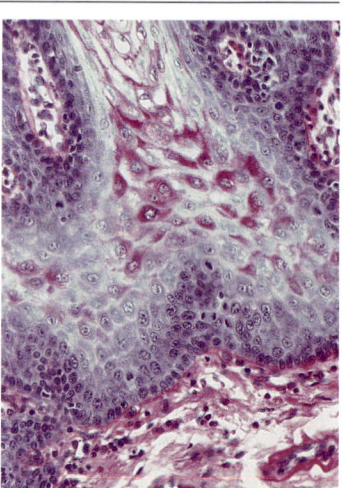

277 Granulomatose oral ou eritroplasia?
Eritema grave de toda a gengiva inserida, especialmente próximo do dente 32. A aparência é similar à granulomatose oral (termo geral para fenômenos locais), que freqüentemente ocorre em várias doenças, como doença de Crohn, síndrome de Melkersson-Rosenthal, etc.
Por definição, eritroplasia é uma lesão pré-cancerosa (displasia epitelial grave ou carcinoma *in situ*). Diferenciação: histologia.

Direita: área dos dentes 21 e 22, em maior aumento.

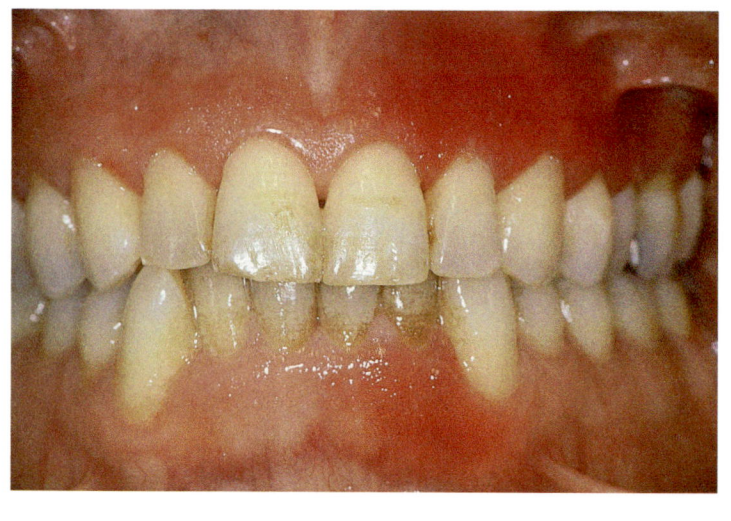

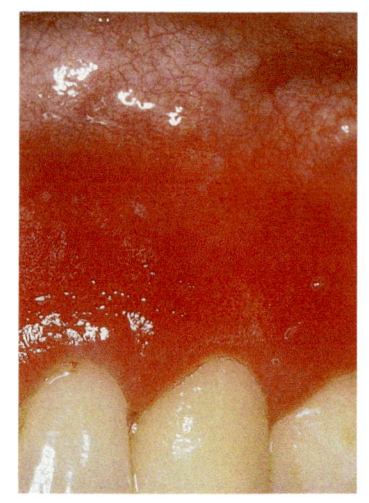

Herpes – gengivoestomatite herpética

Essa infecção viral é mais comumente detectada em crianças e adultos jovens, entre as idades de 20 e 25 anos. Uma vez ocorrida a infecção primária, o paciente apresenta *febre* e edema doloroso dos linfonodos. O exame intra-oral revela uma gengivite aguda, dolorosa com vesículas tipo afta, lesões erosivas na gengiva inserida e freqüentemente na mucosa oral e nos lábios. O diagnóstico diferencial deve incluir GUN e úlcera aftosa recorrente. A etiologia é uma infecção pelo vírus do *herpes simples* (em geral, HSV-1, ver Figura 278, esquerda).

Fatores predisponentes incluem trauma mecânico, exposição ao sol, dieta inadequada, distúrbio emocional e estresse psíquico. As lesões em geral desaparecem espontaneamente em até 1 a 2 semanas sem qualquer tratamento.

Terapia: aplicação *tópica* de compostos paliativos e, possivelmente, um agente para inibição de biofilme dental, para prevenir a infecção bacteriana sobreposta. Em geral, preparações com aciclovir podem ser prescritas tópica e sistemicamente. Em casos graves, antibióticos podem ser utilizados para combater a infecção bacteriana.

HHV – Vírus do herpes humanos

HHV-1	vírus do herpes simples 1	HSV-1
HHV-2	vírus do herpes simples 2	HSV-2
HHV-3	vírus varicela zoster	VZV
HHV-4	citomegalovírus	CMV
HHV-5	vírus Epstein-Barr	CBV
HHV-6		
HHV-7		
HHV-8	vírus do sarcoma de Kaposi	KSV

Terapias: Vacinas
Aciclovir
Ganciclovir

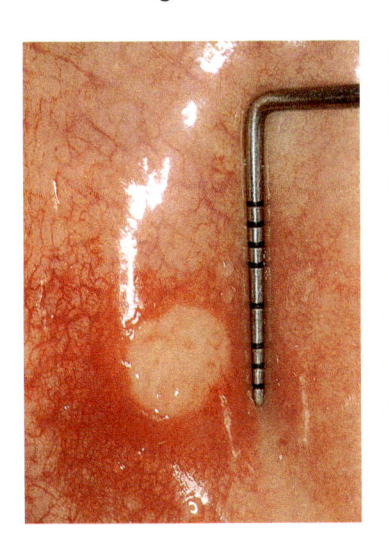

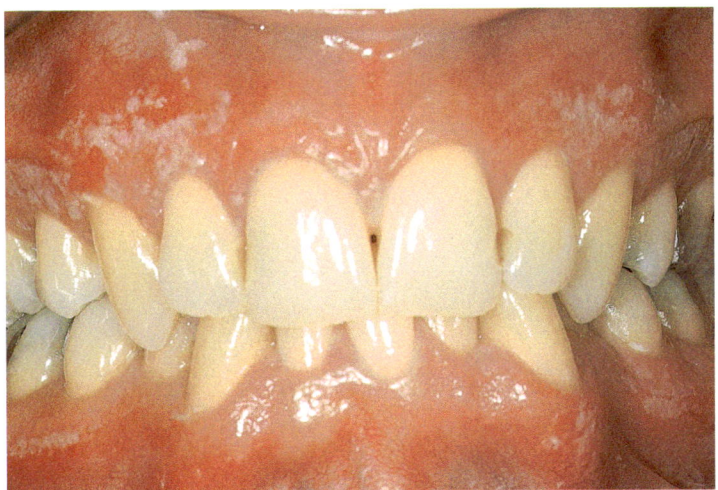

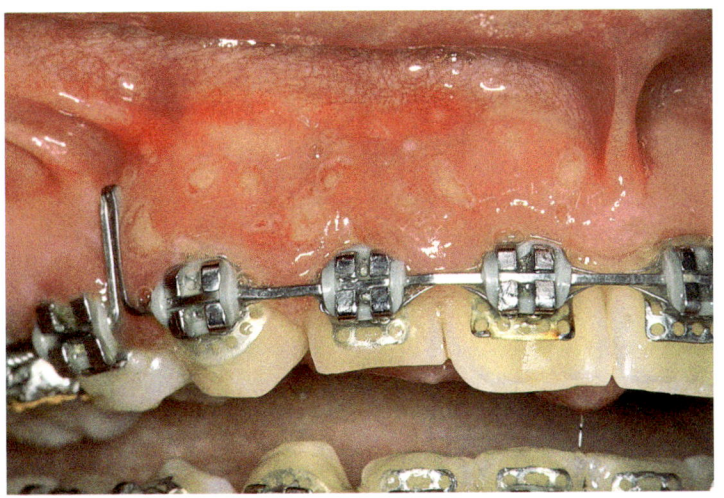

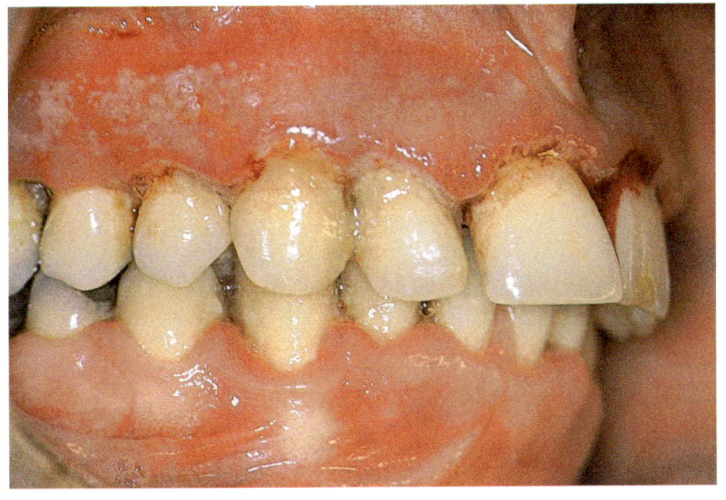

278 Gengivoestomatite herpética leve
Placas brancas e alterações erosivas, especialmente na gengiva inserida. Essa mulher apresentava boa higiene bucal, escasso acúmulo de biofilme dental e pouquíssimos sinais de inflamação gengival. A possibilidade de que a infecção pelo herpes ocorreu secundariamente a uma lesão na escovação não deve ser descartada.

Cortesia de N. Lang

Esquerda: os oito vírus do herpes humanos.

279 Gengivoestomatite herpética
A higiene bucal deficiente da paciente jovem, juntamente com a retenção de biofilme propiciada pelo aparelho ortodôntico, levou à gengivite que apresentou infecção sobreposta por herpes.

Esquerda: diagnóstico diferencial: aftas únicas. Úlcera esbranquiçada circundada por um tecido mucoso vermelho. Aftas únicas e múltiplas não devem ser confundidas com as erupçõess do herpes.

280 Gengivoestomatite herpética grave
Esse homem de 20 anos apresentou febre e os linfonodos cervicais estavam infartados. Uma gengivite grave estava presente antes da infecção herpética. Esse quadro clínico agudo é residual de uma gengivite ulcerativa, que deve ser incluída no diagnóstico diferencial.

Periodontites associadas a doenças sistêmicas (tipo IV) – diabete tipos I e II

Numerosas pesquisas da relação entre o diabete melito e a gengivite/periodontite têm sido publicadas. A maioria dos pesquisadores encontrou correlações entre diabete não-controlado ou pouco controlado e gengivite/periodontite (Firatli, 1997; Salvi e cols., 1997; Tervonen e Karjalainen, 1997; Katz, 2001). Hoje em dia, o diabete é um fator de risco estabelecido.

Uma explicação pra isso poderia ser os defeitos dos granulócitos polimorfonucleares (PMNs) que são regularmente observados nos pacientes diabéticos (Manouchehr-Pour e cols., 1981a, b). Além disso, a hiperglicemia aumenta a presença de AGE (produto final da glicolização avançada), que estimula o receptor do macrófago (RAGE) para aumentar a síntese de TNFα, IL1-β e IL-6. A forma e a função dos componentes da matriz extracelular, como o colágeno, alteram-se.

É possível que a patologia vascular associada com diabete (ver Retinopatia, Figura 285) também tenha um papel em termos de suprimento sangüíneo no periodonto, mas ainda permanece para ser provado (Rylander e cols., 1987).

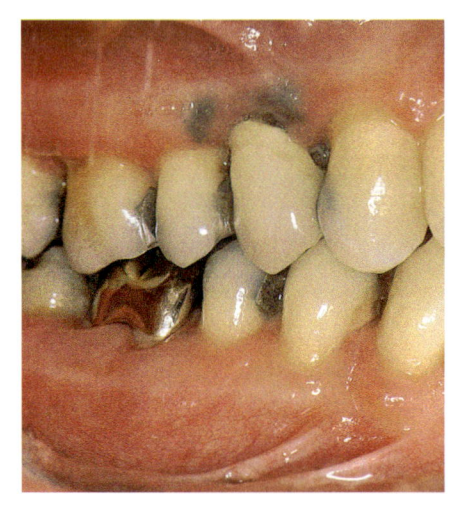

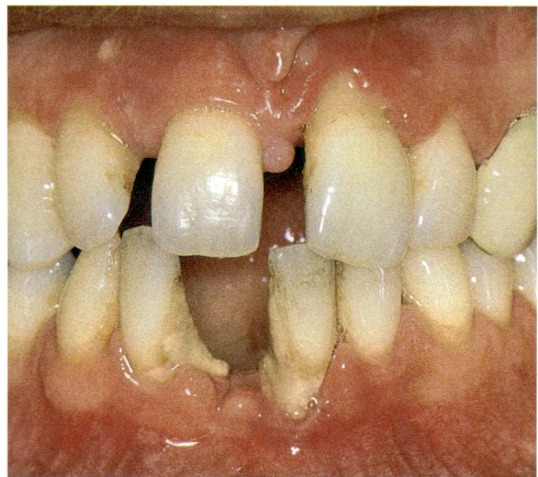

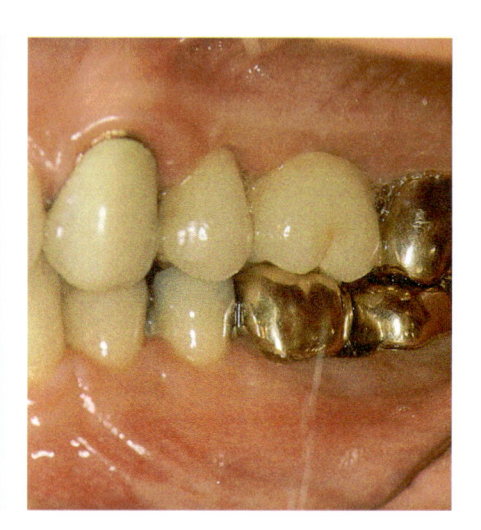

281 Panorama clínico (acima)
Inflamação gengival aguda localizada, com edema e áreas de encolhimento. Biofilme dental e cálculo são abundantes. Quase todas as bolsas mais profundas exibem sinais de atividade (pus).

282 Profundidades de sondagem, recessão gengival (Re) e mobilidade dentária (MD, direita)
A perda de inserção irregular é visível. As profundidades de sondagem nas áreas interproximais variam de 4 a 12 mm. Alguns dentes apresentam extrema mobilidade (ver exame radiográfico).

283 Exame radiográfico
As radiografias confirmam os achados clínicos. Dentes 15, 14, 12, 21 e 32 necessitaram ser extraídos como medida de urgência.

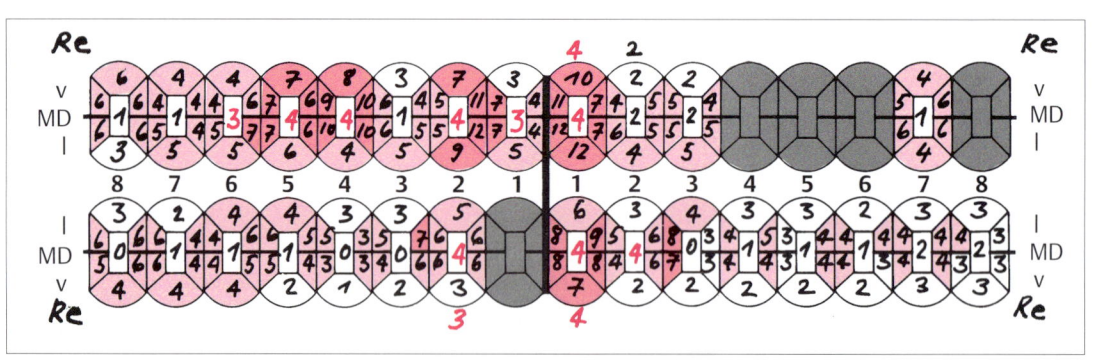

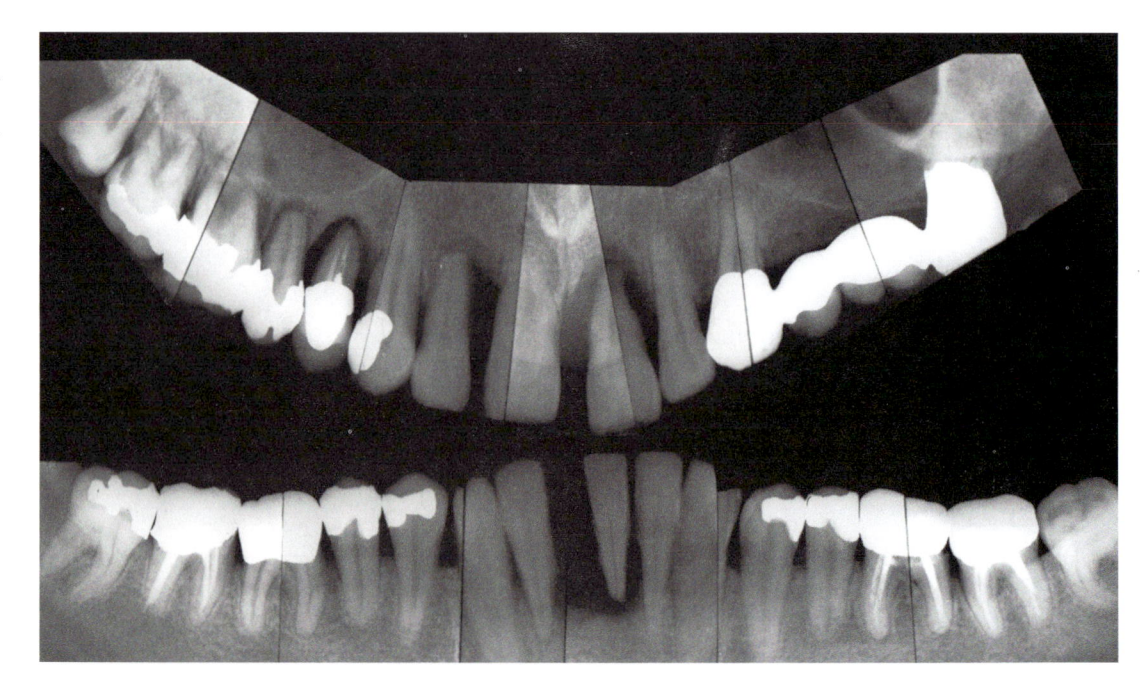

Periodontites associadas a doenças sistêmicas (tipo IV)

Um homem de 28 anos desenvolveu *diabete juvenil insulino-dependente* aos 15 anos. A periodontite associada nunca foi tratada.

Achados:
IPP: 69%   ISP: 3,2
Profundidade de sondagem, recessão gengival e mobilidade dentária: ver Figura 281.
Diagnóstico: periodontite avançada de rápida progressão associada ao diabete juvenil.
Terapia: o plano de tratamento para pacientes com diabete juvenil é freqüentemente radical.

– Maxila: exodontia de todos os dentes, exceto o 13 e o 23 (tratamento periodontal); prótese parcial removível provisória.
– Mandíbula: exodontia dos remanescentes anteriores e terceiros molares, tratamento periodontal dos dentes remanescentes e confecção de prótese removível. Os implantes não são indicados em pacientes diabéticos.

Rechamadas: inicialmente a cada três meses.
Prognóstico para este dente pilar: "cauteloso", tendo em vista a terapia radical proposta.

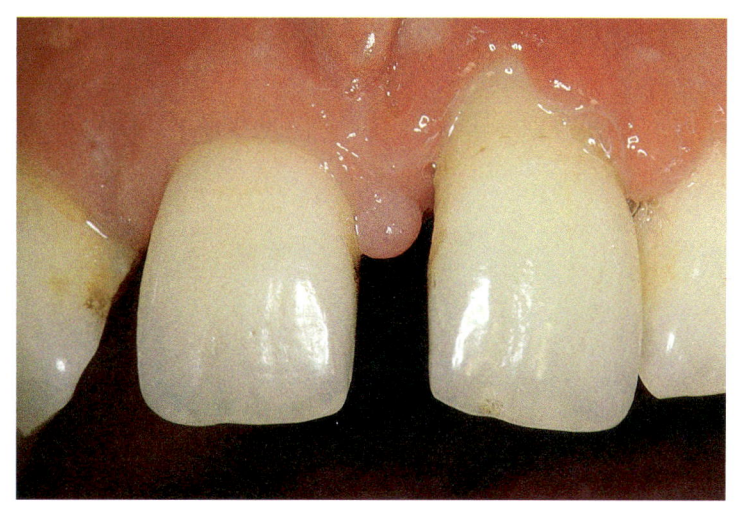

284 Área anterior superior – achados iniciais
Diastemas formaram-se nos últimos anos. O dente 21 parece alongado, sem suporte ósseo, com grande mobilidade e apresentando dor (ver exame radiográfico, Figura 283). Foi extraído junto com os outros dentes após a construção de uma prótese parcial removível provisória.

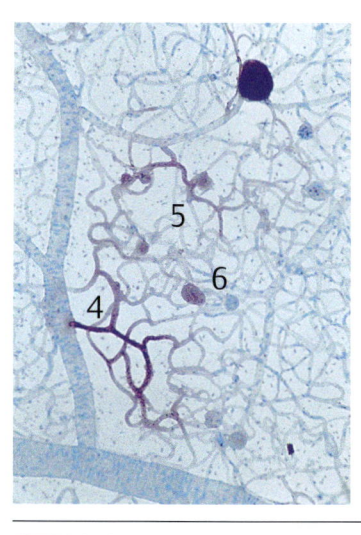

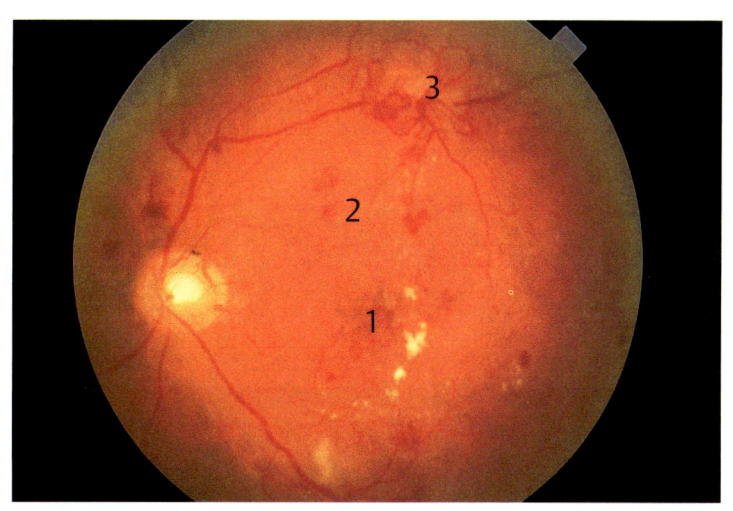

285 Retinoscopia na retinopatia diabética
1 Corpos gordurosos amarelos na retina
2 Hemorragia disseminada e microaneurismas
3 Neovascularização dificultada devido à isquemia

Esquerda: aspecto histológico de uma microangiopatia da retina em diabético
4 Fechamento de um pré-capilar
5 Capilares atróficos, zona livre de células
6 Microaneurismas

(Digestão de tripsina, ×25)

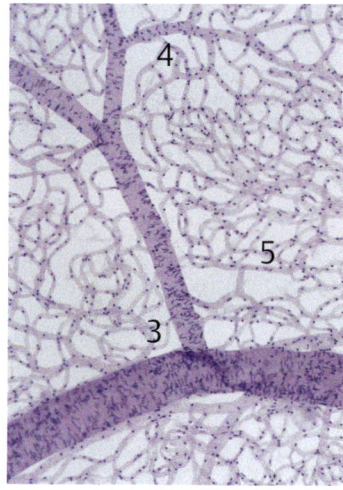

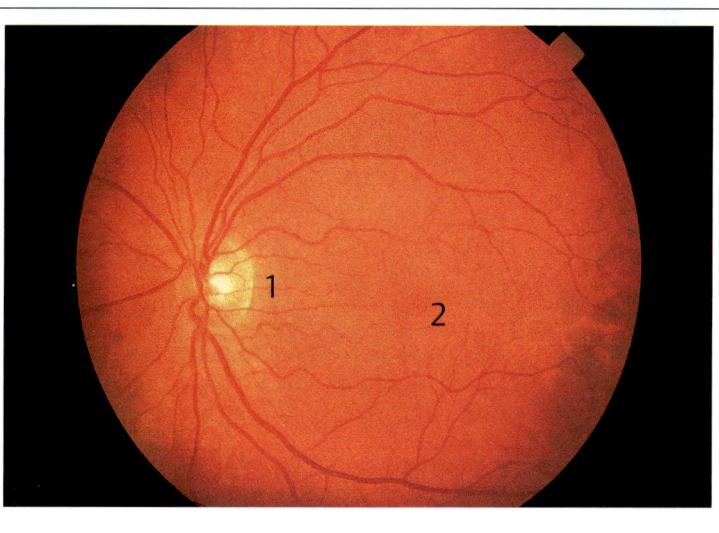

286 Retinoscopia normal, olho saudável
1 Papila do nervo ótico com vasos retinais funcionantes
2 Vascularização livre de máculas

Esquerda: histologia normal da retina
3 Arteríolas da retina
4 Pré-capilares
5 Capilares

(Digestão de tripsina, HE, ×25)

Cortesia de *B. Daicker*

Periodontites associadas a doenças sistêmicas (tipo IV B) – síndrome de Down, trissomia do 21

A trissomia do 21 tem o nome de John Langdon Down, que foi o primeiro descrever a condição detalhadamente, em 1866 (Rett, 1983; revisão da literatura por Reuland-Bosme e Van Dijk, 1986). A base para essa condição é uma aberração cromossômica: durante a meiose, que é o processo de divisão celular das células reprodutoras, a separação do par de cromossomos 21 não ocorre durante a divisão nuclear. Dois homólogos não conseguem se separar na primeira divisão meiótica, resultando em dois gametas carregados com uma "dose dupla" do cromossomo. Assim, em vez de o zigoto conter um cromossomo 21 do homem e um cromossomo 21 da mulher, o genótipo do zigoto contém três cromossomos na posição 21 (trissomia do 21; ver cariótipo, Figura 290).

A síndrome de Down ocorre em uma taxa de um em cada 700 nascidos vivos. É provável, entretanto, que sua prevalência diminua significativamente no futuro como resultado do maior uso da análise ultra-sônica pré-natal e da amniocentese, assim como das leis de aborto mais liberais (Schmid, 1988).

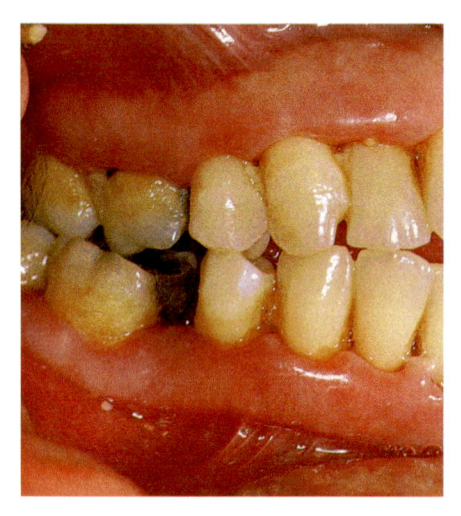

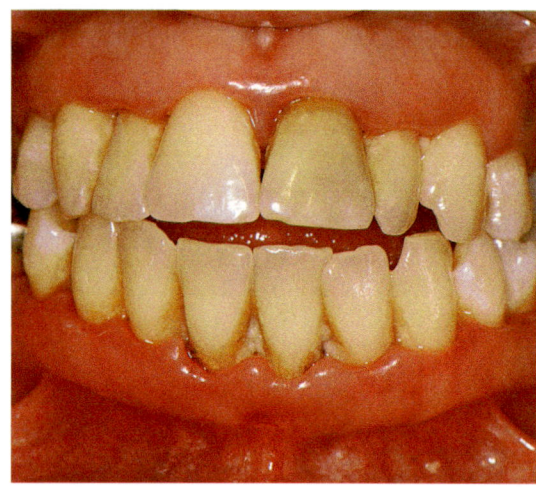

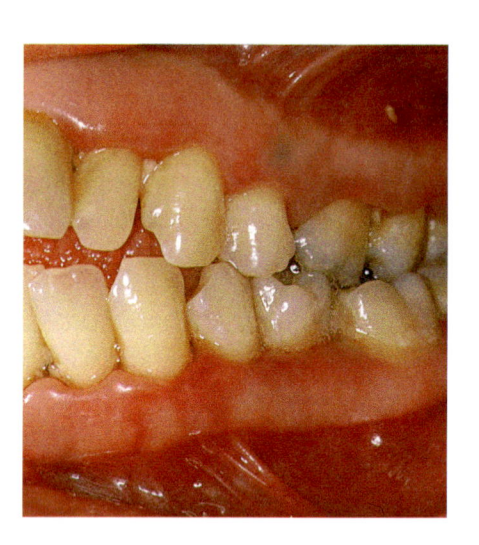

287 Panorama clínico (acima)
Mau controle de biofilme dental, gengivite grave e mordida aberta anterior, mordida cruzada e oclusão topo-a-topo posterior.

288 Profundidades de sondagem e mobilidade dentária (MD, direita)
As bolsas mais profundas exibem sinais de atividade. Como resultado da grande perda de inserção, todos os dentes apresentam graus variados de mobilidade.

289 Exame radiográfico
As radiografias confirmam a perda de inserção grande e generalizada: horizontal e, em algumas áreas, vertical até dois terços do comprimento radicular. O aumento do espaço do ligamento periodontal sugere a elevada mobilidade.

O dente 21 não é vital e apresenta radiolucidez periapical.

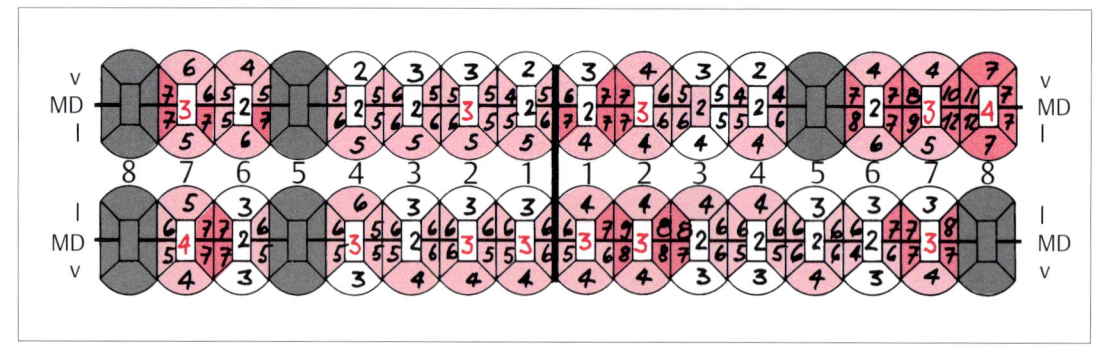

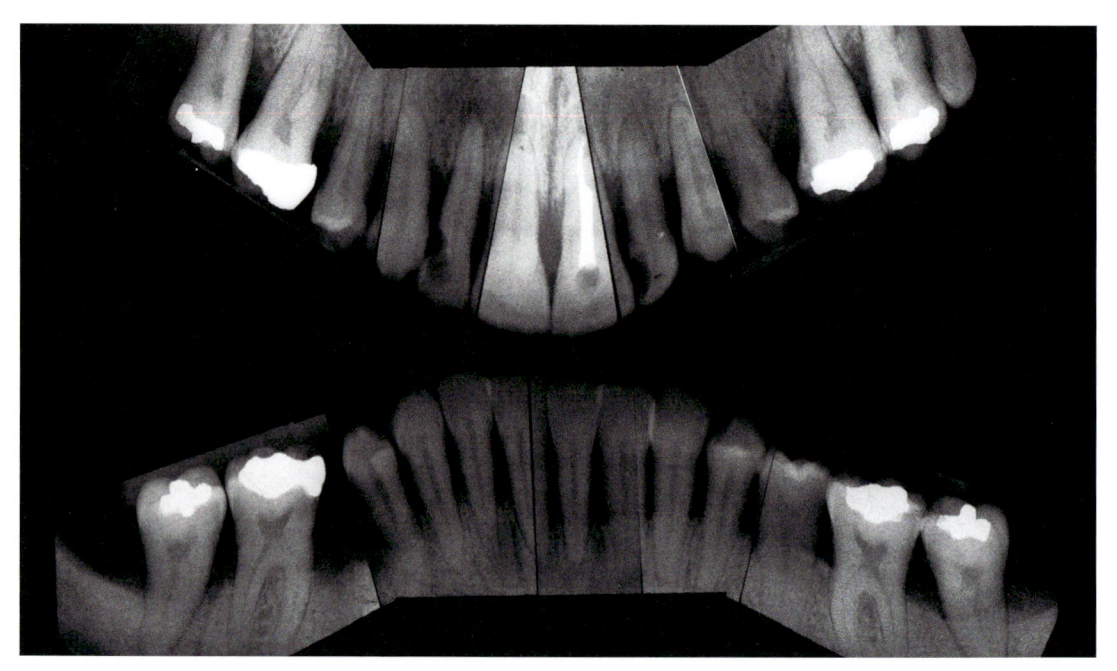

Periodontites associadas a doenças sistêmicas (tipo IV B) **135**

Essa mulher de 27 anos (sem complicações cardíacas) tem o desenvolvimento mental de seis anos de idade. Ela foi criada na casa dos seus pais e é bem cuidada. Por essas razões, todos os esforços para manter o maior número de dentes foram realizados.

Achados:
   IPP: 100%   ISP: 3,8
   Profundidade de sondagem e mobilidade dentária: ver Figura 288.
Achados especiais: defeitos de PMNs e microbiota específica nas bolsas (*Porphyromonas* e espiroquetas).

Diagnóstico: periodontite avançada de rápida progressão.
Terapia: instrumentação profissional e instrução de higiene bucal (escovação pela paciente e higiene interproximal pela mãe).
Reconsultas: consultas freqüentes, porém breves.
Prognóstico: a colaboração da paciente sempre será difícil. O controle de biofilme depende, na maior parte, dos cuidadores. O prognóstico, portanto, é resguardado.

Graças aos tratamentos modernos, a expectativa de vida dos pacientes com síndrome de Down aumentou muito nas últimas décadas.

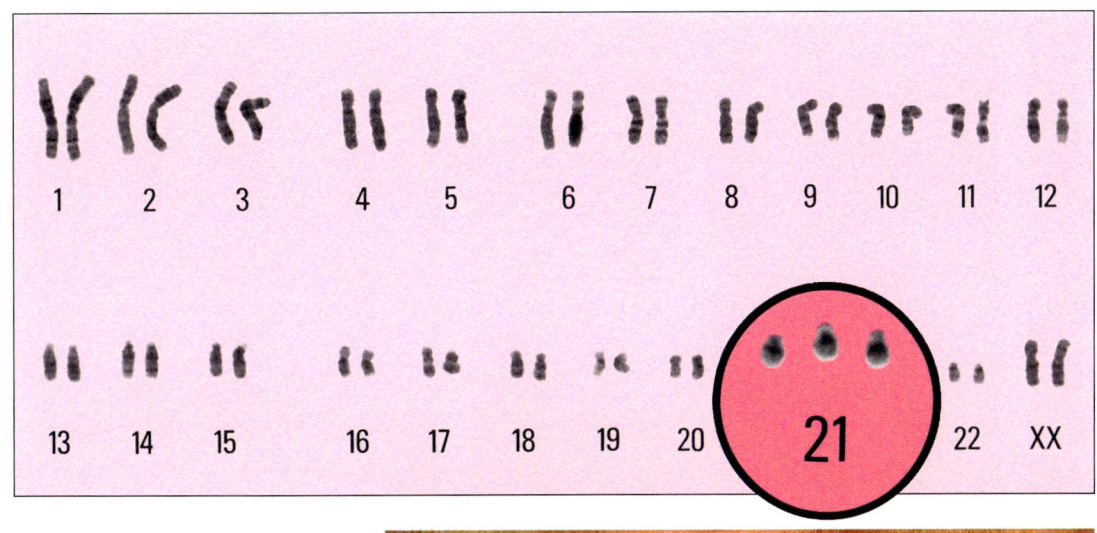

290 Cariótipo na trissomia do 21
A figura do cromossomo anormal resulta da triplicação do pequeno autossomo 21. Essa "trissomia do 21" ocorre em aproximadamente 94% dos pacientes portadores de síndrome de Down.

Modificada de *H. Müller*

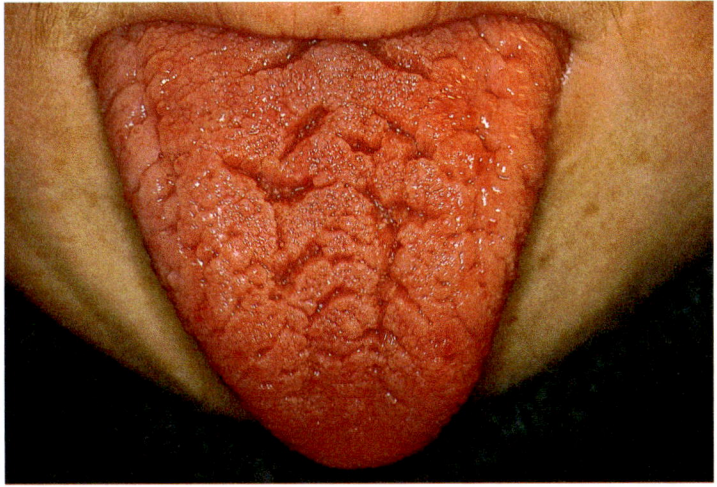

291 Sintomas da síndrome de Down – língua escrotal (fissurada)
A língua profundamente fissurada é um sintoma típico na síndrome de Down.

Sintomas da síndrome de Down
– Língua escrotal
– Peculiaridade ocular
– Cabeça pequena
– Mãos pequenas e moles
– Defeitos cardíacos (um terço tem pequena expectativa de vida)

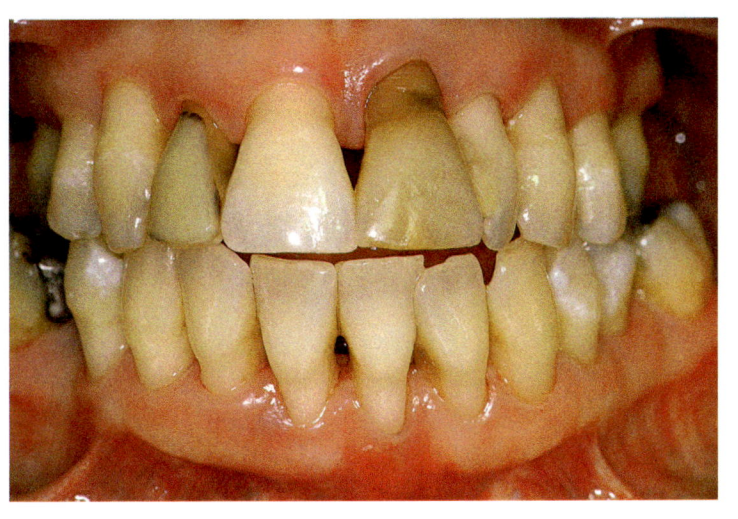

292 Sete anos pós-tratamento
Após a terapia inicial, toda a dentição foi tratada com retalho modificado de Widman. O resultado final, sete anos após a última cirurgia, foi aceitável em comparação com a situação inicial. Um intervalo curto de rechamadas é recomendado, e, possivelmente, o uso de aplicação de gel de clorexidina em moldeira é necessário.

Periodontite pré-puberal associada com doença sistêmica – síndrome de Papillon-Lefèvre (tipo IV B)

A síndrome de Papillon-Lefèvre (PLS) é uma doença "dermatológica" *autossômica recessiva* rara (Haneke, 1979). Os sintomas obrigatórios incluem periodontite grave e hiperceratose, em geral localizadas nas palmas das mãos e nas solas dos pés, assim como em outras áreas que comumente absorvem menor trauma (HPP = *hiperceratose palmo-plantar*).

Os dentes decíduos são perdidos de modo precose na maioria dos casos. Os dentes permanentes são sempre periodontalmente envolvidos.

Os fatores etiológicos primários incluem uma mutação do gene da catepsina-C (cromossomo 11q14-q21) (Hart e cols., 1998), que regula as células epiteliais e imunes, assim como uma microbiota particularmente agressiva nas bolsas (anaeróbios gram-negativos).

Os esforços terapêuticos antigamente não tinham sucesso. Durante os anos 1980, entretanto, Preus e Gjermo (1987), assim como Tinanoff e colaboradores (1986), reportaram que a exodontia dos dentes decíduos, bem como dos permanentes presentes em um paciente com nove anos de idade, levou à manutenção dos dentes que erupcionaram posteriormente.

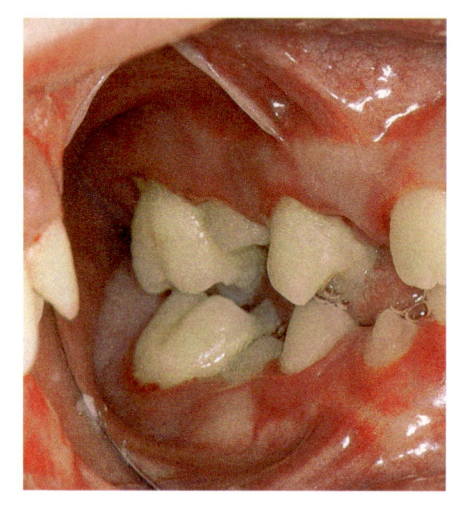

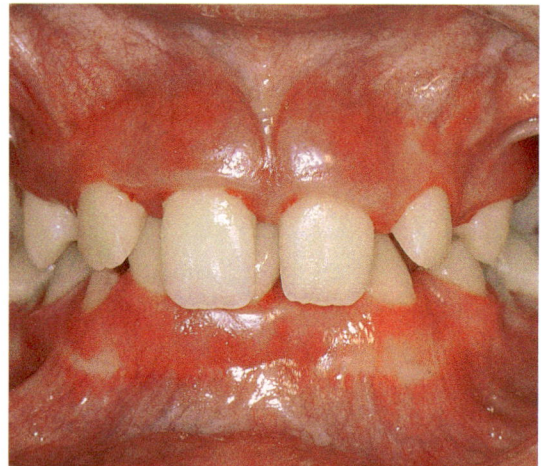

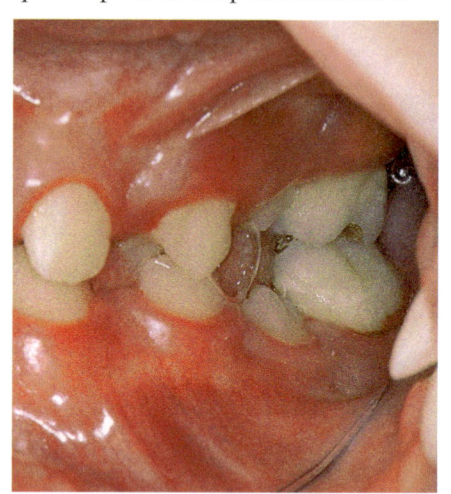

293 Panorama clínico (acima)
Gengivite e periodontite extremamente graves, biofilme dental, hemorragia espontânea, exsudato e supuração das bolsas. Início de formação de abscesso na vestibular do 11 e do 21. Má oclusão e sobremordida grave.

294 Profundidades de sondagem e mobilidade dentária (direita)
Todas as bolsas mais profundas apresentavam sinais de atividade avançada (pus).

295 Exame radiográfico
Os dentes marcados com *

```
· · 6 · 4 · · 1 | 1 · · 4 · 6 · ·
· · 6 · · · · 1 | 1 · · · · 6 · ·
```

estão no processo de esfoliação espontânea e serão imediatamente extraídos (nichos de retenção de biofilme dental).

A destruição periodontal parece iniciar após a erupção dos dentes e progride rapidamente. Defeitos verticais (bolsas infra-ósseas) predominam. Envolvimentos de furca Classe F3.

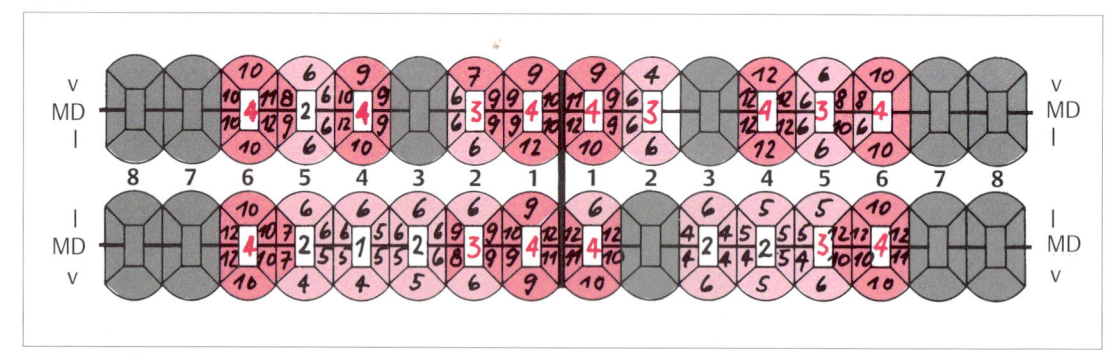

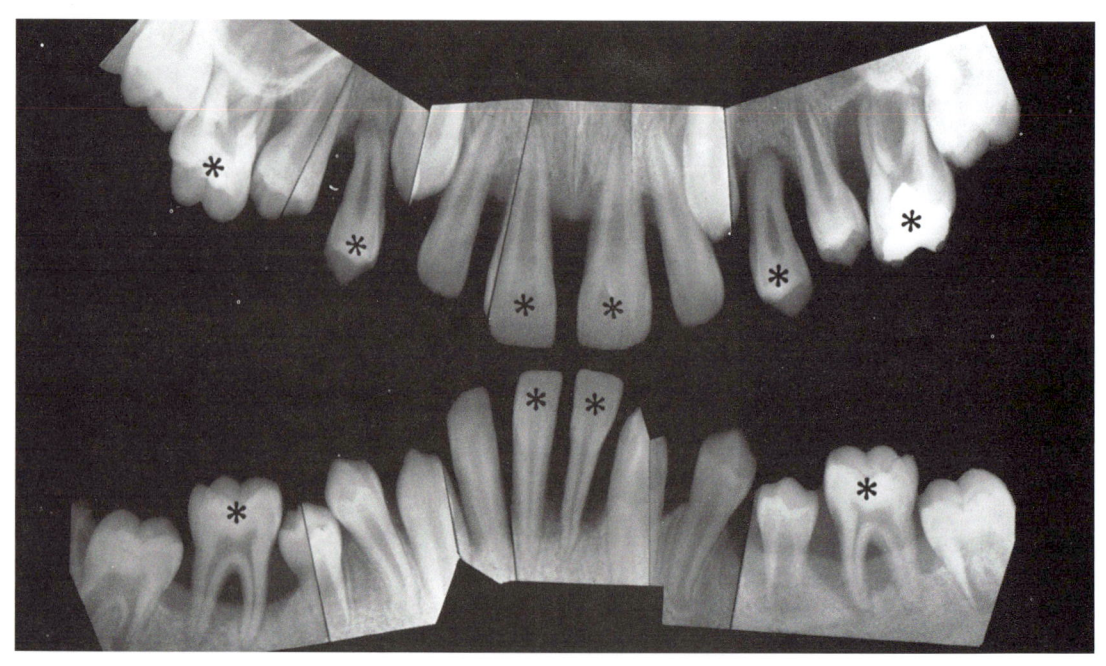

Um menino de nove anos foi encaminhado pelo seu pediatra por conta de halitose grave e mobilidade dentária extrema.

Achados:
 IPP: 100%   ISP: 3,9
 Profundidades de sondagem, exame radiográfico e lesões na pele: ver figuras a seguir.
Achados especiais: defeitos de PMNs, microbiota específica (*Porphyromonas* e espiroquetas).
Diagnóstico: periodontite pré-puberal grave, aguda, associada com síndrome de Papillon-Lefèvre.

Terapia: exodontia dos dentes considerados perdidos (Figura 295; note os asteriscos nos dentes a serem extraídos). Instrumentação mecânica simultaneamente com tratamento tópico (clorexidina) e sistêmico (metronidazol/tetraciclina); prótese parcial removível provisória (higiene).
Rechamada: intervalo muito curto.
Prognóstico: dentes que podem ser "salvos" além da puberdade podem ser mantidos a longo prazo (ver próximo caso, p. 138).

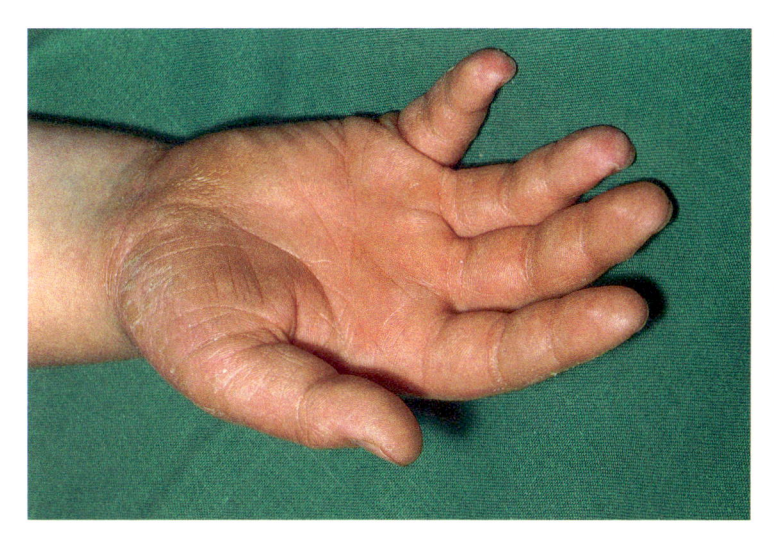

Síndrome de Papillon-Lefèvre (PLS) com hiperceratose palmar e plantar

296 Hiperceratose na palma da mão
A área de hiperceratose apresenta sulcos e fissuras, que são feridas que aconteceram devido à função normal. Essas têm cicatrização vagarosa e pobre. O paciente sofre com essas lesões palmares especialmente no inverno.

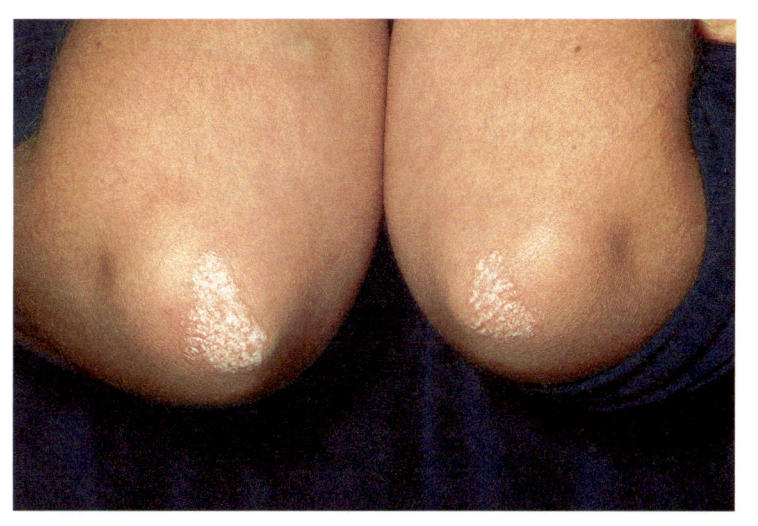

297 Hiperceratose nos cotovelos

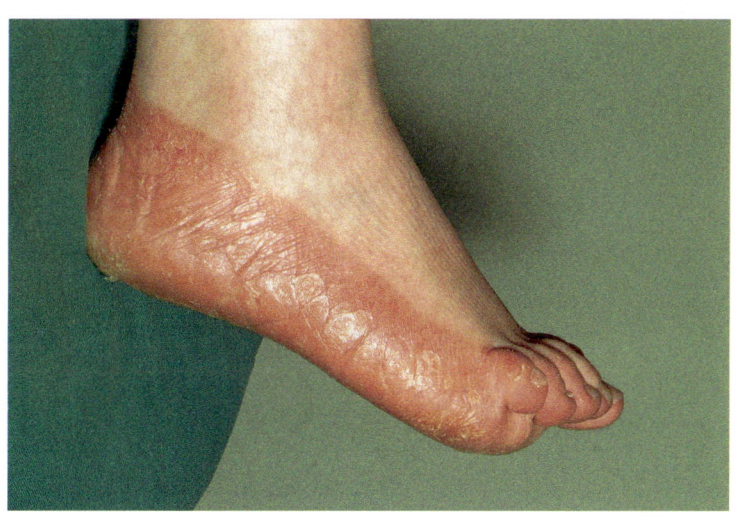

298 Hiperceratose no pé
A linha de demarcação entre as áreas de hiperceratose e a pele de aparência normal, na borda lateral do pé, corresponde ao contorno do sapato deste paciente.

O menor traumatismo na pele determina este tipo de resposta hiperceratos severa. Os dermatologistas tratam esta doença de forma sintomática e polipragmática.

Síndrome de Papillon-Lefèvre – "uma exceção para cada regra"

Uma menina de sete anos foi encaminhada à clínica odontológica em função de mobilidade grave dos seus incisivos e primeiros molares permanentes recentemente erupcionados. A paciente permaneceu sob cuidados odontológicos pelos 24 anos seguintes.

Na adolescência, a paciente foi aconselhada a usar uma prótese parcial removível. Aos 18 anos, ela fez cirurgia para corrigir seu prognatismo (observe os fios de osteossíntese na radiografia, Figura 301). Aos 25 anos, a dentição remanescente foi tratada com reabilitação esplintada na mandíbula e na maxila, as quais foram cimentadas provisoriamente.

Diagnóstico: periodontite grave, aguda em um caso de síndrome de Papillon-Lefèvre (PLS).

Curso da doença e tratamento: nesse caso excepcional, foi possível manter um número grande de dentes permanentes, resultante das exodontias realizadas, da terapia periodontal intensiva, das reconsultas freqüentes e da excelente cooperação da paciente (Figura 301).

É importante lembrar que o tratamento foi feito há 24 anos e foi puramente mecânico, não tendo incluído terapia medicamentosa sistêmica ou tópica.

299 Exame dentário e radiográfico da menina de 7 anos
Dentes permanentes erupcionados:

```
· · 6 · · · 2 1 | 1 2 · · · 6 · ·
· · 6 · · · 2 1 | 1 2 · · · 6 · ·
```

Os molares permanentes esfoliaram um ano após a erupção. Os dentes anteriores inferiores apresentam periodontite grave. Todos os dentes permanentes são presentes (alguns ainda não-erupcionados), e os decíduos foram perdidos precocemente.

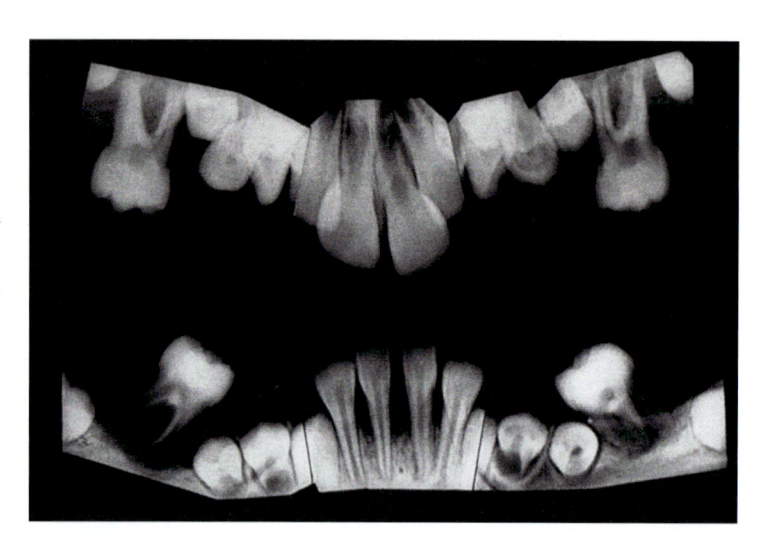

300 Mesma paciente, aos 31 anos
A pacientes sorri com (muitos dos) seus próprios dentes, que foram considerados "perdidos" devido à síndrome de Papillon-Lefèvre. Ela apresenta hiperceratose avançada nas palmas das mãos, e fissuras dolorosas nos calcanhares. A pele do dorso das suas mãos é fina, hiperceratótica, seca e visivelmente eritematosa.

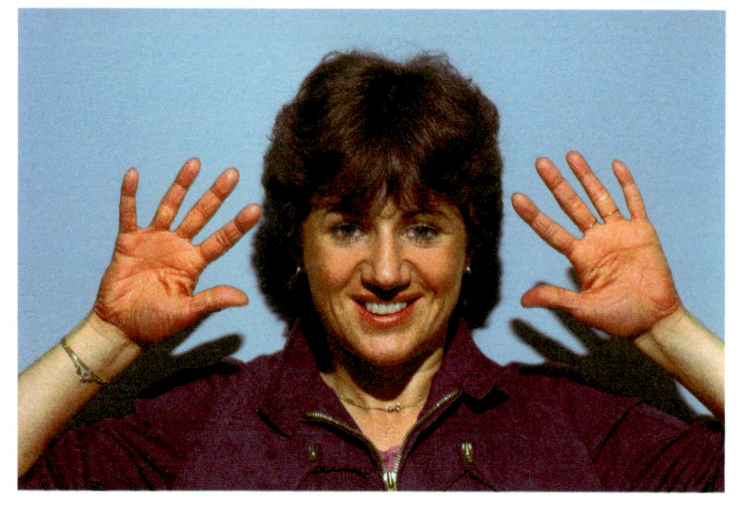

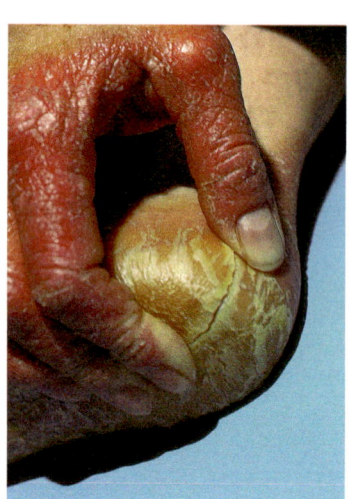

301 Exame radiográfico da mulher de 31 anos
A periodontite destrutiva estacionou após a puberdade. Os dentes remanescentes serviram como pilares de prótese fixa:

```
8 7 · · · 3 · · | · · 3 · 5 · · 8
8 7 · 5 4 · · · | · · · 4 5 · 7 8
```

Essa prótese fixa está cimentada temporariamente (Temp-bond) e é removida, limpa e recimentada periodicamente.

Radiografias cortesia de *U. Saxer*

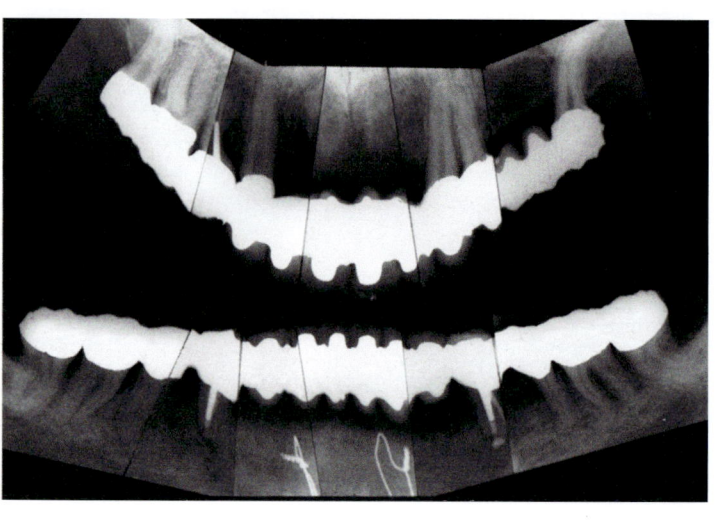

Infecção pelo HIV – AIDS

A doença da deficiência imune AIDS (síndrome da imunodeficiência adquirida) é causada pelo vírus HIV 1, um retrovírus. Ele é um vírus complexo, cujo genoma de RNA (8.700 bases) contém pelo menos nove genes. Os três mais importantes desses nove são o *env* (proteína da cápsula do vírus), o *gag* (antígeno grupo-específico) e o *pol* (porção codificadora de enzima no genoma do retrovírus; Figura 302).

O vírus apresenta as seguintes características estruturais: um genoma de RNA no centro do qual a transcriptase reversa (RT, produto *pol*-gene p66) se adere; proteínas codificadas *gag* que determinam a estrutura do vírion; a membrana fosfolipídica (PL) dada pelo hospedeiro; dois produtos de gene *env*; uma glicoproteína que penetra a membrana (gp 41) e uma glicoproteína localizada externamente (gp 120) ancorada. Três genes (*tat*, *rev*, *nef*) têm funções reguladoras. As funções específicas dos genes remanescentes ainda não foram completamente elucidadas.

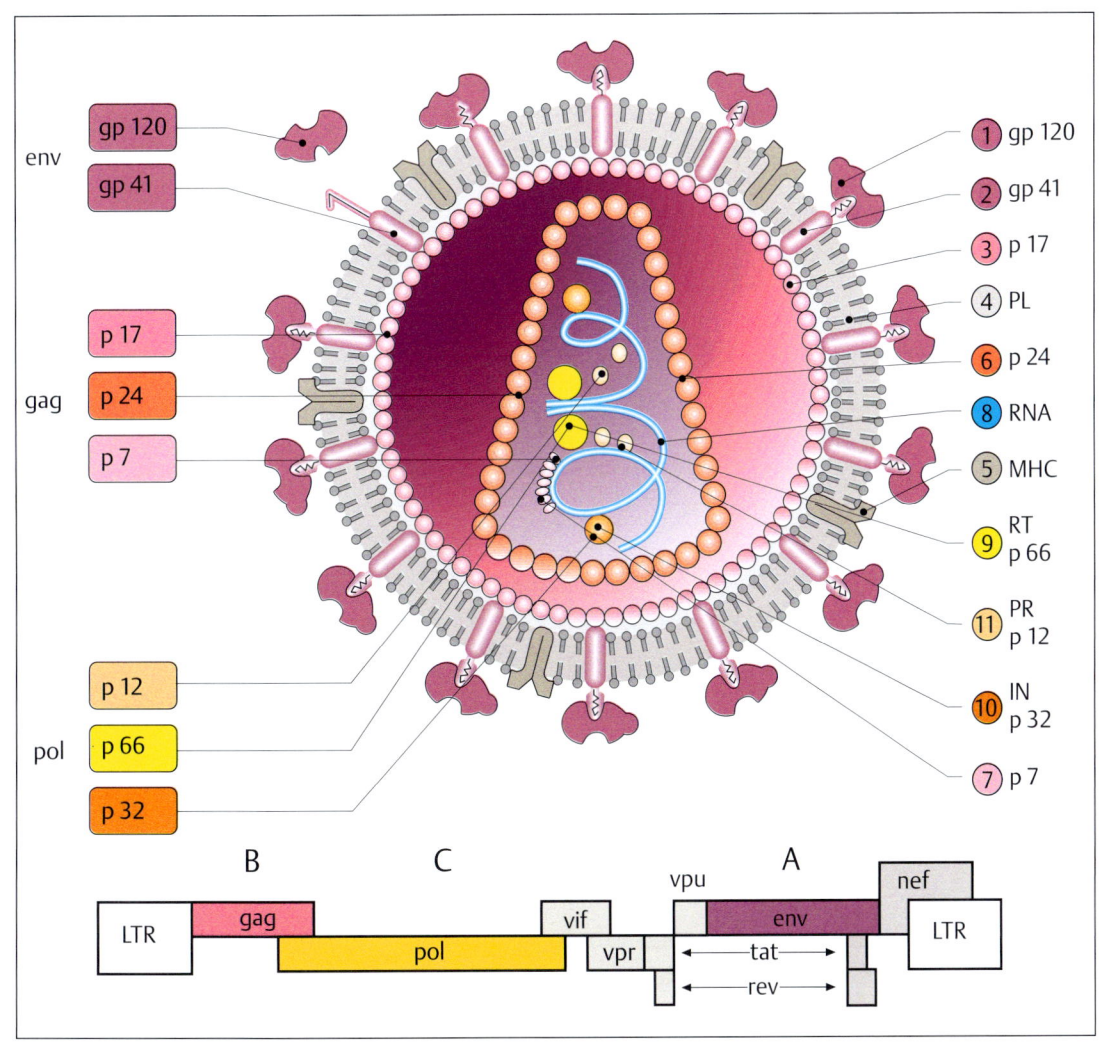

302 Vírus HIV
As proteínas codificadas *env*, *gag* e pol (**p**) e glicoproteínas (**gp**) são mostradas à esquerda, e todas as outras estruturas (**1 a 11**), à direita.

Envelope do HIV
- codificados pelo vírus

1 Glicoproteínas	gp120
2 Porção trans-membrana	gp41
3 Matriz da cápsula	p17

- codificadas pelo hospedeiro

4 Camada dupla fosfolipídica
5 Proteínas do MHC (receptores, p. 46)

Estrutura fundamental

| 6 Proteínas capsômero | p24 |
| 7 Proteína da cápsula de RNA | p7 |

Genoma/ Enzimas

8 Duas faixas isoladas de RNA-HIV
9 **RT** transcriptase reversa p66
10 **IN** integrase p32
11 **PR** protease p12

Genoma do HIV (abaixo)
A Proteínas da superfície viral codificadas ***env*** (sítios para adesão de CD4 e fusão de membrana)
B Nucleocapsídeo e membrana nuclear codificada ***gag***
C Enzimas RT, IN, PR e ribonucleases codificadas ***pol***

Doença do HIV – epidemiologia

A disseminação mundial da doença do HIV continua a aumentar. No final de 2002, mais de 41 milhões de pessoas estavam infectadas pelo vírus. Existem grandes diferenças entre as nações industrializadas e os países em desenvolvimento: enquanto nos Estados Unidos, na Europa Ocidental, no Japão, na Austrália e na Nova Zelândia as novas infecções estabilizaram, as taxas para os países africanos, ao sul do Deserto do Saara, e para a Rússia continuam a aumentar. No momento, dois terços de todos os adultos infectados pelo HIV estão na África subsaariana e na Rússia, além de 90% de todas as crianças infectadas!

Práticas sexuais heterossexuais desprotegidas, disseminação de produtos sangüíneos sem controle e, acima de tudo, falta de prevenção (informação), assim como os custos enormes do tratamento, podem ser responsáveis pela situação atual. Ainda mais chocante é o fato de que o vírus HIV apresenta vários tipos e subtipos (Reichart e Gelderblom, 1998; Reichart e Philipsen, 1999), o que faz com que os esforços para o tratamento ou mesmo a imunização sejam muito mais complexos.

A batalha contra a pandemia da AIDS também está relacionada ao baixo nível socioeconômico.

Noventa por cento de todos os indivíduos infectados pelo HIV no mundo vivem em países em desenvolvimento, mas 90% do dinheiro investido em informação, prevenção e tratamento é gasto nos países industrializados – cerca de 10 mil dólares por pessoa infectada por ano.

A pesquisa epidemiológica tem demonstrado que precisamos diferenciar não somente países e seus estágios de desenvolvimento econômico. Mesmo dentro dos países industrializados, há diferenças claras entre pessoas de diferentes classes socioeconômicas. Por exemplo, nos Estados Unidos, a taxa de infecção em homens negros é quase cinco vezes maior do que em brancos. A diferença entre mulheres afro-americanas e brancas nesse país é ainda mais dramática (Figura 304, direita).

Em função do fato de que é pouco provável que as diferenças entre nações industrializadas e em desenvolvimento, assim como nos padrões socioeconômicos, venha a diminuir, a maior prioridade deve ser dada ao desenvolvimento de medicamentos efetivos e baratos e, acima de tudo, de uma vacina eficaz (Mann e Tarantola, 1998).

303 Distribuição mundial de indivíduos infectados pelo HIV, 1997

A grande maioria dos indivíduos infectados pelo HIV vive na África subsaariana (20.800.000), assim como no sul e sudeste da Ásia (6.000.000), seguidos pela América Latina (1.800.000). Vários subtipos do HIV (A a G) podem ser diferenciados.

O tipo B predomina (80%) na Europa e na América do Norte.

No final de 2002, mais de 41.000.000 de pessoas no mundo estavam infectadas pelo HIV.

- Pessoas vivas infectadas pelo HIV, 1997, em milhões
- Subtipos de HIV

América do Norte: 0,86 (B)
América Central: 0,3 (B)
América do Sul: 1,8 (BCF)
Europa Ocidental: 0,53 (B)
Norte da África/Oriente Médio: 0,21 (ABC DEF GHO)
África subsaariana: 20,8 (C)
Europa Oriental: 0,15 (C)
Sul e sudeste da Ásia: 6,00 (BCE)
Leste Asiático/Pacífico: 0,44 (BE)
Austrália/Oceania: 0,01 (B)

304 Aumento nos adultos infectados pelo HIV, 1980-1998

Esquerda: nos países industrializados, o número de adultos infectados diminuiu um pouco, após um aumento inicial. Ao sul do deserto do Saara – mas também no sul e no sudeste da Ásia – um aumento dramático ocorreu.

Direita: novas infecções por 100.000 adultos e adolescentes nos Estados Unidos, 1996; os números são maiores em indivíduos em grupos socioeconômicos menos favorecidos.

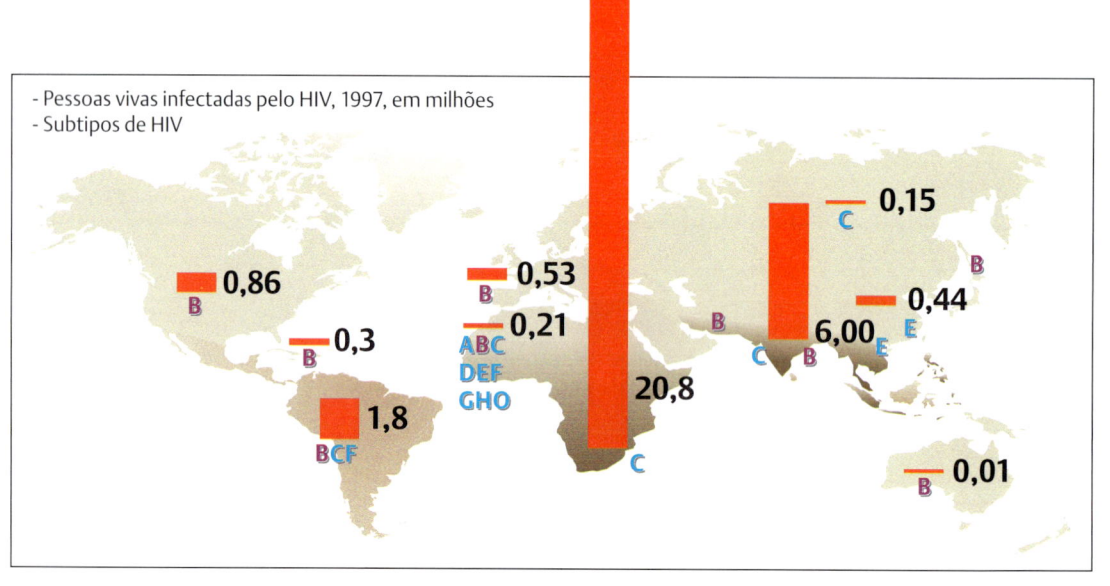

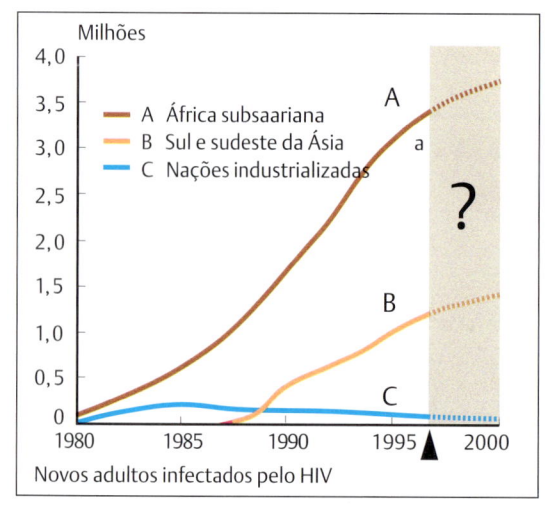

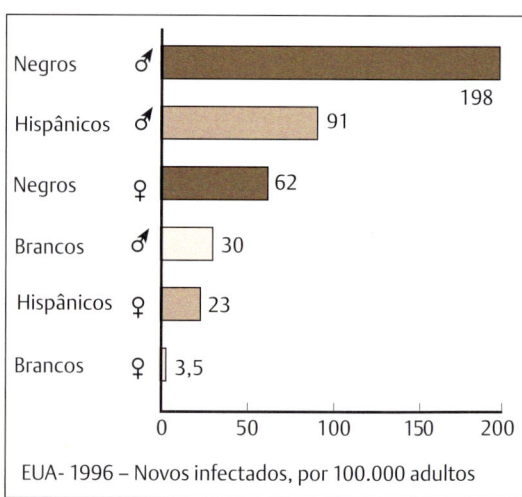

Novos adultos infectados pelo HIV (Milhões, 1980-2000):
- A África subsaariana
- B Sul e sudeste da Ásia
- C Nações industrializadas

EUA - 1996 – Novos infectados, por 100.000 adultos:
- Negros ♂: 198
- Hispânicos ♂: 91
- Negros ♀: 62
- Brancos ♂: 30
- Hispânicos ♀: 23
- Brancos ♀: 3,5

Classificação e curso clínico da doença do HIV

Com o aumento do conhecimento, a classificação da doença do HIV foi modificada muitas vezes, e variações adicionais certamente serão implementadas no futuro. A classificação deriva de dados do Centro para o Controle e Prevenção de Doenças (CDCP) dos EUA. Essa classificação é baseada no número de células CD4 (estágios 1 a 3) em relação aos sintomas clínicos (estágios A a C) (Figura 305).

Além da classificação, hoje o parâmetro mais significativo do curso clínico da doença é o número de cópias virais por mililitro de plasma, a chamada "carga viral". Essa é determinada usando-se a reação em cadeia da polimerase (PCR).

A doença do HIV desenvolve-se muito rapidamente depois da infecção inicial. Bilhões de partículas do HIV destroem milhões de linfócitos CD4. Essa "guerra de atrição" amarga entre os vírus HIV e as células do hospedeiro continua por anos. Durante o curso posterior da doença – cerca de seis meses após a infecção –, o número de vírus livremente circulantes decai de forma dramática e o número de células imunes aumenta novamente. Um equilíbrio entre agressão e defesa pode permanecer constante por cerca de 10 anos, até que o número de vírus novamente aumenta de maneira drástica e a defesa do hospedeiro piora (Figura 306).

Mesmo de paciente para paciente, a doença apresenta cursos clínicos extraordinariamente diferentes. "Sobreviventes longos" são aqueles indivíduos que vivem mais de 10 anos após a infecção, enquanto outros com a doença têm uma expectativa de vida pequena. É possível estabelecer o prognóstico em relação ao curso clínico da doença pela medição da carga viral. Mellors (1998) mediu a carga viral em 1.600 homens infectados pelo HIV não-tratados e reportou que 70% da população desse estudo que apresentava mais de 30.000 cópias virais por mililitro de plasma morreu em até seis anos (média de tempo de vida: 4,4 anos). Em contrapartida, menos de 1% dos pacientes não-tratados morreram nesses seis anos se sua carga viral era menor do que 500 cópias/mL. Nesse último grupo, a expectativa de vida média foi de mais de 10 anos.

Está claro, agora, que a determinação da carga viral dá informação importante em relação ao prognóstico e à terapia. Usando a politerapia anti-retroviral moderna (p. 149), o número de partículas virais pode ser mantido abaixo do nível de detecção.

Clinicamente sintomático / Grau de CD4 – número de células	A Assintomático ou infecção aguda por HIV	B Síndrome ARC (complexo relacionado à AIDS), por exemplo, candidíase oral	C Doenças indicativas de AIDS
1 > 500	A1	B1	C1
2 200–500	A2	B2	C2
3 < 200	A3	B3	C3

305 Classificação do CDPC
Um escrutínio minucioso da classificação do CDPC claramente revela que pacientes com um número relativamente alto de células CD4 pode já apresentar sintomas de AIDS (C2), ao passo que, por outro lado, indivíduos infectados com baixos níveis de células CD4 podem permanecer assintomáticos (A2).

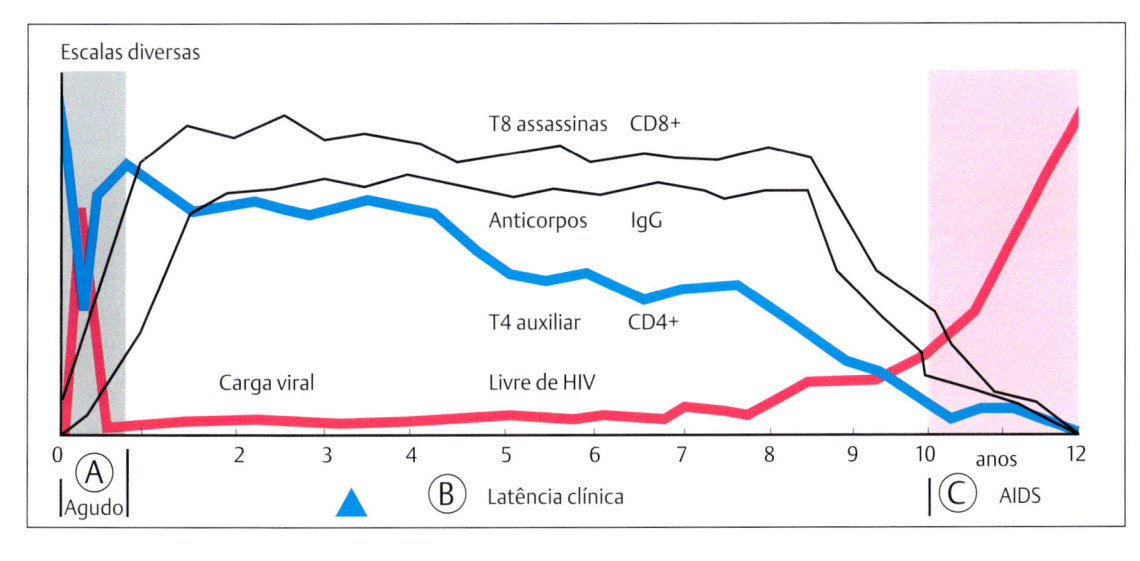

306 Curso clínico "médio" da doença do HIV
Imediatamente após a infecção por HIV, segue-se uma fase aguda de cerca de 6 meses (episódios de febre, linfadenopatia, etc.), seguida por período de anos sem sintomatologia. Isso é caracterizado por uma carga viral baixa e uma resposta imune positiva (células T auxiliares, T assassinas, anticorpos, etc.). Em média, 8 a 12 anos após, a carga viral aumenta e a defesa do hospedeiro entra em colapso. O curso clínico "médio" demonstrado aqui varia significativamente em cada paciente.

Manifestações orais da doença do HIV

Além dos numerosos sintomas somáticos, a doença do HIV também pode se caracterizar por manifestações orais pronunciadas. O progresso na terapia médica sistêmica felizmente reduziu muito os sintomas orais, por exemplo, infecções bacterianas e fúngicas, infecções virais, neoplasias e outras patologias de etiologia desconhecida (Figura 307).

As lesões bucais são freqüentemente dolorosas e podem comprometer a qualidade de vida do paciente. O tempo de aparecimento das manifestações bucais será determinado pela contagem de CD4 e pela carga viral (Figura 308). Ocasionalmente, entretanto, alterações bucais – em especial eritema gengival linear (EGL) e periodontite necrosante (PUN) – ocorrem em tempos previsíveis durante o curso da doença do HIV.

O dentista deve estar totalmente ciente das manifestações orais da doença do HIV; em muitos casos, um dentista diagnosticou alterações orais que levaram à suspeição de infecção por HIV, mas essas suspeitas são confirmadas após exame pelo médico.

307 Algumas manifestações orais da doença do HIV
A maioria das alterações (listadas à direita) pode ser diagnosticada pelo dentista. EGL, GUN e PUN somente podem ser tratadas no consultório odontológico (p. 151). Todas as outras manifestações de doença devem ser tratadas em colaboração com o médico.

Infecções bacterianas não-específicas	Infecções fúngicas	Neoplasias
• Eritema gengival linear (EGL) • Gengivite e periodontite ulcerativa necrosante (GUN e PUN) • Exacerbação de processos periapicais	• Candidíase • Histoplasmose	• Sarcoma de Kaposi • Linfoma não-Hodgkin • Carcinoma espinocelular
	Infecções virais	**Etiologia desconhecida**
Infecções bacterianas específicas	• Vírus do Herpes Humano (HHV) • Estomatite herpética • Papilomavírus humano (HPV) (Detalhes, ver pp. 131, 145)	• Cicatrização retardada • Aftas • Ulcerações • Pigmentações • Trombocitopenia idiopática (hemorragia) • Xerostomia • Desordens de glândulas salivares
• MAI (infecção intracelular por *Mycobacterium avium*) • *Enterobacter cloacae*		

308 Ocorrência de doença em correlação com o número de células CD4 (Doenças "marcadoras")
Enquanto a candidíase pode ocorrer relativamente cedo, as doenças sistêmicas graves, como pneumonia por *Pneumocystis carinii* (PcP), toxoplasmose, infecções intracelulares com *Mycobacterium avium* (MAI), pneumonia por citomegalovírus (CMV), entre outros, ocorrem somente quando a contagem de células CD4 cai.

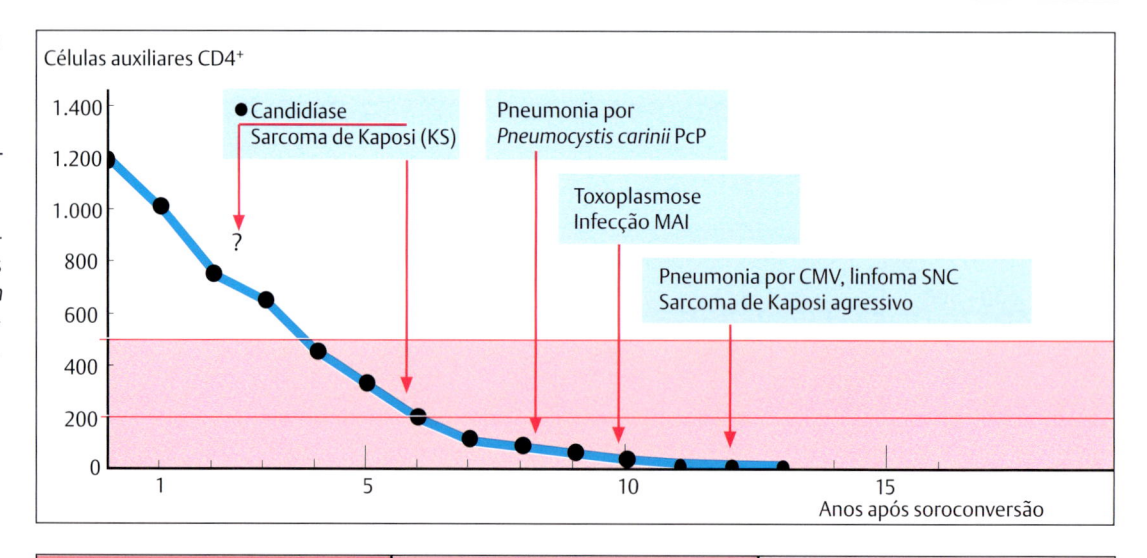

309 Associação entre certos sintomas orais e doença do HIV
A freqüência de ocorrência dessas doenças oportunistas é também dependente do estágio da doença do HIV (Weinert e cols., 1996).

Ocorrência mais freqüente +++	Ocorrência Ocasional ++	Ocorrência rara +
• **Candidíase** • **Leucoplasia pilosa** • **EGL** • **GUN/PUN** • **Sarcoma de Kaposi** • **Linfoma não-Hodgkin**	• Infecções bacterianas como tuberculose (freqüentes na África do Sul) • MAI • Infecções virais (vírus do herpes simples, vírus varicela-zoster, papiloma vírus) • Ulcerações atípicas • Púrpura trombocitopênica • Alterações de glândulas salivares • Pigmentações	• Infecções fúngicas (exceto Cândida) • Outras infecções pouco conhecidas • Distúrbios neurológicos, infecções virais (citomegalovírus, etc.) • Estomatite aftosa recorrente • Reações a medicamentos

Infecções bacterianas no HIV

- Eritema gengival linear (EGL)
- Gengivite/periodontite ulcerativa necrosante (GUN/PUN)

A partir desta página, as doenças marcadas por um ponto cheio (•) são descritas e ilustradas por fotos.

O EGL é claramente diferenciável de gengivite relacionada ao biofilme dental, e caracteriza-se por uma faixa bastante demarcada de vermelhidão na gengiva marginal. A periodontite clássica – tanto "agressiva" como "crônica" – ocorre em pacientes com doença do HIV com a mesma freqüência que em qualquer outro indivíduo; por outro lado, a ocorrência de *PUN* é muito maior em pacientes infectados, apresentando, em geral, um curso clínico extremamente rápido de perda de inserção. O significado de certos microrganismos nas etiologias do EGL e da PUN ainda não é claro. Encontram-se microrganismos periodontopatogênicos como nas formas agressivas de periodontite (p. 96), mas com freqüência também há aumento significativo na *Candida albicans* (*Ca*). As manchas de eritema na gengiva inserida e a observação freqüente desse fungo em nichos e bolsa pode ser atribuída à *Ca*. Naqueles que não respondem à terapia mecânica, freqüentemente é detectado o citomegalovírus.

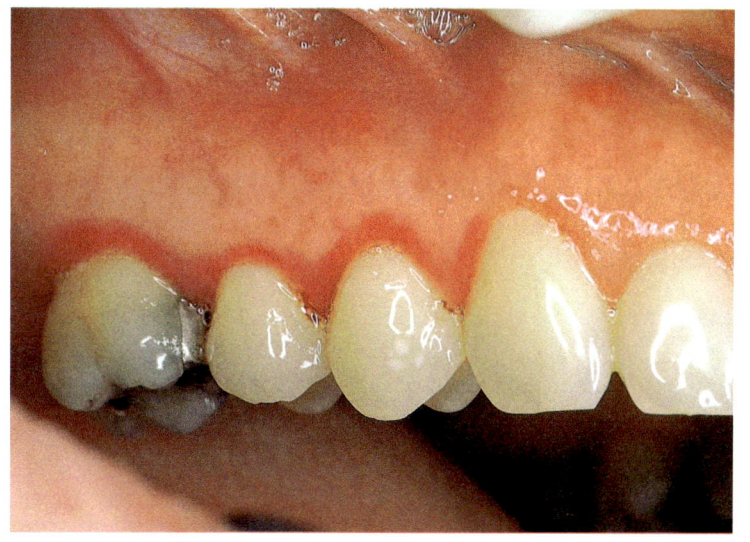

310 Eritema gengival linear (EGL)
Note a faixa uniforme de eritema ao longo da margem gengival e das papilas. Não está claro se o EGL (na ausência de tratamento) pode transformar-se em PUN. Esta parece estar muito mais proximamente associada com a gengivite ulcerativa (Figura 311). O tratamento consiste em limpeza mecânica com irrigação de betadina, motivação para melhorar a higiene bucal e, em casos graves, bochechos com clorexidina.

Cortesia de *J. Winkler*

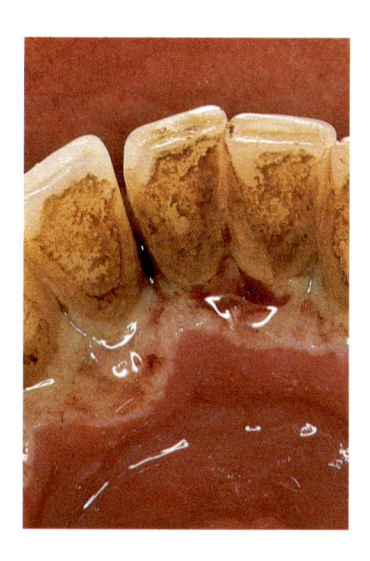

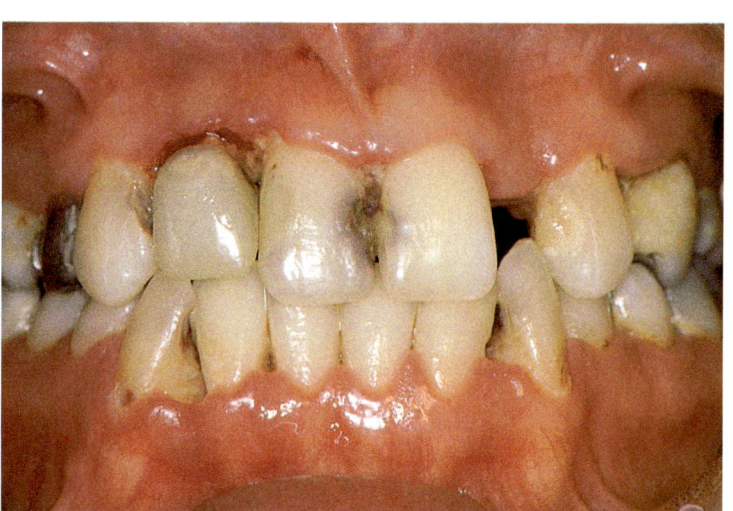

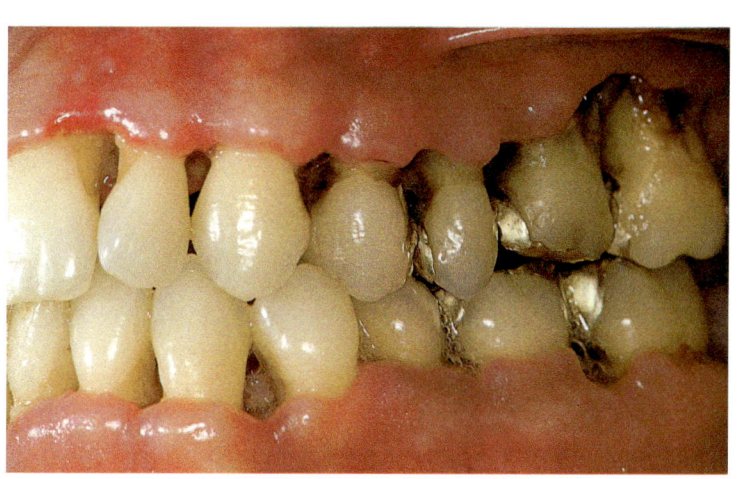

311 Gengivite ulcerativa – GUN, estágio inicial
Mulher de 23 anos viciada em drogas. As ulcerações e a inflamação são semelhantes àquelas observadas na gengivoperiodontite ulcerativa clássica. Na ausência de tratamento, a destruição do tecido gengival pode progredir rapidamente.

Esquerda: gengivite ulcerativa grave, dolorosa em uma mulher de 28 anos viciada em drogas. Esse caso foi tratado com sucesso (Figuras 329 a 335); ela retorna para reconsultas regulares e está livre de recidivas há sete anos.

312 PUN muito avançada
Homem de 45 anos com PUN extremamente grave e dolorosa. O osso exposto pode ser sondado nas áreas interdentais. Em casos muito graves, seqüestros ósseos podem-se formar. Esse paciente estava no estágio final de AIDS, e faleceu três meses após.

A terapia-padrão para PUN usada aqui é descrita nas páginas 151 a 154.

Infecções fúngicas

- Candidíase
  - Atrófica/eritematosa
  - Queilite angular
  - Pseudomembranosa
  - Hiperplásica

○ Histoplasmose

A infecção fúngica mais comum e que aparece mais precocemente na doença do HIV é a candidíase nas suas muitas e mais variadas formas. Cerca de 95% de todas as doenças fúngicas são causadas por *Candida albicans*; outros fungos têm significado médico menor. *Candida albicans* também é encontrada em um grande percentual de indivíduos saudáveis, sem causar nenhum sintoma clínico. Se os mecanismos de defesa do hospedeiro estão reduzidos, como no caso da doença do HIV, a proliferação de outros fungos pode acontecer por crescimento das hifas e formação de micelas. Estas últimas podem invadir a mucosa e levar a manifestações clínicas dos tipos listados anteriormente. Infecções orais por *Candida* tendem a recidivar. A progressão para os tratos respiratório ou gastrintestinal é uma indicação de progressão da doença do HIV, e isto é uma complicação para ser seriamente assumida pelo paciente e pelo médico.

313 Candidíase pseudomembranosa
A camada esbranquiçada indolor na gengiva e na mucosa desse paciente de 27 anos, viciado em drogas e com HIV, pode ser facilmente removida. O tratamento para casos limitados à cavidade bucal geralmente consiste em remoção cuidadosa da pseudomembrana e, em casos graves, antimicóticos sistêmicos.

Direita: micélio de *Candida* em cultura.

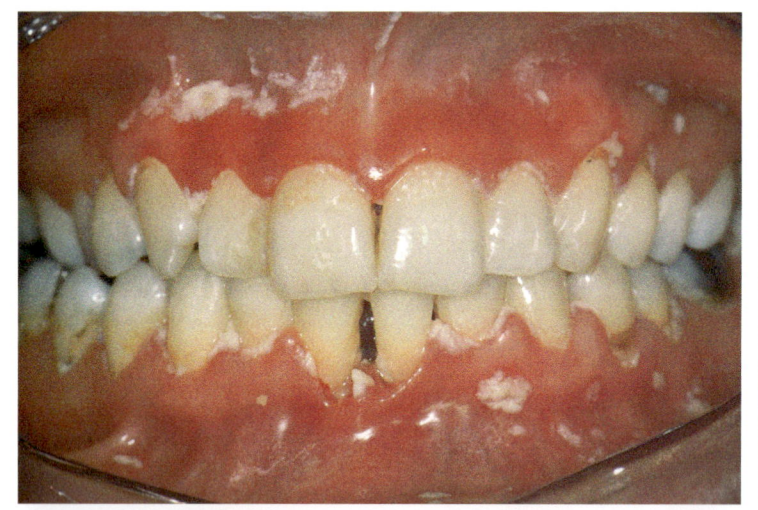

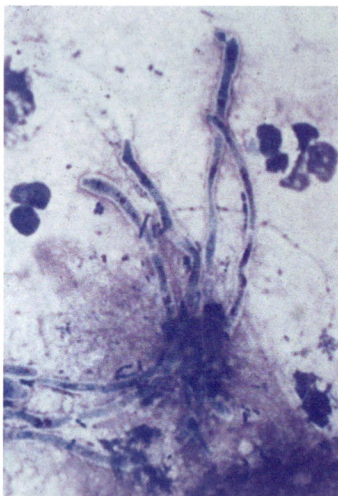

314 Candidíase eritematosa atrófica
Esse homem homossexual de 45 anos, infectado pelo HIV, apresenta lesões avermelhadas no meio do palato. Alterações semelhantes também podem ser observadas no rebordo edêntulo, na gengiva inserida e no dorso da língua. As lesões podem ser dolorosas.

O tratamento médico inclui bochecho *tópico* com clorexidina e administração *sistêmica* do antifúngico Diflucan (Fluconazol).

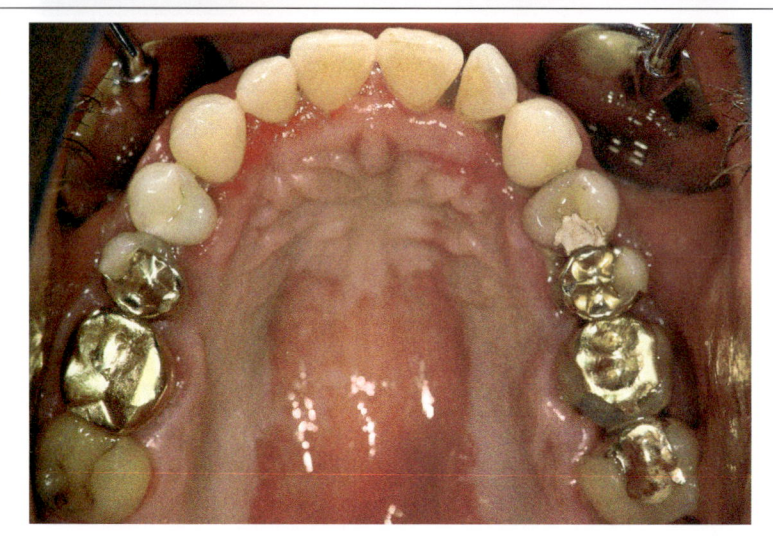

315 Queilite angular (Perlèche)
Fissuras típicas no canto da boca em um paciente heterossexual de 32 anos (promiscuidade). Essas lesões são muito dolorosas e dificultam o tratamento odontológico. Existe uma associação entre *Candida albicans* e *Streptococcus aureus*. A Perlèche também é observada em indivíduos idosos imunocomprometidos, assim como em pacientes com sobremordida grave. O tratamento consiste em antifúngicos tópicos (ver acima).

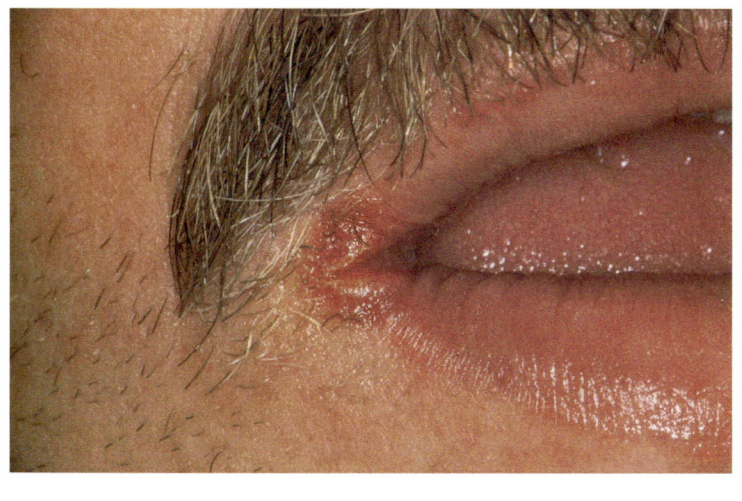

Infecções virais

Vírus do herpes humano (HHV)

- Vírus h. simples tipo 1 (HSV1) — HHV-1
- Vírus h. simples tipo 2 (HSV2) — HHV-2
- Vírus varicela zoster (VZV) — HHV-3
- Vírus Epstein-Barr (EBV) — HHV-4
- Citomegalovírus (CMV) — HHV-5
- Vírus do herpes humano tipo 6 — HHV-6
- Vírus do herpes humano tipo 7 — HHV 7
- Vírus do herpes humano tipo 8 — HHV-8

Vírus que estão latentes e que também podem ser encontrados no tecido "saudável", em geral, são limitados às estruturas ectodérmicas (pele, mucosa, retina, etc.). A infecção primária freqüentemente ocorre na infância por transmissão por contato, e pode permanecer como uma chamada infecção latente por toda a vida.

As manifestações clínicas dos vírus na mucosa da cavidade bucal são muito variáveis. Bolhas, lesões leucoplásicas na língua (leucoplasia pilosa), úlceras localizadas e freqüentemente expansivas têm sido descritas.

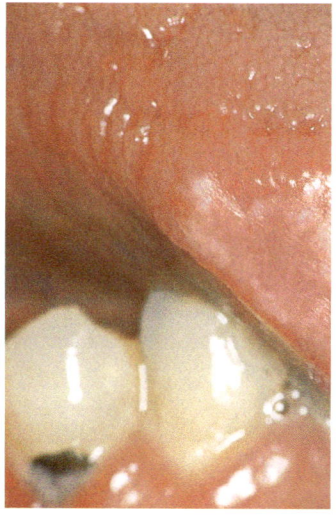

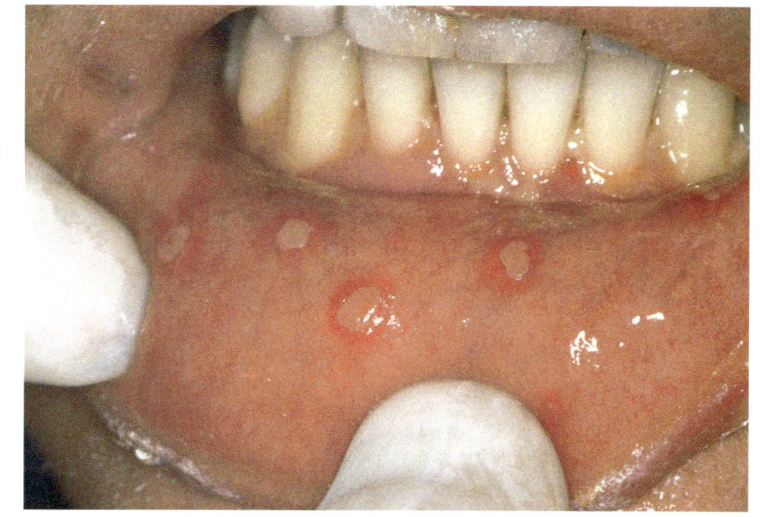

Vírus do herpes humano

316 Estomatite herpética
Bolhas múltiplas circundadas por eritema foram causadas pelo HSV-1 nesse paciente homossexual de 40 anos. Quando as bolhas se rompem, as úlceras dolorosas permanecem.

Terapia: analgésicos tópicos e medicamentos antinflamatórios; Aciclovir sistêmico (p. ex., Zovirax).

Esquerda: leucoplasia pilosa na borda lateral da língua (vírus Epstein-Barr, EBV).

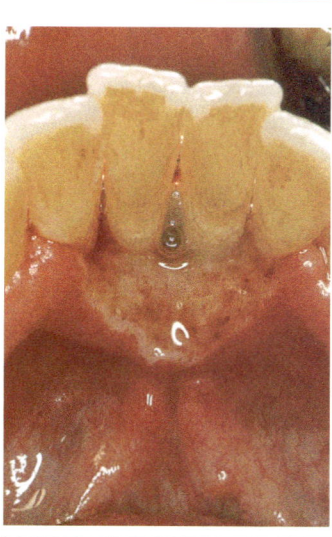

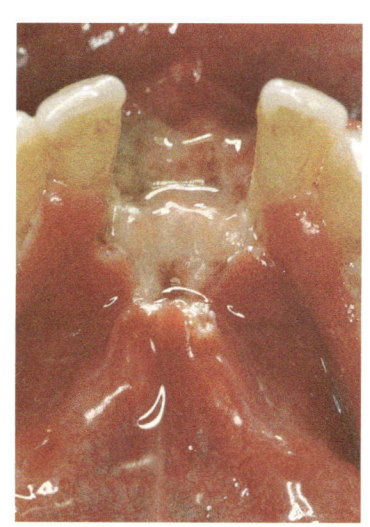

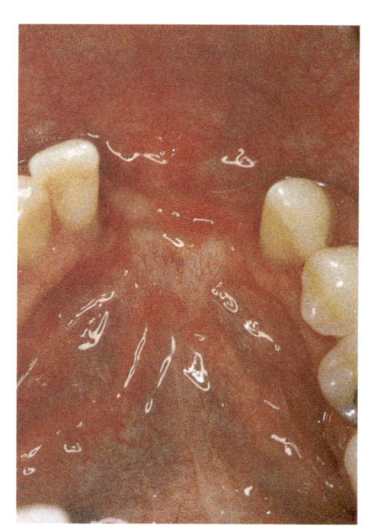

317 Ulceração expansiva
Esquerda: homossexual de 28 anos, HIV-positivo, com ulceração expansiva e perda de inserção avançada na mandíbula.

Centro: após debridamento grosseiro do tecido mole e exodontia do 31 e do 41. A despeito do tratamento, a úlcera aumentou. Suspeita de infecção por citomegalovírus (CMV).

Direita: infecção por CMV confirmada. Exodontia do 42 e terapia sistêmica. A úlcera cicatrizou.

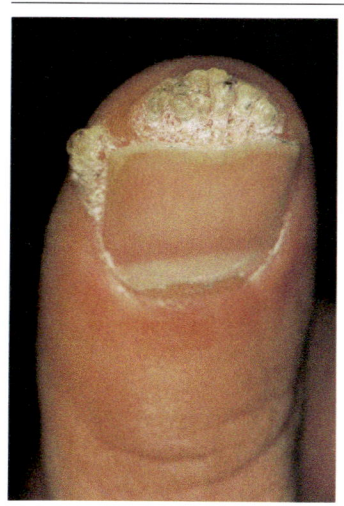

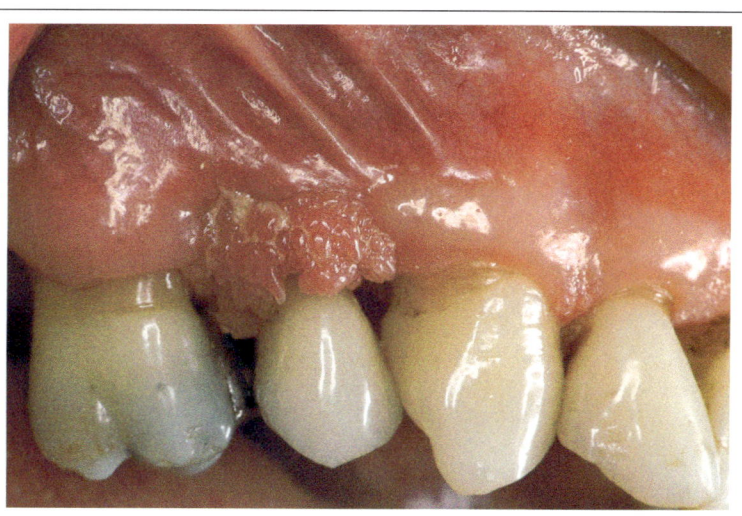

Papilomavírus humano (HPV)

318 Verrugas
Verrugas na gengiva de um homossexual de 42 anos, HIV-positivo, causada pelo HPV. Essa lesão foi removida usando-se *laser* de CO_2.

Esquerda: verruga similar, causada pelo mesmo vírus, na ponta do dedo e sob a unha.

Neoplasias

- Sarcoma de Kaposi
- Linfoma não-Hodgkin
- Carcinoma espinocelular

A neoplasia mais comum na doença do HIV é o *sarcoma de Kaposi*. Trata-se de um angiossarcoma do endotélio dos vasos sangüíneos e linfáticos e pode aparecer sorrateiramente. Os sítios afetados ficam vermelho-escuros a azulados, com intensidade variável de cor; os sarcomas podem ser planos ou exofíticos na sua aparência, mas não são dolorosos. O sarcoma de Kaposi da cavidade bucal é observado com freqüência no palato duro, bilateralmente, no curso correspondente das artérias palatinas (Figura 319), mas também é observado no palato mole, na gengiva (Figura 320) e na mucosa vestibular. A etiologia é parcialmente conhecida. A participação do vírus do herpes humano tipo 8 (HHV-8) é certa, mas a influência de fatores angiogênicos das células mononucleares é somente suspeita. O sarcoma de Kaposi é encontrado em 10 a 20% dos indivíduos com doença do HIV, e é mais comum em homossexuais do que em dependentes de drogas (Grassi e Hämmerle, 1991; Reichart e Philipsen, 1998).

319 Sarcoma de Kaposi plano no palato
Homossexual de 34 anos em estágio final de AIDS. Não existe terapia provada. A cirurgia a *laser* tem sido recomendada para lesões na cavidade bucal, e a radioterapia para as lesões de pele.

Drogas administradas sistemicamente como citostáticos e Interferon podem ser consideradas.

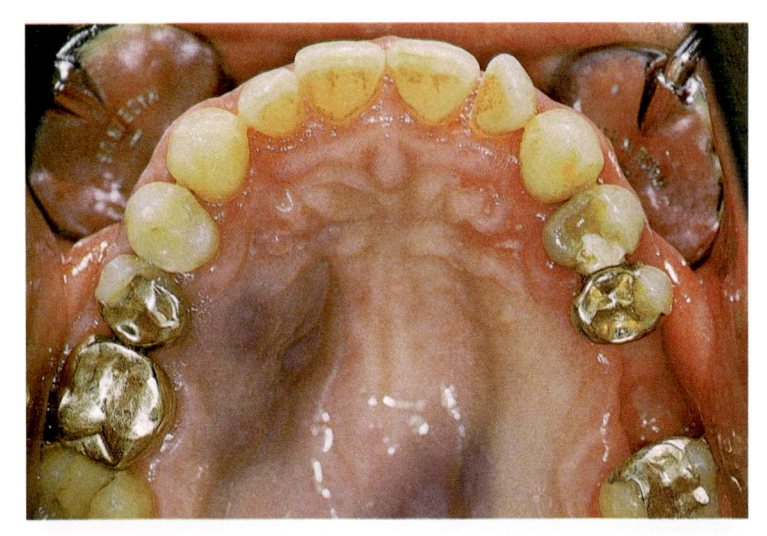

320 Sarcoma de Kaposi agressivo, com crescimento exofítico na gengiva
Homossexual de 40 anos em estágio final de AIDS. Vários meses após essa fotografia, o paciente faleceu.

Direita: sarcoma de Kaposi menos pigmentado e pronunciado na gengiva entre os dentes 11 e 21. O tecido exofítico pode ser "levantado".

Cortesia de *M. Grassi*

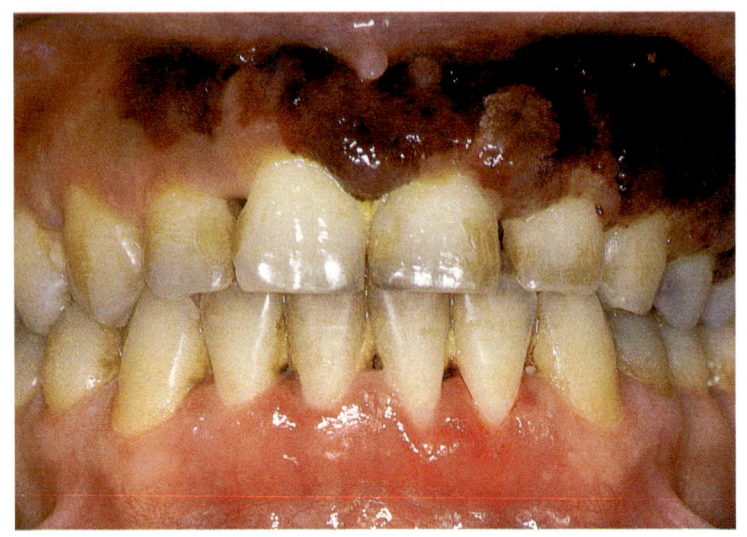

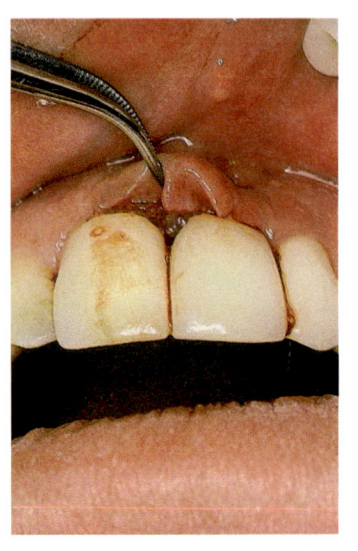

321 Histologia do sarcoma de Kaposi
Esquerda: biópsia do palato. Note o epitélio ceratinizado. Hemossiderina corada de azul é observada no tecido conjuntivo. O pigmento deriva dos eritrócitos mortos extravasculares (azul de Berlim, × 32).

Direita: células tumorais grandes com um arranjo tipo vortex. Note também os capilares em proliferação (HE, × 80).

Cortesia de *S Büchner*

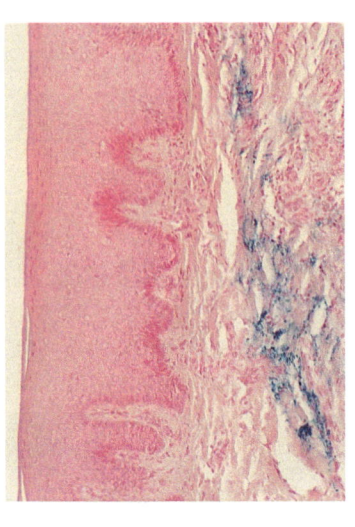

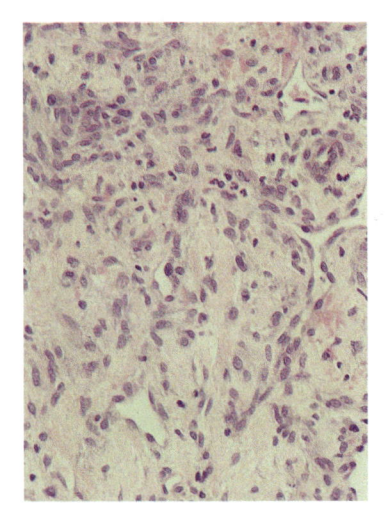

Lesões de etiologia desconhecida associadas ao HIV

- Úlceras
- Aftas
- Distúrbios de glândulas salivares (xerostomia)
- Hemorragia tecidual (trombocitopenia)
- Pigmentações orais

As *úlceras* de etiologia desconhecida podem ocorrer na região da gengiva marginal como lesões localizadas, expansivas e claramente demarcadas. Elas podem persistir por longos períodos e, assim como as aftas, ser extremamente dolorosas. A etiologia de algumas alterações ulceradas é conhecida – por exemplo, a periodontite ulcerativa necrosante (PUN) e a infecção por citomegalovírus. *Aftas* grandes, recorrentes, são mais freqüentes em pacientes com função imune comprometida. Sua etiologia é desconhecida.

Os *distúrbios de glândulas salivares* e a xerostomia resultante, assim como cárie rampante, ocorrem em até 50% das crianças infectadas pelo HIV. As glândulas salivares em adultos são afetadas com menos freqüência. Em especial a glândula parótida está muitas vezes aumentada. Tais glândulas produzem menos saliva. Esse sintoma freqüentemente está acompanhado de linfadenopatia.

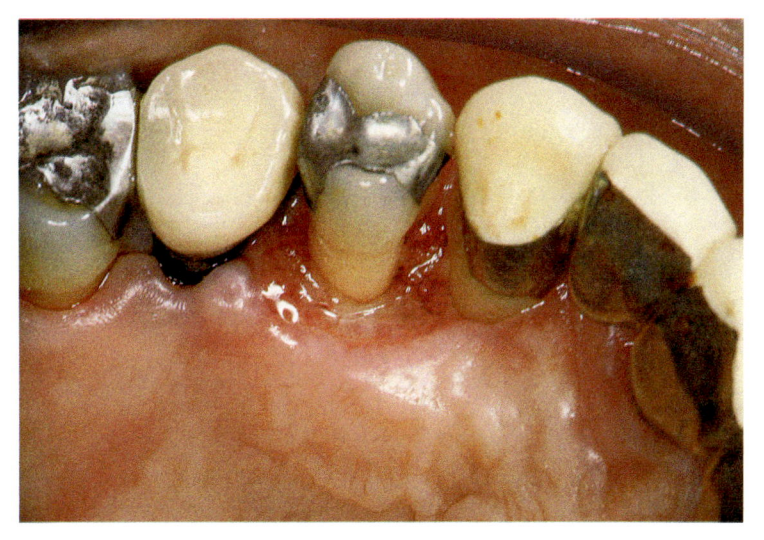

322 Úlcera
Nesse homem de 40 anos, observa-se uma ulceração grande em cicatrização na margem palatina do dente 14. Em função dessa lesão e de aftas expansivas nesse paciente (Figura 323), o dentista solicitou um teste de HIV. O resultado foi positivo.

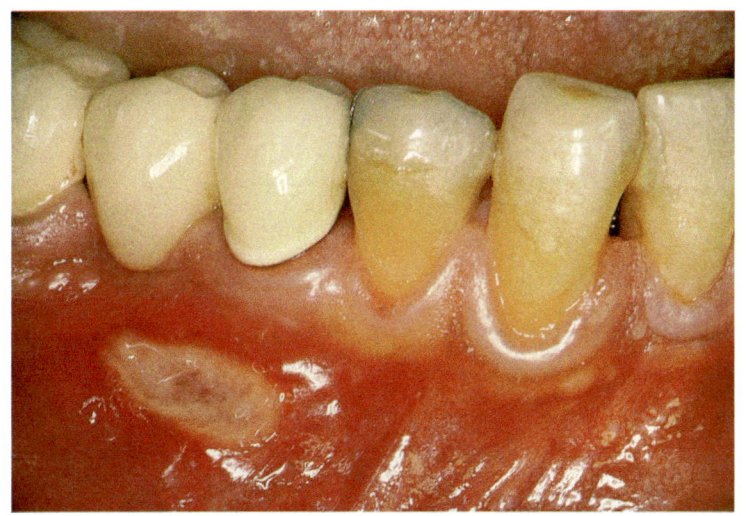

323 Aftas expansivas
A úlcera na mucosa é coberta com fibrina, e as margens são eritematosas. O tratamento relacionado à causa não é possível. A terapia é polipragmática e sintomática, envolvendo soluções para bochecho. Efeitos positivos também podem ser obtidos usando-se tinturas e compostos que desinfetem, anestesiem, cauterizem ou reduzam a inflamação (corticosteróides).

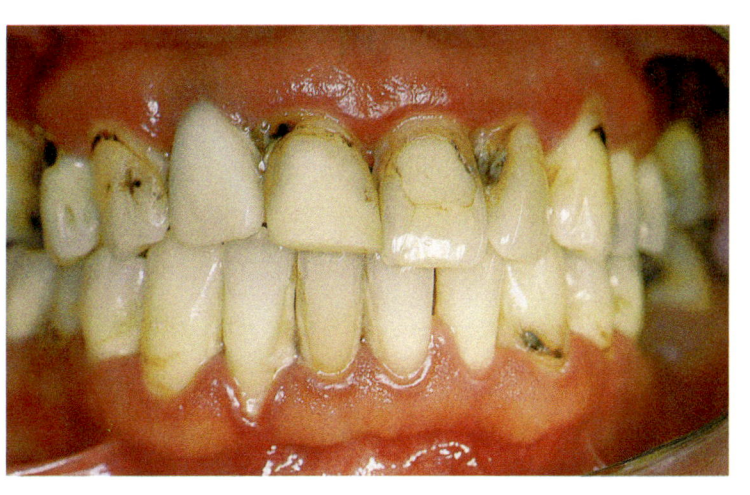

324 Cárie com xerostomia
Esse homossexual de 42 anos, HIV-positivo, apresentou aumento bilateral das parótidas, o que levou à xerostomia pronunciada. Como resultado disso, cárie rampante se desenvolveu em toda a dentição.

Tratamento restaurador e medidas de prevenção intensivas são altamente indicados (higiene bucal, flúor, aconselhamento nutricional e, possivelmente, gomas de mascar sem açúcar para estimular a salivação).

Invasão e replicação do vírus HIV – bases para o tratamento médico sistêmico

O HIV afeta monócitos/macrófagos (MΦ) e linfócitos T4 via receptores e co-receptores CD4 (Figura 325). A replicação dentro dos linfócitos T4 é demonstrada na Figura 326. A melhor maneira de conter a infecção pelo HIV no mundo, de maneira sustentável financeiramente, seria a vacinação, mas isso ainda não é possível (p. 149, vacinas). Os tratamentos farmacêuticos usados e em desenvolvimento hoje objetivam inibir a "instalação" do vírus nas células-alvo e quebrar o ciclo de replicação. Está em pauta hoje o bloqueio da transcriptase reversa (RT), que transforma o vírus RNA em DNA. Uma possibilidade terapêutica adicional é a inibição de proteases. Estas são necessárias no fim do ciclo de replicação, para modificação das proteínas sintetizadas pelo vírus. Outras possibilidades teóricas para terapia são demonstradas na Figura 328.

328 Tropismo do HIV
A cepas do HIV apresentam afinidade por macrófagos e células T e, a partir da infecção, se aderem especificamente via glicoproteína de superfície do HIV gp/20 (Figura 302) aos receptores CD4 das células T4 em monócitos/macrógagos.
Uma conseqüência dessa adesão é que a área receptora é removida, e uma área parecida com um arpão (gp41) na membrana viral é exposta. Então ocorre endocitose se os co-receptores correspondentes estão presentes (MΦ: **CCR-5**, célula T4: **CXCR4**; quimiorreceptores!).

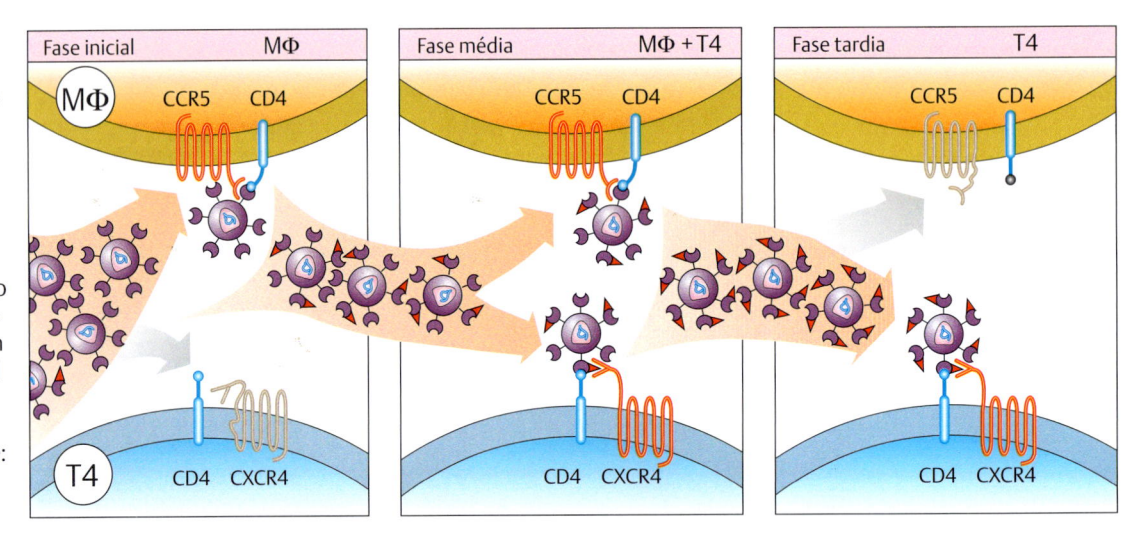

326 Ciclo de replicação do HIV na célula T4
A "Instalação" do HIV nos receptores específicos.
 Exemplo: célula T-auxiliar
 - Receptor CD4
 - Co-receptor CXCR4
 - "Arpão viral" adere o vírus às células T4
B Endocitose e liberação de vírus RNA de banda única
C Transcrição do RNA para DNA reconhecível pelo hospedeiro pela **transcriptase reversa (RT)**
D Integração do "pró-vírus" DNA no DNA do hospedeiro pela **integrase (IN)**
E Cópia induzida do...
 - Vírus RNA = transcrição
 - Elementos estruturais do vírus = translação
F Congregação inicial do RNA viral e proteínas da cápsula
G Formação do HIV imaturo, modificação das proteínas estruturais via **proteases (PR)**
H Maturação para o vírus infeccioso

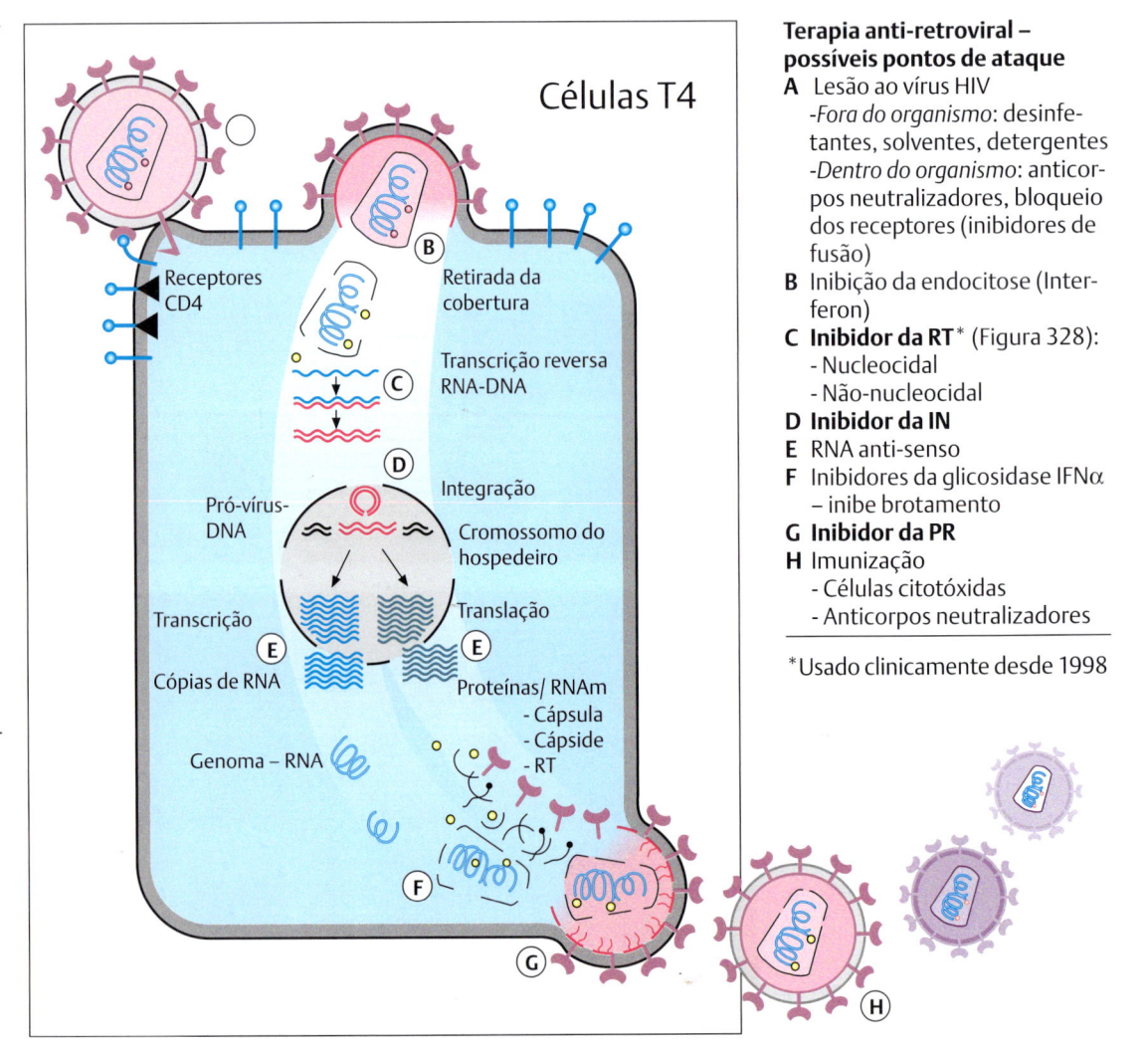

Terapia anti-retroviral – possíveis pontos de ataque
A Lesão ao vírus HIV
 -*Fora do organismo*: desinfetantes, solventes, detergentes
 -*Dentro do organismo*: anticorpos neutralizadores, bloqueio dos receptores (inibidores de fusão)
B Inibição da endocitose (Interferon)
C **Inibidor da RT*** (Figura 328):
 - Nucleocidal
 - Não-nucleocidal
D **Inibidor da IN**
E RNA anti-senso
F Inibidores da glicosidase IFNα – inibe brotamento
G **Inibidor da PR**
H Imunização
 - Células citotóxicas
 - Anticorpos neutralizadores

*Usado clinicamente desde 1998

Tratamento do paciente HIV – aspectos farmacológicos

Medicamentos anti-retrovirais

Os grupos de drogas (Figura 328) que têm a capacidade de reduzir a carga viral no plasma existem há vários anos: especialmente a "terapia tripla", uma combinação de três drogas (hoje até quatro ou mais). Esse esquema de drogas deve ser tomado a longo prazo, pois é extremamente caro, traz muitos efeitos adversos e depende da adesão do paciente. Esse regime de tratamento é chamado "HAART" (*terapia anti-retroviral altamente ativa*). Para pacientes infectados pelo HIV que aderem ao tratamento, esse regime pode aumentar significativamente o tempo de vida pós-infecção.

Vacinas

Vacinas ativas ou passivas com a capacidade de imunizar indivíduos saudáveis ou paralisar a disseminação do HIV permanecem em estágios de pesquisa e não estão prontas para uso. Mas o tempo está passando rapidamente, e somente uma vacina efetiva financeiramente possível terá capacidade de reduzir a pandemia de AIDS no mundo, em especial nos países em desenvolvimento. Até hoje, as vacinas mais promissoras são as genéticas, por exemplo, diretamente injetadas no plasmídeo aderido ao DNA de certos genes do HIV, que gera uma resposta imune potente (Kennedy, 1997; Weinert e Kennedy, 1999).

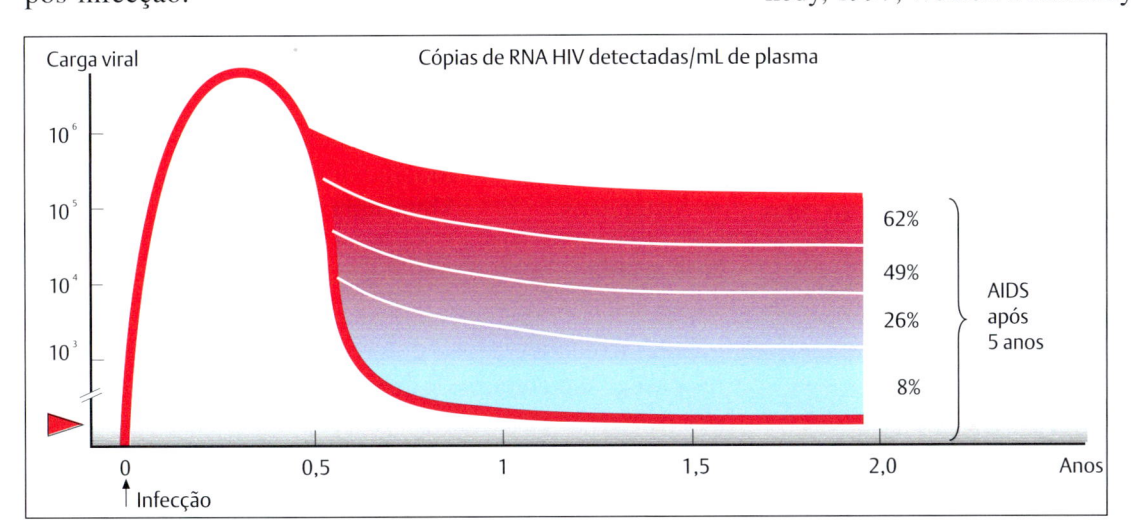

327 Carga viral e média de sobrevivência após 5 anos para pessoas HIV-positivas (Mellors, 1996)

O objetivo da terapia anti-retroviral é a eliminação das partículas de vírus do sangue (isto é, abaixo do nível de detecção, o que está ficando menor, por conta dos métodos precisos de teste).

O sucesso é garantido hoje quando o nível de cópias de RNA vírus é menor que 5.000 por mL de plasma.

RT I	Análogos nucleosídeos	
Videx	Didanosina	**ddI**
Epivir	Lamivudina	**3TC**
Zerit	Estavudina	**d4T**
Hivid	Zalcitabina	**ddC**
Retrovir	Zidovudina	**AZT**
Combivir	AZT + 3TC	
Ziagen	Abacavir	
Sustiva	Efavirenz	

RT I	Análogos não-nucleosídeos
Rescriptor	Delavirdina
Viramune	Nevirapina
Stocrin	Efavirenz

PR I	Inibidores da protease
Crixivam	Indinavir
Viracept	Nelfinavir
Norvir	Ritonavir
Invirase	Saquinavir a (Hartgel)
Fortovase	Saquinavir b (Softgel)
Agenerase	Amprenavir

328 Medicamentos anti-retrovirais

Os agentes mais empregados hoje são os que inibem a enzima viral *transcriptase reversa (RT)* e as *proteases (PR)*. Os inibidores da RT previnem a translação do vírus RNA em DNA que pode ser reconhecido pelas células do hospedeiro. Os inibidores PR previnem a configuração apropriada da estrutura das proteínas virais, que – imediatamente após a transformação das partículas virais imaturas – são absolutamente necessárias para a estrutura definitiva do vírus infeccioso.

A alta taxa de mutação do HIV leva rapidamente a mutantes que são resistentes a um medicamento específico.

Por outro lado, a chamada "terapia variada" tem sido efetiva porque previne o desenvolvimento de resistência; essas terapias, entretanto, são difíceis para os pacientes, uma vez que estes precisam consumir até 20 comprimidos diferentes por dia em intervalos precisos. Além disso, em 1998, a maioria dessas medicações estava associada a efeitos adversos graves.

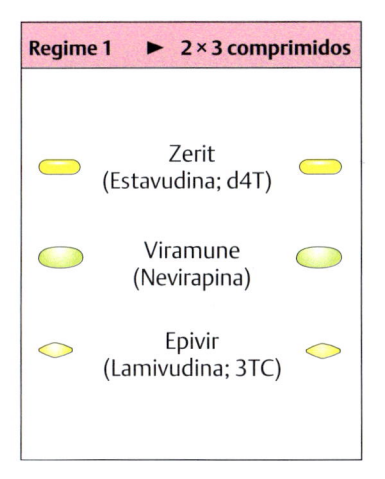

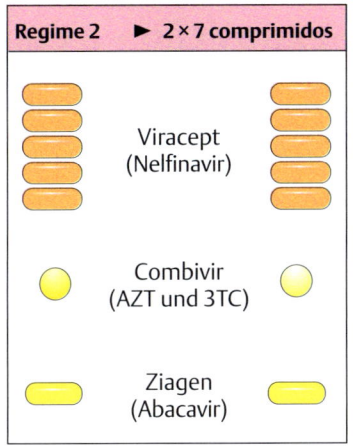

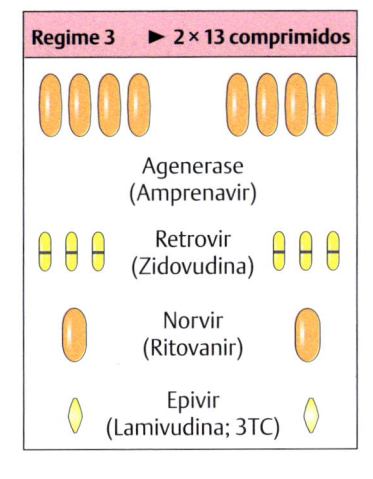

Regime 1 ▶ 2 × 3 comprimidos
- Zerit (Estavudina; d4T)
- Viramune (Nevirapina)
- Epivir (Lamivudina; 3TC)

Regime 2 ▶ 2 × 7 comprimidos
- Viracept (Nelfinavir)
- Combivir (AZT und 3TC)
- Ziagen (Abacavir)

Regime 3 ▶ 2 × 13 comprimidos
- Agenerase (Amprenavir)
- Retrovir (Zidovudina)
- Norvir (Ritovanir)
- Epivir (Lamivudina; 3TC)

HIV – tratamento das infecções oportunistas

Além do combate direto contra a AIDS via politerapia anti-retroviral (ver página anterior), outros medicamentos também devem ser utilizados para combater as infecções sistêmicas oportunistas que acompanham a doença do HIV:

- Infecções bacterianas
- Infecções fúngicas
- Infecções virais
- Infecções parasitárias
- Outras infecções combinadas
- Neoplasias, etc.

Tratamento para infecções oportunistas na cavidade bucal. Terapia para periodontite

O exame bucal/dental sistemático de cada paciente com relação a superfícies mucosas, dentes e periodonto tem recebido maior significado por conta da disseminação da infecção por HIV e suas manifestações bucais. Nem sempre as pessoas infectadas estão cientes da sua infecção, mas algumas tentam esconder essa condição. Assim, o "conceito de higiene" deve ser rigoroso em todo consultório odontológico e aplicado para cada paciente todos os dias. É lei:

Indivíduos "saudáveis" HIV-positivos devem ser tratados rotineiramente em qualquer consultório odontológico.

Se os sintomas bucais da infecção por HIV são observados, eles devem ser discutidos com o médico do paciente e alternativas terapêuticas apropriadas devem ser empregadas. A terapia bucal tópica – em especial tratamento das lesões periodontais (PUN) – permanece nas mãos do dentista.

O tratamento periodontal do paciente HIV-positivo é um procedimento similar àquele para tratamento da periodontite agressiva em indivíduos saudáveis (p. 96). Paralelamente à instrumentação mecânica, a terapia medicamentosa tópica de suporte e, algumas vezes, as drogas sistêmicas devem ser administradas. Se a terapia for utilizada, *não se deve administrar* drogas que são reservadas para o tratamento de infecções clássicas e oportunistas sistêmicas que ameaçam a vida (p. ex., tuberculose).

Deve-se enfatizar que a medicação sistêmica adicional somente aumentará os problemas no paciente infectado por HIV (medicações adicionais, dosagens, seqüência temporal, possíveis eventos adversos adicionais).

Uma particularidade não-saudável em pacientes que já estão imunossuprimidos é a *inevitável recidiva da doença* após cessação da medicação sistêmica. A infecção oportunista somente é suprimida, não eliminada. A cicatrização efetiva raramente ocorre.

Uma descrição completa dos problemas odontológicos dos pacientes com HIV foi realizada por Reichart e Gelderblom (1998).

Os seguintes medicamentos são comprovadamente efetivos para os problemas bucais dos pacientes HIV-positivos (pp. 235, 283, 289):

- Tópicos   CHX (clorexidina)
             Iodo/povidine (betadina)
- Sistêmicos Metronidazol, Ornidazol

Fase aguda

As lesões periodontais em pacientes HIV-positivos são freqüentemente ulceradas e dolorosas. Necroses e grandes dores ósseas são comuns. É quase sempre impossível para esses pacientes realizarem medidas adequadas de higiene bucal. Bochechos com betadina não geram dor (sem álcool!), têm efeitos antibacterianos, são analgésicos e, portanto, permitem instrumentação local sem anestesia. O tecido necrótico deve ser removido. Durante os primeiros dias pós-terapia ativa, a maioria dos pacientes não consegue realizar o controle mecânico de biofilme dental em casa. Assim, bochechos com clorexidina devem ser prescritos.

Fase subaguda, consolidada

O tratamento das bolsas periodontais em um paciente com AIDS não difere da terapia convencional (p. 151). Usar ou não antibioticoterapia deve ser uma discussão com o médico do paciente. A medicação empregada deve ser diferente, dependendo do estágio da doença do HIV, do tipo e da gravidade da periodontite e das drogas já prescritas.

O tratamento de um paciente com periodontie complexa (PUN) é demonstrado e descrito nas páginas 151 a 154.

Prevenção da infecção e prevenção pós-exposição – a equipe odontológica

A equipe odontológica protege a si e aos pacientes aderindo às regulamentações de higiene que são válidas para todos os pacientes (luvas, máscara, proteção ocular, etc.).

Atenção: *o vírus HIV são muito menos infecciosos que o vírus influenza ou da hepatite!*

Se houver suspeita de infecção por HIV (p. ex., perfuração com agulha), o protocolo para *"prevenção pós-exposição"* deve ser seguido: normalmente um regime de 2 a 3 medicamentos (anti-retrovirais) com vários inibidores RT, durante quatro semanas. Se o paciente tem a doença do HIV com alta carga viral ou se ele já está sendo tratado com inibidores RT, normalmente um inibidor de protease adicional é prescrito (Reichart e Gelderblom, 1998).

Os aspectos técnicos de seguro saúde devem ser entendidos.

Tratamento da periodontite associada ao HIV

Procedimento clínico – passo a passo

A periodontite do HIV em geral ocorre como uma periodontite necrosante (PUN). Normalmente ela pode ser tratada com sucesso por meios mecânicos (raspagem e alisamento radicular) combinados com terapia medicamentosa.

Um homem de 32 anos, viciado em drogas, apresentou-se com dor intensa na sua gengiva. Como cuidado de urgência, os tecidos necróticos foram cuidadosamente removidos usando-se curetas universais em uma consulta de duas horas, com irrigação constante com solução de betadina (Figura 333). A betadina (10% de iodo) inativa (oxida) a clorexidina (CHX); logo, ambas não devem ser utilizadas simultaneamente. A segunda consulta incluiu profilaxia e instruções de higiene bucal. O paciente foi orientado a bochechar duas vezes ao dia com uma solução de CHX (0,2%). Um regime sistêmico de sete dias de metronidazol (Flagyl) foi prescrito (1 mg/dia). Enquanto o tratamento na mandíbula teve relativo sucesso, na maxila, entre os dentes 11 e 21, uma grande úlcera se formou com seqüestro ósseo. Os quatro dentes anteriores tiveram de ser extraídos.

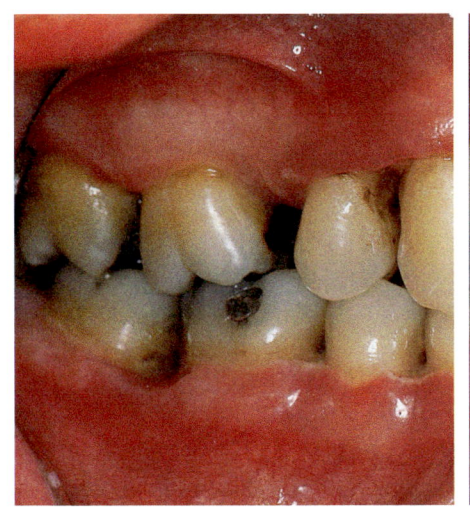

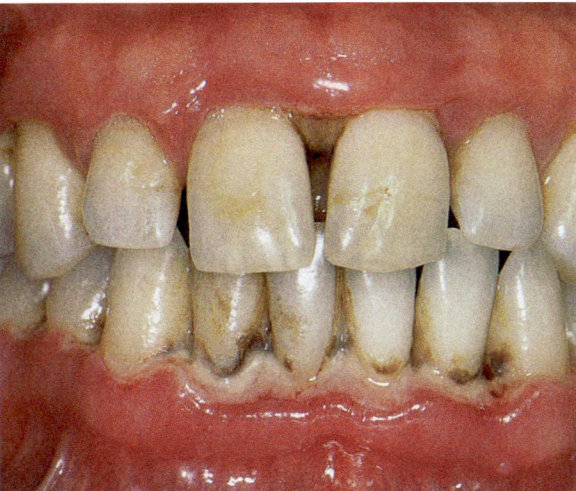

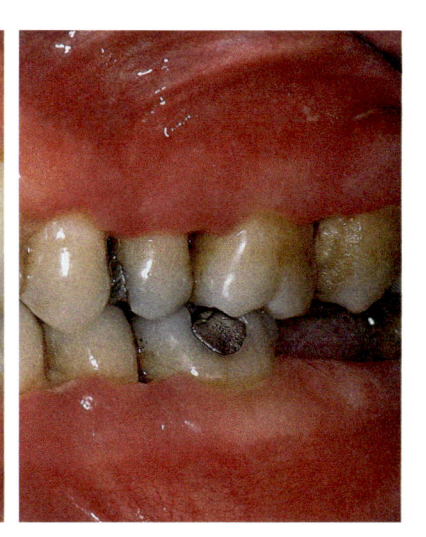

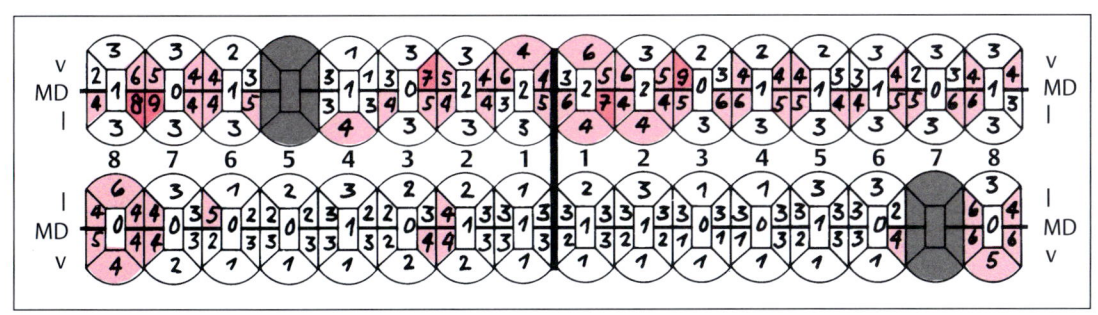

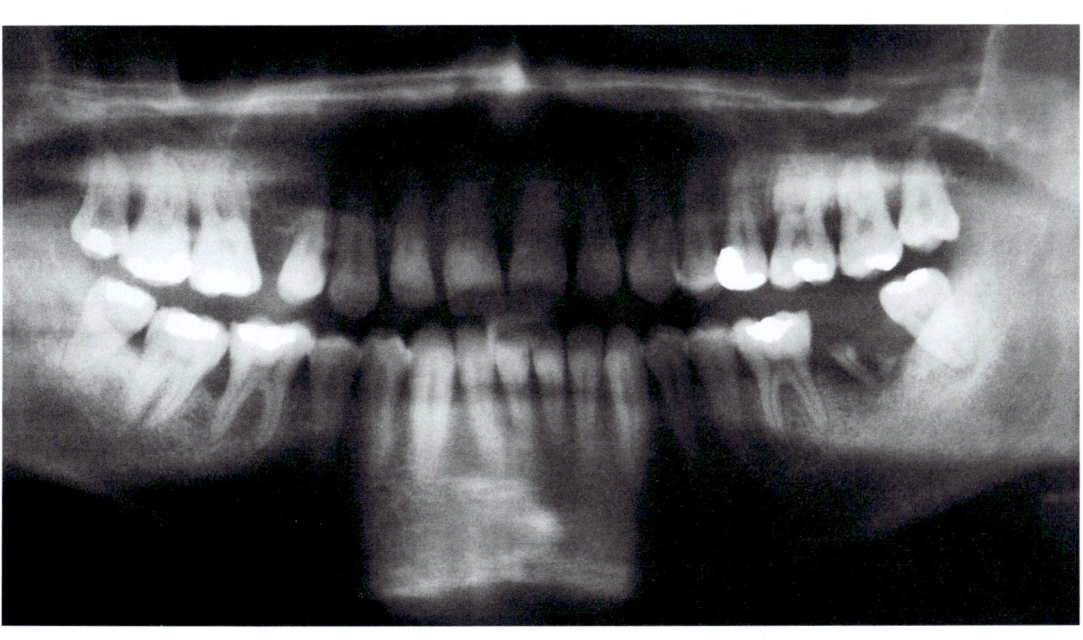

329 Panorama clínico (acima)
Gengivoperiodontite ulcerativa (PUN). Grave faixa de necrose aparente nas regiões de dentes anteriores, caninos e pré-molares inferiores. Nota-se a "arquitetura reversa" em todas as outras áreas, assim como as crateras interdentais.

330 Profundidades de sondagem e mobilidade dentária (quadro)
As bolsas são especialmente pronunciadas nas regiões de dentes anteriores e molares superiores. Os dentes anteriores superiores apresentavam grande mobilidade.

331 Radiografia panorâmica
A perda de inserção é mais pronunciada nas regiões de dentes anteriores e de molares superiores. O dente 15 está faltante, e somente as raízes do 37 permanecem.

Três semanas após o tratamento de urgência, os dentes 18 e 28, assim como os fragmentos radiculares do 37, foram extraídos.

Visão lingual da mandíbula

332 Achados iniciais
Essa visão lingual claramente revela a faixa de necrose extensa nas regiões de dentes anteriores, caninos e pré-molares.

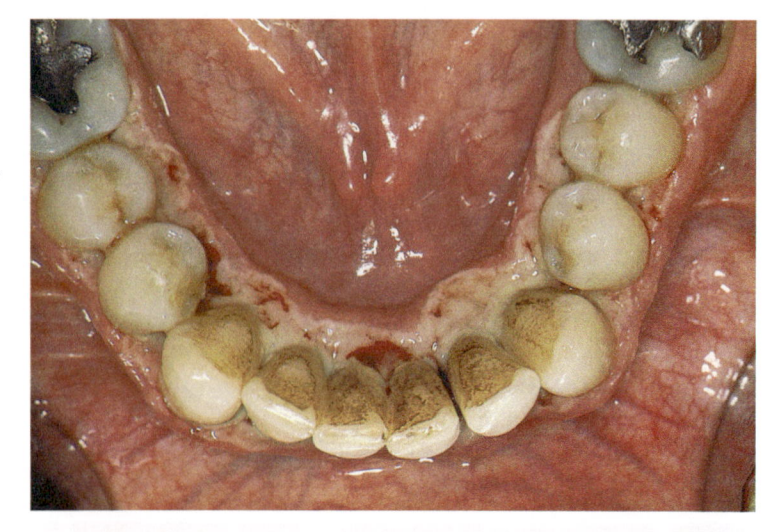

333 Após remoção inicial do tecido necrótico e do cálculo
Essa fotografia foi tirada imediatamente após a remoção do tecido necrótico e do cálculo supragengival. O tratamento cuidadoso do tecido mole foi feito sob contínua irrigação com solução de betadina (10%). Esse agente tem efeitos antimicrobianos, reduz a hemorragia e anestesia superficialmente.

Direita: solução de betadina (10%) e seringa para irrigação.

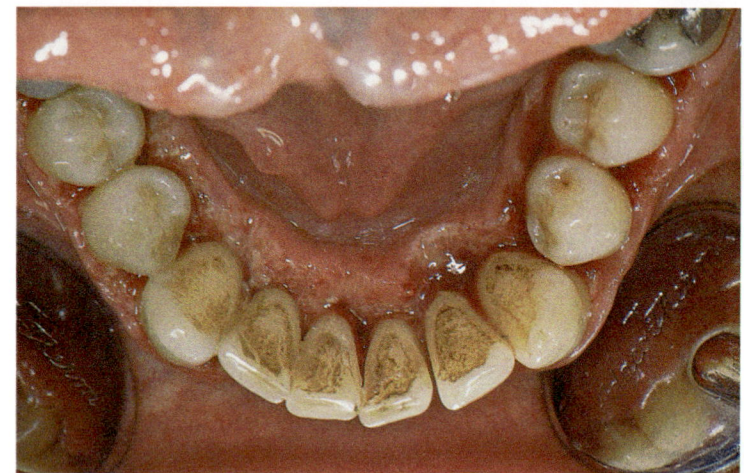

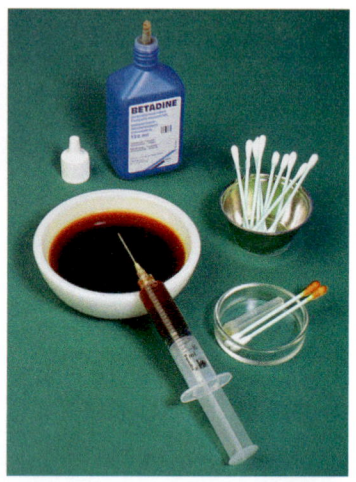

334 Quatro dias após tratamento
A cicatrização tecidual iniciou imediatamente após o tratamento inicial. Quatro dias após, o tecido que estava ulcerado já começou a reepitelizar. O paciente, então, ficou livre de dor.

Direita: ele continuou com bochechos diários com CHX e tomou metronidazol (Flagyl) por mais três dias (total de sete dias). A higiene bucal puramente mecânica foi reinstituída, checada e corrigida.

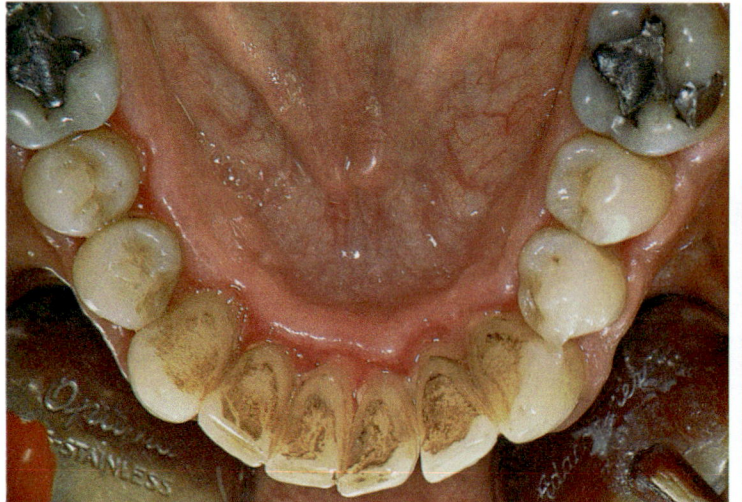

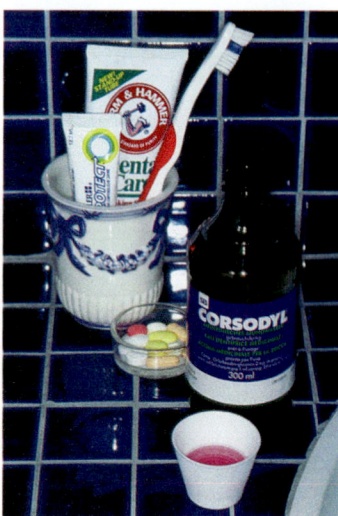

335 Quatro anos depois
Fotografia clínica tirada durante uma consulta de rechamada.

Nesse meio tempo, novas restaurações foram realizadas.

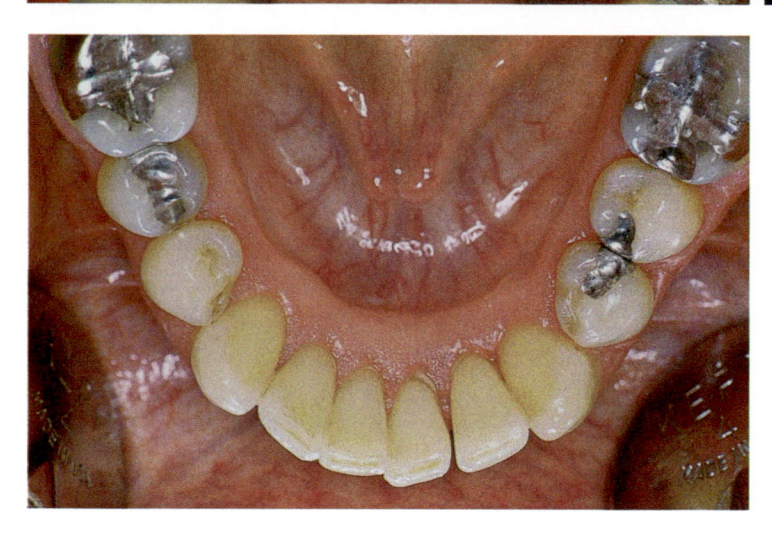

Tratamento da periodontite associada ao HIV

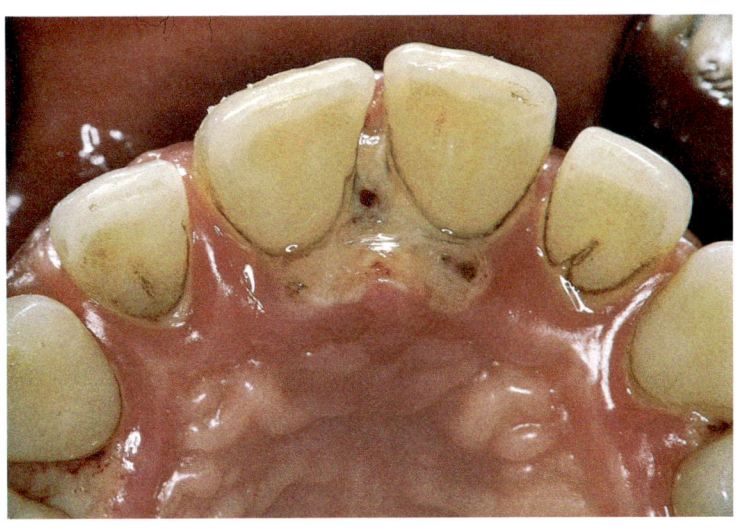

Vista palatina da região anterior superior

336 Situação inicial; mesmo paciente
Ulceração pronunciada na região dos dentes 11 e 21; ambos estavam bastante móveis. Ulceração expansiva como essa poderia ser causada por citomegalovírus. Elas somente podem ser tratadas com sucesso em combinação com uma abordagem antiviral (herpes) sistêmica. Quando esse caso foi primeiramente visto (1990), tal abordagem não estava disponível.

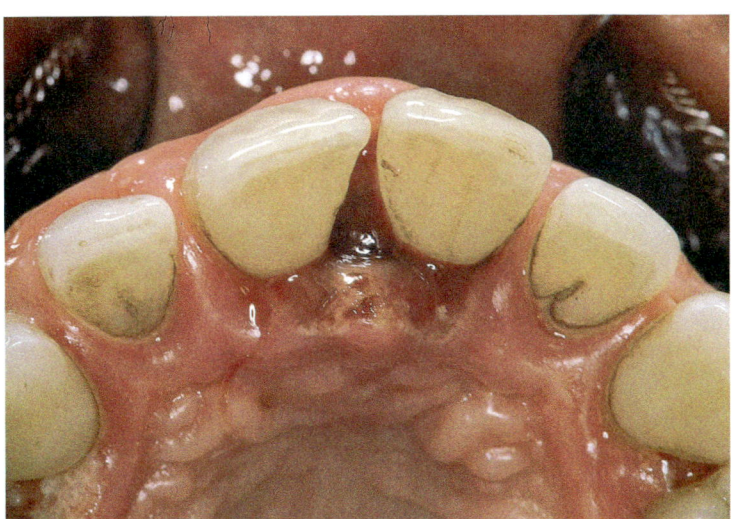

337 Após debridamento de tecido mole
A vista clínica mostra com clareza que o tecido necrótico foi mecanicamente removido. Uma cratera profunda permanece nos incisivos. O tecido conjuntivo subepitelial está aparente em uma grande área.

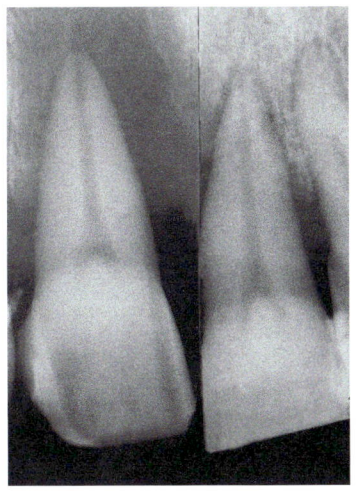

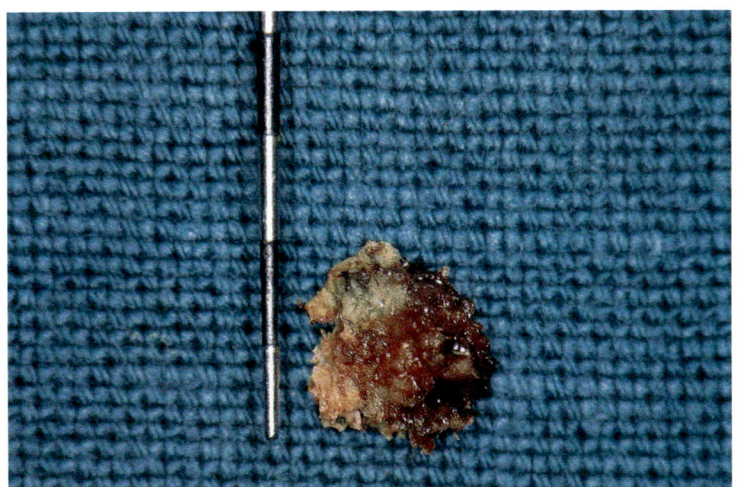

338 Seqüestro ósseo
Um seqüestro ósseo com diâmetro de cerca de 6 mm foi removido entre os dentes 11 e 21.

Esquerda: radiografia periapical tirada cinco meses após a terapia inicial, logo após a remoção do seqüestro ósseo. A radiolucidez nesse filme é consideravelmente maior que o tamanho do seqüestro em si.

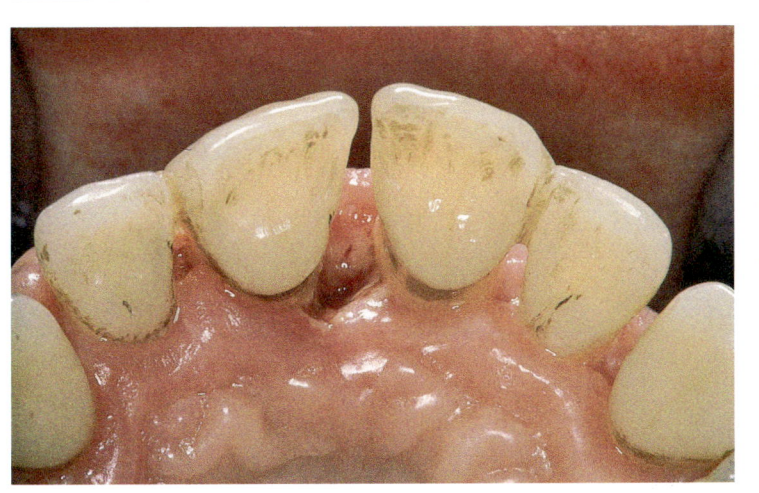

339 Vista palatina anterior superior antes da remoção do seqüestro
Cratera interdental profunda com retração gengival. O dente 11 apresentou mobilidade grau 4, o dente 21, grau 3. O plano de tratamento incluiu exodontia de todos os quatro dentes anteriores.

A ulceração expansiva primária, a formação do seqüestro e o defeito amplo remanescente poderiam ser atribuídos a infecção com citomegalovírus.

Restauração protética da maxila

340 Prótese parcial removível
Imediatamente após a exodontia dos dentes anteriores, uma prótese removível provisória de resina acrílica foi colocada. Ela foi substituída oito meses após por uma prótese parcial removível definitiva (cromo-cobalto)

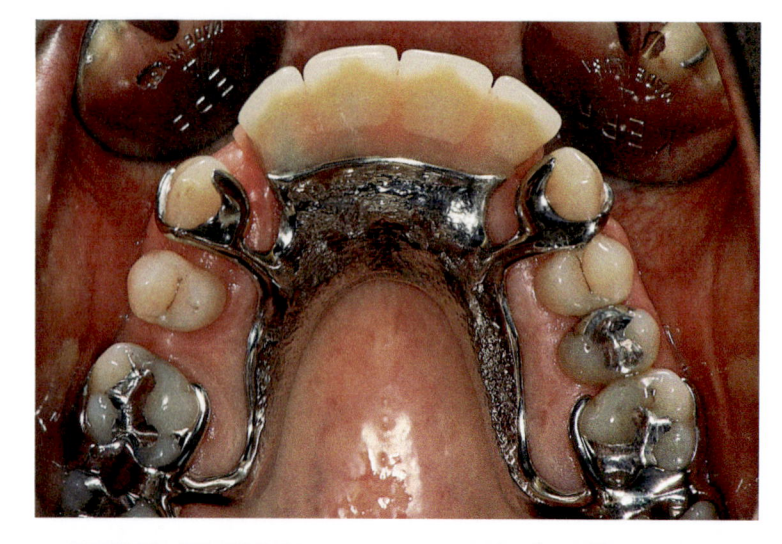

341 Irritação da mucosa pela prótese
O eritema na mucosa abaixo da prótese ficou mais grave ao longo do tempo. Testes de alergia e toxicológicos mostraram-se *negativos*. Provavelmente a irritação mecânica e microbiana a causa dessa inflamação grave e localizada em um paciente com capacidade de resposta imune reduzida.

Direita: ponte fixa (titânio-acrílico). A ponte foi confeccionada para facilitar o controle de biofilme dental.

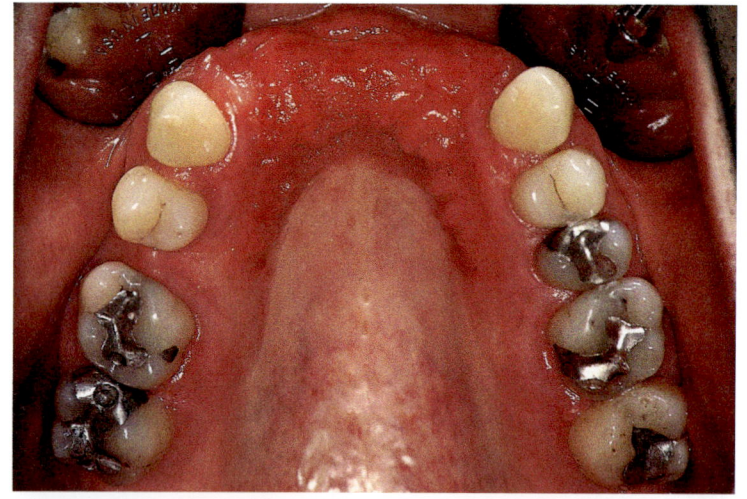

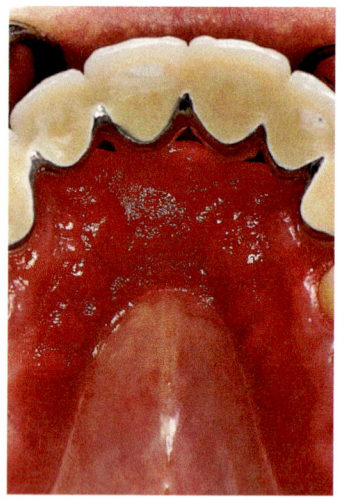

Sete anos após final do tratamento

342 Ponte superior
O eritema da mucosa desapareceu completamente meses após a colocação da ponte fixa. Esse tipo de ponte anterior não apresentou complicações.

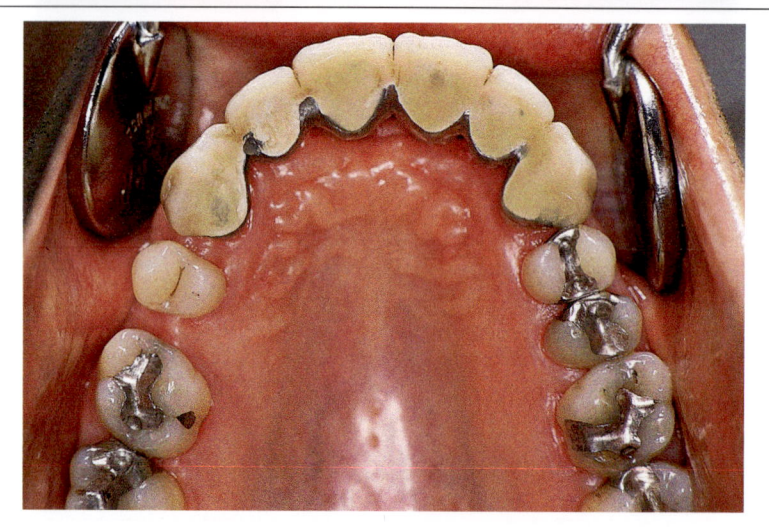

343 Mandíbula
Com "cerca de" 4 a 6 meses de intervalos de rechamadas, o autocuidado do paciente é de qualidade variável. Desde que começou seu tratamento odontológico, ele também era medicado com metadona; essa droga leva à diminuição do fluxo salivar, e, apesar da aplicação regular de flúor, novas cáries apareceram. Quando essa fotografia foi feita, o paciente estava em "terapia tripla" com medicamentos anti-retrovirais por dois anos (p. 149).

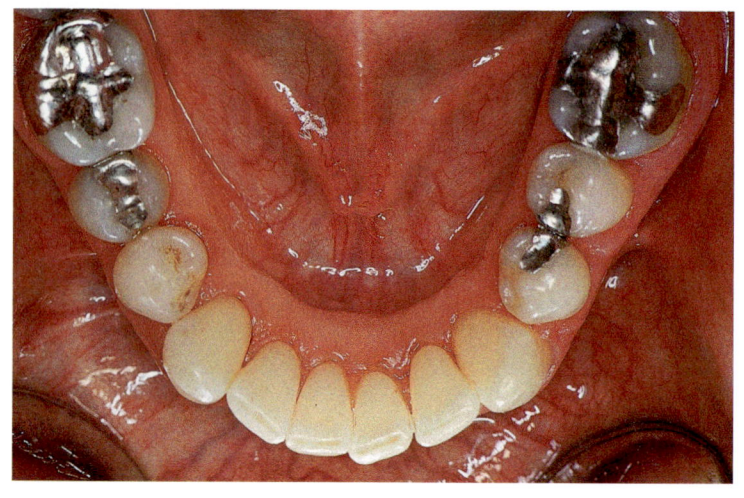

Recessão gengival

Tipo VIII B 1

A recessão da margem gengival (classificada como tipo VIII B 1) pode resultar de várias etiologias, e pode ocorrer em várias manifestações clínicas, incluindo formas combinadas:

- A *recessão "clássica"* ocorre na ausência de infecção, é livre de inflamação e em geral é localizada nas faces vestibulares. É o tipo mais comum de recessão gengival, normalmente sem perda da papila interdental (Figuras 349 a 350).
- A recessão vinculada a *periodontite não-tratada* (na maioria, as formas crônicas) progride lentamente, com freqüência por muitos anos, e envolve a gengiva marginal e a papila (Figura 358).
- A perda da gengiva marginal e papilar freqüentemente ocorre após a *terapia periodontal*, em especial quando métodos ressectivos são utilizados (Figura 359).
- A recessão é uma manifestação da involução pela idade com retração/recessão da gengiva marginal e geralmente também da gengiva interdental (Figura 360).

Recessão "clássica"

A recessão clássica é responsável por 5 a 10% de toda a perda de inserção periodontal. O termo recessão é definido como uma condição clínica *livre de inflamação* caracterizada por migração apical freqüentemente da gengiva vestibular. Apesar da recessão da margem gengival, as papilas interdentais em geral preenchem os espaços interproximais em pacientes jovens. A recessão costuma ser localizada em um ou vários dentes; a forma generalizada, por sua vez, é rara. Dentes com recessão gengival clássica não apresentam *mobilidade* excessiva. As estruturas periodontais de suporte geralmente apresentam excelente qualidade. Os dentes nunca são perdidos por somente recessão gengival clássica! Se a higiene bucal do paciente é inadequada, inflamação secundária e eventualmente formação de bolsa (periodontite) podem acontecer.

Etiologia: um fator primário é puramente a morfologia e a anatomia da situação. A porção vestibular do osso sobre a raiz com freqüência é fina. Em geral, a superfície vestibular não apresenta tábua óssea vestibular (*deiscência*) ou apresenta *fenestrações* nas lamelas ósseas finas. Dentes anteriores e pré-molares são os mais afetados.

A recessão inicia como conseqüência da situação anatômica/morfológica e dos seguintes fatores etiológicos:

- Escovação traumática, imprópria, por exemplo, com movimentos horizontais e força excessiva (Mierau e Fiebig 1986, 1987)
- Inflamação crônica leve, que mal pode ser vista clinicamente (Wennström e cols., 1987a)
- Inserção de freios, especialmente quando as fibras do freio se inserem próximo à margem gengival
- Tratamento ortodôntico (vestibularização; expansão de arco; Foushee e cols., 1985; Wennström e cols., 1987 a)
- Raspagem periodontal excessiva (cuidado nas reconsultas!)
- Os distúrbios funcionais (p. ex., bruxismo) como causa de recessão continuam sendo uma discussão acalorada.

Recessão "clássica" é ilustrada nas próximas páginas graficamente, em crânios secos, e clinicamente.

Radiograficamente, recessão gengival pura localizada na face vestibular dos dentes não pode ser diagnosticada.

Terapia: com higiene bucal adequada, a recessão pode ser contida. Uma técnica de escovação não-traumática, com escova manual macia ou um dispositivo sônico, é recomendada.

Tipos graves de recessão podem necessitar de cirurgia mucogengival.

Fenestração e deiscência do osso alveolar

Em um periodonto saudável, a margem vestibular da crista alveolar localiza-se 2 mm apicalmente à margem gengival, que fica próxima da junção cemento-esmalte. O aspecto vestibular do osso alveolar que recobre a raiz é geralmente muito fino. Como se observa em uma cirurgia a retalho ou em um crânio seco, a porção coronal da raiz freqüentemente não é recoberta por osso (*deiscência*) ou existe uma *fenestração* da tábua óssea vestibular. Em direção ao ápice, a tábua óssea vestibular vai ficando mais espessa, e o osso trabecular preenche o intervalo entre a cortical vestibular e a tábua cribiforme. Nessas áreas mais espessas, a recessão pára espontaneamente.

Em indivíduos *idosos*, em especial aqueles que realizaram higiene interdental excessiva por muitos anos, a recessão dos tecidos vestibulares pode aparecer combinada com perda óssea horizontal na área proximal. Nesses casos, as papilas interdentais também apresentam recessão; entretanto, não se observam *verdadeiras* bolsas periodontais.

344 Periodonto normal e várias manifestações de recessão visualizadas no corte vestibular
Recessão (azul), epitélio juncional (**EJ**) e profundidade de sondagem mínima (vermelho). A linha mucogengival (setas) e a junção cemento-esmalte estão indicadas.

A Gengiva e osso normais
B Recessão simultânea de osso e gengiva, fenestração
C Deiscência óssea mais pronunciada que a recessão gengival
D Recessão com fomação de festões de McCall (Figura 350)

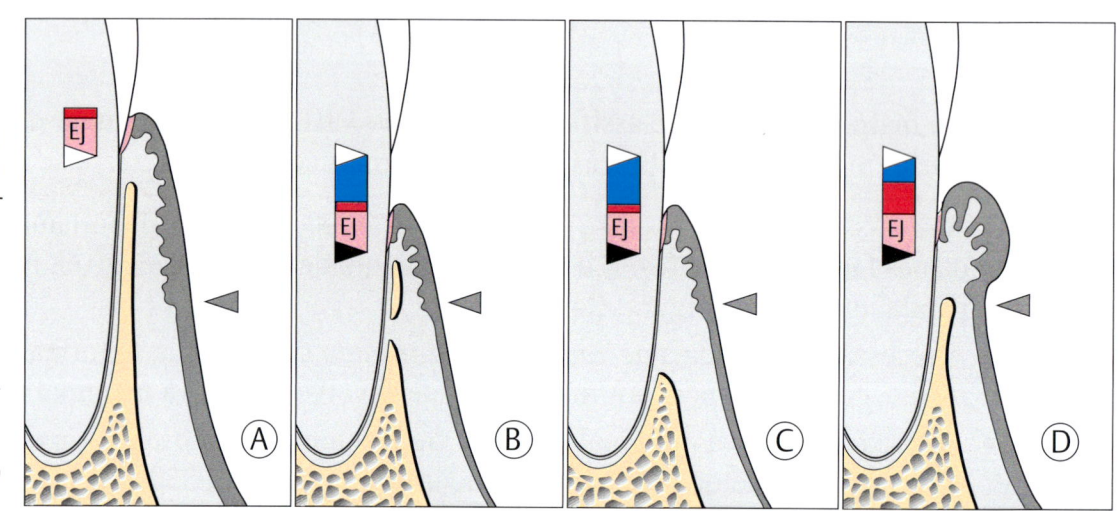

Observações em crânio seco

345 Fenestração (esquerda)
Adjacente à fenestração no dente 14 (círculo), deiscências e perda óssea horizontal nas áreas interdentais.

346 Deiscência (direita)
Uma deiscência pronunciada que se estende quase até o ápice é observada na vestibular do dente 13. Os outros dentes apresentam deiscências de menor gravidade. Perda óssea interdental generalizada também é observada (direita).

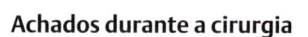

Achados durante a cirurgia

347 Fenestrações múltiplas
Durante uma cirurgia de Edlan, amplas fenestrações nos dentes 16, 15, 13 e 12 ficaram visíveis após rebatimento do retalho (esquerda).

348 Deiscência no dente 13
Durante uma extensão cirúrgica para enxerto livre, uma deiscência óssea não esperada foi encontrada, a qual não havia sido detectada na sondagem. A deiscência era maior do que a recessão gengival original (direita).

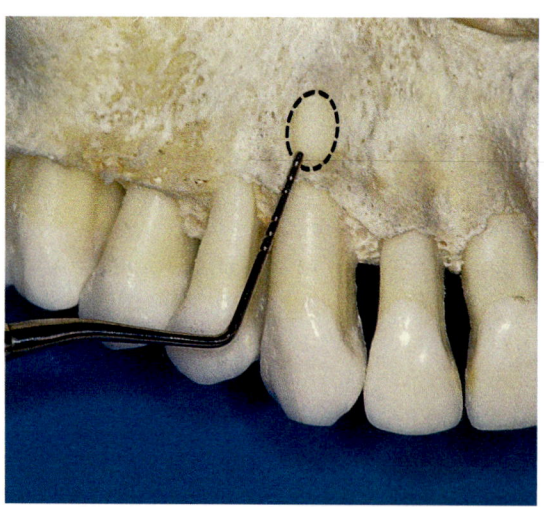

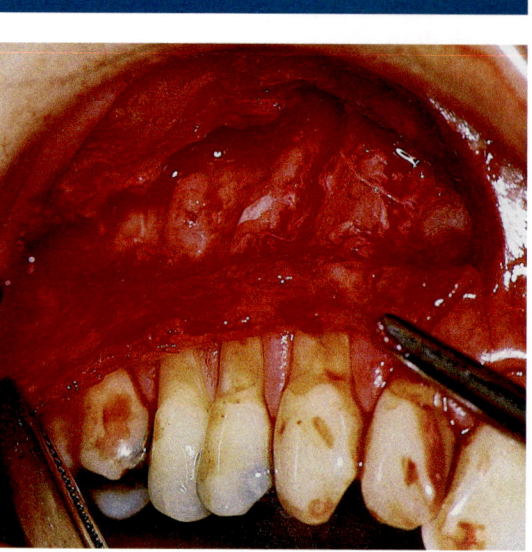

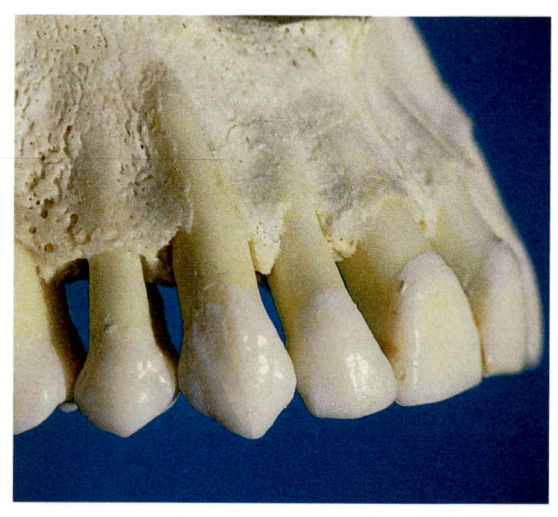

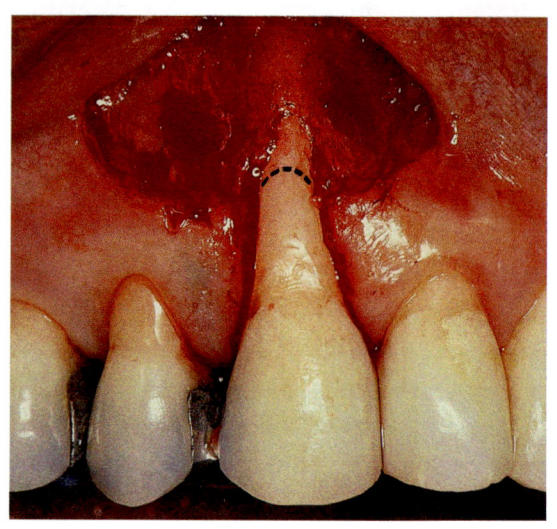

Sintomas clínicos

- Recessão gengival (de toda a margem gengival)
- Fissura de Stillman
- Festão de McCall

As manifestações clínicas da recessão são numerosas. A recessão gengival geralmente inicia com uma migração apical gradual de todo o *aspecto vestibular* da gengiva, deixando aparecer a junção cemento-esmalte. Com menos freqüência, o primeiro sinal de recessão é a formação relativamente rápida de um pequeno sulco na gengiva, chamado *fissura de Stillman*, que pode se expandir e formar uma recessão gengival pronunciada. Como conseqüência da recessão, a gengiva inserida remanescente fica espessada e enrolada, uma resposta não-inflamatória fibrótica conhecida como *festão de McCall* (Figura 350).

Se a recessão progredir até a linha mucogengival, a inflamação secundária da gengiva freqüentemente ocorre (Figura 351).

A recessão gengival pode levar a problemas estéticos no segmento anterior superior. Uma vez que as superfícies radiculares ficam expostas, a sensibilidade cervical também pode constituir um problema. A recessão gengival é observada com freqüência nos dentes que apresentam defeitos em forma de cunha na área cervical (p. 164).

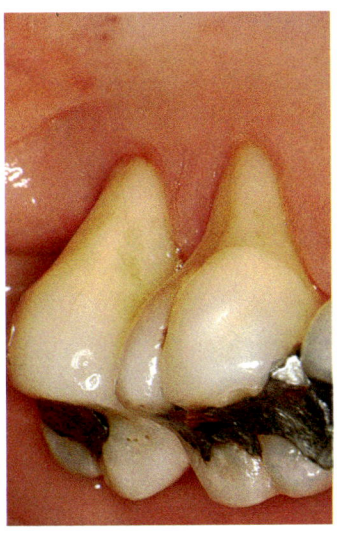

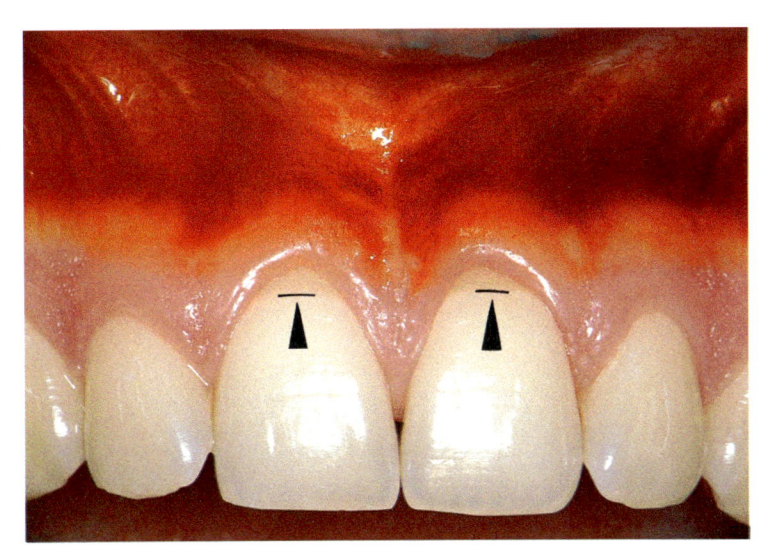

349 Recessão inicial
Exposição precoce da junção cemento-esmalte (setas) devido a recessão da margem gengival. A mucosa bucal móvel foi corada com solução de iodo de Schiller (ver Figura 363).

Recessão palatina (esquerda)
A recessão gengival nas superfícies linguais ou palatinas é consideravelmente menos comum do que nas superfícies vestibulares (morfologia).

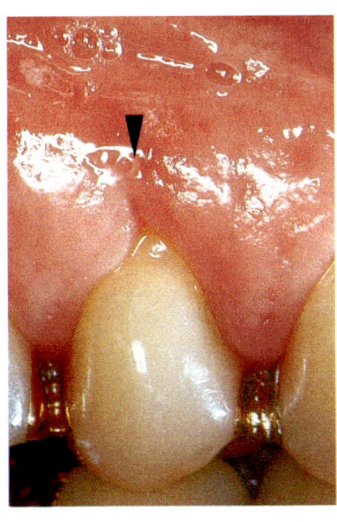

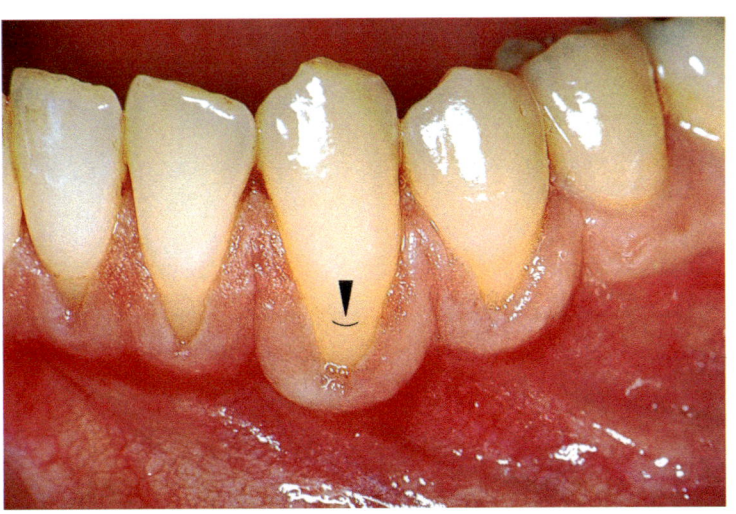

350 Festões de McCall
em um espessamento fibroso tipo colar (seta). Isso pode ser uma resposta tecidual para prevenir continuidade da recessão além da linha mucogengival.

Fissura de Stillman (esquerda)
Defeito tipo fissura de etiologia traumática. Tais fissuras podem se espalhar lateralmente, criando uma área de recessão gengival. A superfície radicular exposta pode ficar extremamente sensível. Essas fissuras com freqüência são recobertas por biofilme dental.

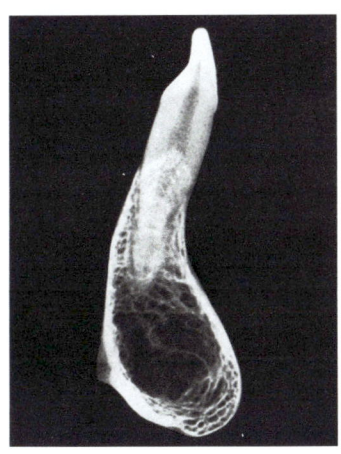

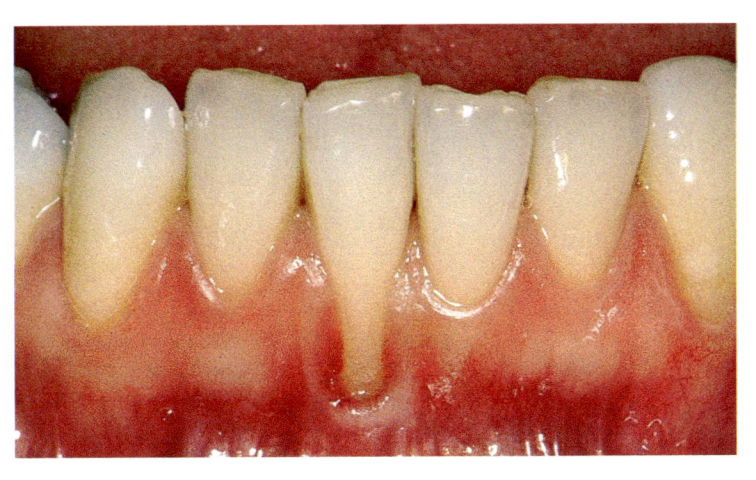

351 Recessão localizada grave
A raiz desse dente foi desnudada até a linha mucogengival. A margem gengival está secundariamente inflamada. Após terapia inicial, foi indicada cirurgia mucogengival para recobrimento da raiz (classe II de Miller; p. 163).

Deiscência do processo alveolar (esquerda)
Corte vestibular de um dente anterior, visto na radiografia. Pouco osso circunda o dente por vestibular e lingual.

Recessão – localizada

Um homem de 26 anos apresentou-se à clínica queixando-se, principalmente, de recessões nos caninos superiores. A sua higiene bucal era impecável; ele dizia escovar seus dentes quatro vezes ao dia. Nenhum dentista ou técnico em higiene dental havia observado ou corrigido sua técnica de escovação.

Achados:
 IPP: 10%   ISP: 0,8
 A figura 353 demonstra as profundidades de sondagem, a mobilidade dentária e as áreas de recessão.

Diagnóstico: recessão gengival vestibular pronunciada nos caninos. Recessão gengival generalizada inicial.
Terapia: instrução de higiene bucal, enfatizando uma técnica suave. Modelos de estudo são uma forma de medir a progressão da recessão gengival. Se a situação estética é de grande preocupação, pode-se considerar a intervenção cirúrgica para recobrir a recessão, por exemplo, com um enxerto de tecido conjuntivo (CTG) no dente 23.
Rechamada: a cada seis meses ou mais.
Prognóstico: bom.

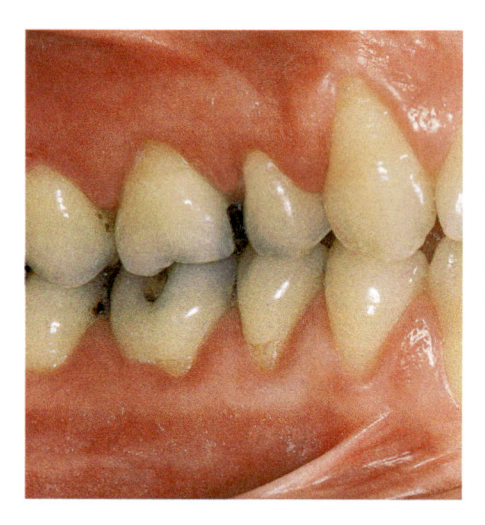

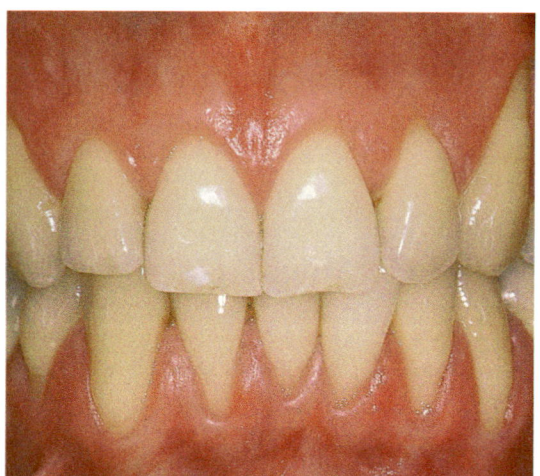

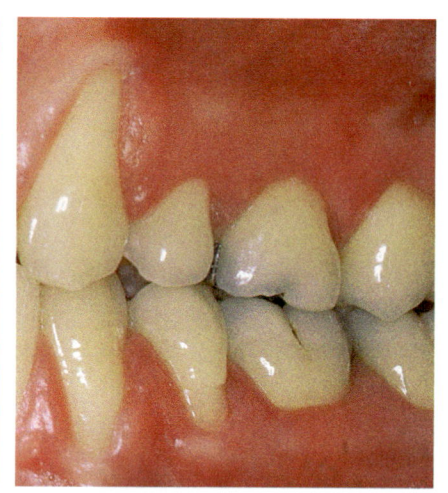

352 Panorama clínico (acima)
As recessões gengivais são de gravidade variável, com áreas pronunciadas nos caninos. As papilas ainda preenchem os espaços interdentais. Nos segmentos molares, leve inflamação gengival é observada. O dente 35 apresenta um defeito em forma de cunha.

353 Profundidades de sondagem, recessão (Re), mobilidade dentária (MD; direita)
A recessão clássica não é associada com bolsas profundas ou com mobilidade dentária.

354 Exame radiográfico
Deiscências ósseas vestibulares não são visíveis na radiografia (ver fotografia dos caninos). A recessão não pode ser diagnosticada usando-se somente radiografias. Em pacientes jovens, não se observa perda da altura óssea proximal.

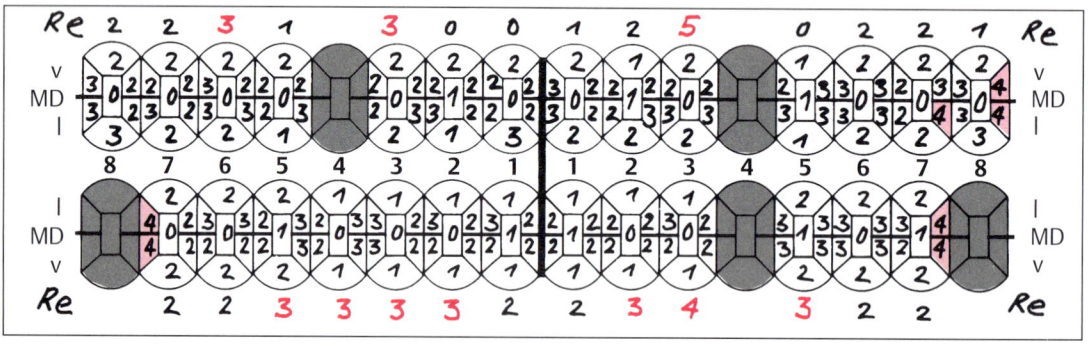

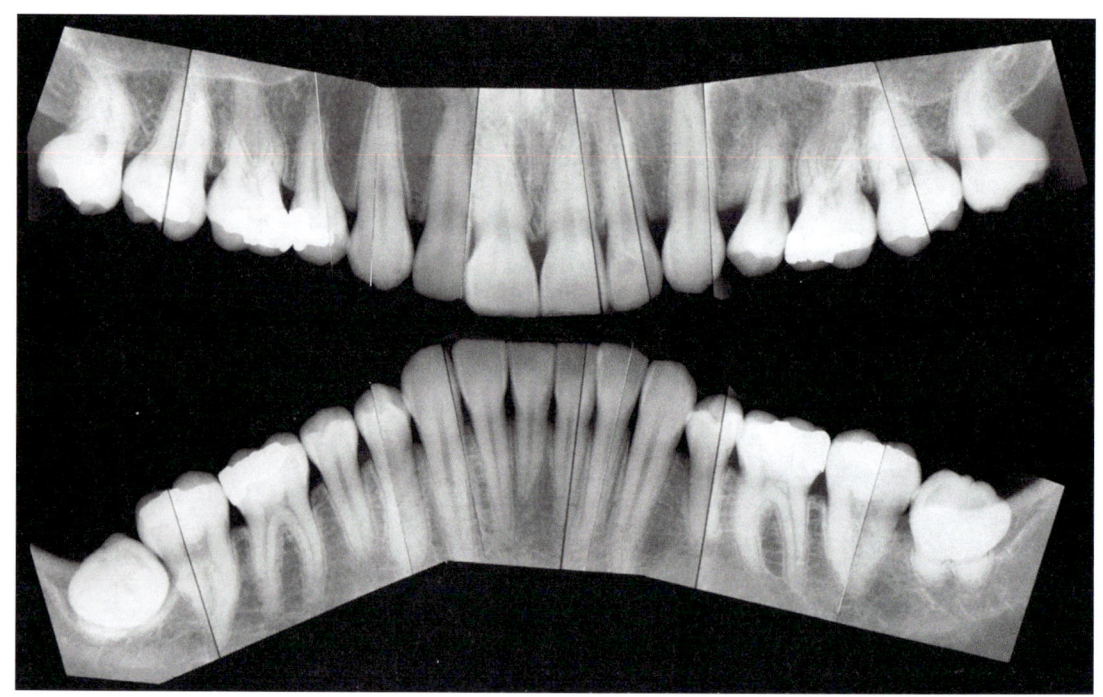

Recessão – generalizada

Essa mulher de 43 anos estava preocupada, pois os seus dentes pareciam estar aumentando de tamanho. Defeitos em forma de cunha estavam evidentes em todos os caninos e pré-molares; a paciente apresentava sensibilidade cervical nessas áreas de vez em quando. Ela expressava o desejo de ter sua "condição gengival" tratada, se possível.

Achados:
 IPP: 20%   ISP: 1,0
 Profundidades de sondagem, recessão, mobilidade dentária: ver Figura 356.

Diagnóstico: recessão vestibular avançada generalizada. Leve perda de estruturas periodontais de suporte nas áreas proximais, mas sem formação de bolsa significativa.
Terapia: alterar a técnica de cuidado caseiro; confeccionar modelos de estudo; monitorar em intervalos regulares de 3 a 6 meses. Se a recessão progredir, cirurgia mucogengival para conter ou recobrir as recessões.
Rechamada: a cada seis meses ou mais, comparando medidas nos modelos de estudo seqüenciais.
Prognóstico: bom, se a inflamação secundária for evitada e a higiene bucal apropriada for realizada.

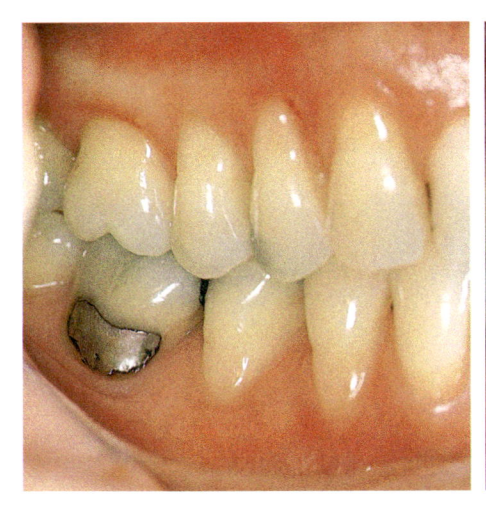

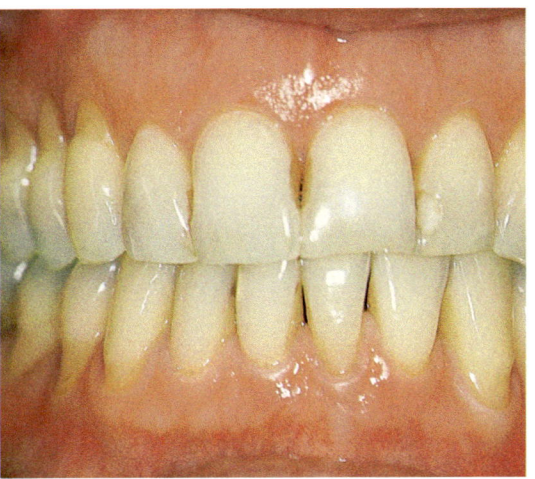

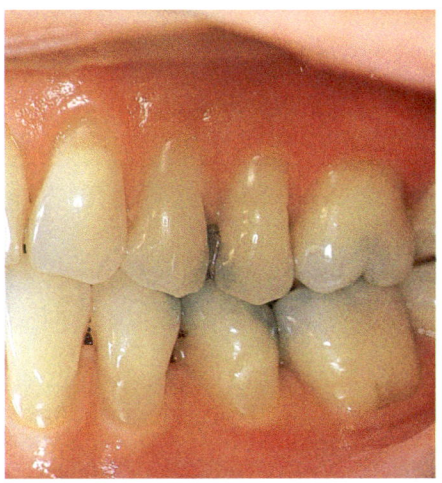

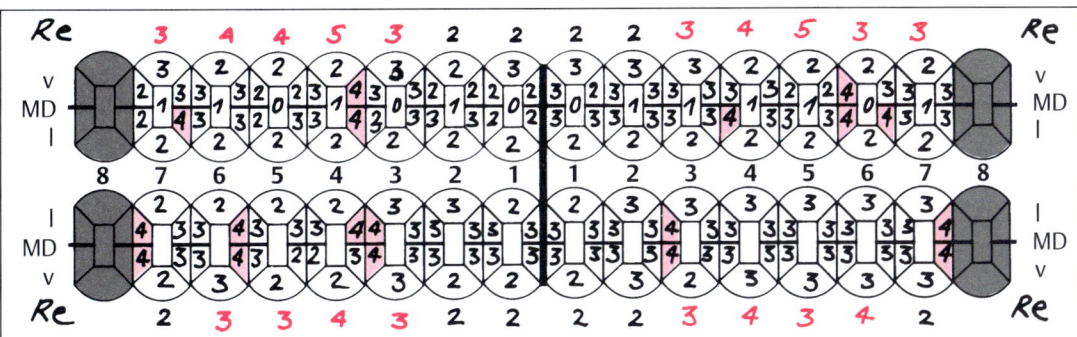

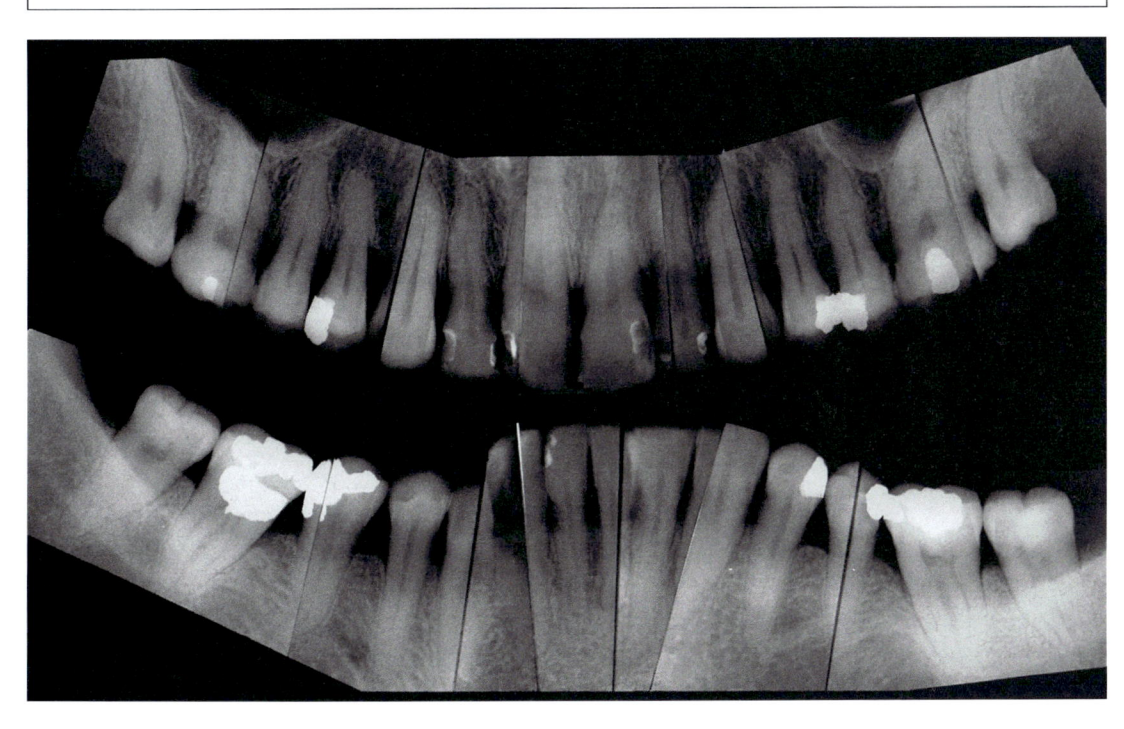

355 Panorama clínico (acima)
Observa-se recessão gengival generalizada nessa mulher de meia idade. As papilas interdentais também apresentam leve recessão. Os espaços interdentais começaram a "abrir".

356 Profundidades de sondagem, recessão vestibular (Re), mobilidade dentária (MD; esquema, esquerda)
Na área de pré-molares inferiores, a gengiva inserida vestibular está quase ausente devido à recessão gengival. Nessa área, a perda de inserção continuou lentamente, apesar da técnica de escovação da paciente.

357 Exame radiográfico
Redução horizontal, generalizada, leve do septo interdentário. A perda óssea mais avançada nas superfícies vestibulares não é visível radiograficamente.

Situações clínicas que lembram recessão

Além da recessão gengival clássica, existem outras formas de perda de inserção clinicamente observáveis:

- *Encolhimento (recessão) da gengiva como conseqüência de periodontite não-tratada.*
  ◦ Sintoma de periodontite (p. 105).
- *Condição encontrada após terapia periodontal*: "dentes longos", espaços interdentais abertos e sensibilidade cervical são conseqüências desconfortáveis do tratamento da doença periodontal avançada.
- *Recessão de todo o periodonto nos idosos*: essa condição não é a regra. Pode ser causada por inflamação crônica e encolhimento; pode ser exacerbada por técnica de escovação imprópria ou outra irritação iatrogênica.
  ◦ *Recessão clássica com periodontite secundariamente superposta*: essa combinação raramente ocorre, porque pacientes que praticam higiene bucal apropriada com freqüência não apresentam acúmulo de biofilme dental ou inflamação.

358 Recessão (encolhimento) em um caso de periodontite não-tratada
Essa mulher de 32 anos com periodontite apresentava bolsas de 5 a 6 mm nas áreas proximais. Além disso, ela apresentava recessão de 4 a 5 mm; logo, a medida real de perda de inserção era de 9 a 11 mm. Esse grau incomum de recessão gengival parece ter sido piorado por técnica de escovação imprópria (note os defeitos em forma de cunha).

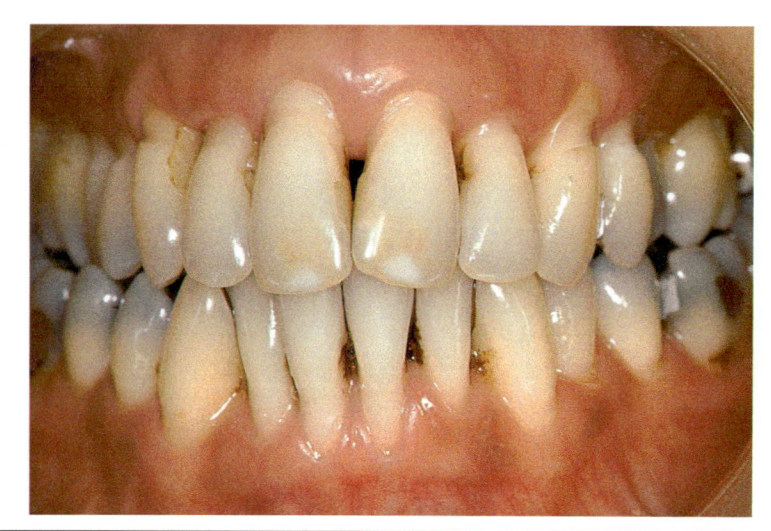

Manifestações clínicas similares
– em várias idades
– com etiologias variadas

32 anos
Periodontite

359 Aparência clínica após terapia periodontal
Nessa mulher de 36 anos com periodontite avançada (bolsas de 9 mm), as conseqüências estéticas da intervenção cirúrgica radical (principalmente ressectivas) foram graves. Embora a "redução de bolsa" tenha atingido sucesso, o resultado estético foi consideravelmente pouco favorável.

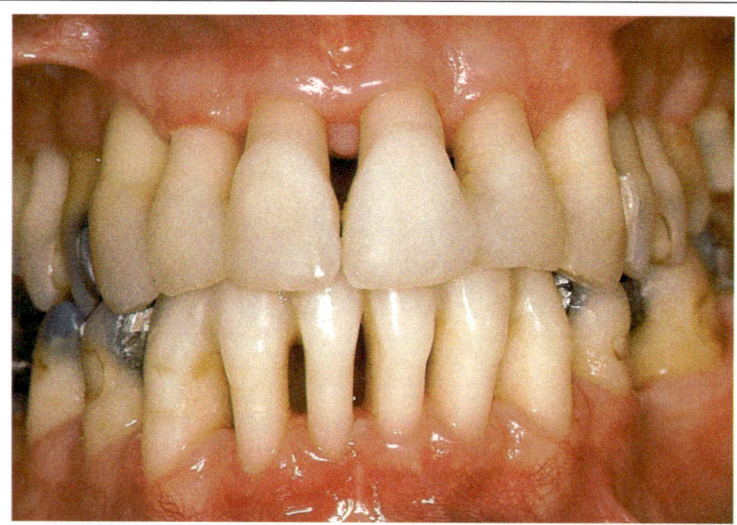

36 anos
Terapia

360 "Encolhimento" gengival em um homem idoso
Esse homem de 81 anos não apresentava bolsas periodontais. Durante a sua vida, o dentista somente realizou tratamento restaurador. O paciente cuidou do "tratamento periodontal" sozinho, por meio de escovação vigorosa e uma dieta rígida (note os defeitos em forma de cunha e a abrasão).

Cortesia de *G. Cimasoni*

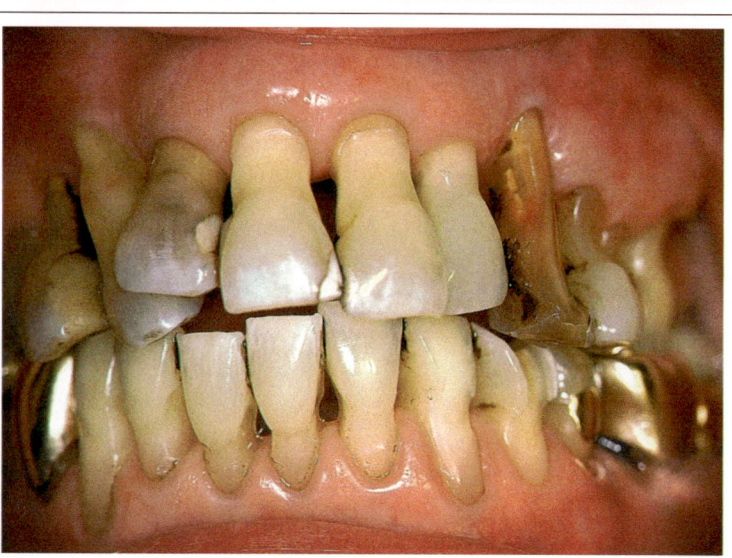

81 anos
Idade

Recessão – diagnóstico

Para muitos pacientes, a recessão gengival é a primeira razão para procurar atendimento odontológico. Esses pacientes ficam perturbados em função da estética afetada pela recessão gengival, confundem recessão com periodontite e têm medo de perder dentes.

O dentista e o paciente podem prontamente reconhecer a recessão gengival. Entretanto, em especial para o plano de tratamento, a coleta de dados precisa deve ser feita, por exemplo, usando-se métodos de medição exatos. O dentista deve esclarecer se a recessão é "clássica" e sem inflamação ou formação de bolsa ou se o sintoma é de periodontite não-tratada (encolhimento) ou o resultado de terapia periodontal (procedimentos cirúrgicos radicais). A largura da gengiva inserida remanescente é de menor importância, mas se ela está completamente ausente e se a mucosa móvel (freios labial ou vestibulares) estende-se diretamente sobre a área da recessão, o resultado pode ser uma progressão incontrolável desta.

Sondagem do sulco, uso do "teste do rolo" com a sonda ou o dedo e coloração da mucosa são exames que podem ser realizados para definir se as complicações são ou não resultado da recessão.

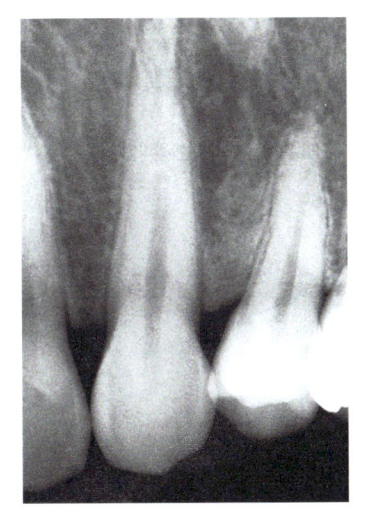

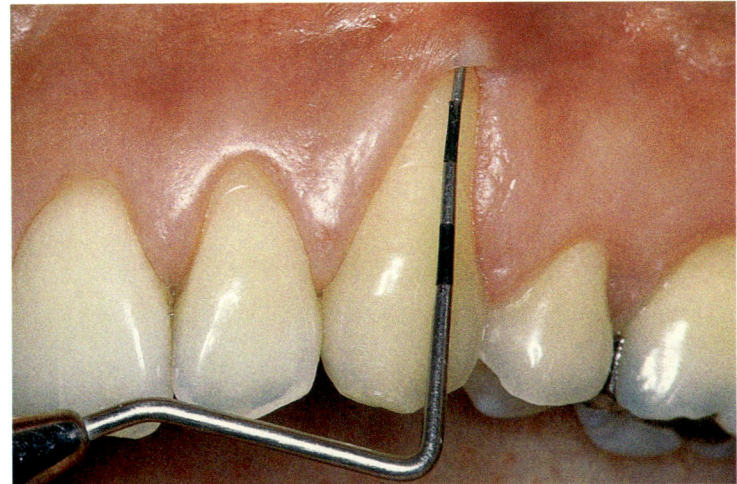

361 Perda de inserção devida à recessão – lesão por escovação
Nesse caso, a recessão gengival vestibular da junção cemento-esmalte até a margem gengival é de 5 mm. Parecia que não havia gengiva inserida. Além disso, o típico festão de McCall não era aparente, o que geralmente seria entendido como resposta reparadora à mínima largura de gengiva.

Esquerda: a radiografia não permite o diagnóstico da perda óssea vestibular.

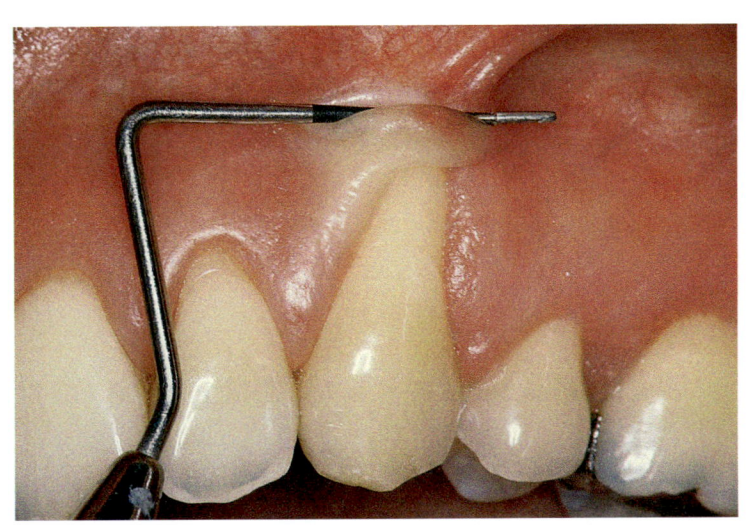

362 "Teste do rolo"
Usando o dedo ou uma sonda periodontal, a mucosa móvel é deslocada em direção à recessão. Isso permite verificar se a gengiva inserida gera resistência ao teste do rolo.

No caso demonstrado aqui, a área móvel da mucosa se estende até a margem gengival.

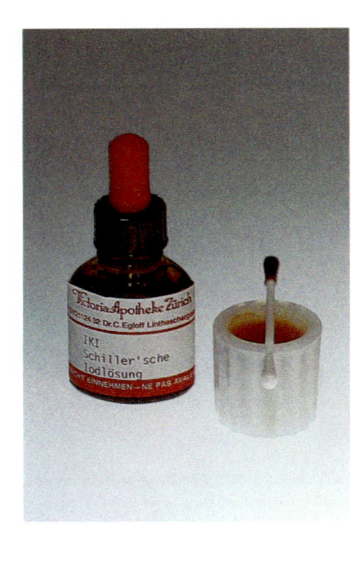

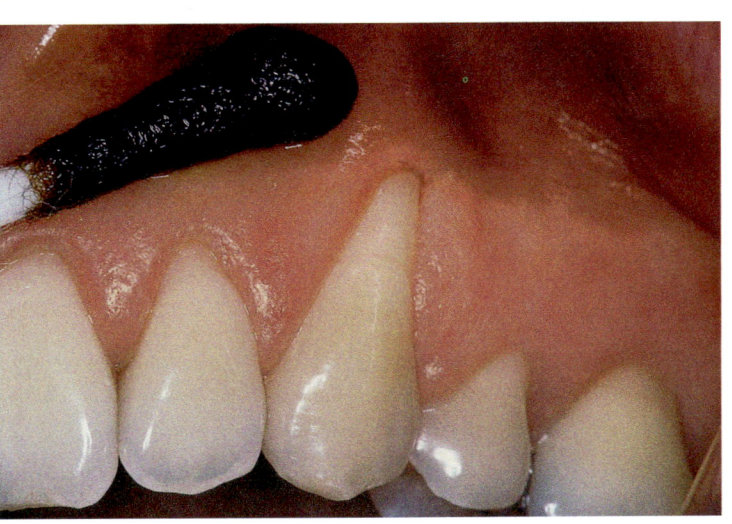

363 Teste do iodo
A gengiva e a mucosa são pintadas com solução de iodo de Schiller (iodeto de iodo-cálcio diluído em água) ou solução de Lugol diluída. A mucosa móvel que contém glicogênio colore-se de marrom, enquanto a gengiva inserida, livre de glicogênio, permanece sem coloração.

Nesse caso, o teste do iodo claramente mostra que não existe gengiva inserida no dente 23.

Esquerda: solução de iodo de Schiller.

Medida da recessão (Jahnke)

Métodos mais precisos são necessários para definir de forma mais exata áreas de recessão, por exemplo, para estudos clínicos científicos. Em um esforço para quantificar a recessão gengival, Jahnke e colaboradores (1993) mediram não somente a extensão *vertical* da recessão em milímetros, da junção cemento-esmalte à margem gengival (medida 1), como também a profundidade de sondagem (4), que, juntamente com a recessão, resulta na medida de perda de inserção (2). Além da largura da gengiva ceratinizada (3), a extensão *horizontal* da recessão (5) e as papilas adjacentes (6) são importantes no tratamento cirúrgico da recessão.

Classificação das recessões (Miller)

Também visando ao tratamento, P. D. Miller (1985) criou uma "classificação das recessões gengivais". Sem medir precisamente a extensão e as várias localizações da recessão gengival, Miller descreveu a recessão com relação a sua extensão e a profundidade em relação à margem gengival e à gengiva inserida remanescente; por outro lado, ele descreveu a perda das papilas, isto é, dos tecidos interdentais.

As classes I a IV de Miller são significativas na definição das possibilidades e dos limites das modalidades terapêuticas cirúrgicas (p. ex., para cobrir recessões).

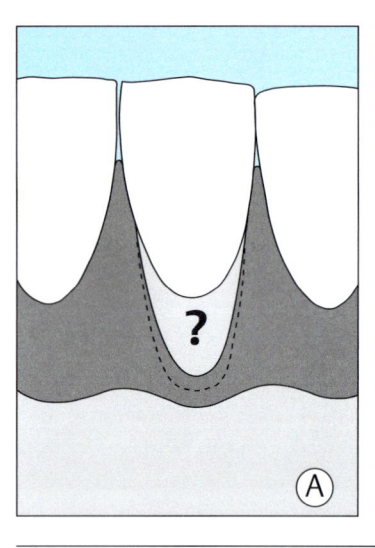

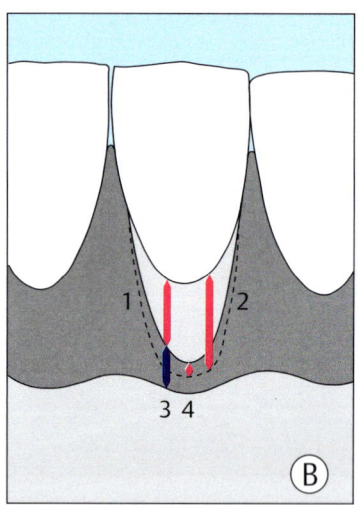

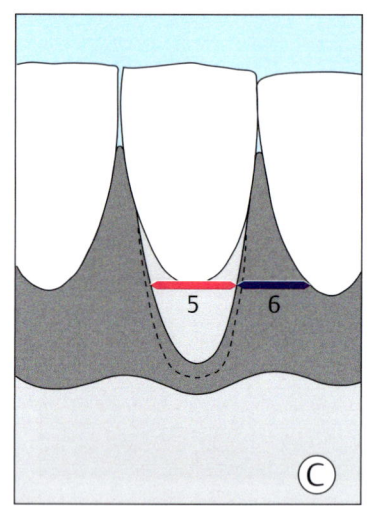

364 Medição da recessão e do tecido gengival circundante
A figura considera somente a recessão "clássica" (largura e comprimento) e sua relação com a gengiva inserida, a profundidade do sulco e a largura das papilas adjacentes. Esses parâmetros são significativos para procedimentos cirúrgicos antecipados.

A recessão das papilas por si, que é importante para o tratamento e especialmente para o prognóstico pós-tratamento, não é considerada. As "medições de Jahnke" são principalmente usadas em pesquisas científicas (computadorizadas) de recessão gengival.

Modificada de *P. Jahnke e cols.*, 1993

Recessão: medidas em milímetros (Jahnke e cols., 1993)

- **Medições verticais**
  1 Recessão vertical
  2 Perda de inserção à sondagem
  3 Largura do tecido ceratinizado
  4 Profundidade de sondagem

- **Medições horizontais**
  5 Largura do defeito na junção cemento-esmalte (JCE)
  6 Largura da papila interdental na JCE

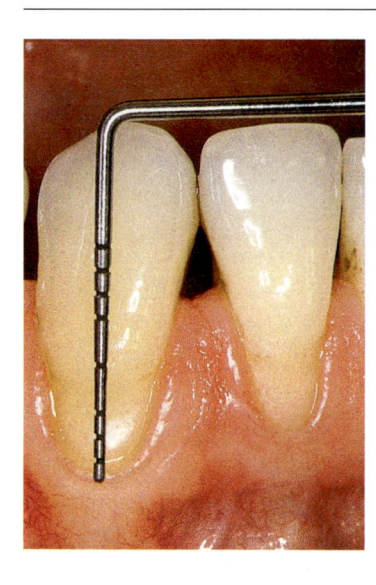

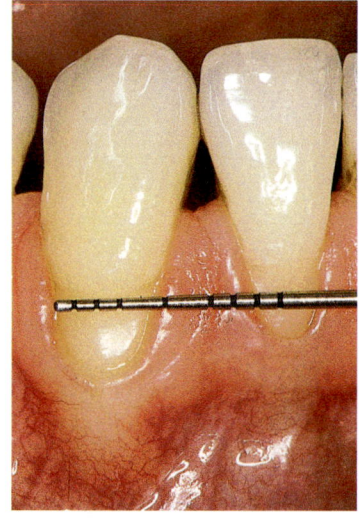

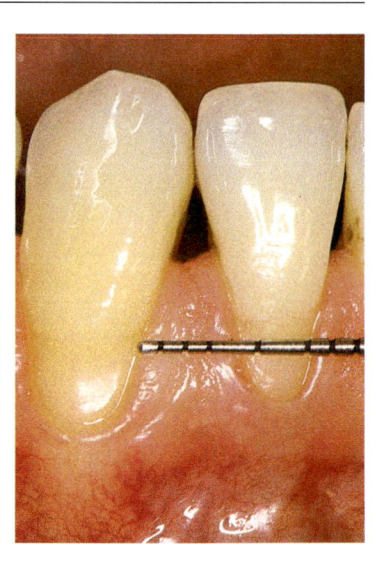

365 Medida clínica dos três parâmetros mais importantes

1 e 2	Recessão vertical e perda de inserção (esquerda)
5	Recessão horizontal/largura (meio)
6	Largura da papila (direita)

Para um procedimento cirúrgico com o objetivo de cobrir áreas de recessão, é a massa de tecido circundante, e não o tamanho da recessão, que é mais importante (nutrição para o enxerto).

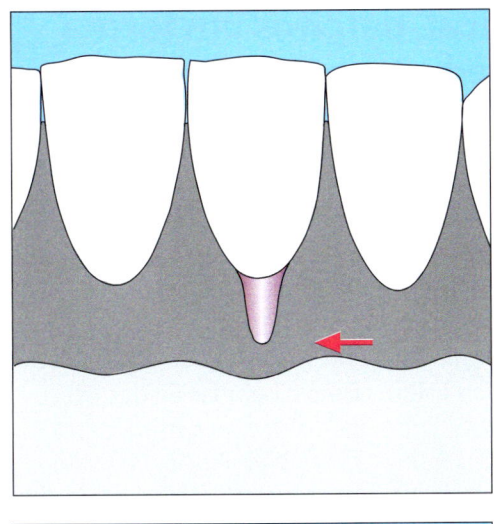

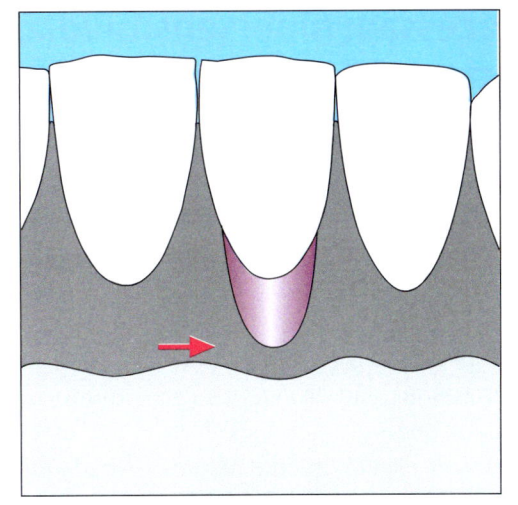

Classificação das recessões (Miller, 1985)

366 Classe I
Recessões "clássicas" localizadas estreita (*esquerda*) ou larga (*direita*), restritas à superfície vestibular, com as papilas preenchendo as áreas interdentais. Os defeitos não ultrapassam a linha muco-gengival.

Terapia: completa, 100% de cobertura desse tipo de recessão pode ser alcançada, por exemplo, pelo uso de um enxerto livre de tecido conjuntivo.

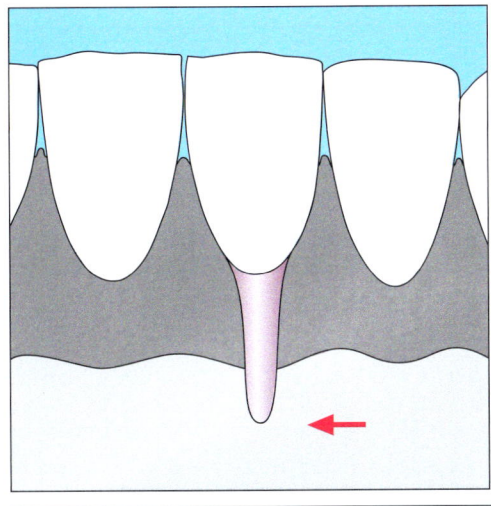

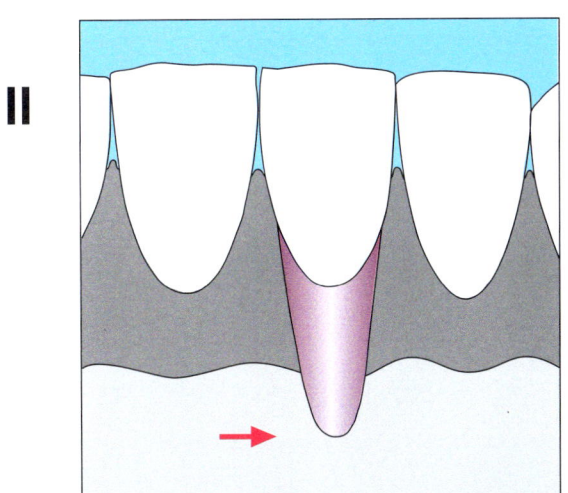

367 Classe II
Recessões "clássicas" localizadas estreita e larga, que ultrapassam a linha mucogengival em direção à mucosa móvel. A papila permanece essencialmente intacta.

Terapia: a cobertura completa da superfície radicular ainda pode ser atingida. Com recessões profundas, regeneração tecidual guiada (RTG) com membranas pode ser empregada em vez do enxerto de tecido conjuntivo.

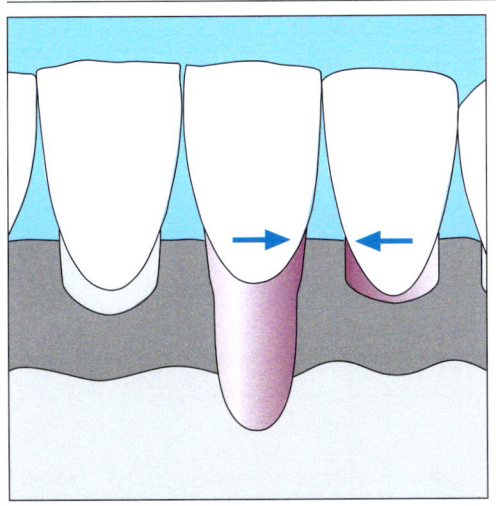

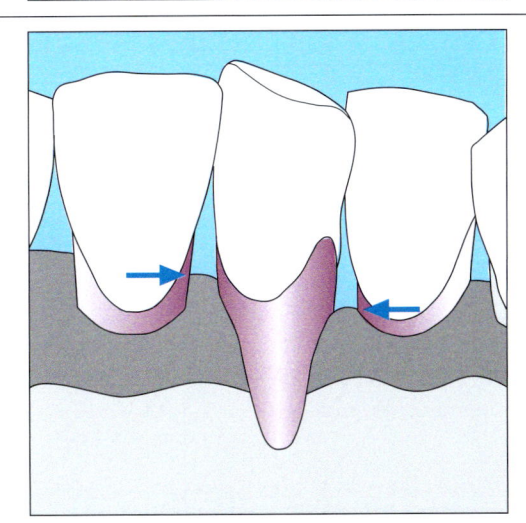

368 Classe III
Recessões amplas que se estendem além da linha mucogengival em direção à mucosa móvel. As papilas interdentais podem ser perdidas pelo "encolhimento" e por dentes malposicionados.

Terapia: a regeneração completa desses defeitos não é possível; a superfície vestibular pode, no máximo, ser parcialmente recoberta, e a reconstrução da papila não é atingida.

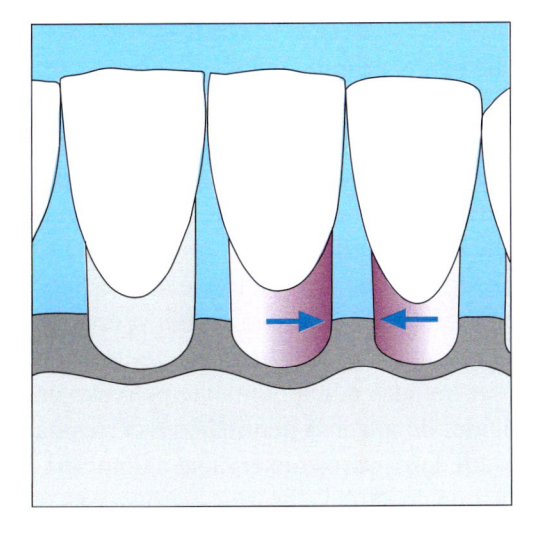

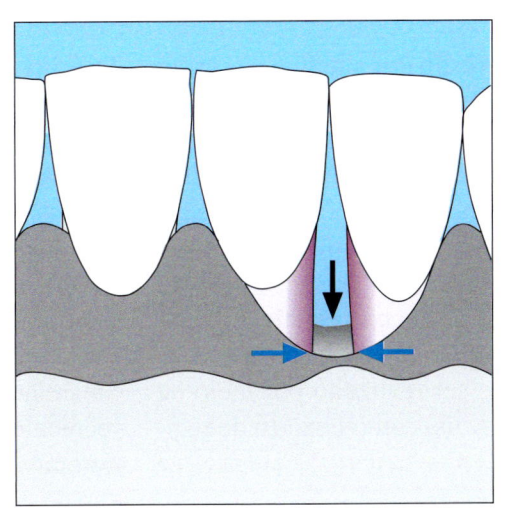

369 Classe IV
Esquerda: perda de tecidos duros (osso) e moles do periodonto ao redor de todo o dente. A perda de tecido pode ser devida a periodontite ou terapia periodontal ressectiva radical.

Direita: esse tipo de perda tecidual é freqüentemente observado após exacerbações agudas repetidas de gengivoperiodontite ulcerativa.

Terapia: a regeneração dos tecidos perdidos por meio de procedimentos cirúrgicos raramente é possível.

Conseqüências da recessão: hipersensibilidade cervical, defeitos em forma de cunha, cáries de classe V – diagnóstico diferencial de "erosão"

As conseqüências da recessão gengival são muitas. Nas regiões visíveis, por exemplo, nas áreas de dentes anteriores, caninos e pré-molares superiores, os pacientes com freqüência reclamam da situação estética. *Hipersensibilidade* pode ocorrer nos dentes com recessão gengival e, em alguns casos, esse problema é difícil de resolver (p. 318). Uma outra conseqüência, em especial se o paciente continua a escovação imprópria (horizontal), são *os defeitos em forma de cunha* que se formam, os quais em geral são bastante sensíveis. Em pacientes idosos, especialmente naqueles com demência avançada (p. ex., com Alzheimer), que costumam apresentar má higiene bucal, as superfícies radiculares expostas são bastante suscetíveis a cárie de dentina, e o tratamento desta apresenta vários problemas (p. 326). O defeito em forma de cunha clássico deve ser diferenciado da *erosão*, que ocorre coronariamente ao colo dentário no esmalte, principalmente nos dentes anteriores e nos caninos superiores. A etiologia em geral relaciona-se a uma dieta muito ácida, ligada ao cálcio (frutas, bebidas ácidas, etc.), e ao fluxo salivar insuficiente nessas áreas (remineralização inadequada).

370 Recessão vestibular e suas conseqüências – defeitos em forma de cunha
A Situação de saúde em um paciente jovem.
B Recessão causada por higiene bucal traumática. Problemas estéticos e superfícies radiculares sensíveis são conseqüências comuns; nos idosos, em função da má higiene bucal, também pode ocorrer cárie radicular.
C Se a higiene bucal inadequada persistir (movimentos horizontais), defeitos profundos em forma de cunha irão surgir.

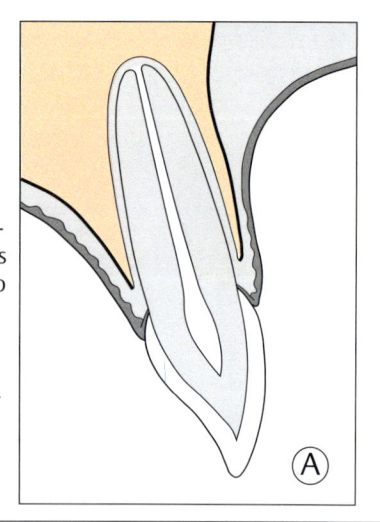

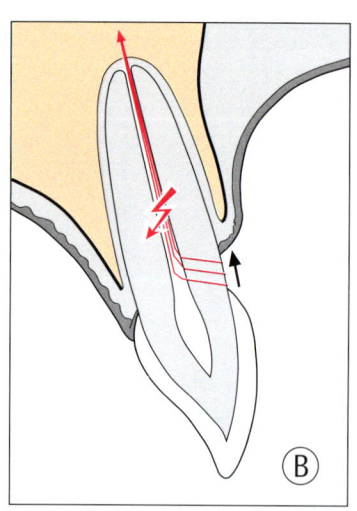

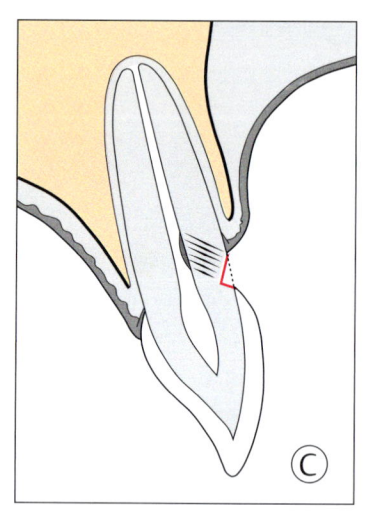

371 Diagnóstico diferencial: erosão
D Perda do esmalte da superfície dentária livre de biofilme dental ocorre devido ao efeito dos ácidos por longos períodos (nutrição).
E Erosão pronunciada até a dentina mais escura.
F *Combinação* de erosão pronunciada e defeito em forma de cunha com recessão gengival. Ambos são causados por higiene bucal imprópria, especialmente após o consumo de comida ou bebida que contenha ácido.

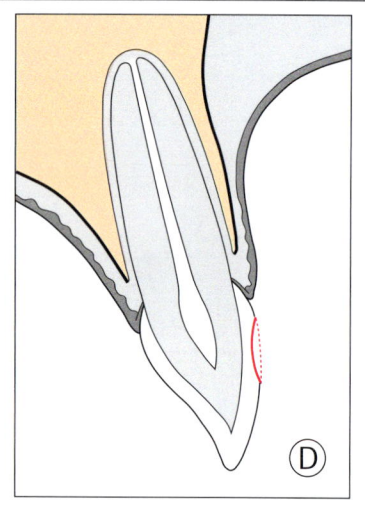

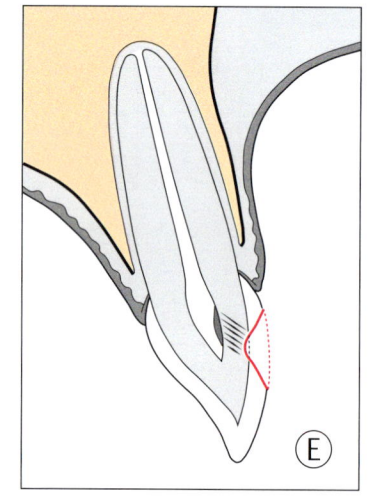

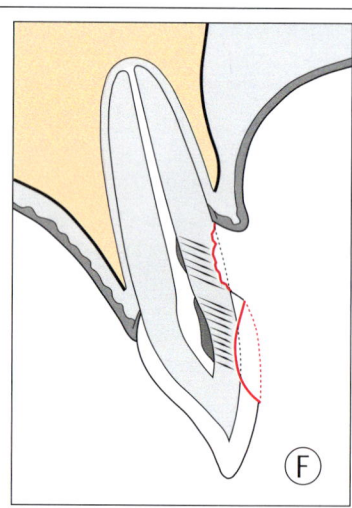

Terapia: recessão gengival e erosão de esmalte podem ser prevenidas ou tratadas com sucesso por medidas terapêuticas.
A melhor prevenção para recessão gengival e os conseqüentes *defeitos em forma de cunha* é uma técnica de higiene bucal suave e apropriadamente instruída. Se a recessão ocorrer apesar da higiene bucal cuidadosa, o enxerto gengival livre pode contê-la. Se as queixas estéticas do paciente são primárias, um esforço para recobrir as superfícies radiculares expostas deve ser realizado por meio de técnicas cirúrgicas mucogengivais, como enxerto de tecido conjuntivo.

Defeitos em forma de cunha pronunciados que não são indicados para cobertura de tecido mole podem ser tratados com materiais adesivos após o preparo mínimo.
Erosões devem ser diagnosticadas o mais precocemente possível (quando restritas ao esmalte). Aconselhamento nutricional (p. ex., bochechos imediatamente após a ingestão de alimentos ácidos), higiene bucal cuidadosa e uso de flúor para aumentar a remineralização podem conter a erosão. Erosões profundas, estendendo-se à dentina (coloração amarelada), devem ser tratadas adicionalmente pelo uso da técnica do ataque ácido, de adesivo dentinário e de resina composta. Somente em casos raros observa-se a combinação de defeitos em forma de cunha e erosões verdadeiras.

Coleta de dados – diagnóstico – prognóstico

Antes que qualquer terapia seja realizada, dados clínicos e outros dados relevantes devem ser coletados, para servir como base para o diagnóstico e o prognóstico preliminar. O clínico deve determinar se o caso será completamente tratado ou se o paciente apenas procura solução para um problema local específico. Mesmo nesse caso, é sempre necessário obter a história *sistêmica* e *específica*, a fim de detectar problemas sistêmicos, riscos médicos, medicações em uso, etc.

O mais importante atualmente é o *cuidado geral com o paciente*, no qual o conceito de tratamento completo e plano de tratamento definitivo deve ser considerado com cautela. Isso somente é possível se os desejos e noções próprios do paciente são levados em conta. Em pacientes com periodontite grave, apresentando defeitos ósseos grandes, pode ser necessário consultar outros especialistas, como cirurgiões, protesistas, ortodontistas ou mesmo médicos clínicos gerais.

O diagnóstico e o prognóstico iniciais devem sempre ser vistos como diagnóstico/prognóstico provisório ou de trabalho. A diferenciação entre formas crônicas ou agressivas de periodontite é de importância primordial.

Com base na coleta de dados iniciais, o plano de tratamento preliminar pode ser estabelecido, assim como planos alternativos.

Neste capítulo sobre diagnóstico, os seguintes tópicos serão apresentados:

Achados
- História sistêmica e especial do paciente
- Achados "clássicos"
- Achados adicionais, como testes microbiológicos e exames da resposta do hospedeiro

Determinação de risco
- Fatores genéticos e adquiridos
- Estimativa de risco

Ficha clínica
- Formas de coleta de dados clínicos "clássicos"
- Achados digitais, coleta de dados eletrônica

Diagnóstico – preliminar/definitivo
- Diagnóstico geral, por exemplo, periodontite crônica/tipo II
- Diagnóstico para dentes individuais ou superfícies de dentes individuais (ver Ficha clínica)

Prognóstico – preliminar/definitivo
- Para o paciente como um todo
- Para segmentos individuais do periodonto

Coleta de dados – exames

Antes de realizar exames periodontais extensos, cada paciente deveria ser submetido a um exame de triagem (p. ex., índice PSR, p. 73); isso leva apenas alguns minutos e revela se lesões periodontais estão presentes ou se outros problemas bucais predominam.

Se a destruição do tecido periodontal é detectada, exames mais extensos são indicados. Primeiramente, dentre esses, estão os exames "clássicos", como a sondagem periodontal ou a medição da perda de inserção (Figura 383).

Se existe evidência de formas especiais de doença, seus fatores etiológicos e curso clínico, exames facultativos adicionais devem ser realizados. Tais exames estão indicados especialmente se for encontrado:

- Hemorragia abundante na presença de pequeno acúmulo de biofilme dental
- Sintomas de atividade de doença (pus)
- Perda de inserção avançada em pacientes jovens
- Mobilidade dentária elevada com perda óssea leve
- Suspeita de doença sistêmica

Somente após a coleta e avaliação desses exames será possível estabelecer um diagnóstico diferencial mais preciso (p. ex., periodontite agressiva).

372 Lista de achados clínicos obrigatórios e suplementares

Obrigatórios

Os achados clínicos "clássicos" obrigatórios devem ser anotados para todo paciente com periodontite antes do início da terapia. Isso requer uma ficha especial, que pode ser aperfeiçoada com formulários adicionais para história, índice de higiene, índices gengivais e análises funcionais. A coleta de tais dados pode ser realizada usando-se formulários tradicionais ou, hoje em dia, formulários computadorizados. Em quaisquer dos casos, é importante que os exames obrigatórios sejam realizados sistematicamente e a coleta de dados seja realizada para cada dente individualmente.

Suplementares

Em casos graves, por exemplo, em formas agressivas e progressivas de periodontite, e/ou com distúrbios funcionais graves e necessidade antecipada de reconstruções grandes, exames *suplementares* serão necessários. Tais exames, e sua necessidade, serão determinados e selecionados para cada paciente individual.

Além da coleta de dados, testes modernos para bactérias específicas e para a resposta do hospedeiro em casos de periodontite agressiva melhoram a estimativa de risco potencial e possibilitam um planejamento mais objetivo (necessidade de medicação adicional?) e um prognóstico mais preciso.

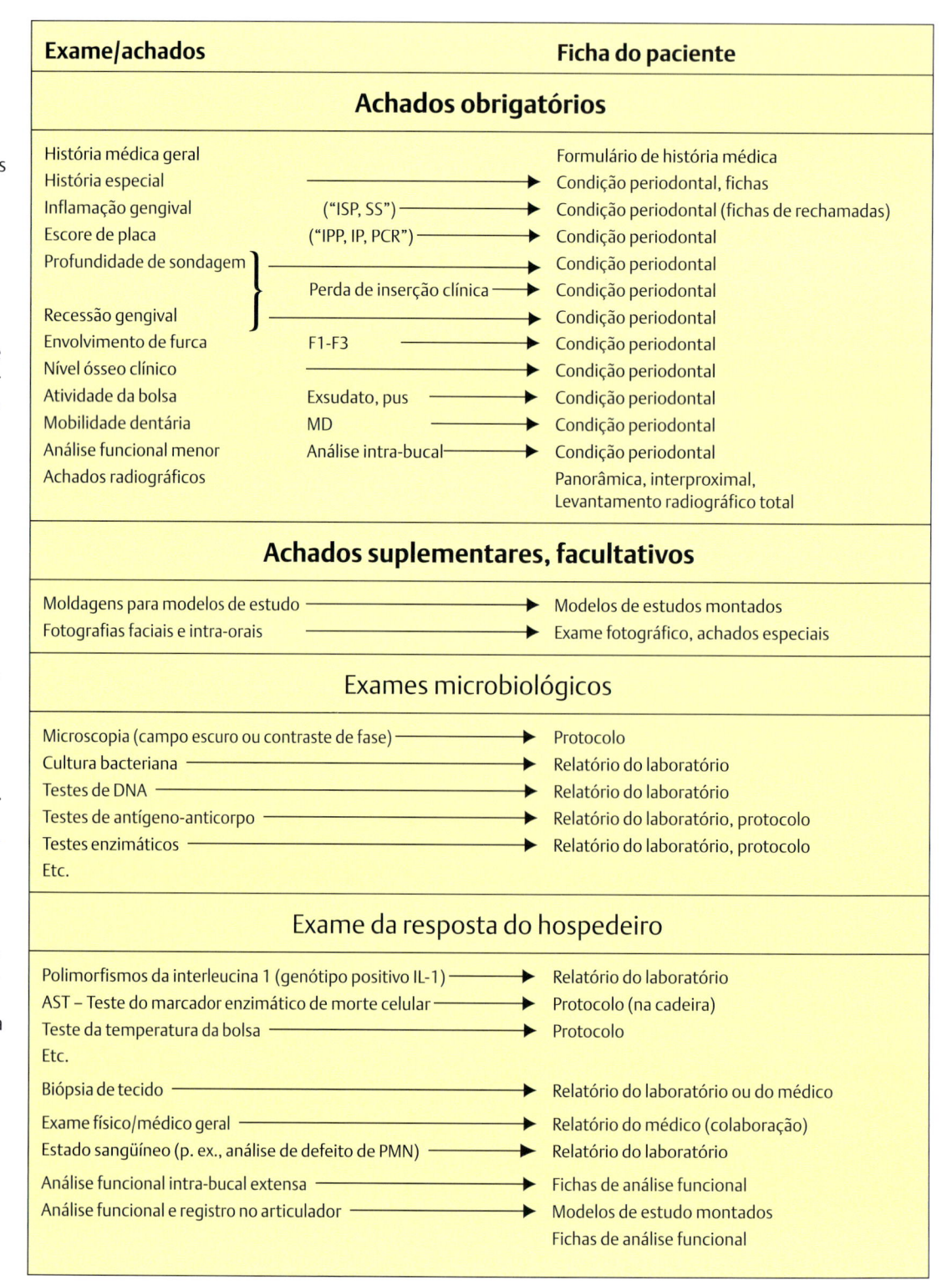

Exame/achados		Ficha do paciente
Achados obrigatórios		
História médica geral		Formulário de história médica
História especial		Condição periodontal, fichas
Inflamação gengival	("ISP, SS")	Condição periodontal (fichas de rechamadas)
Escore de placa	("IPP, IP, PCR")	Condição periodontal
Profundidade de sondagem		Condição periodontal
	Perda de inserção clínica	Condição periodontal
Recessão gengival		Condição periodontal
Envolvimento de furca	F1-F3	Condição periodontal
Nível ósseo clínico		Condição periodontal
Atividade da bolsa	Exsudato, pus	Condição periodontal
Mobilidade dentária	MD	Condição periodontal
Análise funcional menor	Análise intra-bucal	Condição periodontal
Achados radiográficos		Panorâmica, interproximal, Levantamento radiográfico total
Achados suplementares, facultativos		
Moldagens para modelos de estudo		Modelos de estudos montados
Fotografias faciais e intra-orais		Exame fotográfico, achados especiais
Exames microbiológicos		
Microscopia (campo escuro ou contraste de fase)		Protocolo
Cultura bacteriana		Relatório do laboratório
Testes de DNA		Relatório do laboratório
Testes de antígeno-anticorpo		Relatório do laboratório, protocolo
Testes enzimáticos		Relatório do laboratório, protocolo
Etc.		
Exame da resposta do hospedeiro		
Polimorfismos da interleucina 1 (genótipo positivo IL-1)		Relatório do laboratório
AST – Teste do marcador enzimático de morte celular		Protocolo (na cadeira)
Teste da temperatura da bolsa		Protocolo
Etc.		
Biópsia de tecido		Relatório do laboratório ou do médico
Exame físico/médico geral		Relatório do médico (colaboração)
Estado sangüíneo (p. ex., análise de defeito de PMN)		Relatório do laboratório
Análise funcional intra-bucal extensa		Fichas de análise funcional
Análise funcional e registro no articulador		Modelos de estudo montados
		Fichas de análise funcional

História de saúde geral do paciente

Cada exame de paciente começa com a coleta da história médica, sistêmica. Isso é simplificado pelo uso de um questionário de saúde, mas tais questionários não substituem a discussão com o paciente a respeito da sua história. O questionário de saúde pode ser completado por questionamentos objetivos. É muito importante, hoje em dia, questionar sobre fatores de risco genéticos e adquiridos.

A história médica geral serve para proteger pacientes com doenças sistêmicas e também protege o dentista e a equipe odontológica de infecções potencialmente perigosas (p. 211).

História de saúde especial do paciente

Além das perguntas sobre a saúde geral do paciente, os antecedentes dele devem ser investigados: qual é a motivação para buscar o dentista? Que queixas bucais o paciente tem e o que espera do dentista? Os problemas de cárie, doença periodontal ou protéticos são de importância primordial? A mucosa oral está doente? O paciente apresenta dor? E, por último, mas também importante: o paciente reclama de problemas estéticos com dentes escurecidos ou espaços interdentais amplos, anomalias de posição dentária, "dentes longos" ou gengiva muito visível?

373 Formulário de história médica

Para pacientes novos, a seção inicial do questionário contém dados pessoais importantes, que podem ser inseridos em uma base de dados computadorizada.

O formulário de história médica deve ser completado pelo paciente na sala de espera, para economizar tempo.

O formulário de história médica contém cerca de 20 perguntas sobre a história médica do paciente, que podem ser respondidas com *sim* ou *não*. Assinando tal formulário, o paciente certifica a validade de suas respostas.

Como mencionado previamente, o dentista ou técnico em higiene dental deve discutir o formulário de história médica com o paciente para melhorar a informação.

No caso de doenças sistêmicas graves, o dentista prudente consulta o médico do paciente.

Toda a informação dada pelo paciente deve ser mantida em sigilo estrito.

Questionário de História Médica

Por favor preencha este formulário correta e completamente – obrigado! Suas respostas são importantes e serão mantidas em sigilo.

Sobrenome .... Nome ....

Endereço .... Cidade e CEP ....

Profissão .... Data de nascimento ....

Telefone residencial .... Telefone comercial ....

Médico ....

Razão para essa consulta ....

Você apresenta ou apresentou...	Sim	Não
Dor no peito (angina de peito)	☐	☐
Ataque do coração (quando?)	☐	☐
Problema em válvula cardíaca/válvula protética	☐	☐
Pressão alta	☐	☐
Tendência aumentada a sangramento (rápida? RNI?)	☐	☐
AVC	☐	☐
Epilepsia	☐	☐
Asma	☐	☐
Problemas pulmonares, tosse crônica	☐	☐
Reações alérgicas... (medicamentos? Outras alergias?)	☐	☐
Diabete melito	☐	☐
Utiliza insulina?	☐	☐
Problema na tireóide	☐	☐
Problema no fígado	☐	☐
Problema renal	☐	☐
Doenças malignas (leucemia, carcinoma, outras)	☐	☐
Doenças infecciosas	☐	☐
Hepatite	☐	☐
HIV-positivo (AIDS)	☐	☐
Outras – especificar	☐	☐

Informação adicional

	Sim	Não
- Você precisa de cobertura antibiótica antes de tratamento odontológico?	☐	☐
- Você está tomando algum medicamento prescrito pelo médico?	☐	☐
Outras medicações?......................	☐	☐
- Você fuma? Quantos cigarros por dia?	☐	☐
-Para mulheres somente: você está grávida? (semana, mês?)	☐	☐

Data .... Assinatura ....

Achados clínicos clássicos

Após a coleta das histórias sistêmica e especial, os exames clínicos são realizados. O registro dos achados "clássicos" (padrão-ouro) é de importância primordial. Toda a cavidade bucal é inspecionada com um espelho. Mesmo uma inspeção visual pode revelar numerosas manifestações de doença potencial, como acúmulo de biofilme dental, gengivite ou recessão gengival (Figura 374). A inspeção breve, entretanto, pode levar a conclusões incorretas. Por exemplo, a gengivite grave pode incorretamente ser interpretada como periodontite, ou a gengiva aparentemente saudável pode mascarar uma perda de inserção verdadeira. O diagnóstico precoce importante de periodontite, incluindo a existência de bolsas periodontais verdadeiras (perda de inserção, defeitos ósseos), somente pode ser determinado usando-se a sonda periodontal.

O exame clínico deve ser complementado por diagnóstico radiográfico, assim como teste de vitalidade de todos os dentes. A mobilidade aumentada deve ser comparada com os achados clínicos (análise funcional, p. 174).

374 Inspeção visual – inútil?
Uma breve inspeção da cavidade bucal revela o que parece ser condição gengival saudável. Entretanto, tal inspeção somente revela alterações superficiais da mucosa oral e dos dentes (direita), mas não revela nada na *área periodontal*. Por outro lado, a inspeção visual pode salvar vidas: na *triagem de carcinomas*, por exemplo, exame do assoalho da boca, palato, bordos laterais da língua devem ser rotineiramente realizados, em especial em fumantes pesados (estomatite, leucoplasia).

Dentes
- Condição das estruturas duras
- Acúmulo de biofilme dental
- Restaurações (higiene bucal)

Gengiva
- Eritema
- Edema
- Ulceração
- Recessão

Mucosa Oral
- Erupções
- Descolorações
- Áreas pré-cancerosas
- Tumores

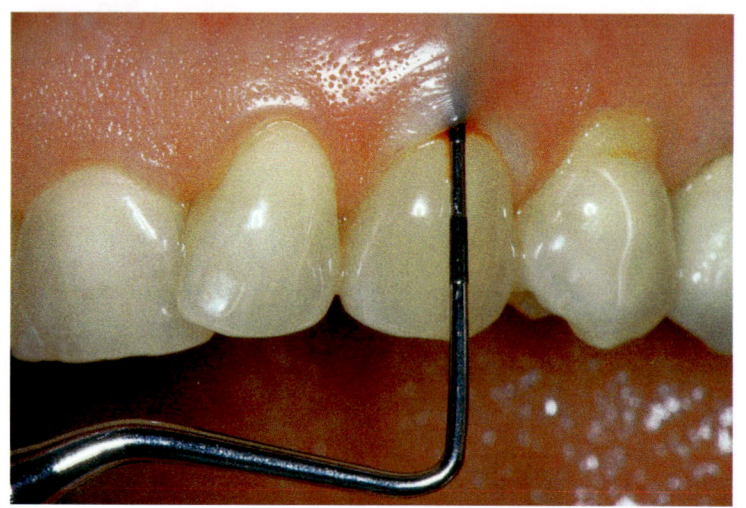

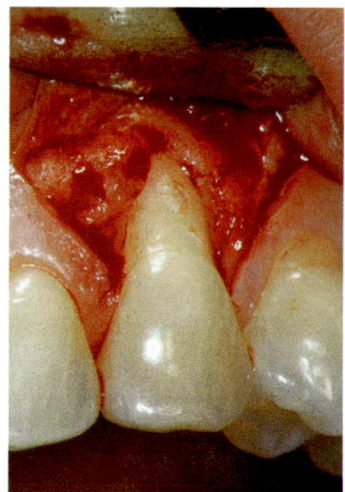

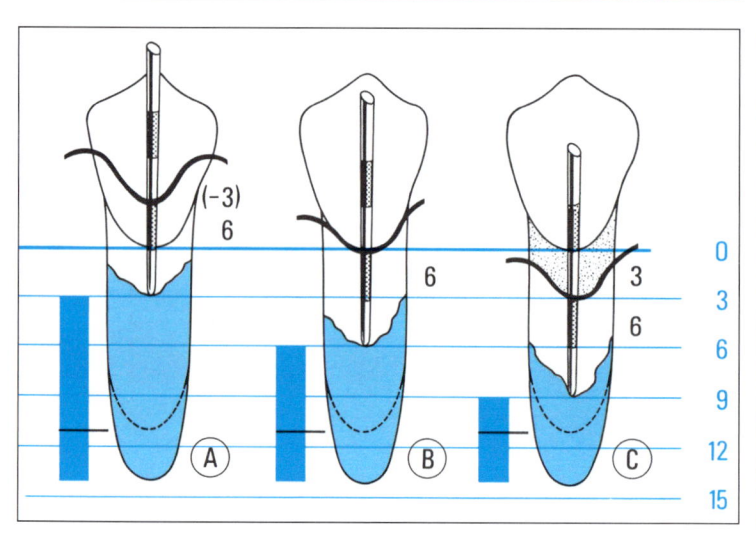

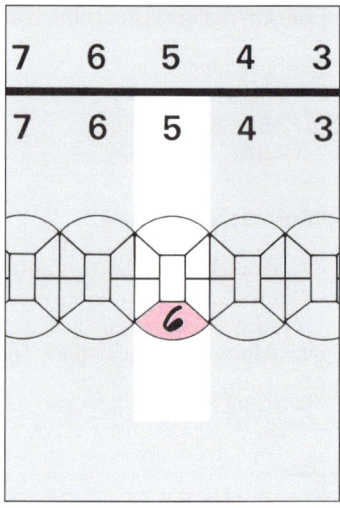

375 Sondagem das Bolsas
No mesmo caso (acima), a sondagem periodontal revela que a periodontite avançada (perda de inserção vestibular) está presente nessa área de gengiva aparentemente saudável.

Direita: o sítio cirúrgico revela:

- Perda de 3 mm de osso
- Cálculo brunido em...
- ... um sulco radicular raso por vestibular.

376 Profundidade de sondagem de 6 mm...
Essa afirmação não revela nada em termos de perda de inserção ou de o quanto existe de inserção em um dente (colunas azuis):

A 6 mm de profundidade de sondagem
– 3 mm de pseudobolsa
= 3 mm de verdadeira perda de inserção

B 6 mm de profundidade de sondagem
= 6 mm de verdadeira perda de inserção

C 3 mm de recessão gengival
+ 6 mm de profundidade de sondagem
= 9 mm de verdadeira perda de inserção

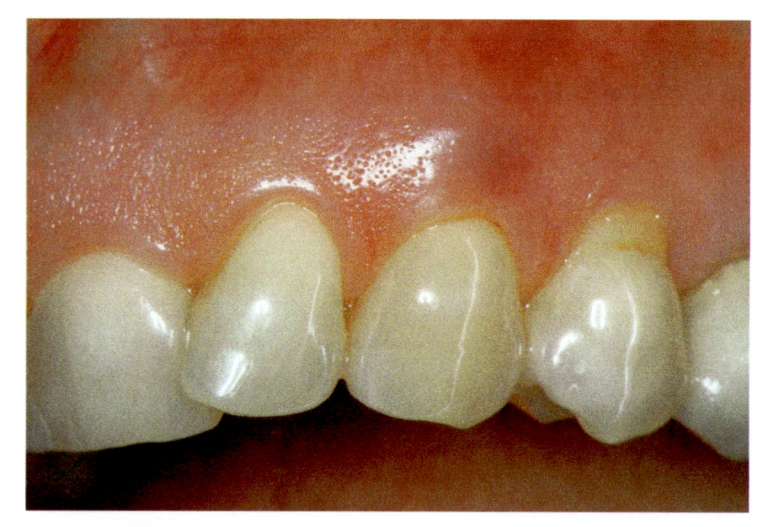

Sondagem da bolsa – profundidade de sondagem, perda de inserção clínica

Os sintomas são perda dos tecidos de suporte dos dentes ("perda de inserção") e a formação de verdadeiras bolsas gengivais e/ou ósseas. É por essa razão que qualquer exame clínico de um paciente com periodontite deve incluir a medida de profundidade de sondagem e perda de inserção. Infelizmente, o significado dessas medidas *clínicas* é somente relativo e nem sempre congruente com as realidades anatômicas e histológicas (Armitage e cols., 1977; van der Velden e Vries, 1980; van der Velden e cols., 1986); as medidas clínicas são muito mais dependentes do estado de saúde do periodonto (resistência tecidual).

A ponta da sonda periodontal sempre penetra em tecido além do fundo do sulco/bolsa, mesmo quando a força recomendada de 0,20 a 0,25 N é aplicada. Com gengiva saudável e um epitélio juncional normal, o sulco tem histologicamente um máximo de 0,5 mm de profundidade, mas a sondagem periodontal rotineiramente revela uma medida de 2,5 mm, ou seja, sonda penetra no epitélio juncional. Se gengivite ou periodontite estiver presente, a ponta da sonda perfura o epitélio da bolsa e o tecido conjuntivo vascular infiltrado (hemorragia!) até as primeiras fibras colágenas inseridas no cemento.

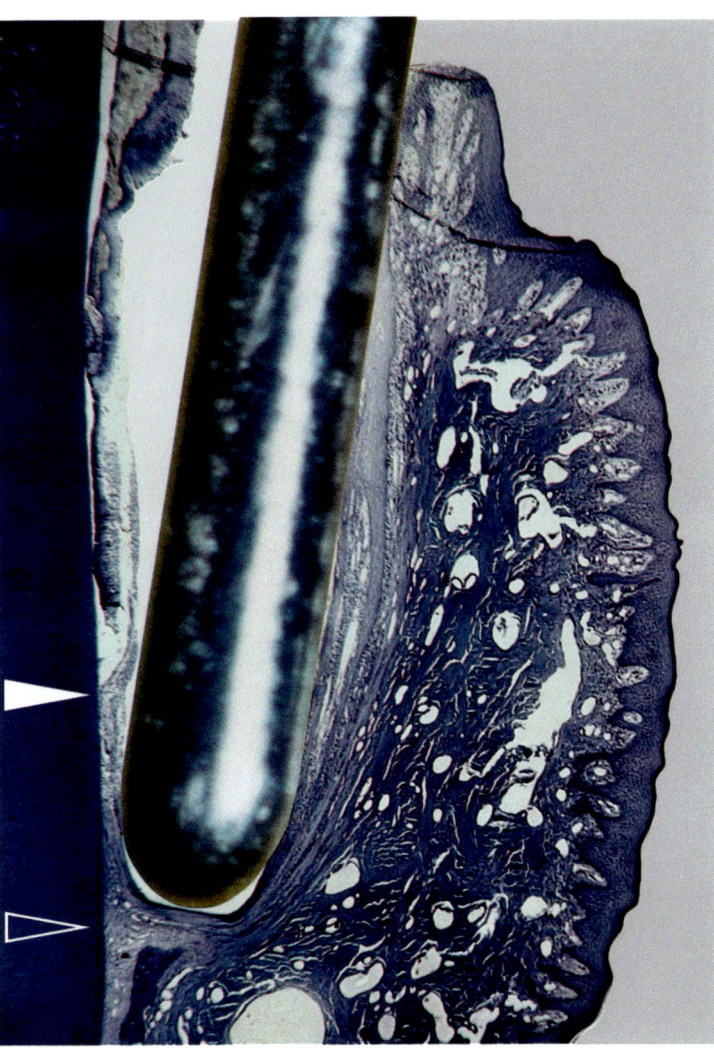

377 Profundidade de sondagem *versus* profundidade de bolsa
Essa montagem mostra uma bolsa periodontal em uma bolsa rasa, supracrestal, com relações espaciais acuradas.

O epitélio da bolsa é perfurado e a gengiva é gravemente defletida no sentido lateral. Somente as fibras colágenas e/ou a crista óssea impedem a continuidade da penetração da sonda.

Seta branca	Fundo da bolsa
Seta vazia	Profundidade de sondagem

O *erro de medida* entre a profundidade de bolsa histológica e a medida clínica (profundidade de sondagem) pode chegar a 2 mm em periodontite grave. Para coleta de dados iniciais, tal erro não tem conseqüência, mas deve ser considerado nas comparações "antes e depois" do tratamento periodontal. Na maioria dos casos, o resultado terapêutico será superestimado, revelando uma redução exagerada na profundidade de sondagem.

Cortesia de *G. Armitage*

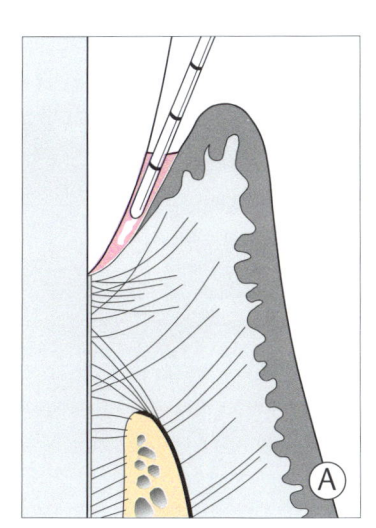

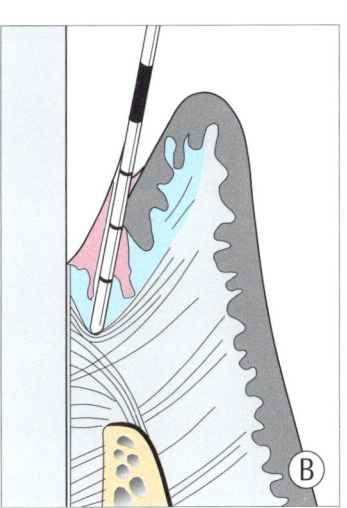

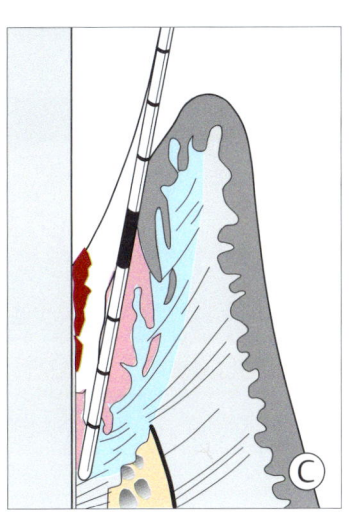

378 Profundidade de sondagem

A Gengiva saudável
A ponta da sonda permanece no epitélio juncional (rosa) e não se observa hemorragia. Profundidade de sondagem de cerca de 2,5 mm.
B Gengivite
A ponta da sonda perfura o epitélio juncional (sangramento) e pára somente quando encontra fibras colágenas.
C Periodontite
A ponta da sonda perfura o epitélio juncional (sangramento) e pára somente com contato com o osso. Profundidade de sondagem de 7,5 mm.

Sondagem de bolsas – sondas periodontais

Para a medida da profundidade de bolsa à sondagem, uma variedade enorme de instrumentos está disponível. Quando usados corretamente, a maioria desses instrumentos atinge seus objetivos; entretanto, sondas para uso na prática rotineira e para pesquisa podem ser diferencidadas.

Sondas especiais de plástico são usadas quando "bolsas" ao redor de implantes devem ser medidas (mucosite, periimplantite).

A tendência atual é de sondas periodontais com marcas simples, por exemplo, a cada 1 mm. É importante que a visualização dessas marcas da sonda seja mantida.

Também hoje, sondas periodontais com diâmetro da ponta de 0,5 a 0,6 mm e *arredondadas* são preferidas.

A força recomendada para sondagem é de cerca de 0,20 a 0,25 Newtons (cerca de 25 g). Cada dentista ou técnico em higiene dental deve testar sua força de sondagem em uma balança de laboratório ou, se não for possível, usando a interface unha-dedo (dor!): as pesquisas têm demonstrado que a força de sondagem é geralmente muito grande, levando a medidas incorretas. Uma observação clínica adicional é que a ponta da sonda periodontal pode ser retida por cálculo e, portanto, não revelar a profundidade real máxima sondável da bolsa.

379 Sondas periodontais com várias indicações de milímetros
Sondas metálicas com indicadores precisos em mm.

Da esquerda para a direita:

- **Sonda CPITN/OMS** (Deppeler): 0,5 (bola): 3,5, 5,5, (8,5, 11,5)
- **CP 12** (Hu Friedy): 3, 6, 9, 12
- **GC – American:** 3, 6, 9, 12
- **UNC 15** (Hu Friedy): marcas a cada milímetro e uma marca preta aos 5, 10 e 15 mm.

Direita: UNC 15, aumentada

380 Sondas plásticas
Sondas esterilizáveis para medições de profundidade de bolsa ao redor de implantes.

Da esquerda para a direita:

- **Deppeler:** 3, 6, 9, 12
- **Hu-Friedy:** 3, 6, 9, 12
- **Hawe:** 3, 5, 7, 10
- **Sonda "Hawe com click":** 3, 5, 7, 10

Direita: **"Sonda sonora"(Esro)**: 3, 6, 9, 12. Quando uma força de cerca de 0,20 N é aplicada, a sonda libera um sinal sonoro.

381 Sistema de Sonda Florida
A *ponta de titânio* (diâmetro 0,45 mm) dessa sonda eletrônica mede bolsas em dentes e implantes com uma força padronizada de 0,25 N e com uma precisão de 0,2 mm.

Comparação: sonda UNC 15

Direita: as três sondas do sistema Florida medem a partir de diferentes pontos de referência:

- **Sonda com disco**
- **Sonda com anteparo**
- **Sonda PD ("Profundidade de Bolsa")**

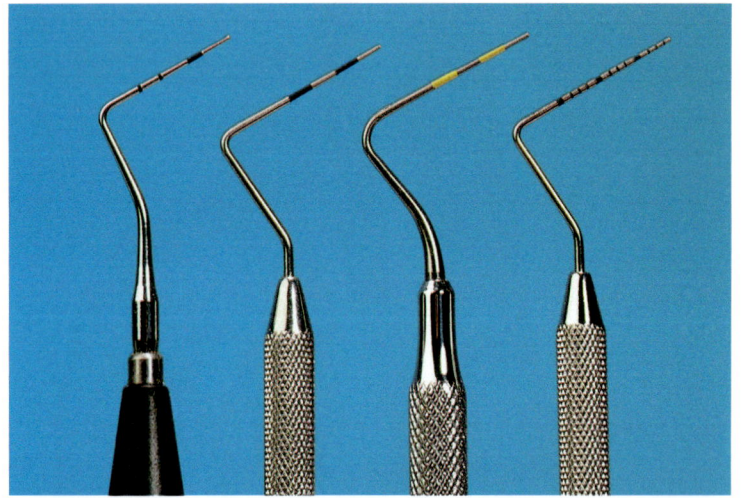

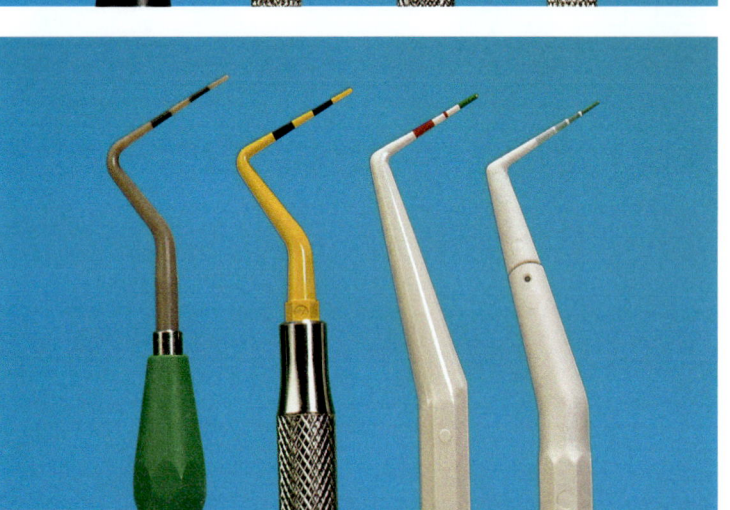

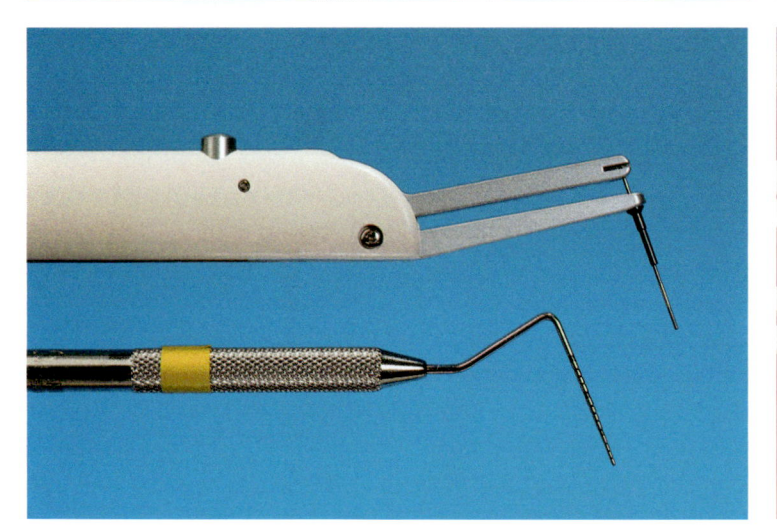

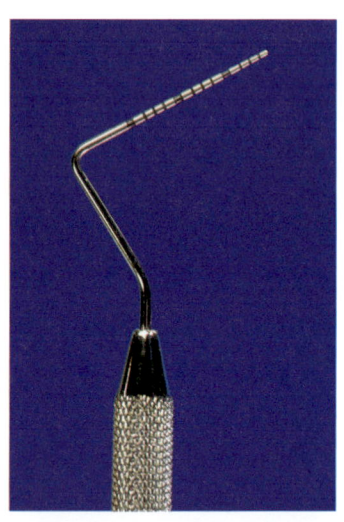

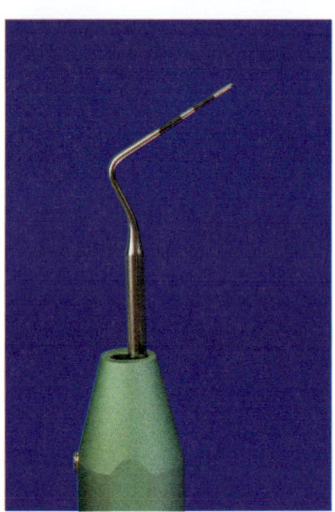

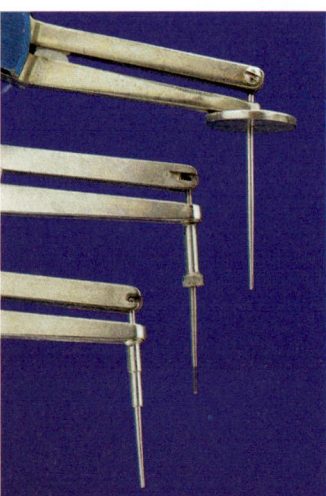

Profundidades de bolsa à sondagem – interpretação dos valores medidos

Durante o exame clínico de um paciente com periodontite, a consideração da *profundidade de sondagem* recebe alto destaque, mas a profundidade histológica verdadeira das bolsas *não pode* ser determinada clinicamente, porque a ponta da sonda penetra nos tecidos. Na análise final, os resultados da sondagem clínica dependem muito da gravidade da inflamação, isto é, da resistência oferecida pelos tecidos periodontais. Por outro lado, a ponta da sonda também pode ser contida por cálculo, irregularidades radiculares, etc.
Em geral, os seguintes parâmetros podem ser determinados com uma sonda periodontal mecânica ou eletrônica.

- *Profundidade de bolsa à sondagem* – medida da margem gengival ao ponto em que a ponta da sonda pára: imprecisa.
- *Perda de inserção clínica* (*PI*) – medida da junção cemento-esmalte (JCE) ao ponto em que a ponta da sonda pára (fibras do ligamento periodontal): mais preciso.
- *"Sondagem óssea"* sob anestesia – medida da margem gengival à crista óssea.
- *Recessão* – medida da JCE até a margem gengival.
- *Edema gengival* – medida da JCE (freqüentemente difícil de determinar) à margem coronária da gengiva.

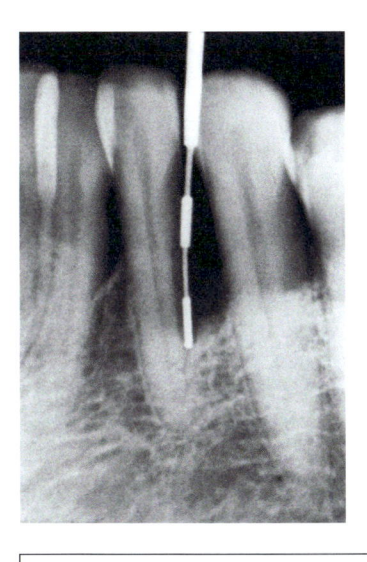

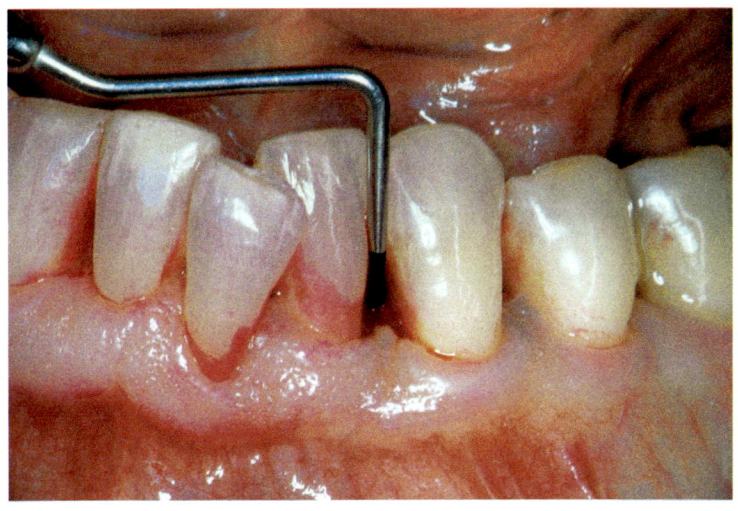

382 Bolsa óssea de 9 mm de profundidade – distal de um incisivo lateral inferior esquerdo
A ponta da sonda penetra além do remanescente do epitélio juncional e do fundo da bolsa e atinge a crista óssea com mínima pressão (cerca de 0,25 N) nesse caso de tecidos periodontais inflamados.

Perda óssea horizontal avançada, com início de reabsorção óssea vertical, em forma de taça.

Esquerda: a ponta da sonda parece aproximar-se do nível ósseo.

383 Representação esquemática dos parâmetros de medição
Com exceção de edema gengival, as possibilidades de medidas com a sonda periodontal anteriormente mencionadas são demonstradas. As medidas aqui ilustradas podem ser realizadas em pelo menos seis sítios por dente (p. 194)!

O gráfico de barras demonstra:
1 Recessão gengival (azul)
2 Fundo da bolsa histológico
3 Profundidade de sondagem clínica
4 "Sondagem óssea"

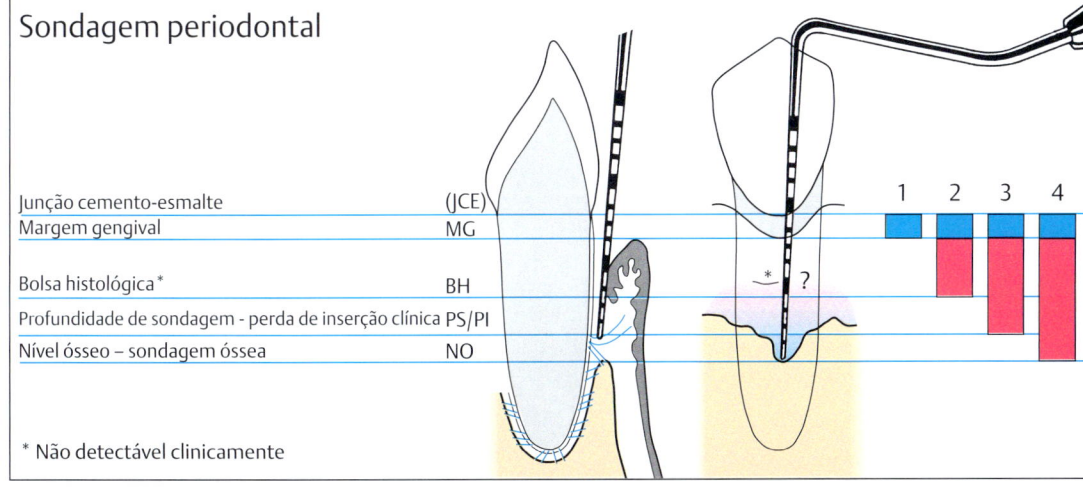

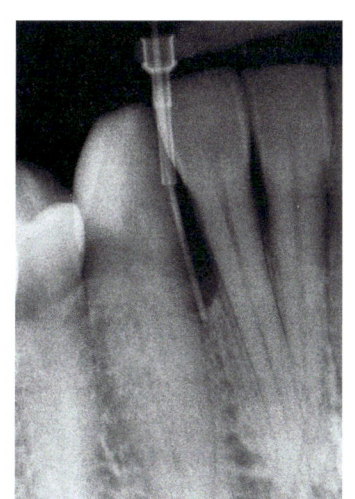

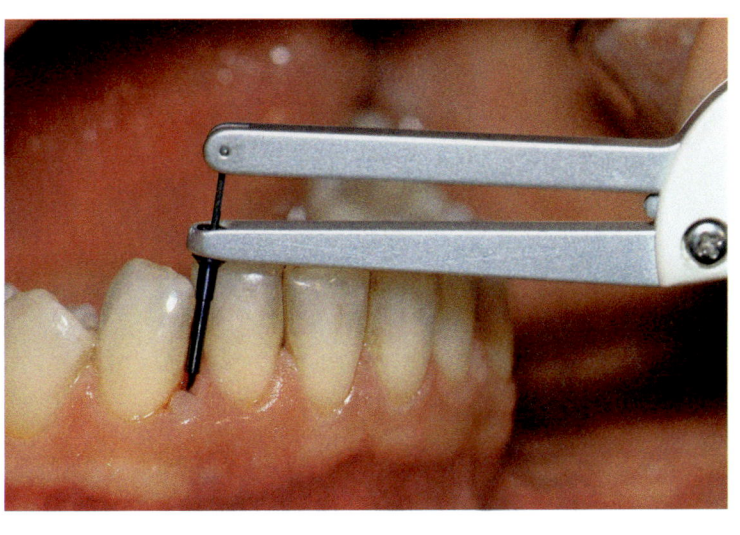

Sondagem periodontal

Junção cemento-esmalte	(JCE)
Margem gengival	MG
Bolsa histológica*	BH
Profundidade de sondagem - perda de inserção clínica	PS/PI
Nível ósseo – sondagem óssea	NO

* Não detectável clinicamente

384 Sonda Florida *in situ*
A sonda mostra uma profundidade de sondagem de 7 mm. É claro que o tubo-guia deve se aproximar da margem gengival durante essa medição.

Esquerda: a fina (diâmetro 0,5 mm) sonda Florida é o mostrada em uma radiografia; a imagem radiográfica é relativamente fraca porque a sonda é de titânio.

Envolvimento de furca – invasão vertical e horizontal da furca

Irregularidades de superfície radicular, fusão radicular, projeções de esmalte

O tratamento seria muito facilitado se todas as raízes dos dentes tivessem um perfil arredondado-oval! Muito freqüentemente, entretanto, mesmo dentes unirradiculares apresentam concavidades que deixam a raiz com forma de ampulheta. No caso de dentes multirradiculares, o dentista precisa determinar a localização exata da furca (comprimento do tronco radicular, ângulo de entrada da furca) e em que extensão ela está envolvida pela perda de inserção. Por outro lado, também é preciso determinar qual o grau de fusão das raízes, uma situação que freqüentemente é acompanhada de sulcos profundos e estreitos ao longo da superfície radicular na área da furca. Projeções e "pérolas" de esmalte na ou próximas da furca também merecem atenção. Nem mesmo a raiz saudável (cemento) é lisa; pelo contrário, ela apresenta áreas rugosas, e com freqüência lacunas ocorrem na região apical e também nas furcas, onde são pronunciadas (Schroeder e Rateitschak-Plüss, 1983; Schroeder, 1986).

A detecção de tais peculiaridades morfológicas e patológicas fica mais difícil à medida que a profundidade de sondagem aumenta, fica mais estreita e mais tortuosa, na região da furca.

385 Sondas especiais para o diagnóstico de furcas, sulcos e depressões
EX 3 CH (Hu-Friedy): afinada e pontiaguda, dupla esquerda-direita, sinuosa/curva, para avaliar sulcos rasos nas superfícies.

PC-NT 15 (Hu-Friedy): sonda em ângulo reto; marcações por milímetros com banda colorida a cada 5 mm (5, 10, 15).

PQ2N (Nabers; Hu-Friedy): sonda de furca colorida (marcações aos 3, 6, 9 e 12 mm).

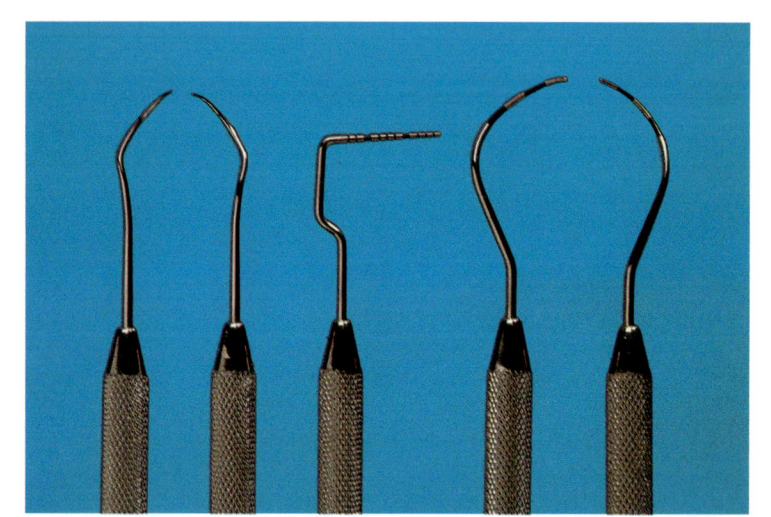

386 Corte transversal da maxila
Essa visão, com as superfícies radiculares cortadas coloridas de vermelho, claramente mostra as enormes variações na morfologia radicular. As furcas estreitas, fusões radiculares e formas de ampulheta de algumas raízes também podem ser observadas. Os septos ósseos interdentários e inter-radiculares têm dimensões variáveis.

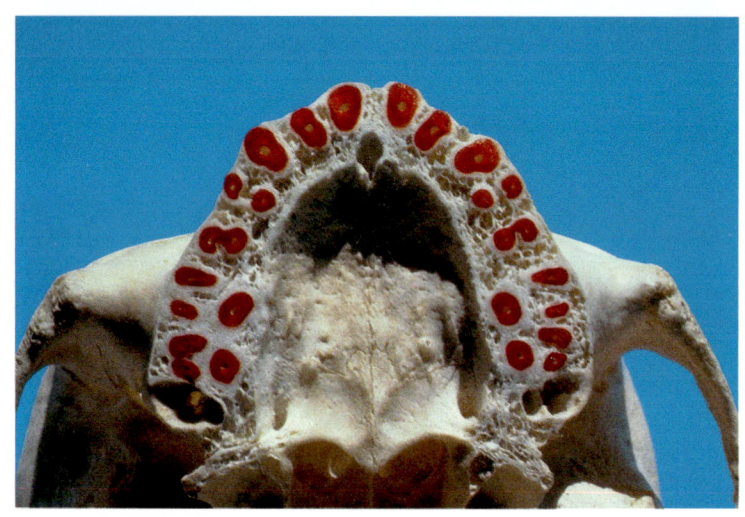

387 Muitas formas de molares superiores e inferiores (direita)
As raízes foram cortadas horizontalmente cerca de 4 mm apicalmente à junção cemento-esmalte. Essa foto mostra clareza a variabilidade das áreas de furca e as fusões radiculares. É fácil imaginar as dificuldades com alisamento radicular nessas áreas!

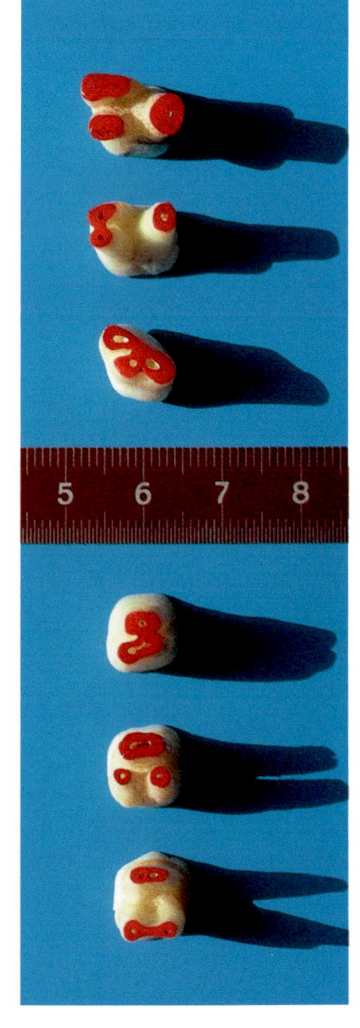

388 Corte transversal da mandíbula
A morfologia radicular na mandíbula é mais uniforme e menos complicada do que na maxila, mas quase todas as raízes apresentam algumas depressões no sentido vestíbulo-lingual. Muitos molares também apresentam projeções de esmalte ("pérolas"). Particularmente, os molares inferiores apresentam variabilidade no comprimento do tronco radicular.

Gravidade do envolvimento de furca (ver p. 306)

Horizontal (graus 0 a 3)
F0 –
F1 até 3 mm
F2 > 3 mm
F3 envolvimento de lado a lado entre duas raízes

Vertical (subclasses A a C)
A até 3 mm
B 4 a 6 mm
C ≥ 7 mm
O comprimento do tronco radicular da JCE ao teto da furca também deve ser considerado.

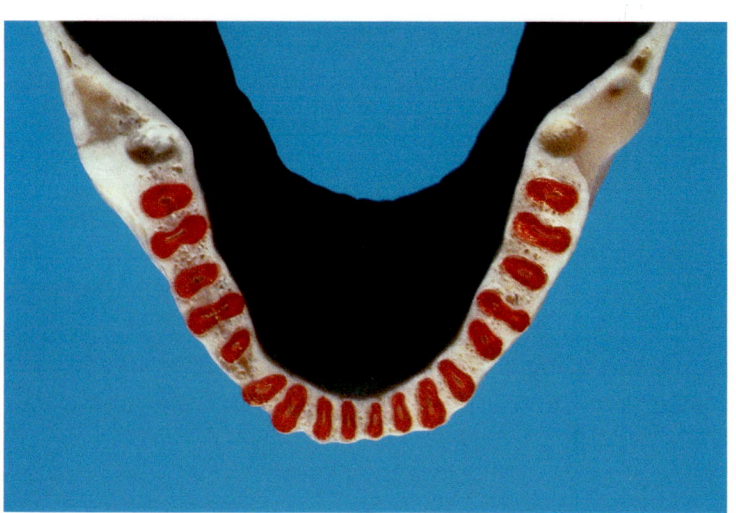

Para fins de diagnóstico, a sonda periodontal reta e romba sozinha é inadequada. Sondas auxiliares curvas, rombas ou pontiagudas são necessárias (Figura 385).
O reconhecimento clínico das peculiaridades da raiz é importante, porque furcas são, entre as áreas retentivas de biofilme dental, uma das mais difíceis de tratar.
Além disso, quando um retalho permite a visão direta das superfícies radiculares expostas, o dentista logo percebe a diversidade morfológica que talvez não fosse aparente no exame inicial. As peculiaridades morfológicas e o quadro de perda de inserção são geralmente mais pronunciados do que suposto na coleta de dados inicial.
A radiografia pode dar evidência adicional das peculiaridades da raiz, mas não pode retratar precisamente as variações nas morfologias radiculares que ocorrem de dente para dente. A radiografia não substitui o exame completo da superfície radicular com uma sonda fina. Somente a tomografia computadorizada (TC) de alta resolução poderia mostrar a situação tridimensional dessa região.

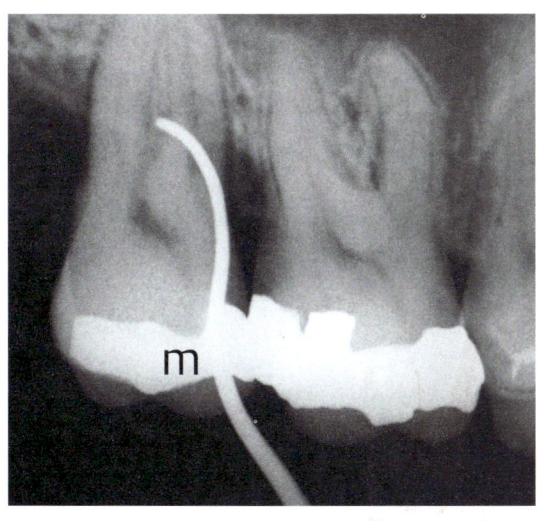

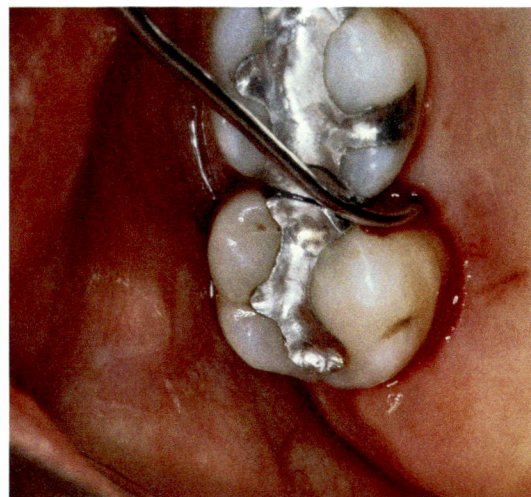

Sondagem da trifurcação do dente 17

389 Furca "mesial" – m
Na radiografia, não se vê envolvimento de furca. Entretanto, com o uso de uma sonda Nabers-2 é possível sondar a área inter-radicular do dente 17 através da furca mesial.

A furca mesial somente pode ser sondada com certeza a partir de uma abordagem mesiopalatina.

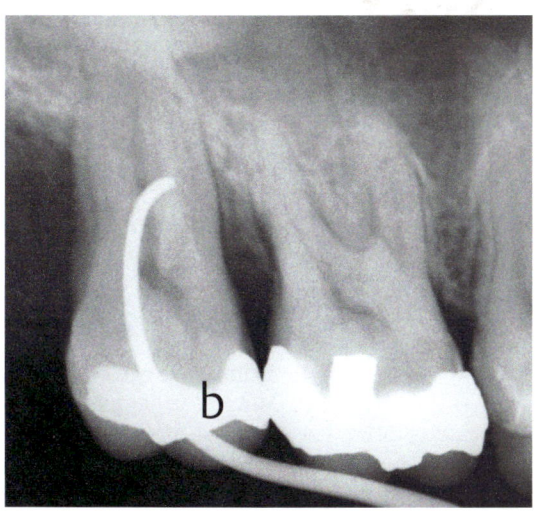

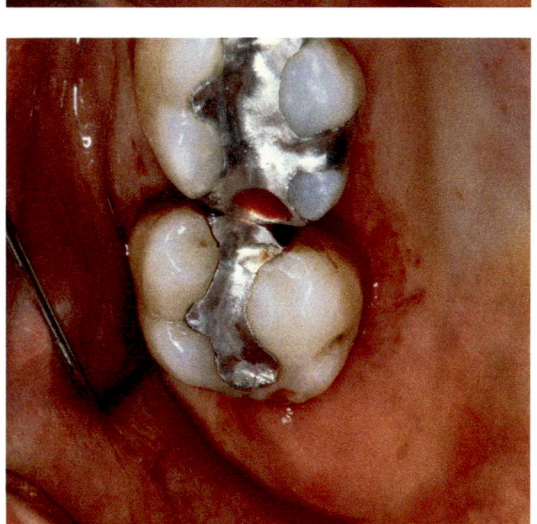

390 Furca "vestibular" – b
Através da furca vestibular estreita, entre as raízes mesiovestibular e distovestibular, a ponta da sonda atinge o teto da furca, e também pode ser levada à área inter-radicular do mesmo dente.

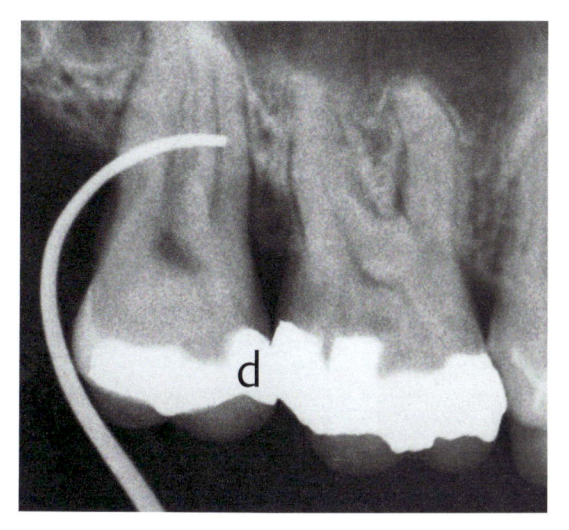

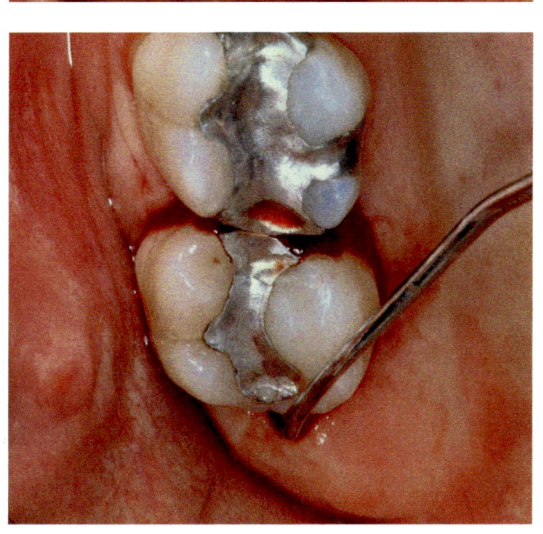

391 Furca "distal" – d
Quando o segundo molar é o dente mais posterior no arco, a furca distal pode ser sondada ou por distovestibular ou por distopalatino. Como demonstrado, a sonda Nabers-2 atinge a área inter-radicular a partir de uma abordagem distal.

Assim, o dente 17 apresenta três envolvimentos de furca F3: pelos lados mesial, distal e vestibular.

Essas lesões F3 foram periodontalmente tratadas e permaneceram estáveis por 12 anos.

Coleta de dados – diagnóstico – prognóstico

Mobilidade dentária – análise funcional

Parafunções (apertamento e/ou bruxismo) não causam gengivite ou periodontite. Entretanto, elas podem levar a trauma oclusal e alterações patológicas no periodonto, podendo acelerar o curso de uma *periodontite preexistente* (Svanberg e Lindhe, 1974; Polson e cols., 1976 a, b). A carga não-fisiológica sobre a dentição pode levar a mobilidade dentária aumentada, sem perda de inserção. As parafunções podem ser desencadeadas por *contatos prematuros*, e são freqüentemente relacionadas a fases de estresse.

De acordo com Ramfjord (1979), "O trauma periodontal relacionado à oclusão pode desencadear um desvio da saúde periodontal; portanto, terapia periodontal completa deveria incluir o tratamento das lesões traumáticas do periodonto". Além das suas implicações periodontais, distúrbios funcionais podem ter um papel significativo na etiologia de mioartropatologia e devem, portanto, ser eliminados antes que a reabilitação protética seja iniciada (Bumann e Lotzmann, 2000).

392 Frêmitos – localização da mobilidade dentária
Toda mobilidade dentária que é causada por um contato prematuro ou por trauma de dentes individuais pode ser clinicamente diagnosticada se pedirmos ao paciente que oclua em intercuspidação cêntrica e "toque" os dentes, enquanto o clínico apalpa cada dente individualmente com seus dedos. A etiologia de mobilidade aumentada localizada deve ser avaliada usando-se testes adicionais. Aqui o paciente usa seu dedo para "sentir" a mobilidade

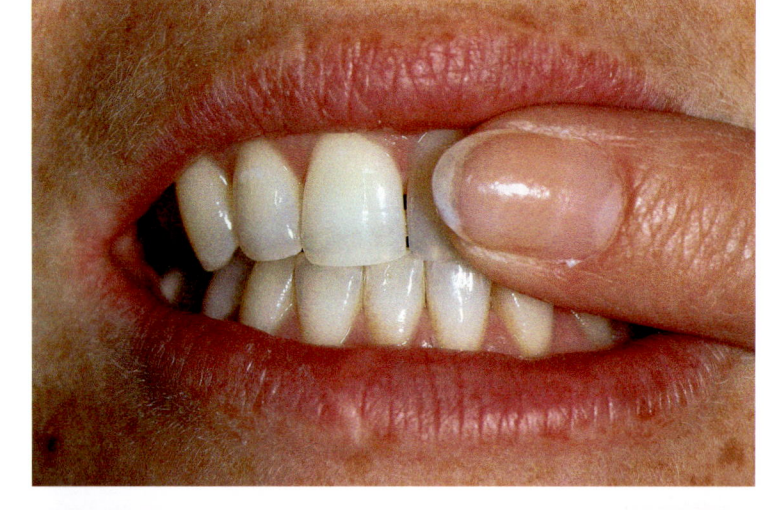

393 Testes manuais de mobilidade dentária – gravidade da mobilidade (MD)
Com a boca do paciente aberta, cada dente é avaliado em sua mobilidade individualmente, pela manipulação entre um instrumento e o dedo do clínico, com uma força de cerca de 5 N (cerca 500 g) no sentido vestibular.

Direita: neste livro, a mobilidade dentária será classificada em quatro graus distintos de gravidade, com base em medidas eletrônicas realizadas.

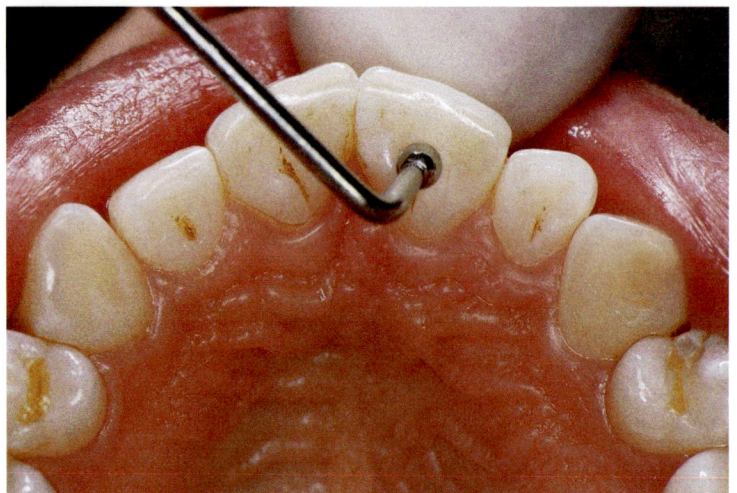

Mobilidade dentária (MD)
Graus de mobilidade
(H.R. Mühlemann, 1975)

0 **Normal**
   Mobilidade fisiológica
1 **Mobilidade detectável**
   Mobilidade aumentada
2 **Mobilidade visível**
   Até 0,5 mm
3 **Mobilidade Grave**
   Até 1 mm
4 **Mobilidade extrema**
   Mobilidade dentária vertical
   Dente sem função

394 Hiperfunção e função inapropriada
Parafunções de longa duração e persistentes podem influenciar negativamente o periodonto, a estrutura dental ou a musculatura mastigatória e ATM.

Esquerda: mobilidade dentária aumentada e migração dentária, resultante do dano às estruturas periodontais de suporte.

Direita: abrasão excessiva de parafunções graves.

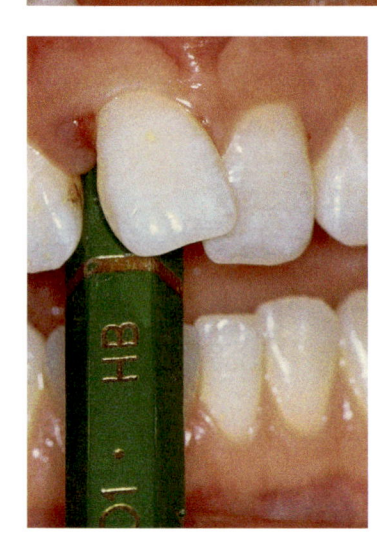

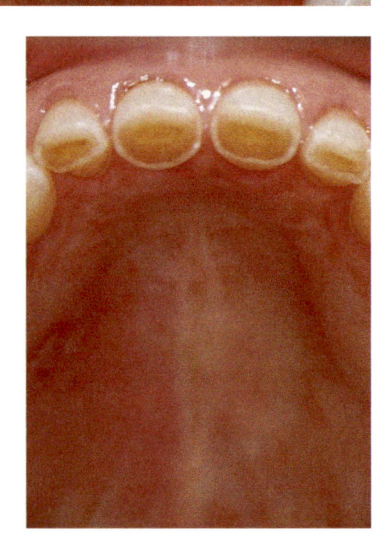

Mobilidade dentária   **175**

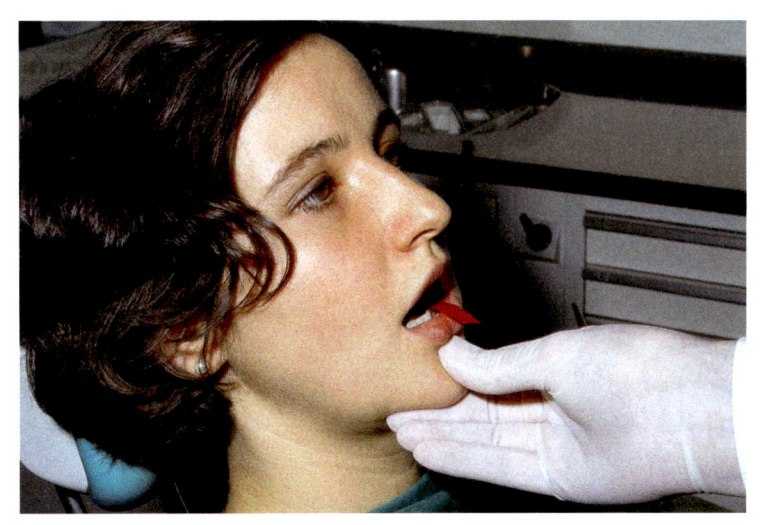

395 Teste manual para contatos prematuros em posição de contato retraída
Com o paciente sentado em posição vertical, o clínico guia a mandíbula para sua posição retraída alinhada com a maxila

Força excessiva na direção retrógrada pode forçar o côndilo para trás e para baixo em uma posição não-fisiológica. Durante esse teste, o côndilo deve atingir o seu zênite na fossa.

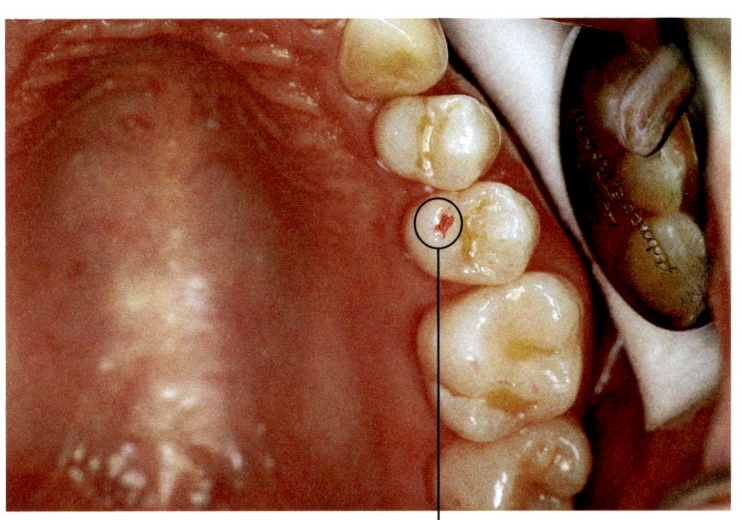

Marcação de contato prematuro em relação cêntrica (posição de contato retraída) entre os dentes 25 e 35

396 Marcação na cúspide mesial do aspecto palatino do dente 25 (maxila)
Essa é uma localização em que contatos prematuros são relativamente freqüentes.

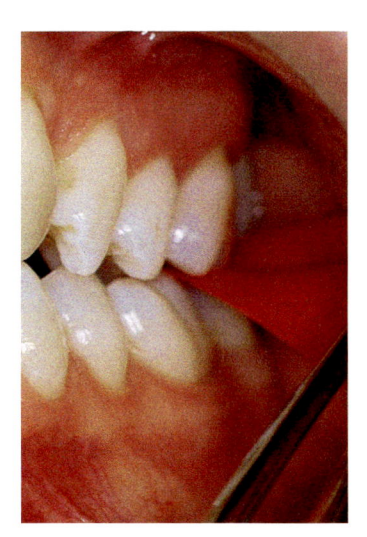

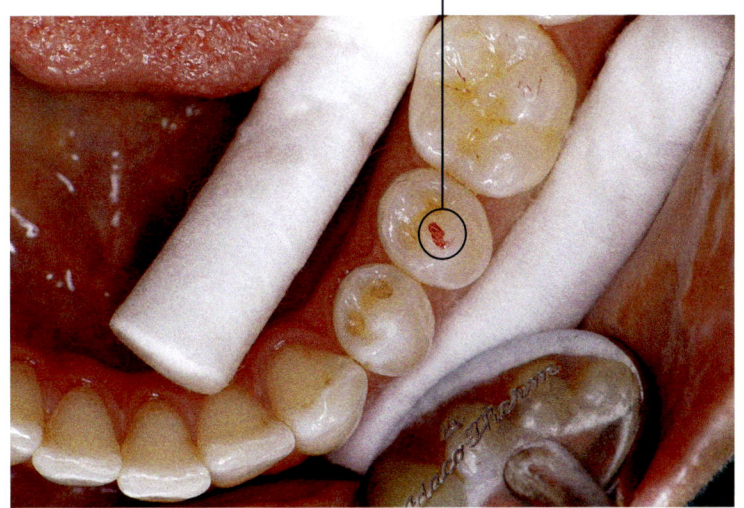

397 Marcação na cúspide vestibular do dente 35 (mandíbula)
Após o teste de toque em relação cêntrica, nota-se um contato único entre o segundo pré-molar superior esquerdo e seu antagonista.

Quando o paciente oclui, o resultado é um *desvio anterior* da mandíbula para a *oclusão habitual* (intercuspidação; oclusão cêntrica).

Esquerda: lateralidade esquerda: ausência de contato no dente 25.

Relação cêntrica (RC)
– Contato "prematuro" inicial 5 / 5
– Desvio em 1,5 mm para a frente e para a direita

Articulação
– Contatos durante lateralidades

321	67	B	7	1234
321	67		7	1234

em direção   direita   esquerda

anteriormente (B) 21|12 / 21|12 (B)

Parafunções
– História odontológica
– Exame clínico

Peculiaridades morfológicas e funcionais
Nenhuma

ATM   leve crepitação, esquerda

398 Pormenores mais importantes na "análise funcional simplificada"
O formulário representa o caso de uma mulher periodontalmente saudável.

Uma pequena odontoplastia seletiva "profilática" poderia, nesse caso, melhorar a relação cêntrica, pela remoção dos contatos prematuros, assim como redução/eliminação dos *contatos em balanceio* (**B**) entre os dentes 26, 27 e 36, 37 assim como 17, 47.

Radiografia

Os dados clínicos descritos até aqui *devem* ser complementados por um exame radiográfico. Estudos comparativos demonstraram que a medida clínica de profundidade de sondagem e perda de inserção nem sempre revela o quadro preciso e completo da destruição periodontal. Por outro lado, o diagnóstico de periodontite nunca deveria ser feito *somente* baseado nos achados radiográficos; uma radiografia somente detecta uma *alteração* bidimensional do osso *interproximal*. Alterações adicionais nos tecidos duros (cáries, complicações endodônticas, considerações protéticas) são críticas durante o planejamento do tratamento.

Técnicas radiográficas intra e extra-orais
- *Triagem – radiografia panorâmica*: o filme aumentado pode dar uma boa idéia geral das estruturas.
- *Levantamento periapical* – a radiografia panorâmica ainda não pode substituir completamente o levantamento radiográfico clássico, em especial em casos complexos. Para a melhor visualização das estruturas periodontais, a técnica do paralelismo com cone longo é recomendada (Pasler e Visser, 2000).

Triagem

399 Filme interproximal horizontal
Dependendo da atividade de cárie, radiografias interproximais são indicadas em crianças e adolescentes a cada 1 a 2 anos. O caso aqui mostrado é de um paciente com 15 anos de idade e uma periodontitite juvenil localizada (PJL; novo: tipo III A) sutilmente detectada, mas que, aos 20 anos de idade do paciente, revelou-se uma periodontite "visível" e, aos 25 anos, problema periodontal generalizado. O uso rotineiro da sonda periodontal teria prevenido essa situação!

400 Radiografia interproximal vertical
Na maioria dos pacientes com periodontite, quatro radiografias desse tipo podem dar uma visão geral satisfatória dos defeitos ósseos interproximais (incluindo cáries e acúmulo de cálculo) nos segmentos posteriores. Além disso, a *periodontite juvenil* inicial anteriormente descrita e todos os tipos mais graves e avançados de *perda óssea* podem ser diagnosticados em radiografias interproximais verticais (ver Figura 399).

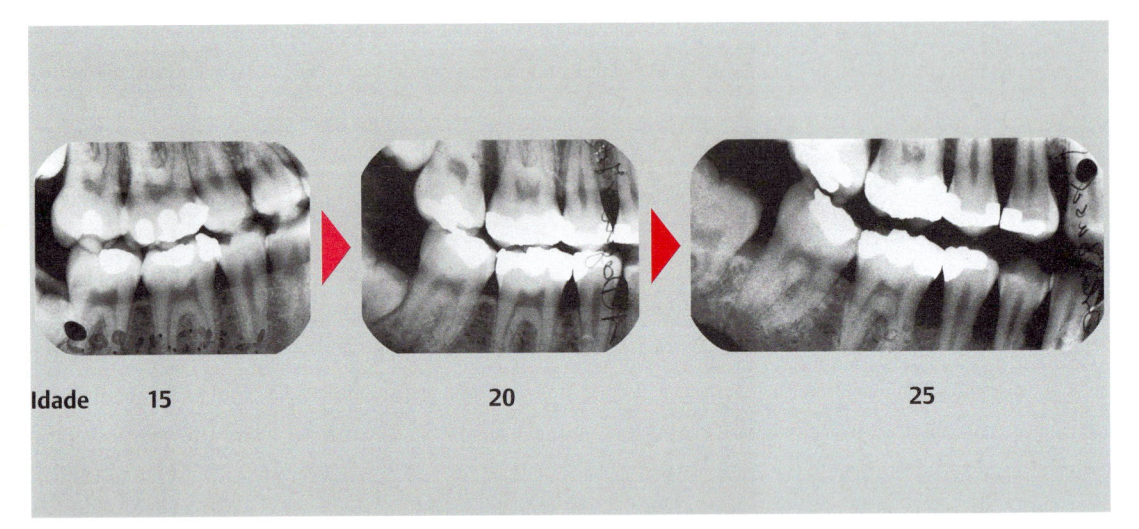

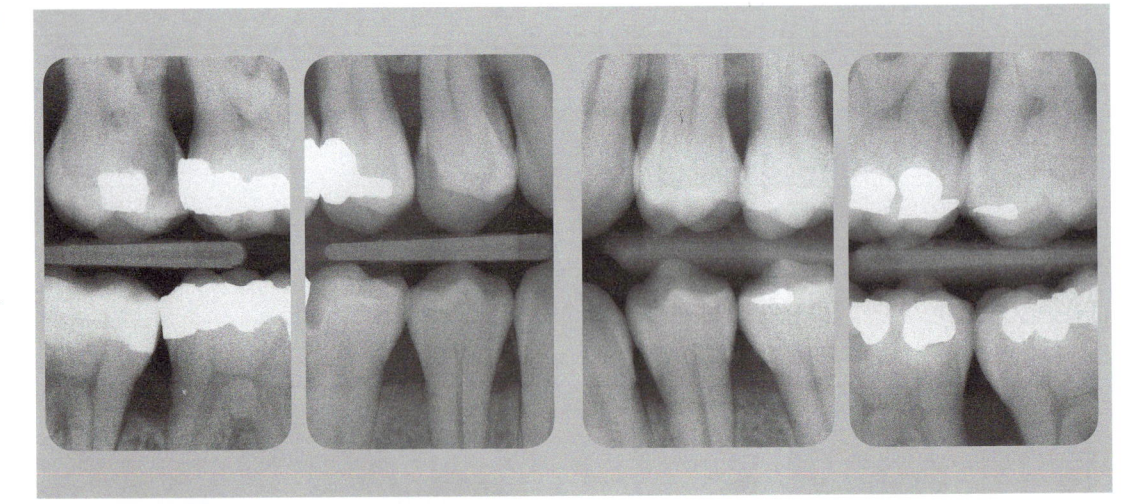

401 Radiografia panorâmica – achados incidentais
Apesar de a exatidão diagnóstica das radiografias periapicais não ser atingida, a radiografia panorâmica é um mecanismo de triagem excelente, em especial em pacientes com reflexo de náusea. Com freqüência, circunstâncias anatômicas não antecipadas são detectadas.

Note: canino inferior retido e gravemente impactado e um grande cisto de retenção.

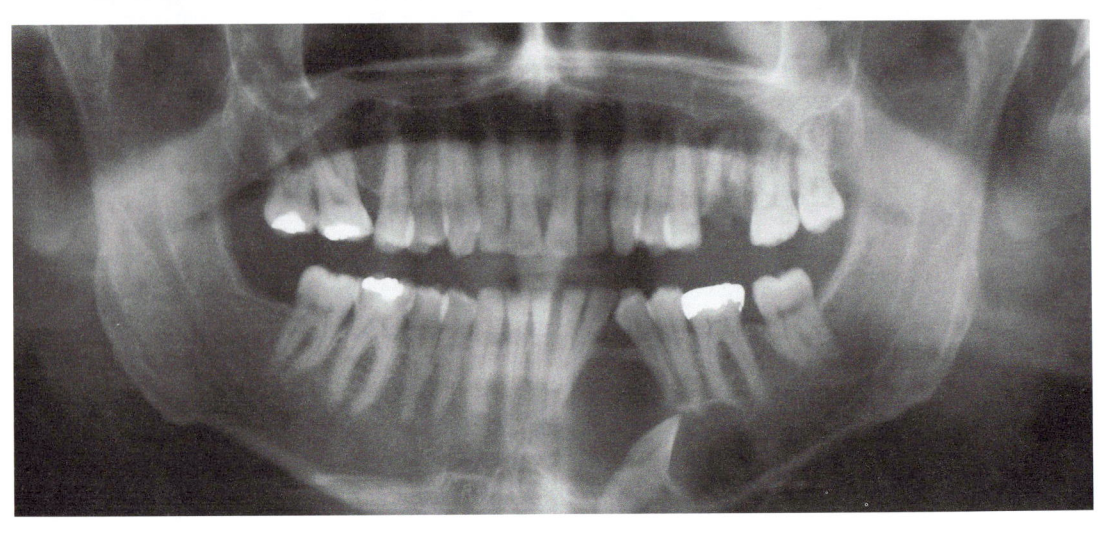

Radiografia

Avaliação radiográfica de alterações patológicas e suas causas

Distribuição e localização da perda óssea alveolar, defeito de tecido duro:
- Alterações em toda a dentição
- Em dentes isolados e superfícies radiculares

Tipo de perda óssea:
- Desmineralização (a matriz óssea é mantida e a desmineralização é reversível)
- Reabsorção da margem alveolar
- Perda óssea horizontal (com cristas ósseas estreitas)
- Perda óssea vertical (com cristas ósseas largas; Figura 195)
- Perda óssea em "forma de cálice"

Extensão da distribuição:
- Distância em relação à junção cemento-esmalte (JCE)
- Envolvimento de furca
- Inserção remanescente em relação ao tamanho da raiz

Etiologia de destruição:
- Cálculo supra e subgengival
- Forma e posição da raiz

As radiografias permitem identificar a perda óssea que já ocorreu. Exames radiográficos regulares podem esclarecer a dinâmica do curso da doença.

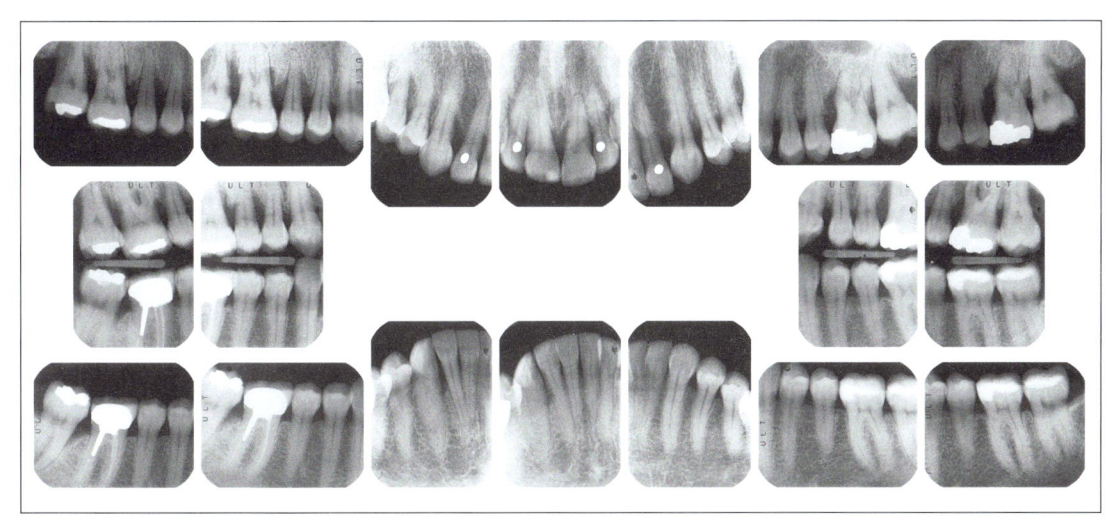

Achados radiográficos

402 Levantamento radiográfico para diagnóstico periodental
Em uma dentição completa, o mínimo de 14 radiografias periapicais é necessário para mostrar todos os espaços interproximais e septos inter-radiculares. Esta série de 14 radiografias tem de ser completada por 2 ou 4 radiografias *bitewing* em pacientes com múltiplas restaurações e próteses para verificar qualquer problema iatrogênico.

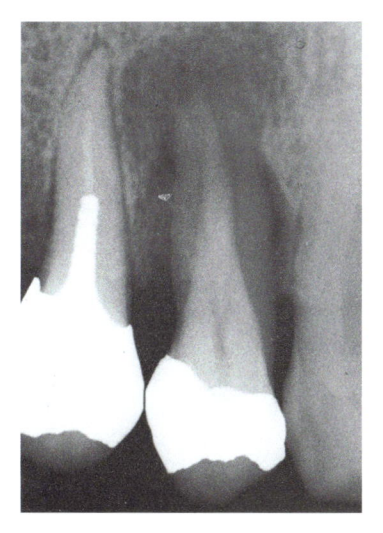

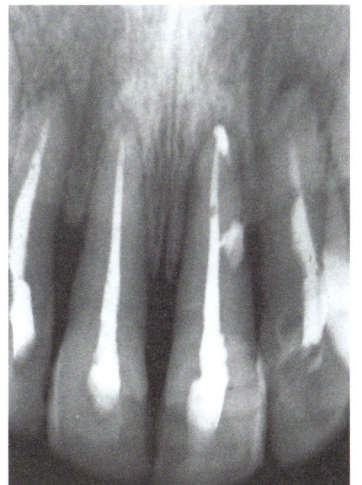

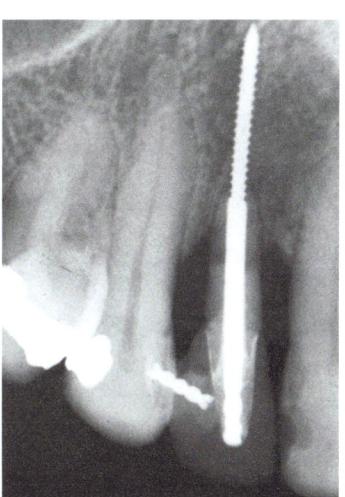

403 Achados radiográficos especiais
Esquerda: Abscesso apical ao redor de um dente 14, birradiculado; e necrose pulpar.

Centro: Perda óssea grave estendendo-se do dente 21 até a região de um dente lateral com o canal pulpar obturado.

Direita: um implante transfixado (Wirz 1983) e esplintagem explicam a baixa mobilidade do dente, a despeito do pouco osso remanescente.

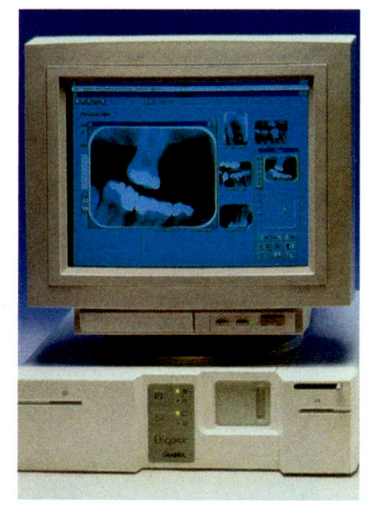

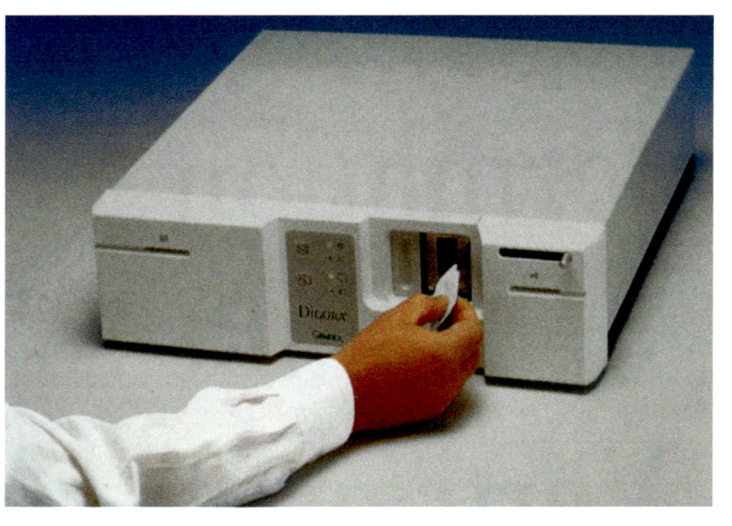

404 Radiografia digital
Radiografia digital provê o benefício da computação (economia de tempo) e questões do meio ambiente (produtos químicos não são usados). Os mecanismos intrabucais incluem os *chips* (CCD OU CMOS) ou *phosphorizing foils*. As imagens virtuais estão livres de artefatos, o que garante inúmeras vantagens em endodontia e implantodontia. A figura mostra o sucesso de escaneamento da imagem digitalizada.

Diagnóstico complementar – testes

- **Testes microbiológicos**
- **Testes de resposta do hospedeiro**

Os métodos *clássicos* para exame clínico foram apresentados nas páginas anteriores (168 a 175). Nos últimos anos, foram disponibilizados novos testes, que deveriam permitir uma melhora no diagnóstico e prognóstico.

A Figura 405 (modificada de Lindhe e cols., 1997) apresenta um resumo de todos esses testes e aqueles que estão identificados com um marcador sólido serão apresentados em detalhes nas páginas seguintes.

405 Testes para diagnóstico complementar

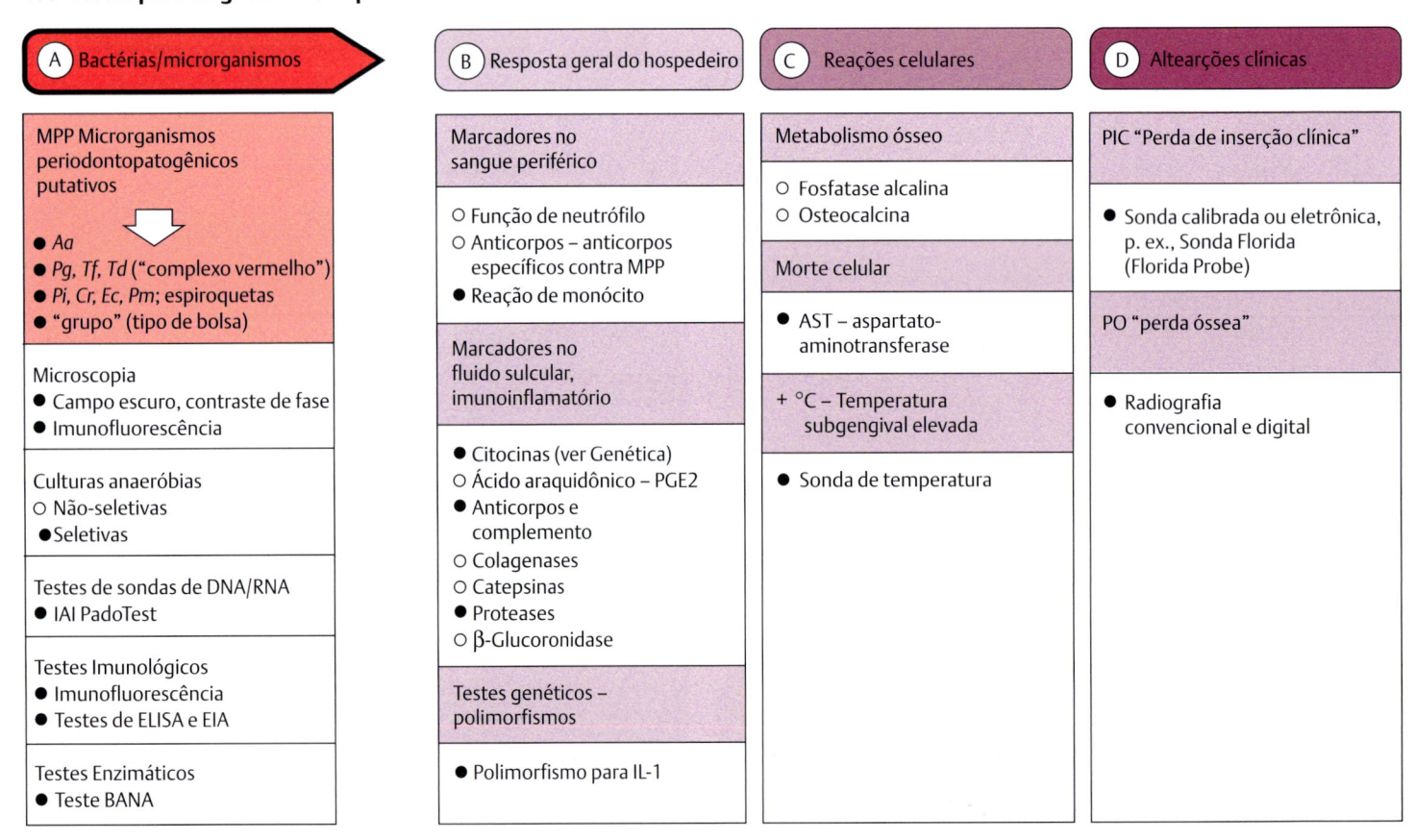

A. Bactérias/microrganismos	B. Resposta geral do hospedeiro	C. Reações celulares	D. Alteações clínicas
MPP Microrganismos periodontopatogênicos putativos ● Aa ● Pg, Tf, Td ("complexo vermelho") ● Pi, Cr, Ec, Pm; espiroquetas ● "grupo" (tipo de bolsa)	**Marcadores no sangue periférico** ○ Função de neutrófilo ○ Anticorpos – anticorpos específicos contra MPP ● Reação de monócito	**Metabolismo ósseo** ○ Fosfatase alcalina ○ Osteocalcina	**PIC "Perda de inserção clínica"** ● Sonda calibrada ou eletrônica, p. ex., Sonda Florida (Florida Probe)
Microscopia ● Campo escuro, contraste de fase ● Imunofluorescência	**Marcadores no fluido sulcular, imunoinflamatório** ● Citocinas (ver Genética) ○ Ácido araquidônico – PGE2 ● Anticorpos e complemento ○ Colagenases ○ Catepsinas ● Proteases ○ β-Glucoronidase	**Morte celular** ● AST – aspartato-aminotransferase + °C – Temperatura subgengival elevada ● Sonda de temperatura	**PO "perda óssea"** ● Radiografia convencional e digital
Culturas anaeróbias ○ Não-seletivas ● Seletivas			
Testes de sondas de DNA/RNA ● IAI PadoTest	**Testes genéticos – polimorfismos** ● Polimorfismo para IL-1		
Testes Imunológicos ● Imunofluorescência ● Testes de ELISA e EIA			
Testes Enzimáticos ● Teste BANA			

O uso desses métodos para testes de diagnóstico geralmente são demorados e de alto custo, e por isso não são indicados ou necessários para os casos de periodontite crônica não-modificada. Tais testes só podem ser recomendados para o estabelecimento de prognóstico em casos individuais difíceis de serem classificados.

Testes para microrganismos

Os microrganismos periodontopatogênicos primários podem ser identificados usando-se vários métodos (ver Figura 405).

Testes de resposta do hospedeiro

A composição da flora bacteriana da bolsa é importante, mas de igual importância é a resposta geral do hospedeiro à infecção (ver Etiologia, p. 39), incluindo os marcadores e mediadores no sangue periférico e no fluido crevicular, assim como os fatores genéticos.

A resposta do hospedeiro às bactérias patogênicas ou aos seus metabólitos desencadeiam reações celulares e induzem processos destrutivos nos tecidos periodontais. Isso inclui, acima de tudo, perda de inserção clínica e reabsorção de osso alveolar.

Diagnóstico microbiológico – métodos para testes

Os testes microbiológicos para avaliação do tipo e quantidade de determinadas bactérias estão indicados principalmente para periodontites agressivas, formas refratárias e pacientes que manifestam periodontite avançada associada a doença sistêmica (p. ex., diabete, AIDS). Esses testes também podem fornecer indícios em relação à necessidade de uso de terapia antimicrobiana de suporte para potencializar a terapia mecânica. Além disso, eles podem indicar o sucesso da terapia.

Os seguintes testes serão apresentados:

- Técnicas de microscopia – campo escuro, contraste de fase
- Culturas bacterianas – não-específicas/específicas
- Uso de sondas de DNA ou RNA – amplificação de DNA com uso de PCR
- Métodos imunológicos – microscopia de fluorescência, teste de EIA/ELISA
- Testes bacterianos enzimáticos (BANA)

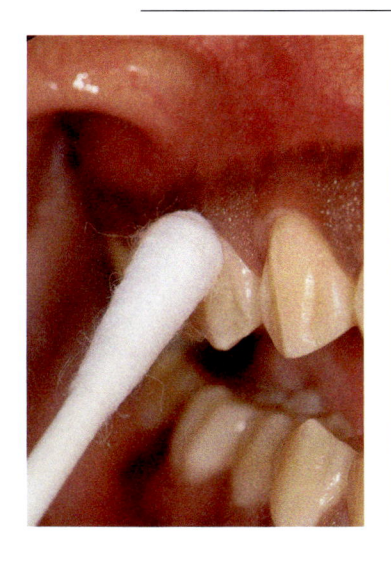

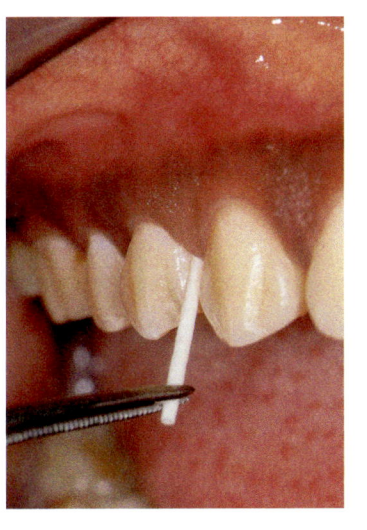

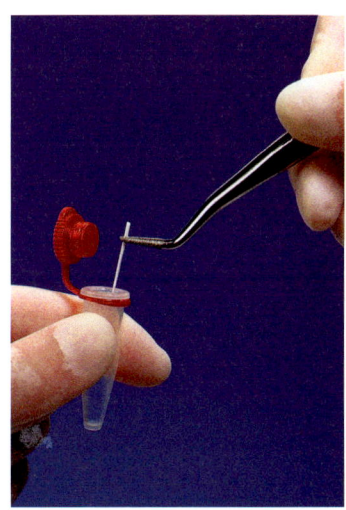

406 Remoção de biofilme subgengival
Esquerda: limpeza e secagem supragengival do sítio de coleta.

Centro: inserção da ponta de papel (número médio 30 a 50) na bolsa.

Direita: inserção da ponta de papel no tubo de transporte.

Técnica de coleta

Vários métodos têm sido propostos para a coleta de bactérias da bolsa (biofilme subgengival). A mais utilizada atualmente é a coleta com pontas de papel de calibre moderado. A coleta pode ser realizada em um sítio único, uma sonda sítio-específica, como da bolsa mais profunda de um quadrante, ou um *pool* de várias sondas de várias bolsas.

É importante registrar o sítio e a data da coleta na ficha de exame do paciente (ou por meio de fotografia).

O sítio que será analisado deverá ter todo o biofilme supragengival removido e deverá ser seco minuciosamente (*não* com a seringa de ar!). A tira de papel deve ser inserida até o fundo da bolsa e permanecer *in situ* por 10 segundos. Durante a remoção da tira, esta não deverá entrar em contato com saliva, pus ou com a mucosa oral.

Dependendo do método utilizado, a ponta de papel precisa ser armazenada em um tubo de transporte com fluido de transporte (para sondas de RNA, p. ex., IAI PadoTest 4.5) ou sem qualquer fluido (sondas de DNA, DMDx/Anawa, etc.). O tubo de transporte deve ser fechado hermeticamente e enviado para um laboratório especializado para processamento posterior.

Diagnóstico microbiano da bolsa – microscopia de campo escuro e de contraste de fase

Esses métodos permitem um diagnóstico bacteriano limitado diretamente na cadeira odontológica. Eles não requerem fixação ou coloração de Gram e são, dessa forma, simples e rápidos de realizar. Contudo, somente *morfotipos* bacterianos podem ser identificados, como a forma da bactéria e sua *motilidade*. A determinação desses critérios permite conclusões limitadas a respeito da patogenicidade dos microrganismos (Listgarten e Helldén, 1978).

Se a amostra revela a predominância de cocos e bastonetes não-móveis, tal fato indica a presença de poucos patógenos ativos. Se o campo microscópico mostra numerosas bactérias móveis (p. ex., bastonetes e espiroquetas), isso é um indicativo de fase ativa no interior da bolsa, bem como de níveis elevados de microbiota potencialmente patogênica na bolsa.

Se a fotografia microbiológica for mostrada em uma tela e exibir numerosos bastonetes e espiroquetas, ela pode proporcionar um alto nível de *motivação* para o paciente.

Mesmo esse método de diagnóstico rápido e simples acarreta custos (o microscópio), e o clínico deve determinar a relação de custo/benefício em relação às técnicas clássicas de exame ou outros testes.

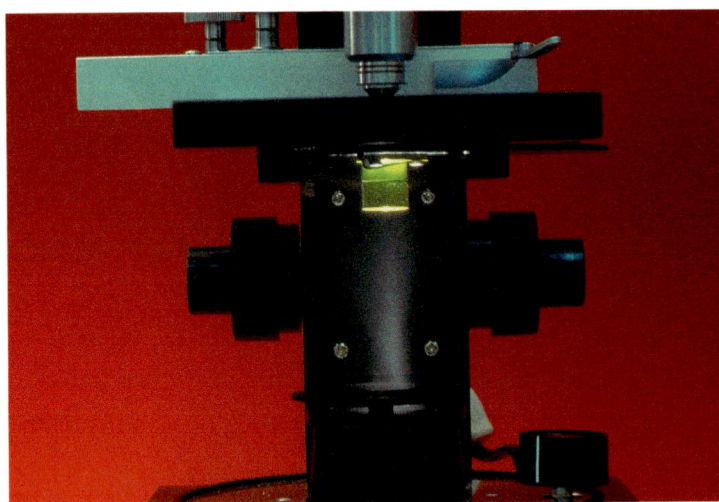

407 Microscopia de campo escuro
Esse método revela a forma das bactérias e sua motilidade, mas não permite qualquer identificação da classificação ou da espécie bacteriana. É limitado no fornecimento de informação: ele permite a identificação de bolsas ativas e inativas. Seu maior valor é a motivação do paciente.

Direita: as bactérias vitais passíveis de identificação nos microscópios de campo escuro e de contraste de fase estão identificadas de acordo com os critérios listados.

Classificação proposta para morfotipos bacterianos

A   Cocos
B   Bastonetes não-móveis
C   Bastonetes móveis
D   Bastonetes curvos
E1 Espiroquetas pequenas
E2 Espiroquetas moderadas
E3 Espiroquetas grandes
F   Outros

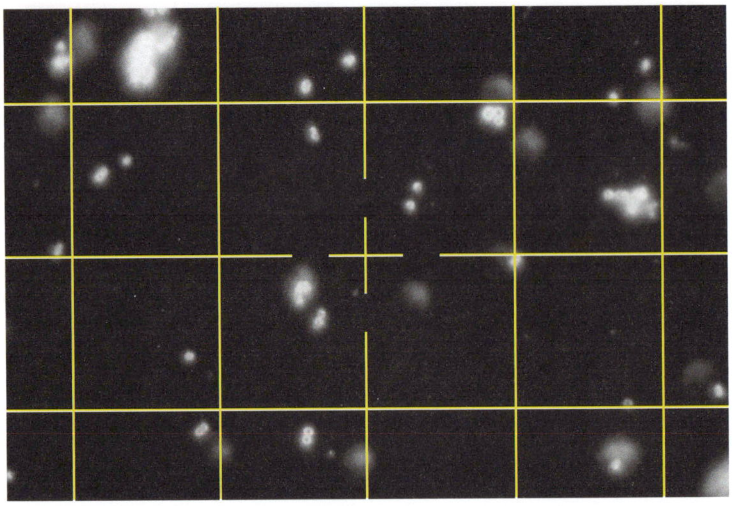

408 Bactérias de uma bolsa inativa – cocos
Nesta fotomicrografia podem ser observados poucos cocos e algumas partículas não identificáveis; praticamente não há bastonetes móveis ou espiroquetas (proporção de espiroquetas e cocos 1:40). No geral, em todos os segmentos do campo microscópico há um número pequeno de bactérias presentes nessa bolsa inativa.

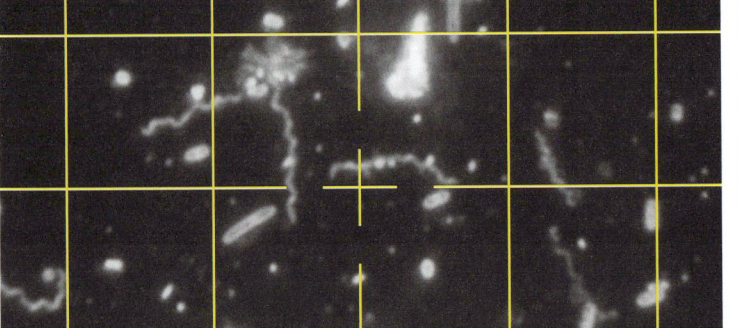

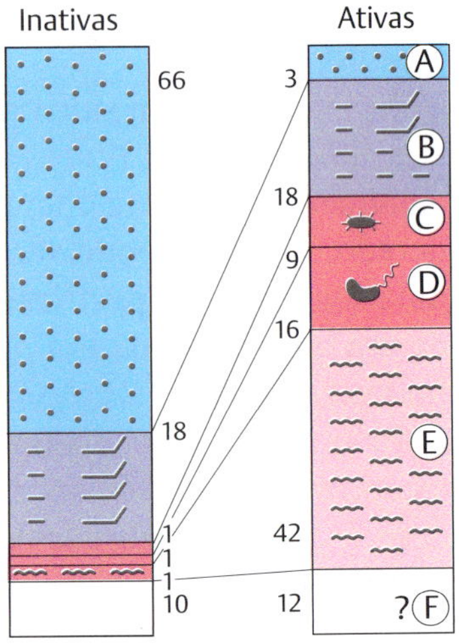

409 Bactérias de uma bolsa ativa – *espiroquetas*!
Bastonetes *móveis* e espiroquetas predominam no campo. A relação destes com cocos é de 4:1, com contagem bacteriana muito aumentada. Em contraste com a bolsa inativa, houve um deslocamento de cocos para bastonetes e de microrganismos *não-móveis* para *móveis*.

Direita: descrição comparativa e distribuição típica (em %) de morfotipos (ver Figura 407, direita) em uma bolsa inativa e em outra ativa.

Diagnóstico microbiológico das bolsas – culturas

A preparação de culturas bacterianas é um dos métodos de diagnóstico clássicos mais antigos. Para a cultura, as bactérias devem ser mantidas viáveis.

Bactérias periodontopatogênicas marcadoras são geralmente *anaeróbias*, o que traz problemas para a remoção e transporte dos microrganismos até o laboratório (oxigênio, temperatura, meio de cultura). Além disso, preparar culturas consome tempo, demanda conhecimento microbiológico e equipamentos laboratoriais adequados, e tudo isso resulta em custos também apropriados! As bactérias anaeróbias bucais crescem lentamente, e um resultado definitivo é possível em geral após três semanas.

Tanto meios de cultura seletivos quanto não-seletivos podem ser usados para demonstrar as cepas bacterianas de interesse, como *Aggregatibacter actinomycetencomitans* (*Aa*), *Porphyromonas gingivalis*, *Bacteroides* spp., *Capnocytophaga*, *Eikenella corrodens*, *Fusobacteria*, etc. Por outro lado, é importante salientar que é praticamente impossível o crescimento de espiroquetas nos meios de cultura artificiais usados. Uma vantagem da técnica de cultura é a possibilidade de realizar um antibiograma, para testar se um certo microrganismso é *sensível* ou, ainda mais importante, se ele é resistente a um tipo específico de antibiótico.

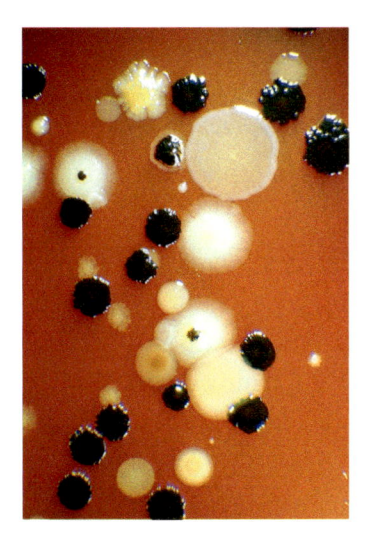

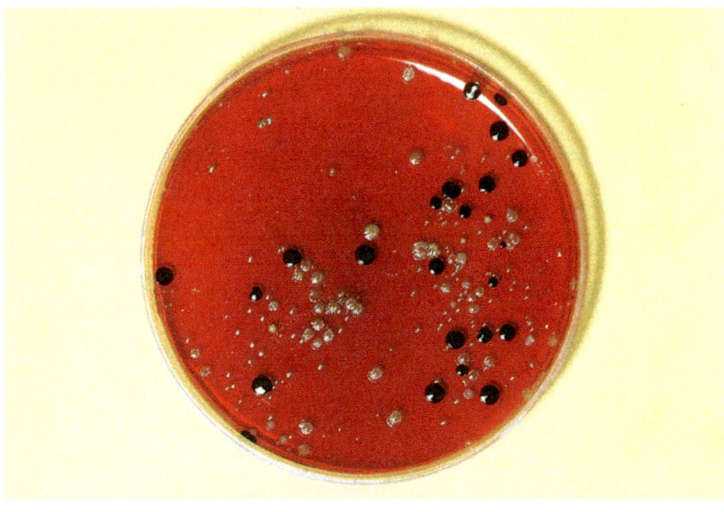

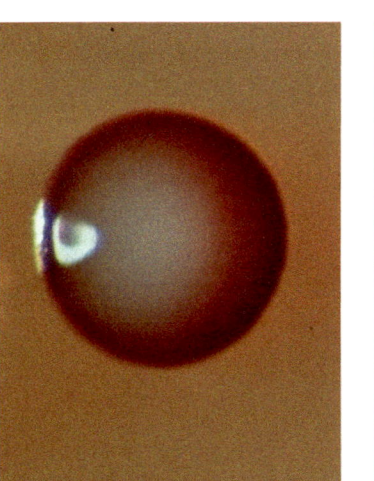

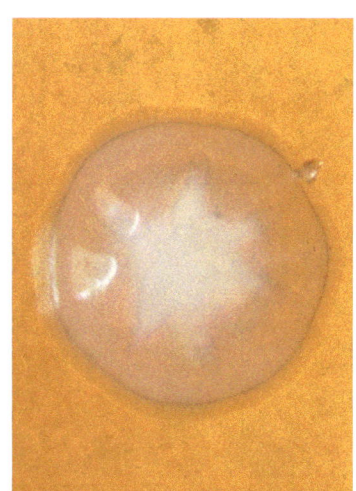

410 Cultura bacteriana anaeróbia em placa de ágar-sangue
Várias colônias bacterianas podem ser identificadas em uma placa de ágar-sangue que foi incubada *anaerobiamente* por 10 dias. Além das colônias de espécies de *Bacteroides* pigmentadas de preto, muitas outras podem ser observadas. A partir da forma da colônia, seu *metabolismo*, entre outros fatores, os microrganismos podem ser identificados e classificados (Manual de Bacteriologia Sistemática de Bergey, 1984).

Esquerda: colônias ampliadas.

411 Colônias isoladas
Esquerda: colônia de *Porphyromonas gingivalis*.

Direita: colônia de *Aggregatibacter actinomycetencomitans* na sua configuração típica em forma de estrela.

Cortesia de A. Mombelli

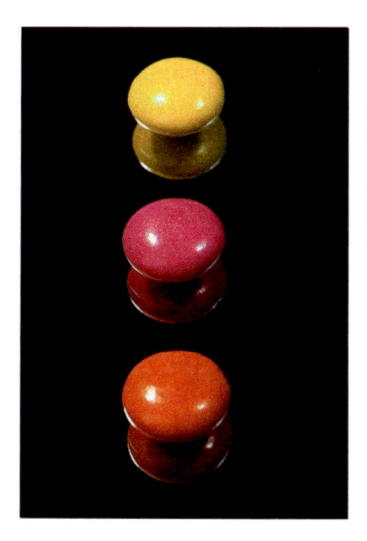

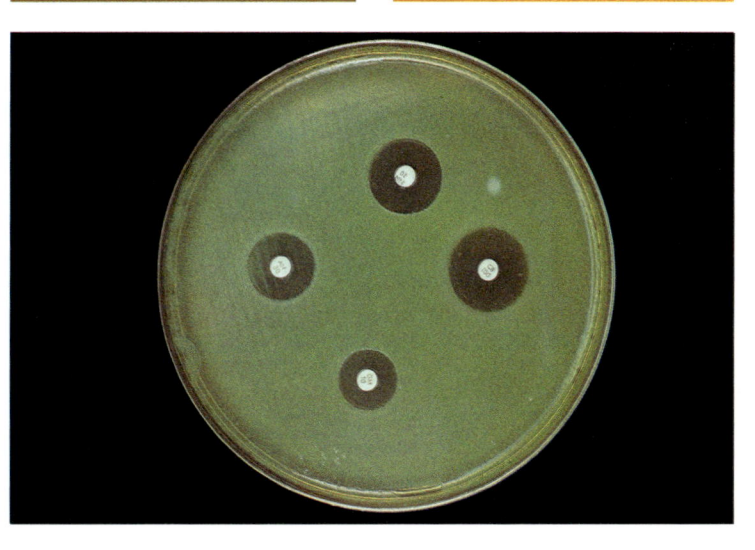

412 Determinação da resistência via antibiograma
O campo vazio adjacente a cada disco impregnado por antibiótico determina a extensão da inibição do crescimento bacteriano e, dessa forma, permite o uso dirigido da medicação sistêmica mais efetiva (cortesia de A. Mombelli).

Esquerda: amarelo? Vermelho? Laranja? Os medicamentos não podem ser administrados de maneira empírica com base nas suas cores; ao contrário, eles devem ser selecionados somente após um diagnóstico mais aprofundado (p. 287).

Novos testes de diagnóstico – avaliação

A coleção de dados clássicos, incluindo os exames a partir das culturas bacterianas recém-descritas, ainda representam o *padrão-ouro* (PO), mas eles demonstram apenas processos que já ocorreram nos tecidos. Em função da relativa imprecisão, os achados convencionais de diagnóstico têm levado freqüentemente a sub e sobretratamentos. Testes de diagnóstico novos e mais aperfeiçoados poderiam, em uma situação ideal, tornar possível um prognóstico mais definitivo e um tratamento individualizado de acordo com a necessidade do paciente.

Os novos testes *microbiológicos* (e imunológicos, p. 186) para o diagnóstico periodontal já tornaram-se auxiliares de diagnóstico importantes. Em certos casos chamados "difíceis", esses novos testes representam componentes importantes do diagnóstico e especialmente na seleção de um regime terapêutico, como é o caso para periodontite agressiva (tipo III) ou refratária, periodontite combinada com doenças sistêmicas (tipo IV), casos de periodontite crônica avançada (tipo II) e implantodontia.

Tais métodos adicionais de diagnóstico fornecem informações no que diz respeito a:

- Futura progressão de periodontite
- *Identificação de pacientes em risco*
- Critérios para um programa individualizado de rechamada.

Procedimentos para testes periodontais

Os métodos modernos devem ser melhores, mais simples, mais rápidos, mais precisos, não-invasivos, etc., e, se possível, apresentar *baixo custo*. Eles devem fornecer mais informações que os testes antigos, apresentar o mesmo padrão de erro que o padrão-ouro e devem ser procedimentos que são aceitáveis ao dentista clínico! Perda ou ganho de inserção só pode ser determinada de maneira precisa histologicamente, ou seja, após a extração do dente!

Dessa forma, o teste invasivo padrão deve ser substituído por um procedimento que forneça resultados iguais ou melhores do que aqueles fornecidos pelo padrão-ouro (Müller, 2001). Os seguintes pontos devem ser avaliados:

- O mais importante é o *valor preditivo positivo* ou *negativo*
- *Sensibilidade* e *especificidade*; são termos definidos no Glossário (a seguir)
- A *validade* dos resultados; isso determina o seu uso na prática.

Do ponto de vista prático, todos esses resultados do teste são colocados em uma tabela 2 × 2 ("matriz de decisão"), e os parâmetros desejados são calculados (Figura 413).

413 Matriz decisória-avaliação de um teste diagnóstico
Os parâmetros incluem

- Sensibilidade
- Especificidade
- Valor preditivo positivo
- Valor preditivo negativo

Utilizando esta matriz, a validade de qualquer teste pode ser determinada.

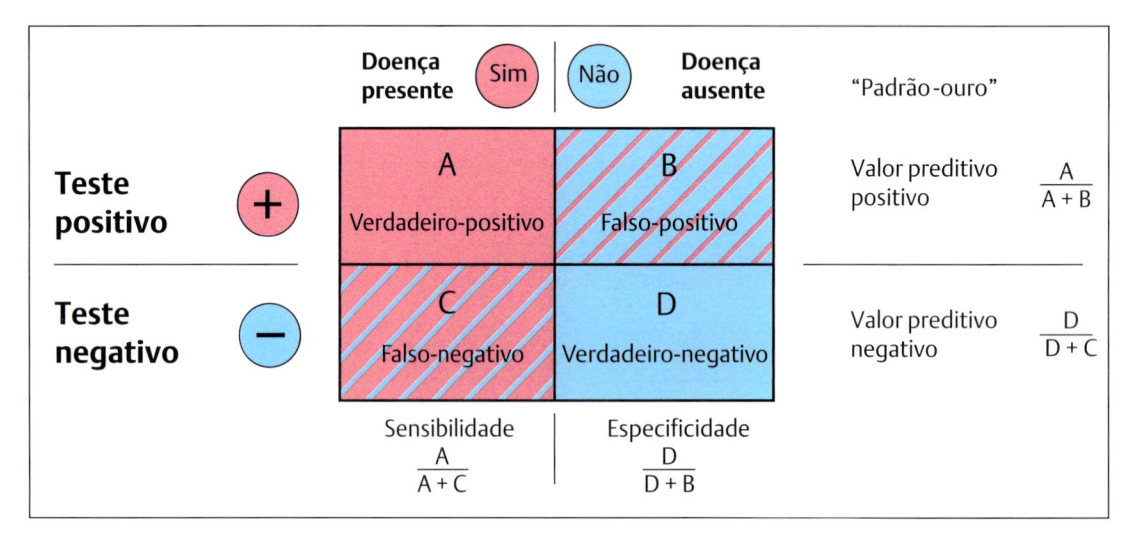

	Doença presente (Sim)	Doença ausente (Não)	"Padrão-ouro"
Teste positivo (+)	A Verdadeiro-positivo	B Falso-positivo	Valor preditivo positivo $\frac{A}{A+B}$
Teste negativo (−)	C Falso-negativo	D Verdadeiro-negativo	Valor preditivo negativo $\frac{D}{D+C}$
	Sensibilidade $\frac{A}{A+C}$	Especificidade $\frac{D}{D+B}$	

Glossário

No exemplo "doente-saudável", as seguintes expressões devem ser definidas e entendidas (de acordo com AAP, 1995; diagnóstico das doenças periodontais; Philstrom, 2001):

- *Padrão-ouro*: mensuração de uma condição verdadeira – sim/não: doença presente (= positivo) ou ausente (= negativo).
- *Sensibilidade*: probabilidade (%) de uma certa doença ser classificada como positiva em um teste. A alta sensibilidade indica que o teste vai produzir poucos resultados falso-negativos, o que faz com que a doença não seja superestimada. Isso é importante com doenças contagiosas e que apresentam risco de morte (hepatite B, etc.).
- *Especificidade*: probabilidade de um indivíduo saudável ser classificado como saudável pelo teste ("doença ausente"). A *alta especificidade* indica que nenhuma pessoa saudável será incorretamente classificada como doente (= falso positivo). Isso é importante em doenças graves que podem exigir tratamentos intoleráveis em um indivíduo saudável (carcinoma, HIV).
- *Periodontite*: um teste com sensibilidade de 70%, por exemplo (os indivíduos doentes não foram detectados na sua totalidade!), e uma especificidade de 90% (poucos indivíduos saudáveis foram identificados como doentes) poderia ser suficiente para essa doença que raramente é contagiosa, não traz risco de vida e que não tem tratamento complexo ou com procedimentos invasivos.

Testes de biologia molecular

Sonda de hibridização de DNA – sondas genéticas

Nos últimos anos, estão disponíveis comercialmente testes envolvendo *seqüências de oligonucleotídeos* marcadas com agentes *radioativos* para espécies determinadas (sondas de DNA com 24 a 30 bases), que se ligam às seqüências complementares de DNA ou RNA bacteriano (hibridização, Figura 414). Esses testes não requerem bactérias viáveis; dessa forma, o transporte até o laboratório especializado não é problemático. Para realizar o teste, as bactérias são lisadas, as duplas-fitas de DNA e RNA são separadas, fragmentadas e afixadas à membrana.

Reação em cadeia da polimerase (PCR)

Dentro de cada bactéria, apenas um conjunto de DNA está presente, enquanto moléculas ribossomais RNA(r) estão presentes mil vezes mais! Para *hibridização de DNA/RNA*, o RNAr bacteriano não necessita ser amplificado.

Para *hibridização* de DNA/DNA, por outro lado, as poucas moléculas-alvo devem ser amplificadas com o uso de PCR. Mesmo as menores quantidades de DNA podem ser *amplificadas um milhão de vezes com* apenas 20 ou 30 ciclos de cópia.

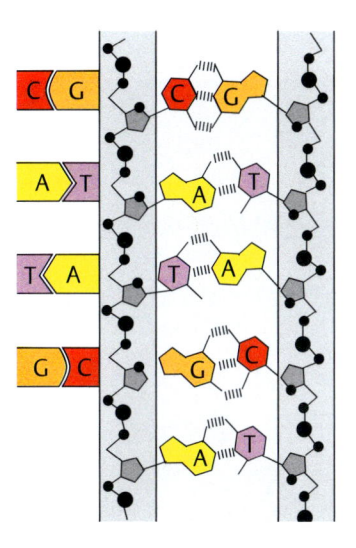

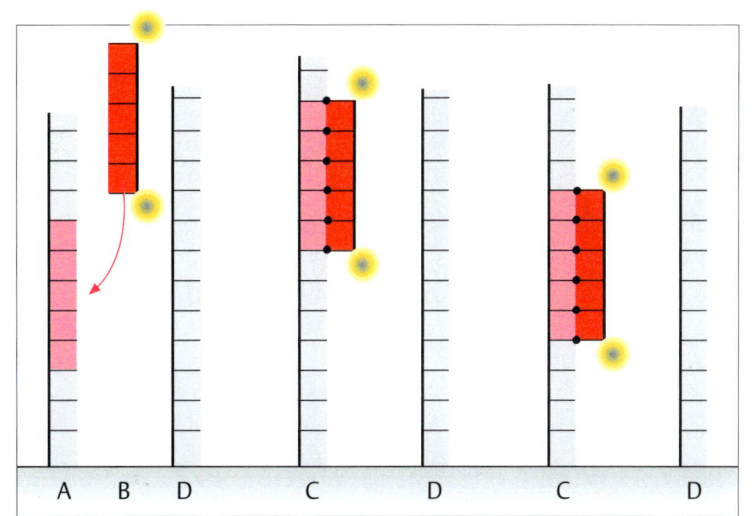

Testes com sondas de DNA ou RNA – bactérias marcadoras

- **DMDx PathoTek (DNA)**
  Padrões: *Aa, Pg, Pi*
  Outros: *Tf, Cr, Td, Fn, Ec*
- **Meridol DNA probe test 3/8**, ver **DMDx**
- **MicroDent Test (DNA)**
  Aa, Pg, Tf, Pi, Td
- **Perio Bac test (DNA)**
  Aa, Pg, Tf, Pi, Td

- **IAI Pado Test 4.5 (RNA*)**
  Aa, Tf, Pg, Td
  *RNA palsmídeo

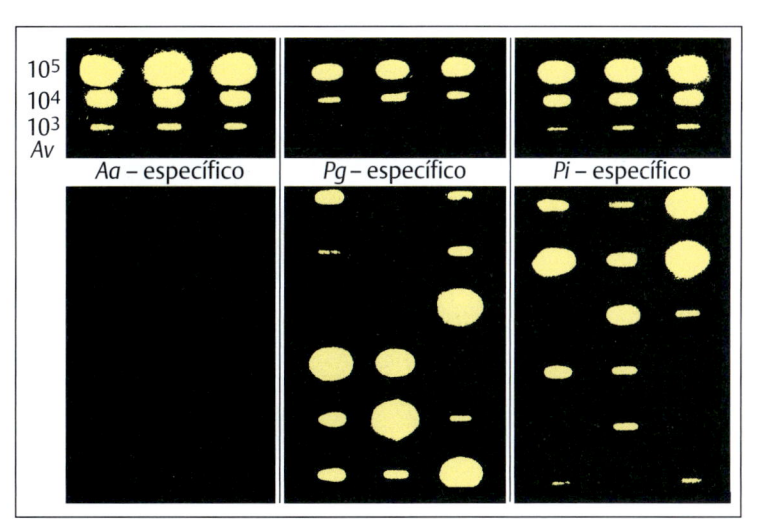

Esquema de PCR

1. Separação das fitas individuais de DNA
2. *Primer* A e *Primer* B com seqüência específica de oligonucleotídeos
3. Anelamento do *primer* com a seqüência-alvo (área avermelhada)
4. Polimerase (Taq) dobra a seqüência-alvo em cada passo

Número da seqüência-alvo: 2^n, em que n = número de passagens

Exemplo: 20 ciclos = 2^{20} = aproximadamente 1.000.000 cópias.

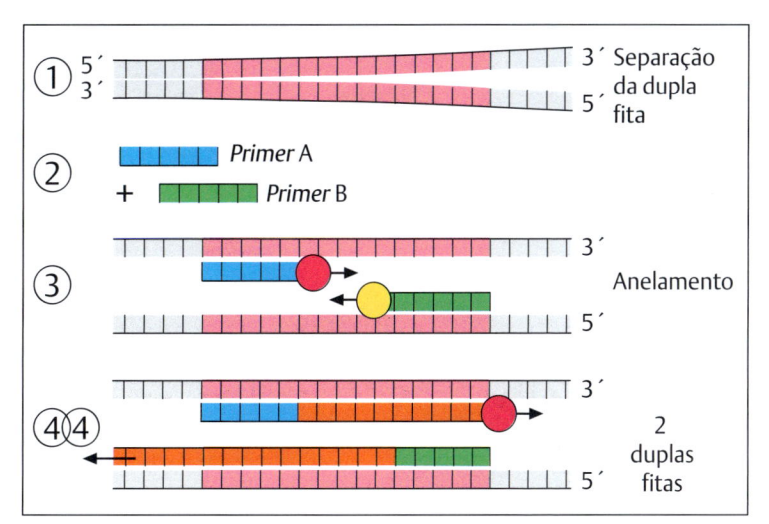

414 Técnicas de hibridização

Após separar a dupla hélice, as fitas individuais são fragmentadas e afixadas à membrana. *Sondas genéticas acopladas* localizam o segmento complementar do DNA-alvo, e hibridizam com ele. A identificação pode ser realizada por meio de *auto-radiografias* ou de *reações enzimáticas* (reações de cor).

Esquerda: pares de bases complementares entre A e T, assim como G e C:

A adenina **T** timina
G guanina **C** citosina

415 auto-radiografia do teste DMDx

Após a hibridização, todos os fragmentos não-aderidos à sonda são enxaguados e removidos; as amostras dos pacientes são aplicadas em triplicata em um papel filtro e a auto-radiografia é preparada.

Seção superior:
Controles positivos com três padrões quantitativos (10^5, 10^4 e 10^3). Controle negativo com *Av*.

Seção inferior: O resultado é negativo para *Aa*, mas positivo para *Pg* e *Pi*.

416 Reação em cadeia da polimerase

Para multiplicar uma determinada área de DNA, é necessário uma Taq-polimerase resistente ao calor (a bactéria *Thermophilus aquaticus* está intacta e ativa mesmo em 95° C!), dois *primers* apropriados (um para cada início de ambas as fitas de DNA) e quatro bases (nucleotídeos) em excesso A, T, G e C.

A separação das fitas de DNA ocorre a 95° C; o resfriamento, a 55°, produz o acúmulo dos *primers acoplados* e então a polimerase "fecha os espaços".

Teste com sonda bacteriana – IAI PadoTest

Os testes de DNA e RNA disponíveis permitem uma demonstração de 3 a 8 bactérias marcadoras que estão associadas às periodontites.

Usando-se o IAI PadoTest 4.5 – um teste de RNA, ver página 183 –, estes quatro microrganismos periodontopatogênicos podem ser identificados em sítios específicos ou em *pool*:

- Aa/Aggregatibacter actinomycetemcomitans
- Tf/Tannerella forsythia
- Pg/ Porphyromonas gingivalis
- Td/ Treponema denticola

Além disso, esse teste fornece dados de apoio para o diagnóstico e o tratamento (Figuras 420 e 421):

Quantitativo:
- ML: número e composição percentual das bactérias marcadoras
- TBL/TML: carga bacteriana total, por exemplo, das bactérias marcadoras
- Comparações estatísticas dos resultados*

Qualitativo:
- Tipo da bolsa (tipos 1 a 5)*

* Categorizado de acordo com grandes estudos de campo (Baehni e cols., 1993).

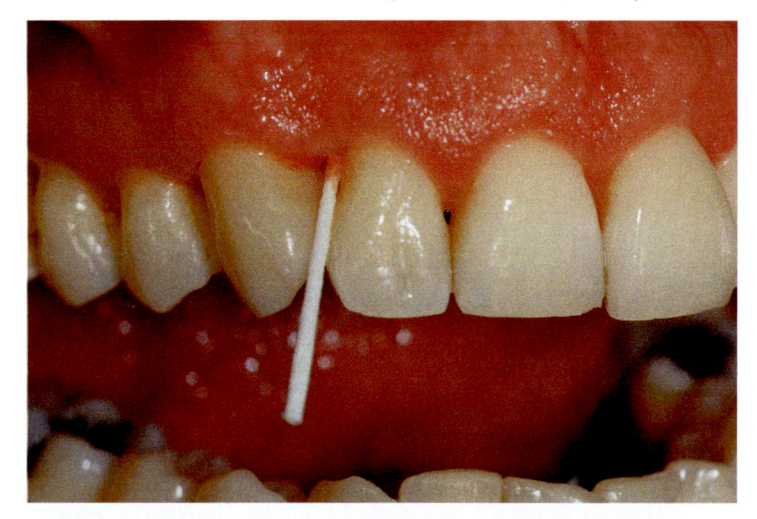

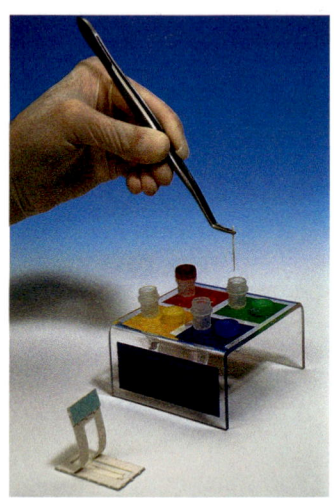

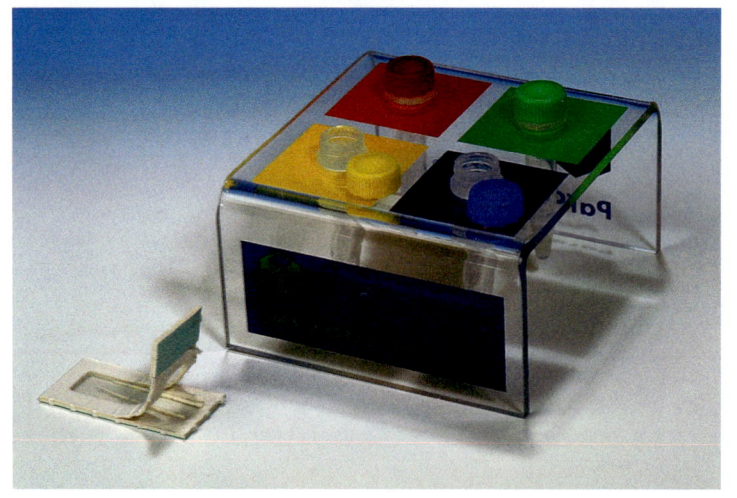

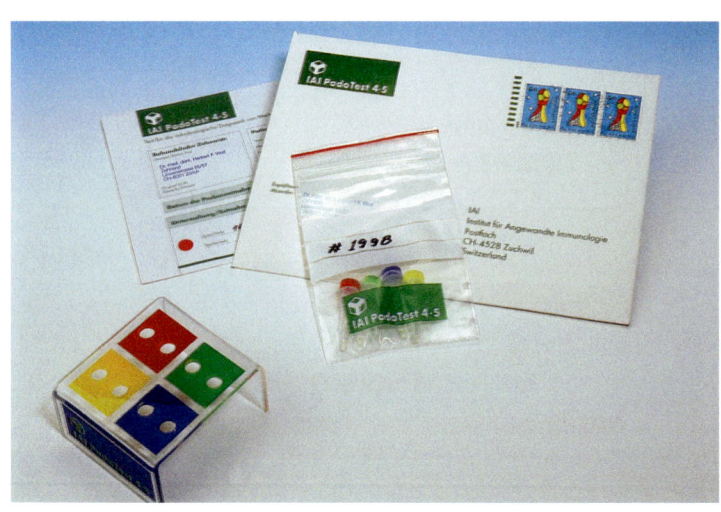

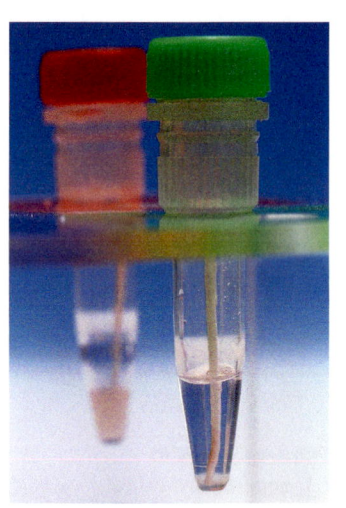

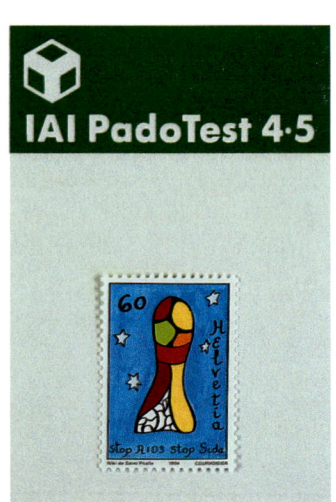

417 Coleta da flora da bolsa usando pontas de papel
Na maioria dos casos, as sondas para testes bacterianos são coletas das bolsas mais profundas em cada quadrante (geralmente nos molares). No presente caso clínico, a amostra é coletada da superfície distal do dentes 12. A ponta de papel é inserida até o fundo da bolsa e permanece *in situ* por 10 segundos.

Direita: em seguida, a ponta de papel é colocada em um tubo de transporte identificado pela cor e o tubo é hermeticamente selado.

418 O *kit* do IAI PadoTest 4.5 para a coleta de amostras bacterianas
Pontas de papel, tubos de transporte e um suporte estão gratuitamente incluídos nesse *kit* disponível comercialmente. A identificação por meio de *cores* é seguida nos quatros tubos de transporte e no tubo-padrão, bem como nas fichas informativas e no relatório final (ver p. 185) (vermelho = quadrante 1, etc.).
Direita: as sondas de DNA são estáveis mesmo em condições secas, mas as sondas de RNA são quimicamente mais frágeis e necessitam de um fluido de transporte estabilizador.

419 Transporte para o laboratório especializado
Os tubos de transporte, junto com as fichas pré-impressas do protocolo, são marcados com o código do paciente e o sítio de coleta e são enviados pelo correiro regular até o laboratório. Os resultados do teste serão fornecidos em poucos dias. A microflora de bolsas individuais (sítios) será categorizada de acordo com os estudos reportados e a distribuição bacteriana apresentada neles (conforme Grupos/Socransky, 1998; IAI/ bolsas tipos 1 a 5).

Testes com sondas de DNA e RNA – IAI PadoTest 4.5

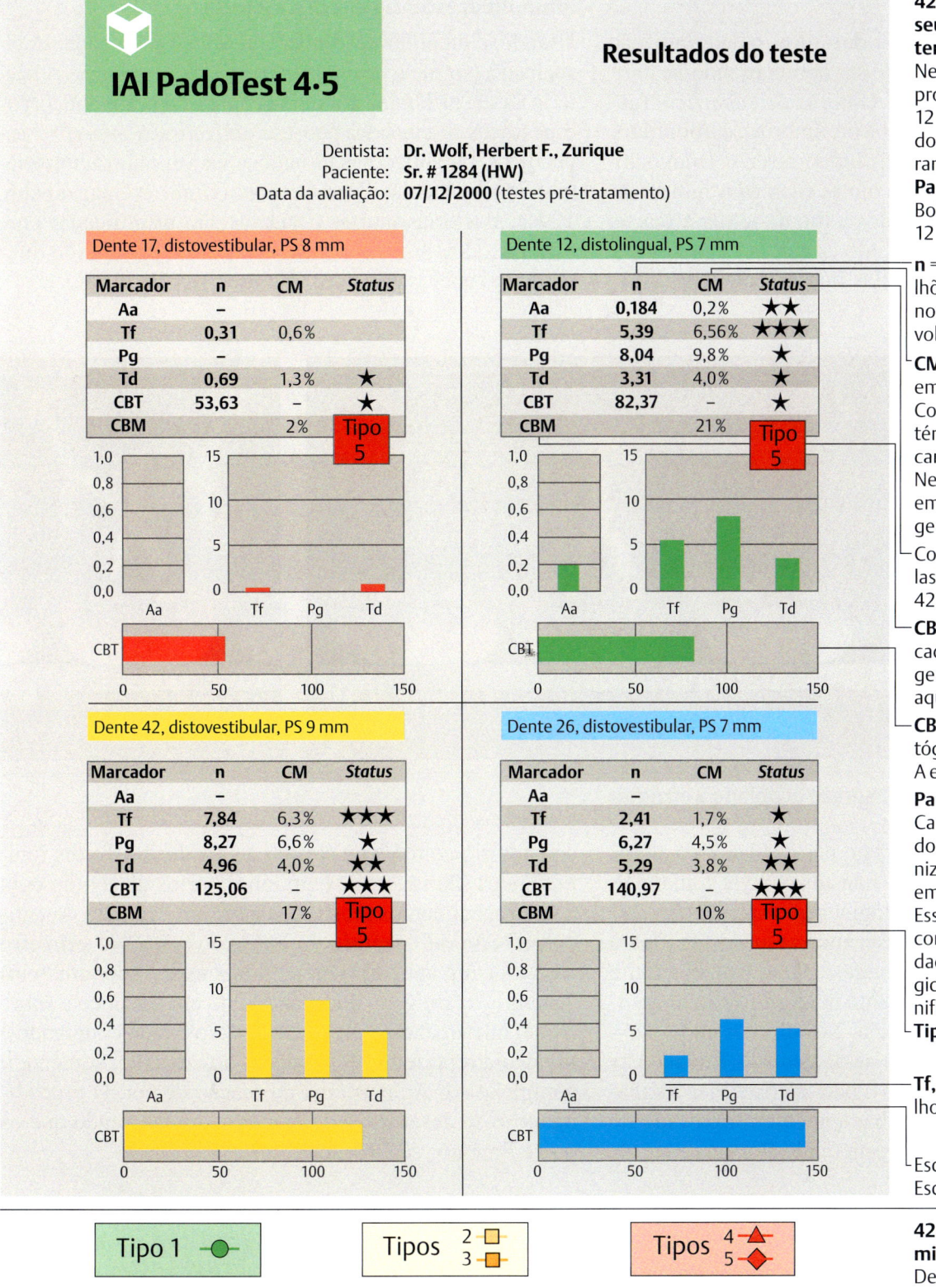

IAI PadoTest 4.5

Resultados do teste

Dentista: **Dr. Wolf, Herbert F., Zurique**
Paciente: **Sr. # 1284 (HW)**
Data da avaliação: **07/12/2000** (testes pré-tratamento)

Dente 17, distovestibular, PS 8 mm

Marcador	n	CM	Status
Aa	–		
Tf	0,31	0,6%	
Pg	–		
Td	0,69	1,3%	★
CBT	53,63	–	★
CBM		2%	Tipo 5

Dente 12, distolingual, PS 7 mm

Marcador	n	CM	Status
Aa	0,184	0,2%	★★
Tf	5,39	6,56%	★★★
Pg	8,04	9,8%	★
Td	3,31	4,0%	★
CBT	82,37	–	★
CBM		21%	Tipo 5

Dente 42, distovestibular, PS 9 mm

Marcador	n	CM	Status
Aa	–		
Tf	7,84	6,3%	★★★
Pg	8,27	6,6%	★
Td	4,96	4,0%	★★
CBT	125,06	–	★★★
CBM		17%	Tipo 5

Dente 26, distovestibular, PS 7 mm

Marcador	n	CM	Status
Aa	–		
Tf	2,41	1,7%	★
Pg	6,27	4,5%	★
Td	5,29	3,8%	★★
CBT	140,97	–	★★★
CBM		10%	Tipo 5

---

420 Resultados dos testes e seu significado prognóstico e terapêutico
Neste caso, os três sítios mais profundos na maxila (dentes 17, 12 e 26) e um sítio muito profundo na mandíbula (dente 42) foram avaliados.

Parâmetros quantitativos
Bolsa na distovestibular do dente 12 (tabela verde).

n = número de bactérias em milhões, por exemplo: *Aa*, em torno de 180.000 entidades; *Tf*, por volta de 5,4 milhões.

CM = "carga das marcadoras" em %.
Composição percentual das bactérias marcadoras em relação à carga bacteriana total (**CBT**). Neste caso, cerca de 82.000.000 em comparação com: porcentagem de *Aa* = 0,2%.

Comparação estatísitca ("estrelas"). Para detalhes, ver figura 421.

CBM "carga das bactérias marcadoras" em % relativa à contagem total de todas as bactérias, aqui, 21%.

CBT "carga bacteriana total" (patógenos totais + não-patógenos). A escala varia de 0 a 150 milhões.

Parâmetros qualitativos
Caracterização da bolsa periodontal de acordo com sua colonização e variedade bacteriana em **tipos 1 a 5**.
Essa caracterização permite uma compreensão real da complexidade dos resultados microbiológicos e traz uma dica para a significância clínica.
Tipo 5 = tipo da bolsa

Tf, Pg, Td – "compelxo vermelho", p. 37

Escala para **Aa**: 0 a 1 milhão
Escala para *Tf, Pg, Td*: 0 a 15×10^6

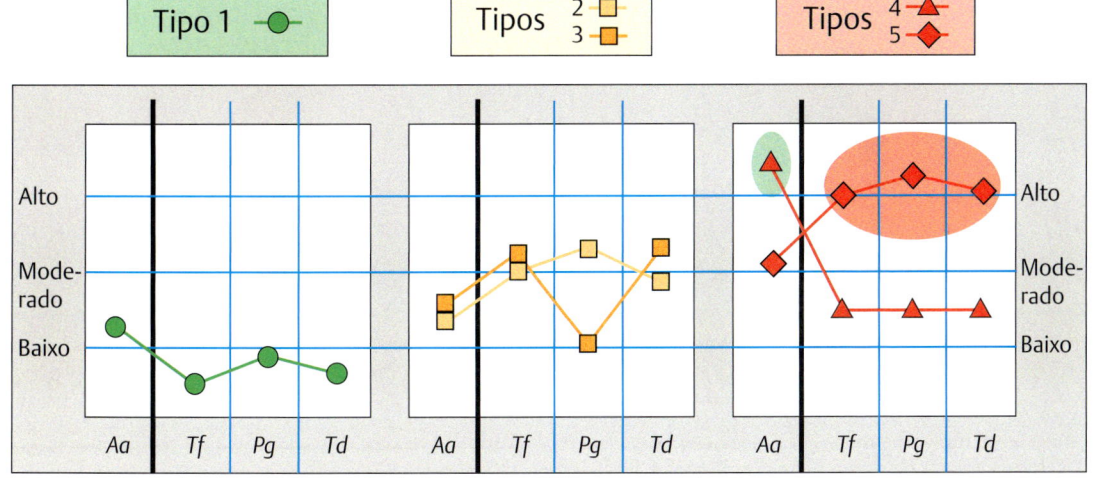

421 Tipo da bolsa – complexos microbiológicos
De acordo com a distribuição das bactérias marcadoras, cinco tipos podem ser definidos:

	Terapia
Tipo 1	Terapia simples
Tipos 2 e 3	Moderada, difícil
Tipos 4 e 5	Complexa

Os tipos 1 a 3 podem ser tratados somente mecanicamente. Os tipos 4 (*Aa!*) e 5 ("complexo vermelho") exigem terapia antibiótica adjuvante.

Testes imunológicos

Reação antígeno-anticorpo

Ao contrário dos testes recém-descritos, a determinação imunológica de bactérias pode ser obtida usando-se *antígenos* (Ag) específicos e *marcadores de superfície* (geralmente estruturas como pêlos ou fímbrias, carboidratos e proteínas) aos quais se ligam anticorpos (Ac) monoclonais específicos. Anticorpos com as chamadas moléculas repórter (MR) são incorporados a fim de tornar a reação Ag-Ac visível. Isso pode ser feito usando-se enzimas que apresentam cores ou substâncias fluorescentes.

Imunofluorescência direta e indireta

Usando a imunofluorescência, a reação Ag-Ac pode ser visualisada por meio de *microscopia de fluorescência*. A bactéria fixada na lâmina do microscópio se liga aos anticorpos específicos adicionados por seus *antígenos de superfície* específicos. Os anticorpos tornam-se visíveis à luz ultravioleta como moléculas fluorescentes (Gmür e Guggenheim, 1994). Bactérias mortas *e* viáveis são identificadas com essa metodologia, e técnicas novas estão permitindo diferenciá-las apenas por cores (Netuschil e cols., 1996).

**422 Imunofluorescência D –
direta** (esquerda):
Este anticorpo específico (amarelo), adicionado de uma enzima fluorescente, liga-se com os antígenos vermelhos triangulares (Ag).

I – indireta: (direita):
Em uma segunda etapa, vários anticorpos acoplados (verde) ligam-se ao amarelo que não está acoplado, o que o permite que a fluorescência seja identificada claramente com luz ultravioleta (reação Ag-Ac).

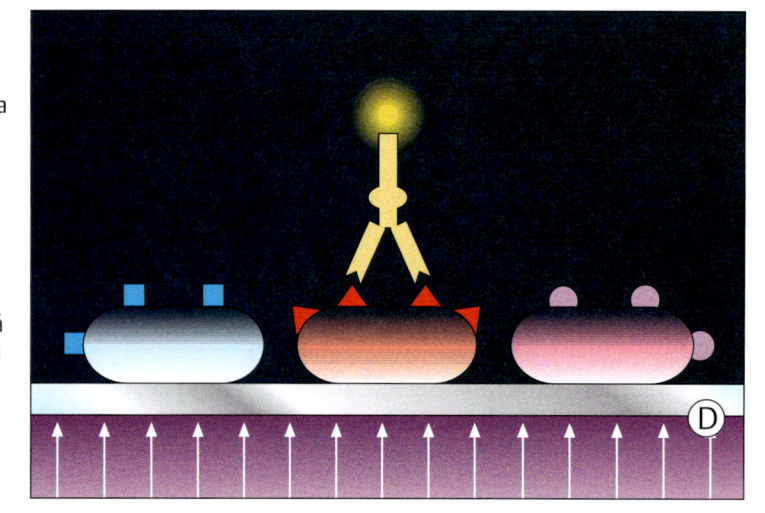

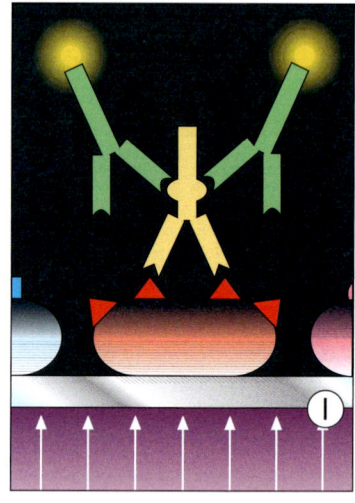

EIA/ELISA – ensaio de imunoabsorção acoplado à enzima

Um teste de consultório imediato para a identificação de bactérias marcadoras não está mais disponível comercialmente. De fato, testes imunológicos que apresentam reação colorimétrica poderiam ser uma solução ideal para evitar estudos laboratoriais longos e de alto custo, assim como o dispendioso equipamento necessário para investigações com imunofluorescência. Nos últimos anos, o excelente teste Evalusite tornou-se disponível (Kodak/teste colorimétrico semiquantitativo para as bactérias marcadoras *Aa*, *Pg* e *Pi*), mas infelizmente ele foi retirado do mercado. Os clínicos estão esperando por um teste de consultório confiável e similar ao Evalusite. Testes imunológicos são realizados em laboratórios de acordo com dois procedimentos mostrados a seguir: "captura do anticorpo" (A) ou "captura do antígeno" (B). No primeiro caso (A), um anticorpo monoclonal específico (amarelo) "captura" o antígeno que está fixado em um poço e sobre o qual um segundo anticorpo torna-se fixado conjugado à molécula repórter (MR). Depois do enxágüe, somente o complexo Ag-Ac participa da reação de cor. O procedimento B se desenvolve de maneira similar, sendo que os procedimentos são trocados.

423 Testes imunológicos, reações de cor – EIA e ELISA

A "Captura de anticorpo"

B "Captura de antígeno"

1 Antígeno específico (vermelho)
2 Anticorpo primário (amarelo): reação Ag-Ac
3 Anticorpo secundário (verde ou laranja): carrega as moléculas repórter
4 Moléculas repórter (MR) extraem a reação de cor

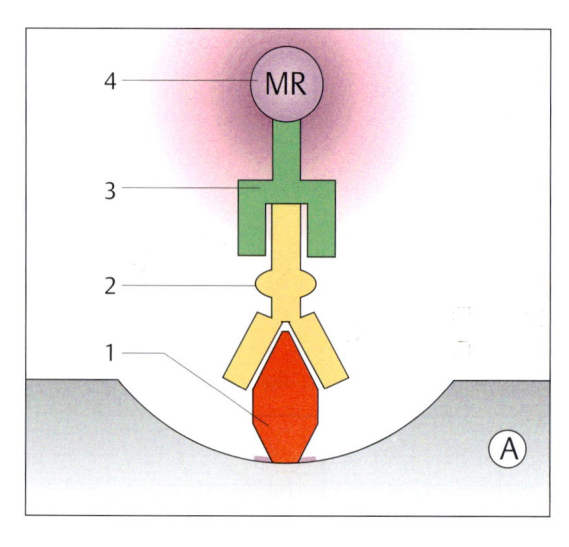

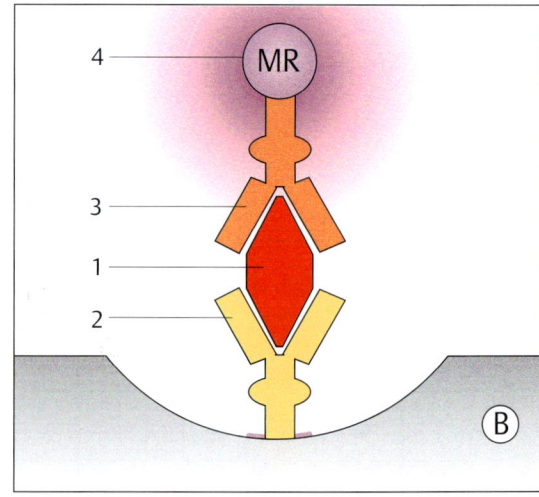

Testes bacterianos enzimáticos – teste BANA

Algumas bactérias periodontopatogênicas (incluindo o "complexo vermelho": *Tf*, *Pg*, *Td*, pp. 37, 191, mas não *Aa*) produzem, a partir de seu metabolismo, uma enzima semelhante à tripsina, uma peptidase que consegue degradar BANA (Loesche e cols., 1992). BANA significa *N-α-benzoil-DL-arginina-2-Naftilamida*, um substrato sintético que é hidrolisado pela peptidase das bactérias mencionadas anteriormente. Um dos produtos dessa reação é o β-naftilamida, que torna-se visível em função de reação cromógena que então evidencia a presença das bactérias patogênicas. O teste BANA (p. ex., Dentocheck; Butler) tem um custo relativamente baixo e também pode ser realizado por auxiliares na clínica. Um teste *fortemente positivo* é um indicador de que o *tratamento mecânico das bolsas* deva ser acrescido de antibióticos contra anaeróbios obrigatórios (bolsa tipo 5; p. 185). Infelizmente, o *Aa*, uma bactéria difícil de ser eliminada, não é identificado pelo teste BANA. Outra desvantagem desse teste é que a presença de uma microbiota menos patogênica na bolsa também pode ser BANA-positivo. Esses fatos demonstram as limitações desse teste bacteriano.

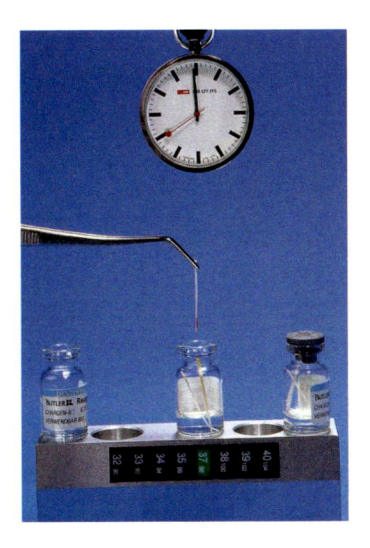

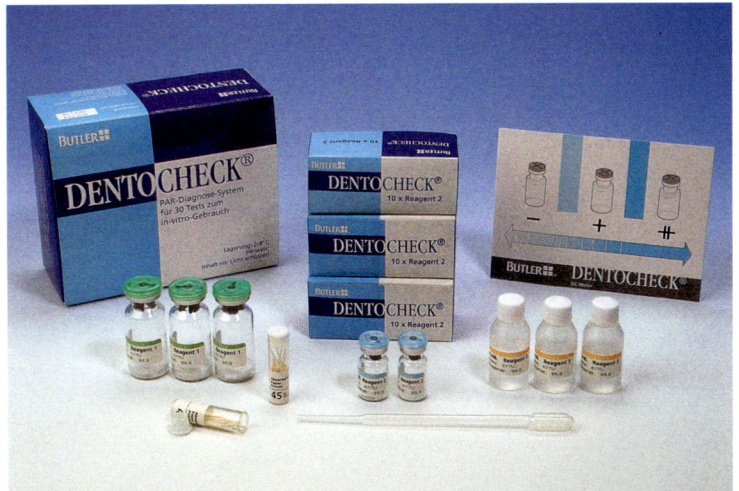

424 Dentocheck
(Butler/Heico Dent)

O *kit* contém material para 30 testes/sítios teste:

- Reagentes 1, 2 e 3
- 100 pontas de papel
- 1 pipeta
- Escala de cor
- Instruções detalhadas

Esquerda: usando-se três pontas de papel, as amostras de biofilme das bolsas mais profundas são coletadas e processadas de acordo com o protocolo laboratorial.

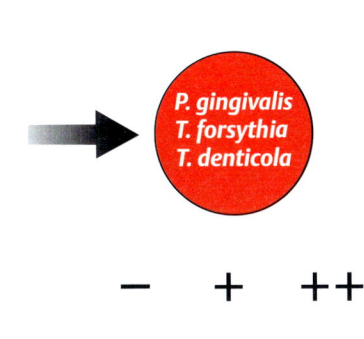

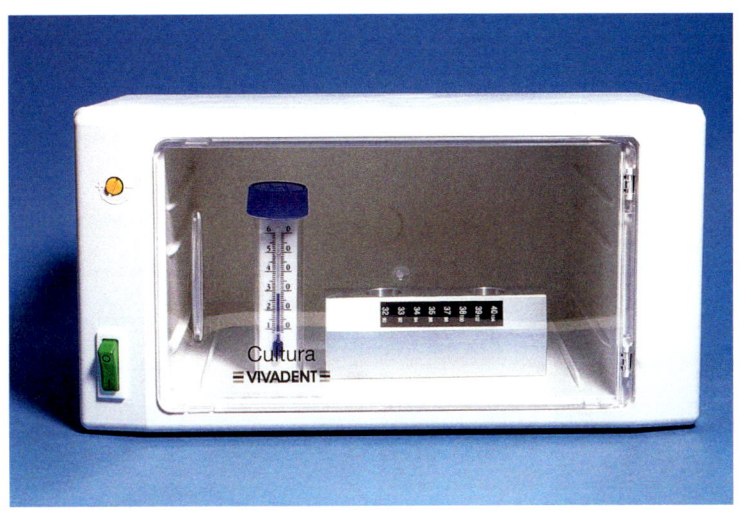

425 Câmara de incubação, bloqueador de alumínio, termômetro, paralisador da reação... devem ser avaliados. A câmara de incubação e o bloqueador de alumínio devem estar a 37° C antes do início do teste.
Esquerda: as bactérias do complexo vermelho são BANA-positivas. (ver p. 37; Socransky e cols., 1998). Dependendo das concentrações desses microrganismos, o teste será negativo, fracamente positivo ou fortemente positivo.

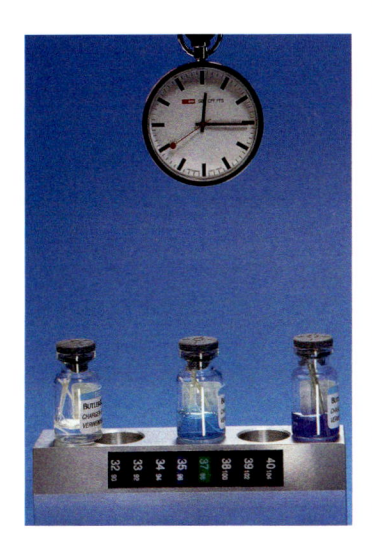

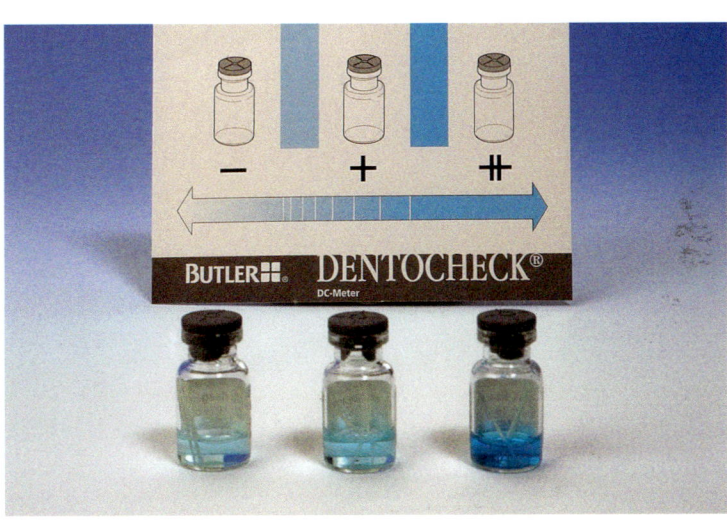

426 Avaliação do teste BANA
A presença e quantidade de flora bacteriana BANA-positivo pode ser estimada comparando-se com a escala de cor.

Esquerda: o tempo de reação (15 min a 37° C) deve ser cuidadosamente seguido.

Os seguintes testes estão disponíveis comercialmente:

- **Dentocheck**
- **Perioscan**
- **Periocheck**

Testes de resposta do hospedeiro

- **Fatores de risco**
- **Fatores de gravidade**
- **Fatores de progressão**

Todos os testes descritos até aqui estão baseados em parâmetros clínicos e na identificação direta ou indireta de bactérias patogênicas. Os testes descritos a seguir fornecem informações sobre a resposta do hospedeiro à infecção microbiana.

Muitos indicadores podem sinalizar destruição periodontal, incluindo defeitos de PMN, títulos altos de anticorpos contra microrganismos periodontopatogênicos, enzimas como a aspartato aminotransferase (AST; Persson e cols., 1995), mediadores inflamatórios elevados (PGE2) e outros. Além disso, a mensuração da temperatura subgengival (PerioTemp System) pode indicar a presença de inflamação, mas não necessariamente fornecer informações sobre a progressão da doença (Kolhurst e cols., 1991; Fedi e Killoy, 1992; Trejo e cols., 1994).

Nenhum dos testes atuais para avaliação da resposta do hospedeiro alcançaram utilização de rotina na prática.

427 Teste enzimático – Hawe Perimonitor
Esse teste prático mede a quantidade de aspartato aminotransferase (AST) no *fluido sulcular*. A AST é uma enzima intracelular, que é liberada a partir da morte celular e, por isso, pode ser correlacionada com a quantidade de destruição tecidual. O teste é baseado em uma reação colorimétrica.

Direita: as tiras permanecem *in situ* por 30 segundos.

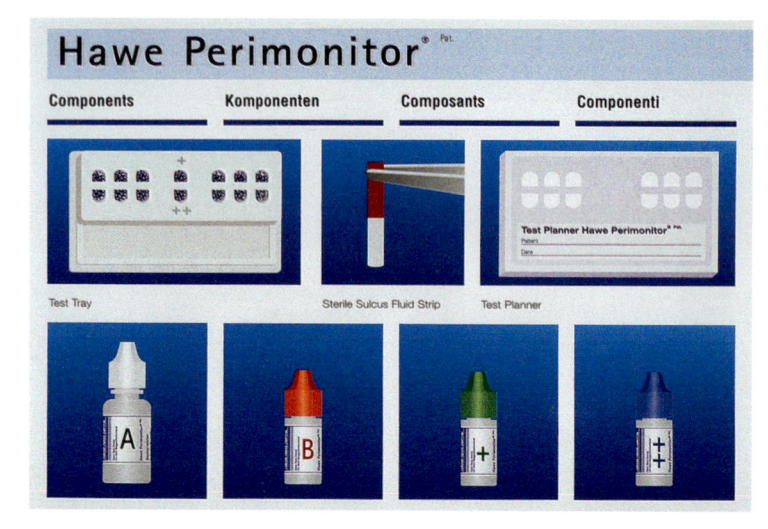

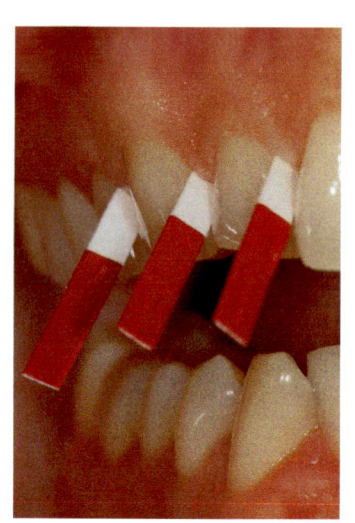

428 Temperatura subgengival – sistema PerioTemp
(Abiodent, Inc.)

O calor é um dos sinais cardinais da inflamação. A temperatura no fundo da bolsa periodontal pode ser mensurada usando-se uma sonda de temperatura fina, graduada e estéril. O instrumento fornece uma escala de cores que representam os 32 dentes, mostrando verde-vermelho quando a temperatura subgengival média excede 35,5° C. Os valores mensurados também podem ser impressos (esquerdo).

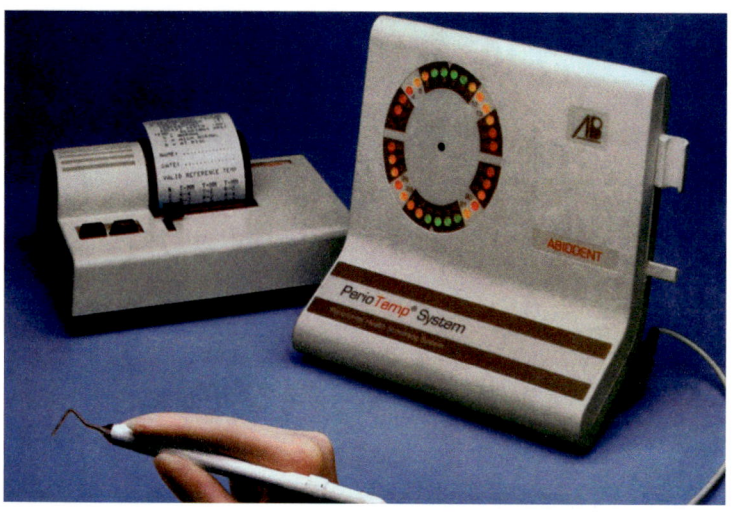

Risco genético – teste para polimorfismo genético para IL-1

No capítulo Etiologia e patogênese (pp. 41 a 66), foi retratado *extensivamente* o significado de vários mecanismos de defesa do hospedeiro contra a infecção microbiana. Foi demonstrado que as reações inflamatórias são reguladas por inúmeras substâncias e enzimas mensageiras, tais como prostaglandinas, metaloproteinases e algumas citocinas. Uma dessas citocinas é um dos ativadores mais potentes: a interleucina 1 (IL-1). Ela existe nas formas IL-1α e IL-1β e sua produção é determinada pelos genes IL-1A e IL-1B (ambos no cromossomo 2).

Polimorfismo genético para IL-1

Mutações em um único par de bases ("polimorfismo de nucleotídeo único" – *single nucleotide polimorphism*; SNP) são muito comuns; a seqüência normal de bases no gene é chamada de alelo 1, e a seqüência menos comum ou alterada é denominada alelo 2. Ambos os genes para IL-1 podem exibir o SNP: a base citosina (pareada com a guanina, Figura 430) é substituída pela timina (pareada com a adenina). Os polimorfismos não representam alterações genéticas maiores (defeitos genéticos, ver p. 54) e, por isso, seus efeitos em geral são leves.

Nota: essa superprodução local de monócitos (MΦ) hiper-reativos também pode ser elevada como resultado de um efeito auto-estimulante da IL-1 (Deschner, 2002).

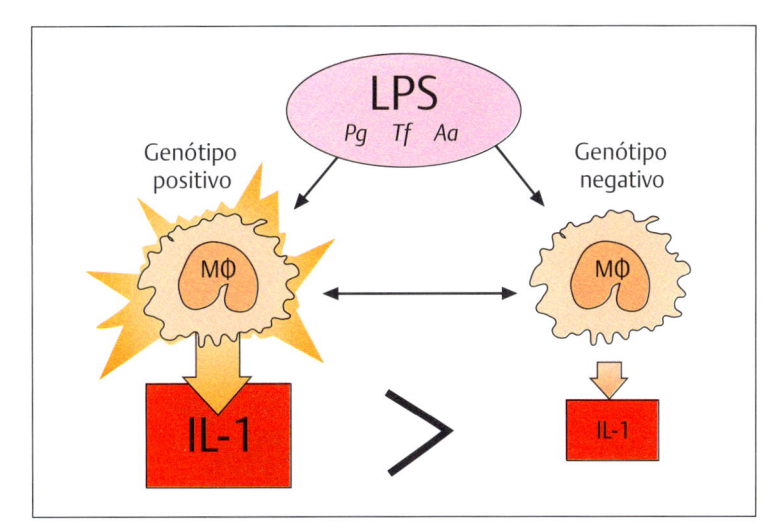

429 Diferenças na estimulação de monócitos a partir de genótipos positivo e negativo para IL-1
Monócitos/macrófagos determinam a maior parte da gravidade da reação inflamatória local ao irritante.

Com polimorfismo positivo para IL-1, os monócitos são provocados a produzir uma quantidade até quatro vezes maior de IL-1 a partir da presença de lipopolissacarídeos (LPS) de anaeróbios gram-negativos (*Pg, Tf, Td*).

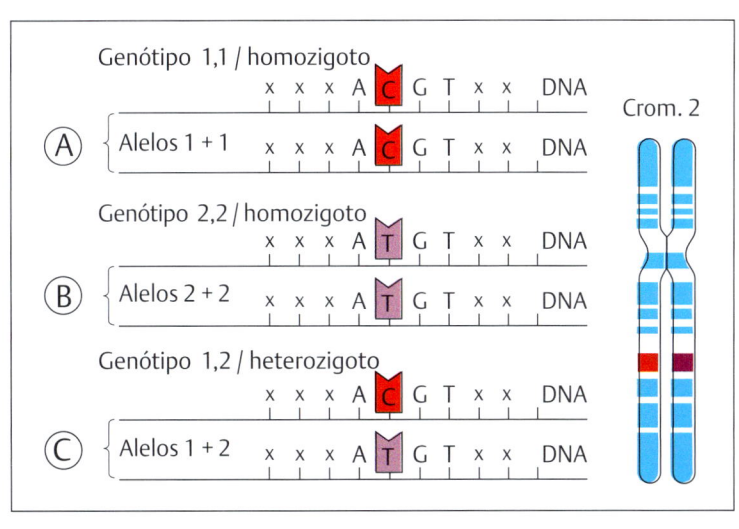

430 Polimorfismo – genótipo
O cromossomo das célula teciduais apresentam-se em duas categorias (diplóide, um vindo da mãe e o outro, do pai). Dessa forma, em uma SNP, são possíveis três variantes por gene (**A, B** e **C**):

A 2 vezes **C** (citosina: "normal")
= alelo 1 e 1, homozigoto
B 2 vezes **T** (timina; SNP)
= alelo 2 e 2, homozigoto
C 1 vez **C** e 1 vez **T**
= alelos 1 e 2, heterozigoto

Efeito sobre o periodonto

O efeito global de um genótipo positivo para IL-1 está representado na Figura 429.
Definição: o "genótipo positivo para IL-1" ("positivo" no que diz respeito ao SNP) está presente naqueles indivíduos que possuem o alelo 2 homozigoto em um gene ou pelo menos heterozigosidade em ambos genes para IL (genes IL-1A e IL-1B; ver anteriormente).
A suscetibilidade aumentada para inflamação periodontal que está associada com o genótipo positivo para IL-1 não é manifestada imediatamente em indivíduos jovens, contanto que outros fatores de risco adicionais como tabagismo, pobre higiene bucal, doenças sistêmicas como diabete melito (DM), entre outros, não estejam presentes (Kornman e cols., 1997). Contudo, se fatores de risco estão presentes por um período grande, o polimorfismo para IL-1 acelera e acentua as periodontites de forma importante ("fator de gravidade"; razão de chance 1,5 a 2).
Em casos difíceis ou em pacientes com fatores de risco importantes ou múltiplos, está indicado o teste para a existência do polimorfismo para o gene IL-1.

Teste para o gene IL-1 – técnica e avaliação

Atualmente, as periodontites são classificadas dentro de um grupo amplo de doenças mutifatoriais. Dessa forma, é lógico procurar por novos testes que possam identificar fatores genéticos que aumentem a *suscetibilidade, a progressão e a gravidade* das doenças periodontais. Dentre os fatores genéticos já conhecidos estão o polimorfismo de genes ou de grupos de genes para TNFα, IL-10, assim como para receptores de células T, imunoglobulinas (Fcγ-RII, III, etc.), catepsina, vitamina D3, etc. O efeito de um polimorfismo genético que pode aumentar o processo inflamatório via interleucina 1 na periodontite é o fator genético mais bem-pesquisado (Il-1α, IL-1β; Kornman e cols., 1999).

Vários laboratórios especializados estão oferecendo testes para os *genes da IL-1*; todos medem o SNP para IL-1α nos lócus +4845 ou –889 (efeitos iguais) e para IL-1β no lócus +3954.

Esses testes de DNA simples necessitam de células do hospedeiro, que podem ser obtidas do sangue, da saliva ou da mucosa oral. A quantidade minúscula de DNA deve ser amplificada usando-se PCR (reação em cadeia da polimerase; p. 183).

Polimorfismo genético positivo para IL-1 não indica imediatamente "periodontite avançada": seu efeito torna-se crítico e importante apenas na combinação com co-fatores de risco adicionais.

431 Teste genético para IL-1 – técnica de coleta
Esquerda: a mucosa oral é raspada usando-se uma escova estéril para coletar algumas células epiteliais para a análise de biologia molecular.

Direita: a ponta da escova é colocada em um tubo de transporte e levada ao laboratório.
Testes genéticos para IL-1 disponíveis comercialmente:

- PST – Interleukin Genetics
- GenoType PRT – Hain
- ParoGenTest – IAI

Resutados dos testes: conseqüências de um polimorfismo genético positivo para o gene da IL-1

432 Caso 1
Com 35 anos, este paciente exibe 10% de perda óssea como resultado de uma periodontite crônica inicial.

Com uma *higiene bucal muito boa* e na ausência de fatores de risco adicionais, 20 anos depois o indivíduo, com 55 anos, terá todos os seus dentes na boca, sendo que a perda óssea pode ter aumentado na áreas naturalmente predispostas (molares, dentes multirradiculares, etc.).

433 Caso 2
Em um paciente da mesma idade e nas mesmas condições, mas com *higiene bucal apenas razoável*, dentro de 20 anos pode-se esperar perda óssea de grande magnitude e perdas dentárias. O genótipo positivo para IL-1 atua como um "fator de gravidade": ele intensifica perda de inserção e perda óssea.

Modificada do prospecto da *Hain*

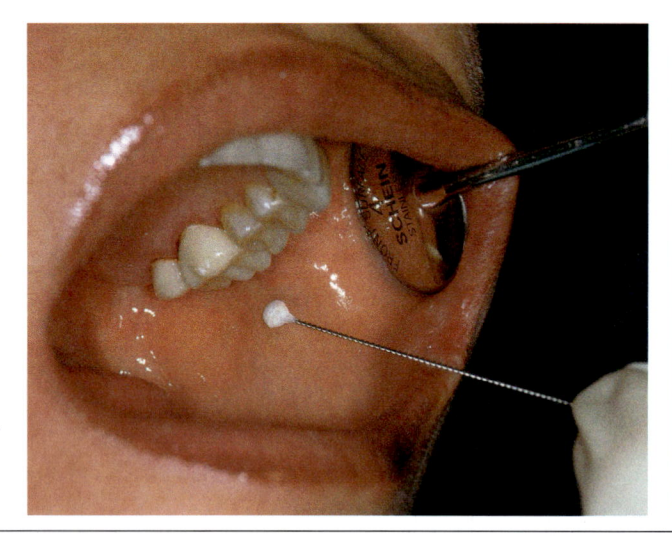

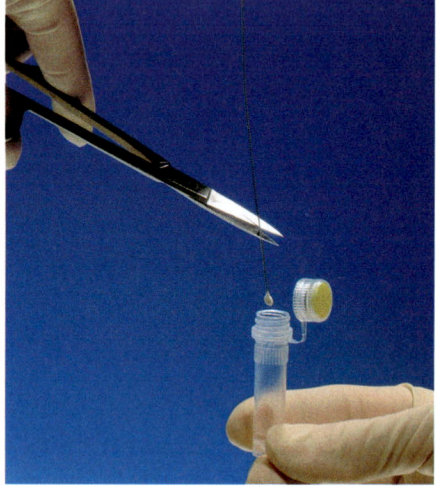

35 anos — 10% de perda óssea — Higiene bucal muito boa – genótipo positivo para IL-1 — 55 anos

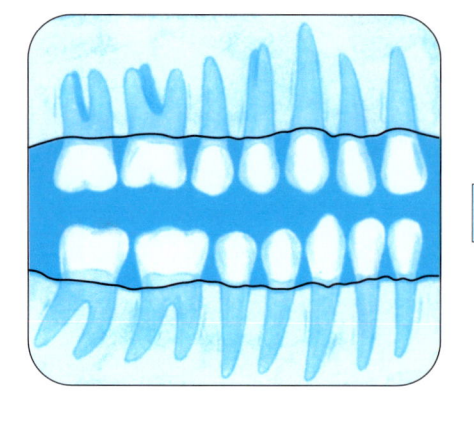

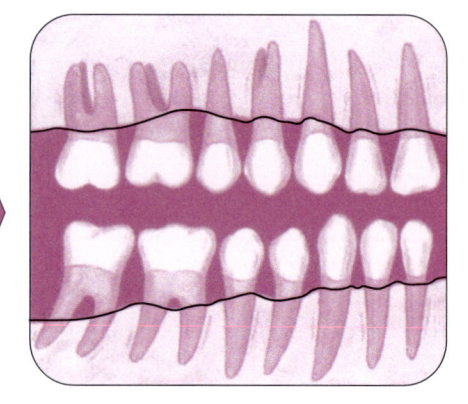

35 anos — 10% de perda óssea — Higiene bucal "razoável" – genótipo positivo para IL-1 — 55 anos

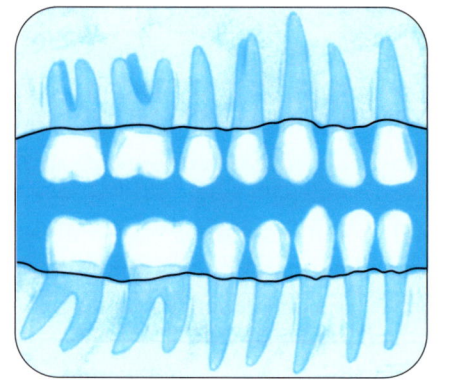

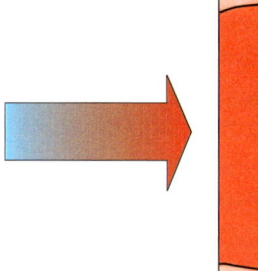

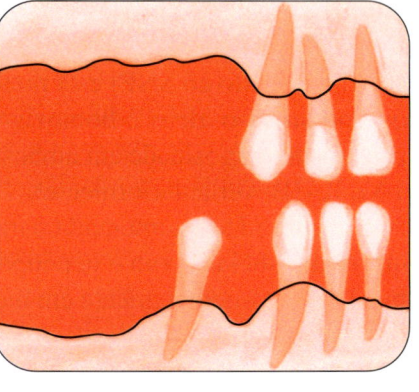

Genótipo positivo para IL-1 como fator de risco – fatores de risco adicionais

A suscetibilidade genética – representada pelo genótipo positivo para para IL-1 – não resulta em periodontite por si só. O *estabelecimento* e a *progressão* da periodontite dependem das bactérias, sua quantidade e patogenicidade; assim sendo, a profundidade das bolsas periodontais têm um papel fundamental (anaerobiose!). O papel que o genótipo positivo para IL-1 pode desempenhar foi descrito por Socransky e colaboradores (2000) para uma população branca (Figura 434): a associação entre genótipo positivo e periodontite crônica avançada foi observada somente nos indivíduos mais velhos (Figura 433) e com bolsas profundas (Figura 434). O *genótipo positivo* deve ser visto como um "*fator de gravidade*". É importante salientar que o genótipo positivo (alelo 2, p. 189) foi detectado em apenas 8% dos afro-americanos examinados (Walker e cols., 2000) e em apenas 2,3% dos pacientes chineses examinados (Armitage e cols., 2000), mas em cada 30% dos brancos.

Os fatores de risco adicionais importantes para periodontite, sozinhos ou combinados, são bem conhecidos: acima de todos, tabagismo e má higiene bucal e, depois, condições sistêmicas (diabete, HIV) e estresse. Há também uma relação com a idade do paciente.

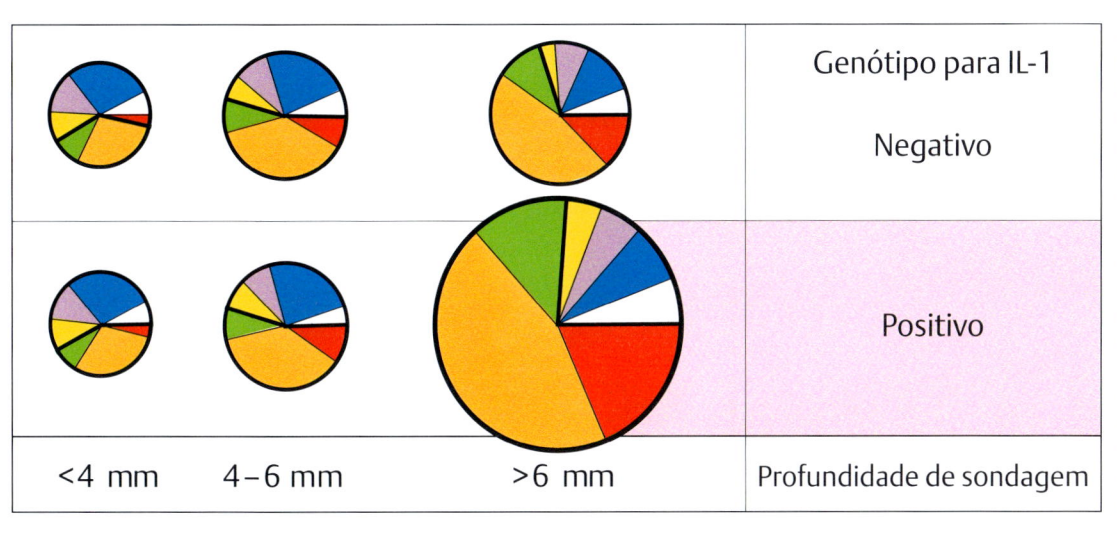

434 Genótipo para IL-1 – profundidade de bolsa e flora bacteriana
Com uma profundidade de sondagem de 6 mm, a colonização bacteriana é similar em pacientes positivos e negativos para IL-1 (diâmetro dos círculos). Além disso, a composição percentual dos vários complexos não varia significativamente entre os dois casos.

Além de 6 mm de profundidade de sondagem, entretanto, pode ser observada uma alteração considerável em termos de quantidade e qualidade de microrganismos para os indivíduos positivos para IL-1 (tamanho do círculo; *complexos laranja e vermelho*). A microbiota estritamente anaeróbia apresenta um papel importante. A progressão nos estágios avançados da periodontite parece ser maior/mais rápida em pacientes que são suscetíveis geneticamente.

Os vários grupos dos complexos bacterianos que foram reportados por Socransky e colaboradores (1998) são mostrados à esquerda (p. 37. Figura 77).

Modificada de *Socransky e cols.*, 2000.

Actinomyces species
Actinomyces gerencseriae
Actinomyces israelii
Actinomyces naeslundii
 genospecies 1
Actinomyces naeslundii
 genospecies 2

Complexo púrpura
Actinomyces odontolyticus
Veillonella parvula

Complexo amarelo
Streptococcus gordonii
Streptococcus intermedius
Streptococcus mitis
Streptoccocus oralis
Streptococcus sanguis

Complexo laranja
Campylobacter gracilis
Campylobacter rectus
Campylobacter showae
Eubacterium nodatum
Fusobacterium nucleatum
 ss nucleatum
Fusobacterium nucleatum
 ss polymorphum
Fusobacterium nucleatum
 ss vincentii
Fusobacterium periodonticum
Parvimonas micra
Prevotella intermedia
Prevotella nigrescens
Streptococcus constellatus

Complexo vermelho
Tannerella forsythia
Porphyromonas gingivalis
Treponema denticola

Complexo verde
Aggregatibacter actinomycetemcomitans
Capnocytophaga gingivalis
Capnocytophaga ochracea
Capnocytophaga sputigena
Eikenella corrodens

Espécies adicionais novas
Eubacterium sabureum
Gemella morbillorum
Leptotrichia buccalis
Neisseria mucosa
Prevotella melaninogenica
Propionibacterium acnes
Selenomonas noxia
Streptococcus anginosus
Treponema socranskii
+ e outras

Mais fatores de risco – risco geral elevado

435 Genótipo positivo para IL-1 em combinação com fatores de risco adicionais
Além do genótipo positivo para IL-1, três fatores de risco são considerados. Os fatores de risco individualmente mais ou menos importantes (ver razão de chance) são multiplicados para dar o resultado do paciente individual, fornecendo assim uma estimativa do risco geral. Isso pode ser decisivo para o *tratamento* e para o *prognóstico a longo prazo*.

"Razão de chance" (OR) com 0-4 fatores de risco (FR)

	0 FR	1 FR	2 FR			3 FR		4 FR
Genótipo positivo para IL-1	–	+	+	+	+	+	+	+
Bactérias patogênicas	–	–	+	–	–	+	–	+
Fumante pesado	–	–	–	+	–	+	+	+
Má higiene bucal	–	–	–	–	+	–	+	+
Razão de chance	1,0	2,7	~ 7–15			~ 15–20		>20

Má higiene bucal como fator de risco – sangramento à sondagem (SS)

Nas páginas anteriores, foram descritos tanto testes microbiológicos quanto vários testes da resposta do hospedeiro, em especial o polimorfismo genético para IL-1 e suas conseqüências. Tais testes elevam até um certo nível os achados clínicos e radiográficos tradicionais e podem melhorar o diagnóstico, o planejamento para o tratamento e o prognóstico para o indivíduo.

Considerando que as várias formas de periodontite não são iguais nem são doenças com progressão similar, a avaliação detalhada de um dente e/ou um sítio específico com relação aos índices de placa e de sangramento mantém-se válida.

Os *índices de placa* revelam tanto a eficácia da higiene bucal quanto a cooperação do paciente, mas não revelam nada sobre a resposta do hospedeiro à inflamação infecciosa. As diferentes respostas individuais são, em última análise, críticas para a gravidade de doença, e podem ser melhor aferidas usando-se o índice SS. "*Sangramento à sondagem*" (SS) por si é um indicador de risco pobre (Lang e Brägger, 1991): sangramento = inflamação = gengivite não é um indicador de progressão de periodontite! A *ausência* de sangramento no mesmo sítio – medida ao longo do tempo (manutenções) – pode, entretanto, sinalizar "condições estáveis, sem progressão".

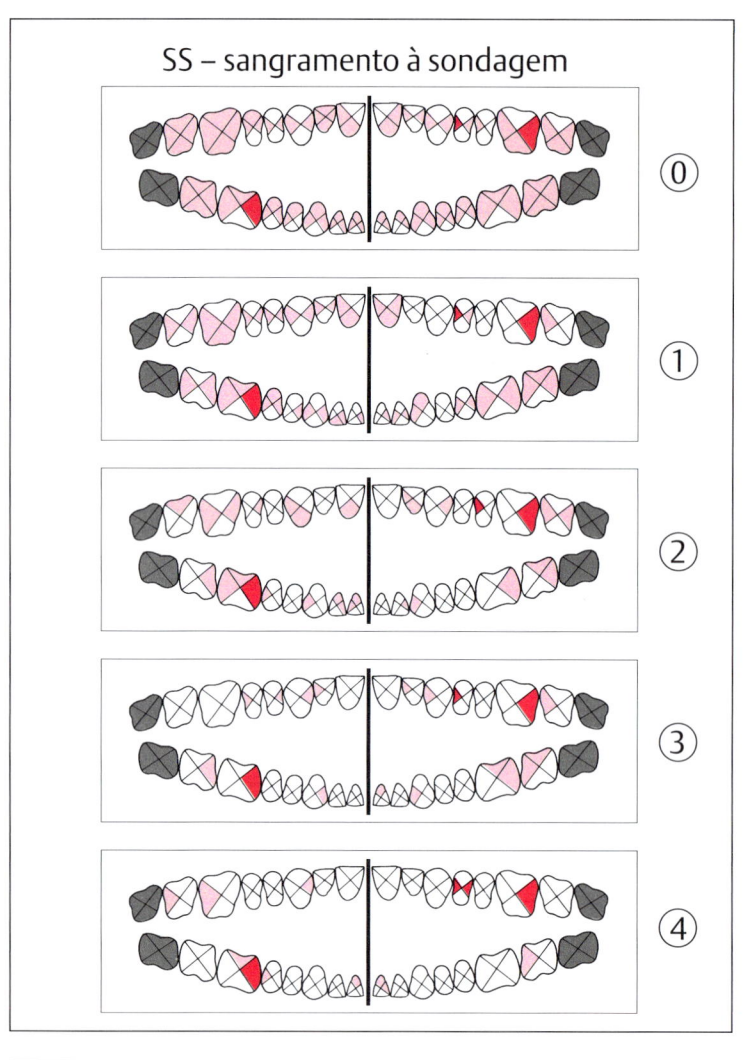

436 Monitoramento a longo prazo – registro de SS ao longo do tratamento e manutenção

Cronologia das mensurações
0 Antes do tratamento periodontal
1-4 Durante as quatro consultas de manutenção subseqüentes

Antes do tratamento, sangramento à sondagem foi observado em todos os dentes (*rosa* no diagrama).
Após a terapia inicial, tratamento ativo e durante as manutenções, o SS decresceu continuamente: cada vez menos sítios foram registrados como "positivos" para SS.

É importante notar neste caso que, nos dentes 24, 26 e 46, em cada dente, (vermelho) o sangramento à sondagem persistiu por todo o período. Esses sítios – dos quais dois estavam localizados na entrada das furcas – têm risco de 30% para progressão de perda de inserção ≥ 2 mm. A correlação entre *sangramento* e *perda de inserção* é relativamente fraca. *Sítios que não sangram* durante um período longo quase nunca mostram perda de inserção (98%).

Validade do teste SS
- Valor preditivo positivo 0,3 (30%)
- Valor preditivo negativo 0,98 (98%)

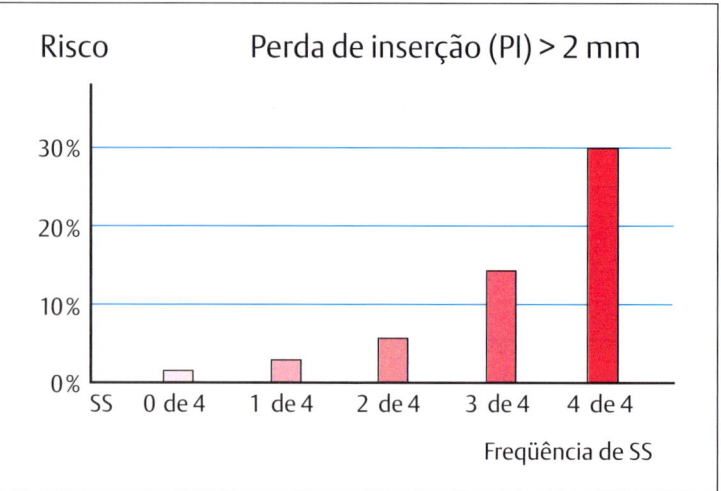

437 SS e perda de inserção – estudo clínico
Quanto maior a freqüência de registro positivo para SS nas consultas de manutenção no mesmo sítio, maior é a probabilidade de que venha a ocorrer perda de inserção nesse sítio (Lang e Brägger, 1991). Se em quatro consultas subseqüentes de manutenção (quatro de quatro) ocorre sangramento, a probabilidade de perda de inserção excede a marca de 30%. O risco de perda de inserção aumenta com a persistência de inflamação crônica.

Avaliação do risco peridontal – perfil de risco individual

O grande número de marcadores e fatores de risco exige uma abordagem de natureza clínica. O modelo que foi criado na Universidade de Berne (Lang e Tonetti, 1996), o hexágono de risco (a "teia de aranha de Bernese"), alcançou seu objetivo. O modelo observa seis "grupos" de risco para os níveis de sítio, dente e indivíduo. O perfil de risco individual determinado pelo modelo permite ao clínico estabelecer o diagnóstico definitivo, o prognóstico e um ótimo plano de tratamento. O modelo também fornece ao paciente informações e motivação que são importantes para a redução ou eliminação de qualquer fator de risco modificável (tabagismo, má higiene bucal, diabete).

Critérios de análise – geral

O hexágono leva em consideração fatores locais e sistêmicos, bem como fatores *modificáveis* e *não-modificáveis*. Para cada critério, os riscos são classificados em *alto*, *moderado* ou *baixo*.

Essa análise de risco não é adotada somente para pacientes novos, mas também é empregada durante consultas de manutenção após a finalização do tratamento ativo. Isso permite uma boa visão da adesão do paciente para a redução do risco geral (p. 311).

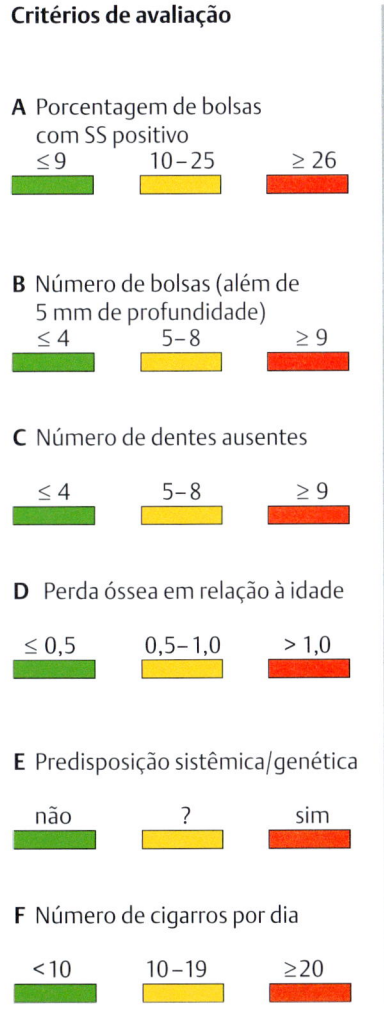

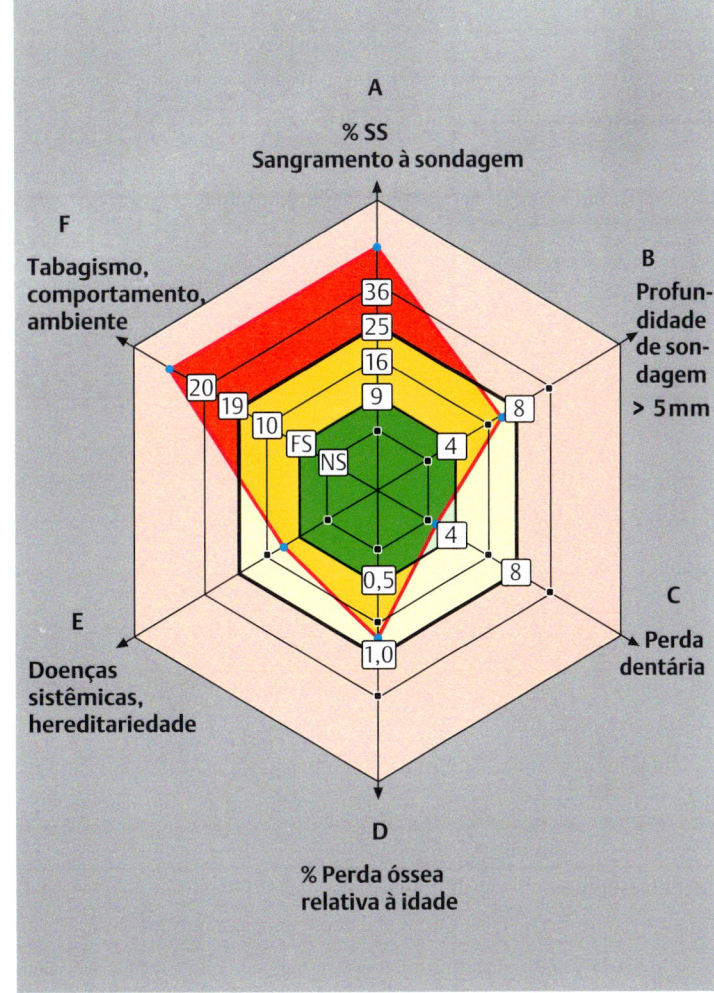

Critérios de avaliação

A Porcentagem de bolsas com SS positivo
≤ 9   10–25   ≥ 26

B Número de bolsas (além de 5 mm de profundidade)
≤ 4   5–8   ≥ 9

C Número de dentes ausentes
≤ 4   5–8   ≥ 9

D Perda óssea em relação à idade
≤ 0,5   0,5–1,0   > 1,0

E Predisposição sistêmica/genética
não   ?   sim

F Número de cigarros por dia
< 10   10–19   ≥ 20

438 O "hexágono de risco" – com o exemplo de um paciente
A "teia do risco" está configurada a partir de três segmentos concêntricos (do centro para a área externa):

- Baixo risco (*verde*)
- Risco moderado (*amarelo*)
- Alto risco (*vermelho*)

Seis parâmetros são avaliados:

A SS, número de sítios (48)
B Profundidade de sondagem ≥ 5 mm, número (7)
C Perda dentária, número de dentes (3)
D Perda óssea em relação à idade (0,8)
E Doenças sistêmicas, genética (–)
F Tabagismo (> 20 cigarros); riscos adicionais de "estilo de vida"

Este exemplo mostra uma mulher de 50 anos de idade com três altos riscos (SS, tabagismo e perda óssea). As áreas em vermelho indicam um *alto risco geral*.

Critérios de análise em detalhe

A criação de um perfil de risco individual é simples:

- Dentes ausentes (C) são registrados para cada novo paciente.
- O número de bolsas residuais ≥ 5 mm (B) pode ser facilmente determinado usando-se os índices CPITN ou PSR.
- O SS (A) é registrado junto com a realização da sondagem periodontal.
- A perda óssea média em comparação com a idade (D) é determinada a partir do exame radiográfico.
- (E) Doenças sistêmicas (diabete, HIV), medicamentos com efeitos adversos, e alta suscetibilidade à periodontite baseada em fatores genéticos são obtidos com a história médica e suas atualizações nas consultas de manutenção.
- O tabagismo como fator de risco (F) tem influência dose-dependente no estabelecimento e na progressão da periodontite: para não-fumantes (NF), ex-fumantes (EF) e com consumo diário inferior a 5 cigarros por dia, o risco é calculado como leve; mais de 20 cigarros por dia, o risco é alto.

Coleta de dados para diagnóstico – fichas periodontais I e II

Os achados periodontais devem ser registrados por meio de fichas escritas, radiografias e, em alguns casos, fotografias e modelos de estudo. Somente essa combinação de dados permite um diagnóstico seguro, um plano de tratamento detalhado e a avaliação dos resultados em longo prazo.

A coleta e o registro de dados também são importantes para informar os pacientes (motivação, adesão ao tratamento), para a reavaliação do caso após o término do tratamento, durante a manutenção (p. 309) e avaliações posteriores e, felizmente em raras oportunidades, para razões legais.

É de pouca importância o tipo de ficha para coleta de dados periodontais usado pelo dentista. É importante, contudo, que o clínico tenha uma boa visão geral do estado periodontal e que possa aferir e registrar a *profundidade de sondagem* em seis pontos por dente, a *recessão gengival*, os *envolvimentos de furca* e a *mobilidade dentária*. A perda clínica de inserção (PI) deve ser calculada! Achados adicionais (biofilme dental, SS, vitalidade pulpar, etc.) podem ser acrescidos na ficha de coleta de dados periodontais ou em fichas separadas, por exemplo, durante as consultas subseqüentes de manutenção. As duas fichas usadas neste livro estão descritas a seguir.

439 Ficha para coleta de dados periodontais I
A **História Médica**
B **Achados Periodontais**
Profundidade de bolsa, mm, cores usadas neste Livro:
0-3 mm = –
4-6 mm = rosa
Mais de 7 mm = vermelho
MD = mobilidade dentária
Espaço em branco disponível para marcar recessão (**Re**), envolvimento de furca (**F**), altura gengival (**AG**), etc. A perda de inserção (**PI**) é calculada da recessão (ou hiperplasia) e das profundidades de sondagem.
C **Achados funcionais (p. 174)**
D **Etiologia, risco, diagnóstico/prognóstico**

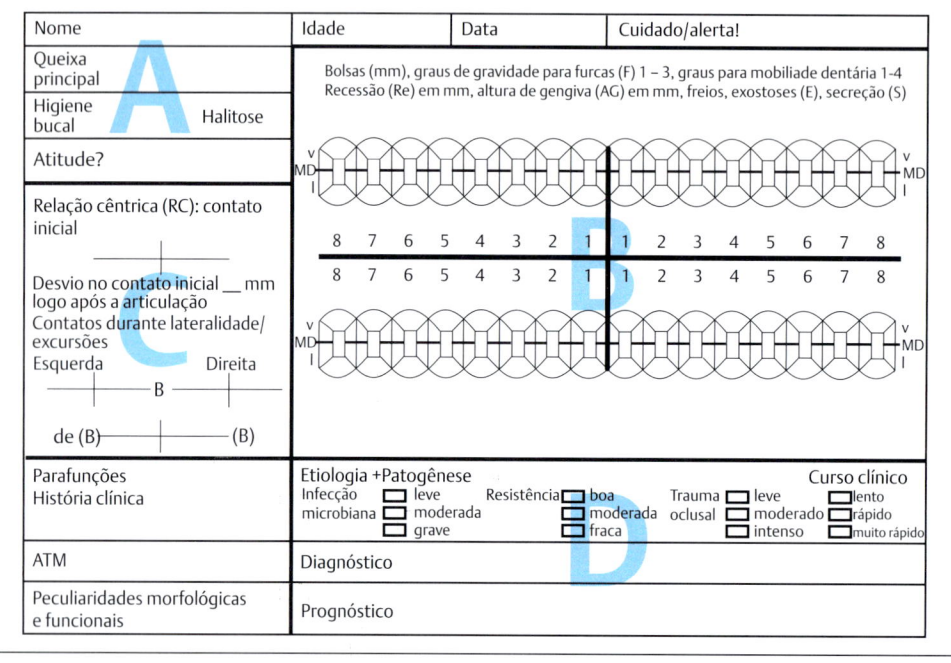

Técnica de medida – profundidade de sondagem
A base da bolsa é avaliada com a sonda percorrendo continuamente o periodonto; as maiores profundidades são registradas para seis sítios.

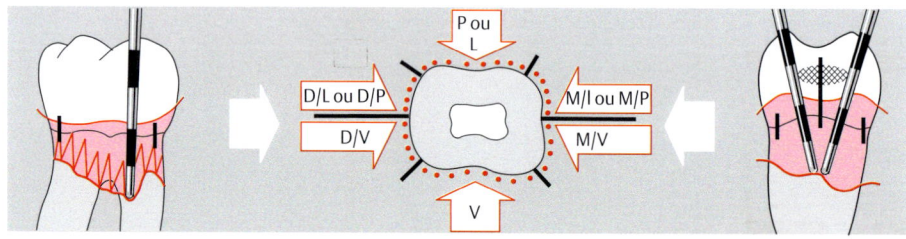

440 Ficha para coleta de dados periodontais II
A **Glossário** dos símbolos para preencher a ficha
B **Achados periodontais:** a margem gengival e as profundidades de sondagem são observadas e desenhadas na ficha com a precisão de milímetro (representação visual da profundidade de sondagem/perda de inserção)
C **Etiologia, risco, diagnóstico/prognóstico**
Os fatores mais importantes, assim como os fatores de risco sistêmicos e locais, são analisados, e é feito um "diagnóstico preliminar". Esse prognóstico é provisório.

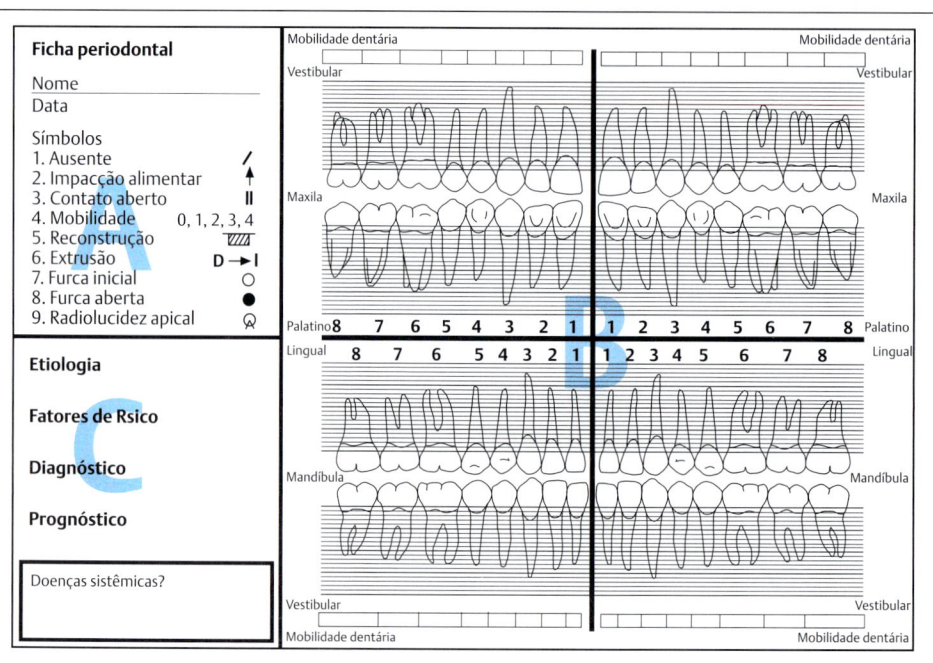

Ficha computadorizada – Florida Probe System

Registrar a *condição periodontal* não significa somente medir a profundidade de sondagem de todas as bolsas. Considerando a periodontite como uma doença local, há a necessidade de sondar cada sítio de forma individual e registrar a profundidade de sondagem *e* a recessão para calcular a perda de inserção. Além disso, precisamente nesses sítios, o acúmulo de biofilme dental (ABD), o sangramento à sondagem e a supuração devem ser registrados.

Com a informatização de quase todos procedimentos no consultório dentário, é possível coletar os dados periodontais e armazená-los em um banco de dados.

O avançado Florida Probe System (FP32), desenvolvido na Faculdade de Odontologia da Universidade da Flórida (Gibbs e cols., 1988), tornou-se o padrão-ouro. Ele consiste em um *hardware* com uma sonda eletrônica de força constante (0,25 N) composto de uma ponta de titânio (p. 170), além de um pedal inovador de três funções e componentes adicionais (interface, etc.).

O *software*, que é fornecido em um CD, permite uma visão completa da condição periodontal do paciente no monitor do computador, e uma cópia em quatro cores da condição clínica de cada paciente.

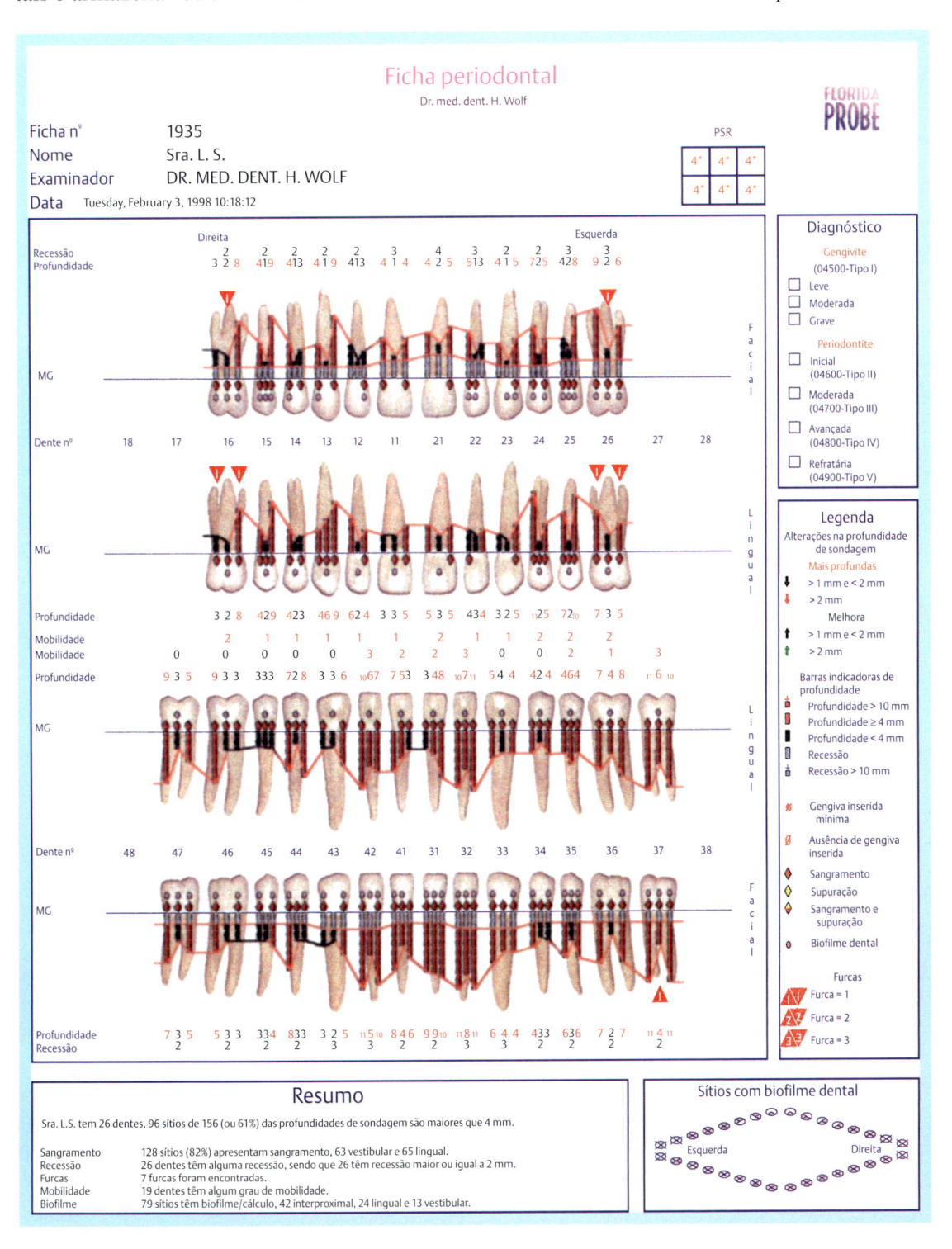

441 Florida Probe (FP) – ficha
Esta figura representa um caso clínico real. A ficha contém todos os parâmetros clínicos obrigatórios de um exame periodontal, dente a dente e codificado em cores:

- Recessão Re* (6 sítios)
- Profundidade de sondagem PS* (6 sítios)
- Envolvimento de furca (3 graus)
- Mobiliade dentária (a definir)
- Sangramento à sondagem (6/ 4 sítios)
- Supuração (6 sítios)
- Biofilme dental (ABD/PCR) (6/ 4 sítios)

* código de cores das barras:

Azul	Re/Recessão
Preto	PS Até 5 mm
Vermelho	PS Mais de 5 mm

Observações adicionais, como *altura inadequada de gengiva*, também podem ser registradas.

Os índices *PSR* ou *PSI* (p. 73) são automaticamente gerados no programa de computador (acima, à direita)!

O programa é válido particularmente durante a fase 3 da terapia: em cada consulta de manutenção, a *melhora* ou *piora* em cada sítio torna-se imediatamente visível (informação ao paciente, motivação, adesão).

Uma vantagem adicional é que a documentação a respeito de biofilme (abaixo à direita) na forma do PCR (O' Leary, 1972; p. 68) pode ser mostrada e entregue ao paciente em folha separada.

Diagnóstico

Um diagnóstico confiável depende não somente dos achados locais clássicos combinados com os testes microbiológicos. A documentação fornece informações a respeito da gravidade e, até certo ponto, também sobre a etiologia e o curso clínico da doença – este último em relação à idade do paciente. Contudo, o diagnóstico depende também da histórica médica *geral* e *específica*, ou seja, da saúde sistêmica do paciente e, sobretudo, da presença de fatores de risco e dos comportamentos de risco próprios do paciente (p. ex., tabagismo, p. 216).

Deve-se diferenciar o *diagnóstico geral* do paciente e da dentição como um todo do *diagnóstico de dentes ou sítios individuais*. De acordo com a classificação mais recente (AAP, 1999), deve-se classificar as periodontites em crônicas (tipo II), agressivas (tipo III) e associadas com doenças sistêmicas (tipo IV). Além disso, a gravidade (leve, moderada, avançada) e a extensão do envolvimento (localizado, generalizado) devem ser determinadas (para detalhes sobre classificação, ver Apêndice, pp. 327 a 330).

Com um paciente novo, contudo, apesar da coleta precisa de dados, o diagnóstico definitivo não pode ser estabelecido de imediato.

Diagnóstico periodontal geral

Um diagnóstico geral é realizado primeiramente para toda a cavidade bucal:

- *Gengivite*
  Aguda, crônica; hiperplásica; hormonal ou influenciada por medicamentos; como um efeito adverso de condições sistêmicas, etc.
- *Periodontite*
  Tipo, gravidade (perda de inserção), extensão
- *Recessão*

O *diagnóstico periodontal geral* revela e compreende apenas o tipo de doença periodontal em um dado paciente.

É raro para gengivite/periodontite ou, até mesmo, para recessão que a distribuição seja igualmente grave ou generalizada em toda cavidade bucal. Muito mais freqüente é o caso de patologias avançadas serem observadas em *dentes individuais*, enquanto outros sintomas mais leves são vistos em outros locais, sendo que alguns sítios não exibem qualquer sintoma.

De acordo com a nova classificação, o termo *localizado* é usado quando 30% ou menos das superfícies dentárias são afetadas; um processo de doença mais disseminado é chamado de *generalizado*.

442 Ficha para o "diagnóstico do dente individual"
Além do diagnóstico periodontal geral, cada dente é avaliado individualmente.

- **Gengivite**
- **Periodontite leve < 2 mm**
- **Perda de inserção (PI)**
- **Periodontite moderada:** PI 3-4 mm
- **Periodontite avançada:** ≥ 5 mm* PI

*Envolvimento de furca? Mobilidade dentária?

Gengivite																	
Periodontite leve																	
Periodontite moderada																	
Periodontite avançada*																	
Diagnóstico para cada dente	8	7	6	5	4	3	2	1	1	2	3	4	5	6	7	8	
	8	7	6	5	4	3	2	1	1	2	3	4	5	6	7	8	
Gengivite																	
Periodontite leve																	
Periodontite moderada																	
Periodontite avançada*																	

Diagnóstico periodontal para cada dente

Todas as fichas periodontais de registro de biofilme dental acumulado e inflamação (sangramento, p. 69) contêm, além de uma visão geral do caso, espaço para registro da condição individual de cada dente, permitindo assim um diagnóstico do dente ou sítio. A profundidade de sondagem de cada dente em seis sítios é medida e anotada, seja manualmente, seja usando um programa de computador. O instrumento de coleta de dados periodontais deve apresentar a possibilidade de avaliar cada dente e sítio individualmente, mesmo que o diagnóstico periodontal geral seja apresentado normalmente do ponto de vista genérico, por exemplo, generalizado, moderado, periodontite crônica (PC) com áreas avançadas localizadas.

Já foi demonstrado que a periodontite não é uma doença generalizada, mas sim é localizada e varia frequentemente de dente para dente. Os componentes "generalizados" incluem predisposição genética, predisposição sistêmica e vários fatores de risco gerais.

Prognóstico

A avaliação do prognóstico de um novo paciente periodontal é difícil e depende de vários fatores. O *prognóstico inicial*, que deriva dos dados coletados no exame inicial e do diagnóstico preliminar, deve ser revisto freqüentemente durante e após o tratamento.

A adesão do paciente e a habilidade manual (higiene bucal) devem ser investigadas e avaliadas de forma adequada somente após o início do tratamento. Também a resposta tecidual à terapia, no que diz respeito à cicatrização e à capacidade regenerativa, nem sempre pode ser antecipada (idade biológica, fatores de risco genéticos).

Em termos gerais, a periodontite crônica (PC, tipo II) tem um bom prognóstico, enquanto as formas agressivas (PA, tipo III), que são menos comuns, geralmente estão associadas a um prognóstico pior.

O prognóstico para o caso todo é determinado pelo prognóstico de cada dente individualmente (ver a seguir: prognóstico periodontal de cada dente).

O clínico deve fazer a diferenciação entre:
- *Fatores de prognóstico gerais*
- *Fatores de prognóstico locais*

Fatores de prognóstico gerais
- Saúde geral, resistência, *status* imunológico
- Riscos genéticos, sistêmicos e adquiridos
- Etiologia e curso clínico da periodontite
- Idade em relação à perda óssea
- Necessidade e possibilidades para o paciente
- Regularidade das consultas de manutenção
- Motivação para higiene bucal (adesão)

Fatores de prognóstico locais
- Morfologia dentária e radicular, malposições dentárias
- Quantidade e composição do biofilme dental (virulência)
- Velocidade de formação de biofilme, independentemente da qualidade e intensidade da higiene bucal
- Localização, profundidade e atividade das bolsas
- Envolvimento de furca/furcas expostas
- Extensão da perda de inserção
- Inserção remanescente (comprimento radicular)
- Tipo de destruição óssea: horizontal ou vertical
- Mobilidade dentária em relação à perda óssea
- Mobilidade dentária em relação ao trauma oclusal

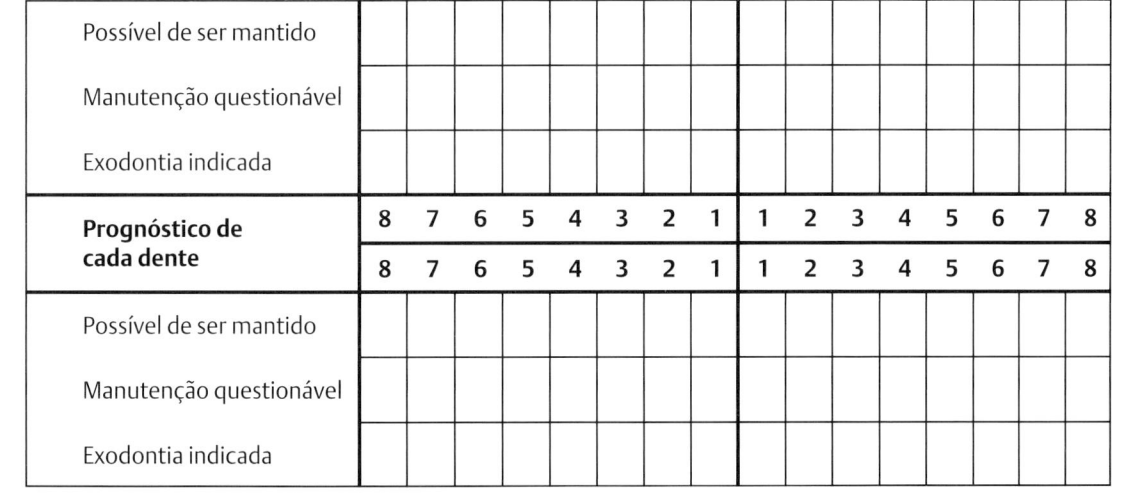

Possível de ser mantido																
Manutenção questionável																
Exodontia indicada																
Prognóstico de cada dente	8	7	6	5	4	3	2	1	1	2	3	4	5	6	7	8
	8	7	6	5	4	3	2	1	1	2	3	4	5	6	7	8
Possível de ser mantido																
Manutenção questionável																
Exodontia indicada																

443 Ficha para o prognóstico de cada dente
Para cada paciente novo, um prognóstico (provisório) para cada dente individualmente deve ser estabelecido, com base no diagnóstico geral do caso:

- **Possível de ser mantido**
- **Manutenção questionável**
- **Extração indicada?**

Um dente que aparentemente tem exodontia indicada, porém apresenta-se funcional e sem dor, não necessita receber esse prognóstico em um primeiro momento. O prognóstico inicial deve ser reavaliado constantemente.

Prognóstico para cada dente

A avaliação geral do paciente e de seus desejos e possibilidades, assim como a avaliação do prognóstico de cada dente individualmente (em especial dentes pilares com valor estratégico importante), irão determinar se o tratamento planejado será radical, conservador ou somente paliativo.

Se o prognóstico para um dente é ruim, em especial para casos de doença rapidamente progressiva ou avançada em paciente com pouca motivação para o tratamento, o clínico deve considerar, durante o planejamento (p. 208), se o tratamento periodontal com um resultado questionável é uma abordagem racional ou se seria melhor extrair os dentes remanescentes e tratar o caso com prótese.

Prevenção – profilaxia

Odontologia: cárie, gengivite, periodontite

Manutenção da saúde e prevenção de doença...

... são os objetivos mais nobres da medicina moderna! Para o paciente, a prevenção é mais confortável, simples de realizar e menos onerosa que o tratamento. A "explosão" dos custos em todas as disciplinas da medicina diagnóstica e terapêutica é enorme. É quase impossível arcar com esses custos sem contar com seguros governamentais ou privados ou com o pagamento diretamente pelos pacientes. Questões éticas, sociais e científicas demandam uma mudança no sentido da prevenção.

Odontologia

A prevenção das doenças periodontais comuns deveria beneficiar cada segmento socioeconômico e cada grupo etário na sociedade. Particularmente crianças, adolescentes e adultos jovens deveriam ser expostos a medidas preventivas. Ao mesmo tempo, eles deveriam ser educados para perceber a sua própria responsabilidade no cuidado de sua saúde. O comportamento e a consciência a respeito de cuidados de saúde a longo prazo demandam entendimento, vontade e persistência do paciente (adesão). Isso só é obtido se a equipe odontológica e os educadores de saúde bucal enfatizarem continuamente as possibilidades e a enorme importância da prevenção, motivando os pacientes para a manutenção da saúde. Essa tarefa exige que o dentista não só tenha conhecimento e domínio das técnicas e de novas tecnologias para o diagnóstico e o tratamento periodontal, mas também reconheça a importância do relacionamento com pesssoas da área médica e mostre isso aos pacientes.

Definição: prevenção – profilaxia

Prevenção: medidas médicas e odontológicas para inibir o início da doença.
- *Prevenção primária*: de vacinação. Na odontologia: informações ao paciente, instrução para higiene bucal, medidas de profilaxia.
- *Prevenção secundária*: detecção e tratamento precoces das doenças, por exemplo, diagnóstico completo da doença e terapia antiinfecciosa.
- *Prevenção terciária*: interrupção e prevenção da recorrência de uma doença já tratada ou cicatrizada, por exemplo, por meio de consultas de manutenção (SPC – tratamento periodontal de suporte).

Profilaxia: prevenção de doenças (individual e coletivo)
- *Profilaxia bucal*: remoção mecânica de depósitos, biofilme dental e cálculo.
- *Profilaxia antibiótica*.

Prevenção das gengivites e da periodontite

Foi demonstrado, nos últimos anos, em estudos bem-documentados, que a periodontite pode ser prevenida com sucesso se a prevenção for realizada de maneira consistente e apropriada (Axelsson e Lindhe, 1977, 1981 a, b; Axelsson, 1982, 1998, 2002).
O agente etiológico primário para as gengivites e periodontites é o *biofilme microbiano*. Na sua ausência, não haverá inflamação marginal. Dessa forma, a prevenção e a profilaxia dessas doenças envolvem a eliminação de biofilme dental e cálculo e a motivação do paciente para higiene bucal.
Sob uma perspectiva mais ampla, a prevenção das doenças periodontais envolve várias medidas adicionais que visam a eliminação de biofilme, mas indiretamente. Esta é chamada de *terapia antiinfecciosa* e inclui a remoção de áreas retentivas de biofilme (coroas, etc.) e, acima de tudo, a eliminação de irritantes iatrogênicos. Uma restauração com sobrecontorno ou uma coroa mal adaptada tornam impossível a higiene nas áreas interdentais. O fio dental não é efetivo nesses casos; ele desfia e fica retido na restauração defeituosa. Cada paciente deve ter a possibilidade de realizar sua higiene bucal de maneira satisfatória, e isso deve ser oportunizado pelo dentista e por sua equipe auxiliar. As margens de restaurações e reconstruções devem estar supragengivalmente sempre que a estética permitir, a fim de prevenir a inflamação gengival.
Ausência total de biofilme é apenas um objetivo utópico. A realidade é que um nível ótimo de higiene (índice de placa) deve ser alcançado para cada paciente individualmente. Esse padrão de controle de biofilme deve ser mantido consistentemente ao longo dos anos e depende do grau de motivação do paciente e, acima de tudo, das consultas de manutenção. Já foi demonstrado que, mesmo em um grupo grande de pacientes, as condições gengivais e periodontais não deterioram se um intervalo de rechamadas individualizado para cada paciente é estabelecido e mantido (Ramfjord e cols., 1975, 1982; Rosling e cols., 1976a; Axelsson e Lindhe, 1981a, b; Axelsson, 1982, 1988, 2002; Manser e Rateitschak, 1997).
Na ausência de microrganismos, não haverá gengivite nem periodontite; por outro lado, a presença de biofilme bacteriano sozinho nem sempre leva à periodontite. A suscetibilidade do paciente, seu *status* imunológico, a existência de fatores de risco modificáveis e não-modificáveis (estes últimos em geral determinados geneticamente) e a resposta do hospedeiro à infecção são o que determina o estabelecimento e a progressão das periodontites.
A "prevenção", então, amplia-se além da eliminação da infecção, o tanto quanto for possível, para *influenciar o hospedeiro*. Qualquer fortalecimento do sistema imune tem sido possível somente em medidas de minutos, e a manipulação genética está em um futuro distante. No futuro, lidaremos, muito provavelmente, com a possibilidade de suprimir mediadores pró-inflamatórios e estimular mediadores antiinflamatórios. Atualmente, os esforços já podem ser direcionados para influenciar e reduzir os *fatores de risco modificáveis*. Doenças sistêmicas que pioram ou mesmo provocam periodontite devem ser tratadas de maneira adequada, por exemplo, a excelente manutenção de controle glicêmico em pacientes diabéticos. Os fumantes devem eliminar o alto risco proporcionado pelo hábito de fumar. O objetivo é um padrão de vida saudável, com um mínimo de estresse.
A prevenção de doenças bucais não pode ser tratada informalmente. Ela demanda um considerável tempo, tanto do paciente quanto do clínico. Esse fato em geral é subestimado e pode trazer ameaças ao sucesso do tratamento.
A realização da prevenção das gengivites e periodontites na prática é muito semelhante às medidas descritas no capítulo "Terapia Inicial e de Fase 1" (p. 211 a 252), e não será tratada nesta breve discussão sobre "Prevenção".

1

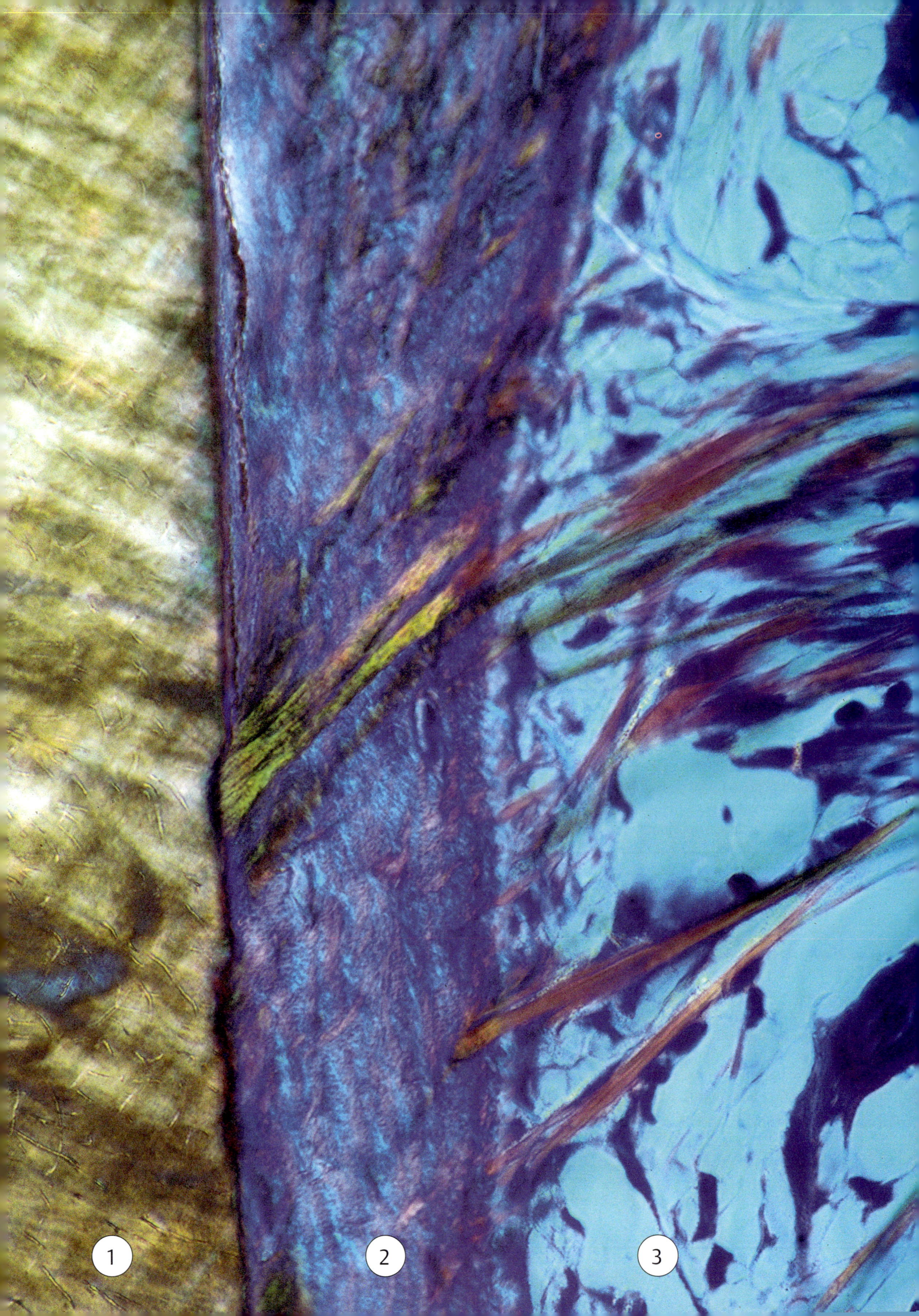

2

3

Tratamento das doenças periodontais inflamatórias – introdução

- Gengivites
- Periodontites

As gengivites e periodontites são uma decorrência principalmente das bactérias. Em conseqüência, o tratamento deve ter uma natureza prioritariamente antiinfecciosa. A redução ou eliminação da infecção é resultado, em grande parte, do tratamento mecânico dos dentes e raízes e dos tecidos moles afetados. Em casos especiais, medicações tópicas ou sistêmicas podem ser indicadas. Os fatores de risco modificáveis devem ser eliminados tanto quanto possível.

Esta seção aborda os seguintes componentes do tratamento periodontal:

- Conceitos do tratamento periodontal: métodos, objetivos e resultados
- Cicatrização periodontal, plano de tratamento, curso do tratamento

Terapia de Fase 0	**Fase pré-sistêmica**
• Emergências periodontais: tratamento	
Terapia de fase 1	• **Tratamento inicial 1 e 2** *Terapia antiinfecciosa/ causal, não-cirúrgica* • **FMT – Terapia "*full mouth*"**
• Terapia coadjuvante com medicamentos – tópicos e sistêmicos	
Terapia de fase 2	**Resumo de:** *Terapia antiinfecciosa e corretiva* Cirurgia periodontal • Cirurgias de acesso, regenerativas e ressectivas • Tratamento das furcas Cirurgia plástica mucogengival
Terapia de fase 3	**Manutenção – rechamadas** Sucesso a longo prazo, aspectos negativos?
"Teapia alternativa"?	Implantes dentários (resumo)

Lado esquerdo:
Corte histológico em luz polarizada:

A regeneração periodontal ocorreu após terapia de Regeração Tecidual Guiada (RTG).

M. Hürzeler e cols., 1997

1 Dentina
2 Novo cemento acelular, fibras
3 Aparato fibroso periodontal

Cortesia de *P. Schüpbach*

Conceitos terapêuticos e técnicas

Todo o conhecimento obtido nos últimos anos, particularmente nas áreas de etiologia e patogênese, levou a uma mudança real de paradigma na filosofia de tratamento. Isso pode ser visto em várias áreas da prática clínica. Depois do diagnóstico e tratamento precoces das doenças periodontais, surgiram os métodos para prevenção dessas doenças. Até poucos anos atrás, a eliminação das bolsas e a ausência de biofilme dental ficavam em primeiro plano, contudo, atualmente muitas outras possibilidades de combate da periodontite foram incorporadas ao arsenal terapêutico.

Eliminação/redução de bactérias patogênicas

É impossível atingir a ausência total de biofilme dental, seja supra ou subgengivalmente. Dessa forma, o objetivo do tratamento não *é eliminar* os microrganismos periodontopatogênicos, mas "apenas" reduzir significativamente o número total de microrganismos da cavidade bucal. O objetivo é a criação de um *equilíbrio homeostático* entre as bactérias residentes e o hospedeiro. Microrganismos não-patogênicos podem ser vistos como benéficos, pois eles geralmente mantêm os patogênicos sob controle (Figura 444).

444 Etiologia da periodontite em evolução
A a progressão da periodontite depende de vários fatores:
B a suscetibilidade do paciente (defeitos genéticos ou polimorfismos, doenças sistêmicas, fatores de risco adicionais);
C a presença de bactérias periodontopatogênicas e...
D a ausência de microrganismos benéficos

Modificada de *Socransky e Haffajee*, 1993

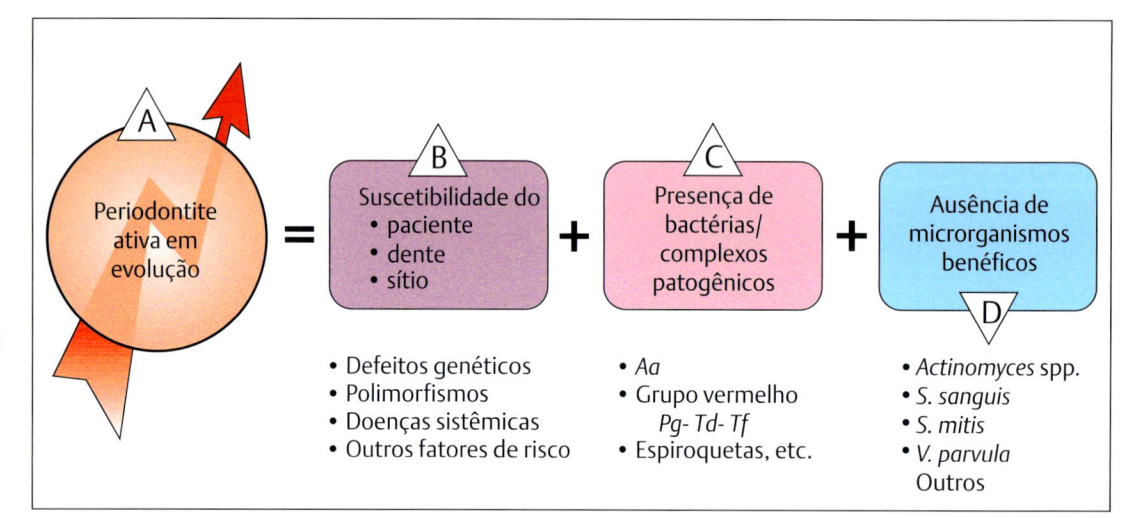

Eliminação do biofilme – terapia causal

O primeiro passo em direção à homeostase é alcançado principalmente pela ruptura mecânica e subseqüente remoção da comunidade microbiana representada pelo biofilme na bolsa periodontal. A desorganização do biofilme permite a chegada dos sistemas de defesa do hospedeiro e de medicamentos tópicos. Esse tipo de tratamento da bolsa, particularmente o tratamento da superfície radicular, é realizado de forma "fechada" ou "aberta", usando-se instrumentos ultrasônicos e/ou instrumentos manuais convencionais.

O tratamento mecânico *fechado* tradicional é particularmente efetivo quando usado no método terapia "*full mouth*" (FMT; Quirynen e cols., 1995; De Soete e cols., 2001; Saxer, 2002a, b). Na técnica FMT, as bolsas são irrigadas constantemente durante a raspagem radicular com uma solução desinfetante (p. ex., CHX, betadina, etc.). Esta técnica combinada melhora os resultados terapêuticos significativamente, em especial quando todos os quatro quadrantes são tratados dentro de um período de 24 horas (p. 281).

O tratamento *aberto* (cirúrgico) também tem como objetivo principal a eliminação de microrganismos patogênicos no biofilme. Além disso, qualquer defeito morfológico das bolsas ósseas pode ser melhorado e corrigido.

Terapia corretiva – tratando os defeitos ósseos

Novo conhecimento tornou possível predizer a regeneração das estruturas periodontais afetadas pela doença:

- Preenchimento de defeitos de tecidos duros com osso e materiais substitutos ósseos
- Uso de membranas na regeneração tecidual guiada (ou combinação de ambos os métodos)
- Uso de moléculas sinalizadoras tais como proteínas da matriz, fatores de crescimento, etc.

Influenciando o hospedeiro

Fatores de risco inevitáveis (não-modificáveis) tais como defeitos genéticos não podem ser tratados atualmente, no entanto, as doenças sistêmicas podem ser diagnosticadas e tratadas pelos médicos. Um paciente diabético bem-controlado pode receber tratamento periodontal com uma grande chance de sucesso.

Os fatores de risco alteráveis (p. 54) também devem ser eliminados ou reduzidos significativamente.

Protegendo os microrganismos "benéficos"

Como mencionado, após o tratamento periodontal, deve haver um balanço ecológico homeostático na cavidade bucal. Nessa situação, é importante observar que, se o tratamento mecânico for adicionado de medicações sistêmicas, deve ser selecionado um antibiótico que não elimine os microrganismos "úteis" ou "benéficos".

Tratamento – problemas

O princípio da terapia periodontal é simples: limpeza dos dentes e das superfícies radiculares. Contudo, na prática, essa terapia está associada com problemas importantes, dentre eles:

- O contorno irregular da *base da bolsa e do epitélio juncional remanescente*
- A *micromorfologia* das raízes e furcas, especialmente de cemento celular, cementículos, lacunas e reabsorções (Schroeder e Scherle, 1987)
- A *macromorfologia* das raízes, com furcas estreitas, fusões radiculares, sulcos, etc.

Raramente a base de uma bolsa periodontal é igual em todos os sítios ao redor do dente. Em geral algumas áreas dos dentes estão mais envolvidas do que outras.

A superfície radicular natural é rugosa, especialmente em áreas com cemento celular e nas furcas. Ela pode exibir cementículos e pérolas de esmalte e, mesmo em regiões saudáveis, algumas lacunas são observadas (Schroeder e Rateitschak-Plüss, 1983; Schroeder, 1986; Holton e cols., 1986). A remoção do biofilme dessas áreas retentivas é difícil e demorada!

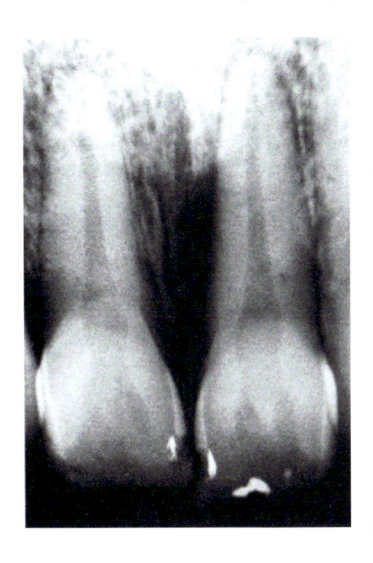

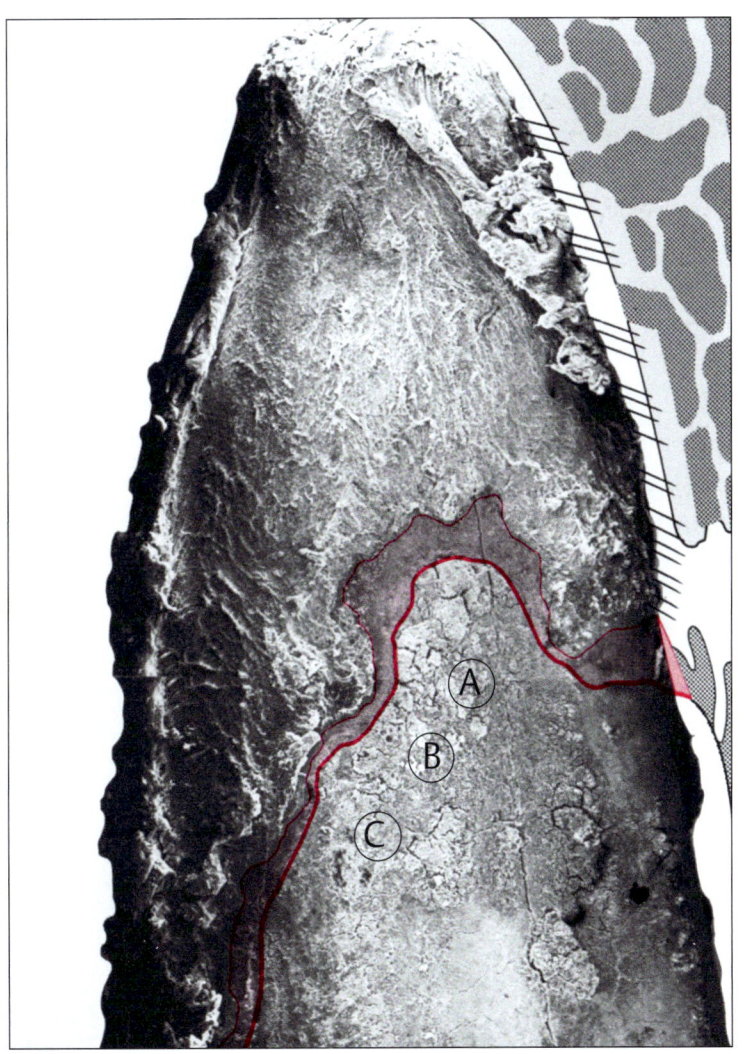

445 Base irregular da bolsa periodontal em um caso clínico – vista mesial

O incisivo central esquerdo apresenta uma bolsa bem profunda na mesial. O epitélio juncional que persiste na base da bolsa está marcado em vermelho. Sua disposição é irregular e, em um local, ele atinge a região apical. Na vista palatina (MEV), fibras periodontais intactas ainda podem ser observadas.

No centro da foto, a parede da bolsa representada pela superfície radicular coberta por bactérias pode ser visualizada. A dificuldade para terapia mecânica é clara: o fundo da bolsa deve ser acessado, mas os tecidos moles de inserção remanescentes não devem ser destruídos.

Nos sítios marcados em A, B e C, as estruturas da Figura 446 foram observadas.

Esquerda: radiografia. O dente 21 foi extraído. Sua superfície mesial está mostrada no MEV (direita).

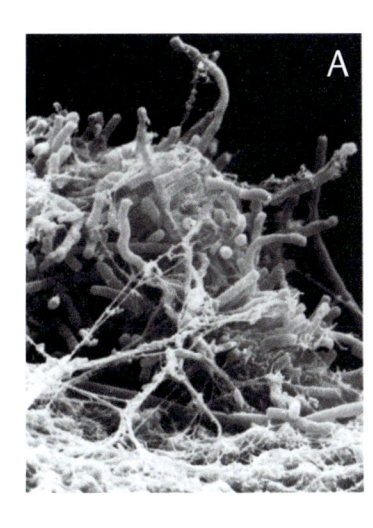

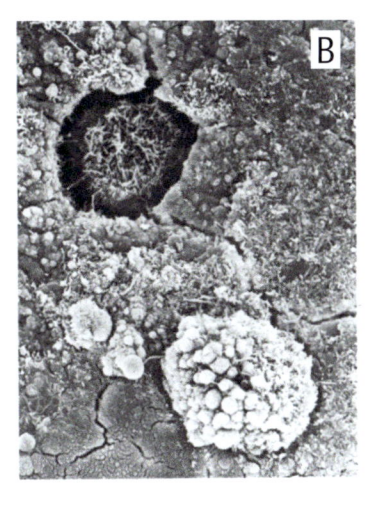

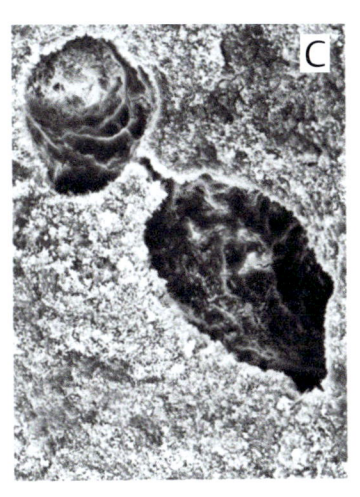

446 Superfície radicular na área da bolsa

A **Biofilme/placa aderida**
  Pode ser observada uma camada espessa de biofilme aderido sobre a superfície radicular.
B **Lacuna preenchida por bactérias.**
C **Lacuna vazia na superfície radicular.**

MEV cortesia de *H. Schroeder*

Periodontite – objetivos e resultados terapêuticos

O objetivo principal da terapia periodontal é a cicatrização completa da condição inflamatória; o objetivo subseqüente é a regeneração de todas as estruturas periodontais perdidas.

Infelizmente, esse sucesso total raramente é alcançado. A enorme quantidade de novos conhecimentos vindos das áreas de pesquisa básica e clínica, no entanto, conduz para esta direção. Ao padrão-ouro de terapia vigente por muito tempo – limpeza dentária e radicular aberta ou fechada – tiveram de ser acrescidas medidas para restaurar defeitos, como enxertos ósseos, técnica de RTG, assim como o uso de proteínas da matriz e fatores de crescimento em um futuro próximo.

Ainda que o objetivo da completa regeneração periodontal não tenha sido alcançado, podemos falar de sucesso parcial quando aplicados os critérios de sucesso válidos atualmente. O termo "sucesso" ou "falha" e a magnitude do "sucesso parcial" após a terapia periodontal pode ser interpretado de diversas maneiras e depende, obviamente, da situação inicial, do diagnóstico da periodontite (forma crônica ou agressiva).

Uma escala de sucesso de cicatrização, que varia de uma crença ilusória até resultados concretos da terapia, inclui:

**** **Regeneração completa**
*** **Cicatrização das bolsas – reparo**
** **Interrupção da perda de inserção**
* **Eliminação ou redução da inflamação**

**** *Regeneração completa/restauração completa de todos os tecidos perdidos (cicatrização quatro estrelas):*
Esse tipo de regeneração só é alcançado (hoje) após o tratamento da gengivite (sem perda de inserção). O tratamento da periodontite normalmente não leva à regeneração total de todos os tecidos doentes.

*** *Eliminação da bolsa por meio de cicatrização/reparo:*
Nos tecidos gengivais marginais, isso resulta na formação de epitélio juncional longo e aproximação do tecido conjuntivo em direção à superfície radicular. Nas regiões apicais, pode ocorrer alguma regeneração de osso, cemento e ligamento periodontal. A partir do modelo de cicatrização dos tecidos na região apical, pode-se diferenciar "reinserção" de "nova inserção".

- "Reinserção" refere-se aos tecidos periodontais que foram parcialmente destruídos mas que não estão infectados e que podem se reinserir às estruturas óssea e dentária.
- "Nova inserção" significa síntese de novos tecidos e estruturas periodontais e sua inserção à superfície radicular previamente tratada por meios mecânicos. Alguma recessão da margem da gengiva ocorre, e isso leva a uma redução adicional de profundidade de sondagem.

O tipo de "cicatrização três estrelas" pode ser visto como um resultado muito favorável para o tratamento da periodontite.

** *Interrupção da perda de inserção*
Este conceito refere-se a interromper a progressão da perda de inserção em áreas que apresentavam bolsas. Cicatrização por meio de formação de epitélio juncional longo. Com esse tipo de cicatrização, poderá permanecer uma bolsa residual rasa e inativa. Ao mesmo tempo, entretanto, a profundidade de sondagem será reduzida devido à redução do edema na margem gengival, e um aumento na resiliência do tecido também poderá ser responsável por essa redução na profundidade de sondagem. Em casos de periodontite avançada, os clínicos devem ficar satisfeitos com esse tipo de "cicatrização duas estrelas". Ela requer um intervalo de rechamada mais freqüente e regular, para poder avaliar prontamente qualquer nova inflamação na bolsa residual. A cooperação do paciente é muito importante nessa situação.

* *Eliminação ou redução do processo inflamatório clinicamente diagnosticável (sangramento, SS):*
Isso envolve redução na gravidade de inflamação e certo grau de redução de edema nos tecidos, sem nenhuma regeneração dos tecidos periodontais. Bolsas residuais de 4-5 mm permanecem, mas elas estão inativas e "secas". Essa "cicatrização de uma estrela" deve ser vista como sucesso parcial, mas a situação pode tornar-se um fracasso se as bolsas reinfectarem e ocorrer perda de inserção adicional.

A manutenção desse tipo de "sucesso parcial" somente é possível em longo prazo se a cooperação do paciente for muito boa e se o intervalo de manutenção for curto.

Além desses objetivos primários da terapia periodontal das bolsas, melhoras adicionais nas estruturas gengivoperiodontais são direcionadas para:

- Melhora do contorno gengival, e possivelmente da arquitetura óssea, para favorecer o controle de biofilme dental.
- Otimização das situações estáticas e funcionais por meio de procedimentos cirúrgicos – gengivoplastia, recobrimento radicular, remodelação da crista óssea, etc.
- Terapia funcional, ajuste oclusal seletivo: melhora na função, estética e morfologia.
- Estabilização de dentes com mobilidade (função; contenção temporária ou permanente).
- Reposição de dentes ausentes e restauração de dentes com morfologia inadequada; aumento do rebordo alveolar.

Cicatrização da ferida periodontal

Reparo → reinserção → nova inserção → regeneração → prevenção

A cicatrização da ferida periodontal segue princípios biológicos já bastante conhecidos (Clark, 1996, Figura 447), mas também este é *"o processo de cicatrização mais complexo"* no corpo humano (McCulloch, 1993): as células de pelo menos cinco tipos de tecidos – epitelial, tecido conjuntivo gengival e periodontal, osso e cemento radicular – são essenciais para a criação de uma nova conexão com o tecido dentário não-vital e não-vascularizado da superfície radicular. A cicatrização da ferida periodontal também é entendida como mais complexa, pois ela ocorre em um sistema aberto, permanentemente contaminado e com uma "carga bacteriana" significativa. Não é surpreendente que os resultados de cicatrização após todos os tipos de terapia periodontal das bolsas sejam muito variáveis.

Em contraste, a osteointegração de um implante de titânio (p. 319) é muito mais simples, do ponto de vista biológico, pois envolve somente uma conexão com o osso por meio de anquilose. Nos casos de cicatrização periodontal, a anquilose representa uma *falha* (reabsorção radicular)! O pré-requisito mais básico para um tratamento periodontal de sucesso é uma superfície radicular limpa, sem biofilme e descontaminada. Na maioria dos casos, isso leva a um reparo no tecido conjuntivo, à formação de epitélio juncional longo e, freqüentemente, de bolsas residuais. Métodos de tratamento *regenerativo* com maior sucesso devem ser desenvolvidos para garantir ótimos resultados de cicatrização.

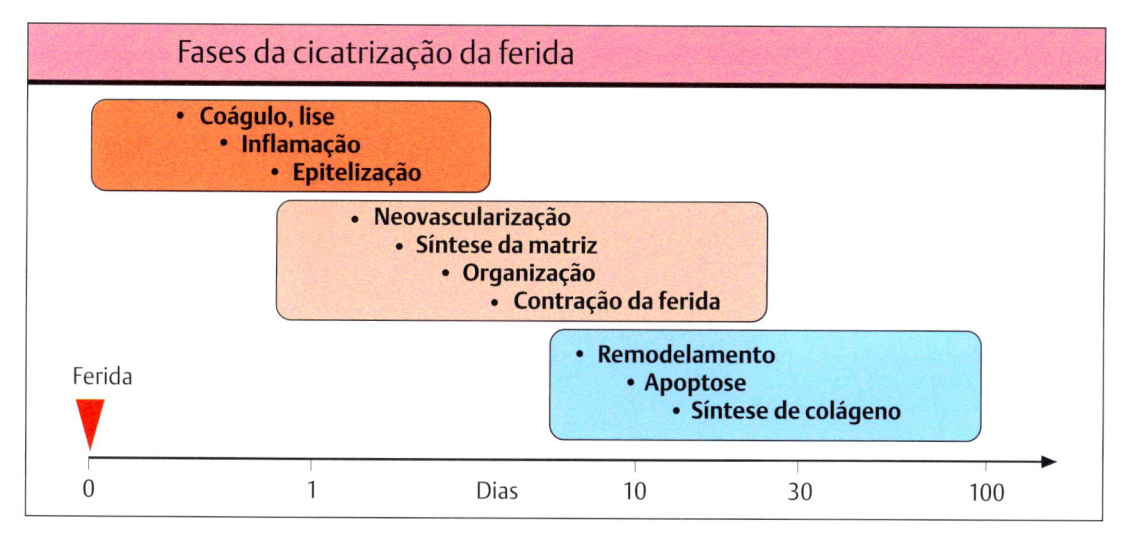

447 Estágios principais da cicatrização da ferida
Os três estágios que se sobrepõem serão descritos. Considerando que o curso temporal é influenciado por uma diversidade de fatores, cada um desses estágios pode variar bastante em tempo de duração:

- Estágio de inflamação
  Curta duração (laranja)
- Estágio de proliferação
  Duração intermediária (bege)
- Estágio de maturação
  Longa duração (azul)

Adaptada de R.Clark, 1996

Fases da cicatrização da ferida
- Coágulo, lise
- Inflamação
- Epitelização
- Neovascularização
- Síntese da matriz
- Organização
- Contração da ferida
- Remodelamento
- Apoptose
- Síntese de colágeno

Ferida | 0 | 1 | Dias | 10 | 30 | 100

Regeneração do defeito periodontal

Além da eliminação da inflamação responsável pela destruição tecidual, a regeneração verdadeira dos tecidos perdidos é um dos tópicos mais importantes no futuro da periodontia. Defeitos ósseos são preenchidos hoje usando-se materiais autógenos ou substitutos ósseos; substâncias biomecânicas (membranas, RTG) previnem a migração apical dos tecidos epiteliais.

Subseqüentemente, moléculas sinalizadoras (fatores de diferenciação, crescimento, etc.) guiam a migração e a diferenciação de células pluripotenciais, por meio de estruturas naturais ou artificiais ("engenharia de tecidos"), formação da matriz e formação de novo tecido (Lynch e cols., 1999).

Progressos importantes ocorreram no aumento de rebordo e preenchimento de defeitos e logo se tornarão procedimentos convencionais, mas a tarefa mais difícil é alcançar a "regeneração na íntegra", entendida como uma conexão funcional completa entre o tecido mole neoformado e especialmente o osso alveolar e a superfície radicular que foi infectada e alterada morfologicamente (novo ligamento periodontal).

Na maioria dos experimentos, a formação de novo cemento raramente foi identificada histologicamente como acelular e com fibras extrínsecas. Ao contrário, em geral há formação de cemento celular. Muitos autores referem-se a esse tecido como "semelhante ao osso", mas ele não fornece uma conexão estável com a dentina radicular.

Cicatrização da ferida e regeneração – possibilidades

Os paradigmas da terapia das periodontites têm mudado muito nas últimas duas décadas, devido principalmente à enxurrada de novos conhecimentos vinda da área médica (McCulloch, 1993; McGuire, 1996; TenCate, 1997; Wikesjö e Selvig, 1999; Cho e Garant, 2000).

Novos conhecimentos a respeito dos mecanismos de condução e retroalimentação da função celular permitem que o processo de cicatrização seja influenciado (Bartold e Narayanan, 1998; Christgau, 2001; Hägemald, 2002). Pode-se interpretar melhor o comportamento dos tecidos em função dos avanços na área de biologia celular (Amanr e Chung, 1994; Selvig e Wikesjö, 1999). Por exemplo:

- A capacidade indutora da formação de osso da matriz óssea desmineralizada (proteínas como BMP; Jepsen, 1996; Jepsen e Terheyden, 2000).
- Conceitos de condicionamento da superfície radicular (ácidos, Emdogain; Selvig e cols., 1998; Trombelli e cols., 1995; Hammarström, 1997; Blomlöf e cols., 2000).
- A biocompatibilidade da superfície radicular saturada com LPS e posteriormente detoxificada.
- O conceito dos "compartimentos" de tecidos; isso levou à técnica de RTG, pois as células colonizam os tecidos de acordo com o princípio "atende-se primeiro quem chega primeiro" (*first come – first served*) (Figura 448B).

- A ativação de uma rede local complexa e modulada sistemicamente de fatores de crescimento e diferenciação, moléculas sinalizadoras e de adesão (Marx e cols., 1998; Anitua, 2001; Kübler e Würzler, 2002).
- A existência de células pluripotenciais e precursoras na corrente sangüínea e nos tecidos perivasculares.

Apesar de todo esse atraente desenvolvimento, a terapia periodontal atualmente é guiada por um conceito estritamente antiinfeccioso e antimicrobiano (Slots e cols., 1999), com protocolos para técnicas individualizadas de tratamento. Contudo, ainda faltam diretrizes para o período pós-operatório imediato, durante a primeira fase da cicatrização, para o cuidado e imobilização da ferida, bem como para o controle químico e mecânico de biofilme dental durante essa fase. A estabilização, em especial a *estabilização do coágulo*, é uma das mediadas mais importantes. Os mecanismos de estabilização do coágulo (adesinas, etc.; Somerman e cols., 1987; MacNeil e Somerman, 1999; Somerman, 2001) sobre a superfície radicular condicionada previnem a migração apical do epitélio e garantem a estabilização segura da matriz de fibrina. Isso serve como um mecanismo condutor natural para a imigração das células do tecido subseqüente durante a segunda fase da cicatrização da ferida.

448 Possibilidades para a cicatrização da ferida periodontal

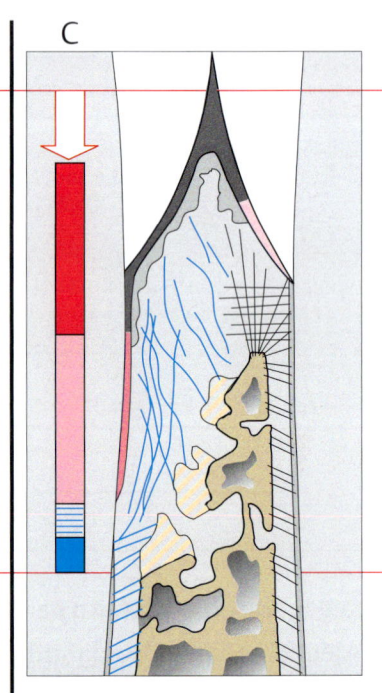

Adaptada de H. Schroeder

Representação esquemática do diagnóstico (**A**), do tratamento (**B**), e de possíveis resultados após terapia (**C-G**) para defeitos periodontais intra-alveolares em um dente.

Nota: os tecidos periodontais do lado direito do dente representado na figura estão saudáveis.

A Diagnóstico: bolsa óssea interdental

A sonda periodontal penetra o tecido inflamado e infiltrado até o contato com o osso adjacente ao dente doente, abaixo do nível mais coronário da crista alveolar interdental (= "bolsa óssea").

B Tratamento: raspagem e alisamento radicular, fechada ou com cirurgia

A "corrida entre os tecidos" começa neste momento (ver GTR, p. 301).

1 Epitélio gengival oral
2 Tecido conjuntivo gengival
3 Tecido conjuntivo do ligamento periodontal
4 Osso

C Cicatrização após raspagem por meio de formação de epitélio juncional longo

Padrão de cicatrização típico, de apical para coronário:

- Pouca reinserção (azul)
- Pouca nova inserção (azul hachurado)
- Epitélio juncional longo (rosa) com novas fibras colágenas paralelas a ele
- Bolsa residual

Cicatrização da ferida e regeneração

Cicatrização da ferida periodontal – definições

Estudos histológicos foram elucidativos em mostrar se a cicatrização gengival e periodontal era possível na forma de reinserção ou regeneração e em que extensão isso ocorreria (Schroeder, 1983; Polson, 1986; Karring, 1988). A diferenciação deve ocorrer entre:

• Epitélio	reinserção?
• Regeneração epitelial	"nova inserção"
• Tecido conjuntivo	reinserção
• Regeneração do tecido conjuntivo	"nova inserção"

Terminologia histológica

Regeneração – *restitutio ad integrum*

Regeneração completa da forma e da função: gengiva com epitélio juncional e tecido conjuntivo gengival; periodonto com cemento, ligamento periodontal e osso.

Reparo

Restauração da continuidade na área da ferida ou do defeito, sem a regeneração da forma e da função dos tecidos originalmente intactos, como, por exemplo, inserção de epitélio juncional longo.

"Nova inserção"

Nova conexão de tecido conjuntivo na superfície radicular patológica exposta, por exemplo, formação de novo cemento com fibras do ligamento periodontal inseridas (também formação de novo osso, incluindo fibras de Sharpey).

Reinserção

Reinserção é o restabelecimento do vínculo entre o tecido conjuntivo e os componentes da superfície radicular que permaneceram vitais, por exemplo, cemento e remanescentes do ligamento periodontal (em geral nas áreas mais profundas da bolsa; "azul escuro" nas Figuras 447/448 C-G).

Osso alveolar – "preenchimento ósseo"

Preencher um defeito ósseo periodontal não fornece evidência de regeneração periodontal completa (incluindo cemento recém-formado). Isso só pode ser demonstrado histologicamente (Listgarten, 1986).

Terminologia clínica

Para definições precisas de profundidade de sondagem, nível clínico de inserção, entre outros, veja "Diagnóstico" (p. 165).

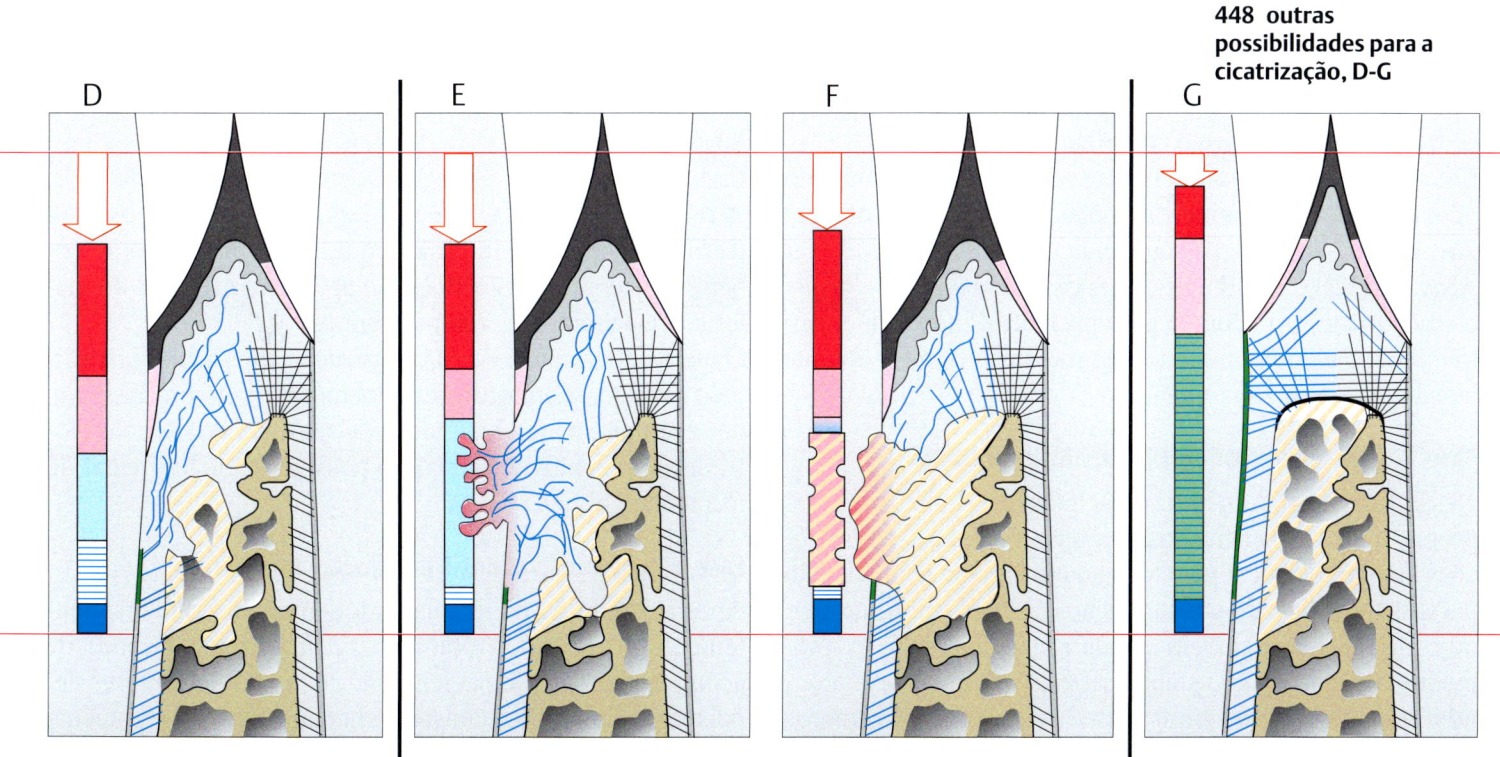

448 outras possibilidades para a cicatrização, D-G

D Cicatrização após cirurgia regenerativa
- Epitélio juncional pouco alongado
- Adesão de colágeno com alguma reinserção
- Regeneração óssea; a regeneração ocorre principalmente nas regiões apicais. Mais coronariamente, pode ser observado o epitélio juncional longo = reparo; bolsa residual = bom "sucesso parcial"

E Cicatrização desfavorável com reabsorção radicular
O reparo por tecido conjuntivo leva ao preenchimento do defeito com tecido conjuntivo

Reabsorção da superfície radicular ("granuloma externo").

Falha ou proteção pelo epitélio juncional?

F Cicatrização desfavorável com anquilose
Regeneração óssea com *reabsorção radicular*.

O osso regenerado é agressivo e reabsorve e preenche segmentos da dentina radicular ocupados anteriormente pelo transplante da crista óssea do ilíaco como material de preenchimento.

G Regeneração total: objetivo futuro? Utopia?

A nova formação de:
- Cemento (verde)
- Ligamento periodontal
- Osso
- Epitélio juncional

Todos os tecidos regeneram em quantidades adequadas e na seqüência temporal correta, restaurando a homeostase do tecido ("*restitutio ad integrum*").

Plano de tratamento – seqüência de tratamento

A princípio, o curso da terapia periodontal é similar para todas as formas de doença (p. 209) e é realizado em *fases* de duração variável, de acordo com a extensão e a gravidade da doença.

Contudo, os *detalhes* de cada tratamento podem ser completamente diferentes. Esses detalhes são dependentes do tipo de doença, dos desejos de cada paciente, da idade, das circunstâncias financeiras e da preferência de cada clínico! É bem sabido que "vários caminhos levam a Roma"!

Pré-fase – saúde geral, higiene bucal

A "fase 0" consiste na identificação da *saúde sistêmica* do paciente (história médica geral, p. 167; condições para tratamento, p. 212), assim como da ampla coleta de dados, do estabelecimento de um diagnóstico provisório e da apresentação do caso (estado atual, necessidades de tratamento). Durante a fase 0, todo o tipo de tratamento de emergência deve ser realizado.

O estabelecimento de um ótimo padrão de *higiene bucal* e a *adesão* e vontade do paciente em realizar o tratamento são extremamente importantes para o planejamento subseqüente e para os resultados em longo prazo.

A *remoção profissional de biofilme supragengival e cálculo*, de fatores iatrogênicos e áreas retentivas de biofilme, assim como a instrução para higiene bucal simples e efetiva irão melhorar rapidamente a situação intra-bucal. Isso irá convencer e motivar o paciente para participar do programa de tratamento definitivo e completo.

Em alguns (raros) casos, será necessário evitar o tratamento odontológico sistemático e completo (**X**), por exemplo, em um caso de complicações ou condições médicas graves (ver ASA, p. 212). Contudo, os piores casos são aqueles em que o cuidado caseiro adotado pelo paciente é inexistente, não há preocupação ou cuidado algum com relação à higiene bucal nem adesão ao tratamento.

Fase 1 – causal, antimicrobiana, antiinfecciosa

Nessa fase de tratamento, os achados, o diagnóstico e o prognóstico são verificados. Durante a pré-fase, as instruções de higiene bucal pelo técnico em higiene dental e pelo paciente terão levado a reduções nos níveis de biofilme dental e inflamação e também no edema tecidual. Este é o momento adequado para estabelecer o diagnóstico (e o prognóstico) definitivo, com base nos achados clínicos (profundidade de sondagem, perda de inserção), e formular o plano de tratamento definitivo.

Enquanto os procedimentos de pré-fase são adotados para todos os pacientes, durante a fase 1 as modalidades de tratamento podem ser diferentes. Em alguns casos, *raspagem e alisamento radicular a campo fechado*, com ou sem o uso coadjuvante de medicamentos (p. 287) podem ser realizados, ao passo que outros casos irão direto para a cirurgia (fase 2).

Em casos leves, acima de tudo com periodontite crônica, a *terapia fechada* em geral é suficiente se a cooperação do paciente é boa.

Em casos mais graves, pode estar indicado ir direto à *terapia cirúrgica corretiva*, imediatamente após uma pré-fase intensiva.

Na maioria dos casos, entretanto, a terapia a campo aberto irá seguir a terapia a campo fechado: como conseqüência, esses poucos sítios (em poucos sextantes) serão submetidos à cirurgia. A perda tecidual resultante da cirurgia (papila, gengiva marginal) será minimizada no pós-operatório.

O fato de o caso ser tratado somente a campo fechado (**A**), somente a campo aberto (**C**) ou com ambas as modalidades de tratamento (**B**; p. 209) depende da situação patomorfológica e também da estrutura prática para atendimento. Um técnico em higiene dental competente realiza toda a fase fechada da terapia (p. 314, Figura 707).

Fase 2 – cirúrgica, corretiva

Após a fase 1, que inclui raspagem a campo fechado, uma *reavaliação* deve sempre ser realizada. Se o resultado do tratamento não for satisfatório, áreas radiculares poderão ser retratadas a campo fechado (**A**). Se bolsas profundas persistirem e se fusões radiculares, sulcos e envolvimentos de furca estiverem presentes, deve ser realizado tratamento cirúrgico.

Se o objetivo for *corrigir* defeitos periodontais após a pré-fase, procedimentos cirúrgicos corretivos estão indicados. A recessão de tecido deve ser evitada o máximo possível, de maneira que o sítio cirúrgico esteja completamente coberto por tecido gengival após a aplicação eventual de materiais restauradores e/ou membranas.

O mais importante é que a cicatrização após a terapia cirúrgica deve ser monitorada continuamente pelo profissional, por exemplo, a área operada deve ser mantida livre de biofilme supragengival o máximo possível. O nobre papel do técnico em higiene dental!

Fase 3 – preventiva, antiinfecciosa, "longa vida"

Após a conclusão da terapia periodontal ativa, independentemente do tipo de tratamento, *achados dos exames* de acompanhamento do paciente são coletados 2 a 3 meses depois. Se a terapia foi considerada com sucesso, o paciente deve iniciar as consultas de rechamada (terapia de manutenção organizada, p. 309).

Contudo, se sítios individuais mostrarem problemas (bolsas residuais, sangramento), esses sítios devem ser retratados a campo fechado (**c**) ou com cirurgia (**b**).

Nesses casos, o uso de medicamentos tópicos de liberação lenta podem ser indicado (p. 293).

Plano de tratamento   209

450 Curso da terapia – três possibilidades: A, B e C.

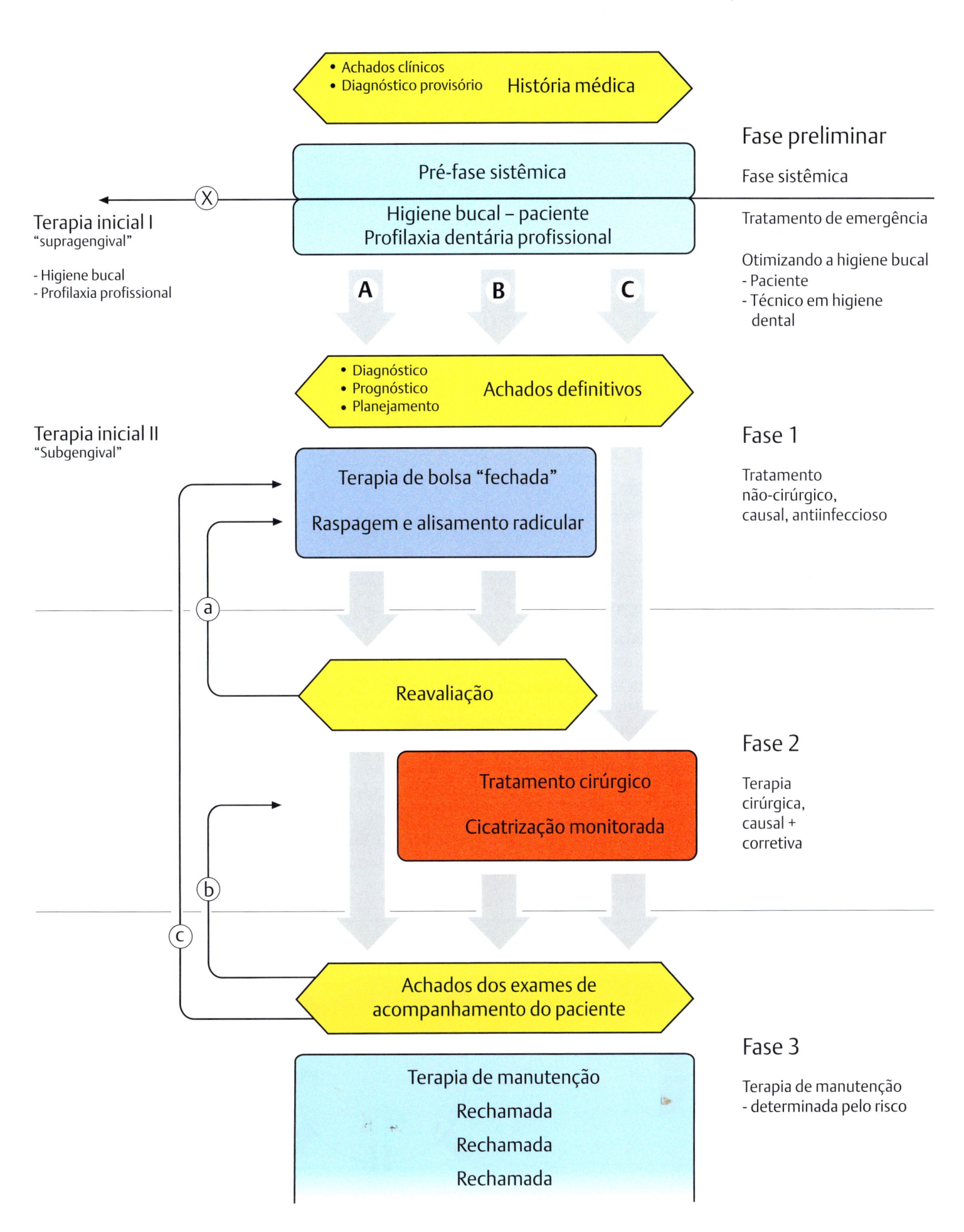

- Achados clínicos
- Diagnóstico provisório

História médica

Fase preliminar

Pré-fase sistêmica

Fase sistêmica

Ⓧ ←

Higiene bucal – paciente
Profilaxia dentária profissional

Tratamento de emergência

Terapia inicial I
"supragengival"

- Higiene bucal
- Profilaxia profissional

Otimizando a higiene bucal
- Paciente
- Técnico em higiene dental

A   **B**   **C**

- Diagnóstico
- Prognóstico
- Planejamento

Achados definitivos

Terapia inicial II
"Subgengival"

Fase 1

Terapia de bolsa "fechada"

Raspagem e alisamento radicular

Tratamento não-cirúrgico, causal, antiinfeccioso

ⓐ

Reavaliação

Fase 2

Tratamento cirúrgico

Cicatrização monitorada

Terapia cirúrgica, causal + corretiva

ⓑ

ⓒ

Achados dos exames de acompanhamento do paciente

Fase 3

Terapia de manutenção

Rechamada

Rechamada

Rechamada

Terapia de manutenção
- determinada pelo risco

Desenvolvimento geral da terapia – planejamento individual

Nas páginas anteriores, o planejamento geral básico e o desenvolvimento da terapia foram apresentados para pacientes com gengivite e/ou periodontite. No geral, esse tratamento é realizado de acordo com o planejamento de "fases" (fases da terapia; pp. 208 e 209).
Haverá diferenças no tratamento, nos tempos de cicatrização e nas "pausas" para reavaliação do paciente e de sua higiene bucal. Ainda assim, após cada fase do tratamento, deve ser realizada a *reavaliação* do caso. O resultado do tratamento e os procedimentos posteriores planejados devem ser considerados e adaptados à nova situação, se for o caso.

Terapia causal – desenvolvimento clínico tradicional
A terapia de fase 1 consiste em raspagem subgengival das superfícies radiculares perfeita e cuidadosa em todas as bolsas periodontais. Há décadas, esse procedimento tem sido feito quadrante a quadrante (Badersten e cols., 1981, 1984; p. 280). O intervalo entre cada consulta normalmente é de uma ou duas semanas. A raspagem do quadrante é seguida imediatamente pela chamada "fase de higiene", durante a qual o paciente é educado e treinado para realizar um adequado controle de biofilme em casa.

451 Quadrantes, sextantes
O tratamento para instrumentação mecânica das bolsas é geralmente realizado em consultas separadas e por quadrantes **(Q1 a Q4)** ou sextantes **(S1 a S6)**. Em casos leves, os segmentos direito e esquerdo do arco podem ser tratados em uma consulta.

O tempo necessário para cada consulta será determinado pela gravidade do caso, sendo que as consultas para a fase 1 são agendadas com intervalos de 1 ou 2 semanas.

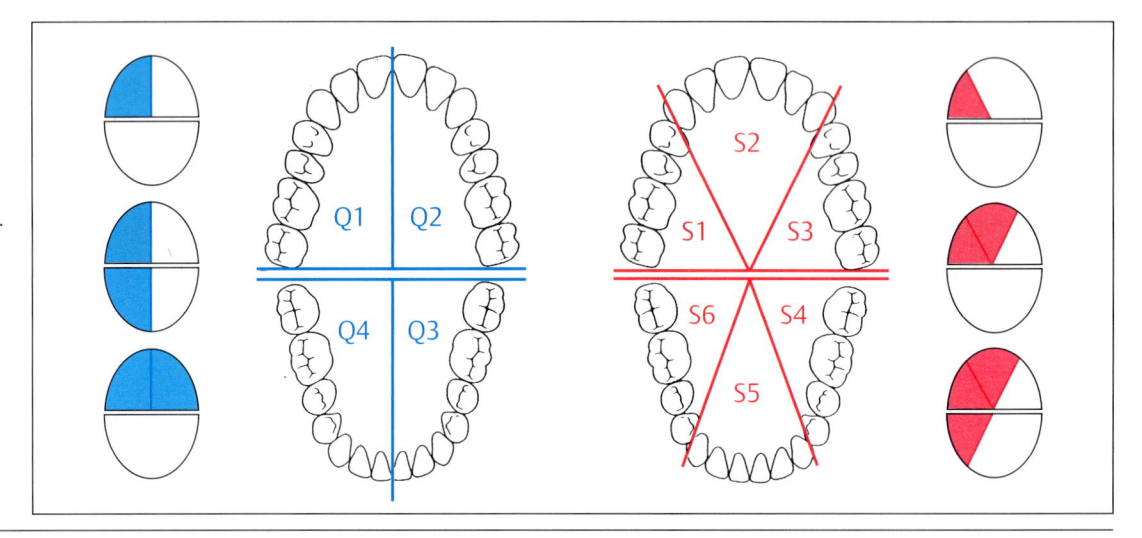

Terapia causal – Terapia "*full mouth*" (FMT)
A FMT representa um esforço para sintetizar todo novo conhecimento dos últimos anos. Ela é uma abordagem antiinfecciosa e abrange o seguinte: a terapia inicial inclui um tratamento antimicrobiano extenso e sistemático, inicialmente envolvendo somente o pré-tratamento dos dentes (mecânico) em todos os nichos da cavidade bucal (acima de todos, a língua). Somente após alcançar a condição clínica desejada (p. 287), a raspagem subgengival (mecânica e com uso de medicações tópicas) é realizada no menor tempo possível; em "casos extremos", dentro de um período de 24 horas. Este procedimento é valorizado pela maioria dos pacientes!

Durante este tratamento curto mas intensivo, agentes desinfetantes como a clorexidina (CHX; p. 235), a betadina ou NaOCl oxidante ("clareador") são usados para enxaguar a boca e as bolsas. O objetivo é proibir a recolonização e a reinfecção mesmo de bolsas rasas (p. 256).
Em função dos resultados significativamente melhores obtidos com esse tipo de terapia a campo fechado para a periodontite (p. 285), em oposição à técnica convencional "quadrante a quadrante", é muito provável que a FMT torne-se mais difundida. A necessidade de intervenção cirúrgica pode ser reduzida e um tratamento grande, mesmo de casos avançados, pode tornar-se financeiramente exeqüível.

452 Terapia "*full mouth*" – FMT

"Desinfecção total da boca" – FMD
Este novo tipo de tratamento usando terapia fechada é realizado no menor tempo possível, preferentemente em apenas duas consultas, por exemplo, para os lados direito e esquerdo.

O pré-tratamento intensivo e uma higiene bucal perfeita geralmente eliminam as bolsas rasas, de maneira que somente poucas bolsas profundas devem ser tratadas usando anestesia (FMT, p. 281).

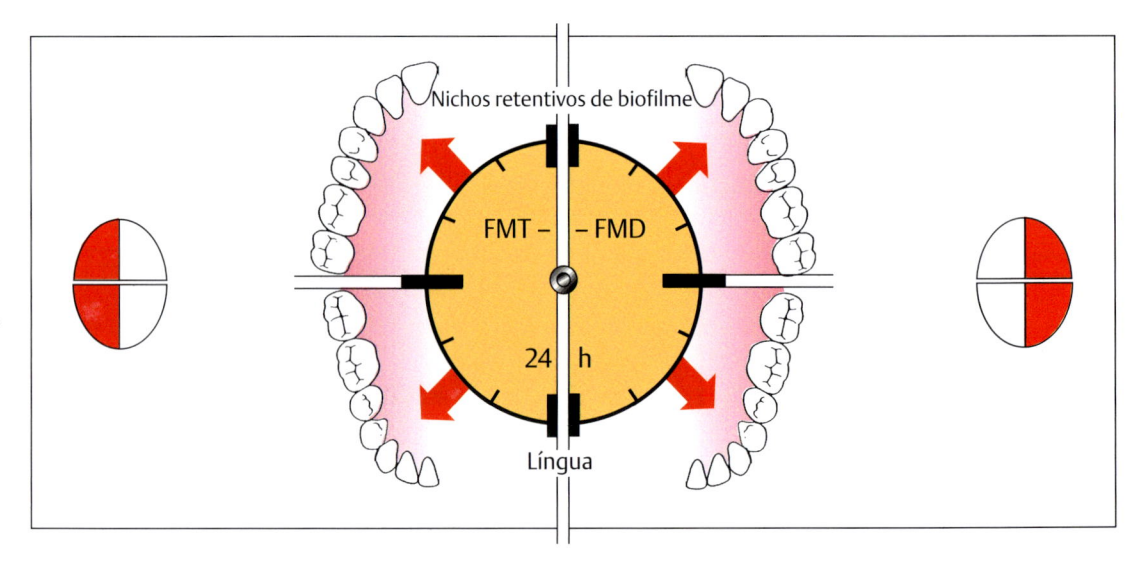

Fase pré-sistêmica

- **Problemas sistêmicos**
- **Riscos sistêmicos**

O objetivo da fase pré-sistêmica é proteger tanto o paciente quanto o clínico, a partir da verificação de qualquer risco sistêmico geral associado com o paciente.

É muito importante que as *infecções, sobretudo as doenças virais* (herpes, hepatites B e C, infecção por HIV) sejam detectadas e/ou diagnosticadas. Todo paciente pode portar tais doenças! Logo, é necessário utilizar os equipamentos de proteção individual para todos os exames e tratamentos dentais, por exemplo, luvas, máscaras e óculos de proteção.

Indivíduos com doenças sistêmicas graves (ver Classificação ASA, p. 212) raramente podem receber tratamento periodontal completo. Esses pacientes podem ser tratados somente em casos de urgência e com a participação do médico do paciente.

Medidas e precauções especiais são indicadas em pacientes que sofrem de múltiplas doenças, em particular, naqueles que são suscetíveis a endocardite infecciosa (Reichart e Philipsen, 1999).

Com doenças que *não apresentam risco de morte*, o tratamento odontológico deveria ser planejado em conjunto com um médico ou residente, que pode prescrever medicações apropriadas, o que tornaria possível verificar a interação medicamentosa com outros agentes prescritos pelo dentista, bem como as possibilidades de efeitos adversos indesejáveis (ver hiperplasia gengival; p.121 a 124).

Graças à medicina moderna, muitos dos nossos pacientes levam uma vida normal de uma pessoa saudável. A possibilidade de prejudicar tais pacientes durante o tratamento dental deve ser descartada (alergias, anticoagulantes, hipertensão, hipercolesterolemia).

Riscos genéticos e hereditários devem ser avaliados, e decisões devem ser tomadas de acordo com a possibilidade de tratamento do paciente (diabete melito não-controlada; tabagismo).

Este capítulo apresenta as seguintes discussões:

- O paciente – classificação ASA
- Doenças cardiovasculares – "anticoagulantes"
- Bacteremia – prevenção da endocardite infecciosa
- Prevenção da endocardite – antibióticos
- Diabete melito – fator de risco à periodontia
- Tabagismo como fator de risco – informação, programa de cessação de tabagismo

Avaliação – o paciente pode ser tratado com segurança?

Antes do início de qualquer tratamento dental, a história médica relevante fornecida pelo "novo" paciente deve ser cuidadosamente verificada, seja em um caso de início de tratamento ou se for somente um procedimento de urgência. Doenças ou condições sérias são de especial importância, tais como:

- Doenças cardiovasculares
- Doenças pulmonares
- Doenças renais
- Doenças endócrinas
- Resposta imune comprometida
- Condições psicológicas/psiquiátricas

Situações agudas, incluindo alergias, reações anafiláticas, medo do paciente com relação ao tratamento ou, até mesmo, o medo do paciente das injeções, devem ser discutidas minuciosamente antes de tratadas.

A equipe odontológica deve estar sistematicamente preparada para situações de emergências. Rotinas a serem seguidas, materiais e aparelhos devem estar à disposição (*kit* de emergência, materiais de ressuscitação cardiopulmonar e até mesmo um desfibrilador). A classificação da Sociedade Americana de Anestesiologia (ASA) ajuda a estabelecer o estado físico da doença do paciente (ASA, classes I a VI; Figura 453).

453 Classificação dos pacientes segundo a ASA – estados de saúde
Em geral, somente pacientes em classes I e II são tratados em consultórios particulares, e em raros casos, os de classe III. Nos outros casos, colaboração e cooperação ativas do médico que está tratando o paciente são altamente recomendadas.

Classe ASA	Descrição do paciente – critérios de classificação
I	Paciente normal, saudável, sem doenças sistêmicas
II	Paciente com doença sistêmica leve
III	Paciente com doença sistêmica grave com limite nas suas atividades, mas não com risco de morte
IV	Paciente com doença sistêmica grave que apresenta risco de morte
V	Paciente terminal, que não sobreviverá mais de 24 horas com ou sem cirurgia
VI	Paciente com morte cerebral cujos órgãos podem ser transplantados
E	Paciente de emergência – esta categoria é redefinida de acordo com a condição clínica em graus I a IV (ASA III a E)

Fatores de riscos médicos – anticoagulantes

Pacientes com doenças cardíacas e circulatórias (infarto do miocárdio, angina de peito, etc.) ou outras condições (p. ex., condição pós-cirúrgica, pacientes que fazem diálise, profilaxia, trombose, etc.) normalmente tomam *anticoagulantes*:

- Terapia de curto prazo: heparina
- Profilaxia de longo prazo: derivados da Aspirina®
- Terapia de longo prazo: derivados da cumarina (p. ex., Warfarin)

A fim de evitar hemorragia, o teste de coagulação do paciente ("cumarina") deve ser realizado. Um valor maior ou igual a 30% no teste rápido normalmente não afeta procedimentos cirúrgicos bucais ou dentais, mas valores entre 15 e 25% demandam consulta com o médico do paciente.

- O efeito das medicações anticoagulantes é potencializado por agentes antiinflamatórios não-esteróides tais como salicilato, ácidos mefenâmicos, tetraciclina, metronidazol e sulfonamidas (Scully e Wolff, 2002).
- Seus efeitos serão reduzidos por barbitúricos, glucocorticóides, álcool e alimentos com um alto conteúdo de vitamina k.

O antídoto para cumarina é a vitamina K; não há antídoto para a rápida metabolização. Se necessário, o paciente deve parar de tomar essa medicação por um período curto para realizar o tratamento odontológico.

454 Coagulação – testes de anticoagulação
O antigo "teste rápido" será abandonado em um futuro próximo, porque os resultados variam imensamente. Ele será substituído pela RNI (Relação Normatizada Internacional), referente à viscosidade sangüínea, que fornece valores constantes e, é de uso fácil pelo paciente!

Faixa terapêutica – valores de RNI de 2,5 a 4,5, dependendo do estado de risco do paciente.

Teste de coagulação	RNI	% Quick test	Segundos
Limites de medida	1,2	70	13,2
	1,4	50	14,2
	1,6	40	15,6
	1,9	30	16,6
	2,1	25	17,4
	2,5	20	19,0
Faixa terapêutica	3,0	16	20,8
	3,5	13	22,5
	4,0	11	24,0
	4,5	10	25,5
	5,0	9	26,9
Limites de medida	8,0	5	34,0

Bacteremia – profilaxia de endodocardite

A *bacteremia transitória* é uma situação que ocorre diária e naturalmente (mastigação, escovação dentária). Em pessoas saudáveis, as bactérias bucais que entram na corrente sangüínea são eficientemente eliminadas pelo sistema de defesa.

A *endocardite infecciosa* (EI) é uma doença que apresenta risco de morte, uma infecção de defeitos expostos à hemodinâmica (formação de biofilme nas válvulas do coração) e normalmente provocada por microrganismos orais (estreptococos).

Dependendo da virulência do agente etiológico microbiano e da resistência do paciente, várias formas de EI podem ser diferenciadas (Muller, 2001):

- *Formas infecciosas agudas*
  Septicemia, febre, destruição do endocárdio; morte em menos de seis semanas
- *Formas agudas/subagudas*
  Formas intermediárias, freqüentemente provocadas por enterococos
- *Formas subagudas*
  Febre leve; se não for tratada, morte entre seis semanas e três meses
- *Formas crônicas*
  Sintomas semelhantes à subaguda; morte em mais de três meses

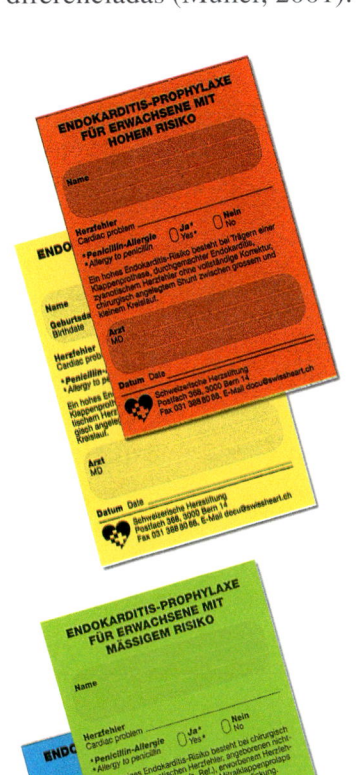

Indicações para profilaxia de endocardite bacteriana

Falência cardíaca e achados pós-operatórios

Alto risco para endocardite
- Substituição biológica ou mecânica da válvula cardíaca
- Endocardite bacteriana prévia, na ausência de patologia cardíaca

Risco moderado para endocardite
- Insuficiência da válvula cardíaca genética ou hereditária
- Defeitos cardíacos hereditários, exemplo
  - Estenose do istmo aórtico
  - Constrição do ducto de Botalli
  - Defeito de septo ventricular
  - Estenose da aorta sub e supravalvular
  - Vitium cianótico
- Cirurgia paliativa para falhas genéticas cardíacas
- Correção incompleta de falhas cardíacas genéticas Cardiomiopatia hipertrófica obstrutiva (CMHO)
- Prolapso da válvula mitral com som sistólico (PVM)

Baixo risco para endocardite
- Defeito septal auricular
- Fechamento com sucesso de um defeito no septo auricular ou ventricular
- Cirurgia coronariana do tipo "*bypass*" com sucesso
- Prolapso da válvula mitral sem som sistólico
- Sons coronários fisiológicos, funcionais ou inofensivos
- Doença de Kawasaki prévia sem disfunção valvular
- Febre reumática prévia sem disfunção valvular
- Implantação de marca-passo
- Cirurgia para estenose do istmo aórtico

455 Doenças do coração e defeitos cardíacos – indicações para profilaxia de endocardite
Dentro de uma nova proposta de um programa de profilaxia do AHA (Associação Americana de Cardiologia; Dajani e cols., 1997), o risco da estrutura do coração é recentemente categorizado em três grupos:
- Alto risco (vermelho)
- Risco moderado (verde)
- Baixo risco

O importante para o técnico em higiene dental é que a presença de um marca-passo cardíaco não é indicação para realização de profilaxia com antibióticos (mas cuidados devem se ter com instrumentos eletrônicos, como aparelhos de ultra-som).

Esquerda: fichas de pacientes da Fundação Suíça do Coração, listando orientações e dosagens para profilaxia da endocardite.

- **Alto risco**
  Vermelho – adultos
  Amarelo – crianças
- **Risco moderado**
  Verde – adulto
  Azul – crianças

Endocardite infecciosa (EI)

Uma grande variedade de microrganismos tais como bactérias, micoplasmas, fungos, rickétsia e clamídia podem provocar EI se eles entrarem na corrente sangüínea devido a um trauma ou manipulação de tecidos. Regiões do sistema cardiovascular que experienciam circulação sangüínea lenta ou um alto nível de turbulência são particularmente suscetíveis a infecções.

A fonte mais freqüente de microrganismos que provocam EI é a cavidade bucal. Os patógenos principais são os estreptococos gram-positivos (*viridans* sp.), especialmente *Estreptococos sanguis*.

Além do *E. aureus* e do *E. epidermis*, observa-se mais freqüentemente bactérias gram-negativas da cavidade bucal e do trato respiratório superior que provocam EI, por exemplo, *A. actinomycetemcomitans*, *Hemophilus* ssp., *Cardiobacterium* ssp., *Eikenella corrodens*, *Kingella* ssp., *Capnocytophaga* e *Neisseria* ssp.

Antibióticos do tipo "penicilina" (p. 214) são recomendados para a proteção dos pacientes com risco à EI. Em 1983, J. Slots e colaboradores sugeririam que a profilaxia da EI também incluísse metronidazol (p. 287).

Profilaxia da endocardite com antibióticos

De acordo com a nova orientação da AHA (Dajani e cols., 1997) a dose-padrão de antibiótico profilático (*amoxicilina*) foi reduzida para 2 g, e, além disso, a dose pós-procedimento não é mais recomendada. Contudo, nem todas as outras associações de cardiologia concordam com isso.

É um alívio para os técnicos em higiene dental saber que a maioria dos casos de endocardite, embora raros, não resultam de tratamentos cirúrgicos invasivos! Contudo, procedimentos odontológicos, principalmente cirurgias periodontais, são realizados em áreas altamente contaminadas. Procedimentos cirúrgicos extensos têm sido quase sempre realizados com antibiótico e profilaxia. Por essas razões, são necessárias recomendações a respeito de quais procedimentos odontológicos requerem profilaxia para endocardite (Newman e Winkelhoff, 2001).

456 Profilaxia da endocardite
O antibiótico-padrão para profilaxia da EI é a *amoxicilina*.

Para pacientes alérgicos a esse bactericida de amplo espectro, e/ou pacientes que não conseguem engolir pílulas, algumas alternativas são fornecidas.

*A dose máxima para crianças, dependendo do peso corporal, não excede a dose adulta!

*Cefalosporina e penicilina não devem ser usadas com hipersensibilidade tipo 1!

Profilaxia da endocardite – AHA (Associação Americana de Cardiologia)

Paciente	Antibiótico	Dose Adulto	Dose Criança*	Ingestão antes do procedimento dental
Profilaxia-padrão	Amoxicilina	2 g oral	50 mg/kg oral	1 hora antes
Incapaz de ingerir pílulas	Ampicilina	2 g IM/IV	50 mg/kg IM/IV	30 min antes
Alérgico a penicilina	Clindamicina	600 mg oral	20 mg/kg oral	1 hora antes
	Cefalexina** Cefradoxil**	2 g oral	50 mg/kg oral	1 hora antes
	Azitromicina Claritromicina	500 mg oral	15 mg/kg oral	1 hora antes
Alérgico a Penicilina e incapaz de ingerir Pílulas	Clindamicina	600 mg IV	20 mg/kg oral	30 min antes
	Cefalozin	1 g IM/IV	25 mg/kg oral	30 min antes

Procedimentos dentais com risco de bacteremia

A bacteremia ocorrerá após todos os procedimentos que provocarem *sangramento*. O paciente em risco deverá ser pré-medicado com uma dose profilática (AHA) antes dos seguintes procedimentos:

- Sondagem periodontal (Figura 457, esquerda)
- Remoção de cálculo
- Remoção de sutura, troca de curativo
- Anestesia intraligamentar
- Extração dentária
- Apicetomia

Bacteremias com freqüência e gravidade variadas também ocorrem depois de mastigar alimentos duros (15 a 50%) durante a escovação (5 a 25%) ou realização de bochechos (25 a 40%; de acordo com Neu, 1994).

A porcentagem e o número de espécies anaeróbias eram aproximadamente duas vezes maior em pacientes com higiene bucal precária e doença periodontal avançada em comparação com pacientes com boa higiene bucal. A bacteremia ocorre nestes pacientes também, mas pacientes em risco à endocardite não devem desistir da higiene bucal mecânica; eles deveriam bochechar clorexidina por 30 minutos antes de escovar os dentes.

457 Procedimentos odontológicos que requerem antibiótico profilaxia a endocardite (P-E)
Para procedimentos *simples*, as medidas de profilaxia sugeridas anteriormente são suficientes.

Entretanto, se o tratamento planejado for extenso, uma medicação adjuvante de maior duração deve ser considerada, aliada ao uso intensivo de um anti-séptico bucal (p. 287).

Procedimentos odontológicos: P-E *está recomendada*

Procedimentos de profilaxia profissional com previsão de hemorragia

Periodontia – sondagem, raspagem e alisamento radicular, cirurgia, terapia de manutenção, administração de medicamentos subgengivais

Anestesia – injeção intraligamentar

Cirurgia – extração dentária, procedimentos maiores

Implantes dentários – colocação de implantes intra-ósseos

Endodontia – instrumentação do canal ou cirurgia apical

P-E *não está recomendada**

Anestesia local (excluindo injeção intraligamentar)

Outros: colocação do lençol de borracha, remoção de sutura, consulta de moldagem, aplicação de flúor, radiografias,

Ajuste ou fixação de aparelhos ortodônticos

Dentística ou prótese – com ou sem fio para retração gengival

Endodontia: tratamento de canal, colocação de pinos

*Cobertura de P-E se houver previsão de hemorragia

Diabete melito (DM) – fatores de risco para periodontite

Uma nova classificação para diabete melito foi apresentada em 1997 (OMS; Associação Americana de Diabete):

- Diabete melito tipo 1 (anteriormente IDDM)
- Diabete melito tipo 2 (anteriormente NIDDM)
- Outros diabete com etiologias desconhecidas
- Diabete gestacional (diabete da gravidez)

Todas as formas da doença são similares no nível elevado de açúcar no sangue e nas alterações em carboidratos e no metabolismo de lipídeos quando não-tratadas (DGP 2002/ fatores de risco).

- O DM tipo 1, que é o menos freqüente, ocorre devido à destruição auto-imune das células B produtoras de insulina no pâncreas. A conseqüência é uma deficiência aguda de insulina.
- O DM tipo 2 não é, principalmente, insulino-dependente (comer em excesso, estilo de vida sedentário!). Atualmente, o diabete tipo 2 tem atingido proporções epidêmicas. O número de casos está aumentando de forma rápida, e é estimado mundialmente em 150 milhões de casos.
O DM é um componente freqüente da "síndrome metabólica" junto com obesidade, hiperlipidemia e hipertensão arterial ("quarteto da morte"; síndrome do X).

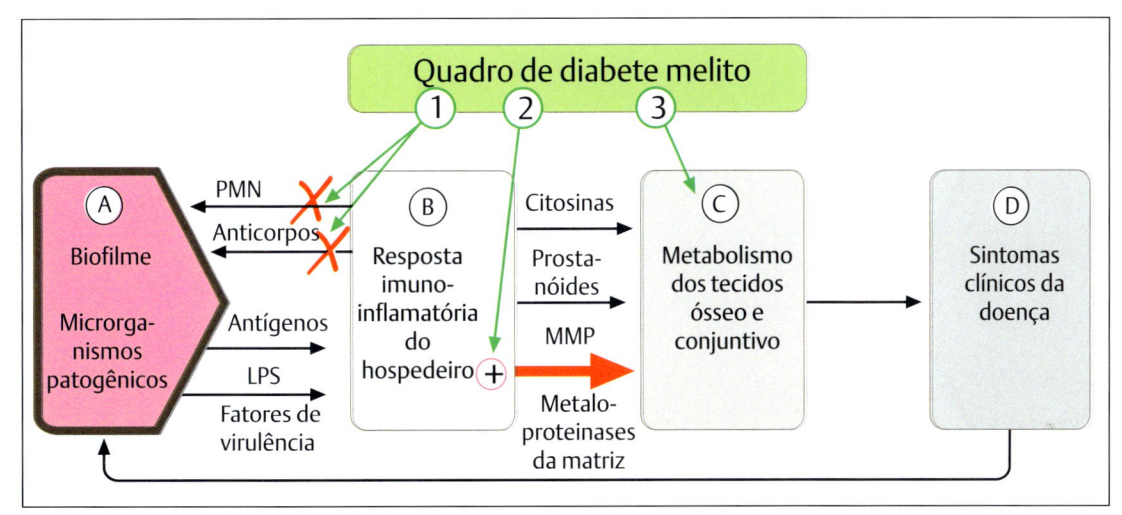

458 Fator de risco – DM
Os efeitos da hiperglicemia persistente são muitos. Várias células-alvo reagem inapropriadamente aos lipídeos e proteínas glicosiladas (AGE, "produtos finais da glicolisação avançada"), mediados via receptor específico RAGE.

1 PMNs defeituosos e anticorpos
2 Macrófagos com mecanismo catabólico potencializado
3 Matriz extracelular alterada

Adaptada de R. Page, 1998

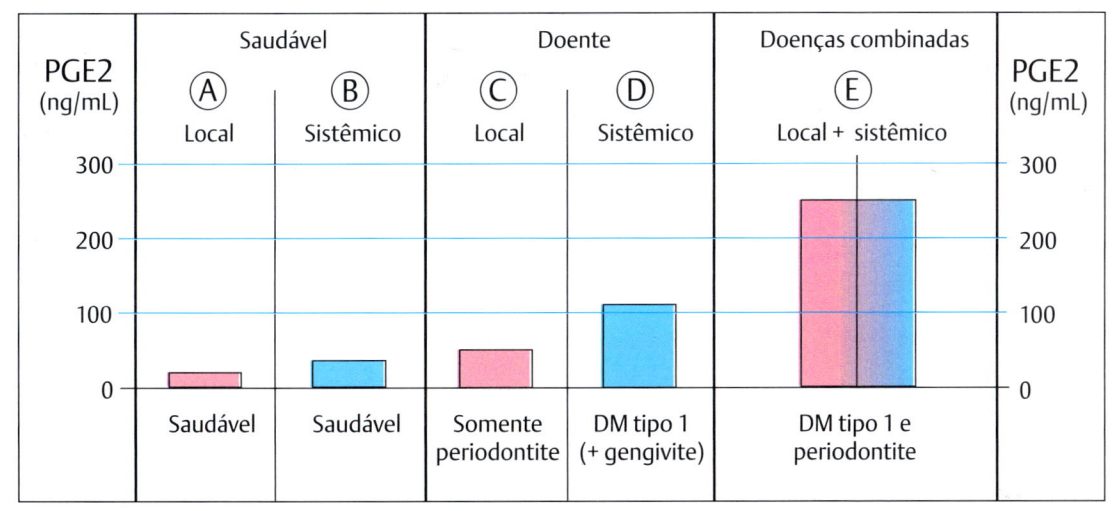

459 Diferenças na resposta do hospedeiro em pacientes saudáveis, em diabete tipo 1 e em pacientes periodontais
Os níveis do potente mediador pró-inflamatório prostaglandina E2 (PGE2; p. 49) diferem de maneira substancial.

Em pacientes com diabete e periodontite, uma produção exacerbada de PGE2 é observada (**E**), o que complica o quadro da doença.

Adaptada de G. Salvi e cols., 1998

Terapia periodontal para pacientes diabéticos

O primeiro passo é uma terapia inicial antiinfecciosa cuidadosa e o estabelecimento de um ótimo nível de açúcar no sangue. A persistência da progressão da periodontite pode levar a uma resistência elevada à insulina e pode aumentar as conseqüências do diabete:

- Retinopatia (dano vascular, p. 133, cegueira)
- Nefropatia (hipertensão renal como conseqüência)
- Neuropatia
- Angiopatia (aterosclerose periférica, coração, cérebro)
- Distúrbios de cicatrização
- Gravidade da periodontite (a "sexta complicação")

Periodontite e diabete melito exibem numerosos efeitos recíprocos. Portanto, ambos podem ser referidos como fatores de risco recíprocos. A infecção crônica da bolsa periodontal (microrganismos gram-negativos, lipossacarídeos) provoca, a partir das células com alteração na glicolisação, aumento na hiper-resposta das células de defesa. Essa resposta exacerbada das células de defesa gera a liberação de uma grande quantidade de mediadores catabólicos pró-inflamatórios (Grossi e Genco, 1998). Diabete e periodontite, portanto, devem ser tratados simultaneamente, havendo a necessidade de emprego de antibiótico sistêmico como suporte (doxiciclina) (Miller e cols., 1992; Westfelt e cols., 1996; Tervonen e Karjalainen, 1997).

Tabagismo – o fator de risco modificável mais importante

O tabagismo é um dos vícios mais perigosos em função das inúmeras conseqüências negativas para a saúde geral. É também o fator de risco *modificável* mais significativo para as doenças periodontais.

Além da *nicotina*, o tabaco contém mais de 4 mil toxinas, que são componentes causadores do câncer. Portanto, exames para *rastrear câncer* devem ser realizados em todos os pacientes que fumam, incluindo uma cuidadosa inspeção de toda a cavidade bucal (Reichart, 2002; Reichart e Philipsen, 1999).

Patogênese: a nicotina e seus produtos comprometem a resposta do hospedeiro à infecção, incluindo alterações nos tecidos periodontais (Müller, 2001):

- Quimiotaxia e fagocitose diminuída pelos PMNs
- Síntese diminuída de imunoglobulinas (IgG2)
- Estimulação das citosinas pró-inflamatórias e mediadores adicionais (IL-2, IL-6, PGE2)
- Números elevados de anaeróbios na região subgengival, incluindo *T. forsythia*, *P. gingivalis*, e também membros do "complexo laranja" (Haffajee e Socransky, 2001)
- Prejuízo aos fibroblastos (gengivais e periodontais)

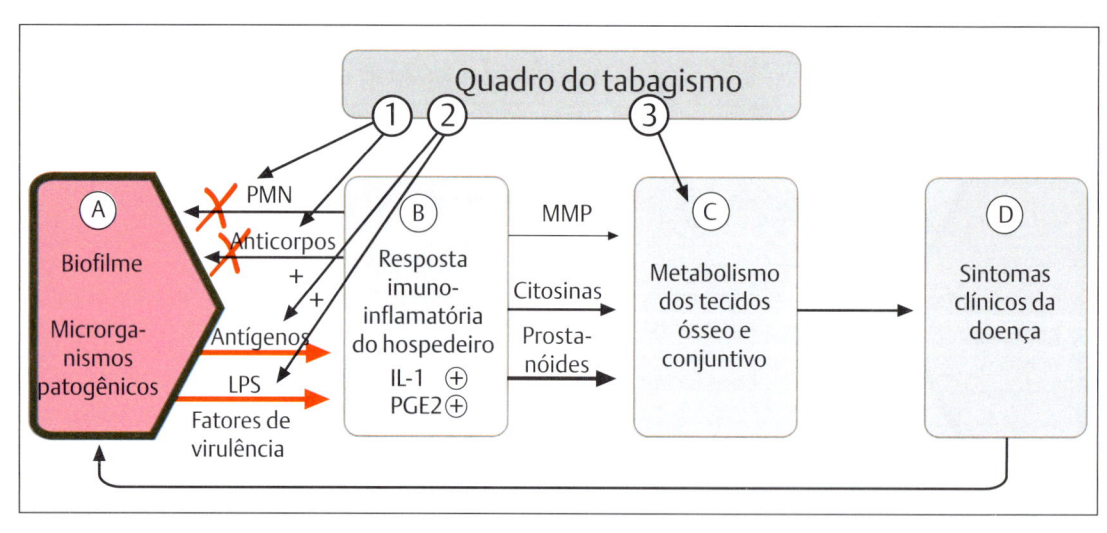

460 Tabagismo – Fator de risco
Onde e como o tabaco influencia a patogênese da doença periodontal?

1 Atividade dos PMNs, secreção reduzida de imunoglobulinas (IgG2)
2 Aumento de microrganismos anaeróbios subgengivais
3 Influência no metabolismo gengival, periodontal e ósseo

Adaptada de *R. Page e K. Kornmam*, 1997

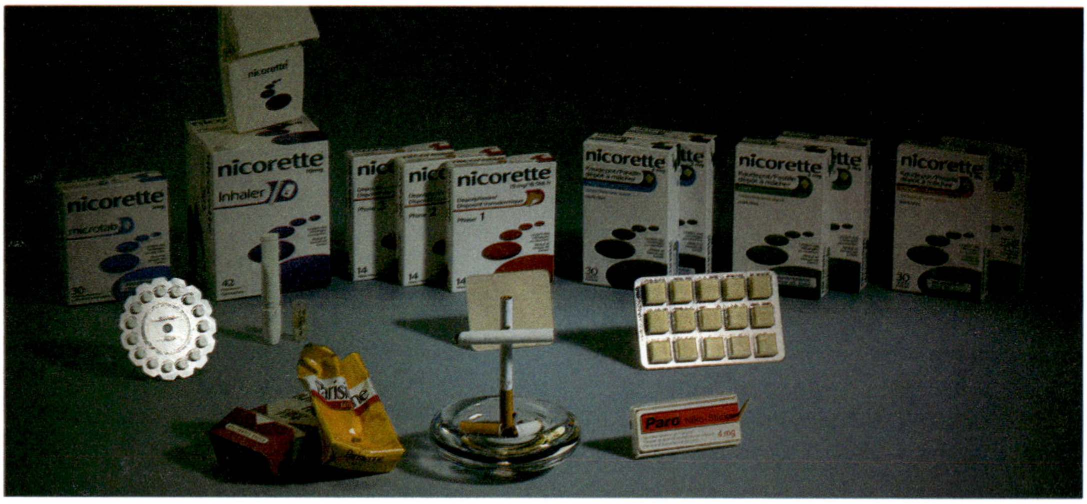

461 Cessação do tabagismo usando substitutos da nicotina (da esquerda para a direita):

- Microcomprimidos: comprimidos sublinguais
- Inalador: cartuchos com um adaptador para a ponta do cigarro
- Adesivo cutâneo: por 16 horas (5, 10 e 15 mg)
- Chiclete de nicotina

Os produtos que substituem a nicotina estão disponíveis em diferentes concentrações e, algumas vezes, em diferentes formulações.

Cessação do tabagismo

O técnico em higiene dental tem contato com o paciente nas reconsultas para manutenção pelo menos duas vezes por ano e, por isso, é a pessoa indicada para acompanhar o processo de cessação do tabagismo. Geralmente os resultados de tratamento em pacientes fumantes com periodontite agressiva e má higiene bucal são piores do que nos pacientes não-fumantes. Prudência é a palavra de ordem antes de procedimentos regenerativos, como, por exemplo, preenchimento de defeitos ósseos em dentes naturais ou em implantes. Diante de fatores de risco adicionais, como higiene bucal, diabete, polimorfismo positivo para IL-1, entre outros, é sensato evitar procedimentos regenerativos de qualquer tipo nos fumantes (Tonetti e cols., 1995; Müller e cols., 2002; Jansson e cols., 2002; Machtei e cols., 2003).

Se o programa de cessação do tabagismo for efetivo, os fatores tempo e comprometimento do paciente exercerão os papéis mais importantes. Discussões para motivação a respeito de cessação do tabagismo freqüentemente seguem os "cinco As": ask (pergunte), advise (aconselhe), assess (avalie), assist (ajude), arrange (organize) (Ramseier, 2003).

Programas de cessação incluindo várias formas de substâncias substitutas da nicotina (Figura 461) têm tido bons resultados. Sem nicotina, o medicamento Zyban (bupropionato) é efetivo.

Tratamento de urgência

Muitos pacientes periodontais não estão cientes das suas doenças, mesmo que estas estejam progredindo por muitos anos. Eles procuram o dentista somente quando dor e sintomas de inflamação aguda aparecem. Alguns casos de emergência devem ser tratados imediatamente. Entretanto, para evitar incidentes que ponham a vida em risco, a *história médica geral* sucinta deve ser avaliada, com atenção especial para qualquer medicação que o paciente esteja tomando (anticoagulantes) e uma avaliação da necessidade de profilaxia para infecções (endocardite, HIV, etc.), bem como de alergias e incidentes prévios significativos.
Em seguida, um exame clínico e radiográfico deve ser feito em pacientes de emergência; apesar da dor, isso é absolutamente necessário antes do tratamento.
Incluídos na categoria "tratamentos e situações de emergência periodontal", estão:

- Tratamento farmacológico tópico e mecânico inicial para GUN
- Tratamento de bolsas supurativas agudas
- Drenagem de abscesso periodontal
- Extração imediata de dentes com mobilidade que não podem ser mantidos
- Problemas endoperiodontais combinados agudos
- Tratamento de trauma periodontal seguido por acidentes

A *gengivoperiodontite ulcerativa aguda* (GUN/PUN agudas) é dolorosa e progride muito rapidamente. Instrumentação cuidadosa e aplicação de agentes tópicos em geral provocam alívio dentro de poucas horas e redução da situação aguda.
Cuidado: a ulceração pode ser um sintoma de soropositividade para HIV (infecção oportunista).
Bolsas supurativas ativas em geral não são doloridas se drenarem via margem gengival (exceção: abscesso). Tais bolsas representam uma exacerbação do processo inflamatório, o que leva a rápida perda de inserção. Elas devem ser tratadas imediatamente com aplicação de soluções para bochechos ou pomadas, sendo que a profilaxia mecânica também deve ser iniciada.
Abscessos periodontais normalmente provocam muita dor. Eles devem ser drenados imediatamente. Isso pode ser feito por meio de uma sondagem da bolsa periodontal.

Em casos de molares com bolsas profundas ou envolvimento de furca, pode-se desenvolver um abscesso subperiósteo. Estes nem sempre podem ser drenados através da bolsa periodontal, e devem ser drenados com uma incisão.
Extrações imediatas devem ser feitas em dentes que não podem ser mantidos ou estão com muita mobilidade, ou em dentes que causem desconforto excessivo ao paciente. Em casos de dentes anteriores, por razões estéticas, as extrações deveriam ser evitadas ou um provisório imediato deveria ser preparado.
Processos endoperiodontais agudos têm um melhor prognóstico se o problema primário for de origem endodôntica. Primeiro deve ser realizado o tratamento de canal e, em seguida, o tratamento de bolsa.
Trauma periodontal devido a acidentes, em geral, requer contenção dentária imediata (seguida de reimplante ou reposição dentária, conforme o caso).

Tratamento de urgência

462 Situações de emergência: gengivite ulcerativa necrosante aguda (GUN)
A dor grave em estágios agudos somente permite uma tentativa cuidadosa e sumária de profilaxia. O tratamento dessa condição aguda envolve profilaxia leve com 3% de peróxido de hidrogênio e a aplicação de uma pomada desinfetante contendo ingredientes antiinflamatórios e analgésicos. O paciente foi orientado a fazer bochechos com solução de clorexidina em casa.

"Gengivite ulcerativa necrosante" aguda (GUN)

463 Tratamento após emergência – estágio subagudo
Os sinais ativos da GUN, especialmente a dor, irão diminuir alguns dias depois da aplicação tópica de medicamentos e da profilaxia mecânica cuidadosa. O tratamento com raspagem subgengival pode ser realizado nesse momento. A gengivoplastia pode ser indicada ao longo do curso normal do tratamento.

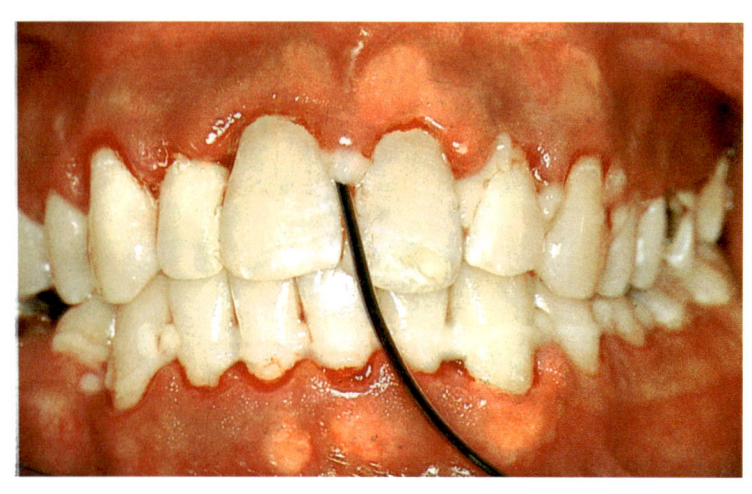

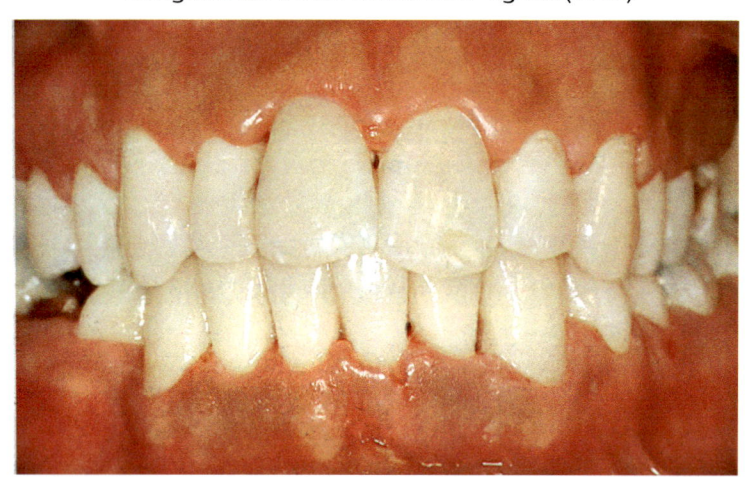

464 Situações de emergência – bolsa aguda localizada
O dente 31 é vital e deve ser mantido, apesar da bolsa de 10 mm. Pouca formação de pus, sendo que há drenagem via bolsa periodontal. O dente é levemente sensível à percussão. Anteriormente ao tratamento sistemático de raspagem, o dente foi tratado em consulta de emergência com aplicação tópica de medicação e desinfecção da bolsa.

Direita: observe o defeito profundo na distal do dente 31.

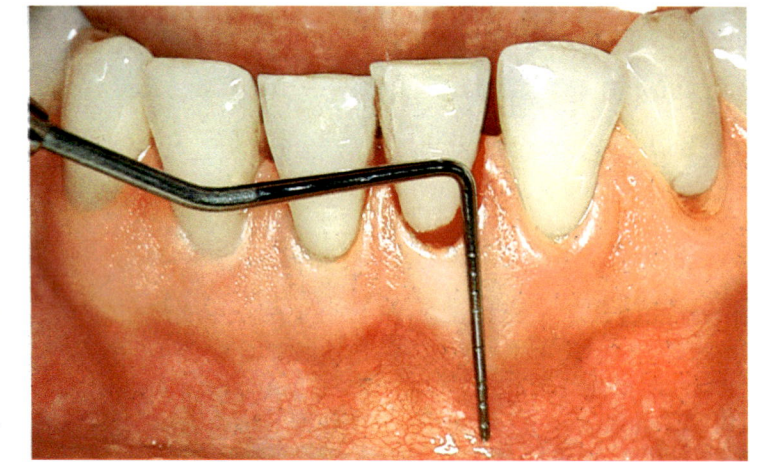

"Bolsa aguda" – inflamação da bolsa aguda

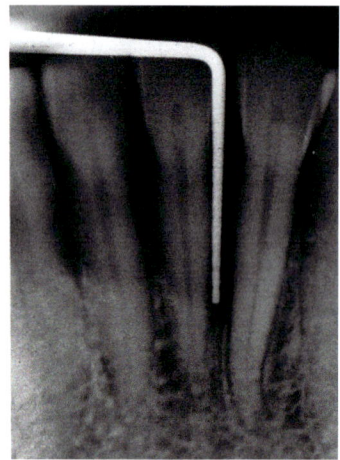

465 Tratamento emergencial usando medicação local e acompanhamento
Como uma medida emergencial, a bolsa foi irrigada com solução de clorexidina e então preenchida com pomada de tetraciclina (3%). A raspagem radicular foi realizada após a remissão dos sintomas agudos.

Direita: oito semanas depois do tratamento de emergência, a gengiva recuperou sua resiliência e o edema reduziu. Agora a profundidade de sondagem é de apenas 3 mm.

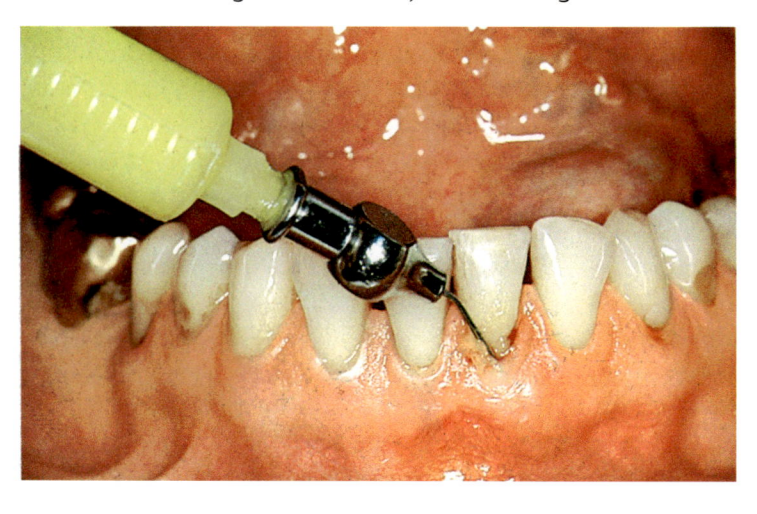

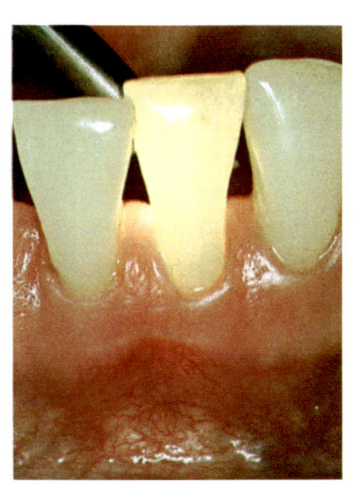

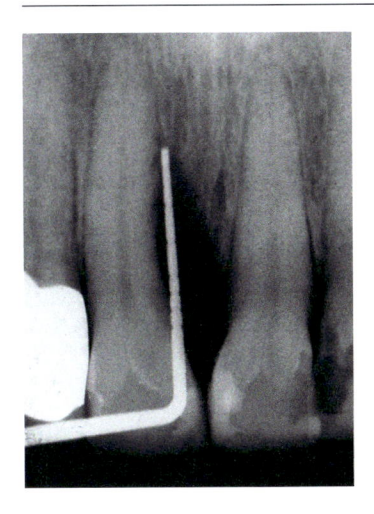

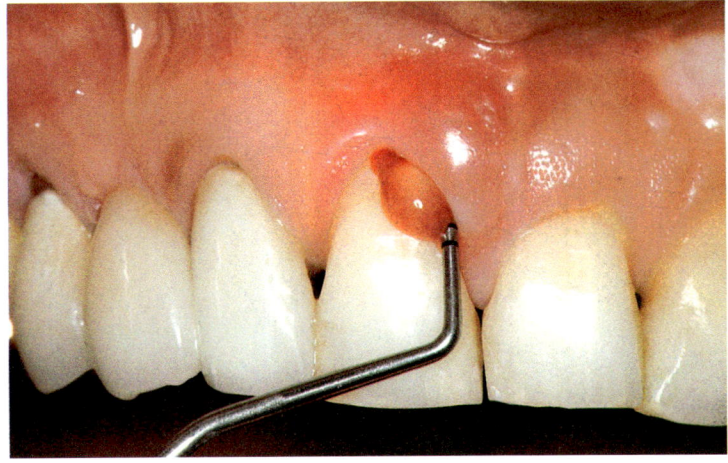

Tratamento de urgência

466 Situação de emergência: bolsa com abscesso – drenagem via bolsa periodontal depois da sondagem
Um abscesso periodontal foi originado a partir de uma bolsa periodontal na mesial do dente 11. Drenagem de supuração intensa ocorre durante a sondagem.

Esquerda: a radiografia mostra a sonda periodontal inserida na base do defeito ósseo.

Abscesso na bolsa

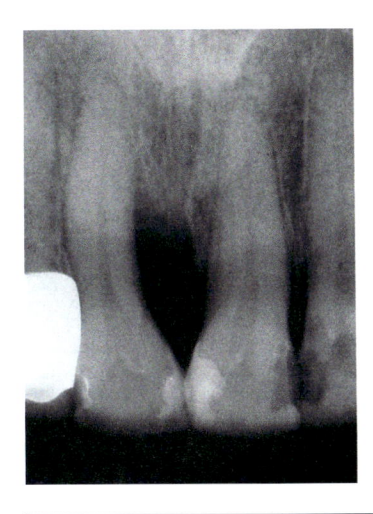

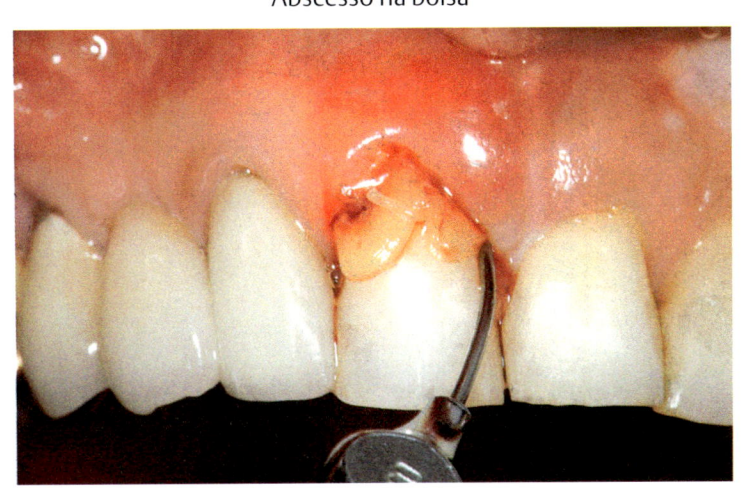

467 Tratamento de emergência usando medicamento tópico – acompanhamento radiográfico
O abscesso drenou bolsa periodontal. A bolsa é primeiramente irrigada, depois preenchida com uma pomada contendo antibiótico. A terapia definitiva pode ser realizada a partir da redução dos sintomas agudos.

Esquerda: radiografia de seis meses depois da terapia definitiva: formação de novo osso é observada.

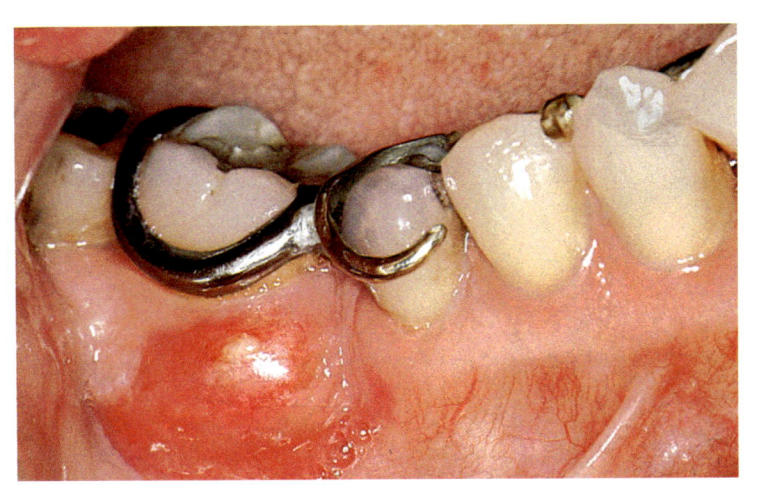

468 Situação de emergência: abscesso periodontal aguarda drenagem através da gengiva
Um abscesso desenvolveu-se a partir de uma bolsa infra-óssea na mesial do dente 47, o qual é vital. A gengiva vestibular está distendida e o abscesso está penetrando na mucosa.

O dente 47 é pilar para a prótese parcial removível que está mal adaptada, mas o paciente quer manter a dentadura parcial.

Abscesso periodontal

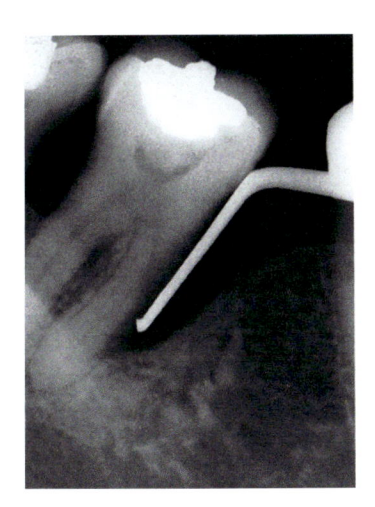

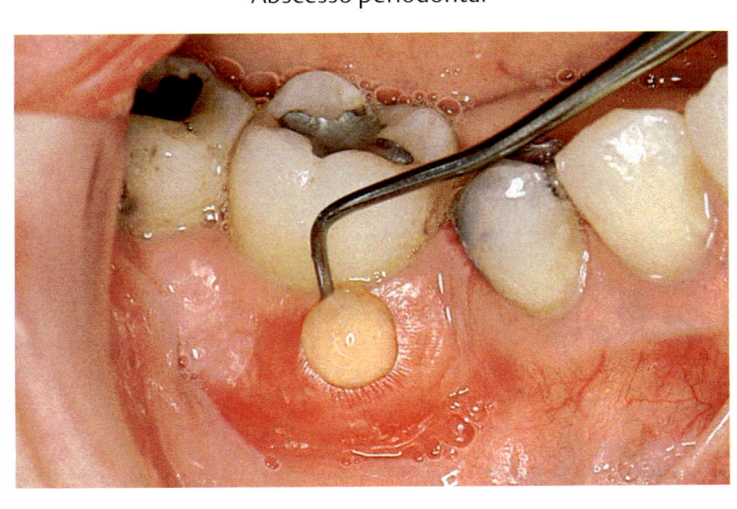

469 Abscesso – drenagem
Assim que a mucosa foi tocada, o abscesso foi aberto e houve drenagem de pus.

Esquerda: na radiografia, observa-se a bolsa periodontal mesial profunda com um raspador *in situ*. É possível considerar a manutenção desse dente, visto que não há envolvimento de furca. O tratamento segue e inclui debridamento mecânico e aplicação tópica de medicamentos.

Tratamento de urgência

470 Situação de emergência na região posterior: extração indicada no molar (37)
Pus drena espontaneamente da bolsa distal profunda e da furca vestibular do dente 37.

O dente é vital, tem grande mobilidade e é sensível ao leve toque.

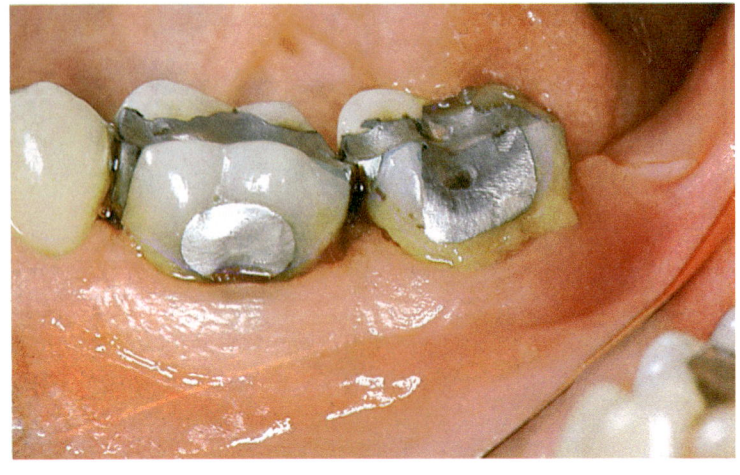

Abscesso – bolsa distal/furca

471 Radiografia do dente 37 antes da extração imediata
A sonda periodontal pode ser inserida quase no ápice da raiz através da bolsa vestibular profunda. Sem a sondagem clínica, tal defeito nessa localização seria quase impossível de ser detectado. Em termos de tratamento, a anatomia da furca é muito desfavorável; as duas raízes parecem estar fusionadas apicalmente.

Direita: tecido de granulação altamente infiltrado permanece fixado no dente depois da extração.

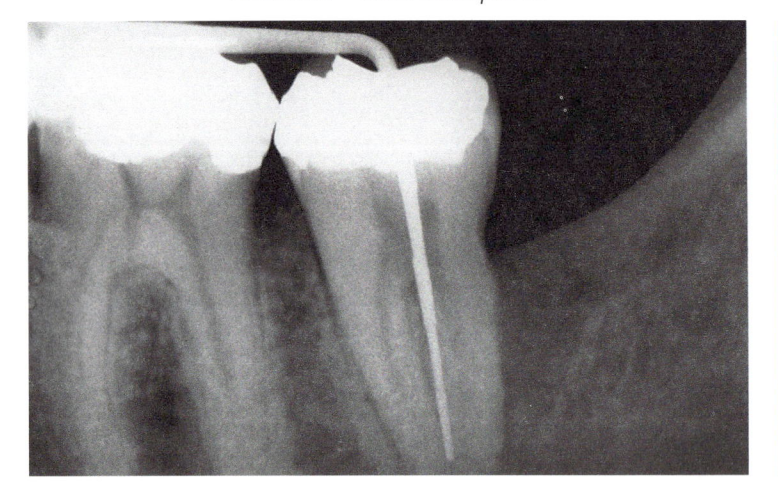

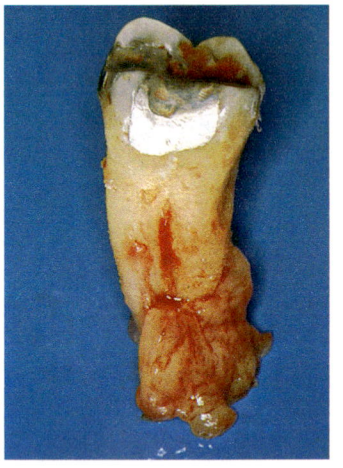

472 Situação de emergência em região anterior: dente 11 dolorido com extração indicada – fístula
Desenvolveu-se uma fístula a partir de uma bolsa profunda. O dente não-vital está com uma mobilidade grande e sensível à percussão. Este dente não pôde ser salvo, foi extraído imediatamente.

Direita: a radiografia mostra que a sonda pode ser inserida cuidadosamente além do ápice (problema endoperiodontal).

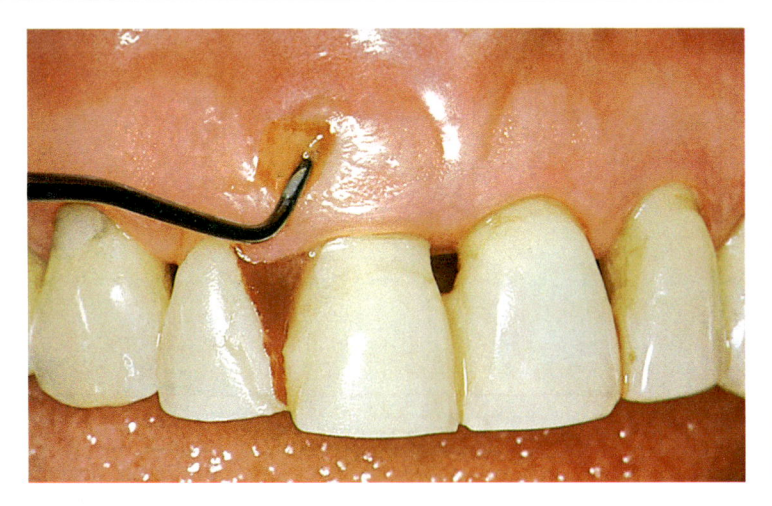

Problema endoperiodontal agudo – fístula

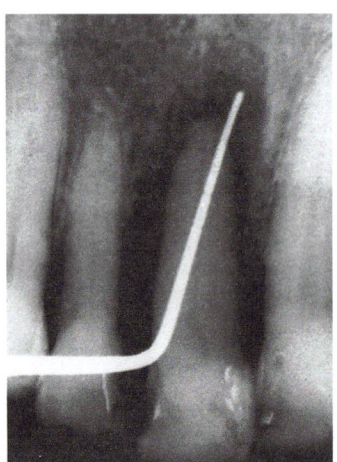

473 Extração imediata – provisório imediato
Um provisório imediato é necessário para estética. Depois da extração, a raiz foi cortada e a coroa foi usada como provisório. Fio ortodôntico e resina foram utilizados para firmar a coroa aos dentes adjacentes. Esse tipo de provisório em geral pode ser mantido até uma reconstrução definitiva ser realizada.

Direita: vista radiográfica do dente provisório confeccionado a partir do dente do paciente.

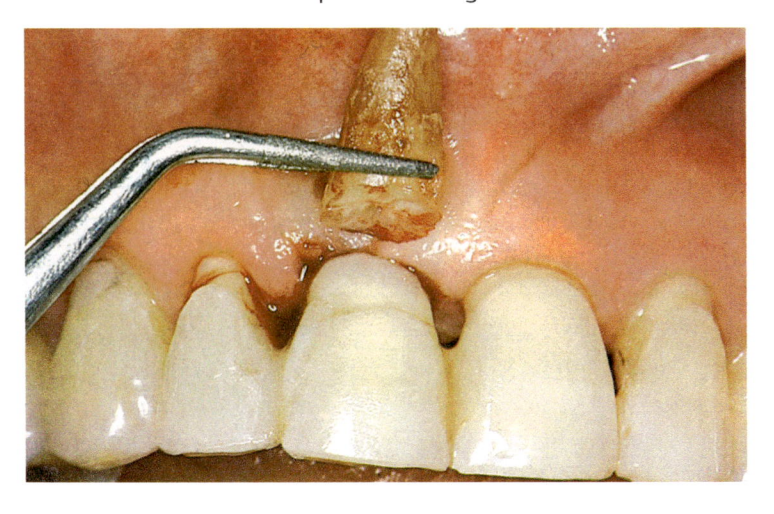

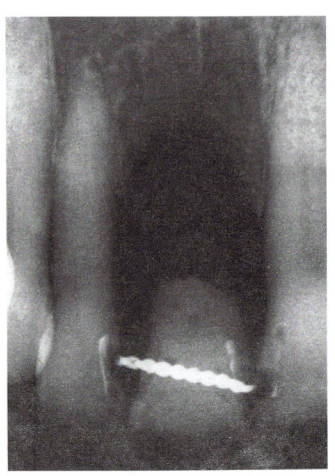

Terapia: fase 1

Terapia causal, antimicrobiana, não-cirúrgica

A *prevenção primária* – a prevenção *incipiente* da doença – é de responsabilidade dos pais. Usando métodos de escovação dentária simples e não-traumática, a criança é guiada aos caminhos da higiene pessoal e, especialmente, da higiene bucal, com o apoio de seu/sua modelo: mãe, pai e, talvez, irmãos mais velhos. Habitualmente, os esforços da criança em realizar a própria higiene bucal devem ser observados, elogiados e, quando necessário, modificados. Em pacientes *saudáveis*, medidas profiláticas são poucas, indolores e requerem pouco tempo. Contudo, elas previnem cáries e doenças da gengiva!

Se a doença acontecer com o tempo, por exemplo, uma gengivite inicial, na especialidade da periodontia, condições saudáveis podem ser estabelecidas novamente – *prevenção secundária* – a partir de breve descrição da causa (biofilme bacteriano), remoção profissional, bem como instruções repetidas para controle de biofilme dental pelo paciente (escovação, higiene bucal).

Se bolsas verdadeiras foram formadas e inserção foi perdida, é necessário intervir o mais cedo possível nesses casos de *periodontite* incipiente. Tais casos podem ser curados usando-se medidas simples de terapia causal e debridamento e raspagem radicular a campo fechado. Há poucos anos, tratamentos previsíveis e com sucesso eram possíveis somente em bolsas de 4 a 6 mm; hoje, é possível alcançar sucesso previsível até mesmo em bolsas de 8 mm ou mais com a ajuda de procedimentos novos e melhores (curetas "*after five*", desinfetantes e outros equipamentos inovadores).

Contudo, relações anatômicas, como envolvimento de furca, sulcos, crateras ósseas estreitas, e a regeneração de defeitos teciduais freqüentemente fazem ser necessário ainda hoje empregar uma fase cirúrgica corretiva algumas vezes complicada, com terapia a campo aberto (terapia de fase 2/cirurgia; pág. 295) realizada após os tratamentos de fase 1 (raspagem subgengival a campo fechado).

Este capítulo, "Terapia: fase 1", descreverá o seguinte:

• Apresentação de caso	– Motivação para auto-ajuda
• Tratamento inicial 1	– Higiene bucal pelo paciente
	– Motivação e estímulo para higiene bucal pela equipe odontológica
• Tratamento inicial 2	– Tratamento tradicional a campo fechado
	– FMT – Terapia "*full mouth*"

Apresentação do caso – motivação – informação

A manutenção ou restabelecimento da saúde periodontal (livre de inflamação, função máxima) é possível até em termos de estética se certos pré-requisitos forem assumidos. Contudo, isso pode ser alcançado somente por meio da interação *cooperativa* entre o paciente e o técnico em higiene dental. O paciente deve estar *interessado* na manutenção da saúde da cavidade bucal, no tratamento proposto e deve estar *motivado* a participar (adesão ao tratamento).

O paciente deve primeiro ser informado a respeito das relações causais que levam ao processo da doença. O técnico em higiene dental dental tem várias maneiras de mostrar ao paciente os fatores etiológicos responsáveis pela doença e as alterações nos tecidos moles provocados pela inflamação (Roulet e Zimmer, 2003).

474 Motivação e informação durante a apresentação do caso
Durante a primeira consulta, na discussão da história médica e na coleta dos dados para diagnóstico, o paciente apreciará ser informado o máximo possível a respeito da sua condição bucal. Essa é uma oportunidade de motivar o paciente, pois sem motivação não haverá um bom resultado.

O principal motivo da apresentação do caso é convencer o paciente das muitas possibilidades de ter um tratamento concluído com sucesso.

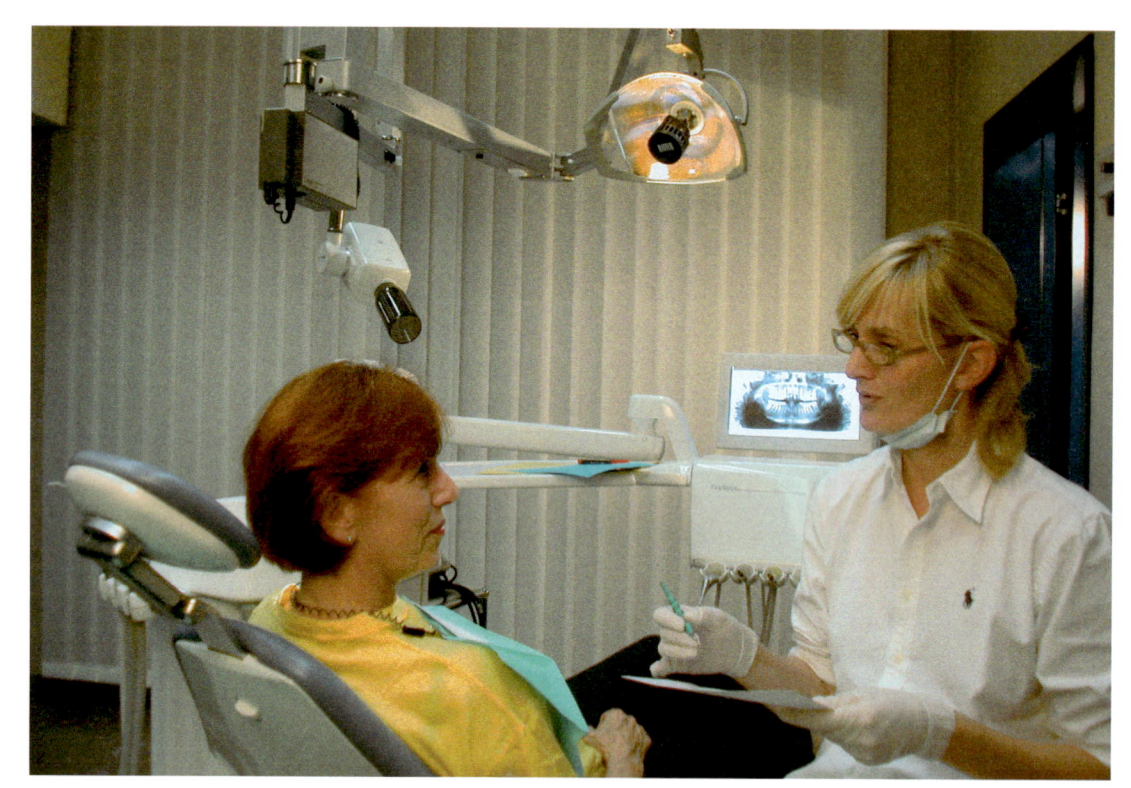

Instruções de higiene bucal

O técnico em higiene dental deve considerar o fato de que o caso particular do paciente é o que mais o interessa. Radiografias panorâmicas no negatoscópio e achados que são identificados clinicamente, como recessão, áreas retentivas de biofilme dental, sangramento à sondagem, eritema gengival e edema, entre outros, são facilmente demonstrados e explicados ao paciente que está segurando um espelho.
Nas consultas seguintes, o paciente interessado pode ser informado e motivado novamente, por meio de agentes reveladores (p. 224), por exemplo, para visualizar o biofilme na gengiva marginal ou nos espaços interdentais. A vitalidade microbiana do biofilme dental também pode ser usada para motivação do paciente usando-se o microscópio de aumento (Plakoscope, p. 180); neste caso, o biofilme pode ser visto pelo paciente por meio uma câmera de TV com um monitor.

Além disso, outros materiais educativos, como *folders*, modelos de dentes, e instrumentos de alta tecnologia, por exemplo, câmeras intrabucais, podem ser usados para mostrar ao paciente as informações necessáris a respeito da saúde e da doença.
Tem sido relatado e demonstrado que uma enxurrada de novas informações geralmente sobrecarregam ou excedem a capacidade de memória do paciente, que não consegue lembrar de todos os detalhes. Portanto, é útil fornecer a ele panfletos pequenos e informativos para serem lidos e estudados em casa, como informações adicionais àquelas que foram dadas enquanto ele/ela estava na consulta.

Tratamento inicial 1
- Higiene bucal pelo paciente

A higiene bucal do paciente (controle de biofilme dental) permanece hoje como o pilar de suporte principal da *profilaxia* periodontal. Também sustenta o *tratamento* e tem grande significado na *manutenção* dos resultados deste.

Sem a continuada motivação pelo paciente, o tratamento periodontal feito pelo dentista e pelo técnico em higiene dental terá menos sucesso, e este será de curta duração. Higiene bucal do paciente significa, acima de tudo, a redução da quantidade de biofilme e de microrganismos patogênicos na cavidade bucal. A massagem gengival com a escova de dentes tem uma importância secundária, talvez com efeitos "psicológicos". Em casos especiais, o controle mecânico de biofilme dental pode ser melhorado com medicações tópicas por um período curto (agentes desinfetantes como a clorexidina).

Este capítulo descreverá:

- Agentes reveladores de biofilme dental
- Escovas dentárias manuais
- Técnicas e sistemas de escovação
- Escovas dentárias elétricas
- Higiene interdental – instrumento para higiene interdental
- Dentifrícios
- Controle químico de biofilme dental – CHX, produtos adicionais
- Irrigadores – algum valor?
- Halitose, mau hálito – higiene bucal
- Possibilidades, sucessos e limitações da higiene bucal

Escovas dentais de todos os tipos são instrumentos importantes para a remoção mecânica da biofilme. Elas alcançam, entretanto, somente as superfícies *vestibulares*, *linguais* e *oclusais* dos dentes.

As lesões iniciais da gengivite e da periodontite, bem como as cáries, normalmente ocorrem na *região interdental*. Dessa forma, a escovação dentária deve contemplar instrumentos que possam garantir a limpeza da área interdental.

Não há um método de higiene bucal único que seja certo para cada paciente. O tipo e gravidade de doença periodontal, a situação morfológica (apinhamento, diastema, fenótipo gengival, etc.), bem como a destreza manual do paciente determinam os instrumentos de higiene e a técnica de escovação. Ao longo do tratamento periodontal, a técnica deve ser mudada ou adaptada às novas situações morfológicas (dentes longos, espaços interdentais abertos, dentina exposta).

O paciente deve ser informado a respeito da sua higiene diária, sua freqüência, tempo e força a ser aplicada. Em muitos casos, uma vez por dia é o suficiente para a remoção de biofilme (interrupção do desenvolvimento do biofilme; Lang e cols., 1973).

Em resumo, os fatores determinantes não são os instrumentos de higiene, a técnica ou o tempo de escovação; o resultado é o que importa: *livre de biofilme*. Este parâmetro, bem como a saúde da gengiva (sangramento à sondagem), deve ser avaliado em consultas regulares.

Motivação – sangramento gengival

Desde 1980, o sintoma clínico "sangramento à sondagem" assumiu o primeiro plano na motivação do paciente, substituindo a revelação de biofilme dental. O profissional percebeu que não era a quantidade e extensão do biofilme ou a sua representação no microscópio que era significativo para o paciente, o que tinha maior valor na motivação era a reação dos tecidos do paciente à irritação microbiana.

Cada pessoa exibe *reações diferentes* ao biofilme, aos seus constituintes e, especialmente, aos metabólitos microbianos. Assim, mesmo com quantidades de biofilme idênticas, níveis bem diferentes de dano patogênico podem estar presentes.

A gravidade da inflamação gengival pode ser numericamente interpretada usando-se o Índice de Sangramento Papilar (ISP) (Saxer e Mühlemann, 1975; Mühlemann, 1978) ou sangramento à sondagem (SS) (Ainamo e Bay, 1975, p. 69). Se o índice de sangramento gengival diminui durante o tratamento inicial (1), o que é demonstrado pelo registro clínico repetido do índice, isso é uma evidência visível de sucesso, ao mesmo tempo em que fornece motivação adicional ao paciente.

Sangramento à sondagem como um fator motivador

475 Condição inicial: periodontite moderada
O paciente pode ver claramente a hemorragia intensa enquanto o técnico em higiene dental realiza o índice de sangramento (ISP ou SS).

Direita: como um segundo passo, o uso de revelador de biofilme dental indica a causa da doença. O próximo passo inclui instrução de higiene bucal e profilaxia supragengival realizada pelo profissional.

Situação clínica: duas semanas depois
Depois da profilaxia profissional e de sucessivas instruções de higiene bucal, o paciente pode facilmente ver o retorno à saúde, indicado pelo mínimo sangramento gengival quando feito o registro dos dados do ISP.

Devido ao sucesso obtido, o paciente torna-se ainda mais motivado a continuar cooperando e aderindo ao tratamento.

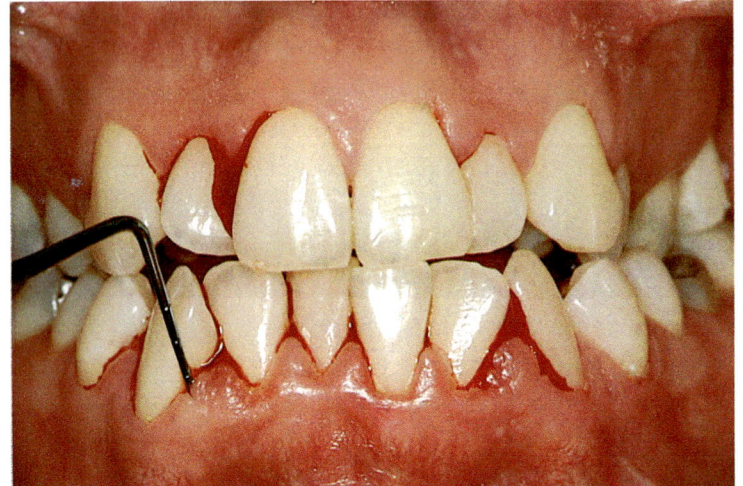

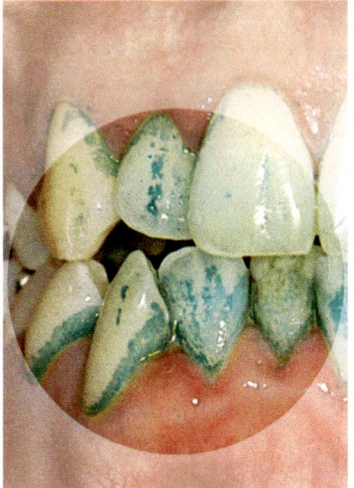

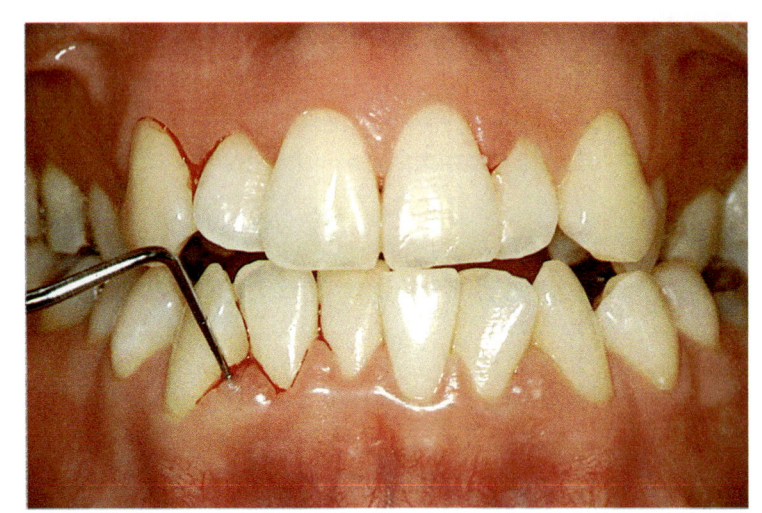

Aspecto clínico em quatro semanas
A ausência de sangramento (inflamação) e a redução de biofilme convencem definitivamente o paciente da lógica desse tratamento.

Direita: o acúmulo mínimo de biofilme demonstra a correlação: menos biofilme supragengival = menos gengivite.

Instrução de higiene adicional é agora o objetivo para aqueles sítios que não estão completamente livres de biofilme, por exemplo, áreas interdentais.

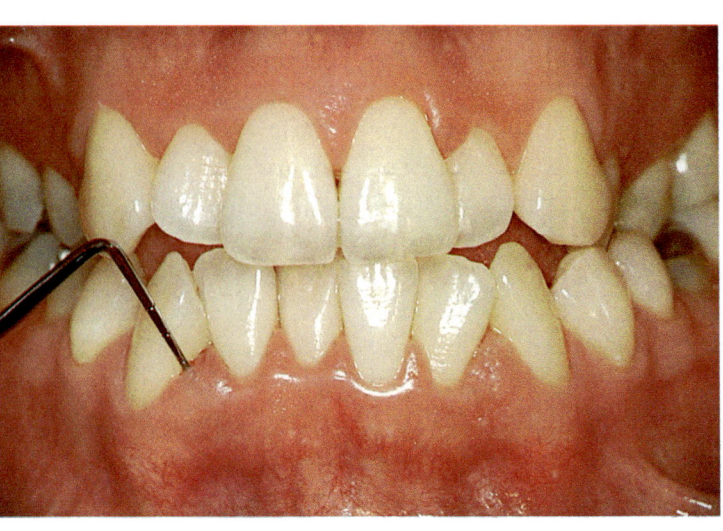

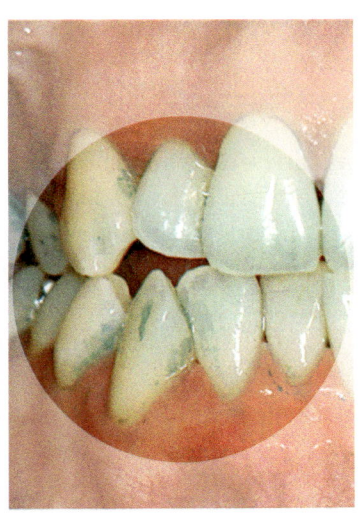

Agentes reveladores de biofilme dental (placa)

Durante a apresentação do caso, quando a motivação está sendo enfatizada com o índice de sangramento, com freqüência o paciente vai fazer perguntas relacionadas com a causa da doença periodontal. Esse é o momento certo para mostrar o biofilme microbiano, o fator etiológico mais importante da gengivite e da periodontite.

O biofilme na superfície dos dentes e da gengiva pode ser seletivamente corado com o uso de agentes corantes não-tóxicos. O paciente visualiza em um espelho enquanto o biofilme é corado e depois removido usando-se uma sonda.

Os pacientes ficam impressionados ao ouvir que cada 0,001 g de biofilme há cerca de 300 milhões de bactérias. A necessidade e a possibilidade de remoção de biofilme por meio das medidas de instrução de higiene tornam-se visíveis ao paciente, e as sessões de instrução de escovação começam a surtir efeito. Uma das desvantagens dos agentes reveladores de biofilme, que é a permanência na boca por algum tempo, pode ser evitada usando-se o sistema Plaklite (Figura 480). Uma solução que é praticamente invisível na luz do dia evidencia o biofilme bacteriano acumulado quando iluminado com azul ou ultra-violeta.

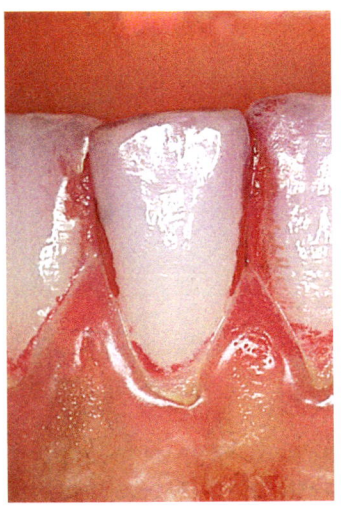

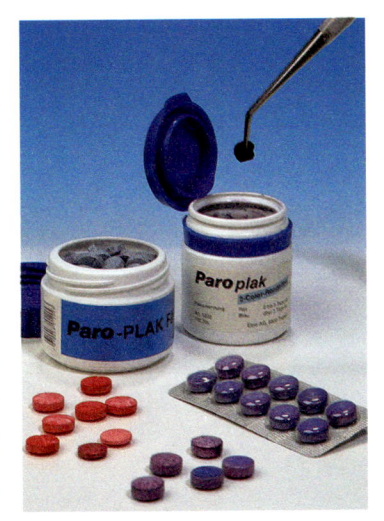

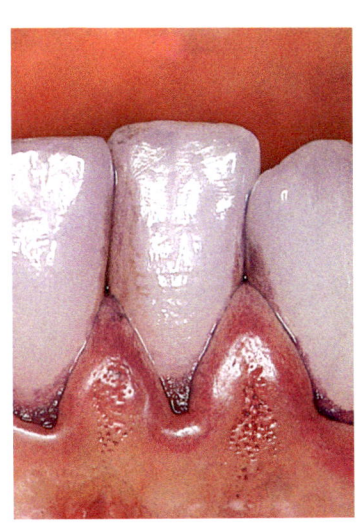

478 Agentes reveladores vermelho e violeta

Esquerda: mancha vermelha clássica por eritrosina. Este procedimento é ainda permitido pela FDA.

Centro: agentes reveladores de biofilme para o paciente (comprimidos) e para profissionais (bolinha de algodão embebida em solução).

Direita: diferentes agentes reveladores coram o biofilme recém-formado com a cor violeta-claro, enquanto o biofilme maduro é visto na cor violeta-escuro.

479 Detalhes de quatro agentes reveladores de biofilme
(adaptada de *Roulet e Zimmer*, 2003)

Antigos agentes profundos de revelação de biofilme, tais como faxina, verde de malaquita e outros "reveladores histológicos" que foram mostrados em algumas ilustrações neste livro não são mais usados na prática clínica em função de efeitos colaterais deletérios.

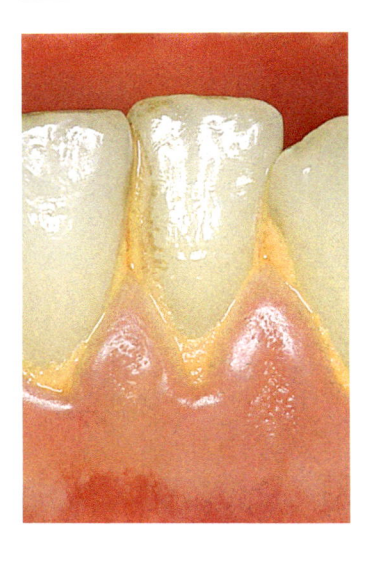

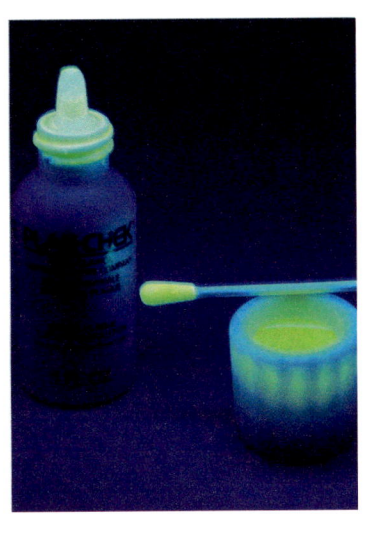

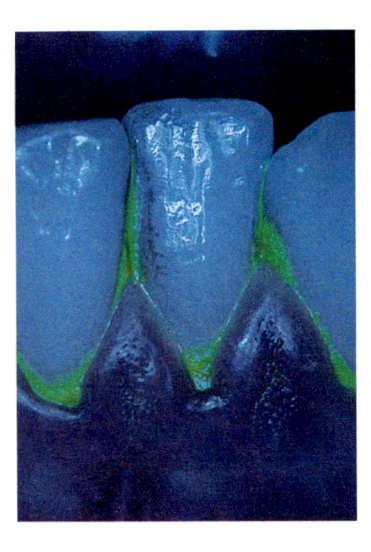

Eritrosina	Azul nº 5	Floxina B	Fluoresceína sódica
Tetraiodofluoresceína sódica	CI 42090	CI 45410	Sal dissódico de fluoresceína
C.I Vermelho ácido 51	FD + Azul C nº 1	CI Vermelho ácido 92	Fluoresceína solúvel
CI 45430	Azul brilhante	Tetracloro-tetrabromo-fluoresceína	
E 127	E133		
Não use se o paciente for alérgico a iodo!			

480 Agentes reveladores fluorescentes, com luz azul ou ultra-violeta

Na iluminação normal da sala de consulta, o revelador de biofilme contendo 0,75% de solução de fluoresceína sódica aparece na cor amarelo-claro (esquerda), mas brilha intensamente na cor amarelo-esverdeado sob luz azul (direita).

Os reveladores de biofilme supragengival estão disponíveis por Vivadent, Lactona, Clairol, International Pharmaceutical Co. e outras.

Uma desvantagem dessa técnica é a necessidade de uma fonte de luz especial ou um espelho com filtro.

Escovas dentais

Por décadas, as escovas de dentes serviram para a remoção de restos alimentares e biofilme dental das superfícies *vestibulares*, *linguais* e *oclusais* dos dentes. Atualmente as escovas permanecem indispensáveis, mas não promovem uma adequada higiene interdental. Além disso, quando usadas com força excessiva, têm o potencial de machucar até mesmo a gengiva saudável.

Não há uma escova ideal (tamanho, forma, cabo), mas cada vez mais na periodontia escovas com cerdas macias e flexíveis têm sido aceitas. Cerdas com pontas arredondadas é o padrão atualmente.

Digno de consideração também é o fato de que as escovas sempre são usadas com dentifrícios (p. 234). É importante salientar que esses dois componentes deveriam ser usados de forma "sincronizada para cada paciente" (Koning, 2002), e essa tarefa deve estar ao encargo do técnico em higiene dental. Isso deveria substituir os extravagantes comerciais com afirmações de fatos e permitir uma recomendação mais direcionada para cada paciente.

481 "A melhor escova"
Pacientes sempre perguntam: "Qual é a melhor escova?"

Fato: não há "melhor" escova!

É importante para o técnico em higiene dental conhecer as escovas disponíveis no mercado, mas mais importante é saber as necessidades de cada paciente, para orientá-lo maneira adequada.

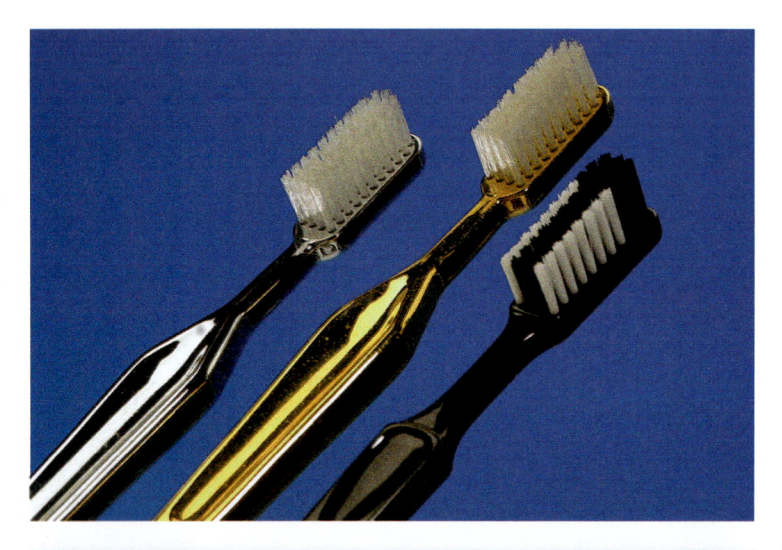

482 Tipo recomendado pela ADA e novas tendências
As novas escovas e sua eficácia estão sendo padronizadas de acordo com as orientações da ADA a partir de testes *in vitro*. Estudos clínicos em humanos são mais caros e promovem um resultado limitado. A norma da ADA (esquerda) é uma escova de quatro fileiras e com múltiplos tufos. A "Cross Action" da Oral-B é uma escova que está de acordo com a tendência atual.

Direita: o padrão atual é a escova com cerda arredondadas

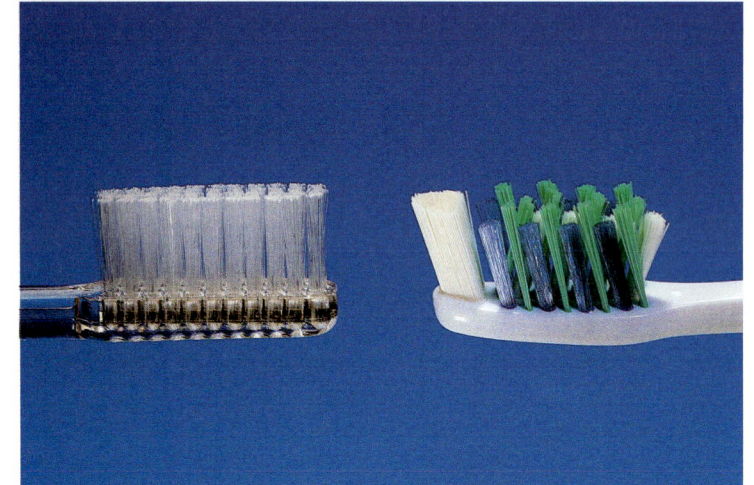

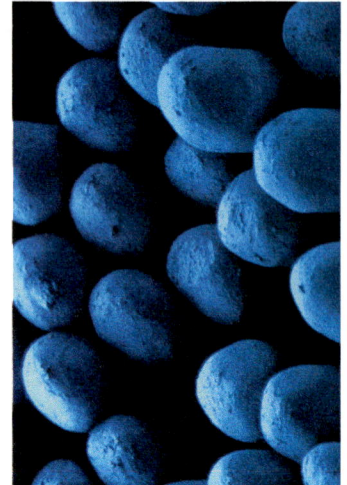

483 Pasta de dente e escova: um objetivo
O papel da escova de dente é muito valorizado! Somente em combinação com o dentifrício é efetiva: a escova é o que leva o dentifrício até os dentes. Seus efeitos positivos (massagem gengival) são insignificantes. Seus efeitos negativos, especialmente com cerdas duras, podem ser graves: lesão à gengiva e à mucosa, o que pode levar à recessão gengival ou a úlceras aftosas.

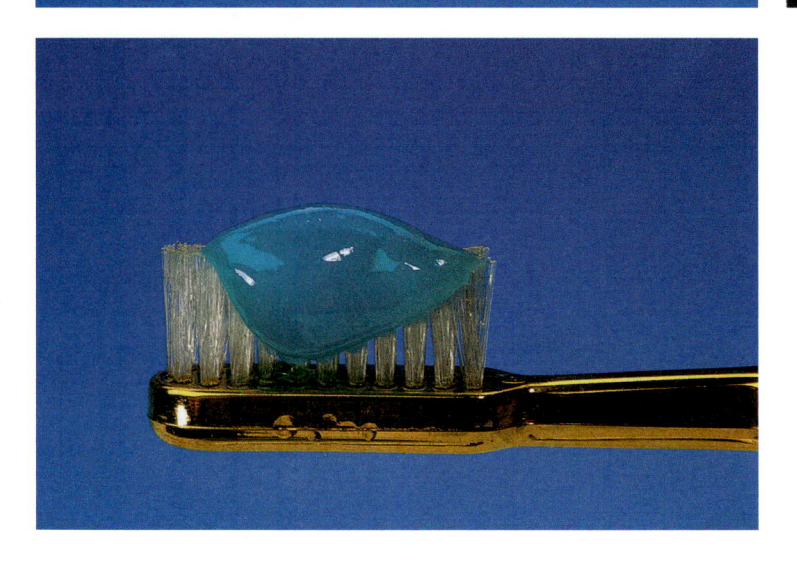

Escovas dentais

Aparelhos de higiene bucal têm se tornado um grande mercado mundial. As indústrias têm feito e irão continuar fazendo tudo o que for possível para convencer os consumidores da eficácia dos seus produtos, usando cores brilhantes e formas bizarras! Com a última geração de máquinas de alta tecnologia, é possível criar tipos excepcionais de arranjos de cerdas – paralelas ou cruzadas, cerdas com colorações diversas, planas ou irregulares ou cabeças arredondadas, etc.
A pergunta que permanece, entretanto, é se tudo isso é realmente *útil* para o paciente.

Cabe a técnicos em higiene dental e dentistas agir em vez de reagir! Orientações para um boa escova precisam ser definidas, por exemplo, em pacientes periodontais com gengiva fina, recessão, espaços interdentais grandes, etc. É importante salientar que a ausência de lesões a longo prazo é mais importante do que eficiência momentânea dos instrumentos para higiene bucal.
Nesse sentido, parece que houve um começo: o uso de cerdas super finas – elas limpam tão bem quanto as cerdas duras – e escovas com três cabeças estáo sendo amplamente discutido.

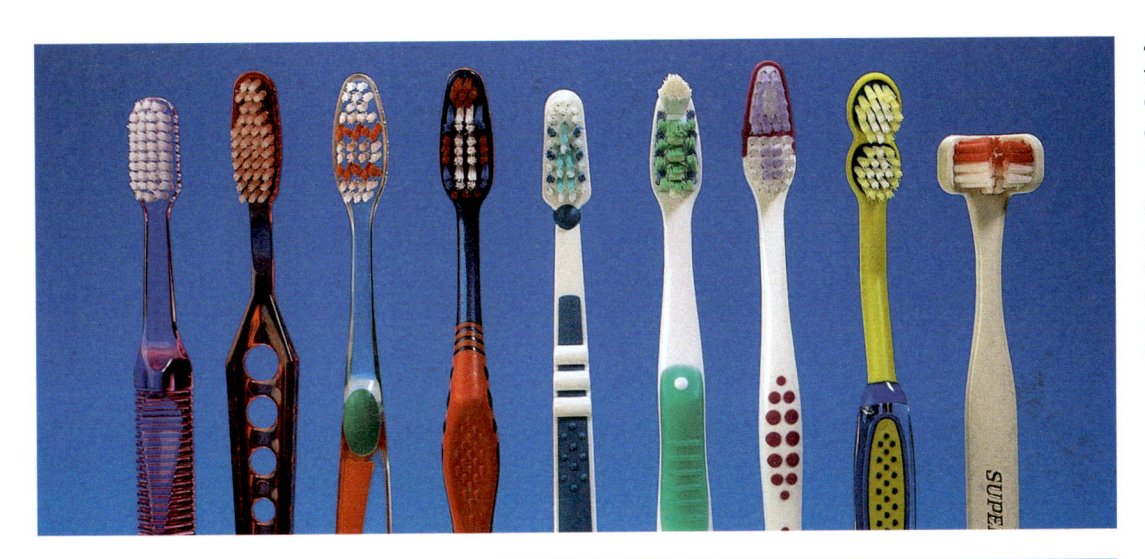

484 Escovas modernas – vista frontal
Como que se avalia as enormes diferenças em forma, cerdas, cabos, etc?

O melhor que a escova pode oferecer é a capacidade de limpeza efetiva dos dentes, prevenção de danos ou lesões à gengiva ou aos dentes e auxílio na redução do mau hálito.

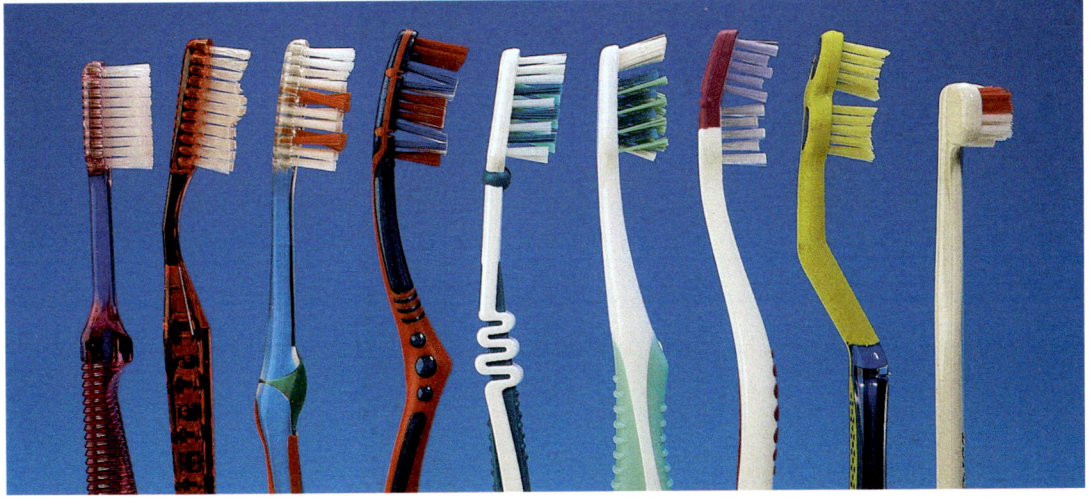

485 Escovas modernas – vista lateral
Esta foto corresponde à Figura 484 da esquerda para a direita...

- **Elmex**   Supersoft
- **Paro**   Future
- **Elmex**   Inter X medium
- **Trisa**   FlexHead soft
- **Dr. Best**   X-aktiv Flex
- **Oral-B**   Cross Action
- **Colgate**   Navigator medium
- **Mentadent**   Insider soft-medium
- **Superbrush**   Junior

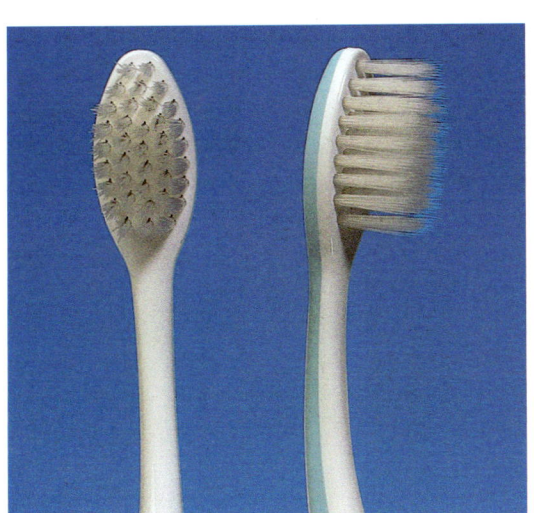

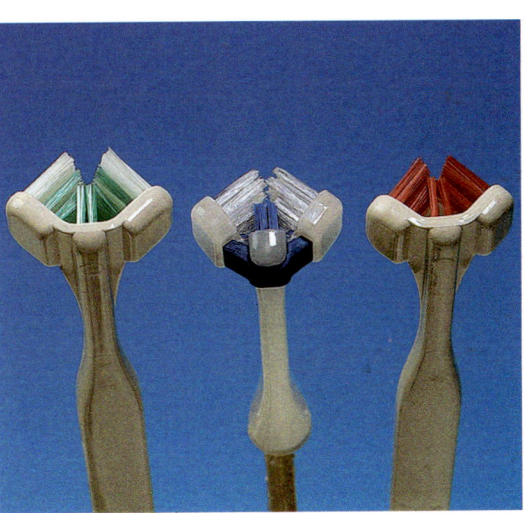

486 Meridol e Superbrush – novos desenvolvimentos: progresso?
Esquerda: a escova Meridol tem cerdas superfinas e flexíveis, desenhadas para absorver a força excessiva.

Direita: as três cabeças das escovas limpam simultaneamente as faces vestibulares, linguais e oclusais. Usando um movimento levemente vibratório, os dentes são escovados um a um. Este desenho foi superior comparado com outras escovas em testes clínicos (no centro: cabeça da escova elétrica Nais, p. 230).

Técnicas de escovação

Inúmeros movimentos de escovação têm sido recomendados ao longo do tempo, e depois são abandonados: rolante, vibratório, circular, horizontal e vertical (Jepsen, 1998). Mais importante do que a técnica é a *eficiência* da limpeza, um procedimento sistemático e que *não cause dano*.
Os técnicos em higiene dental reconhecem cada vez mais que a maioria dos pacientes, independentemente da instrução, parecem estar satisfeitos com a *técnica de escovação horizontal* "geneticamente determinada".
A "técnica modificada de Bass" (Bass, 1954) é a técnica mais recomendada e está descrita a seguir.

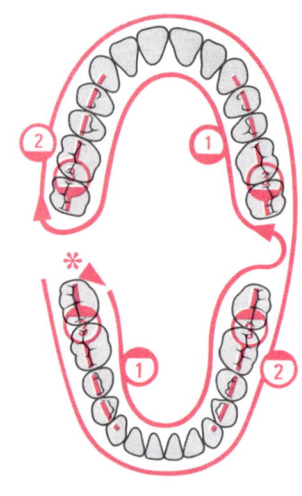

487 Escovação sistemática
A seqüência descrita tem mostrado ser eficiente (início: direita, posterior*).

1 **Superfícies linguais** mandíbula/maxila, e todas as superfícies distais no final de cada arco
2 **Superfícies vestibulares** mandíbula/maxila
3 **Superfícies oclusais** mandíbula/maxila
4 **Espaços interdentais** usando instrumentos específicos

Técnica modificada de Bass
488 Posicionamento da escova

Se as cerdas da escova são posicionadas perpendicularmente ao longo eixo do dente, não irão limpar eficientemente os espaços interdentais.

Direita: em vez da técnica "original" de Bass, que usa escova de duas fileiras, hoje a "técnica de limpeza dos sulcos" é realizada com as escovas mais comuns de três ou quatro fileiras de cerdas. Essa combinação visa promover uma melhora na escovação.

489 Ângulo de 45° das cerdas – vista oclusal
Quando a escova é colocada a um ângulo de 45° nos dentes e então rotada em direção ao plano oclusal, as cerdas deslizam facilmente dentro das áreas interdentais e nos sulcos da gengiva *sem* força excessiva. Com a escova em posição, movimentos de *pequena* rotação ou *vibração* removerão o biofilme com maior eficiência.

Área de problema: arco angular da região dos caninos.

490 Ângulo de degrau – superfícies distais
Visto da distal, a posição das cerdas na técnica de Bass torna-se óbvia.

Direita: a superfície distal não será efetivamente limpa por escovas de cerdas duras; escovas com cerdas extremamente flexíveis devem promover uma limpeza efetiva na área distal.

Fio dental não é recomendado para tais superfícies, as quais exibem freqüentemente concavidades e/ou furcas. Escovas unitufos são mais efetivas (direita).

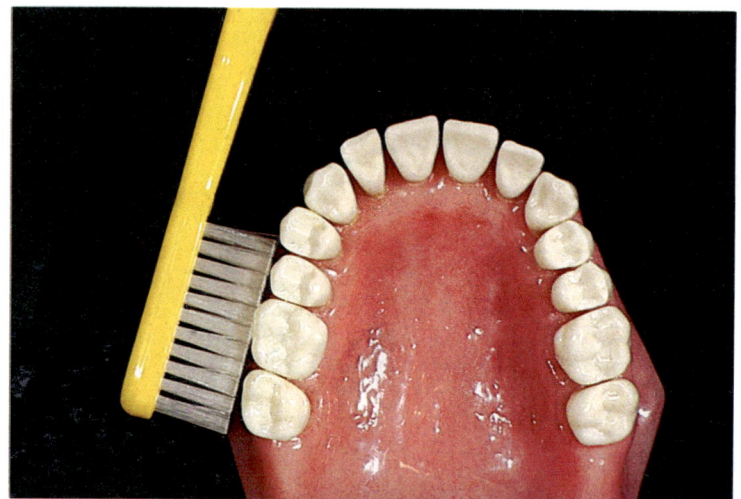

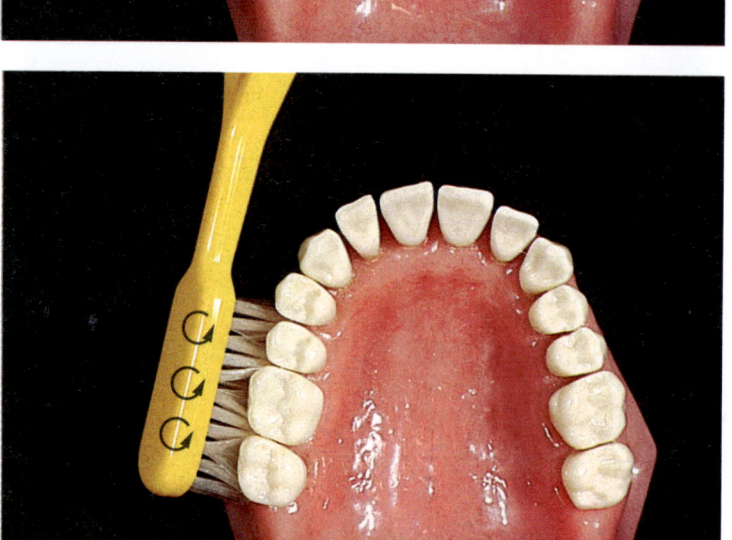

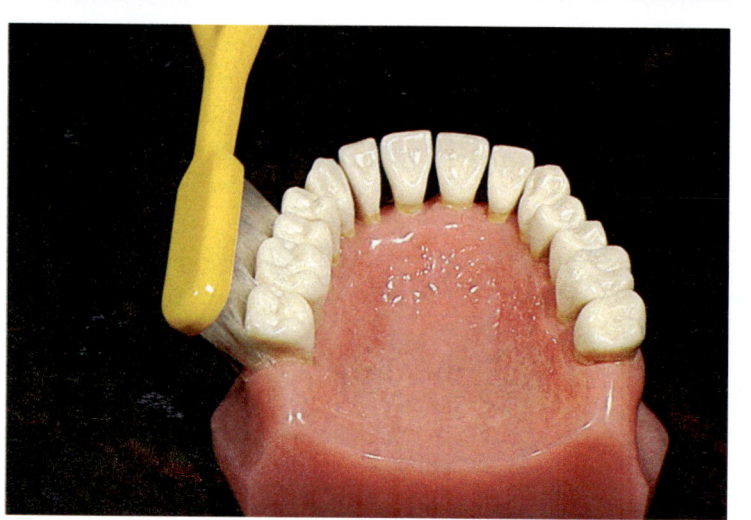

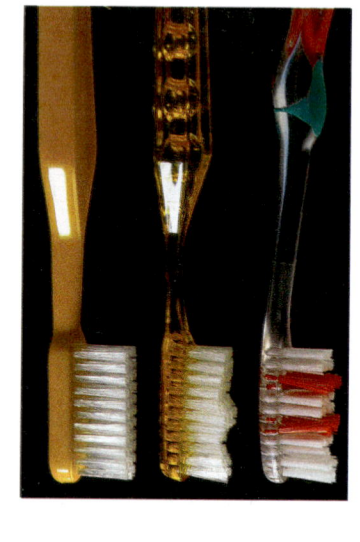

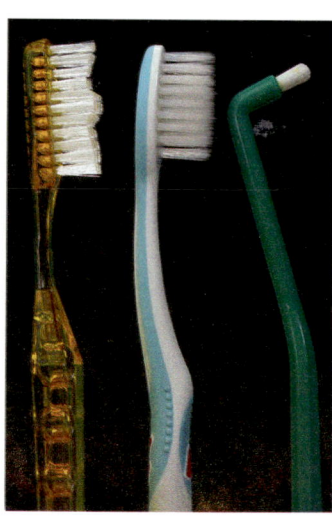

A técnica solo – uma maneira diferente de escovar seus dentes

Em 2000, Jiri Sedelmayer descreveu a falta de racionalidade dos métodos de escovação usuais de muitos pacientes: "Entre outras coisas, as áreas que mal necessitam de limpeza, tais como áreas dos dentes proeminentes e gengiva, são freqüentemente injuriadas. Áreas retentivas de biofilme dental, tais como espaços interdentais, sulcos gengivais e superfícies dentárias linguodistais são limpas regularmente por poucas pessoas".

Sedelmayer estava de fato correto e sugeriu uma nova técnica, uma alternativa à escovação habitual, pelo menos para aqueles indivíduos que estavam preparados a dedicar certo tempo para sua higiene bucal.

O problema com a escovação clássica é que quando ela é realizada com a recomendação de pressão leve não-traumática, os nichos não são alcançados; com mais força, entretanto, as superfícies proeminentes e a gengiva são tão traumatizadas que como conseqüência, sofrem danos a longo prazo (recessão, defeitos em forma de cunha, etc.; p. 316; Lussi e cols., 1993).

Usando uma escova unitufo macia arredondada com força leve, a técnica preconiza a limpeza dente por dente. Ela limpa perfeitamente todas as superfícies linguais dos dentes, incluindo o interior e a margem dos espaços interdentais. Entretanto, outros instrumentos de higiene também são necessários.

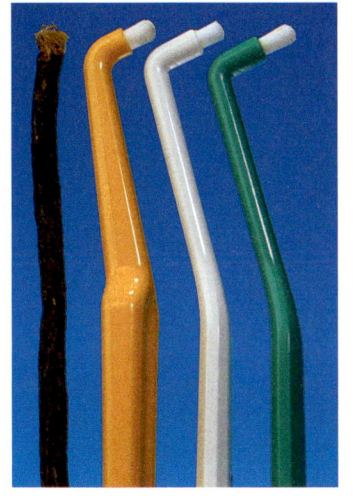

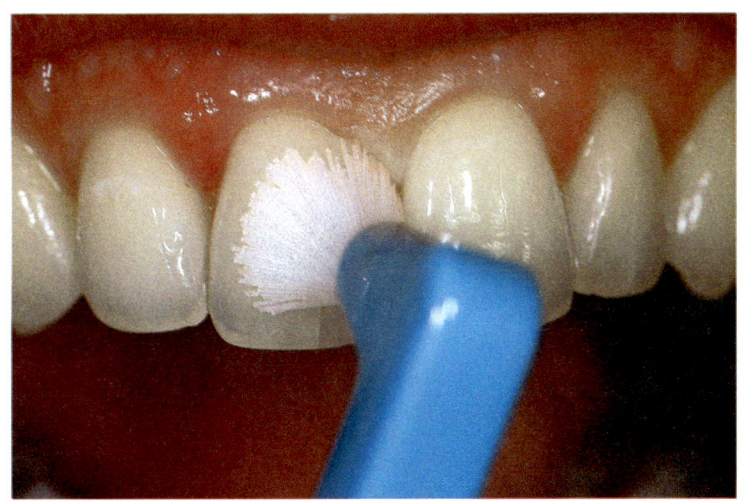

491 Técnica "solo" – início na mesial do dente 11
A escova unitufo arredondada é colocada na superfície do dente com força leve, e as cerdas se espalham por todos os lados. O sulco mesial do dente 11 é limpo usando-se pequenos movimentos circulares.

Esquerda: um exemplo de escova "unitufo", começando (esquerda) com um cabo velho! Escovas arredondadas "solo" estão disponíveis no mercado pela TePe, Curaden, Tandrex, etc.

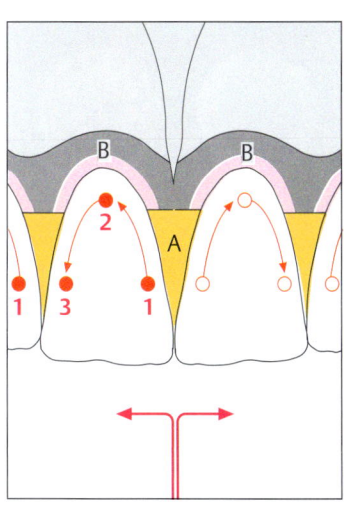

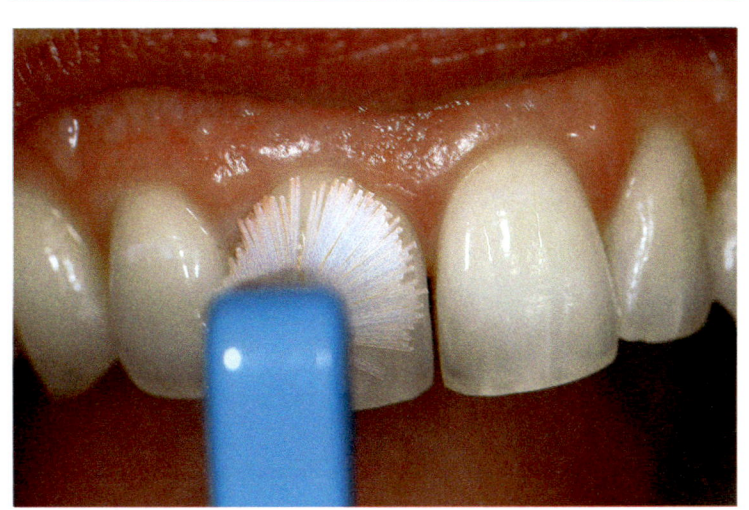

492 Continuando ao longo da margem gengival
A margem gengival e o sulco gengival são deplacados eficientemente usando a sensibilidade do próprio paciente.

Esquerda: esquema simples – inicie a limpeza dos dentes "do meio para os lados" (dente 11):

1 Mesial
2 Marginal
3 Distal

A Papila
B Margem Gengival

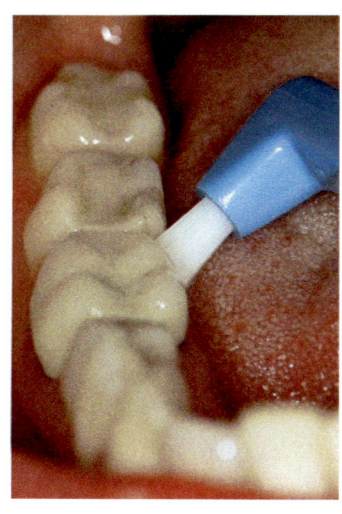

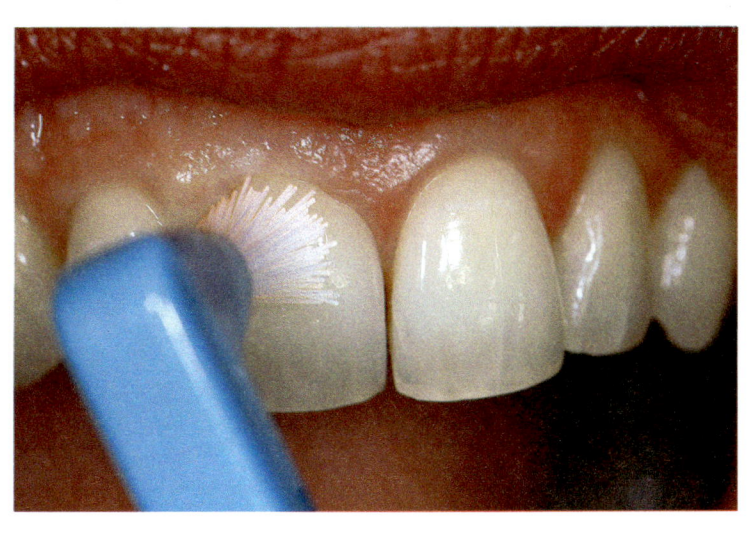

493 ... e continuando em direção distal
A escova é guiada distalmente e angulada de forma que alcance o máximo contato com a superfície distal do dente, o sulco e a região da papila.

Esse procedimento é repetido para cada dente.

Esquerda: o que as escovas clássicas nunca alcançam: perfeita limpeza das superfícies da margem lingual e de áreas interdentais em segmentos posteriores da mandíbula.

Escovas elétricas

Estudos clínicos comparativos têm mostrado que a eficiência da remoção de biofilme das novas escovas elétricas é tão boa quanto das escovas manuais. Vários produtos, além de propiciar vantagens, principalmente para pessoas com destreza manual reduzida ou com incapacidade, oferecem uma alternativa às escovas manuais para indivíduos mais motivados. Hoje a preferência são as escovas elétricas com cabeças arredondadas e as escovas ativadas sonicamente, que possuem atividade adicional hidrodinâmica (van de Weijden e cols., 1996; Zimmer e cols., 2000; Warren e cols., 2001).

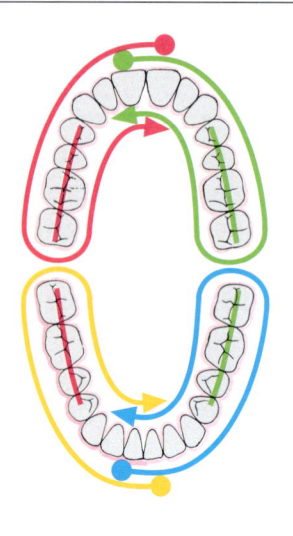

494 Limpeza efetiva com escovas elétricas
Pode-se usar o mesmo sistema descrito para as escovas manuais (Figura 487) utilizando-se o "sistema de quadrante". Isso proporciona 30 segundos de escovação por quadrante (ver a seguir; Q1 a Q4).

Q1 — Quadrante 1
Q2 — Quadrante 2
Q3 — Quadrante 3
Q4 — Quadrante 4

495 Uma "coleção" de algumas escovas elétricas disponíveis comercialmente
(da esquerda para a direita)

- Interplack
- RotaDent
- Philips Sonicare
- Braun Oral-B
- Waterpik
- Ultra sonex
- Roventa
- Nais
- Oralgiene

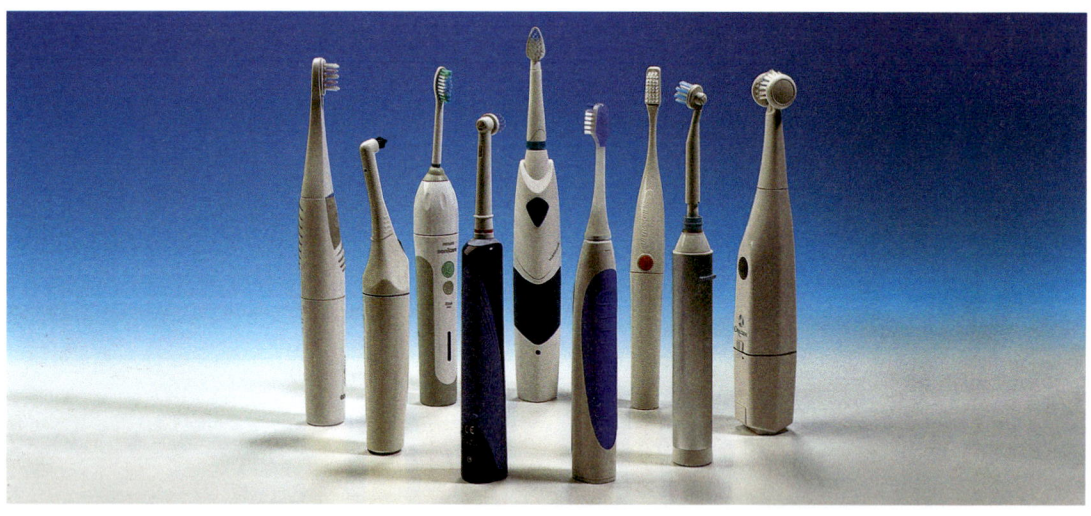

496 Cabeças das escovas
A escolha da cabeça da escova é tão importante quanto a escolha da escova elétrica. Como uma escova de alta freqüência, pode ocorrer trauma na gengiva. Recomenda-se escovas cujo movimento das cerdas param quando forças excessivas são aplicadas (p. ex., Sonicare).

Cada paciente deve ser informado e instruído do uso adequado da escova elétrica.

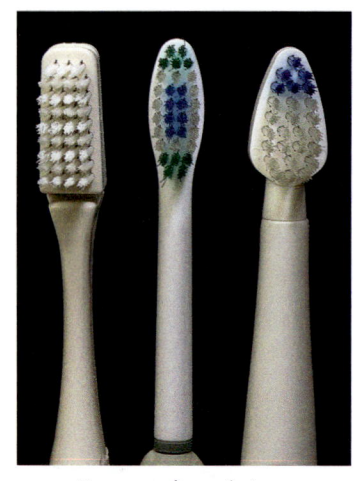

Escovas ultra-sônicas 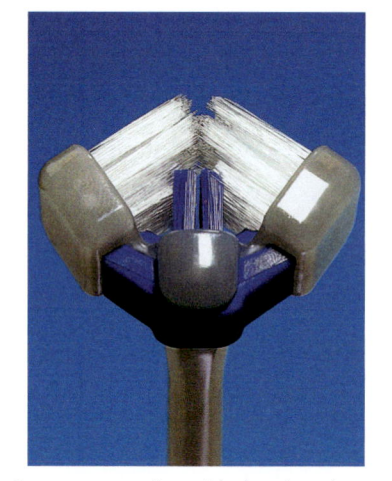   Escova com três unidades de cabeça 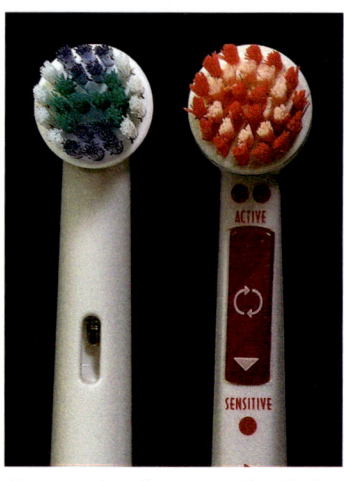   Escovas de cabeça arredondada

497 Modismo atual...
... inclui escovas sônicas ou combinadas sônica ultra-sônica; por exemplo, Ultrasonex, Sonicare e Waterpik (esquerda), escova elétrica Nais (centro; com sua "normal" e três unidades de cabeça). O efeito hidrodinâmico dessas escovas remove o biofilme dental até mesmo onde as cerdas não podem alcançar fisicamente.

Escovas com cabeças arredondadas, rotatórias ou oscilatórias são produtos de alta eficiência (Braun, Oral-B 5ª geração e Trisa, *direita*).

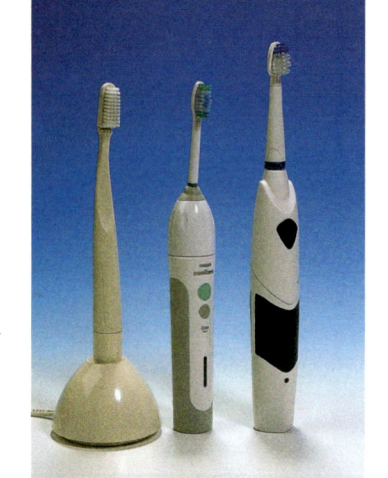

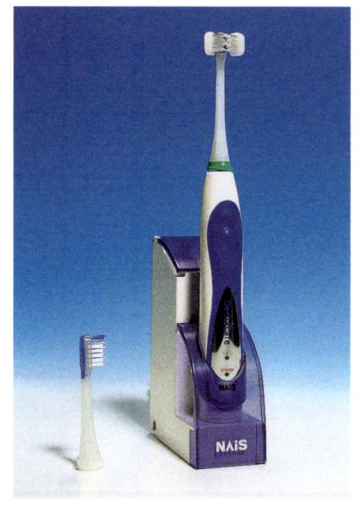

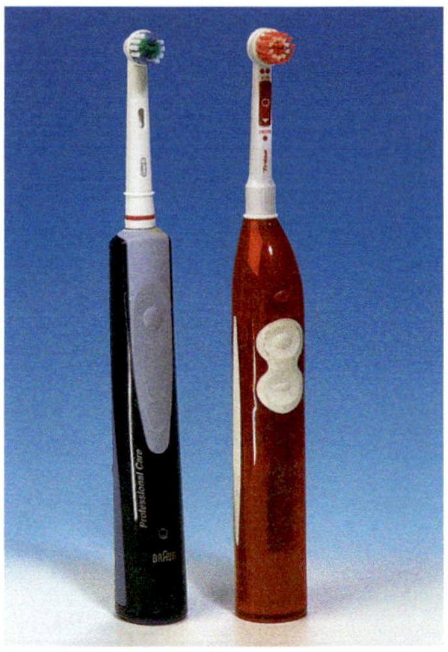

Higiene interdental

A gengivite e a periodontite são mais evidentes nas áreas interdentais do que nas faces vestibulares e linguais. Cáries também ocorrem mais freqüentemente nas regiões interdentais do que nas superfícies lisas linguais e vestibulares. Logo, a higiene interdental, *que não pode ser alcançada com a escova*, é de importância crítica para os pacientes periodontais. O instrumento mais apropriado de higiene interdental deve ser selecionado para cada paciente. A seleção dos inúmeros produtos disponíveis comercialmente depende, na maior parte, da situação morfológica dos espaços interdentais.

Fio dental

O uso do fio dental é indicado para pacientes saudáveis e em casos de gengivite e periodontite moderada, bem como para pacientes com apinhamento dentário. Sabe-se que a aceitação do fio dental (fio, fita, *superfloss*) é bem baixa para a maioria dos pacientes, em especial entre os homens! Alternativas de instrumentos para higiene interproximal devem ser oferecidas, mesmo se forem menos eficientes do que o fio dental, para que os pacientes usem pelo menos diariamente tais instrumentos.

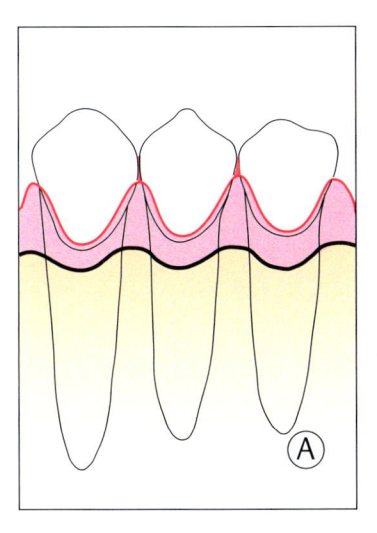

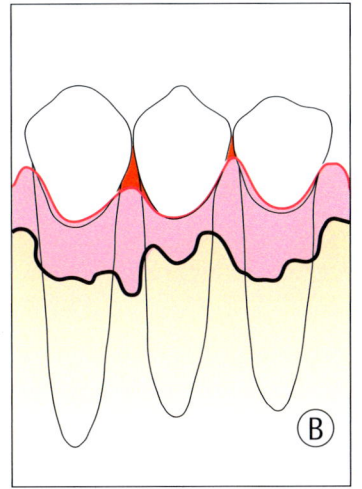

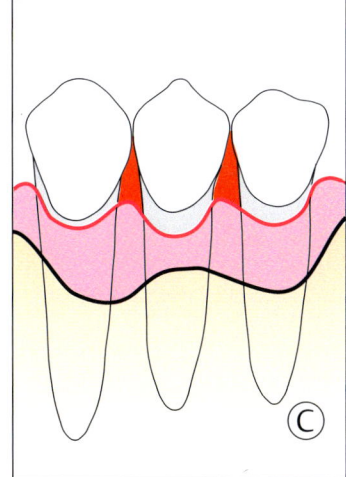

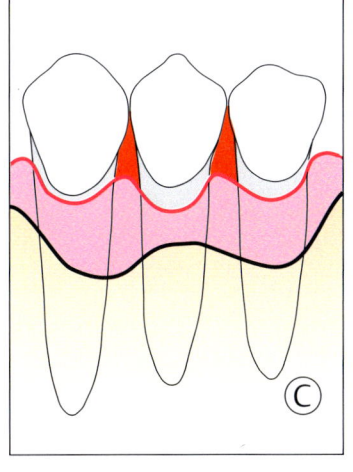

498 Morfologia do periodonto (esquemático)

A Saudável
B Periodontite
C Periodontite cicatrizada, saudável

Essas três situações requerem técnicas e instrumentos diferentes para o controle do biofilme interdental.

O esquema mostra a direção do osso alveolar, a margem gengival e os espaços interdentais (vermelho).

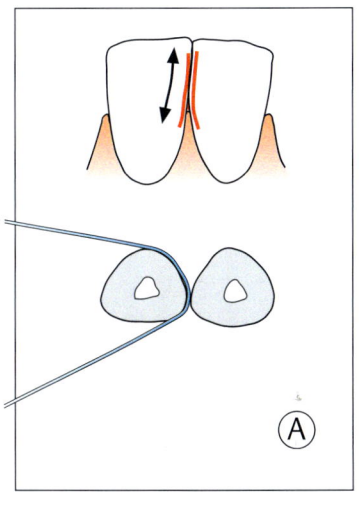

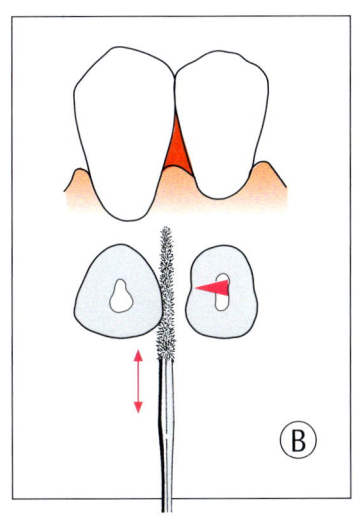

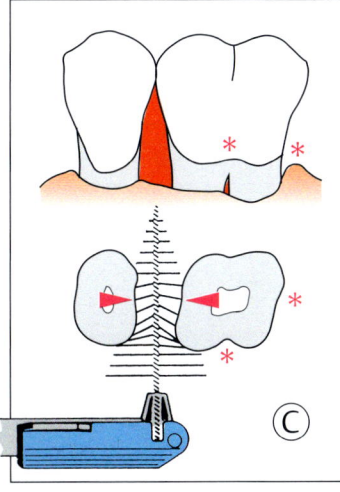

Tamanho de espaço interdental e produtos de higiene bucal
A escolha do instrumento de higiene para o controle de biofilme interdental depende principalmente do tamanho do espaço interdental.

A **Fio dental**
Para espaços interdentais pequenos
B **Palito dental**
Para espaços interdentais levemente abertos
C **Escovas interdentais**
Para espaços interdentais abertos, cavidades e sulcos radiculares

Palitos dentais e escovas interdentais

Palitos dentais ou *escovas interdentais* estão indicados para a remoção do biofilme se os espaços interdentais estão abertos, como no final da terapia periodontal, assim como para pacientes que aceitam o fio dental mas raramente o usam.
Os "palitos dentais" mais modernos não são simplesmente artigos descartáveis de madeira; eles são limas plásticas finas, possuem cerdas muito delicadas, são elásticos e multi-uso ("palitos-escova"). Alguns pacientes ficam apaixonados por esses instrumentos!

Com áreas grandes de exposição radicular, especialmente nas regiões dos molares, observa-se sulcos mais ou menos graves que podem ser limpos somente usando-se *escovas interdentais*.
Esses aparelhos devem ser usados sem dentifrícios, exceto em casos especiais e em curto tempo. O abrasivo dos dentifrícios iria expor dentina nos espaços interdentais.
Eles também podem ser usados regularmente para aplicar flúor ou gel de clorexidina nos espaços interdentais para prevenir as cáries ou a recolonização nas bolsas residuais.

Fio dental

500 Escolhas: fio, fita, *ultrafloss* e *superfloss*
O fio dental atual, com filamentos de nylon, é forte o suficiente para atravessar os pontos de contatos mais justos. Para dentes com contenções, com pontes, etc., vários outros produtos estão disponíveis (p. ex., Eez Thru, Butler). Tanto o fio dental encerado como o sem cera podem ser recomendados.

Direita: **fita dental** (Colgate).

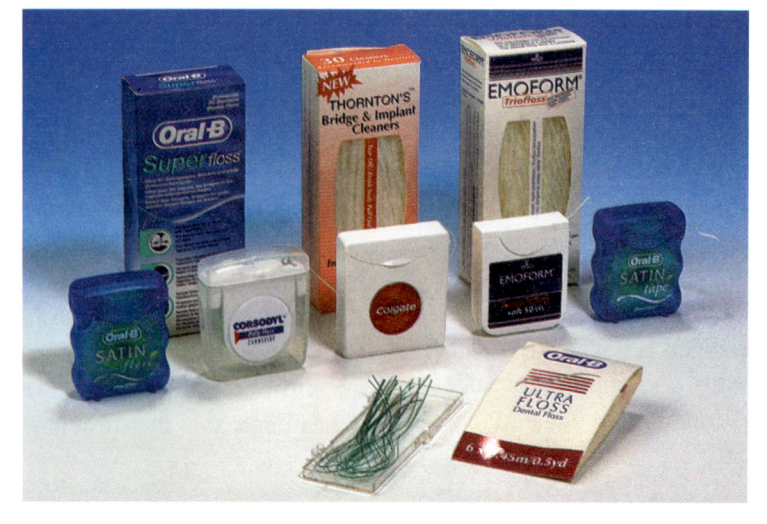

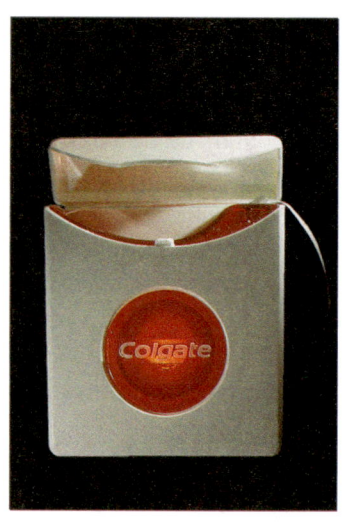

501 Uso do fio dental
Para evitar danos à papila, a fita dental é cuidadosamente manipulada através do ponto de contato usando um movimento de serra. A limpeza de ambas as faces proximais é realizada com movimentos verticais (setas duplas) dentro dos sulcos com o fio esticado.

Quando o fio emite um ruído, a superfície do dente está limpa.

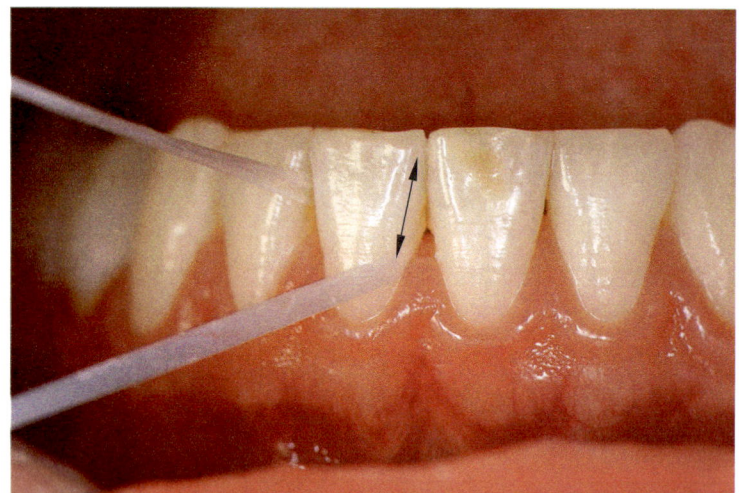

"Palitos dentais"

502 Seleção
Os palitos interdentais tradicionais de madeira têm um formato triangular. Os vários fabricantes usam madeiras macias e duras. Alguns deles são impregnados com várias substâncias (flúor, clorexidina, menta, nicotina!).

Direita: o novo **"palito-escova"** de acrílico (Esro) limpa muito efetivamente.

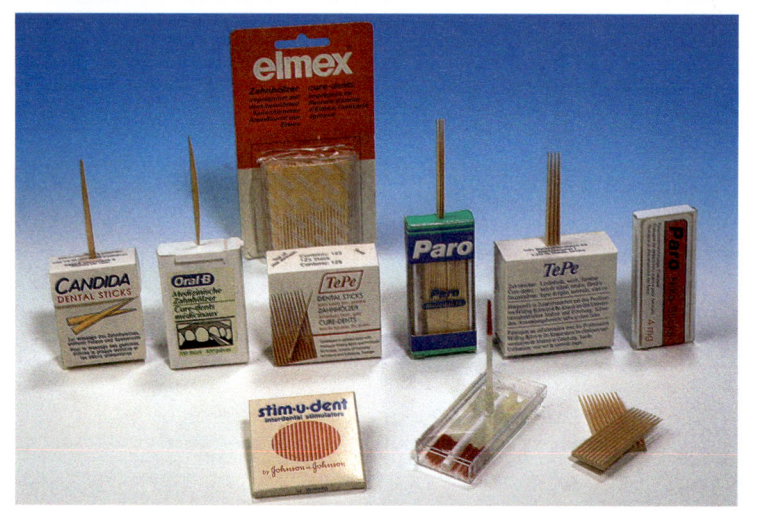

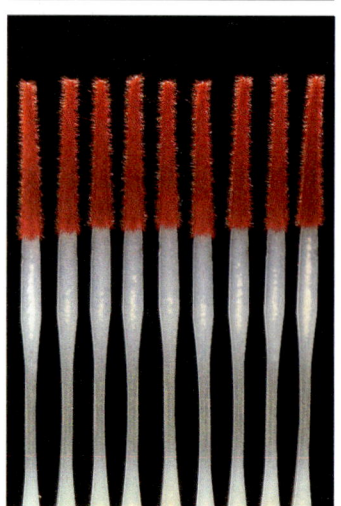

503 Uso clínico dos "palitos-escova"
A ponta vermelha é guiada dentro do espaço interdental em um ângulo leve. A remoção de biofilme é realizada por movimentos horizontais de vai e vem (seta dupla). Se os espaços interdentais forem grandes, o palito é pressionado primeiro contra a superfície proximal de um dente e, depois, do outro dente adjacente. Concavidades podem ser bem limpas usando-se a ponta romba do palito-escova!

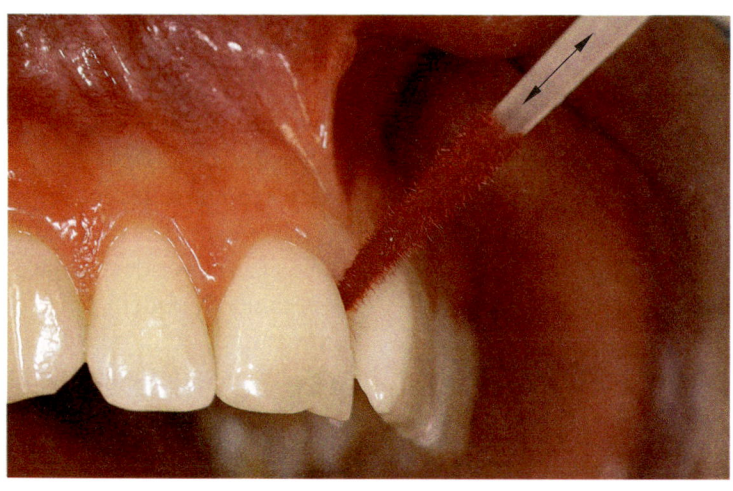

Higiene interdental

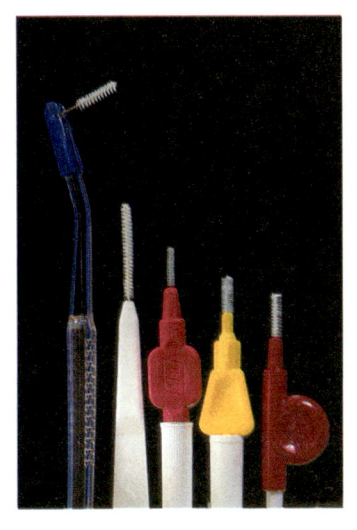

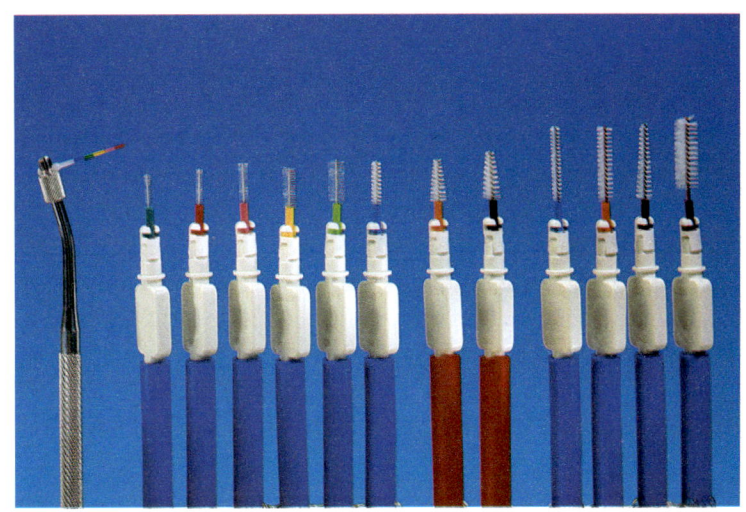

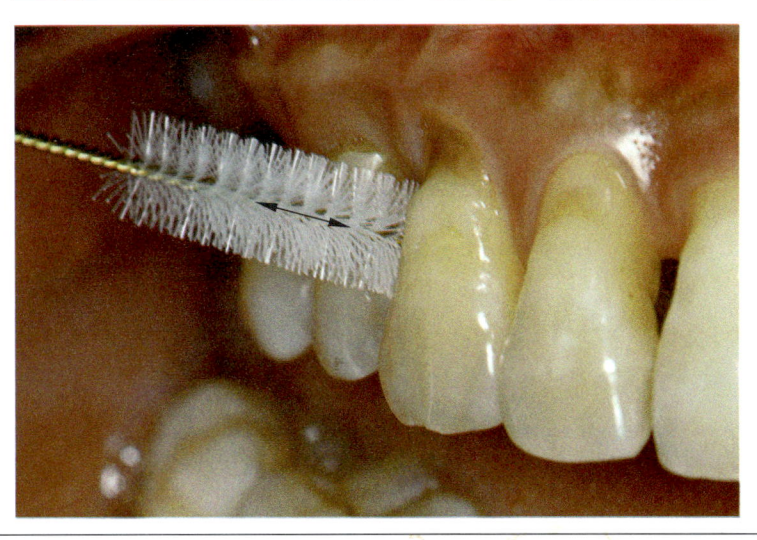

Escovas Interdentais

504 Seleção
Inúmeros fabricantes oferecem escovas interdentais. Excelentes produtos incluem escovas de vários comprimentos, rigidez e diâmetros, com cabos incluídos ou separados (a figura mostra um sortimento da *Curaprox*; na esquerda, sonda com medidas coloridas para a escolha do tipo da escova).
Esquerda:

Oral-B (com cabo), **Top Caredent, TePe, Oral Prevent, Paro (Esro)**.

505 Uso de uma escova interdental grande
Escovas interdentais apropriadas para o menor até o maior espaço interdental estão disponíveis hoje em dia. Elas representam a ferramenta de limpeza ideal especialmente para os pacientes periodontais. A escova é inserida obliquamente dentro do espaço interdental. A limpeza é realizada com movimentos horizontais (seta dupla).

Hoje a tendência é a cerda longa e flexível (macia).

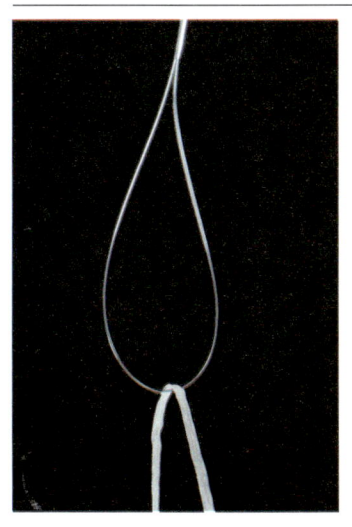

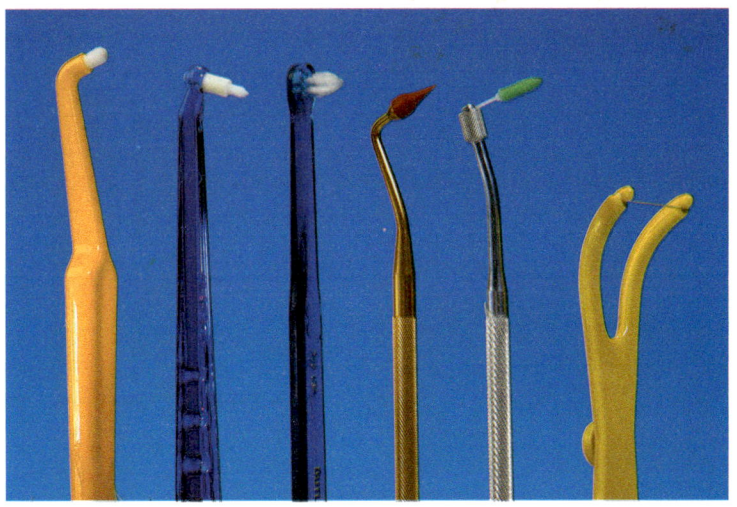

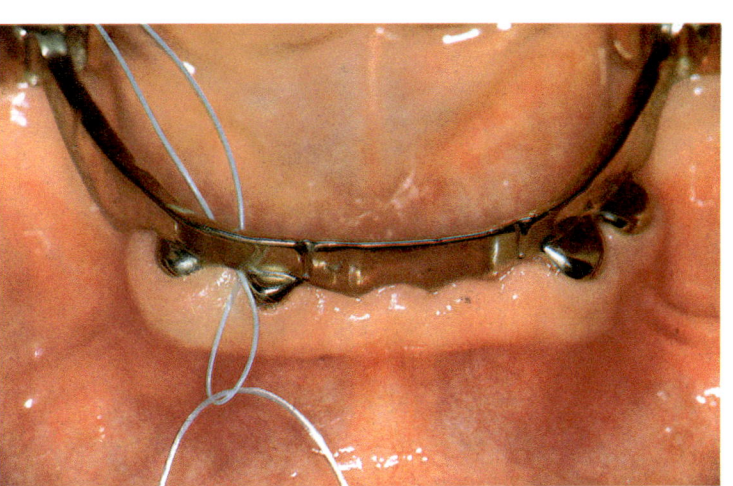

Instrumentos de higiene adicionais

506 Instrumentos de higiene para problemas especiais
- **Escova com tufo arredondado** (p. 229)
- **Escova unitufo pontuda** – para a entrada de furca
- **Estimuladores** – massagem na área papila interdental
- **Soft Foam Attachment** (oral-B) – para limpeza de implantes de titânio
- **"Forquilha"** -para fio dental

Esquerda: **passador** para fio e fita dental

507 Passador de fita dental
Com contenções fixas, pontes e reabilitações sobre barras, o fio dental não pode ser aplicado pela oclusal, mas deve ser usado. Em tais casos, um passador deve ser utilizado (p. ex., Butler).

O passador é particularmente útil para pacientes com limitações na destreza manual e também para espaços interdentais nos quais o *superfloss* é muito "mole".

Dentifrícios

O dentifrício é um componente essencial do cuidado diário para melhorar a higiene bucal. Os dentifrícios dobram efetivamente a eficiência da *remoção mecânica do biofilme dental* e ajudam a prevenir doenças bucais, tais como cárie e inflamação gengival (*princípio ativo da prevenção*).

A substância abrasiva é o componente mais importante de qualquer dentifrício. Fabricantes usam diferentes abrasivos, que variam não somente na composição química (fosfatos, carbonatos, sílica, alumina, etc.), mas também no tamanho e na forma da partícula (redonda, angular). Essas diferenças determinam o efeito de polimento do produto, bem como sua abrasividade na dentina (medida *in vitro* com um valor RDA: "radioatividade/abrasão relativa da dentina").

Os componentes não-mecânicos dos dentifrícios incluem os ingredientes químicos (*princípio passivo da prevenção*). Esses ingredientes previnem cáries (flúor), tratam hipersensibilidade de dentina exposta (sais de potássio e estrôncio; flúor; p. 318), possuem propriedades de desinfecção (triclosan), e servem para clarear dentes manchados (H_2O_2; carbamida): tudo em um único tubo!

508 Dentifrícios – "seleção mundial"
De todos os dentifrícios disponíveis no mercado, o técnico em higiene dental deverá selecionar somente alguns, e deverá saber as vantagens e desvantagens de cada um com o objetivo de fornecer informações corretas durante a instrução de higiene bucal.

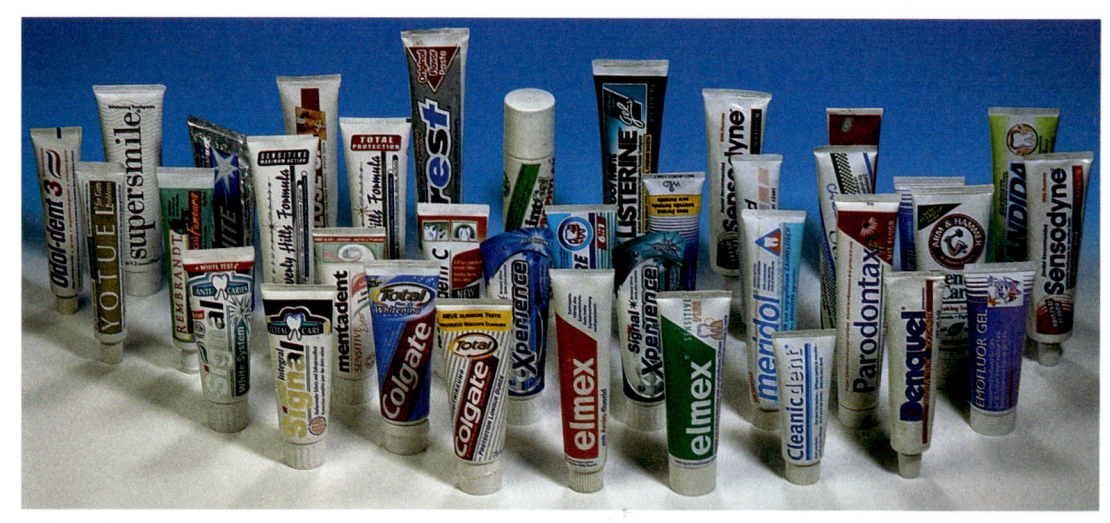

509 Pasta prejudicial? Técnica prejudicial?
Esquerda: dentição saudável. Como a dentição estará em 40 anos?

Centro: depois da escovação, a perda de esmalte é mínima (**A**), mas isso não ocorre com frutas ácidas e quelantes dos alimentos (laranja; **B**/amarela). A escovação depois de consumir alimentos ácidos é ainda pior (**C**).

Direita: este paciente escovou os dentes com a técnica de esfregação por 50 anos, consumindo junto alimentos ácidos!

510 Tipos de dentifrícios

- **Dentifrícios "clareadores"** (esquerda)
- **Dentifrícios com flúor normal** (centro)
- **Dentifrícios para dentes sensíveis** (direita)

O uso prolongado de dentifrícios clareadores pode causar danos aos dentes?

A dentina exposta deve ser escovada usando-se dentifrícios levemente abrasivos?

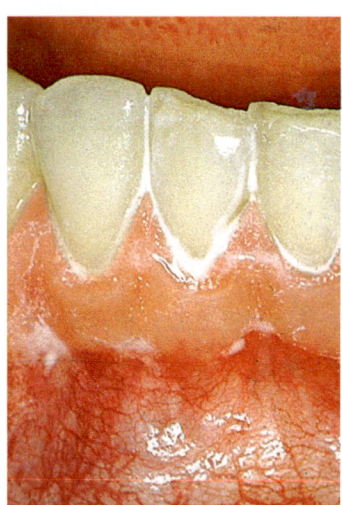

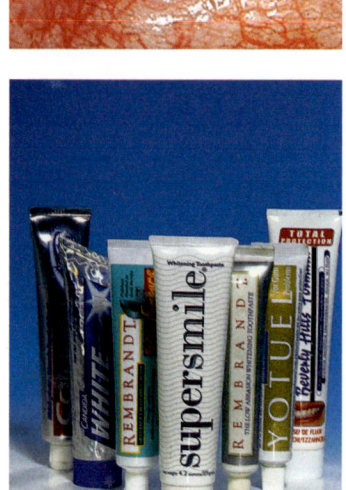

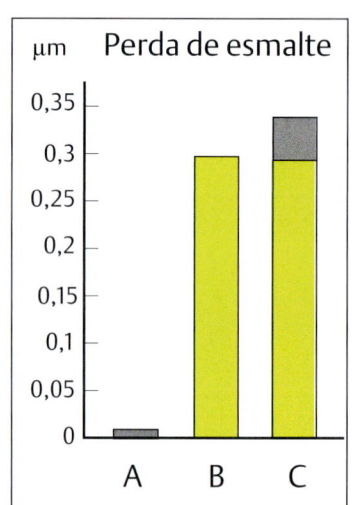

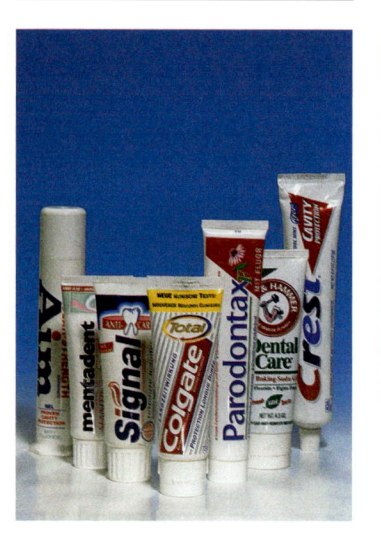

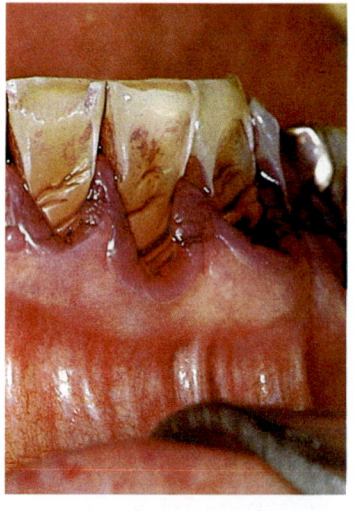

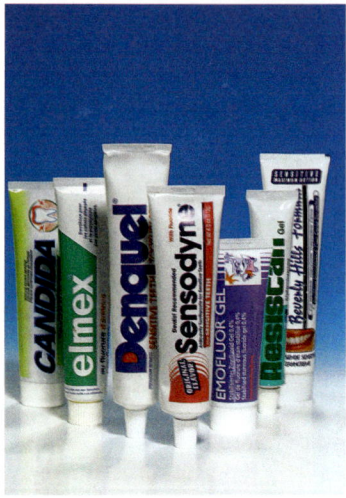

Controle químico de biofilme dental – prevenção "química leve"

O controle puramente mecânico de biofilme é efetivo até certo ponto, mas escovação excessiva pode danificar a gengiva e o dente. Ótima higiene bucal pessoal pode ser alcançada pelo uso de certos agentes antimicrobianos que podem ser incluídos como ingredientes nos dentifrícios ou colutórios bucais. Esses ingredientes químicos não devem ter interação com as outras substâncias dos dentifrícios e devem ter alta substantividade (AAP, 1994; Brecx e cols., 1997; Cummins, 1997). A substantividade das substâncias inibitórias de biofilme depende de:

- Farmacocinética
- Concentração e doses
- Efetividade ao longo do tempo
- Sítio de aplicação

A substância "química leve" efetiva do ponto de vista terapêutico deveria reduzir pelo menos 80% de biofilme dental. Até hoje, esse nível de efetividade tem sido alcançado somente com a clorexidina bisbiguanida. Por essa razão, a clorexidina permanece hoje a substância de escolha, em todas as formas comercialmente disponíveis.

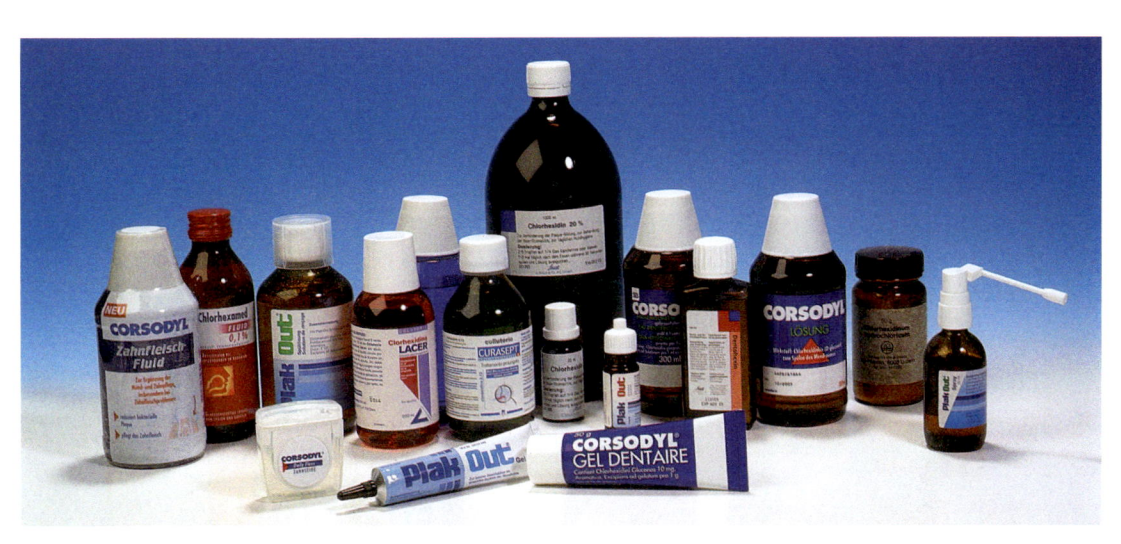

511 Produtos do digluconato de clorexidina
Na Europa e em qualquer lugar, exceto nos EUA, vários colutórios, géis, *sprays* de clorexidina estão disponíveis para os pacientes em concentrações de
- **0,06 a 0,12%**
- **0,1 a 0,2 %**
- **10%** (concentrado; PlakOut)

Para uso clínico, concentrações de até **20%** estão disponíveis, bem como **CHX-HCl** em pó. Diluídos ou dissolvidos, eles fornecem um desinfetante de custo efetivo, e também podem ser usados como soluções para os aparelhos ultra-sônicos.

512 Agentes para controle químico de biofilme – "química leve"
A clorexidina em todas as formas disponíveis é o agente mais potente no controle de biofilme supragengival.

A maioria dos produtos de desinfecção adicionais listados nesta tabela funcionam como antimicrobianos e, em concentrações apropriadas, são bactericidas.

Enquanto a clorexidina representa a segunda geração na inibição efetiva do biofilme, os aminoálcoois (delmopinol) representam a terceira geração. Eles não são bactericidas, mas inibem a formação do biofilme. Este novo grupo está envolvido nas pesquisas recentes de formação do biofilme (p. 24).

Nota: a redução de biofilme não é sinônimo de redução de inflamação. Nesta tabela, não estão listados produtos específicos para redução da inflamação.

Controle químico de biofilme dental – agentes desinfetantes, "química leve"			
Classificação química	**Exemplos**	**Efeito**	**Produtos**
Bisbiguanidas	• Clorexidina (CHX)	• Antimicrobiano	Colutórios, géis, dentifrícios, *sprays* para garganta
Substâncias quaternárias da amônia	• Cloreto de cetilpiridíneo • Cloreto de benzalcônio	• Antimicrobiano	Colutórios
Fenóis e óleos essenciais	• Timol, mentol, óleo de eucalipto • Triclosan	• Antimicrobiano • Antimicrobiano, antiinflamatório	Colutórios, dentifrícios
Íons metálicos	• Estanho, zinco • Estrôncio, cálcio	• Antimicrobiano, dessensibilizante	Colutórios, dentifrícios
Halógenos – Fluoretos – Iodo	• Fluoreto de sódio, monofluorfosfato de sódio • Fluoreto estanhoso • Aminofluoreto • Povidone (PVP)	• Inibição da cárie (antimicrobiano), dessensibilizante • Antimicrobiano	Dentifrícios, géis, colutórios, vernizes Enxaguatórios
Aminoálcoois	• Delmopinol	• Inibição da formação do biofilme	Nenhum produto disponível ainda
Liberadores de oxigênio	• Peróxido de hidrogênio • Perborato de sódio • Percarbonato de sódio	• Antimicrobiano	Colutórios
Produtos derivados de plantas	• Sanguinarina	• Antimicrobiano	Colutórios, dentifrícios
Enzimas	• Glicose oxidase • Aminoglicose oxidase	• Antimicrobiano	Dentifrício

Irrigadores

A eficácia supragengival dos colutórios bucais contendo ingredientes preventivos de cáries (flúor) ou anti-sépticos (clorexidina) é bem conhecida. Colutórios bucais e irrigadores intra-orais são somente adjuntos à higiene bucal mecânica.

As forças hidrodinâmicas e pulsáteis produzidas pelos irrigantes podem remover restos de alimentos dos espaços interdentais e das áreas retentivas de biofilme, *mas não removem o biofilme* (Hugoson, 1978). Soluções irrigadoras contêm sempre ingredientes aromáticos e também desinfetantes. O uso da clorexidina em concentrações ótimas (0,06%) promove uma melhora na inibição do biofilme e tem efeito anti-inflamatório (Lang e Räber, 1981; Flemming e cols., 1990).

Em contraste, o sucesso dos irrigadores pulsáteis com pontas específicas é limitado na área subgengival e em bolsas periodontais (Mazza e cols., 1981; Wennstrom e cols., 1987). Com pontas especiais, o fluxo pulsátil penetra mais profundamente, mas o biofilme não é removido (Flemming, 1993, relatou até 90% de penetração durante a irrigação da bolsa).

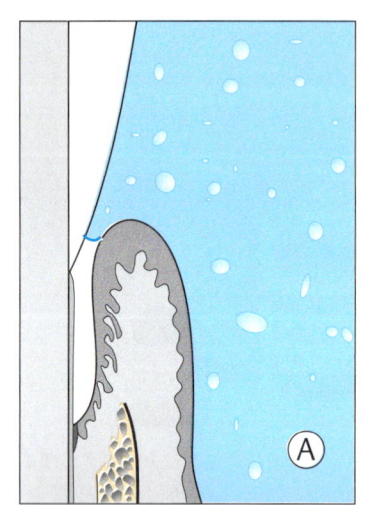

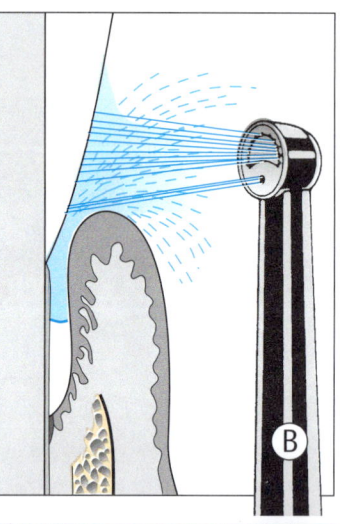

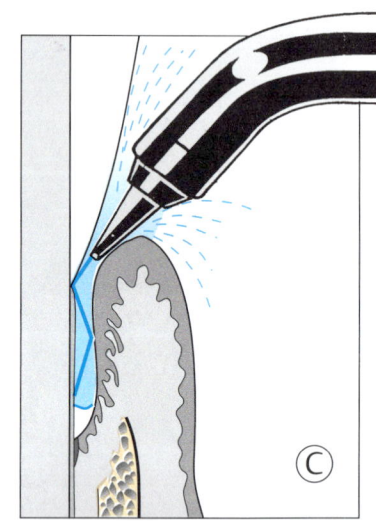

513 Colutórios bucais-irrigadores

A Colutório – solução não entra na bolsa (< 5%)
B *Sprays* simples ou múltiplos – metade da profundidade da bolsa é penetrada (50%)
C Pontas especiais (*PikPocket*) – a solução é forçada profundamente dentro da bolsa (90%)

Modificada de *Flemming*, 1993

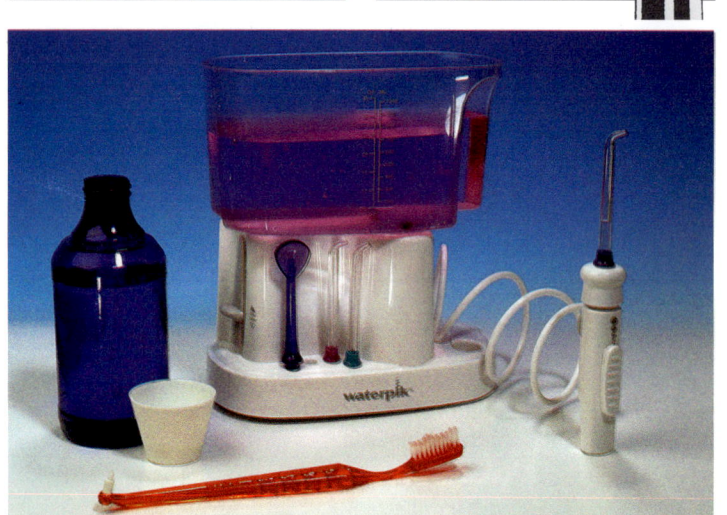

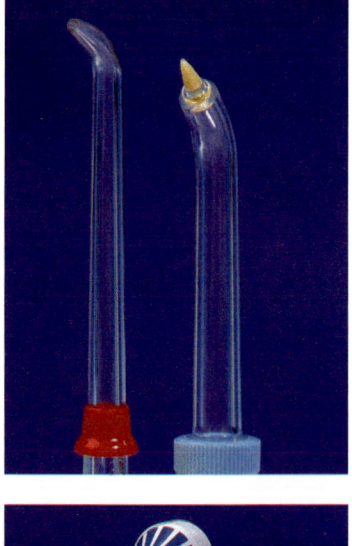

514 Irrigadores bucais – Waterpik
A "mãe de todos irrigadores bucais".

O Waterpik foi o primeiro irrigador tecnicamente simples. Existem modelos com características modernas, como botão de liga/desliga, bem como regulação da pressão. Nesse caso, clorexidina foi adicionada à solução irrigadora; a escova de dente lembra que a irrigação deve ser usada *depois* da escovação.

Direita: ponta normal (esquerda) e pontas especiais (PikPocket).

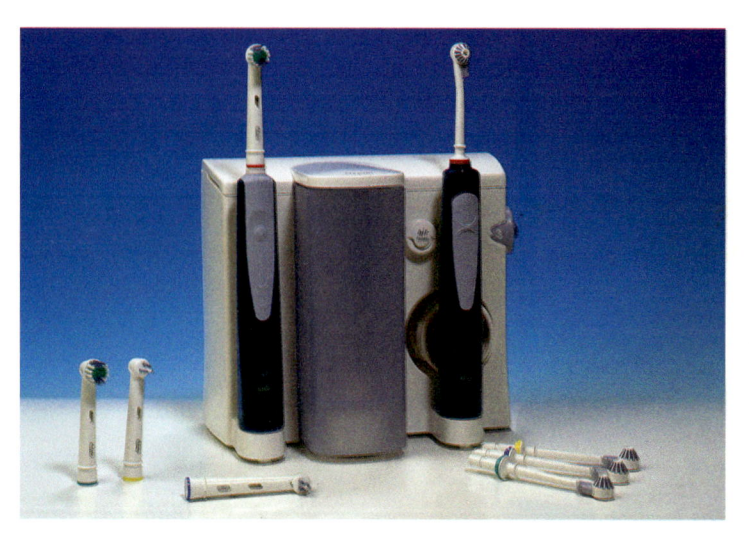

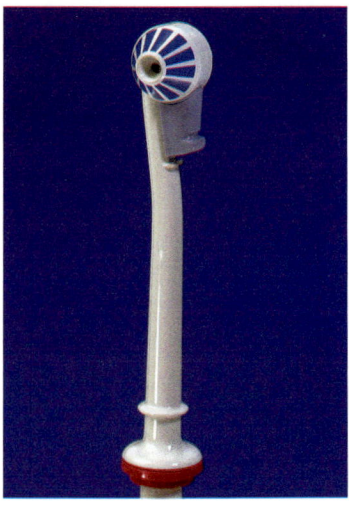

515 "Centro de cuidado profissional" Braun Oral-B
A conhecida escova elétrica Braun oferece uma enorme variedade de escovas, incluindo a escova "Interspace", e o *irrigador oral* especial (Oral-B Oxyjet) em unidade combinada.

Direita: em combinação com um acessório especial, este aparelho produz *microbolhas de ar* no fluxo de água. Ele promete atacar efetivamente o biofilme bacteriano e remover restos de alimentos entre os dentes.

Higiene bucal para halitose – limpeza da língua

Tem sido estimado que metade da população sofre de halitose temporária ou permanente. Um grande número de fatores podem ser responsáveis por essa patologia. *Halitose* – sistêmica, oronasal e bucal, está associada com um amplo e diverso números de moléculas voláteis.

Na ausência de doenças sistêmicas, nove de 10 casos de halitose originam-se das amígdalas e da língua, particularmente da superfície posterior dorsal da língua (Stassinakis, 2002).

Microrganismos anaeróbios gram-negativos da bolsa periodontal também podem contribuir para a halitose, principalmente pelos seus metabólitos, não somente seus lipopolissacarídeos, mas pelos ácidos graxos de cadeia curta, como o ácido butírico e o ácido propiônico. Produtos finais da resposta de defesa do hospedeiro também podem ter papel na halitose. Clinicamente, é relativamente fácil medir componentes voláteis de enxofre, como sulfito de hidrogênio (H_2S) e tiol (mercaptanas; ver Steenberghe e Rosenberg, 1996; Loesche e Kazor, 2002).

O passo mais importante para reduzir a halitose parece ser higiene bucal adequada, especialmente a limpeza da língua (Saxer, 2000; 2002; Seemann e cols., 2001).

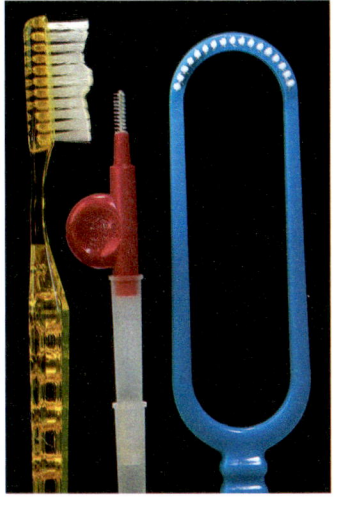

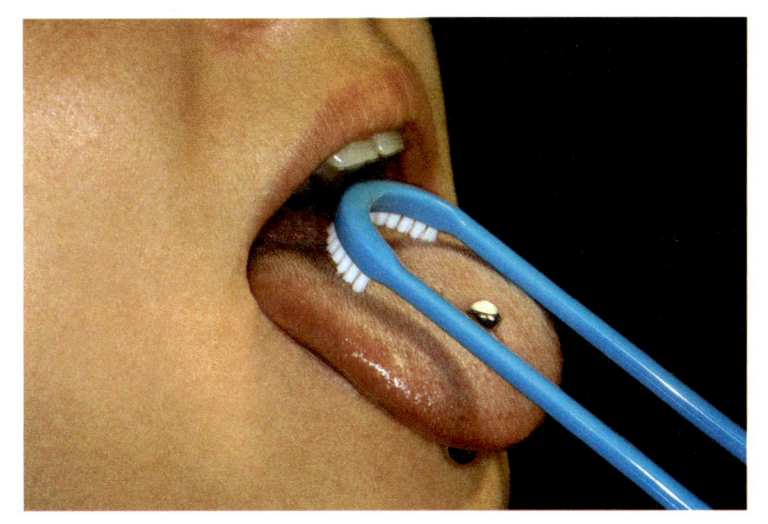

516 Limpeza da língua
Vários raspadores estão disponíveis para a limpeza da língua. Os pacientes deveriam ser informados de que é mais importante limpar a porção posterior do dorso da língua. Em geral, um reflexo de vômito acontece rapidamente. Observe: Esse procedimento não somente reduz a halitose como também remove um reservatório grande de bactérias periodontopatogênicas.

Esquerda: combinação para higiene bucal – escova de dentes, escova interdental e escova de língua.

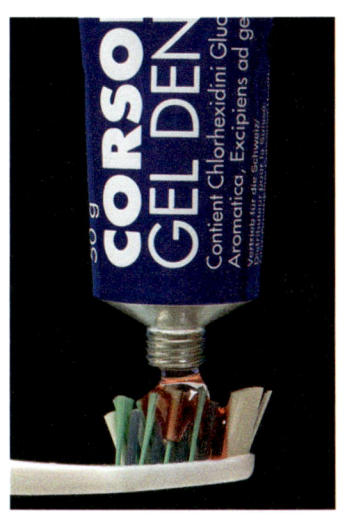

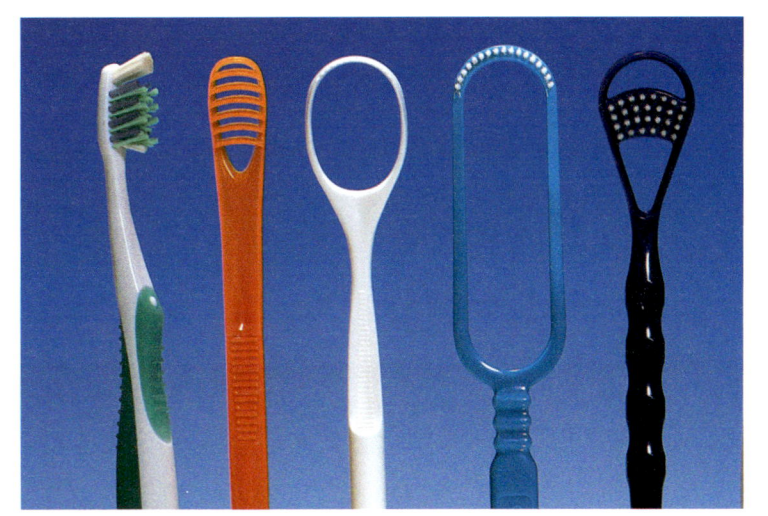

517 Raspadores de língua
Além da escova de dentes normal, que também pode ser usada para a limpeza da língua, uma variedade de raspadores linguais é comercializada: raspadores, escova de língua e combinações.

Esquerda: além da escovação mecânica, anti-sépticos podem também ser usados, por exemplo, gel de clorexidina a 1%. A escova é preenchida com gel.

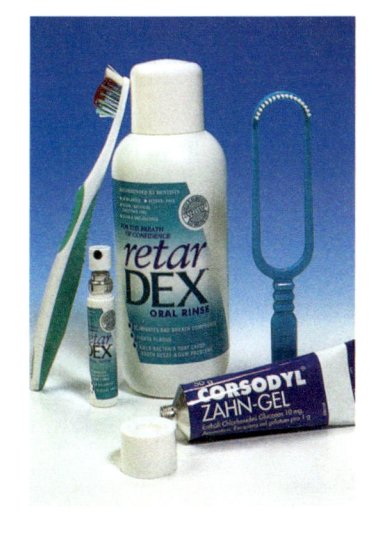

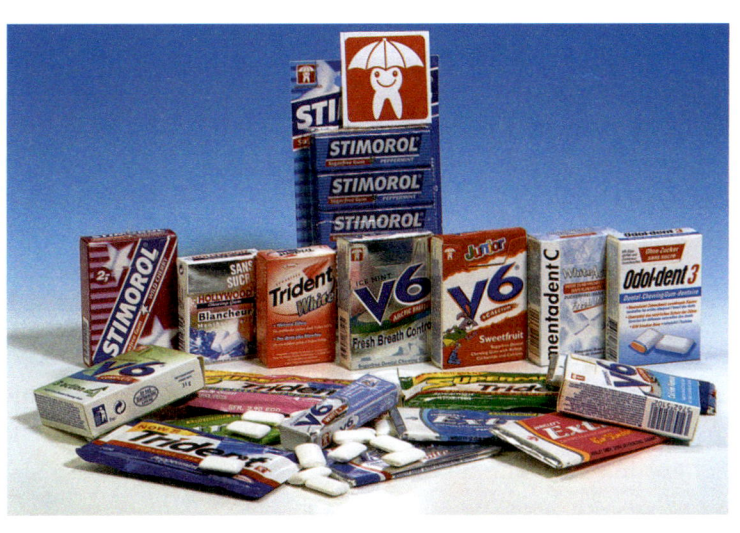

518 Opções adicionais no mercado para para a limpeza "total da boca"
Mascar chiclete *sem açúcar* aumenta o fluxo de saliva (remineralização do esmalte), massageia a gengiva e pode remover algumas bactérias que seriam deglutidas.

Esquerda: artigos para higiene bucal – mecânicos: escova de dentes, raspador de língua; – químicos: *sprays* antimicrobianos, géis e colutórios bucais (p. ex., retarDEX, Esro).

Possibilidades, sucesso e limitações da higiene bucal

Higiene bucal e profilaxia

Não há mais nenhuma dúvida de que a higiene bucal mecânica efetiva (escova de dentes, higiene interdental) é a melhor profilaxia periodontal (revisado por Axelsson, 2002). A higiene bucal mecânica pode ser otimizada pelo uso em curta duração de produtos químicos (clorexidina). Com ótima higiene bucal, a saúde bucal pode ser *mantida* (prevenção primária).

Higiene bucal e gengivite

Além de prevenção pura, o ótimo controle de biofilme supragengival também é a *terapia efetiva da gengivite* (prevenção secundária; Löe e cols., 1965). Já que o paciente não pode remover a placa calcificada (cálculo), uma profilaxia profissional deve ser feita em consultas com intervalos regulares.

Higiene bucal e periodontite

A higiene bucal é absolutamente importante para a prevenção da doença, o tratamento da gengivite e a manutenção da saúde bucal, contudo, ela é relativamente ineficiente quando usada *sozinha* no tratamento da periodontite. Mesmo com um paciente muito motivado e com destreza, existem limitações: os melhores esforços nos cuidados de limpeza em casa não podem alcançar o biofilme subgengival profunda. Cálculo e cemento contendo endotoxinas nunca podem ser removidos pelo paciente.

Um exemplo dessas relações foi publicado em 1983 pelo grupo de pesquisa do Dr. Egelberg (Cerecek e cols., Figura 519): distribuídos de acordo com as profundidades de sondagem, os pacientes periodontais foram tratados em três fases: fase A– higiene bucal normal; fase B– uso adicional de um instrumento periodontal supragengivalmente (palito rombo); fase C– raspagem profissional *supra* e *subgengival* com anestesia (Cavitron). Consultas de reavaliação (D) foram feitas em um período de nove meses do término da fase experimental. Os resultados demonstraram claramente que a higiene bucal sozinha reduziu de forma significativa os índices de placa (biofilme dental) e sangramento, mas não a profundidade de sondagem, que praticamente não foi afetada. Somente após raspagem subgengival profissional (C) houve uma redução significativa na profundidade de sondagem das bolsas e foi obtido ganho de inserção (compare os *resultados* após raspagem subgengival tradicional, p. 280).

519 Higiene bucal × raspagem subgengival (Cercek e cols., 1983)

A Higiene bucal feita pelo paciente: escova e instrumento para higiene interdental
B Higiene bucal como em A – uso adicional de PerioAid
C Raspagem subgengival profissional (raspagem ultra-sônica)
D Resultados depois de 17 meses

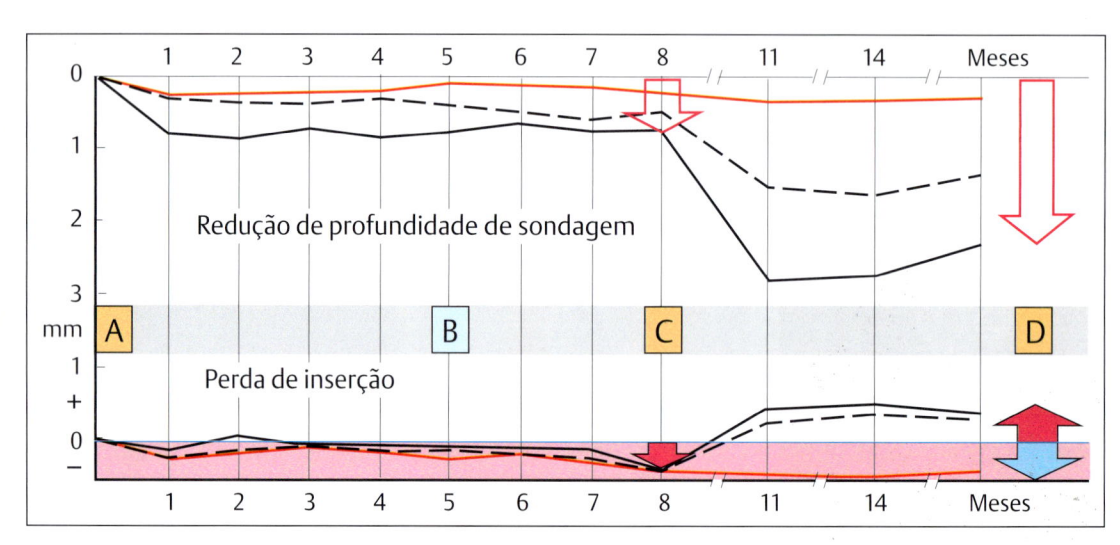

Profundidade das bolsas iniciais:
——————— 0-3,5 mm
- - - - - - - - - 4-5,5 mm
——————— >6 mm

Higiene bucal após tratamento periodontal

A higiene bucal feita pelo paciente é o fator mais importante para a manutenção dos resultados da terapia periodontal. Somente com um ótimo controle de biofilme pelo paciente, melhorado pelo técnico em higiene dental ou pelo dentista nas reconsultas (terapia de manutenção), pode-se prevenir a recorrência da doença ou a reinfecção de resíduos inativos das bolsas (Rosling e cols., 1976b; Nyman e cols., 1977; Knowles e cols., 1979; Axelsson, 2002).

Onde estão as contradições aos achados apresentados nesta página?

Como é possível que, com boa higiene sozinha – que aparentemente não é efetiva subgengivalmente –, uma bolsa residual tratada de 4 mm ou mais possa permanecer inativa por meses ou até mesmo anos, quando se sabe que tais bolsas serão recolonizadas em um curto período (Petersilka e cols., 2002)?

A resposta pode vir do grupo Socransky (Haffajee, 2001a, b; 2003), que relata que o regime de controle permanente e excelente de biofilme pode *alterar de maneira vagarosa mas certa* a composição microbiana da flora da bolsa. Em particular, a flora da bolsa contém uma baixa porcentagem de bactérias periodontopatogênicas! A prevenção da migração de microrganismos patogênicos da região supragengival para a subgengival parece também ter um certo papel.

Tratamento inicial 1 –
- Criando condições para melhorar a higiene bucal
  - **Limpeza do dente – Raspagem supragengival**
  - **Capacitação para higiene**
  - **Tratamento da gengivite**

O tratamento profissional ativo pelo dentista ou pelo técnico em higiene dental deve começar mesmo quando a instrução de higiene, a motivação do paciente e a monitoração dos cuidados feitos em casa estão em andamento. Não se espera que o paciente melhore sua higiene bucal se as pré-condições dos cuidados ótimos em casa não são criadas simultaneamente (capacitação para higiene). A profilaxia profissional é particularmente importante nesse aspecto, bem como a eliminação de qualquer área retentiva de biofilme (nichos) que representa foco de acúmulo bacteriano.

Os procedimentos descritos a seguir fazem parte da *primeira fase de terapia inicial*. Junto com a higiene bucal feita pelo paciente, esses procedimentos compreendem o único tratamento necessário para a gengivite e são também pré-requisitos importantes na terapia da periodontite.

As páginas seguintes descrevem detalhes a respeito de:

- Instrumentos e materiais e suas indicações
- Profilaxia supragengival e remoção de cálculo
- Remoção de irritantes iatrogênicos (nichos)
- Redução de áreas retentivas de biofilme dental
- Remoção de biofilme subgengival, cálculo de pseudobolsas e bolsas periodontais rasas

Os vários tratamentos realizados na primeira fase da terapia inicial não podem ser separados, nem nas apresentações que seguem neste livro, nem na prática da odontologia. Em uma única consulta, por exemplo, remoção de cálculo, eliminação de excessos de amálgama, pequenas odontoplastias e ajustes oclusais podem ser realizados.

O tratamento subgengival das superfícies radiculares (segunda fase da terapia inicial) também pode ser integrado com a primeira fase. Em situações clínicas que representam uma transição indistinta de gengivite à periodontite inicial, isto é, quando as bolsas são rasas, raspagem supra e subgengival podem freqüentemente ser realizadas de forma simultânea.

Por outro lado, raspagem e alisamento radicular definitivo em bolsas profundas e curetagem eventual de tecido mole devem ser deixados para a *segunda fase da terapia*. Esses procedimentos com freqüência são categorizados como terapia cirúrgica.

Profilaxia supragengival – instrumentos ultra-sônicos...

A remoção de todas as manchas, depósitos e resíduos constitui a primeira fase da terapia. É também uma medida preventiva importante para a saúde do periodonto e é a medida mais significativa no pós-operatório, após a completa terapia periodontal. A cada reconsulta, uma minuciosa profilaxia dentária é realizada (fase de manutenção, p. 309).

O triângulo da terapia "sem fim" prevenção/tratamento/manutenção é de responsabilidade única do técnico em higiene dental. Também demanda raciocínio, padronização e simplificação do trabalho, bem como inovação do desenvolvimento de novos instrumentos (aparelhos ultra-sônicos, Air-Scaler, etc.).

Manchas de difícil remoção provocadas por medicamentos (clorexidina), tabaco, bebidas (chá, vinho) e alimentos, bem como o biofilme dental, podem ser removidas usando instrumentos que produzem um *spray* com pó e água (Cavitron-Jet). O pó que é usado no *spray* de água deve ser o mínimo abrasivo para a dentina e para os materiais restauradores (Iselin e cols., 1989). Além disso, o *spray* nunca

520 Aparelho de *spray* pó e água (Cavitron-jet)
O pó abrasivo consiste principalmente em bicarbonato de sódio ($NaHCO_3$), que pode remover depósitos duros e manchas quando usado com um *spray* de água.

O *spray* requer o uso de um sugador de alta velocidade.

Direita:

"Jet Shield"

Este "mini-sugador" é fixado diretamente à ponta de trabalho do Cavitron-Jet.

521 Sistema estabilizador de força (SEF) com pontas ultra-sônicas (Cavitron com inserção de fluxo-TFI)
Nos instrumentos modernos, o fluxo de água é direcionado à ponta da cabeça do instrumento. Pontas ultra-sônicas trabalham entre 25 a 50 mil ciclos por segundo, com pouca amplitude.

Direita: várias pontas ultra-sônicas, da esquerda para a direita:

TF1-1000, TF1-9, TF1-1, TF1-7.

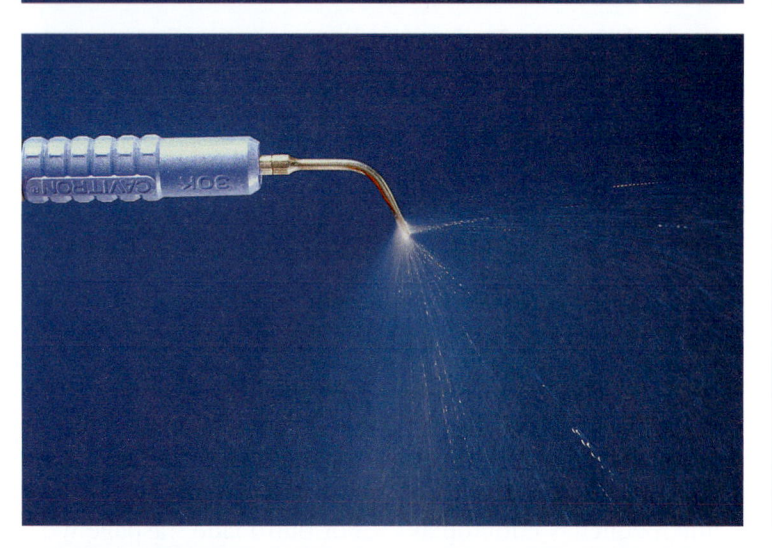

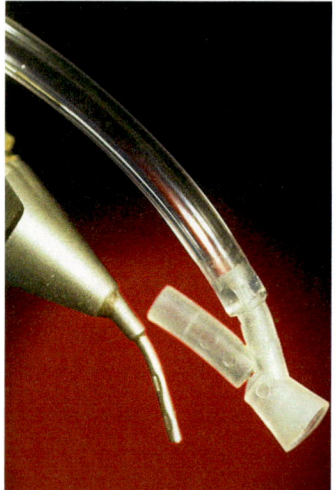

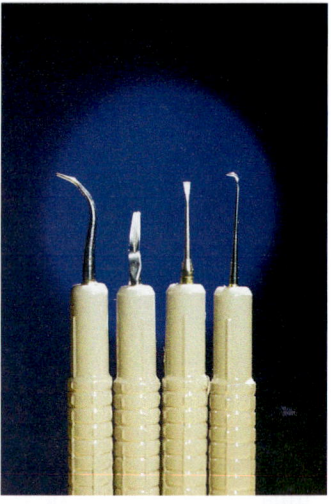

522 Air-Scaler (Titan-S, "Sonic Scaler")
O *air-scaler* tem uma freqüência regular de no máximo 6.000 Hz, e isso é considerado menos veloz que o instrumento ultra-sônico. O movimento da ponta do instrumento é 0,08 a 0,20 mm, relativamente lento.

Direita: três pontas para o aparelho Titan-S.

Fabricantes adicionais:

- **KaVo**
- **Satelec, e outros**

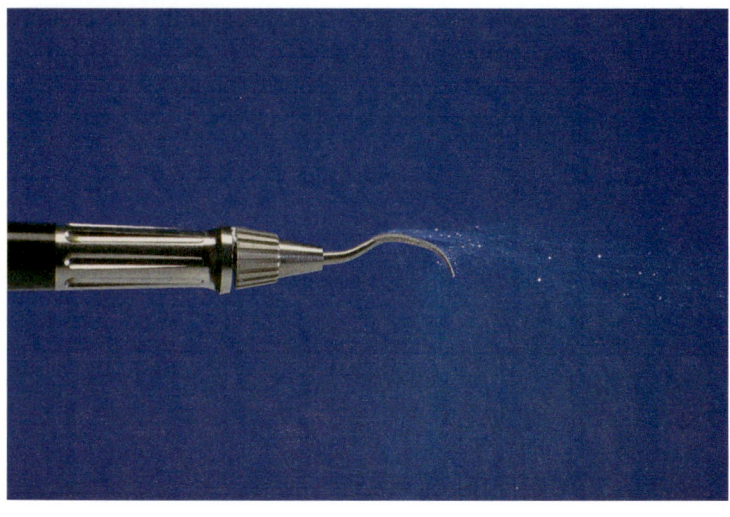

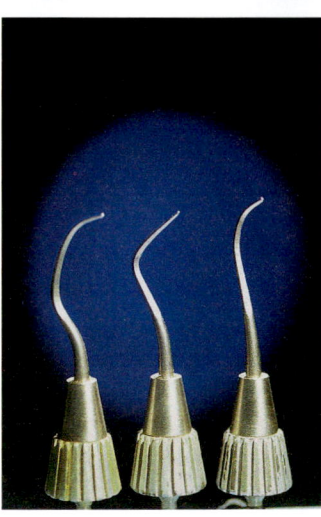

...e suas indicações

Profilaxia supragengival 241

deve ser direcionado perpendicularmente à superfície do dente, e deve ser normalmente usado no esmalte, com constantes movimentos das pontas. Tais aparelhos não garantem a perfeita limpeza nos espaços interdentais ou nos nichos. O *spray* com pó abrasivo não deve ser direcionado para dentro das bolsas. Com o novo, leve agente com mínimo de abrasividade e pontas finas, em certas circunstâncias até mesmo subgengivalmente uma limpeza efetiva pode ser alcançada (pó de glicina da Espe, com EMS Airflow Handy 2: p. 282; Petersilka e cols., 2002).

Depois da remoção de depósitos moles, o cálculo torna-se visível. Ele é um substrato do acúmulo de biofilme dental e deve ser completamente removido.

Numerosos instrumentos estão disponíveis: aparelhos ultra-sônicos (Cavitron), bem como Air-Scaler que pode ser acoplado à unidade de ar-água do equipamento dentário (Titan-S, Satelec; Sonicflex, KaVo, etc.; Hermann e cols., 1995).

Entretanto, o mais importante e o mais preciso instrumento para remoção de resíduos remanescentes continua sendo a instrumentação manual (p. 242).

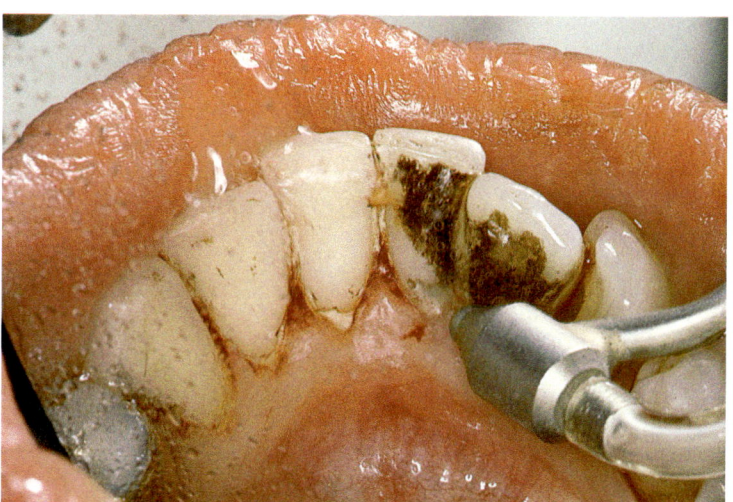

523 Remoção de depósitos moles e manchas
Depósitos duros, biofilme e manchas de tabaco, chá, vinho ou clorexidina podem ser removidas das superfícies acessíveis do esmalte usando-se um aparelho de *spray* de água e pó. A limpeza das áreas interdentais, entretanto, é insuficiente. O fluxo deve ser direcionado no dente a um ângulo de 45°. Um sugador potente é usado para remover a solução refletida.

Cuidado: altamente abrasivo em cemento, dentina e em restaurações!

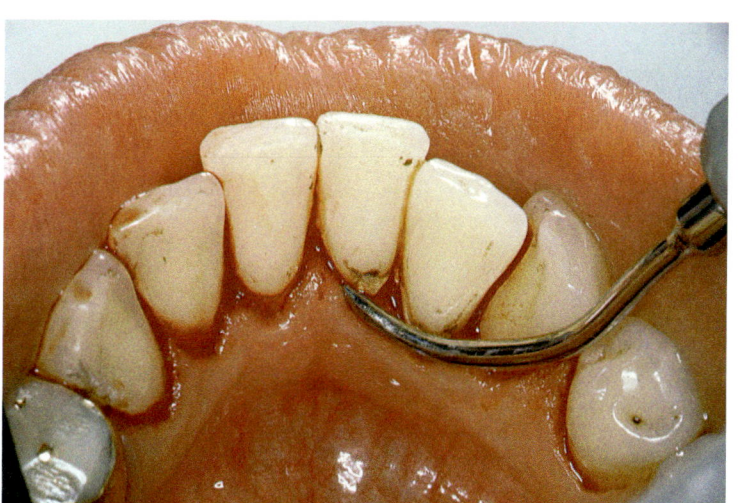

524 Remoção de depósitos supragengivais duros com aparelhos ultra-sônicos
Após a remoção de depósitos moles e de biofilme, o cálculo remanescente é completamente removido usando-se um aparelho ultra-sônico. Em sítios e nichos inacessíveis e finos, instrumentos de pontas finas ou instrumentação manual devem ser utilizados.

Cuidado: o superaquecimento pode trincar o esmalte e a porcelana!

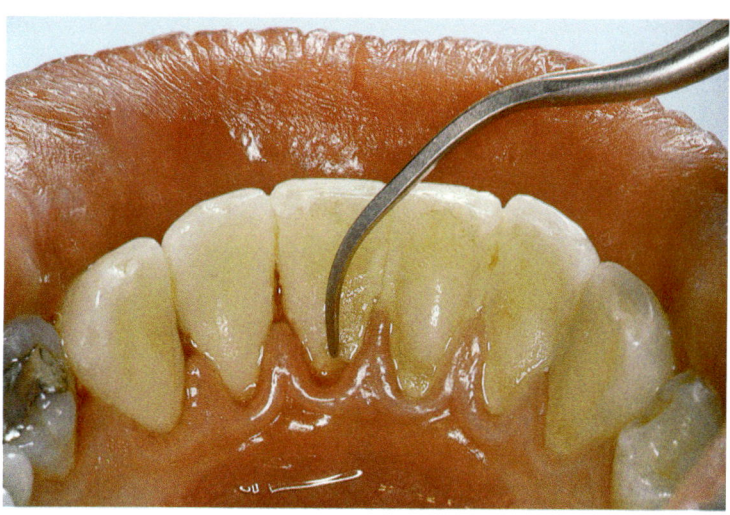

524 Remoção de depósitos supragengivais duros usando Air-Scaler
Este instrumento, que se adapta na turbina de peça de mão ar-água, permite a remoção de depósitos de maneira similar aos dos instrumentos ultra-sônicos; entretanto, a sensibilidade é melhorada e a freqüência pode ser regulada. É necessário menos pressão, e a irrigação é contínua. Ele simplifica o tratamento, melhora a visibilidade e permite maior desempenho eficiente.

Profilaxia supragengival – instrumentos manuais, pastas profiláticas...

Além dos aparelhos ultra-sônicos, os raspadores manuais e as curetas são os instrumentos mais importantes na profilaxia e no tratamento periodontal. Para a remoção de depósitos moles e manchas, os instrumentos manuais são aperfeiçoados pelo uso de escovas, copos de borracha e tiras de polimento com pastas de profilaxia e polimento.

Não é o fabricante que é critico para o sucesso do tratamento, o sucesso está na forma dos instrumentos, em especial na afiação, e, acima de tudo, na destreza do técnico em higiene dental (técnica de raspagem)!

Para a remoção de depósitos supragengivais, raspadores em *cinzel*, retos, *angulares* e também *linguais* são efetivos. Nos segmentos molares e pré-molares e também em áreas de difícil acesso, sulcos e depressões na coroa, bem como superfícies expostas das raízes, a remoção de depósitos supragengivais requer curetas, além dos raspadores, normalmente usados sem anestesia.

526 Raspadores
Para a remoção de cálculo supragengival e para depósitos que estão localizados a poucos milímetros abaixo da margem gengival, raspadores pontiagudos são indicados em várias formas:

- **Cinzel Zerfing** ZI 10 (branco)
- **Raspador Zbinden** ZI 11, 11 R+L (azul), reto e em pares
- **Raspador lingual** ZI 12 (preto)

Direita: ponta de trabalho do cinzel Zerfing (afiado em ângulo de 45°!) e o raspador lingual.

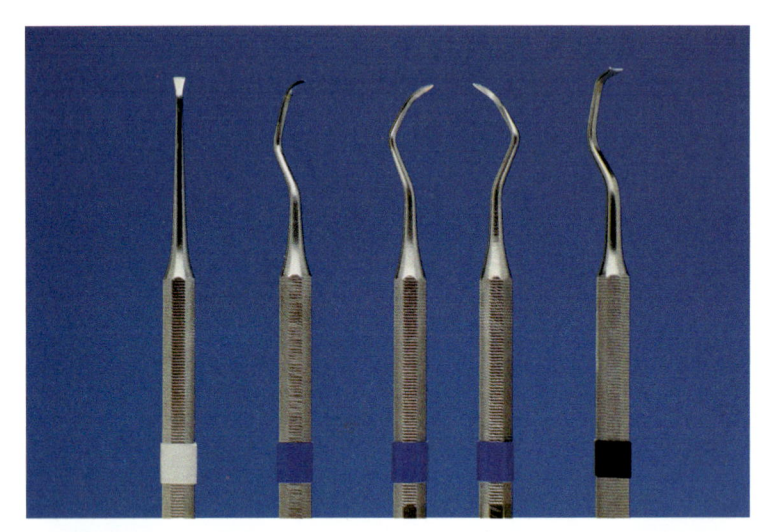

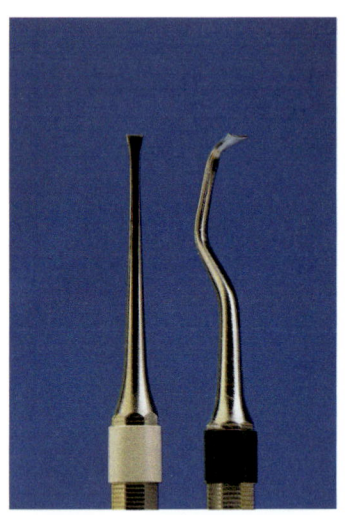

527 Curetas
Para áreas de difícil acesso e para depósitos subgengivais, os raspadores devem ser substituídos por curetas:

- **Curetas universais** ZI 15 (amarelo) 1,2 mm de largura
- **Curetas anteriores** GX 4 (laranja), Deppeler
- **Curetas posteriores** M 23 A (vermelho); ambas têm 0,95 mm de largura; Deppeler

Direita: pontas de trabalho de um par de curetas universais.

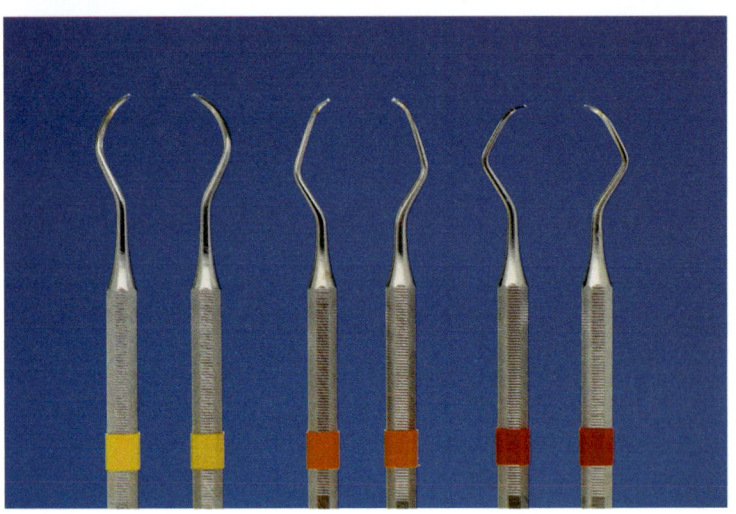

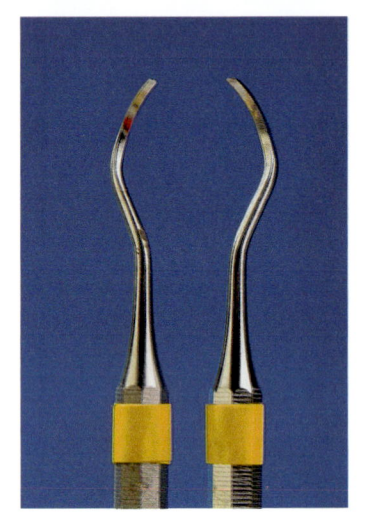

528 Pastas profiláticas padronizadas – RDA
As pastas profiláticas estão disponíveis de acordo com a abrasividade. A padronização é alcançada nas bases da abrasão na dentina, medidas por radioatividade. Todas contém flúor:

RDA	Abrasividade	Cor
• 40	leve	amarela
• 120	normal	vermelha
• 170	moderada	verde
• 250	pesada	azul

Direita: copos com pastas de diferentes cores.

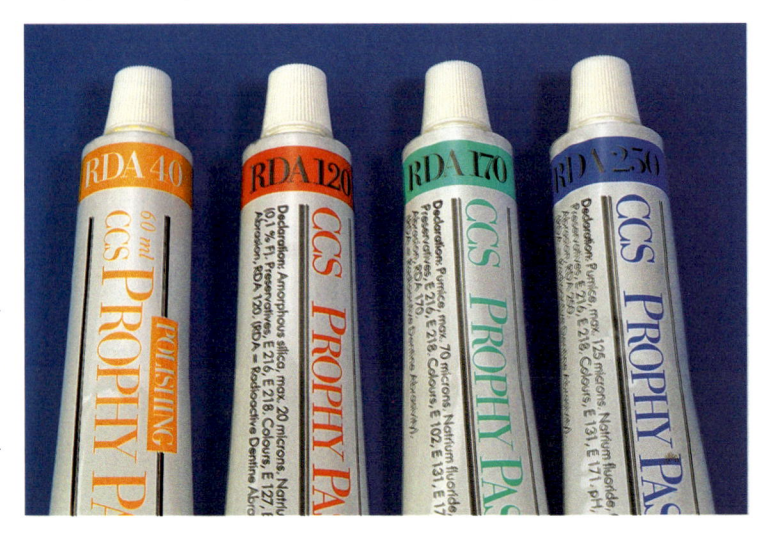

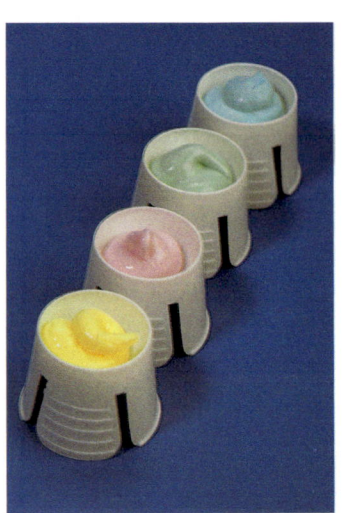

... e suas indicações

As clássicas curetas universais são indicadas para a primeira fase do tratamento. As *curetas de Gracey*, que são afiadas somente em uma borda, são usadas quase que exclusivamente para raspagem subgengival e raspagem radicular em pacientes periodontais (p. 259). Além dos instrumentos manuais, atualmente os aparelhos sônicos e ultra-sônicos estão sendo usados cada vez mais.

Se o cálculo supragengival é coberto por depósitos moles espessos, ele deverá ser removido com escovas e pasta prolifática antes do debridamento mecânico.

Depois de o cálculo ser removido de qualquer área, o dente deve ser polido com uma taça de borracha e com pasta de polimento. Esse polimento de dente e de qualquer área exposta da raiz é realizado com pasta profilática contendo flúor, que é classificada de acordo com sua *abrasividade dentinária* (abrasão de dentina radioativa = RDA; p. 234).

Pontos de contato e áreas interproximais podem ser limpas usando-se tiras finas de polimento (ver p. 244).

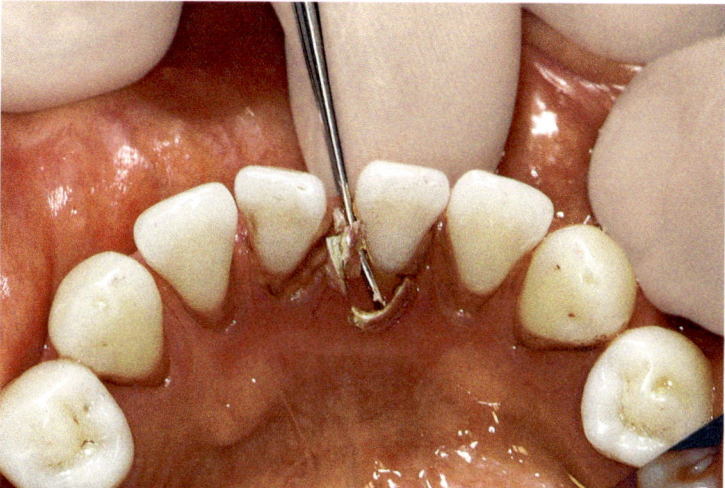

529 Remoção de cálculo supragengival
O cinzel Zerfing é o único instrumento que é usado em segmentos anteriores com movimento de puxar.

Raspadores retos e angulados e/ou instrumentos ultra-sônicos são usados então para remover qualquer cálculo remanescente.

Os raspadores linguais (Figura 526, direita) alisam a superfície estreita dos dentes anteriores da mandíbula.

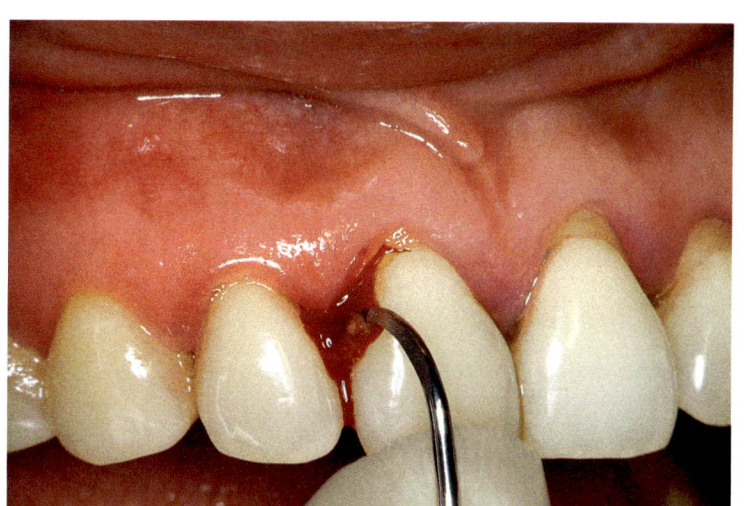

530 Remoção de cálculo subgengival
A grande massa de depósitos subgengivais está localizada a poucos milímetros apicais da margem gengival. Esses depósitos devem ser removidos durante raspagem sumária, sem anestesia, usando-se raspadores e curetas ou aparelhos ultra-sônicos, se necessário.

O sangramento gengival ocorrerá até mesmo durante a cuidadosa sondagem, quando o epitélio ulcerado da bolsa for rompido.

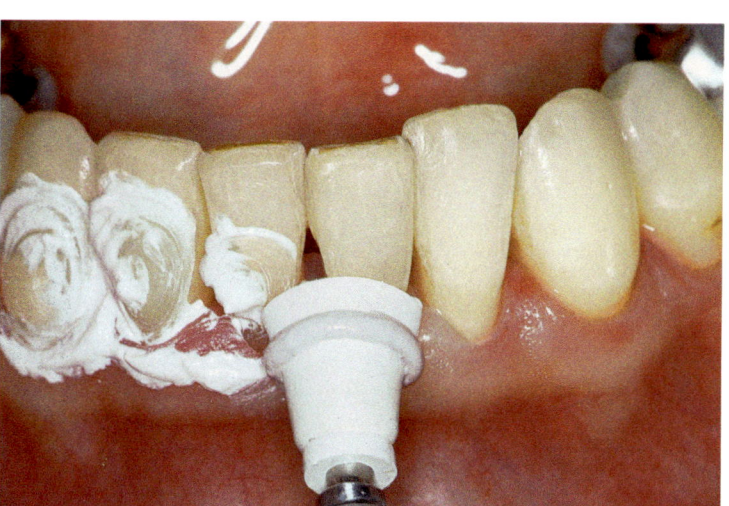

531 Polimento com copo de borracha e pasta profilática
O dente deverá ser polido toda vez que raspagem for realizada. Do contrário, acúmulo de biofilme ocorrerá nas superfícies rugosas.

Copos de borracha e pasta profilática são ideais para esse procedimento (RCP técnica, "copo de borracha e pasta"), pois eles são mais delicados na margem gengival do que as escovas rotatórias. A taça de borracha pode ser usada nas bolsas rasas para alcançar um polimento abaixo de 1 a 2 mm da margem gengival.

Criando condições de melhora na higiene bucal – remoção de irritantes iatrogênicos

Além da remoção mecânica do biofilme e do cálculo, todas as restaurações imperfeitas são corrigidas com o objetivo de criar uma superfície lisa supra e subgengival, bem como uma impecável área de transição entre as superfícies do dente natural e as margens das restaurações e coroas. Somente quando isso é feito, é possível a manutenção eficiente de controle de biofilme pelo paciente: *criação de capacidade de higiene*.

O mais importante irritante iatrogênico, que deve ser corrigido ou removido, inclui:

- Restaurações com contorno deficiente
- Sobrecontorno das margem das restaurações
- Margens abertas de coroas localizadas subgengivalmente
- Pôntico com contorno impróprio
- Grampos depressivos, próteses, selas, etc. que podem lesionar diretamente o periodonto.

532 Instrumentos de recontorno e polimento de restaurações antigas
Brocas diamantadas de vários formatos e peça de mão de alta rotação.

Direita:

- Pedra redonda
- Broca arredondada
- Broca diamantada, fina, em forma de chama
- Ponta de borracha polidora (Shofu "marrom")

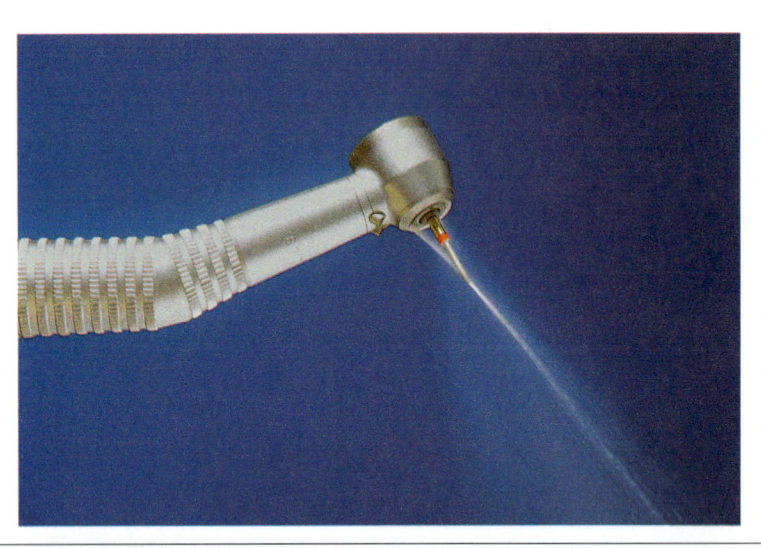

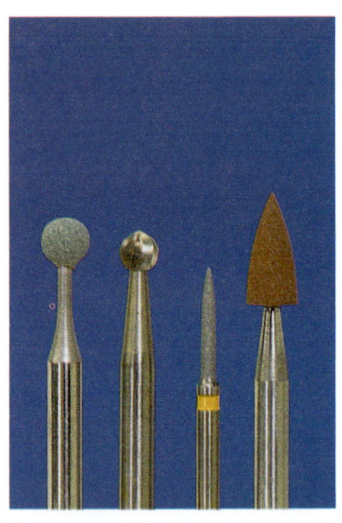

533 Limas mecânicas
Peça de mão com cabeça profilática (sistema EVA; Kavo).

0,4 a 1,5 mm de comprimento. Velocidade regulável de até 10.000 rpm.

Direita:

- **Proxoshape Set** (intensivo) Camada de diamante com partículas de 75 μm, 40 μm (amarelo), 15 μm (vermelho).

Possibilidade de remover excesso de restaurações até mesmo nos espaços relativamente estreitos.

534 Preenchimento (*filing*) manual
Um segurador de fita simplifica a remoção excessiva da restauração e o polimento nas áreas estreitas dos espaços interdentais e também protege as bochechas, a língua e os lábios.

- **Suporte LM; fitas de aço** (Horico)

Direita: **separador MEBA.**
Pontos de contato extremamente estreitos não são sempre acessíveis até mesmo às tiras mais finas. O separador promove acesso.

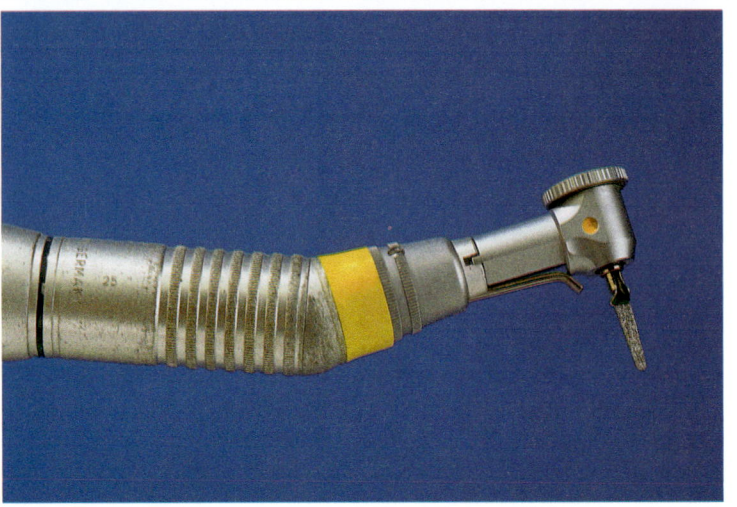

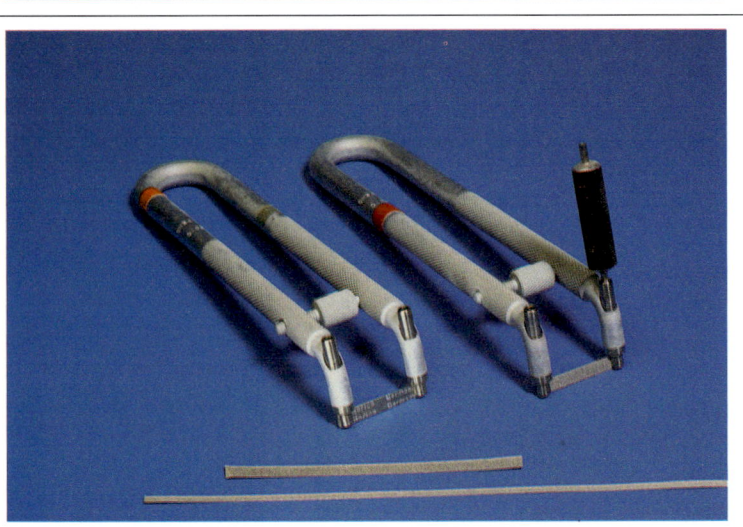

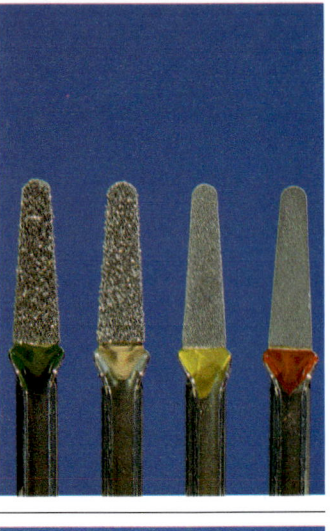

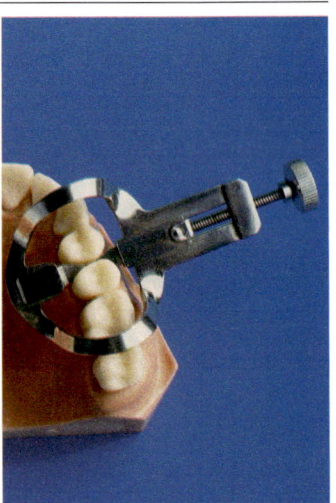

Criando condições para melhorar a higiene bucal 245

Mais importante do que irritação direta, entretanto, é o fato de que até mesmo as imperfeições menores das restaurações representam áreas retentivas de biofilme. O resultado nas tais localizações é a inflamação gengival e, ao longo do tempo, possibilidade de destruição periodontal (Lange e cols., 1983; Iselin e cols., 1985).

A finalização e polimento de todas as superfícies das restaurações podem ser realizados com brocas finas de diamantes (com água), brocas redondas e discos de acabamento.

O sobrecontorno interproximal das restaurações de amálgama pode ser removido com limas diamantadas em forma de chama ou limas periodontais ou com limas Proxoshape (sistema Eva).

Fitas de metal ou plásticas, mesmo manuseadas pelas mãos ou por cabos, também são úteis para o alisamento das margens das restaurações nas regiões marginais/proximais. Restaurações antigas exibindo sobrecontorno ou fraturas *devem ser substituídas*, porque cáries secundárias são comuns embaixo de restaurações defeituosas.

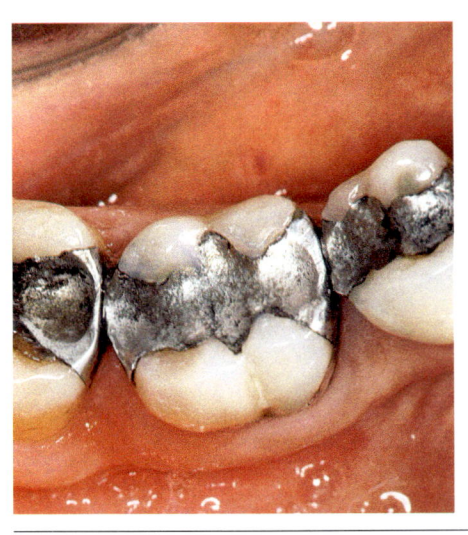

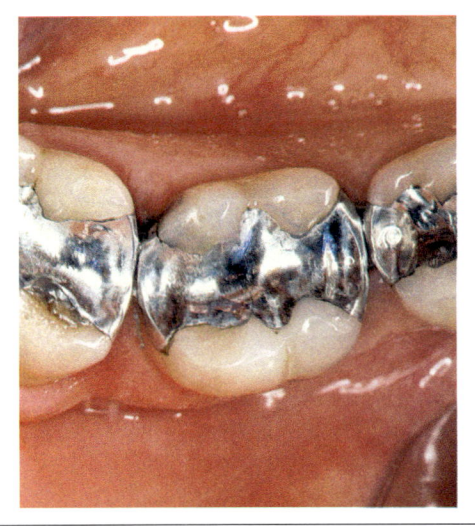

535 Restaurações antigas de amálgama antes e depois do recontorno
Esquerda: a superfície áspera, descolorida de restaurações antigas provoca acúmulo de biofilme. Embora a superfície oclusal não tenha contato direto com os tecidos da margem periodontal, o polimento das restaurações leva a uma redução bacteriana na cavidade bucal. Contatos funcionais em lateralidade e em oclusão cêntrica devem ser mantidos.

Direita: restauração de amálgama antiga polida e recontornada.

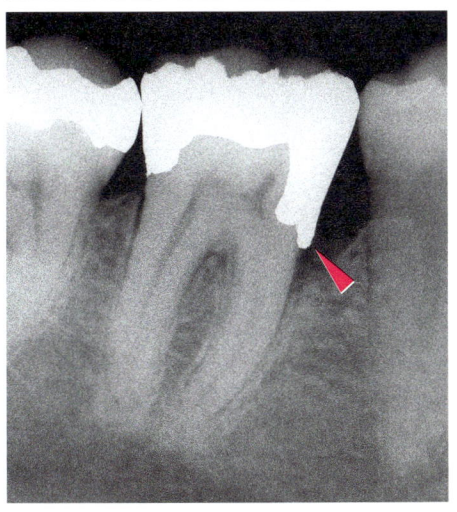

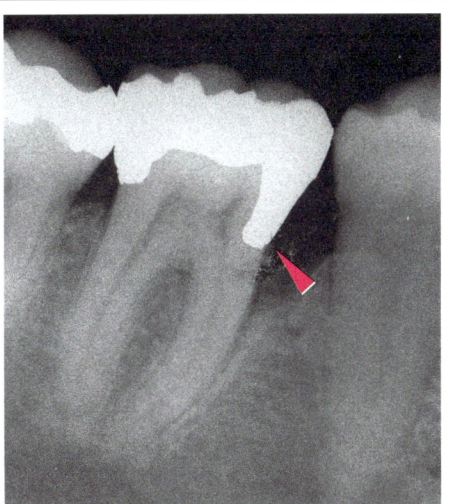

536 Antes e depois de remoção do sobrecontorno do amálgama
Esquerda: O dente 46 exibe um excesso marginal pronunciado na face mesial (acúmulo enorme de biofilme, seta). Uma bolsa óssea profunda também está localizada perto desse nicho iatrogênico.

Direita: o excesso proximal foi removido e a restauração foi polida. A margem está agora perfeita, evitando acúmulo de biofilme. Se há suspeita de cárie, a restauração deve ser substituída.

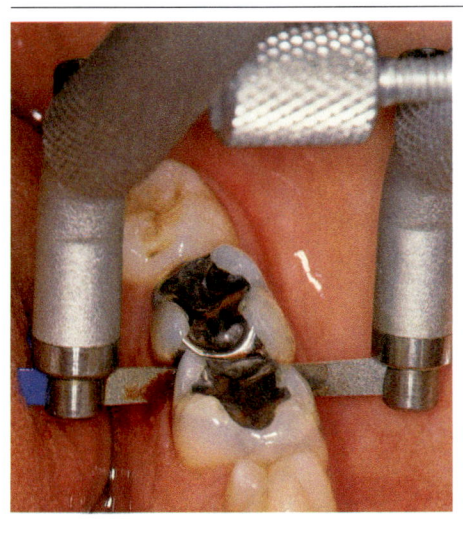

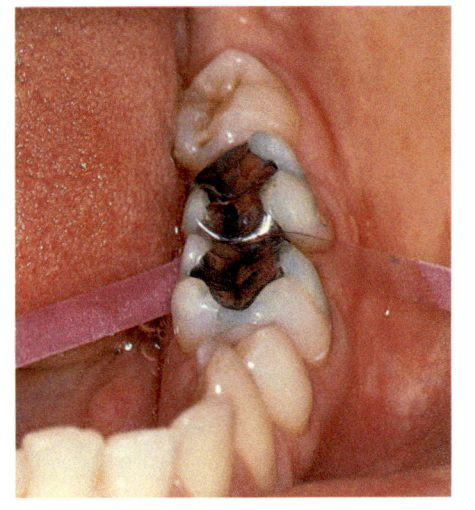

537 Alisamento da restauração da superfície proximal usando tiras
Esquerda: cabo de fitas LM com tiras de diamante durante o alisamento da superfície distal do dente 36. O ponto de contato deve ser protegido.

Direita: a superfície interdental da restauração é finalmente polida usando-se uma tira levemente abrasiva, que também pode ser usada nas áreas de contato.
Objetivo: superfícies proximais lisas tornam possível a higienização interdental perfeita com fio dental.

Correção de irritantes iatrogênicos – pônticos

Por questões estéticas, as pontes na *região anterior* devem ter contato com a gengiva inserida. Um pôntico ovóide que pressiona a gengiva pode melhorar a estética pela estimulação de formação de papila ao redor do pilar, mas pode trazer dificuldades na higiene.

Nas *áreas posteriores*, onde estética não é uma consideração, é freqüentemente benéfico deixar 1 a 2 mm de espaço *embaixo* dos pônticos para facilitar o uso de produtos de higiene na remoção do biofilme dental.

Em um pôntico facetado ("*modified ridge lap*") é mais fácil de usar escovas interdentais, palito de dente e fio dental para limpar os dentes pilares, por causa da guia que está ausente quando os pônticos são removidos da gengiva ou quando um pôntico tipo barra é usado.

Pontes com pônticos construídos inapropriadamente podem ser corrigidas em um termo de emergência, usando-se brocas de diamante em forma de chama. As superfícies abaixo dos pônticos assim feitos devem ser polidas com limas Proxoshape (15 μm de abrasividade).

538 Pônticos de forma inapropriada
Este pôntico é muito longo e sua forma entra em contato com a gengiva inserida e a mucosa oral na face vestibular (tipo "*ridge-lap*"). Também é muito largo, contato no pilar mesial está sobre-estendido, invade a papila gengival mesial e dificulta a higiene interdental. O encurtamento e o recontorno são indicados pela linha pontilhada.

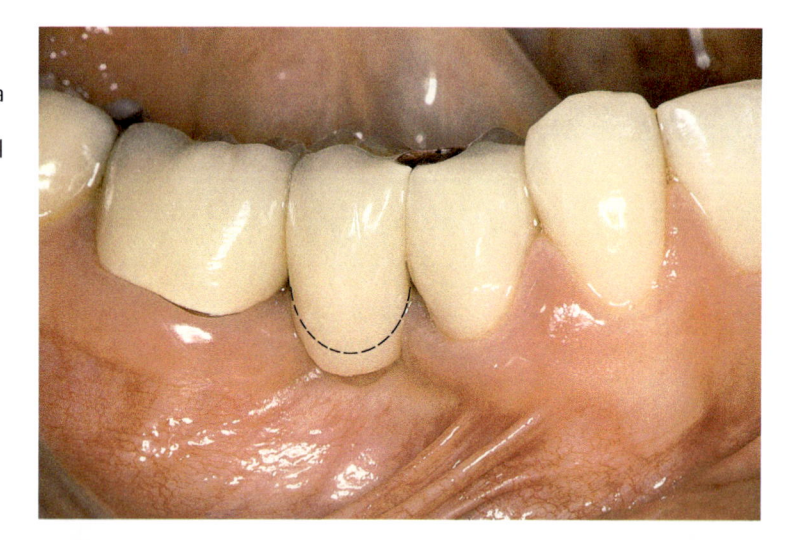

Correção de um pôntico
A ponte fixa está funcional. Entretanto, o precário contorno do pôntico é refeito nas superfícies marginal e proximal por meio brocas diamantadas em forma de chama.

Direita: grande área de retenção de biofilme dental no pôntico em forma côncava (seta vermelha cheia). O contorno torna a superfície embaixo do pôntico de plana para convexa, e retenção de biofilme é reduzida (setas vazias).

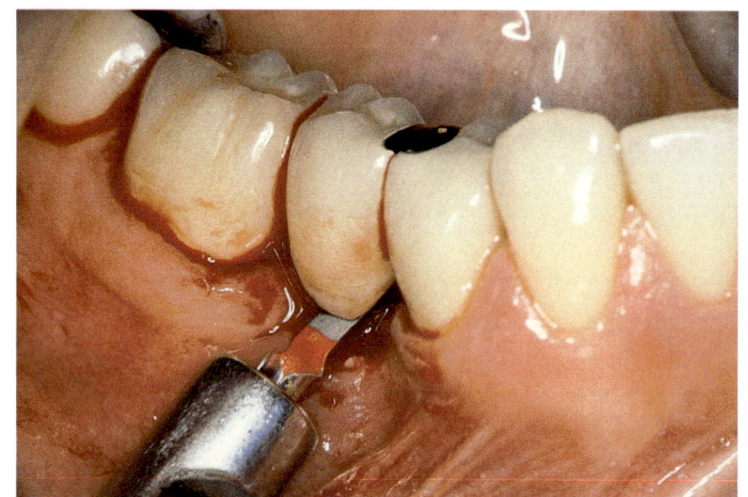

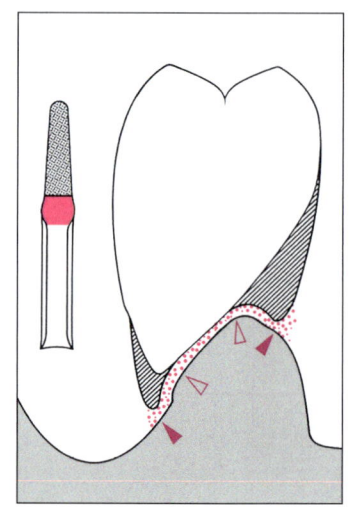

Área do pôntico acessível à higiene
Um cimento cirúrgico (Coe-Pak) foi deixado *in situ* por 10 dias. Depois da cicatrização da gengiva, uma ótima higiene bucal é possível nas superfícies proximais no pilar dos dentes e embaixo dos pônticos, usando-se fio dental ou "escova e fio".

A luz de fibra ótica amarelada na face lingual mostra gengiva queratinizada e saudável.

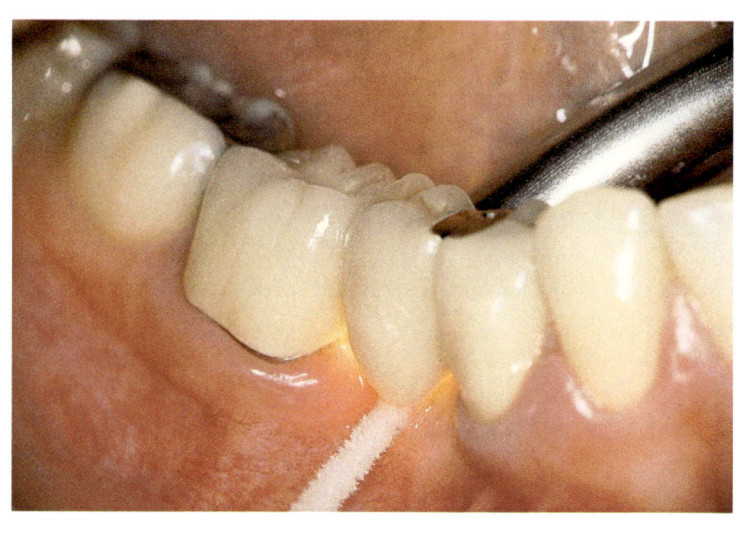

Remoção de áreas naturais de retenção de biofilme dental – odontoplastia de sulcos, depressão e irregularidades

Sulcos, irregularidades, depressões, entre outros, são manifestações naturais da morfologia dentária, tanto na coroa quanto na raiz. Em dentições saudáveis, podem ser satisfatoriamente limpos com escova e produtos de higiene interdental.
Entretanto, anomalias morfológicas que representam nichos de retenção de biofilme podem ser encontradas na cervical de algumas *raízes*. Com freqüência, há sulcos estreitos que se estendem apicalmente da fossa lingual de um incisivo até a superfície da raiz.
Além do mais, raízes fusionadas de dentes multirradiculares podem ter um perfil irregular, com sulcos grandes que se estendem profundamente na dentição subjacente. Após a formação de uma bolsa periodontal, tais sulcos são expostos e tornam-se áreas de retenção de biofilme dental que são difíceis de acessar clinicamente. Eles podem assumir um papel etiológico na destruição progressiva e localizada de estruturas de suporte periodontal.
Até certo ponto, tais nichos podem ser abertos por meio de odontoplastia menor, e tornam-se mais acessíveis para profilaxia.

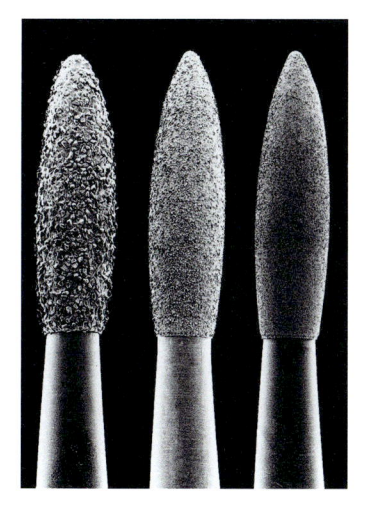

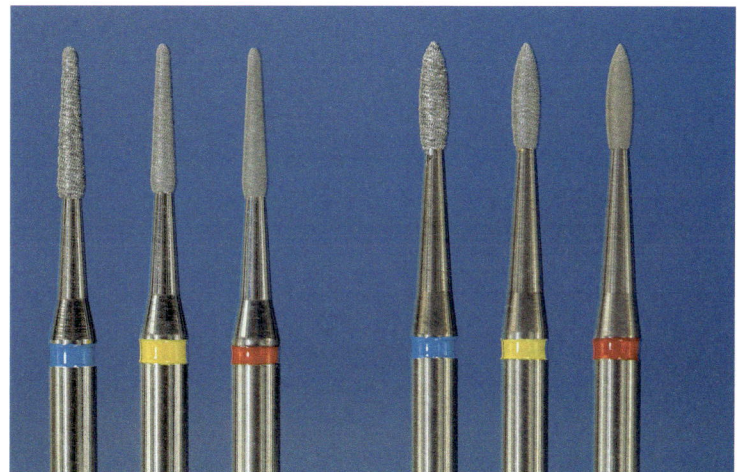

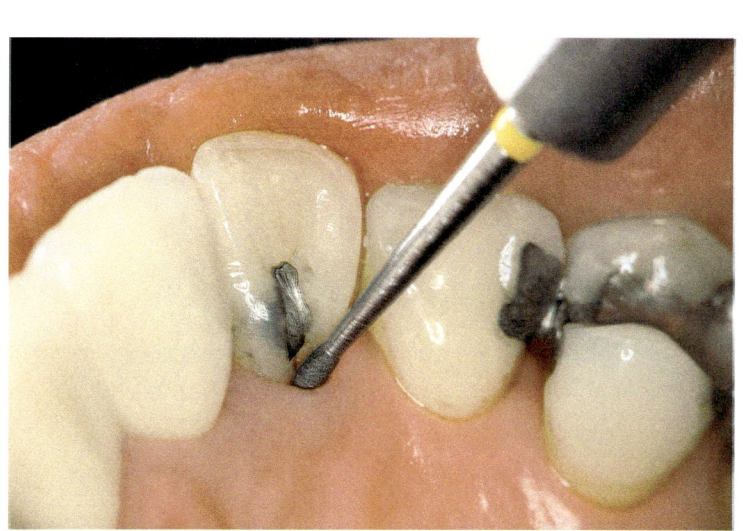

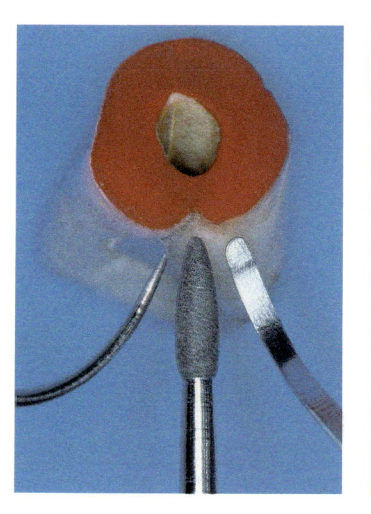

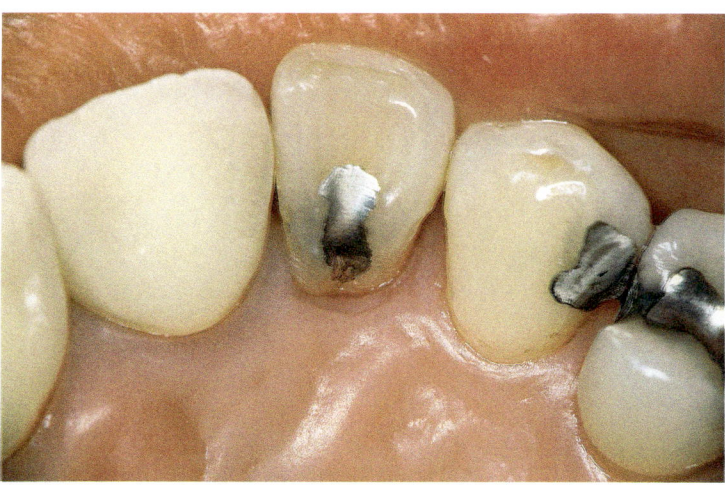

541 Brocas de diamante para contorno e polimento – *kit* de Perio...
...consiste em brocas diamantadas delgadas, cônicas e em forma de chama para remoção de depósito subgengival, odontoplastia e para polimento final dos dentes ou superfícies radiculares; dois comprimentos estão disponíveis.
Esquerda: broca diamantada do *kit* de Perio em forma de chama em três graus de abrasividade (SEM):

Kit de Perio (Intensiv Co.)
- 75 μm (azul)
- 40 μm (amarelo)
- 15 μm (vermelho)

542 Recontornando (abrindo) uma depressão no dente 22
Um sulco fino que pode ser detectado clinicamente com uma sonda exploradora estende-se 5 mm apicalmente dentro da bolsa periodontal, visto nesse incisivo lateral que tem uma fossa de amálgama apical para lingual.

O sulco era tão estreito que a profundidade não pôde ser sondada nem com uma sonda periodontal nem com cureta. Uma modificação odontoplástica foi indicada, que incluía alargamento, arredondamento e polimento com uma broca diamantada de 15 μm.

543 Dente 22 depois da odontoplastia
Um sulco estreito foi aberto usando-se uma broca diamantada. A profundidade do sulco agora pode ser alcançada com um instrumento manual fino (cureta de largura 0,8 mm), criando uma adequada profilaxia profissional. Depois da odontoplastia, a superfície do dente deve ser tratada repetidamente com flúor tópico.

Esquerda: seção similar ao dente anterior, no nível da margem gengival.

Remoção de áreas naturais de retenção de biofilme dental – apinhamento: odontoplastia morfológica

O apinhamento dentário é uma das poucas anomalias dentárias de posição que pode ter um papel indireto na iniciação da progressão da gengivite/periodontite. Em tais casos, fatores oclusais/funcionais não têm relação. O apinhamento dentário cria nichos para acúmulo de biofilme e dificulta a higiene bucal do paciente.

Tratamentos ortodônticos extensivos envolvendo extração seletiva de dente, em especial em adultos, não é freqüentemente possível devido à técnica difícil e às considerações financeiras e de tempo.

A *odontoplastia morfológica* cuidadosa pode representar uma alternativa à ortodontia em casos de apinhamento dentário; o procedimento também pode melhorar a estética. Ela é realizada usando-se brocas de diamantes finas, *exclusivamente no esmalte*. Depois desse procedimento, as superfícies dos dentes devem ser polidas e tratadas com flúor.

544 Apinhamento dentário-fator de retenção de biofilme
Neste caso de grave apinhamento dentário anterior, observa-se gengivite grave e acúmulo de biofilme dental naquelas superfícies dentárias que não se beneficiam da *autolimpeza* feita pela língua e pelos lábios. Essa situação pode ser significativamente melhorada com odontoplastia.

Direita: vista pela face oclusal. O dente 31, em sua posição vestibularizada, nunca é tocado pela língua.

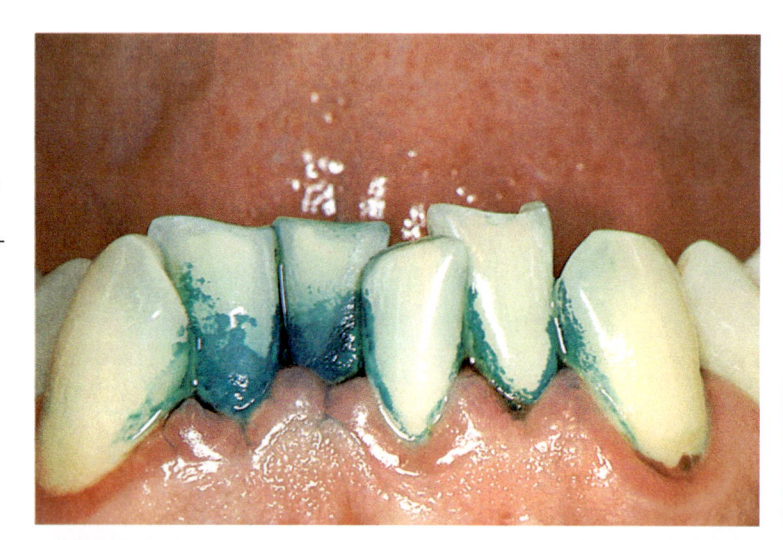

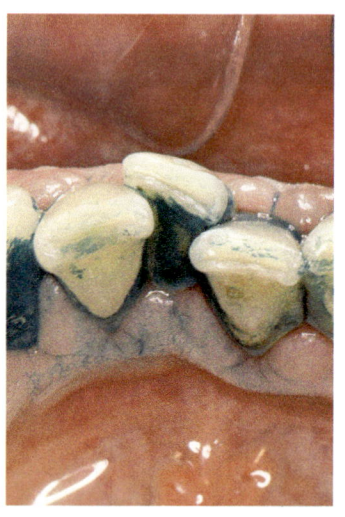

545 Odontoplastia – desgaste morfológico
Odontoplastia estética menor foi realizada nos incisais, mantendo-se o contato oclusal (vermelho). As superfícies em preto serão seletiva e morfologicamente desgastadas para diminuir os nichos.

As superfícies de contato extremamente estreitas são polidas com tiras abrasivas para que as áreas interdentais tornem-se acessíveis ao fio dental.

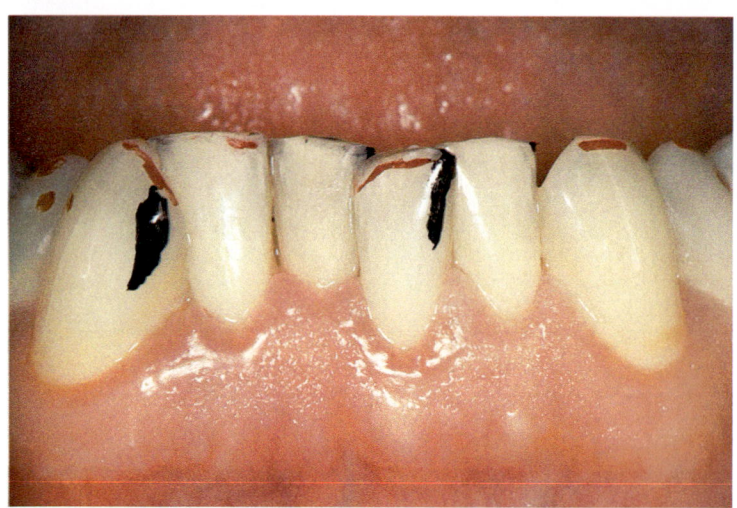

546 Vista clínica após odontoplastia e profilaxia
As áreas retentivas de biofilme não são mais enormes. Agentes reveladores de biofilme revelam pouco acúmulo deste. Higiene interdental com fio dental agora é possível. Esse tratamento odontoplástico menor e a otimização da higiene bucal pelo paciente leva a uma significativa redução da inflamação gengival.

Direita: a situação clínica é melhorada até mesmo na área lingual. A inflamação marginal leve persiste.

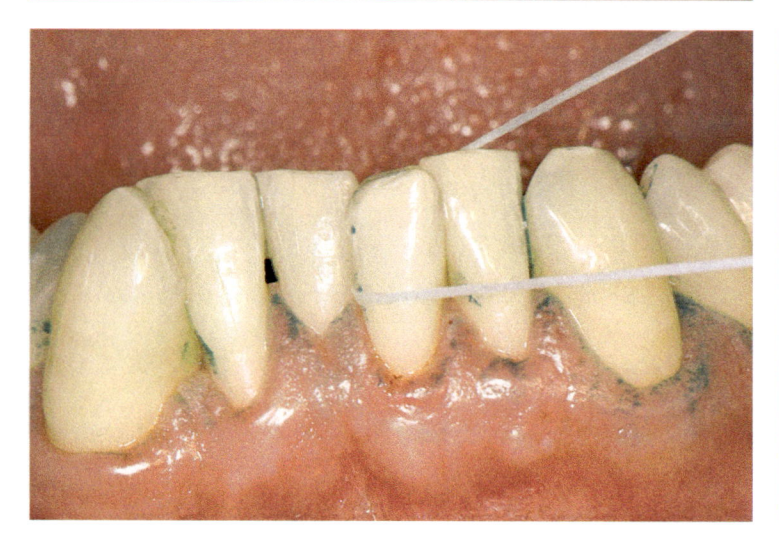

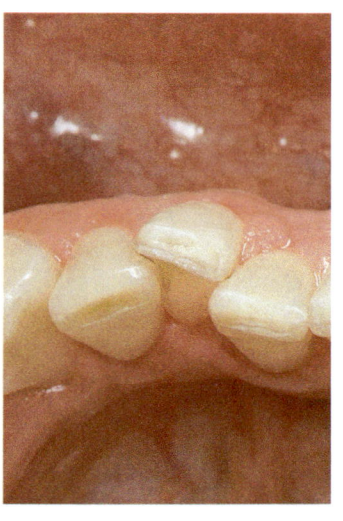

Tratamento da gengivite provocada pelo biofilme dental

O tratamento da gengivite ("doença da gengiva", classificada como tipo I A; p. 328) é idêntico ao "tratamento inicial 1" (fase de higiene), realizado colaborativamente entre o paciente e o técnico em higiene dental. Isso inclui motivação, informação, instrução de higiene bucal e *check-ups*, bem como remoção profissional supragengival de biofilme e cálculo.
O tratamento pode demandar bastante tempo quando realizado na dentição inteira. Isso será demonstrado aqui no segmento anterior da mandíbula. A paciente de 30 anos de idade mostra uma gengivite moderada provocada pelo biofilme dental. Não há perda de inserção, mas bolsas de 4 mm foram observadas. A paciente, que nunca recebera instrução de higiene bucal, foi orientada durante os *procedimentos de profilaxia profissional*.

Achados iniciais (anterior da mandíbula):
 IP: 72%   SS: 69%   MD: 0 a 1 (p. 174)
 O caso clínico e as radiografias estão descritos a seguir:

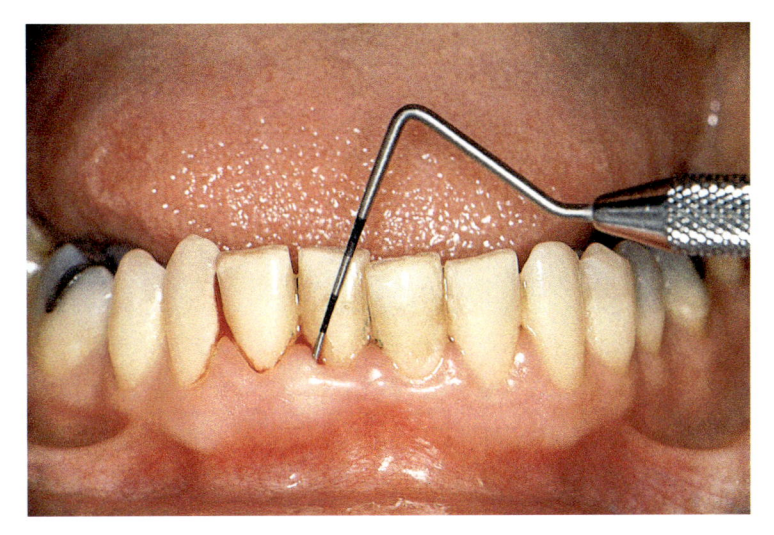

Achados iniciais – gengivite moderada
A gengiva está edemaciada principalmente na área papilar. Hemorragia ocorre depois da sondagem cuidadosa particularmente nas áreas interdentais. A higiene bucal deficiente da paciente é agravada pelo apinhamento dentário na parte anterior da mandíbula, que favorece o acúmulo de biofilme dental.

A espessura da gengiva inserida está normal.

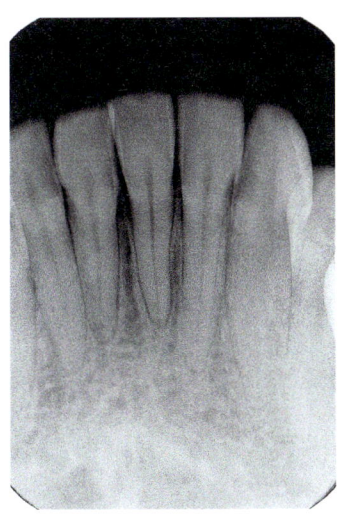

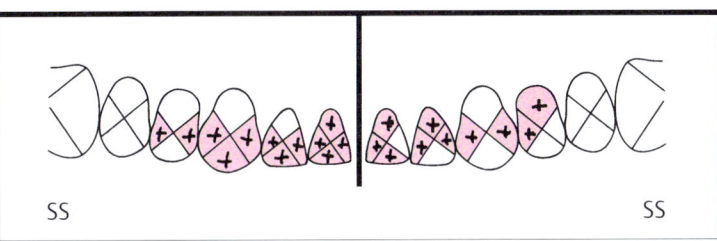

Índice de sangramento (SS) e índice de placa (IP ou PCR)
SS: sangramento ocorre nos sítios medidos dos dentes 22 e 32 (mesial, vestibular, distal e lingual), depois da sondagem periodontal cuidadosa (Índices, p. 68).

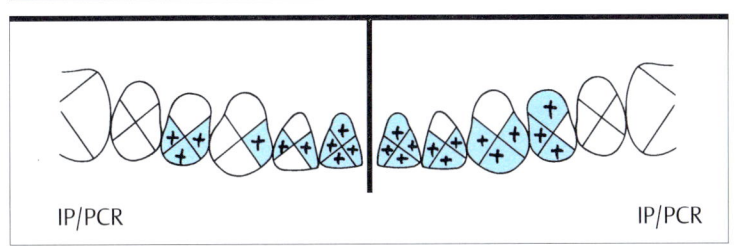

PI/PCR: biofilme foi detectado nas 23 das 32 superfícies dentárias examinadas (oito dentes: 34 a 44).

Esquerda: achados radiográficos. Não há evidências de perda óssea.

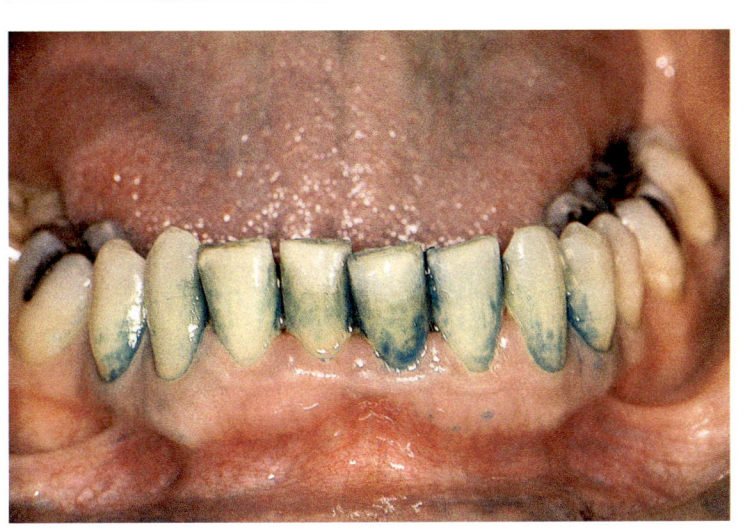

Manchamento dental
Em quase todos os dentes, há acúmulo de biofilme dental mais ou menos evidente em particular nas regiões interdental e marginal.

Remoção de biofilme dental e cálculo em área anterior da mandíbula; vista lingual

550 Condição inicial
Gengivite provocada por biofilme com cálculo supragengival é mostrada na face lingual. Instrução de higiene (escova) foi dada ao paciente na primeira consulta.
A higiene interdental (usando fio dental) foi demonstrada na consulta seguinte.

Direita: gengivite, face vestibular.

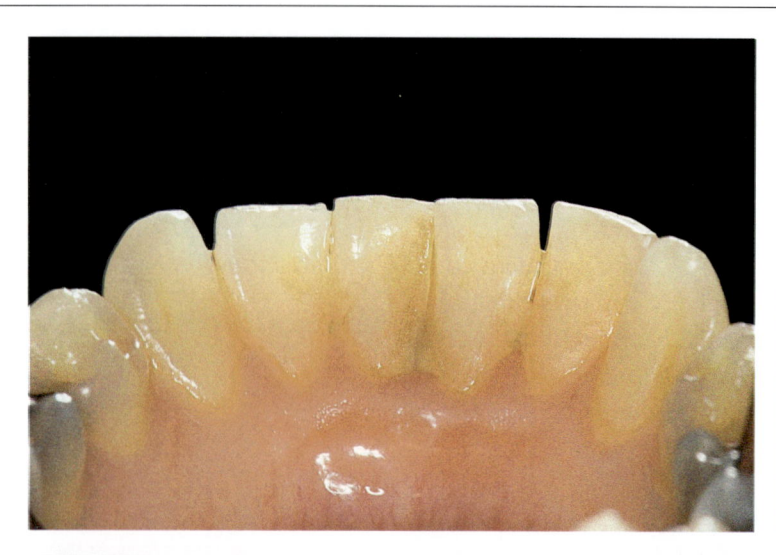

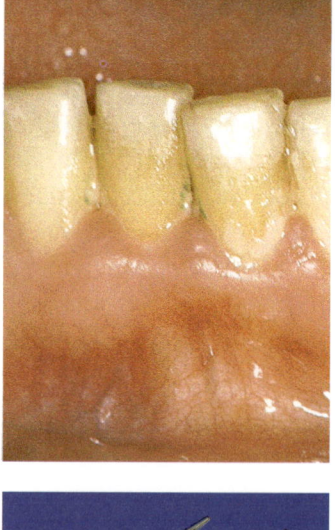

551 Raspagem usando ultra-som
Aparelhos ultra-sônicos são particularmente indicados na remoção inicial de depósitos moles e duros subgengivalmente (remoção mais grosseira).

Direita: ultra-som antigo (centro) e moderno com resfriamento interno (meio: Cavitron Dentsply) ou raspador sônico (Sonicflex KaVo; direita).

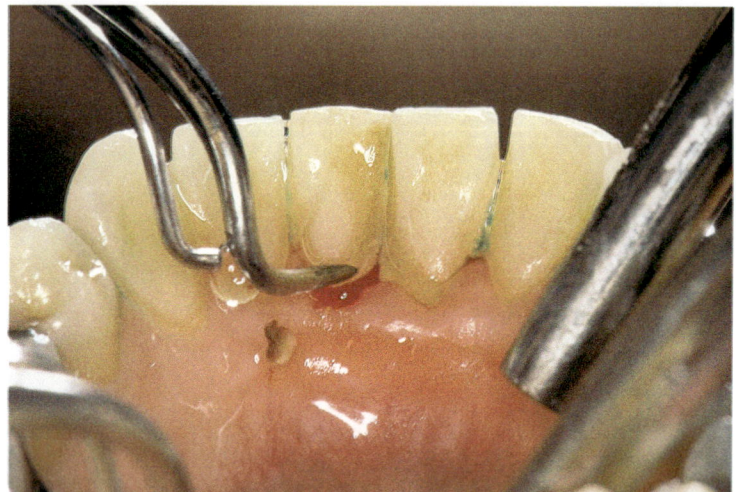

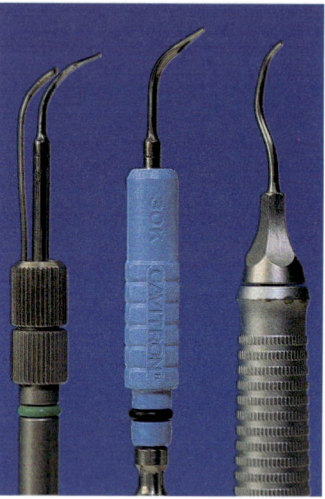

552 Raspagem – profilaxia subgengival usando-se instrumentos manuais
Após o uso de raspadores sônicos ou ultra-sônicos, é imperativo o uso de instrumentos manuais (raspadores e curetas) para a raspagem final.

Mais importante do que o instrumento usado é o resultado: uma perfeita profilaxia do dente.

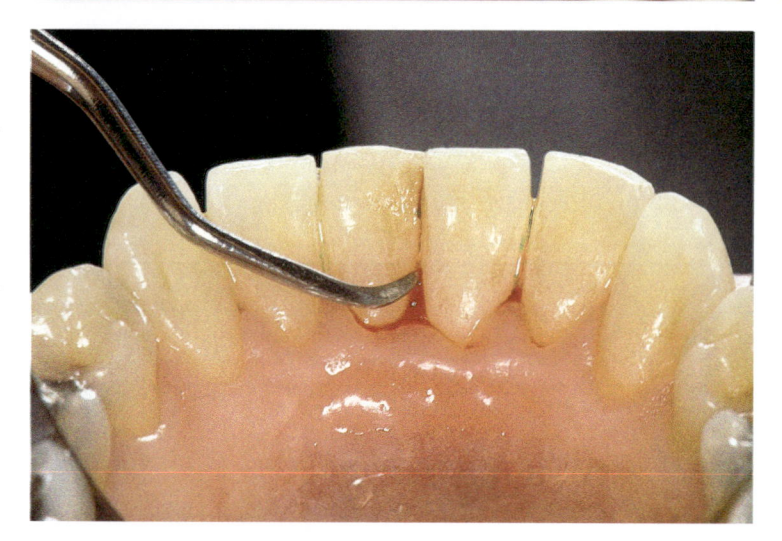

553 Checagem com um explorador pontiagudo
A lisura do dente e da superfície da raiz é checada com um explorador bem fino.

Direita: exploradores finos pontiagudos.

- EXD5
- EXD3CH
- EXS3A
  Todos os instrumentos são da companhia Hu-Friedy.

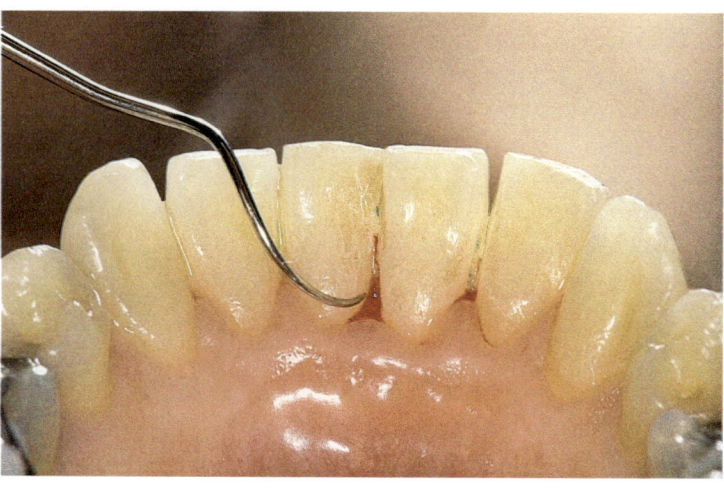

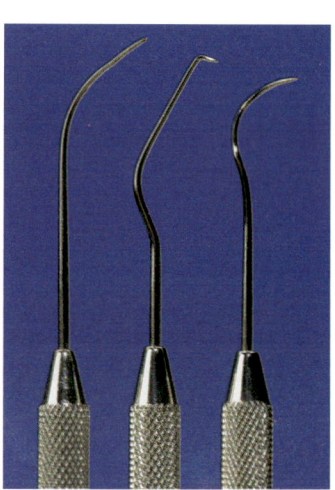

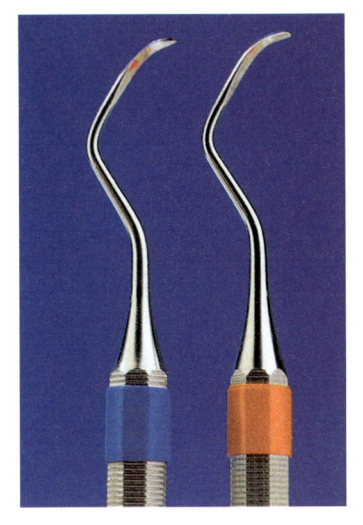

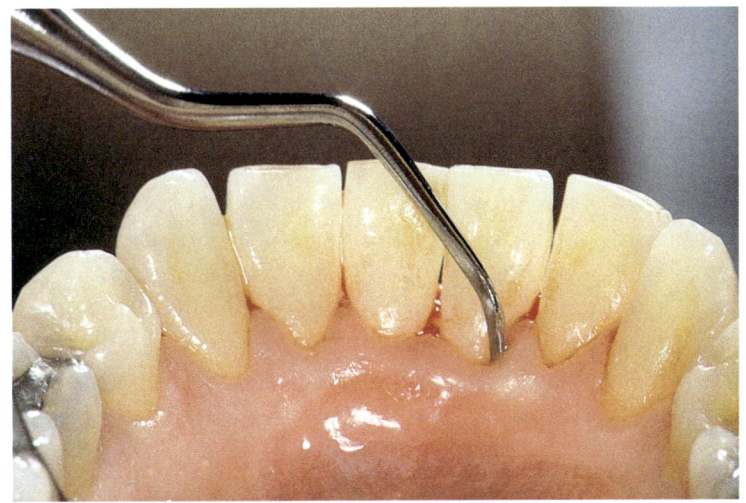

Tratamento da gengivite provocada pelo biofilme dental 251

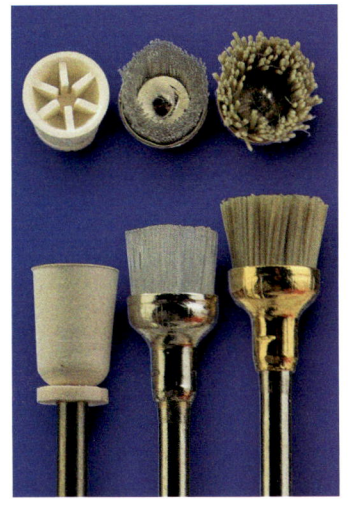

554 Profilaxia subgengival com curetas universais
Até mesmo no tratamento de gengivite, curetas finas são aplicáveis. Suas pontas arredondadas danificam levemente a gengiva somente quando usadas subgengivalmente em bolsas com movimentos horizontais.

Esquerda: instrumentos:

- **Raspador M23**
- **Cureta M23A**
  (Deppeler)

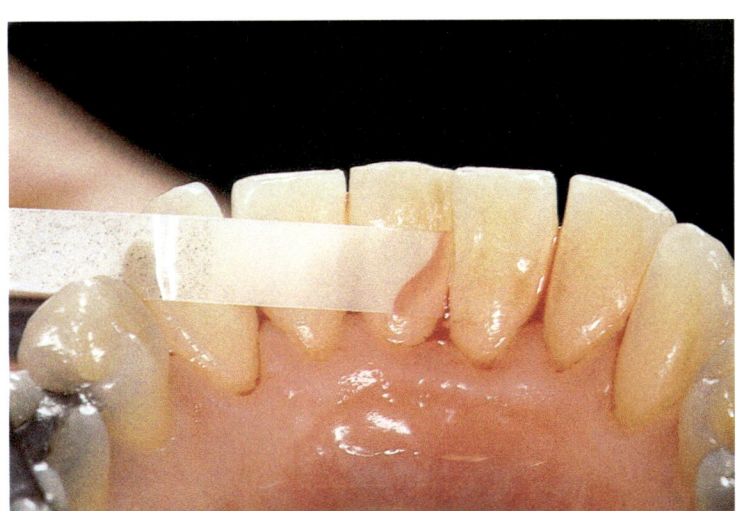

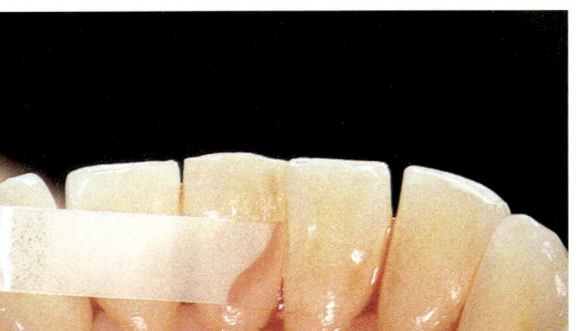

555 Remoção de biofilme dental e polimento preliminar na área interdental – tiras com leve abrasividade
Após terapia mecânica das superfícies linguais e vestibulares do dente, as superfícies proximais e as áreas de contato são limpas com tiras abrasivas.

Para polimento, fitas ou tiras dentais podem ser usadas com pasta profilática contendo flúor (p. 232).

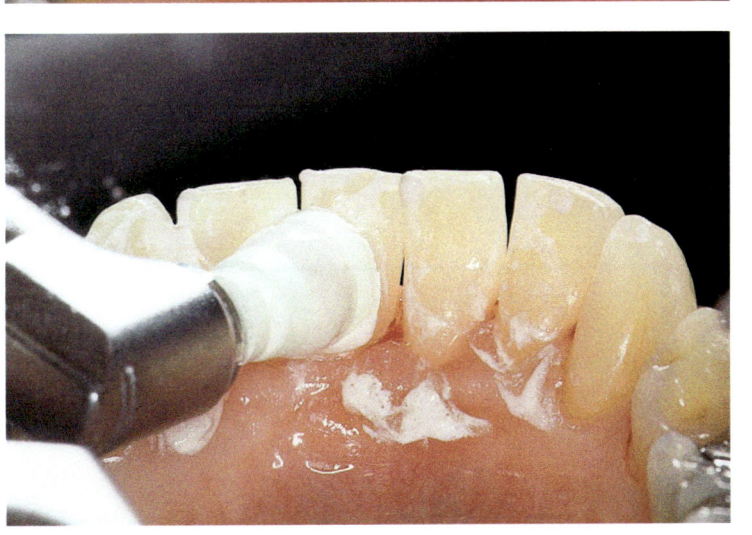

556 Polimento com copo de borracha e pasta – método CBP
As superfícies são cuidadosamente tratadas com o método CBP. Depósitos moles (biofilme!) devem ser removidos exclusivamente com este método, pois a raspagem mecânica repetida (durante as reconsultas) pode levar à formação de recessão e de defeitos em forma de cunha.

Esquerda: dependendo da tenacidade dos depósitos (manchas), copos de borracha ou escovas duras-moles podem ser empregadas.

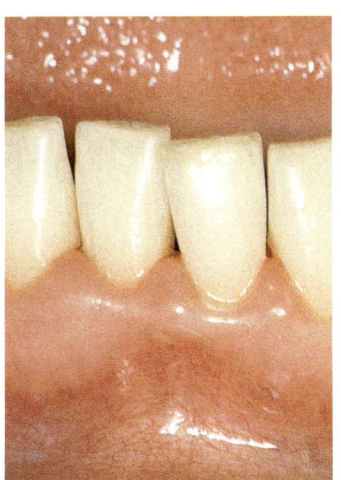

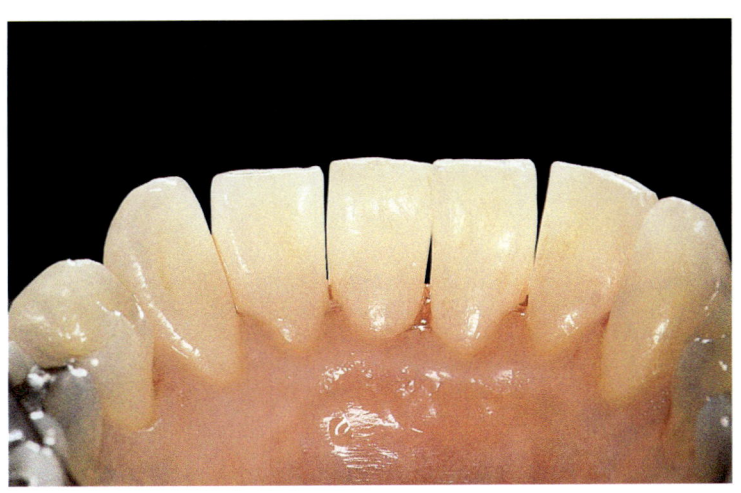

557 Área mandibular anterior imediatamente após tratamento
O biofilme e o cálculo foram removidos. O tempo para esses procedimentos foi de 15 min. O trauma na gengiva não pode ser evitado até mesmo com o mais cuidadoso tratamento mecânico das superfícies do dente. Tais danos cicatrizam dentro de poucos dias.

Esquerda: vista da vestibular imediatamente depois da remoção de biofilme e cálculo.

Tratamento da gengivite

Resumo

Nesta paciente de 30 anos de idade, as restaurações foram feitas de tempos em tempos por muitos anos. Instruções de higiene nunca foram dadas a ela. A paciente relatou que uma breve remoção de cálculo foi realizada nas consultas.

A paciente foi prontamente motivada durante o tratamento de gengivite em todos os sextantes. Ela aprendeu os métodos de controle de biofilme dental demonstrados usando escova de dente e fio dental sem nenhuma dificuldade. Seu índice de placa (IP ou PCR) caiu para 12%. Mínimo sangramento ocorreu à sondagem do sulco gengival (SS 9%, p. 69).

A continuada e excelente cooperação da paciente foram esperadas; mesmo assim, 1 a 2 rechamadas foram marcadas. A consulta no intervalo de seis meses foi suficiente para manter o resultado do tratamento: livre de inflamação clínica e periodonto saudável. Nas rechamadas, também foi possível detectar precocemente qualquer problema ou falha com os cuidados em casa.

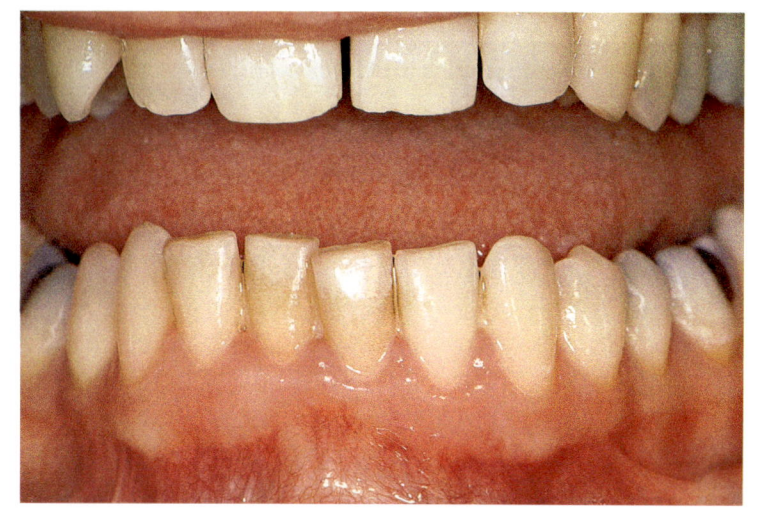

559 Condição inicial – segmento anterior da mandíbula
Gengiva inflamada e levemente inchada, bolsas e sangramento à sondagem. Acúmulo generalizado de biofilme marginal é pouco visto.

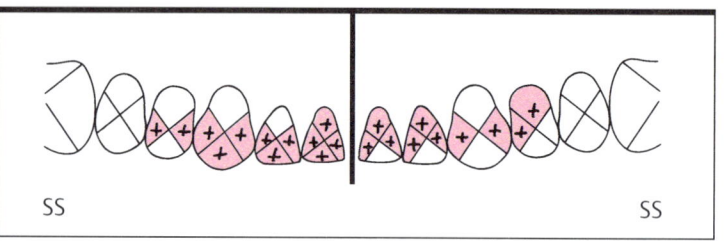

560 Índice de sangramento (SS)

Antes do início do tratamento
Dois terços de todas as áreas interdentais e marginais dos 8 dentes examinados (34 a 44) sangraram após a sondagem (SS = 69%).

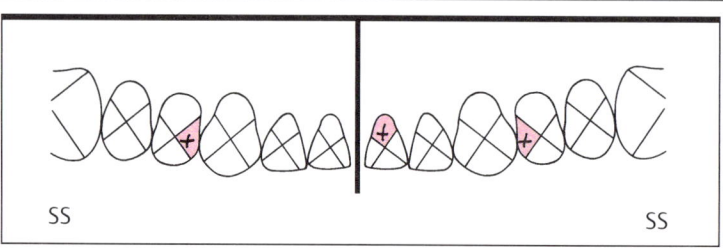

Antes

Após tratamento
O número de sítios em sangramento foi reduzido de 69% para 9% devido ao tratamento por si só.

Nas regiões descritas, existem somente três sítios que exibem leve sangramento à sondagem.

Depois

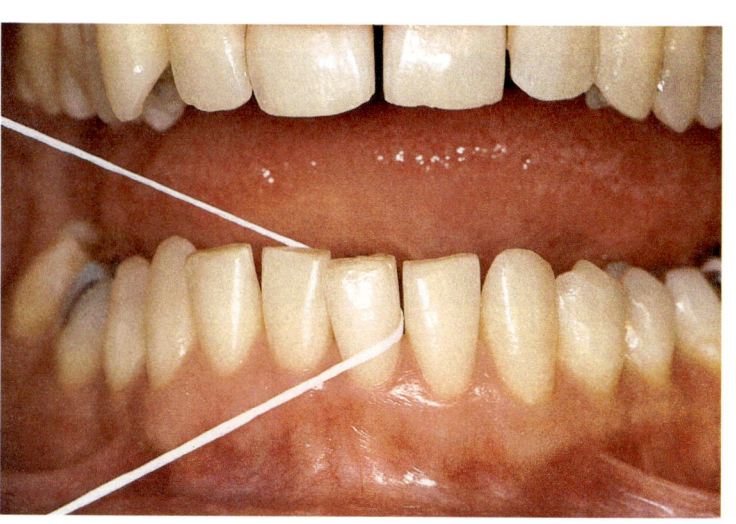

561 Seis meses depois
A gengivite foi eliminada. A gengiva exibe forma, cor e contorno normais. Ela está rosada, queratinizada e levemente pontilhada. O biofilme está praticamente ausente.

Essa paciente escova os dentes usando uma escova de dente manual e a técnica modificada de Bass e limpa as áreas interdentais com fio dental. Ela agora entende a causa da gengivite e então pode prevenir sua recorrência (*tratamento de manutenção*).

Terapia: fase 1
- Tratamento inicial 2 – terapia antimicrobiana causal pela equipe odontológica
  - **Tratamento tradicional não-cirúrgico da bolsa**
  - **Terapia "*Full Mouth*" farmacologicamente suportada – FMT**

A terapia fase 1 atual – o segundo componente do tratamento inicial – inclui debridamento fechado das bolsas periodontais. Isso também é referido como terapia *conservadora*, em contraste com cirurgia periodontal (p. 295), e também como terapia "não-cirúrgica". Os seguintes procedimentos compreendem esse tipo de tratamento:

- Debridamento de biofilme dental e cálculo das superfícies radiculares
- Remoção de camadas de cemento contendo endotoxinas (?)
- Alisamento radicular
- Possível curetagem de tecido mole
- Terapia "*full mouth*"

Definições

A nomenclatura para esses procedimentos não é uniforme internacionalmente. Aqui é apresentada uma recapitulação de definições (AAP, "Glossários de termos periodontais", 2001):

Debridamento – remoção de biofilme dental e cálculo (raspagem)

Remoção de biofilme aderido e não-aderido, assim como placa calcificada (cálculo) de bolsas gengivais ou ósseas, sem modificar a superfície radicular.

Desintoxicação da superfície radicular

Desintoxicação química ou mecânica das superfícies radiculares. Remoção de qualquer camada de cemento contendo endotoxinas. Este procedimento não é necessariamente diferenciado de remoção de cálculo subgengival ou alisamento radicular.

Alisamento radicular

Alisamento das superfícies radiculares utilizando curetas e possivelmente brocas diamantadas. Este procedimento também não é uma entidade diferente de limpeza subgengival e alisamento das superfícies radiculares.

Curetagem gengival

Remoção do epitélio da bolsa e do tecido conjuntivo subepitelial infiltrado (comumente classificada como terapia cirúrgica).

Terapia conservadora – "curetagem fechada"

Todos os procedimentos definidos anteriormente são realizados sem afastamento dos tecidos moles, por exemplo, sem visualização direta para dentro da bolsa ou para a superfície radicular (ver p. 282).

"Curetagem aberta"

Após realizar um retalho gengival (procedimento de Widman modificado, p. 300), a gengiva é rebatida em uma extensão que possibilite o alisamento radicular com visão direta. Isso é classificado como procedimento cirúrgico.

Terapia "*Full Mouth*" (*full mouth therapy*) – TFM

Terapia da bolsa definitiva antimicrobiana, fechada, não-cirúrgica, *mecanicofarmacológica* de toda a cavidade bucal (FMD – "*full mouth disinfection*") dentro de 24 horas, para evitar reinfecção e transmissão microbiana.

As diferenças entre as medidas de tratamento na terapia inicial 1 (remoção de biofilme e cálculo *supragengival*) e na terapia inicial 2 (*subgengival*) não são claramente definidas.

Terapia antiinfecciosa não-cirúrgica – objetivos do tratamento

O objetivo da terapia não-cirúrgica tradicional é a eliminação de microrganismos responsáveis pela destruição periodontal da bolsa e dos tecidos circundantes. A criação de um dente limpo e uma superfície radicular limpa, que é uma superfície mais lisa possível, e a remoção da doença ou de tecidos infeccionados são essenciais para a terapia (Frank, 1980; Saglie e cols., 1982; Allenspach-Petrsilka e Guggenheim, 1983; O'Leary, 1986; Adriaens e cols., 1988; Petersilka e cols., 2002).

A remoção do epitélio da bolsa e de porções de tecido conjuntivo infectado foi uma questão de controvérsia até recentemente; resultados de pesquisas atuais claramente demonstram a possibilidade de colonização bacteriana de células epiteliais (intracelular) e de componentes do tecido conjuntivo. Os colonizadores mais freqüentemente encontrados são *A. actinomycetemcomitans*, *P. gingivalis*, *T. denticola* e também *Streptococcus constelatus* (Socransky e Haffajee, 2002).

A pergunta de hoje em dia? O epitélio da bolsa deve ser removido da parede de tecido mole da bolsa em conjunto com a remoção do biofilme?

562 Princípios da terapia conservadora da bolsa
Este corte histológico corado de uma bolsa gengival (HE, 20×) será utilizado para ilustrar o *alisamento radicular* (*debridamento*) e a curetagem do tecido mole.

A curetagem do tecido mole (2) nunca é utilizada isoladamente. A terapia "causal" verdadeira inclui a eliminação de microrganismos de onde eles venham organizados como um biofilme. É imperativo que a superfície radicular seja perfeitamente raspada (1).

1 Raspagem e alisamento radicular
A cureta Gracey afiada unilateralmente remove biofilme, cálculo, cemento contendo endotoxinas e, algumas vezes, dentina da superfície radicular. A seta indica a direção em que a ponta da cureta é puxada.

2 Curetagem gengival
Uma cureta Gracey afiada na sua outra borda (2) é utilizada para remover o epitélio da bolsa e epitélio juncional (apical) remanescente, assim como tecido conjuntivo infiltrado.

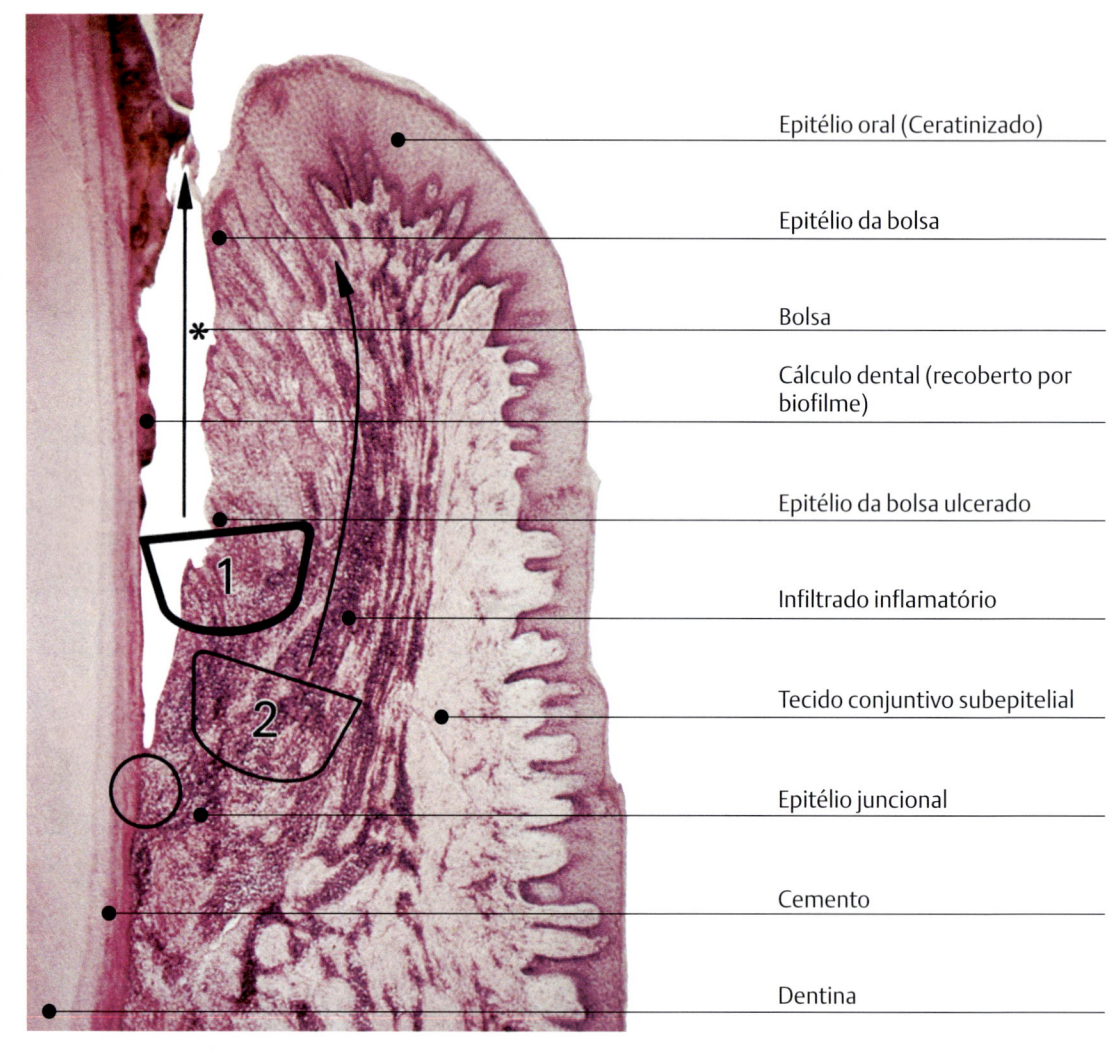

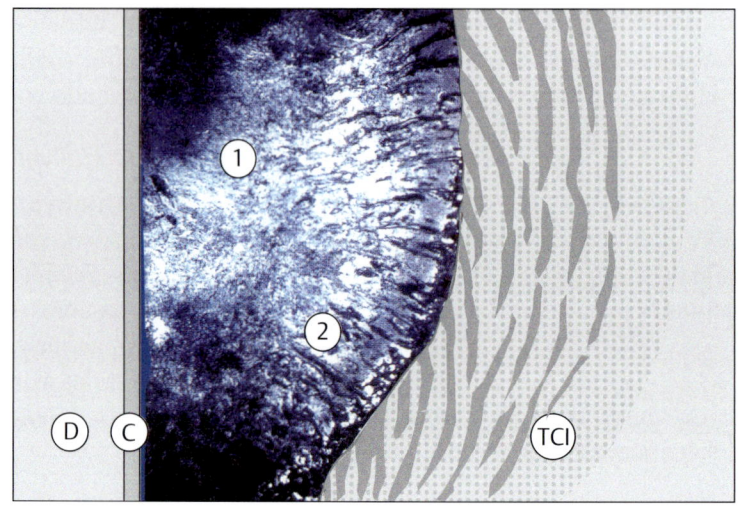

Legendas (direita): Epitélio oral (Ceratinizado); Epitélio da bolsa; Bolsa; Cálculo dental (recoberto por biofilme); Epitélio da bolsa ulcerado; Infiltrado inflamatório; Tecido conjuntivo subepitelial; Epitélio juncional; Cemento; Dentina.

563 Biofilme subgengival no fundo da bolsa
Corte histológico, biofilme corado com azul de toluidina e azul de metileno, modificado. A formação do biofilme na parede de tecido mole é de especial interesse.

1 Placa/*biofilme* na superfície radicular
2 *Biofilme* aderido à parede de tecido mole: "*Complexo vermelho?*"
D Dentina
C Cemento
TCI Tecido conjuntivo infiltrado

Cortesia de *M. Listgarten*

Terapia antimicrobiana – combatendo o reservatório

A resposta à questão colocada na página anterior seria: *sim*. Entretanto, a AAP (2002), no seu "Relato da academia em relação à curetagem gengival", concluiu que a curetagem do tecido mole não possui efeito adicional sobre raspagem e alisamento radicular.

De qualquer forma, é muito importante que a terapia mecânica puramente como um meio de atingir um objetivo final – cicatrização periodontal – deva ser potencializada pelo uso de todas as medidas antimicrobianas efetivas.

A questão inicial refere-se aos reservatórios bacterianos no ecossistema representado pela cavidade bucal. O diagrama a seguir (Figura 564) mostra os possíveis nichos, as áreas retentivas de biofilme nas quais microrganismos periodontopatogênicos poderão se abrigar.

Tais microrganismos podem rapidamente contaminar (recolonizar) uma bolsa recém-tratada e, conseqüentemente, comprometer os resultados do tratamento. Assim sendo, tais reservatórios bacterianos devem também ser "tratados", em especial em pacientes muito suscetíveis.

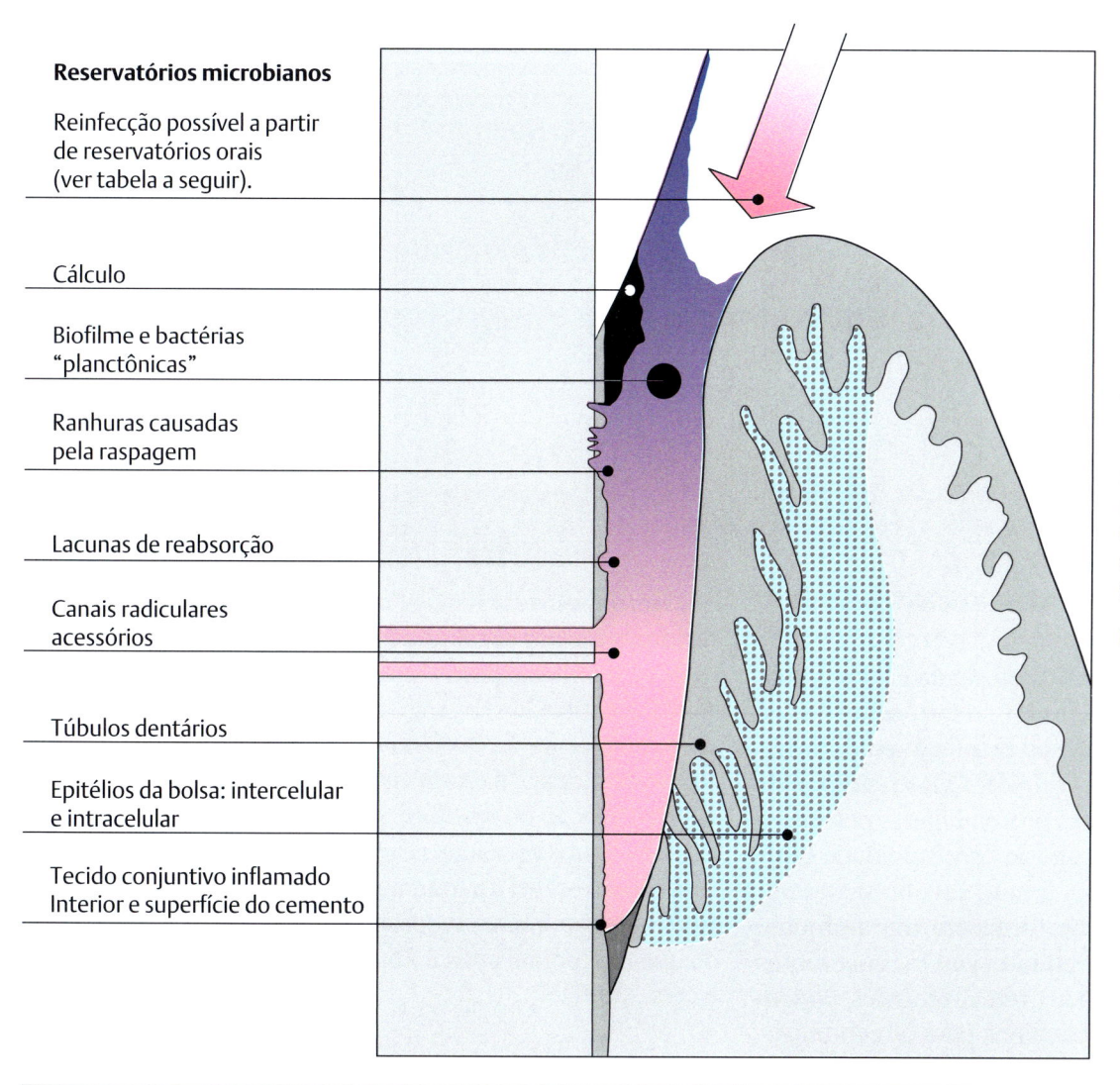

Reservatórios microbianos
- Reinfecção possível a partir de reservatórios orais (ver tabela a seguir).
- Cálculo
- Biofilme e bactérias "planctônicas"
- Ranhuras causadas pela raspagem
- Lacunas de reabsorção
- Canais radiculares acessórios
- Túbulos dentários
- Epitélios da bolsa: intercelular e intracelular
- Tecido conjuntivo inflamado Interior e superfície do cemento

564 Reservatórios microbianos bucais
Aumentos no acúmulo de biofilme ocorrem onde os microrganismos encontram um nicho seguro e estável com boa fonte de nutrientes. Agrupamentos de colônias bacterianas são sempre encontrados nas pequenas ranhuras deixadas após raspagem radicular, assim como nas criptas profundas de tonsilas e no dorso da língua; muitos desses agrupamentos abrigam conhecidos periodontopatogênicos anaeróbios. Mesmo um biofilme de 0,5 mm de espessura proporciona condições livres de oxigênio (anaeróbios) para esses microrganismos.

Modificada de *P. Adriaens, 1995*

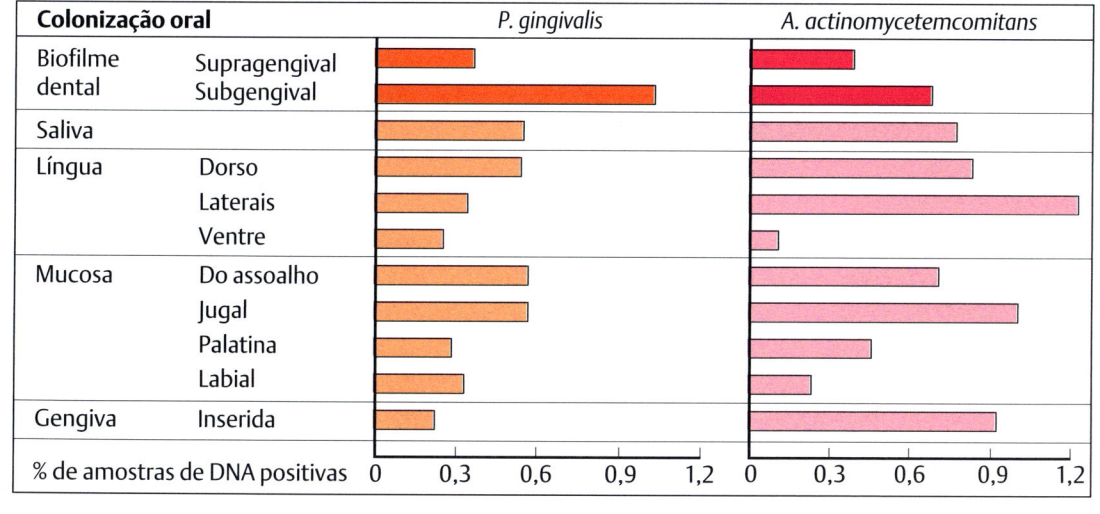

Colonização oral		P. gingivalis	A. actinomycetemcomitans
Biofilme dental	Supragengival		
	Subgengival		
Saliva			
Língua	Dorso		
	Laterais		
	Ventre		
Mucosa	Do assoalho		
	Jugal		
	Palatina		
	Labial		
Gengiva	Inserida		
% de amostras de DNA positivas		0 0,3 0,6 0,9 1,2	0 0,3 0,6 0,9 1,2

565 *P. gingivalis* e *A. actinomycetemcomitans* nos reservatórios bucais
Ocorrência de duas espécies em 24 pacientes. A presença e a relativa concentração suportam a completa limpeza da superfície da língua (pp. 237 e 281), e não somente para pacientes com halitose.

Modificada de *Socransky e cols., 1999*

Raspagem radicular – com ou sem curetagem?

Os objetivos principais do tratamento da bolsa são a remoção do biofilme e o completo debridamento das superfícies radiculares.

Após a eliminação do biofilme aderido e não-aderido, todo cálculo subgengival é removido. As camadas superficiais de cemento contêm endotoxinas. Esse lipopolissacarídeo (LPS) de bactérias gram-negativas pode inibir a regeneração do tecido conjuntivo e o restabelecimento do ligamento periodontal nas superfícies radiculares. Por essa razão, raspagem radicular deve ser realizada em dentina e cemento "sadios" (duro).

Após o perfeito alisamento da superfície radicular, o *peeling* do epitélio da bolsa e do tecido conjuntivo infiltrado pode ser realizado. Se as curetas utilizadas para o alisamento radicular tiverem corte nas duas bordas (curetas universais), algum tecido mole será inadvertidamente removido enquanto a superfície dura do dente está sendo aplainada.

Os objetivos desses procedimentos incluem a eliminação da infecção de dentro da bolsa e do epitélio da bolsa e, por fim, a cicatrização da lesão periodontal.

566 Raspagem radicular e curetagem – princípios
- **A Limpando a raiz e a bolsa**
  A raiz é tratada (1), e o biofilme (B) é removido da bolsa.
- **B Bolsa original**
  Com cálculo, biofilme aderido e microrganismos não-aderidos
- **C Curetagem de tecido mole**
  Adicionalmente, mas nunca como a única terapia, o epitélio/infiltrado da bolsa (2) e o epitélio juncional são removidos.

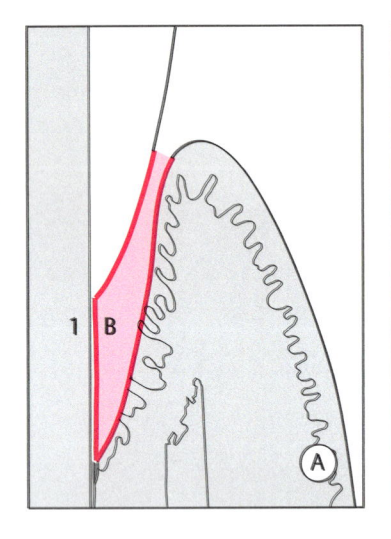

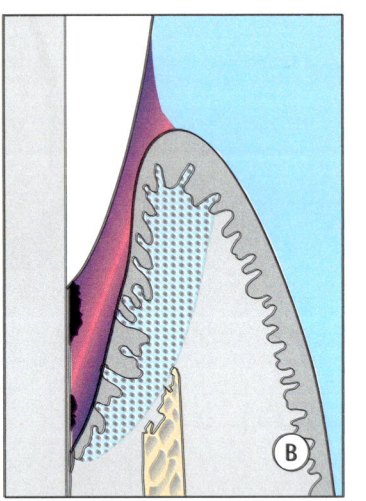

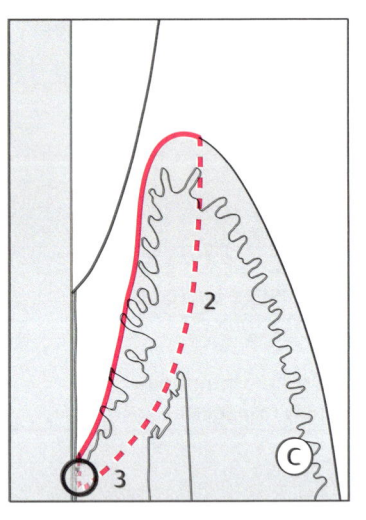

Efeitos do debridamento subgengival – cicatrização da bolsa ou recolonização?

O objetivo da terapia antiinfecciosa fechada é a completa cicatrização de todas as bolsas, mas isso raramente é atingido. O acesso e a visualização são extremamente limitados durante a instrumentação fechada. Quase sempre algumas bolsas residuais de várias profundidades persistem (Baderstein, 1984; p. 280). A suposta "profundidade crítica" de bolsas residuais é de 4 a 5 mm. Tais bolsas oferecem condições anaeróbias que fornecem um ambiente favorável aos microrganismos gram-negativos anaeróbios já conhecidos. Bolsas profundas remanescentes podem servir como reservatórios de bactérias para a recolonização de bolsas residuais. Pacientes que possuem bolsas residuais devem ser mantidos em um agendamento estrito de rechamadas para controlar ou eliminar tais bolsas.

A instrumentação subgengival (debridamento) normalmente remove cerca de 90% das bactérias da bolsa, incluindo ambas as floras, "favoráveis" e patogênicas: os processos de cicatrização ou recolonização competem um com o outro, e as bolsas residuais normalmente persistem.

O efeito favorável do tratamento fechado das bolsas é que a flora não-patogênica recoloniza a bolsa mais rapidamente do que microrganismos patogênicos (Figura 567; Petersilka e cols., 2002).

567 Instrumentação da bolsa – esquema de bolsas residuais
- **A Bolsa não-tratada**
  Microbiota não-patogênica (azul) e patogênica (vermelho) da bolsa.
- **B Após instrumentação**
  A microbiota da bolsa é consideravelmente reduzida.
- **C Recolonização + mudança**
  O percentual da composição das "azuis" (não-patogênicas) aumentou; em muitos casos, estas e/ou a reposta do hospedeiro irão inibir as "vermelhas" (patogênicas).

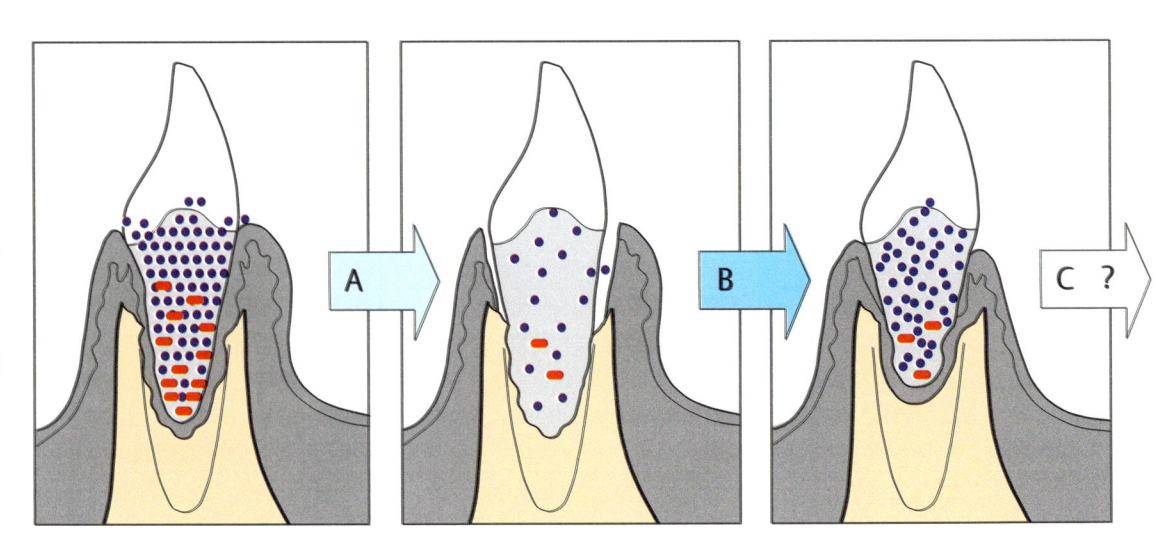

Terapia fechada – indicação, instrumentação

Tem sido declarado muitas vezes: as doenças periodontais devem ser prevenidas ou, na falta de prevenção, devem ser diagnosticadas e tratadas precocemente.

Métodos-padrão para o tratamento da periodontite leve e moderada incluem tratamento fechado não-cirúrgico antiinfeccioso da bolsa (raspagem e alisamento radicular). Essa abordagem é efetiva, amigável aos tecidos (mínima recessão), menos hemorrágica e rotineiramente obtém resultados favoráveis de tratamento. Além disso, é de *preço acessível* ao paciente.

Com um técnico em higiene dental tecnicamente conhecedor e altamente capacitado, a terapia fechada é um tratamento definitivo para casos não-complicados e representa a abordagem terapêutica inicial para casos avançados e complexos.

Contra-indicações para essa abordagem são raras (pacientes usando medicação anticoagulante, com risco de infecção focal, com doenças sistêmicas).

Abordagem antimicrobiana

– Mecânica

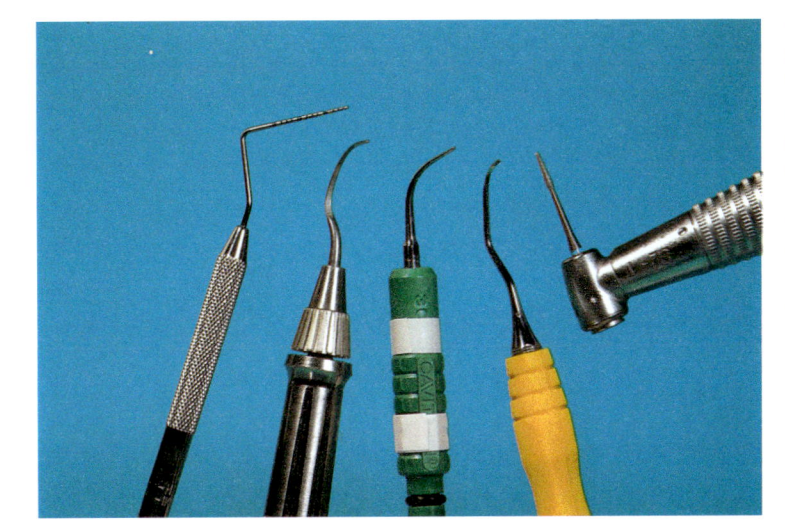

+

– Química

568 Instrumentação para a terapia mecânica/antiinfecciosa "fechada"
Esses tipos de instrumentos são necessários para o tratamento de todos pacientes:

- **Sonda periodontal**
- **Raspador sônico** – supragengival
- **Aparelho ultra-sônico** – bolsas – subgengival
- **Curetas** – raspagem, polimento
- **Instrumento especial movido a motor** – furcas, sulcos, etc.

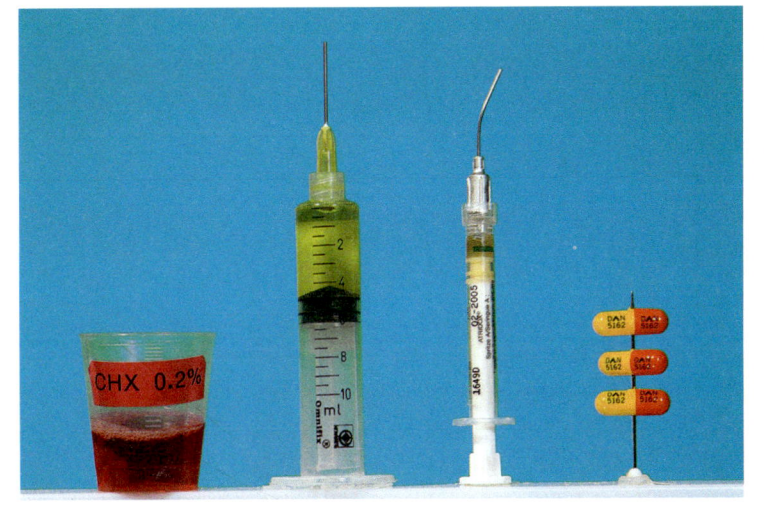

569 Terapia química/ farmacológica adjuvante
A mudança de paradigma para a terapia antiinfecciosa/antimicrobiana inclui desinfetantes e antibióticos mais como agentes coterapêuticos, acima de tudo para o tratamento de casos agressivos.

- **Agentes desinfetantes** FMT (pp. 235, 283)
- **DLL locais** "Drogas de Liberação Lenta" (p. 292)
- **Antibióticos sistêmicos** (p. 288)

Conclusões

Os objetivos da raspagem subgengival são simples:

- Remoção completa do biofilme e do cálculo
- Raspagem radicular (para reduzir nova formação de biofilme)
- Criação de uma superfície radicular biocompatível (condicionamento químico com várias substâncias, seguido de tratamento mecânico).

A raspagem subgengival é um esforço tecnicamente difícil, porque é realizada sem visualização direta. Até mesmo um técnico em higiene dental experiente pode não tratar de maneira efetiva todas as superfícies radiculares ou remover completamente todo o biofilme e o cálculo das superfícies.

Hoje, a questão é: como podemos *melhorar* o "padrão-ouro" da terapia causal fechada e da raspagem subgengival? Mais recentemente, em adição à instrumentação mecânica clássica, agentes antimicrobianos locais têm sido empregados (desinfetantes, antibióticos); entretanto, tais medidas adjuvantes só serão úteis quando utilizadas em combinação com completa raspagem e alisamento radicular! Antibióticos sistêmicos podem ser, muitas vezes, indicados em casos agressivos e graves (p. 287).

Uma nova técnica por televisão pode trazer "luz e visão" para a bolsa periodontal! O aparelho *Dental View* pode reduzir consideravelmente a quantidade de cálculo subgengival "perdido".

Instrumentos manuais para raspagem e alisamento radicular – curetas

Para a remoção de grandes depósitos de cálculo, curetas são indicadas em adição a aparelhos sônicos e ultra-sônicos (p. 259). Para alisamento radicular e curetagem de tecido mole, as curetas são os instrumentos de escolha.

Vários fabricantes oferecem inúmeros instrumentos manuais que podem variar em relação à qualidade (p. ex., o aço) e ao desenho. Neste livro, não fazemos recomendações relativas a fabricantes específicos ou jogos de instrumentos porque é recomendável que cada "escola", assim como cada técnico em higiene dental, utilize os instrumentos de sua preferência.

O mais importante é que um jogo de curetas deve possibilitar abordagens efetivas para todas as superfícies radiculares, enquanto possibilita um ângulo apropriado da lâmina na superfície da raiz (80°). As curetas devem ser afiadas antes de cada uso (p. 268).

É importante notar a diferença entre curetas universais, que possuem duas bordas de corte, e as curetas Gracey, que possuem apenas uma borda cortante. As curetas Gracey são indicadas principalmente para o debridamento e o alisamento radicular e, com menos freqüência, para curetagem de tecido mole.

570 Curetas (Deppeler)

- **Curetas universais, ZI 15**
  Amarela; para o debridamento inicial grosseiro
- **Curetas anteriores, GX 4**
  Laranja; para dentes anteriores e caninos e, algumas vezes, pré-molares
- **Curetas posteriores, M 23 A**
  Vermelha; para pré-molares e molares

Direita: extremidade de trabalho de um par de curetas posteriores, M 23 A.

571 Jogo mínimo de curetas Gracey

Na maioria dos casos clínicos, é suficiente um jogo com quatro curetas Gracey de dupla extremidade. Aqui estão descritas curetas com coloração diferenciada e com agarradeira macia (ADEC, Deppeler).

- **Gracey 5/6**   amarela
- **Gracey 7/8**   cinza
- **Gracey 11/12** vermelha
- **Gracey 13/14** azul

Direita: extremidade ativa e haste com dobra dupla de um par de curetas Grace 13/14.

572 Jogo completo de curetas Gracey: sete instrumentos duplos (Hu-Friedy)

- Gracey 1/2
- Gracey 3/4
- Gracey 5/6*
- Gracey 7/8*
- Gracey 9/10
- Gracey 11/12*
- Gracey 13/14*

*Estes quatro instrumentos (dupla extremidade) compreendem o jogo mínimo (Figura 571).

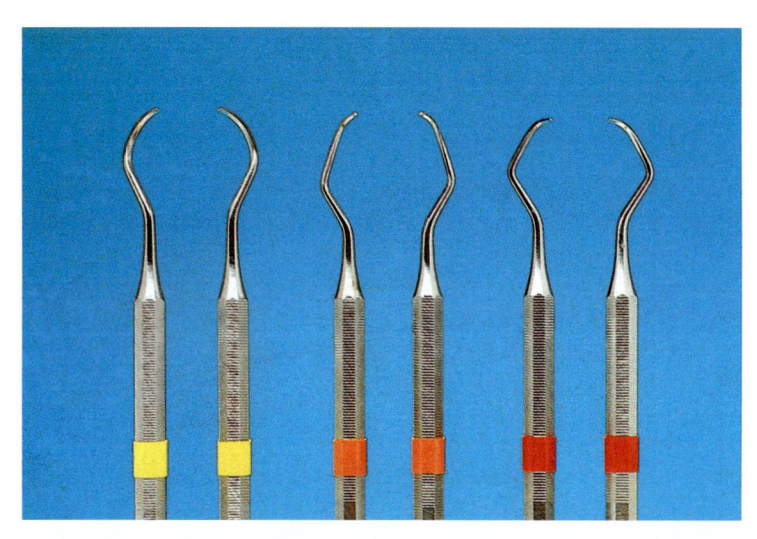

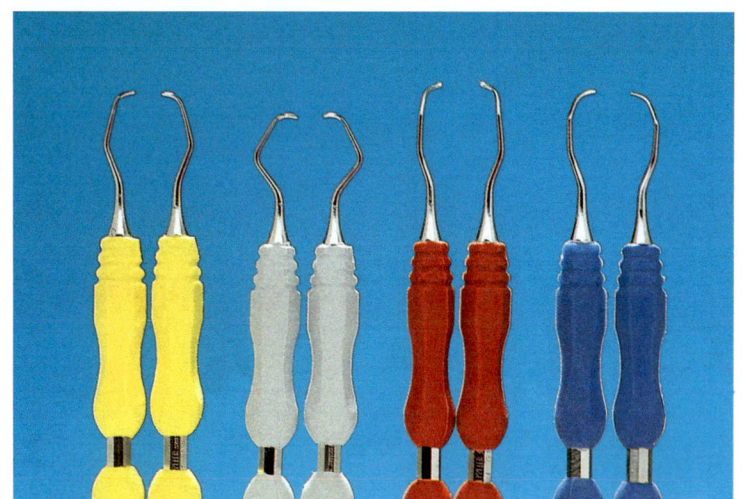

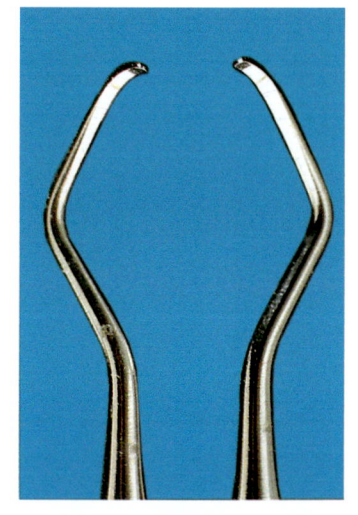

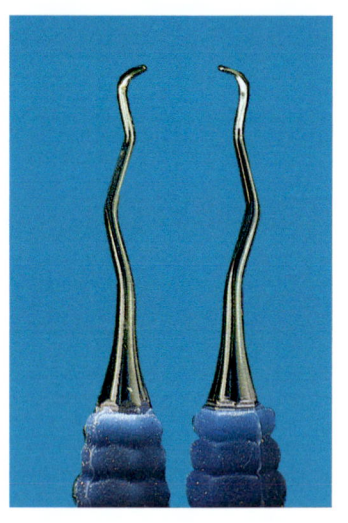

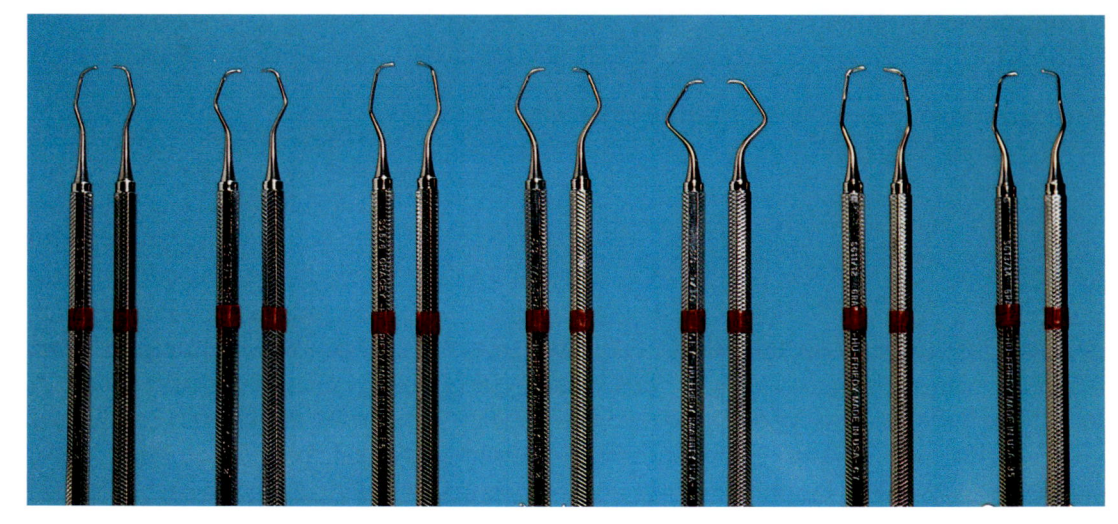

Instrumentos motorizados para o debridamento

Em adição aos instrumentos manuais clássicos, os aparelhos motorizados estão sendo bastante usados na prática de hoje para debridamento periodontal supra e subgengival. Estes incluem:

- Aparelhos ultra-sônicos (20-50.000 Hz)
- Aparelhos sônicos (até 6.000 Hz)
- Aparelhos rotatórios motorizados com pontas diamantadas

O objetivo tanto com instrumentos manuais como com aparelhos motorizados é criar superfícies radiculares biologicamente aceitáveis. O cálculo deve ser completamente eliminado, mas sem gerar rugosidades na superfície radicular, pois as superfícies radiculares rugosas são mais rapidamente colonizadas por bactérias do que superfícies lisas. Se usados apropriadamente, curetas e aparelhos ultra-sônicos podem atingir superfícies radiculares relativamente lisas; por outro lado, aparelhos sônicos e rotatórios geram rugosidade com mais freqüência (Römhild, 1986; Schwarz e cols., 1989; Ritz e cols., 1991; Axelsson, 1993; Kocher e Plagmann, 1997). Superfícies dentárias rugosas mas limpas, especialmente na região da margem gengival, devem sempre receber uma finalização com curetas para garantir lisura e inibir ou retardar a reinfecção da bolsa.

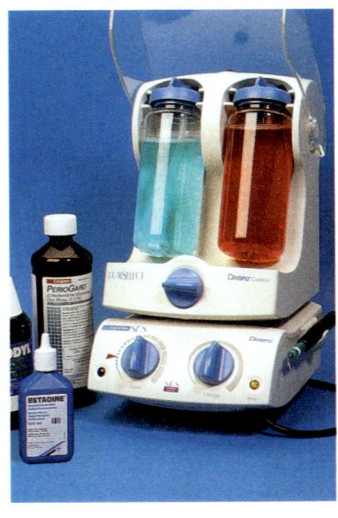

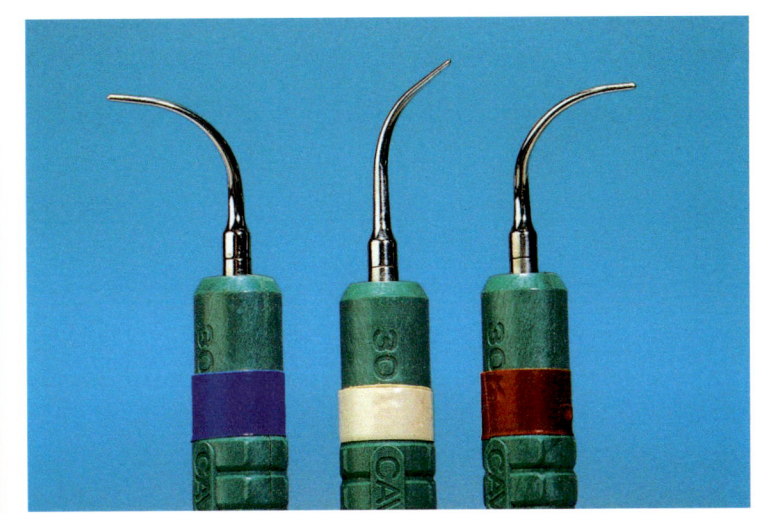

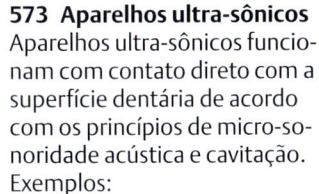

573 Aparelhos ultra-sônicos
Aparelhos ultra-sônicos funcionam com contato direto com a superfície dentária de acordo com os princípios de micro-sonoridade acústica e cavitação.
Exemplos:

- **Dentsply**
  Fotografado: conexão *Slimline*
- **SEM**
- **Satelec**

Esquerda: **Dual Select** (Dentsply).

Com esta conexão, se pode selecionar como solução irrigadora água ou dois antimicrobianos.

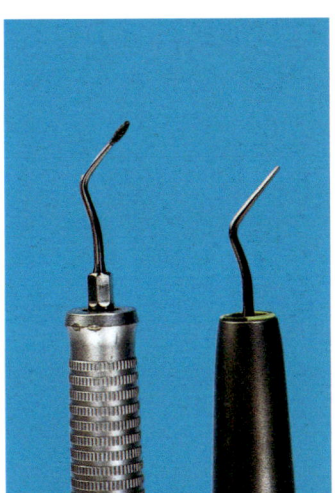

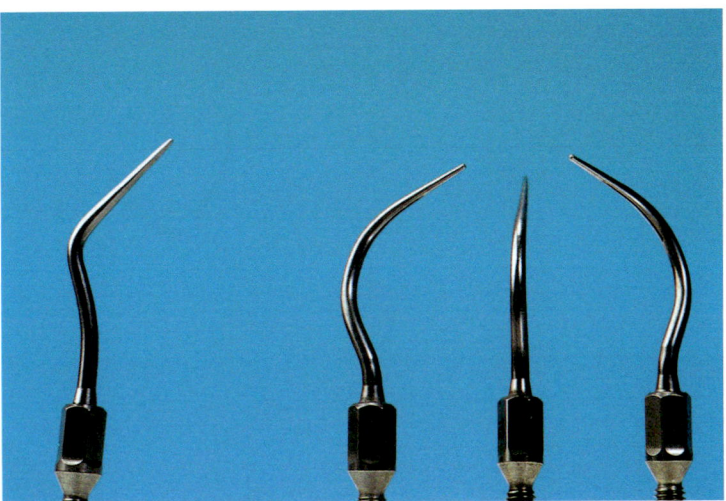

574 Aparelhos sônicos – *KaVo Sonicscaler* – inserção nº 8 com ponta alongada
N°s 60, 61 e 62 são pontas especiais para aplicação subgengival.

Exemplos de aparelhos sônicos:

- **Sonicscaler KaVo**
- Airscaler, Titan-S
- **Siroson, Siemens**

Esquerda: pontas de trabalho – visão geral. Pontas diamantadas para trabalho nas furcas.

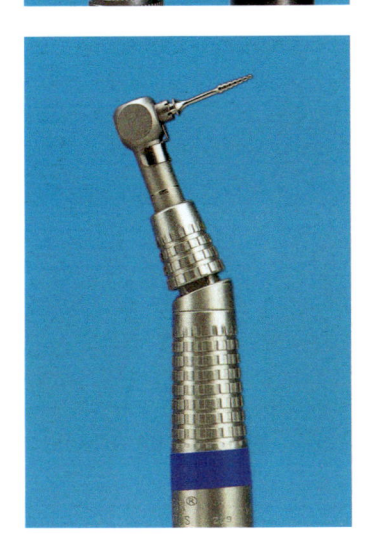

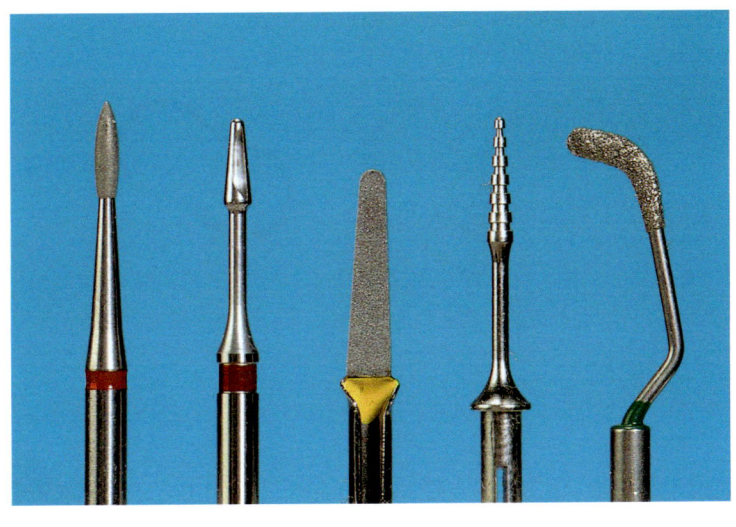

575 Instrumentos adicionais rotatórios motorizados para aplicação subgengival

- **Perioset-Diamonds**
  (Intensive SA)
- **Scaler Tips** (Rotex)
- **EVA-System – Proxoshape**
  (Intensiv SA)
- **Peri-O-Tor** (Dentatus)
- **Perioplaner, Periopolisher**
  (Mikrona)

Esquerda: peça de mão com inserção do Peri-O-Tor.

Curetas Gracey – áreas de uso

Para raspagem e alisamento radicular fechado ("cego"), instrumentos especiais adaptáveis às mais variadas formas de raízes são indicados. Em 1930, aproximadamente, o Dr. C.H. Gracey, um dentista, juntamente com um fabricante de instrumentos chamado Hugo Friedman (Hu-Friedy!), conceituaram um jogo de instrumentos que "...fornece para cada dentista a possibilidade de tratar até mesmo bolsas periodontais profundas e menos acessíveis de maneira simples e sem trauma para a gengiva. Adicionalmente, essas curetas tornam possível a remoção completa de todo cálculo subgengival e a perfeita limpeza e alisamento de qualquer superfície radicular, o que vai aumentar a adaptação tecidual subseqüente e a reinserção."

Inúmeras modificações dos instrumentos levaram finalmente à curetas Gracey de hoje. O uso desses instrumentos foi descrito em detalhes (Pattison e Pattison, 1979; Hellwege, 2002).

Dos dentes anteriores aos pré-molares
As Figuras 576 a 582 demonstram o uso sistemático das curetas Gracey originais (GRA) no quadrante 2 (maxila esquerda).

576 Gracey 1/2 – incisivos e caninos
A primeira área de uso para esse par de instrumentos é a superfície radicular vestibular de incisivos e caninos.

Direita: **GRA 1/2**
Haste de comprimento médio, angulação leve.

577 Gracey 3/4 – incisivos e caninos
O principal uso é o mesmo que a GRA 1/2, mas, por causa da sua angulação maior, a 3/4 é indicada particularmente para as superfícies *palatina* e *lingual*.

Direita: **GRA 3/4**

Haste mais curta, angulação aguda.

A borda cortante desses instrumentos pareados é a borda externa, ao longo da curvatura *convexa* da ponta ativa.

578 Gracey 5/6* – dentes anteriores e pré-molares
A área de uso corresponde à maior parte daquela de uma cureta universal anterior.
Esta cureta Gracey, com sua haste longa e reta, pode ser usada em virtualmente todas as áreas da dentição onde existirem bolsas profundas.

Direita: **GRA 5/6**

Haste mais longa, pouca angulação.
*Os quatro instrumentos de ponta dupla marcados com um asterisco compreendem o jogo mínimo de curetas Gracey (ver Figuras 571 e 587).

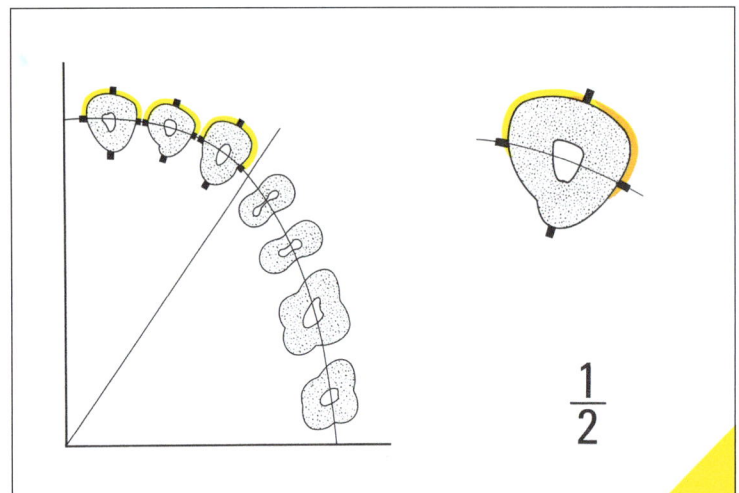

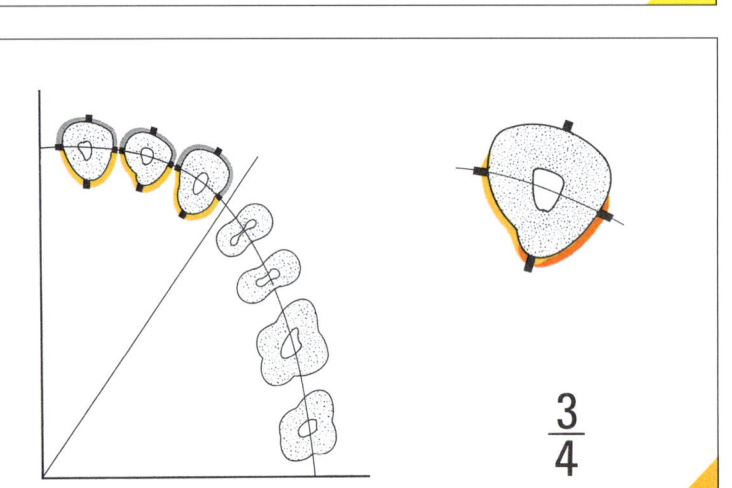

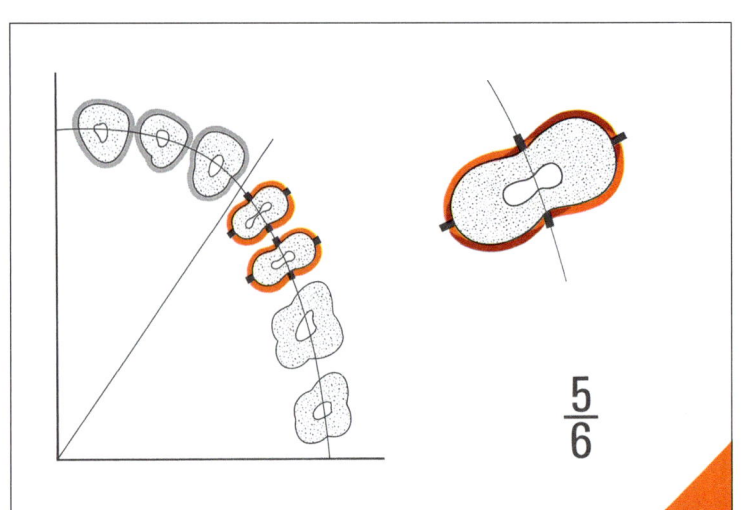

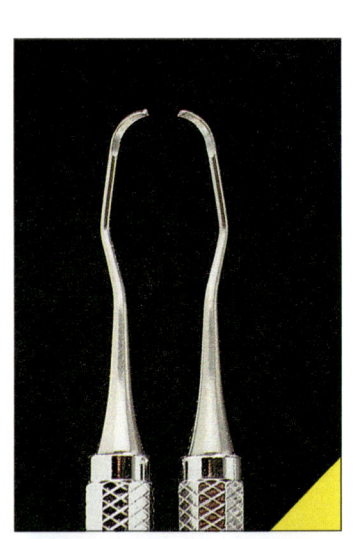

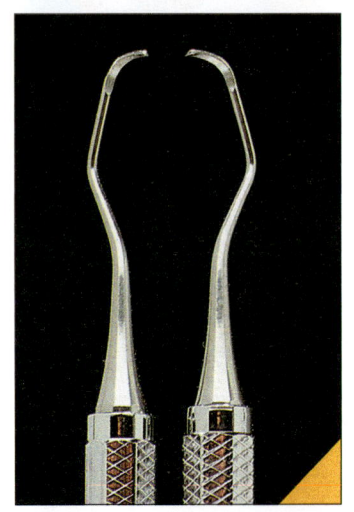

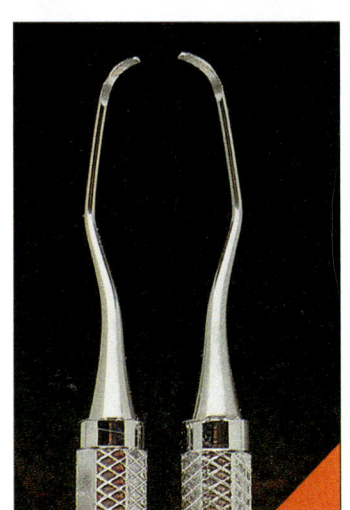

Curetas Gracey 261

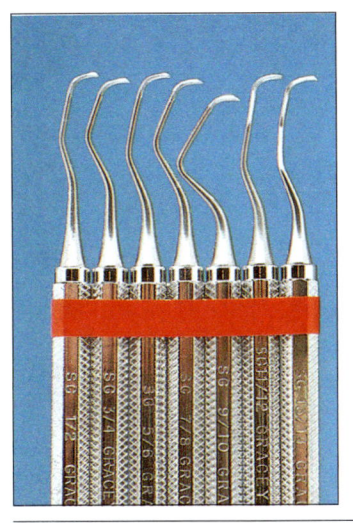

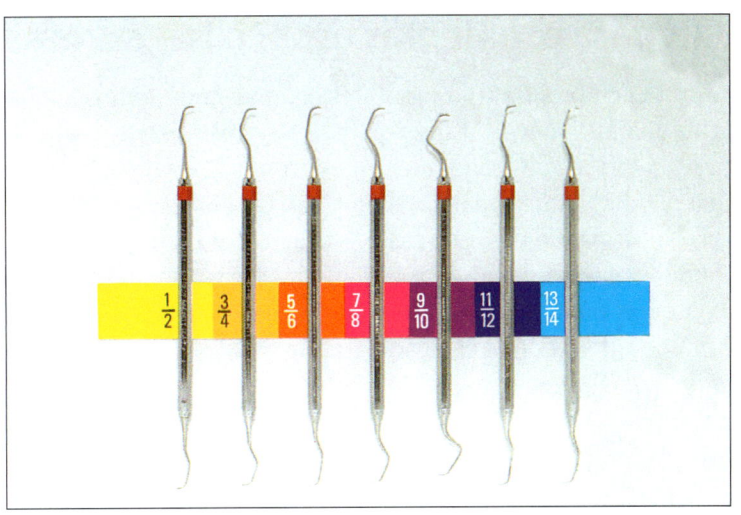

579 Jogo completo de curetas Gracey
(original Hu-Friedy)

GRA	1/2	amarela
GRA	3/4	laranja
GRA	5/6*	vermelha
GRA	7/8*	magenta
GRA	9/10	violeta
GRA	11/12*	roxa
GRA	13/14*	azul

(As cores são referentes às Figuras 576 a 582.)

Esquerda: As sete diferentes extremidades ativas de um conjunto Gracey completo.

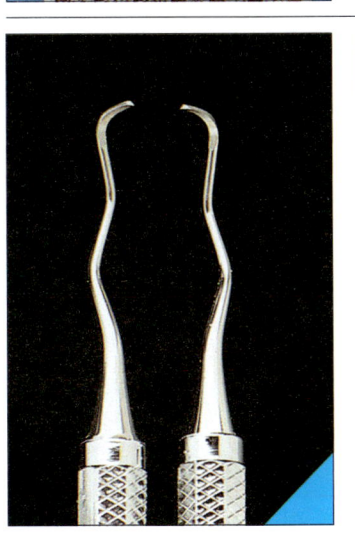

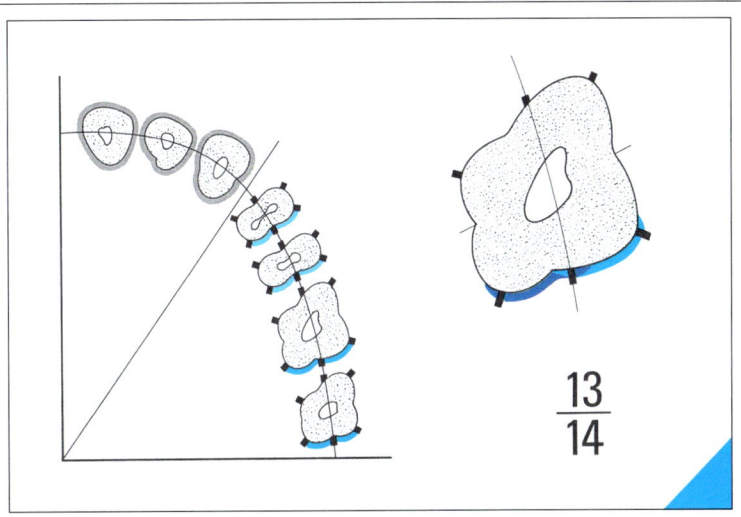

Áreas posteriores

580 Gracey 13/14* – molares, pré-molares – distal
Primeiro, por exemplo, todas as *superfícies distais* são limpas, da face vestibular para a lingual/palatina. As *linhas de ângulo* são indicadas por barras curtas. Essa é a transição de uma superfície dentária (radicular) para outra, em que o uso individual de instrumentos muda.

Esquerda: **GRA 13/14***
Dobradura tripla da haste.

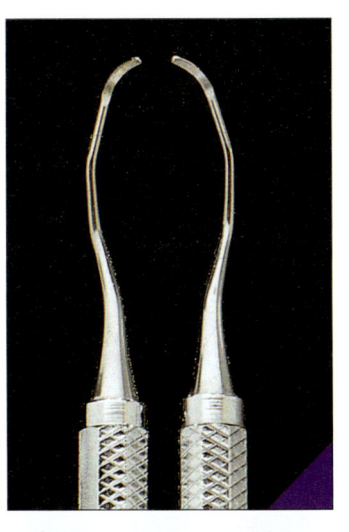

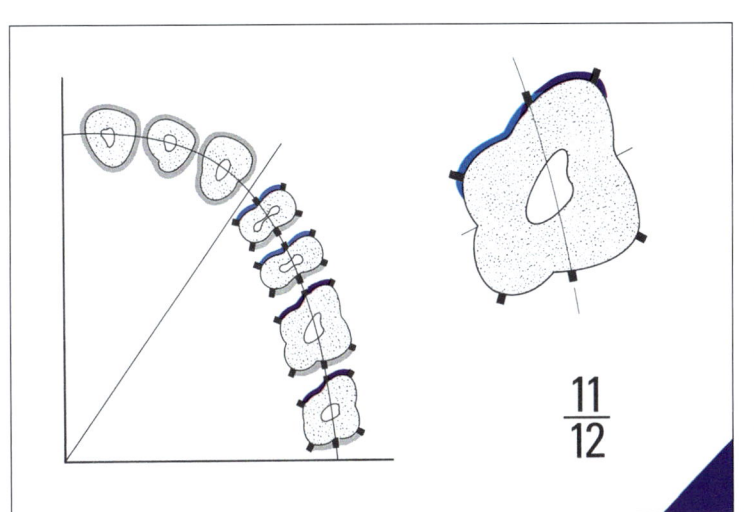

581 Gracey 11/12* – molares, pré-molares – mesial
Este instrumento, com sua borda cortante convexa afiada, é indicado para o tratamento de todas as *superfícies mesiais* por vestibular com uma extremidade e por palatino/lingual com a outra. Assim como a GRA 13/14, a GRA 11/12 é particularmente bastante indicada para dentes pré-molares polirradiculares assim como para furcas e depressões.

Esquerda: **GRA 11/12***
Haste mais longa com várias angulações leves.

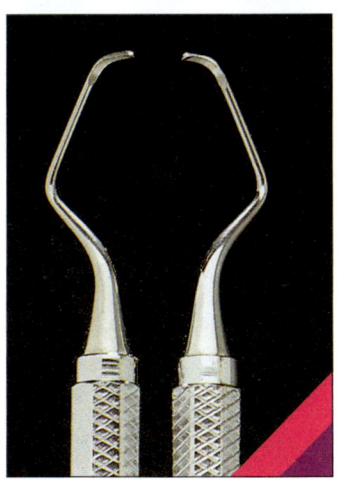

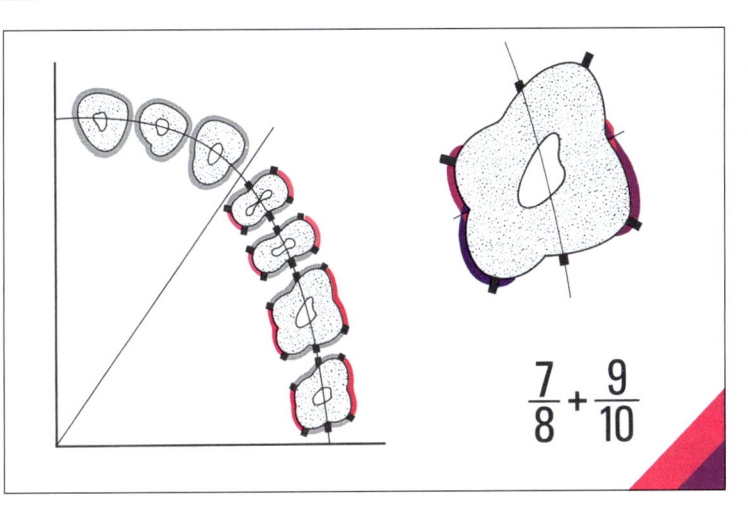

582 Gracey 7/8* e 9/10 – molares e pré-molares – superfícies vestibulares e palatinas/linguais
Devido à angulação acentuada da haste mais longa, ambos os instrumentos são úteis em depressões e furcas profundas, além da sua indicação primária nas áreas vestibulares e palatinas/linguais de dentes posteriores. A angulação permite movimentos axiais, oblíquos e horizontais.

Esquerda: **GRA 7/8***
Comprimento médio, haste altamente angulada.

Instrumentos manuais para problemas especiais – curetas

O debridamento fechado, como tratamento definitivo para periodontite leve ou como terapia inicial anterior à intervenção cirúrgica, é uma tarefa trabalhosa que freqüentemente inclui raspagem e alisamento radicular de superfícies irregulares e pouco acessíveis em bolsas profundas e furcas ou mesmo em pacientes com pouca abertura bucal. Essas dificuldades também serão encontradas quando o debridamento mecânico for realizado em conjunto com irrigação antimicrobiana (Terapia *full mouth*, p. 281).

Problemas individuais e áreas de problema incluem:
- Bolsas estreitas e profundas, por exemplo, em dentes anteriores
- Bolsas distais
- Pacientes com abertura mínima de boca
- Envolvimento substancial de furcas
- Implantes dentários em pacientes suscetíveis à periodontite

Cuidado: os fabricantes oferecem centenas de diferentes instrumentos manuais! O técnico em higiene dental precisa ser sábio para limitar o número de instrumentos apenas ao necessário para um tratamento bem-sucedido.

583 Curetas Gracey especiais
Inúmeras variações especiais das curetas Gracey clássicas estão disponíveis para uso em determinadas situações (p. ex., 11/12; Hu-Friedy):

- **Tipo SGR** "rígida": haste e extremidade de trabalho mais largas e rígidas
- **Tipo SG** "normal": com uma haste elástica
- **Tipo SRPG** *"after five"*: haste alongada para profundidades de até 8 mm
- **Tipo SAS**: extremidade de trabalho mais fina e longa

Direita: vista comparativa.

584 Angulação aumentada
Curetas Gracey 11/12 (mesial) e 13/14 (distal) requerem que o paciente abra bem a boca para o tratamento de segundos e terceiros molares. É descrita a cureta 13/14 (azul) com angulação normal da haste; o novo número 17/18 (azul/amarelo) pode ser usado mesmo com abertura de boca mínima.

Direita: angulação diferente da extremidade de trabalho das curetas 13/14 e 17/18 para porções distais.

585 Instrumentos plásticos
Para o tratamento de superfícies de implantes dentários de titânio, o clínico deve empregar instrumentos que não danificarão as superfícies. Especialmente em casos de *mucosite* e também *periimplantite*, as superfícies de titânio acessíveis devem ser debridadas utilizando-se apenas raspadores de *plástico*.

Esquerda: pontas de curetas (Hu-Friedy); *direita*, sonda (Deppeler) e cureta de fibra de carbono (HaWe).

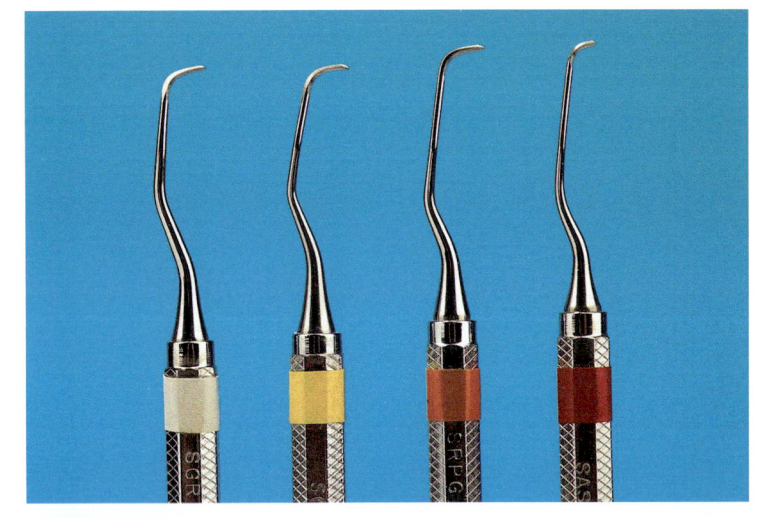

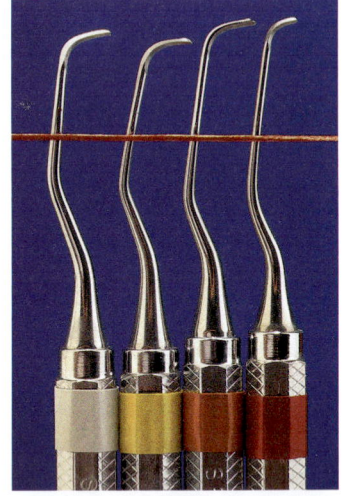

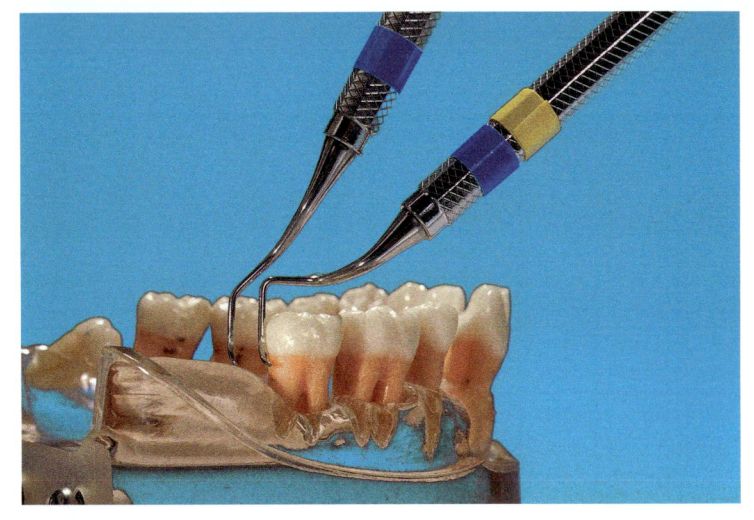

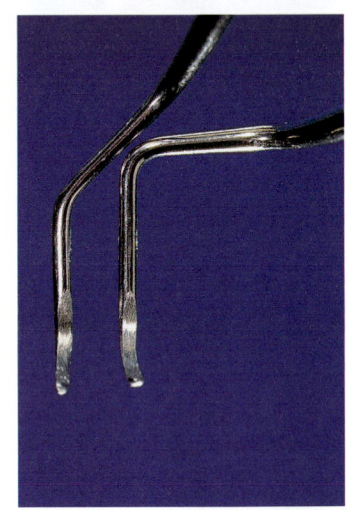

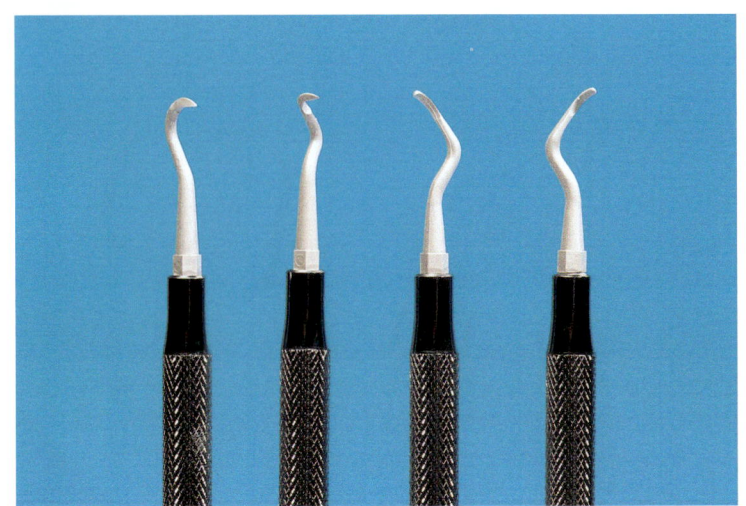

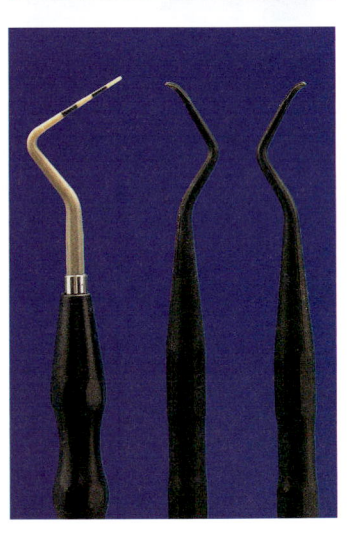

Técnica de raspagem prática com curetas Gracey – abordagem sistemática

Uma introdução à técnica de raspagem utilizando curetas Gracey é simplificada limitando-se o jogo de instrumentos para quatro instrumentos de dupla extremidade (p. 258, Figura 571). Cabos coloridos simplificam sua distribuição para certas superfícies dentárias. Adicionalmente a um adequado instrumental, certos pré-requisitos, como posição do paciente, arranjo operatório e posição do operador (Wolf, 1987), devem ser preenchidos em ordem para que os procedimentos tecnicamente difíceis de raspagem sejam realizados da melhor forma:

- Posicionamento do paciente e do técnico em higiene dental
- Iluminação operatória
- Instrumentos afiados e seleção da borda cortante adequada
- Movimento seguro (pega de caneta modificada e fulcro)
- Conhecimento preciso de todas profundidades de sondagem
- Procedimento sistemático, passo a passo
- Detecção de rugosidades

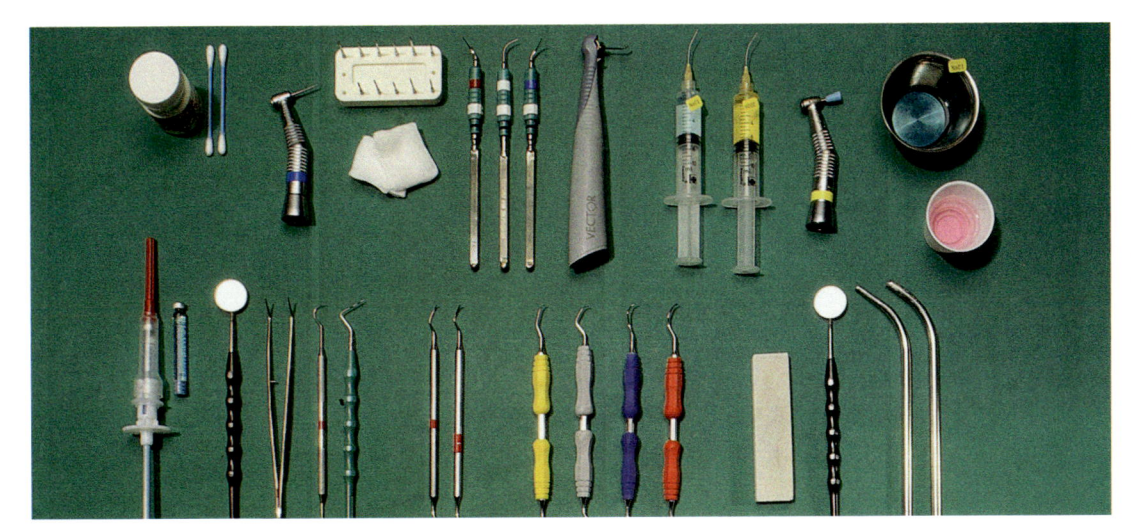

586 Instrumentos básicos para raspagem – completo
Acima:
- Pontas ultra-sônicas
- Diamantadas PerioSet
- Solução irrigadora

Abaixo:
- Anestesia
- Espelho, pinça e sonda exploradora
- Sonda periodontal
- Raspador, curetas universais
- **Jogo mínimo de curetas Gracey**
- Pedra para afiar esterilizada, etc.

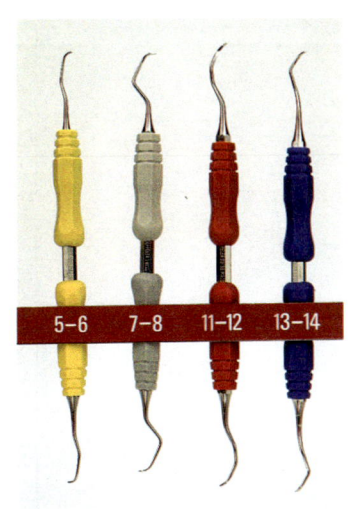

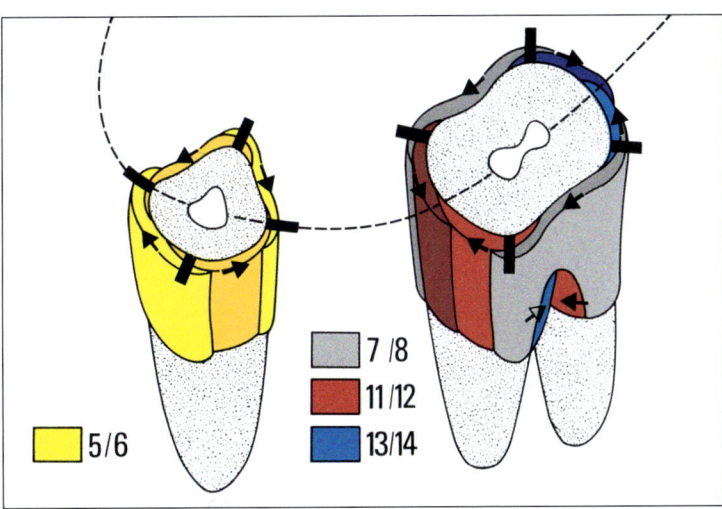

587 Jogo mínimo de curetas Gracey: áreas de uso, código de cores

- **Gracey 5/6** *amarela*
  Anteriores/caninos
- **Gracey 7/8** *cinza*
  Pré-molares e molares, vestibular palatina/lingual
- **Gracey 7/8** *vermelha*
  Molares e pré-molares, mesial, furcas
- **Gracey 7/8** *azul*
  Molares e pré-molares, distal, furcas

Esquerda: jogo mínimo de curetas coloridas.

Checklist – **técnica de raspagem**

Operatória:	Luz, força, água, ar, instrumentos
Clínico:	Proteção dos olhos, máscara, luvas
Técnica de tratamento:	Posição do operador, seleção de instrumento, apoio, visão direta ou indireta (espelho). Dados periodontais do paciente, incluindo profundidade de sondagem e radiografias.

As páginas seguintes, 264 a 267, apresentam o uso sistemático do jogo mínimo de curetas Gracey no quadrante esquerdo da maxila.

Terapia: fase 1

5-6

Região anterior, vestibular

588 Raspando as superfícies distovestibulares – dente 22
Cabeça do paciente: posição reclinada, cabeça inclinada para a direita

Técnico em higiene dental: posição de 9 horas

Posição de apoio/fulcro: intra-oral, indireta, em cima do polegar da mão esquerda

Visão do operador: direta

Direita: GRA 5/6, extremidades de trabalho

589 Situação no modelo
Esta posição de apoio intra-oral indireta permite a colocação do ponto de apoio da mão de trabalho (quarto dedo) perto da superfície radicular que está sendo tratada.

Direita: a borda cortante do instrumento limpa todas superfícies radiculares distovestibulares, então as superfícies mesiovestibulares são tratadas com a outra lâmina da cureta Gracey de ponta dupla. Trocas de instrumento são realizadas nas marcas indicadas.

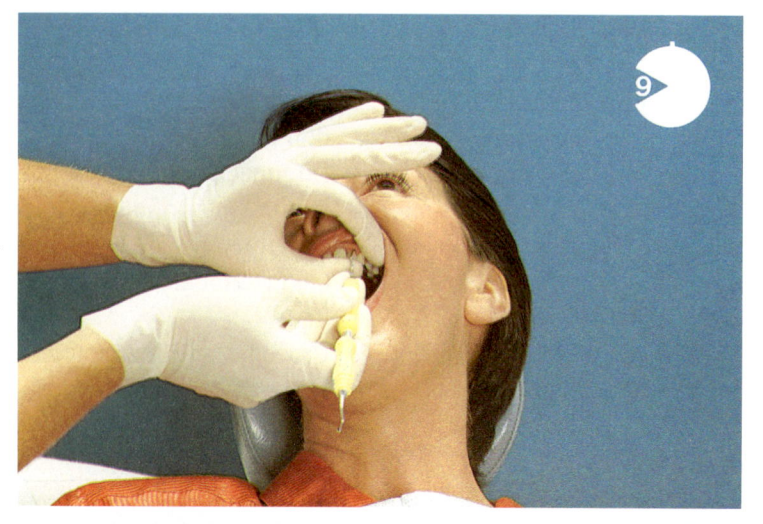

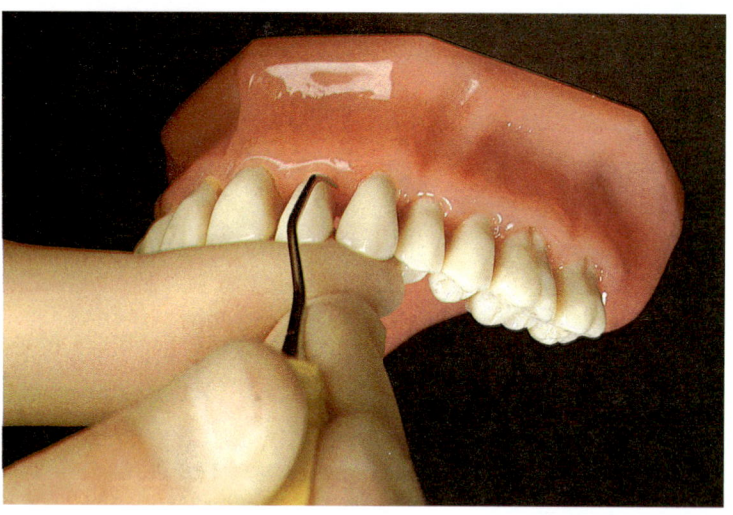

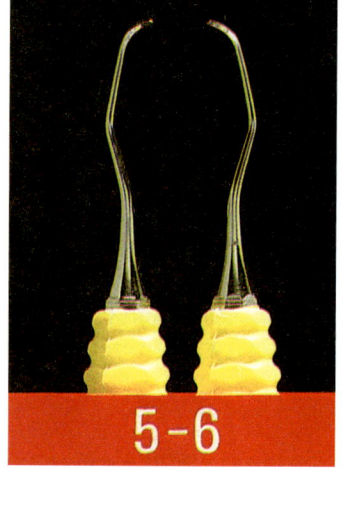

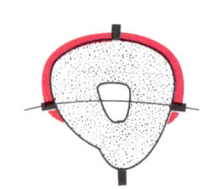

Região anterior, palatina

590 Raspando as superfícies distopalatinas – dente 22
Cabeça do paciente: estendida para a direita e dorsalmente

Técnico em higiene dental: posição de 11 horas

Posição de apoio/fulcro: intra-oral, direta no dente 21

Visão do operador: indireta (espelho)

Direita: movimentos de tração paralelos de 3 a 4 mm da área palatal para a interdental.

591 Situação no modelo
O espelho bucal permite visão indireta e garante iluminação adequada do campo de trabalho. Observe a empunhadura de caneta modificada.

Direita: superfícies radiculares distopalatina e mesiopalatina são abordadas alternando as pontas da cureta Gracey 5/6.

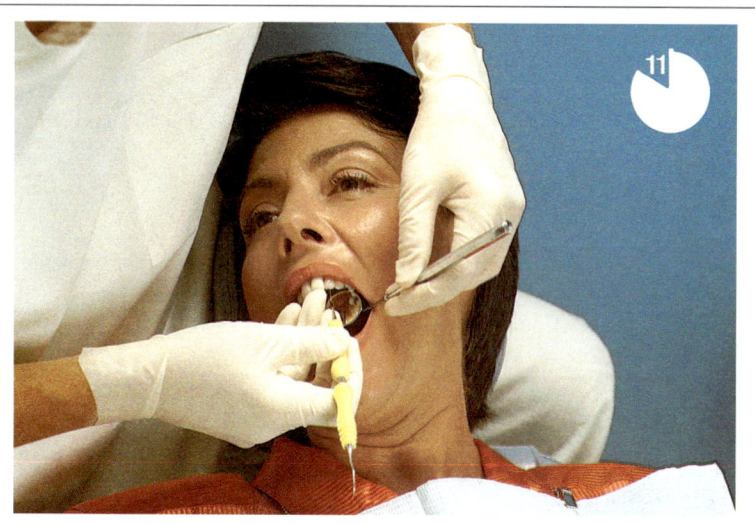

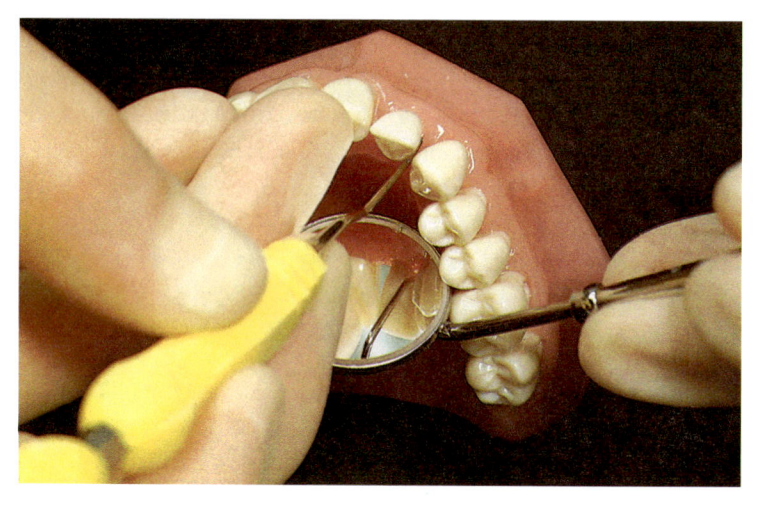

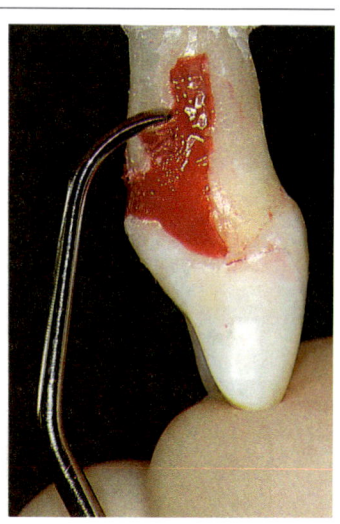

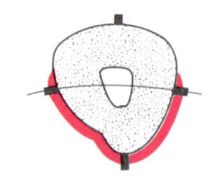

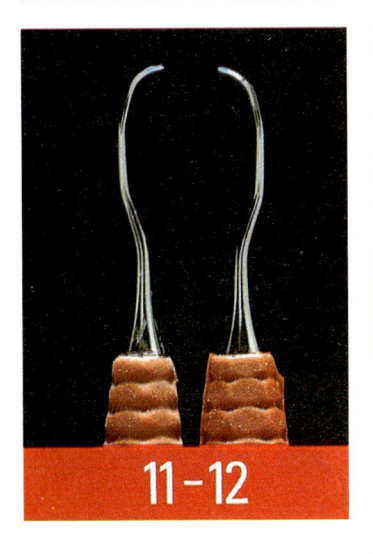

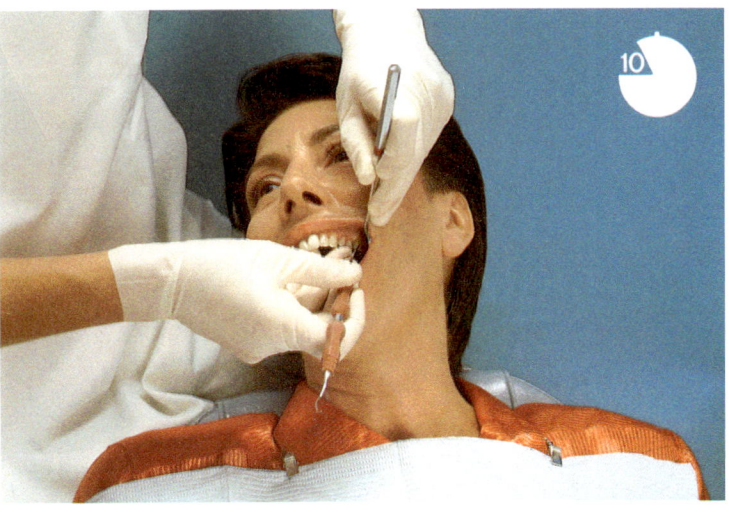

Técnica de raspagem prática com curetas Gracey 265

11-12

Segmento posterior – mesial

592 Raspando as superfícies mesiais por vestibular – dente 26
Cabeça do paciente: levemente inclinada para a direita
Técnico em higiene dental: posição de 10 horas
Posição de apoio: intra-oral, diretamente no dente adjacente
Visão do operador: direta

Esquerda: duas extremidades de trabalho da cureta de ponta dupla GRA 11/12

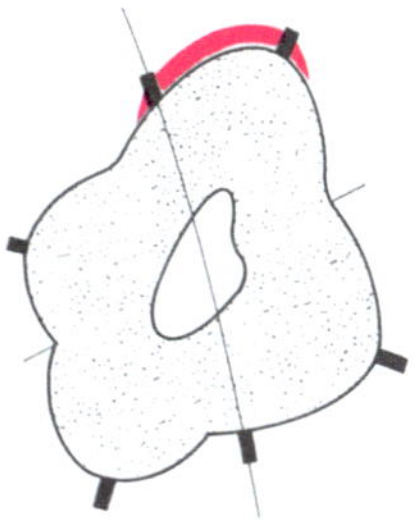

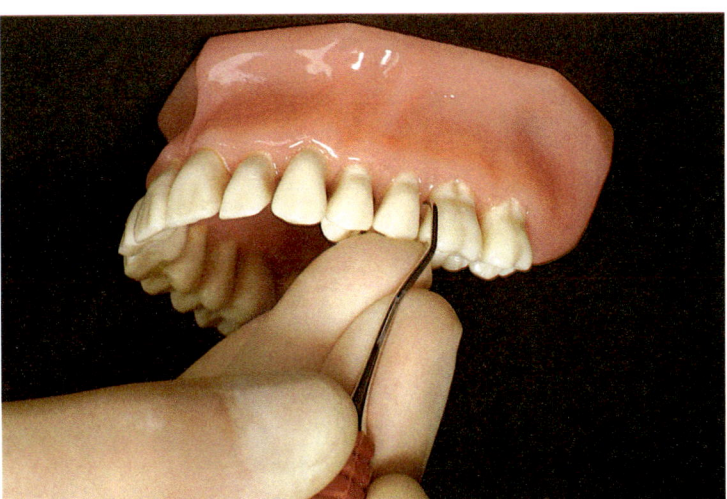

593 Situação no modelo
O dedo anular estabelece um fulcro para a mão de trabalho, o mais perto possível da superfície mesial do dente 26. Os movimentos de trabalho para raspagem subgengival são iniciados por movimentos rotatórios do cotovelo ao redor do fulcro.

Esquerda: seção através do dente 26. A cureta GRA 11/12 é usada na abordagem vestibular para raspar a superfície mesial da linha angular mesiovestibular, abaixo da área de contato, em direção à palatina, incluindo a furca mesial.

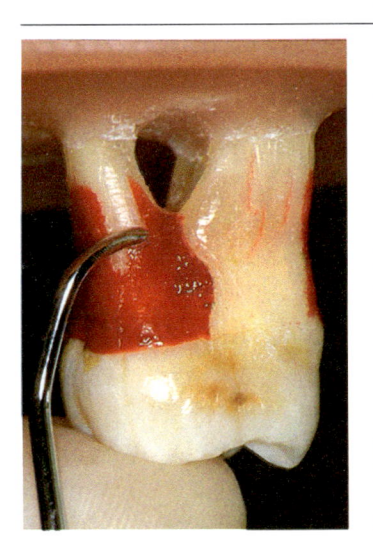

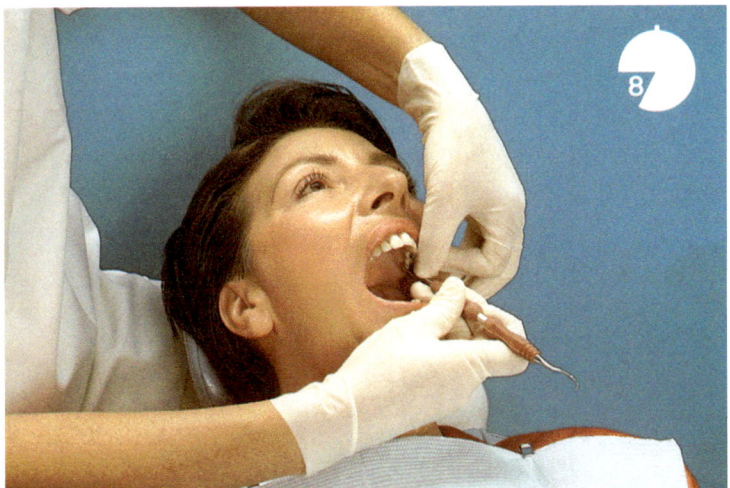

Segmento posterior – mesial

594 Raspando as superfícies mesiais por palatino – dente 26
Cabeça do paciente: inclinada para a esquerda e para trás
Técnico em higiene dental: posição de 8 horas
Posição de apoio: extra-oral na mandíbula ou intra-oral no arco oposto. Guiada pelo polegar esquerdo.
Visão do operador: direta

Esquerda: entrada da furca mesial pode somente ser atingida por uma abordagem por palatino.

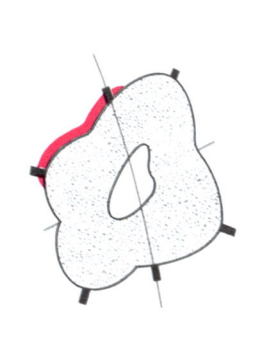

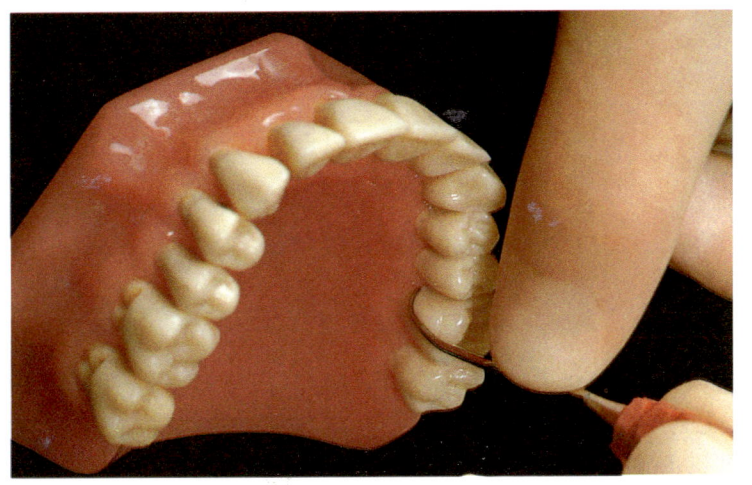

595 Situação no modelo
O polegar esquerdo guia e estabiliza a cureta. Apenas uma leve pressão é necessária para raspar a superfície radicular se o instrumento é apropriadamente afiado.

Esquerda: seção através do dente 26. A área de trabalho para a cureta Gracey 11/12 é de uma abordagem palatina.

13-14

Segmento posterior – distal

596 Raspando as superfícies distais por vestibular – dente 26
Cabeça do paciente: bastante inclinada para a direita

Técnico em higiene dental: posição de 10 horas
Posição de apoio: intra-oral, diretamente no dente adjacente
Visão do operador: direta, espelho afasta a bochecha

Direita: extremidades de trabalho da cureta GRA 13/14

597 Situação no modelo
A posição de apoio é com o dedo anular no dente 25, muito próximo à área de trabalho (distal) do dente 26. A porção da haste imediatamente adjacente à lâmina da cureta deve ficar paralela a essa superfície do dente.

Direita: seção através do dente 26. Os pontos de contato e as quatro linhas de angulação são descritos. Da abordagem por vestibular, a cureta GRA 13/14 é indicada para a superfície distal, da linha de angulação distovestibular para a área de contato.

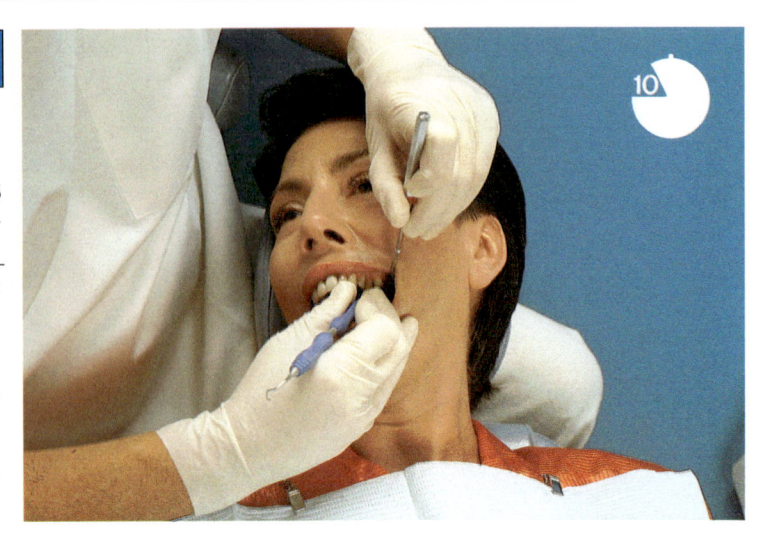

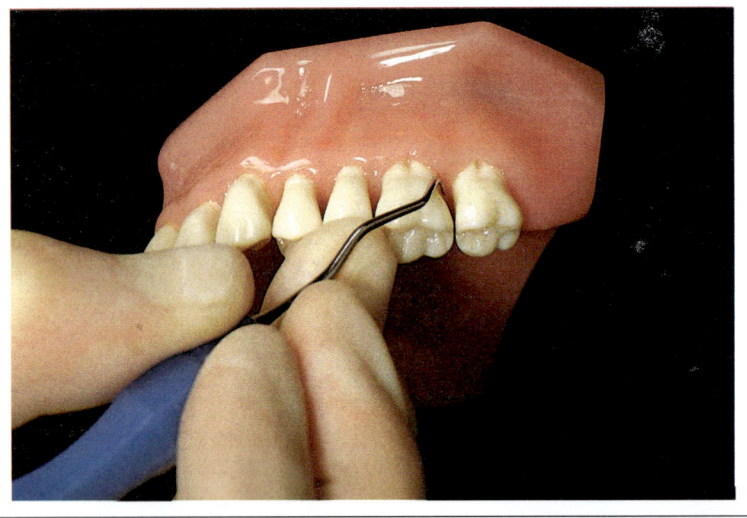

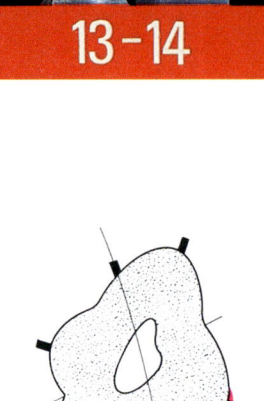

Segmento posterior – distal

598 Raspando as superfícies distais por palatino – dente 26
Cabeça do paciente: inclinada para a esquerda

Técnico em higiene dental: posição de 9 horas
Posição de apoio: intra-oral, indireta, no dorso do primeiro dedo da mão esquerda. O dedo também serve para guiar o instrumento e aplicar pressão a ele.
Visão do operador: direta

Direita: a raiz palatina é tratada de palatino para a área de contato e furca distal.

599 Situação no modelo
O primeiro dedo da mão esquerda serve para duas funções:
- Fulcro para a mão de trabalho
- Guia e pressão lateral para a cureta

Direita: começando na superfície palatina, a cureta GRA 13/14 raspa a superfície distal do dente 26 da linha de angulação, através e na região de furca, então abaixo da área de contato.

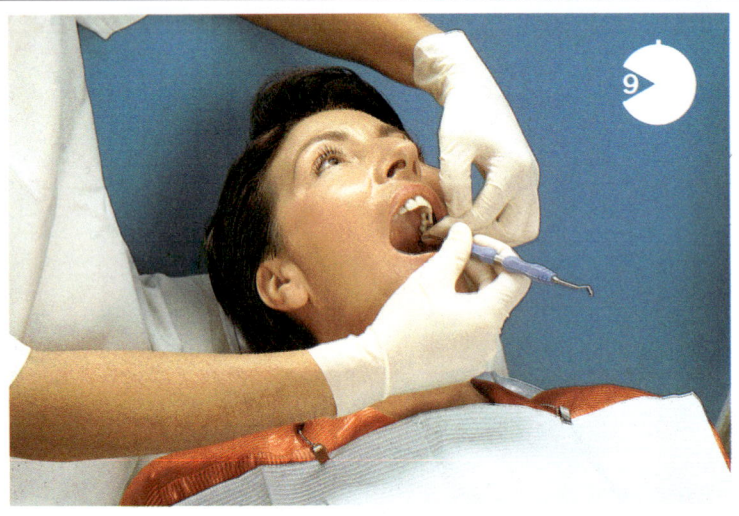

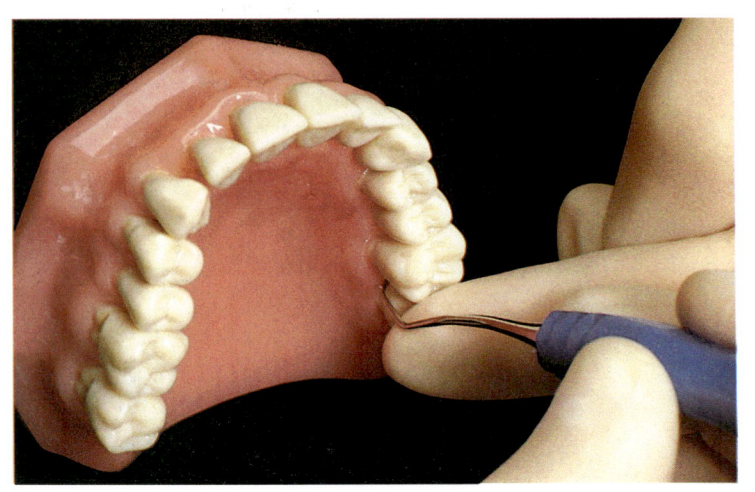

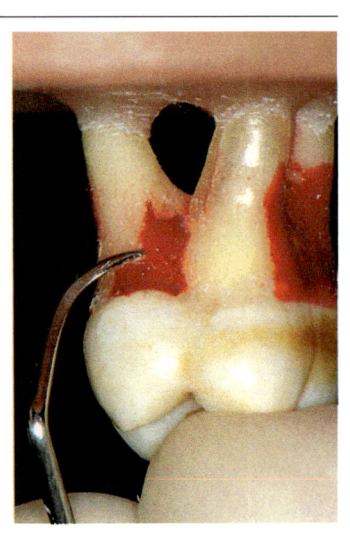

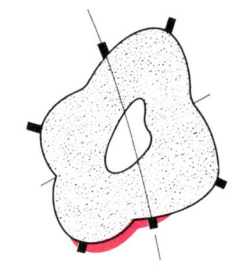

7-8

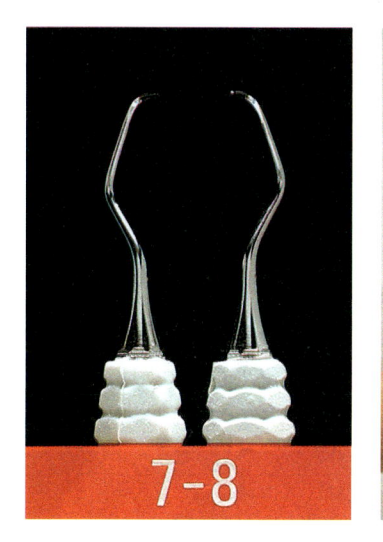

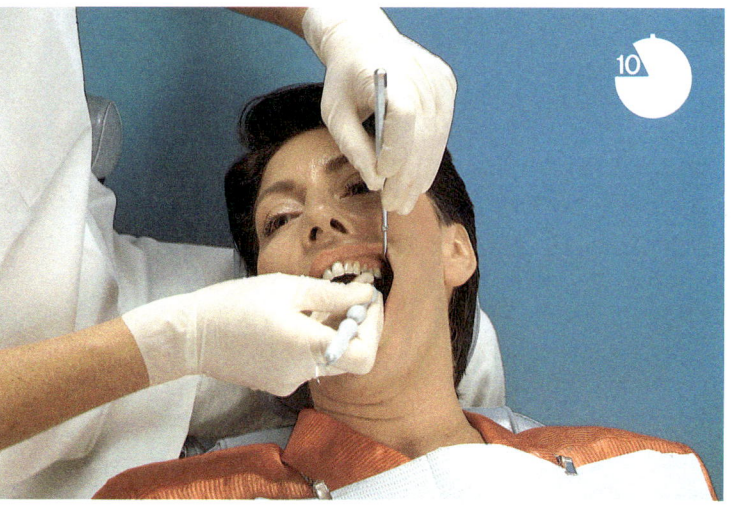

Área posterior – vestibular

600 Raspando as superfícies vestibulares por vestibular – dente 26
Cabeça do paciente: levemente inclinada para o operador

Técnico em higiene dental: posição de 10 horas
Posição de apoio: intra-oral, diretamente no dente adjacente
Visão do operador: direta

Esquerda: duas extremidades de trabalho da cureta GRA 7/8

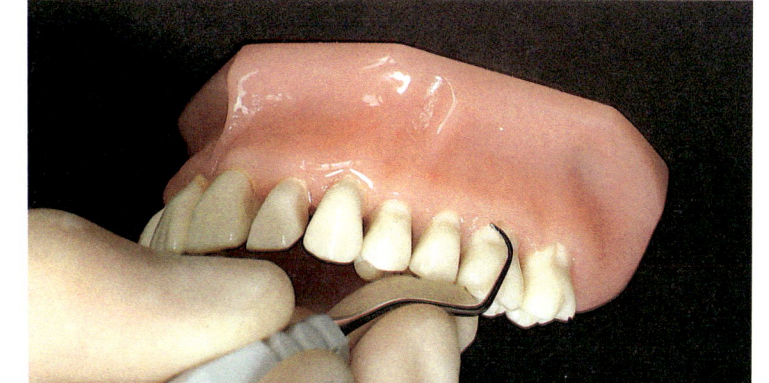

601 Situação no modelo
Em adição aos movimentos de tração axiais, as superfícies vestibulares do molar são freqüentemente tratadas utilizando-se movimentos oblíquos e horizontais. A empunhadura de caneta modificada é obvia, com o dedo médio na primeira curvatura da haste do instrumento.

Esquerda: a indentação representa a entrada da furca vestibular.
Nota: seções mesiais e distais das raízes expostas próximo à furca são tratadas utilizando-se as curetas GRA 11/12 (mesial) e 13/14 (distal).

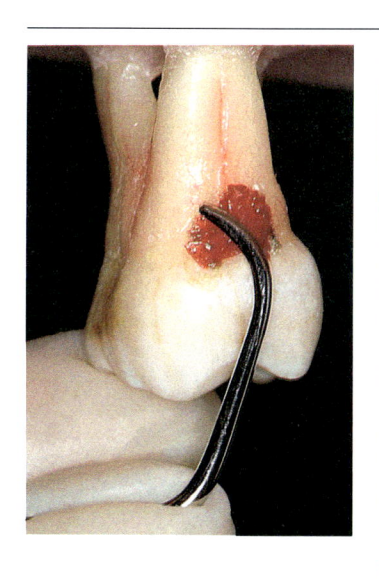

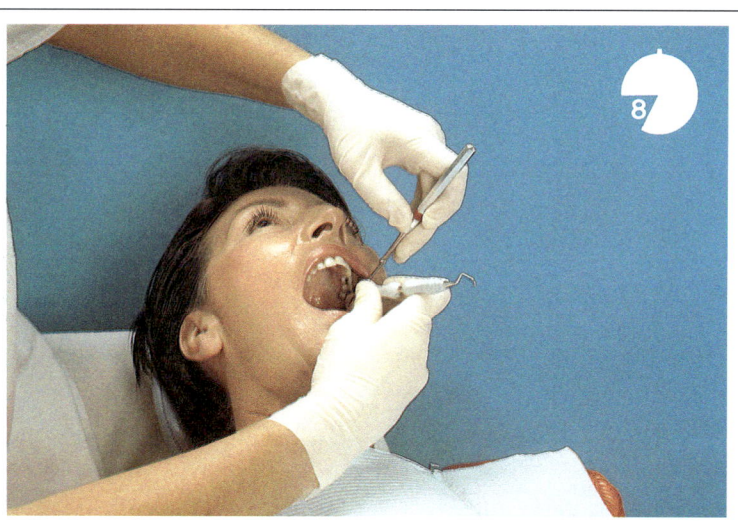

Área posterior – palatina

602 Raspando as superfícies palatinas – dente 26
Cabeça do paciente: inclinada para a esquerda, para longe do operador

Técnico em higiene dental: posição de 8 horas
Posição de apoio: intra-oral, direta nas superfícies oclusais
Visão do operador: direta

Esquerda: os segmentos palatinos da raiz são basicamente arredondados, entretanto, sulcos rasos podem ocorrer e podem representar dificuldades durante a raspagem.

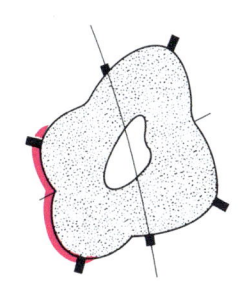

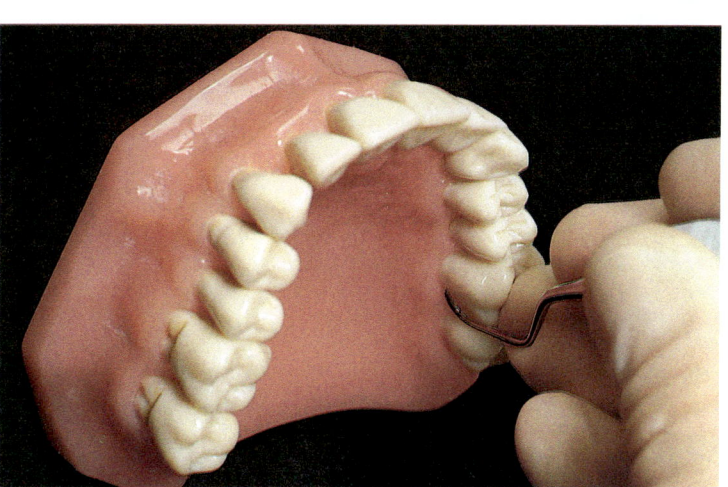

603 Situação no modelo
A posição de apoio (fulcro) diretamente na superfície oclusal do dente 26.

Esquerda: a cureta GRA 7/8 é usada para raspar as superfícies palatinas das linhas de angulação distopalatina para a mesiopalatina. Nesta área, não existem furcas, mas freqüentemente sulcos.

Após raspar essa superfície dentária posterior final, o tratamento sistemático do quadrante esquerdo da maxila é terminado. As bolsas são então irrigadas e qualquer sangramento é estancado.

Afiação do instrumental

A cureta é um instrumento universal que serve tanto para o tratamento cirúrgico quanto para o não-cirúrgico da periodontite. Ela é usada para raspagem, debridamento subgengival, raspagem radicular e curetagem dos tecidos moles gengivais. O conhecimento das suas características e a manutenção das suas funções são, dessa forma, de grande significado. Os instrumentos que se tornam sem fio devem ser afiados novamente, pois nenhum grau de destreza manual ou força pode compensar as desvantagens de um instrumento sem fio. Instrumentos sem corte carecem de "mordida"; o cálculo é brunido em vez de removido.

A afiação sistemática das curetas pode ser realizada antes, durante e depois do tratamento do paciente. Especialmente as curetas pequenas e finas rapidamente ficam sem fio durante raspagem por causa do contato com esmalte e restaurações de metal. Tais instrumentos devem ser reafiados durante a consulta de tratamento utilizando-se uma pedra de afiação levemente abrasiva e esterilizada.

Uma cureta que foi afiada 10 a 15 vezes se torna fina e pode quebrar; logo, ela deve ser trocada.

604 Cureta – nomenclatura (p. ex., cureta Gracey 13/14)
I Cabo
II Haste
III Extremidade de trabalho com borda cortante (lâmina)

Direita: seção através da extremidade de trabalho (cureta Gracey).

A **borda cortante**
A borda convexa é afiada; a outra borda é sem fio (ponto azul).
B **Face**
C **Lado**
D **Dorso**

605 Diferenças entre curetas universais (A) e Gracey (B)
1 A face (B; Figura 604) da extremidade de trabalho forma um ângulo de 90° (universal) ou 70° (Gracey) com a haste.
2 Ambas as bordas da extremidade de trabalho (cureta universal) são afiadas; na cureta Gracey, somente a borda convexa (mais baixa) possui fio.
3 Apenas nas curetas Gracey a extremidade de trabalho é arqueada sobre a superfície assim como sobre a borda.

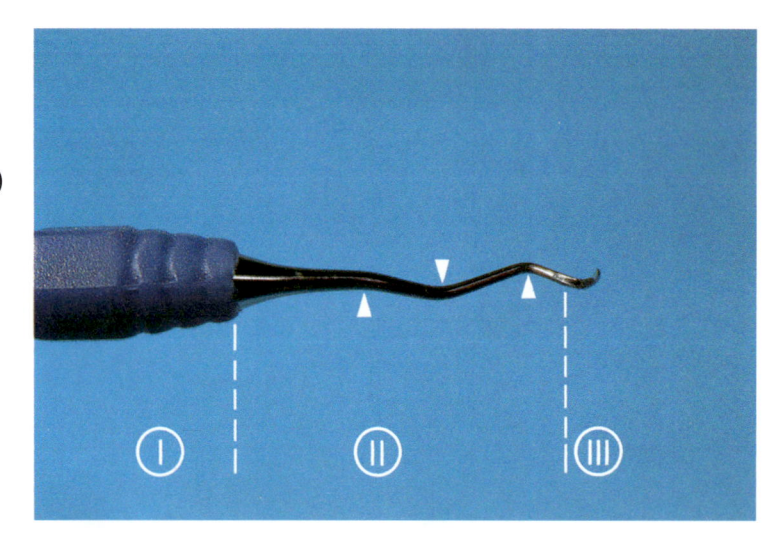

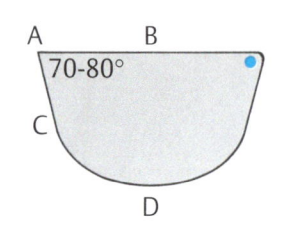

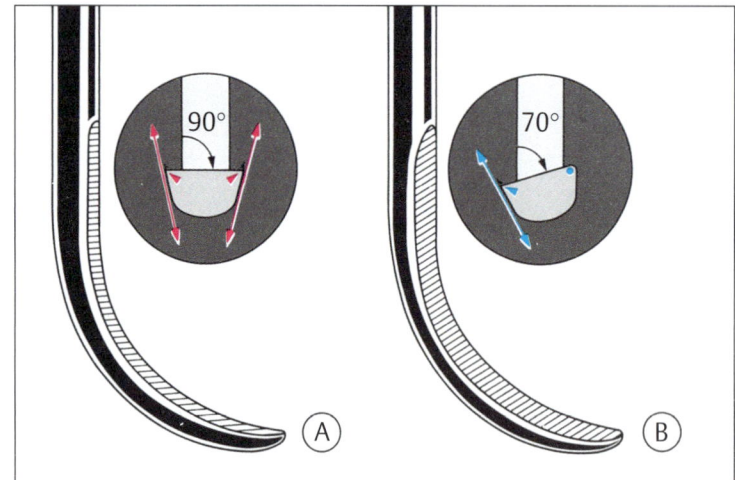

606 Pedras de afiar – óleo para afiar

C **"Carborundum"**
SiC/Carboneto de silício, artificial, grossa, altamente abrasiva
I **"India"**
Al_2O_3, óxido de alumínio, artificial, curso granulado, abrasiva
A **"Arkansas"**
Al_2O_3, óxido de alumínio, natural, granulação média a fina, abrasão média

Direita: óleo mineral livre de ácido (SSO; Hu-Friedy).

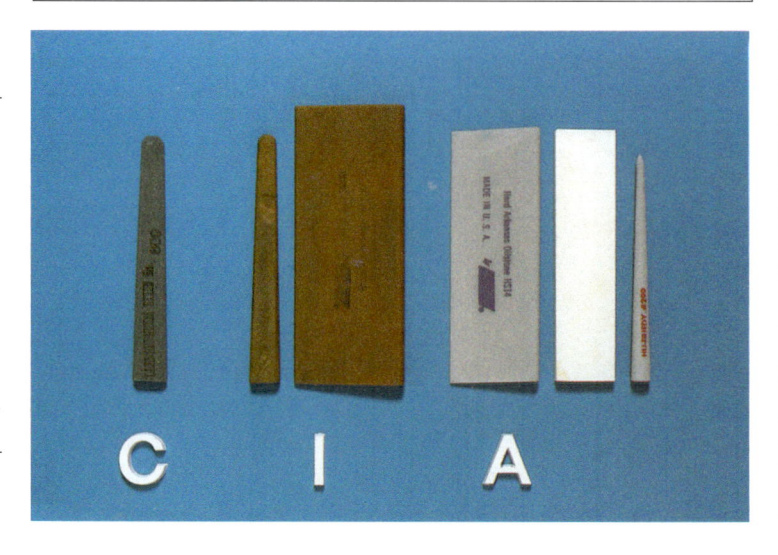

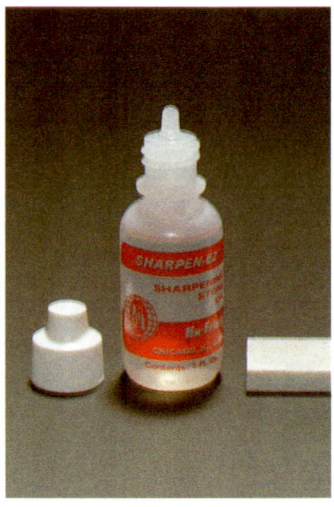

Afiação manual dos instrumentos manuais

Apesar de aparelhos mecanizados (sônicos e ultra-sônicos) serem muito utilizados atualmente, raspadores e curetas ainda exercem importante papel para todas as técnicas de tratamento – incluindo as terapias aberta e fechada, procedimentos cirúrgicos e profilaxia (limpeza dental profissional) –, sozinhas ou em combinação.

Raspagem e alisamento completos e eficientes, em particular em raízes infectadas, só podem ser realizados perfeitamente com instrumentos afiados (Bengel, 1998; Christan, 2002).

Anos de experiência demonstram que a afiação do instrumental a mão livre é raramente bem-sucedida em fornecer a forma e o fio perfeitos dos instrumentos manuais. Assim, para a afiação e reafiação manual são necessários dispositivos de afiação. Com base em anos de experiência, a técnica em higiene dental C.M. Kramer (1989, 1999) desenvolveu as duas estações de afiação descritas a seguir. Os princípios básicos incluem o posicionamento do instrumento (o lado horizontal facial) e os ângulos pré-determinados de afiação no *jig* (modelo), com jogos separados de raspadores e curetas.

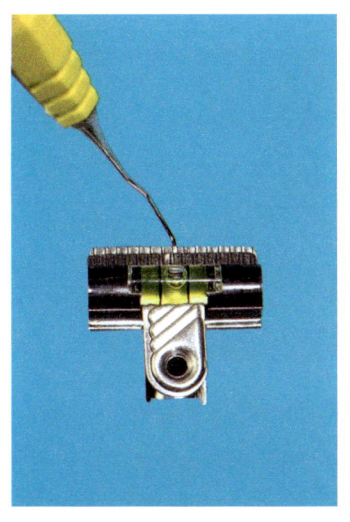

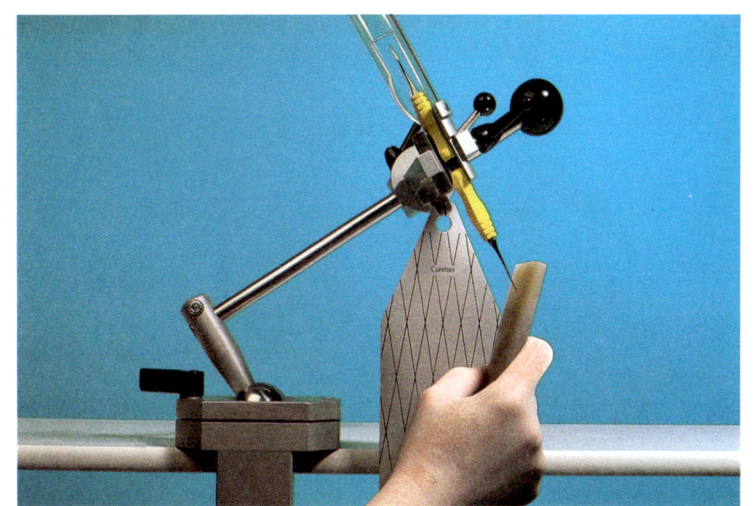

607 Afiação do instrumental com a estação de afiação de Kramer
A base em forma de torno com junção em forma de bola permite o posicionamento do instrumento em qualquer posição desejada.

Esquerda: inicialmente, o clipe especial é usado para segurar a extremidade de trabalho. A face do instrumento deve estar sempre posicionada *horizontalmente* e então o procedimento de afiação pode começar. A pedra de afiar é fixada paralelamente às linhas – guia na frente da estação.

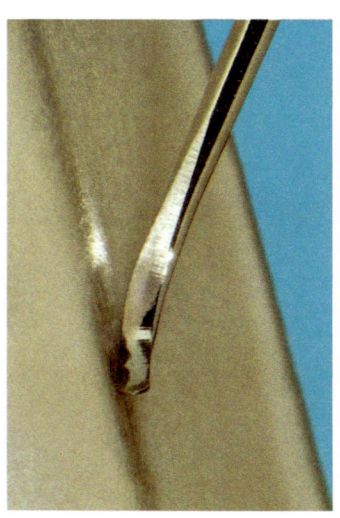

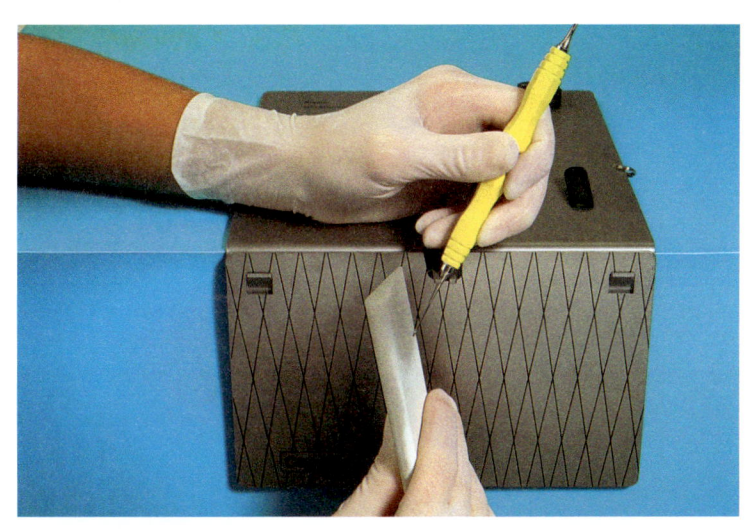

608 Uma versão simplificada – mini-estação de afiação de Kramer
Esta estação de afiação é ideal para indivíduos com pouca experiência e é ótima para a afiação de inúmeros instrumentos. A vantagem da mini-estação de afiação é que os instrumentos sem fio podem ser afiados durante o atendimento.

As linhas na porção vertical da estação garantem que o raspador/cureta se posicione na pedra na angulação apropriada.

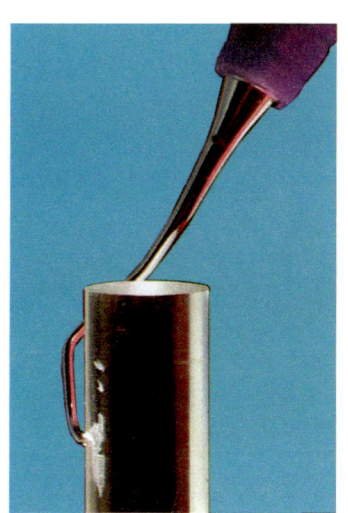

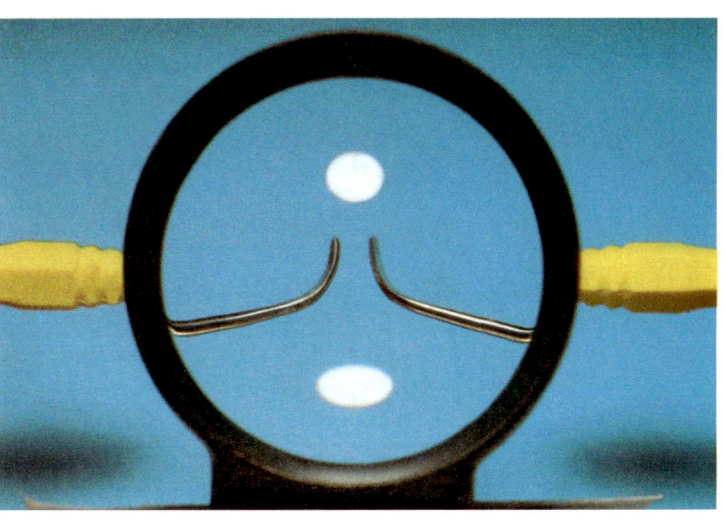

609 Testes para avaliar o fio: testes de reflexão da luz e raspagem
A afiação manual (ver Figura 608, esquerda) é realizada com uma pedra de Arkansas lubrificada com óleo.
A remoção de metal é claramente visível; ele permanece suspenso no óleo e pode ser facilmente removido. O teste final da afiação da borda cortante: bordas sem fio não refletem luz, mas as afiadas sim.

Esquerda: o cilindro de acrílico (PST, Hu-Friedy) testa a afiação do instrumento que remove lascas de acrílico.

Terapia: fase 1

Afiação automatizada

O maior problema durante a afiação a mão livre é a dificuldade de manter a angulação da pedra de afiar em relação à ponta do instrumento durante todo o procedimento de afiação. Isso demanda destreza manual, conhecimento das características individuais dos instrumentos e, sobretudo, prática (Römhild e Renggli, 1990; Pöschke, 1990).

O principal objetivo da afiação mecânica do instrumental inclui não somente a simplificação do procedimento de afiação, mas também a eliminação das dificuldades mencionadas anteriormente. Esse procedimento é possível utilizando-se o "PerioStar" (Mikrona, 1990).

As maiores vantagens do PerioStar 2000 incluem:

- O aparelho segura precisamente a haste do instrumento e permite fixação em qualquer posição.
- Um clipe especial permite o posicionamento horizontal da superfície frontal (a única "aproximação").
- O módulo ajustável de afiação com sua roda de afiação montada: quando adequadamente posicionado, a afiação é realizada com um ângulo seguro de 72° para raspadores e 78° para curetas.

Atualmente, está disponível comercialmente uma versão simplificada, o PerioStar 3000 (HaWe Neos; ver a seguir).

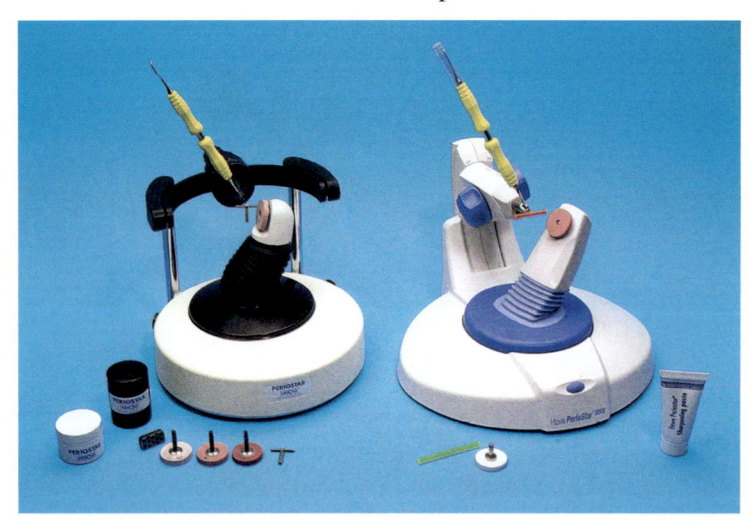

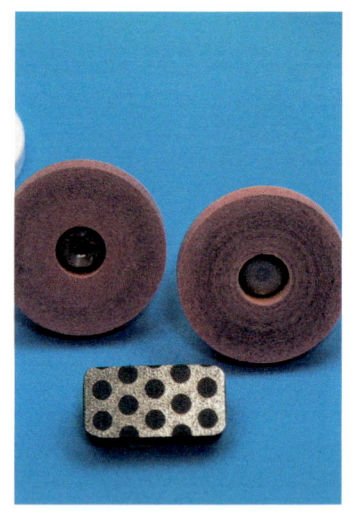

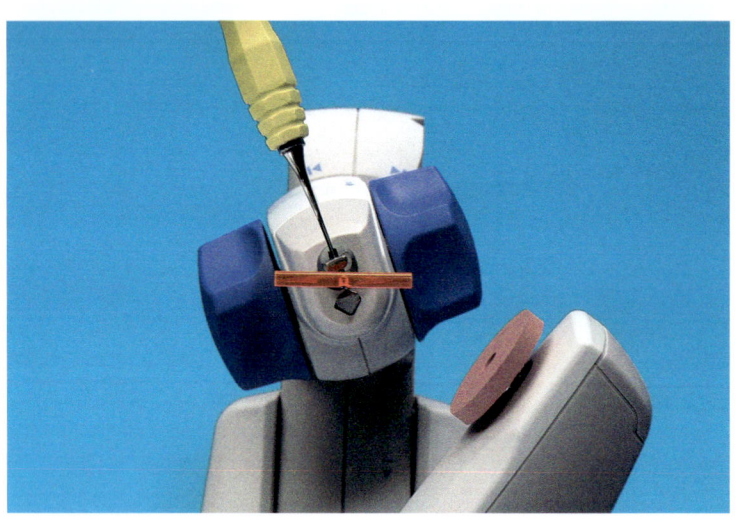

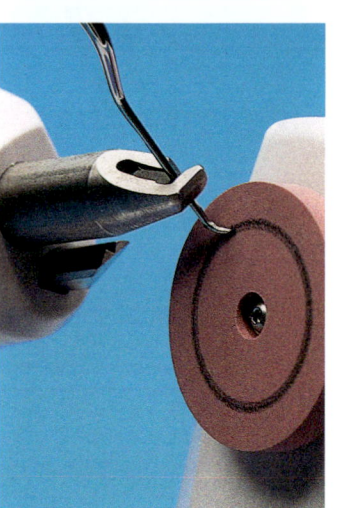

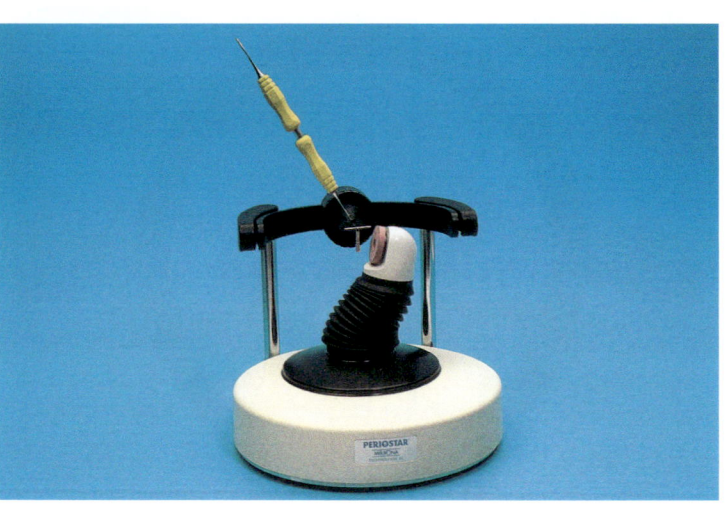

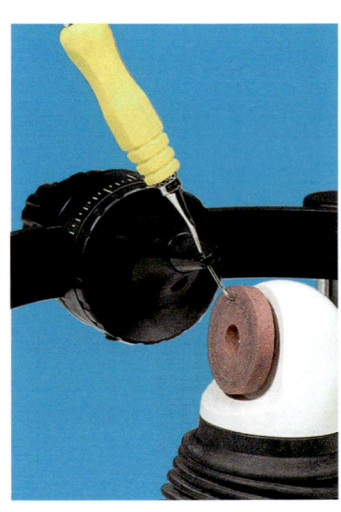

610 PerioStar 2000 (esquerda) e PerioStar 3000 (direita)
Estes aparelhos comercialmente disponíveis são fornecidos com várias pedras de afiar, pastas de afiação, assim como cilindros de acrílico para testar o fio.

Direita: pedras de afiar e bloco coberto de diamante para remoção de sulcos e ranhuras da pedra de afiar. Pedras de afiar com abrasividades fina, média e grossa são disponíveis (codificadas com pontos branco, vermelho e azul).

611 Ajustando e afiando – curetas Gracey 5/6 e PerioStar 3000
O cilindro levemente fluorescente do *chip* – ele fica fixado sobre a superfície frontal da lâmina da cureta – é orientado horizontalmente com o instrumento. O elemento abrasivo é então trazido para ser usado na ponta do instrumento.

Direita: disco lubrificado em ação. O dispositivo de pega do instrumento é claramente visível.

612 Visão geral – ajustando e afiando com o PerioStar 2000
O disco de afiação pode ser ajustado com a mesa escura rotacional (abaixo) à ponta da cureta apropriadamente para afiação: o ângulo de afiação relativo à face é automaticamente estabelecido e reduzido para 55°!

Direita: afiação em andamento – note o mecanismo preciso de pega para garantir que o instrumento seja mantido na porção mais próxima da haste.

Debridamento subgengival – raspagem radicular fechada

Procedimento clínico passo a passo

Indicações e pré-requisitos da terapia fechada foram descritos previamente (p. 253).
O procedimento é realizado sem visão direta. O tratamento de um único dente com bolsas moderadamente profundas pode necessitar de 4 a 10 minutos, devido ao trabalho "cego", dependendo da anatomia/morfologia da raiz. Instrumentos ultra-sônicos e manuais podem ser utilizados em combinação. No caso descrito aqui, o quadrante direito da maxila é tratado utilizando curetas Gracey e uma técnica fechada. Nos outros quadrantes, seguido da terapia fechada, vários sítios necessitaram de terapia "aberta" (p. 277).
O paciente de 29 anos de idade apresentava periodontite agressiva (tipo III), com bolsas profundas localizadas e gengivite pronunciada. Um exame microbiológico revelou altos níveis de *Aa* e *Pi*.

Achados iniciais (valores para o quadrante 1):
IP: 61%   SS: 86%   MD: 0 a 2 (p. 174)
O quadro clínico, as profundidades de sondagem e os achados radiográficos são mostrados nas Figuras 613 a 615.

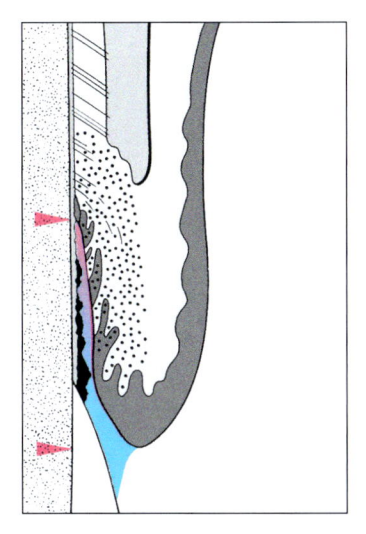

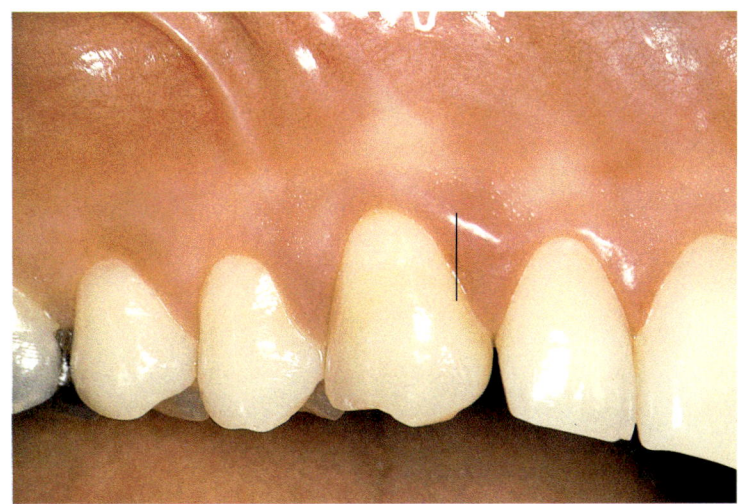

613 Condição inicial – antes da criação de hábitos de higiene
Especialmente nas áreas papilares, a gengiva está edematosa e eritematosa. Virtualmente não existe pontilhado gengival.

Esquerda: o esquema descreve a situação histológica no aspecto mesiovestibular do dente 13. Na área cervical, cálculo e biofilme aderido (azul) cobrem a superfície radicular e apicalmente existem níveis elevados de bactérias gram-negativas (vermelho). O tecido conjuntivo gengival está infiltrado.

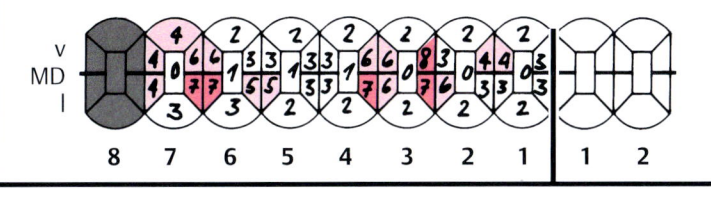

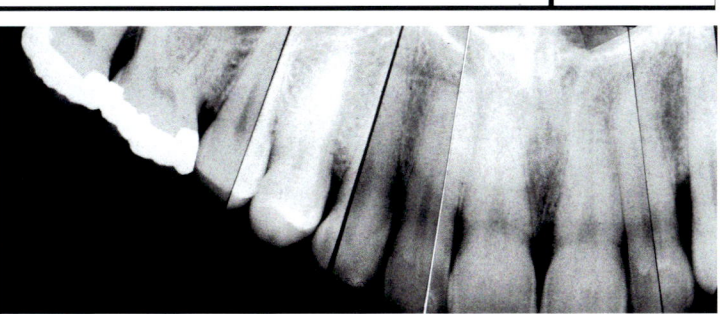

614 Achados clínicos e radiográficos

Profundidade de sondagem e mobilidade dental (MD)
Profundidades de sondagem de até 8 mm foram medidas. Bolsa muito profunda na face mesiovestibular do dente 13 resultou de perda de inserção e inchaço da papila.

Achados radiográficos
A radiografia revela claramente a perda óssea massiva que foi prevista pelas medidas clínicas de bolsa.

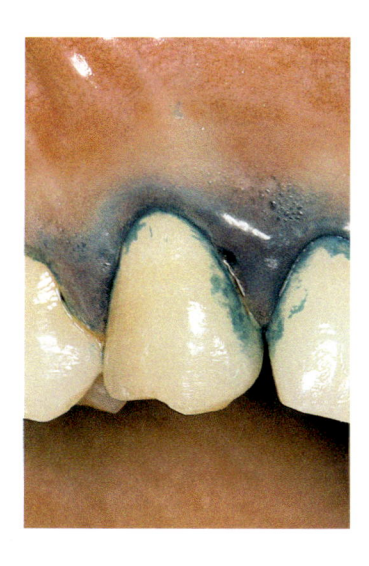

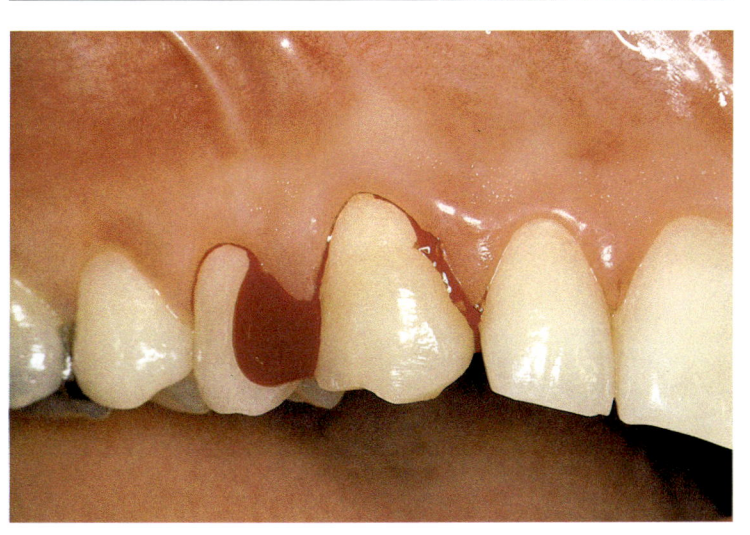

615 Biofilme e hemorragia
Após sondar as bolsas ao redor dos dentes 13 e 14, percebe-se hemorragia intensa. Esta é uma indicação clínica da gravidade da reação inflamatória neste caso de periodontite ("gengivite").

Esquerda: biofilme supragengival corado.

O acúmulo de biofilme na face mesial do dente 14 é mínimo e não-condizente com a hemorragia excessiva nesta região. A etiologia é provavelmente uma forte reação às bactérias periodontopatogênicas subgengivais.

Terapia: fase 1

Após a fase higiênica

616 Visão vestibular
Duas semanas após a remoção de biofilme e cálculo supragengival, motivação inicial e instrução de higiene bucal, as gengivas já estão menos eritematosas e edemaciadas. O defeito de esmalte na face disto-incisal do dente 13 é atribuído à bruxismo.

Direita: persistência de concrementos *sub*gengivais e biofilme.

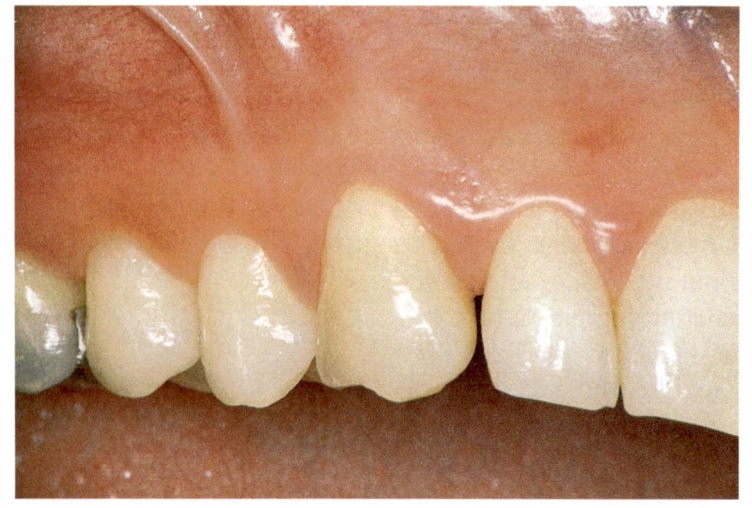

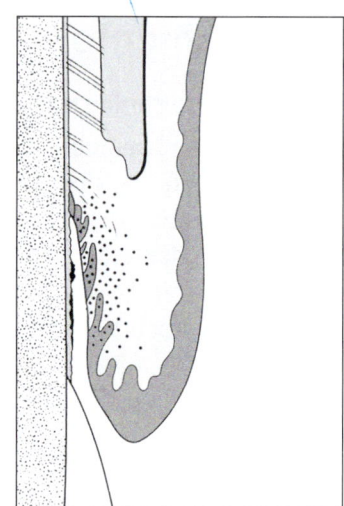

617 Visão palatina
Após a primeira fase de terapia inicial – higiene bucal e debridamento supragengival e profissional –, as gengivas ainda estão levemente edematosas.

Note nesta fotografia, a pronunciada faceta de desgaste no dente 13. O paciente deve ser prevenido sobre o hábito de bruxismo e encorajado a reduzir essa parafunção.

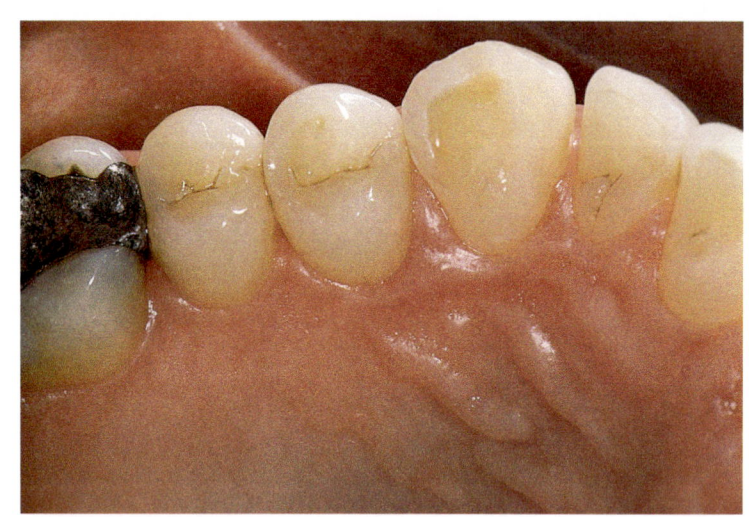

Debridamento subgengival

618 Anestesia
O debridamento subgengival é realizado utilizando-se instrumentos manuais, geralmente com anestesia infiltrativa ou com bloqueio nervoso.

Com o uso de instrumentos ultra-sônicos finos ("Slimline", Cavitron) é possível tratar bolsas rasas sem a necessidade de anestesia.

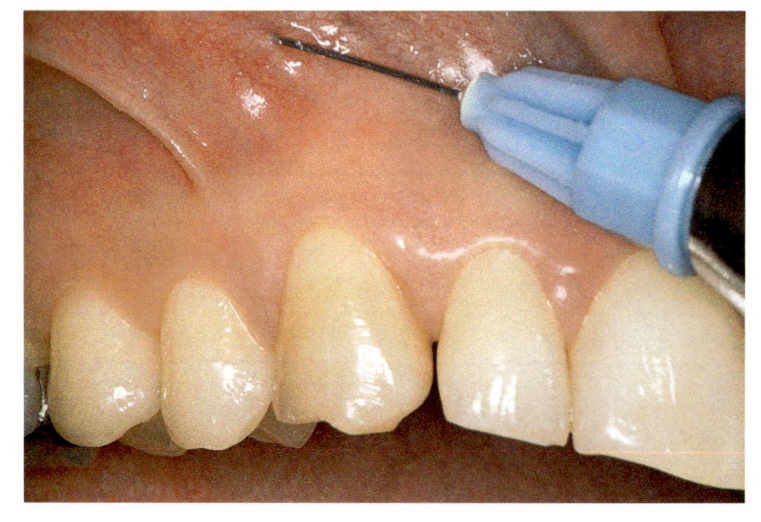

619 Sondando a profundidade da bolsa
Antes de qualquer tratamento mecânico da superfície radicular, a profundidade da bolsa é verificada ao redor do dente sob anestesia. O fundo da bolsa em geral é irregular. Comumente, apenas sítios isolados na raiz apresentam perda de inserção avançada.

Direita: a radiografia revela que a sonda periodontal, utilizando uma força de 25 N, quase alcança o osso interseptal.

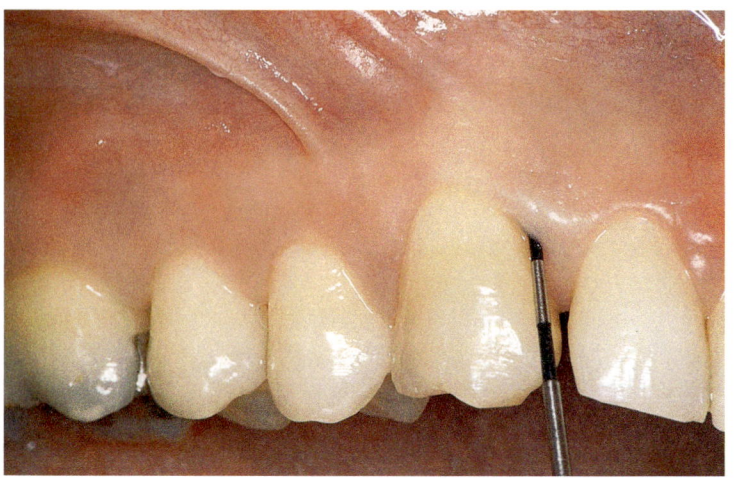

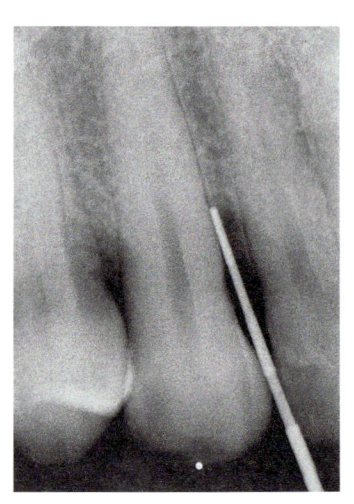

Debridamento subgengival

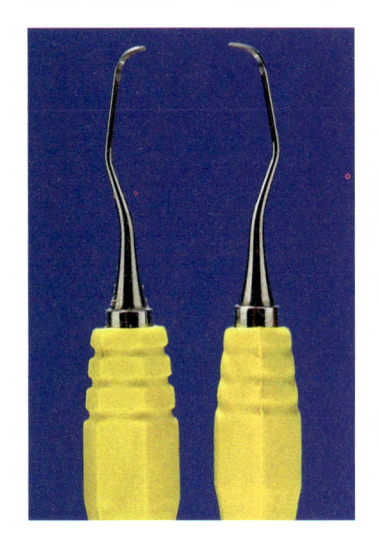

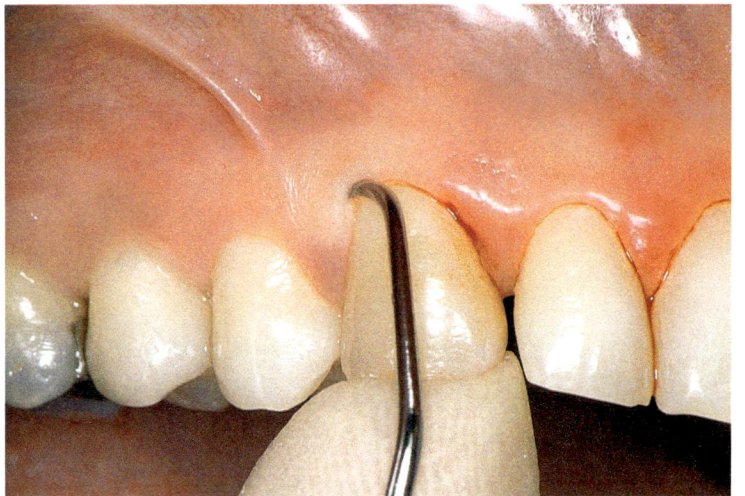

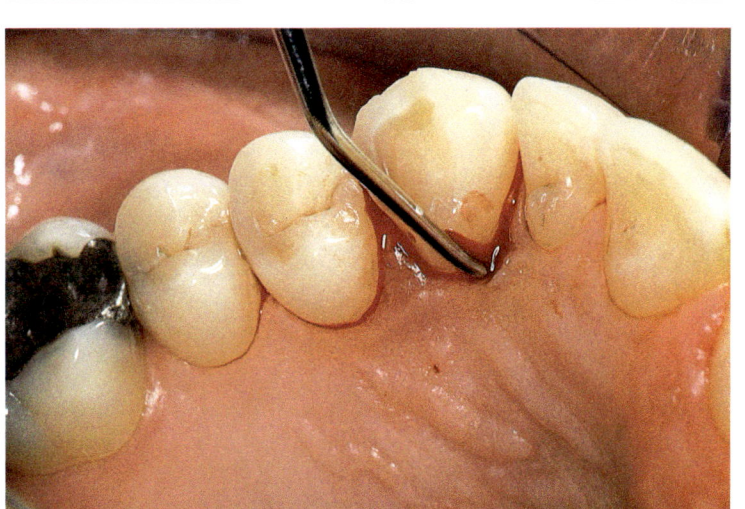

Curetas de dupla extremidade (Gracey 5-6, amarela) utilizada no segmento anterior

Nas regiões anteriores e do canino, a cureta de extremidade dupla é aplicada para tratar superfícies radiculares em duas superfícies adjacentes.

620 Gracey 5 – distovestibular
Usando esta extremidade da cureta, com movimentos sobrepostos e primariamente verticais, são removidos biofilme e cálculo.

621 Gracey 5 – mesiopalatina
A mesma extremidade de trabalho da cureta que tratou a face distovestibular pode ser também utilizada para a superfície radicular mesiopalatina diagonalmente oposta.

Nota: limitações fotográficas não permitem descrever o fulcro/apoio.

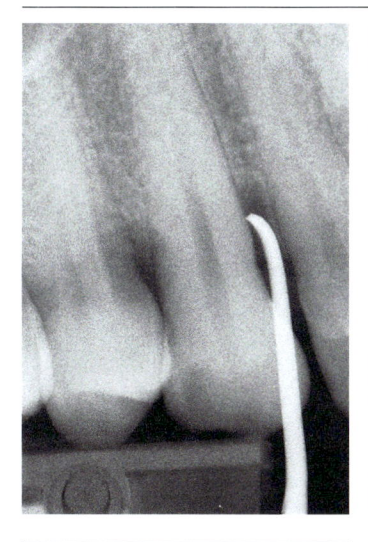

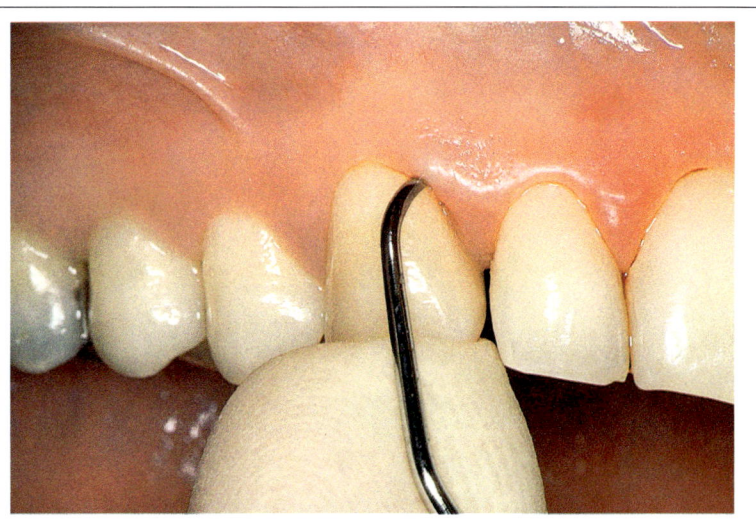

622 Gracey 6 – mesiovestibular
Esta extremidade da cureta funciona nas faces mesiovestibulares e distopalatinas. Se a primeira haste longa da cureta está paralela à superfície radicular, o ângulo efetivo da "face" é o valor desejado de 80°.

Esquerda: a cureta Gracey não alcança o fundo da bolsa, em contraste com as curetas mais delicadas (p. ex., minifive), com suas extremidades de trabalho mais curtas e estreitas.

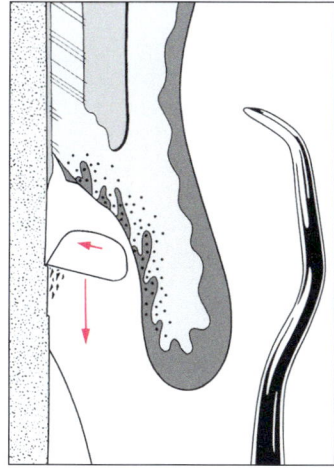

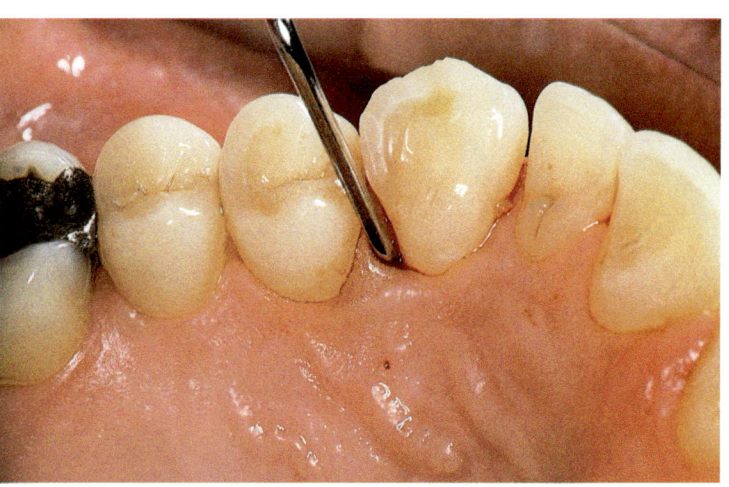

623 Gracey 6 – distopalatina
A mesma extremidade de trabalho da cureta (delicadas Figura 622) também serve para o tratamento da superfície radicular distopalatina.

Esquerda: o ângulo da lâmina da cureta em relação à superfície radicular deve ser de 80°.

As extremidades de trabalho de todas as curetas Gracey são afiadas em apenas uma superfície!

Terapia: fase 1

Raspando com curetas Gracey na região posterior
Cureta de extremidade dupla, GRA 11/12 (vermelha), para uso nas superfícies mesiais

624 Gracey 12 – mesiovestibular
A superfície radicular mesial dos pré-molares e molares é mais bem-abordada com as duas extremidades de trabalho pareadas da cureta Gracey 11/12 duplamente angulada; é demonstrada aqui no quadrante direito da maxila, com GR 12 para a vestibular e GR 11 para a palatina.

625 Gracey 11 – mesiopalatina
Esta lâmina 11/12 de dupla extremidade limpa as superfícies mesiais do pré-molar no aspecto palatino. As superfícies mesiais tratadas com a cureta 11/12 também devem ser tratadas na área interdental com movimentos sobrepostos.

(No quadrante esquerdo da maxila, a Gracey 11 é aplicada na superfície vestibular e a Gracey 12, na abordagem palatina.)

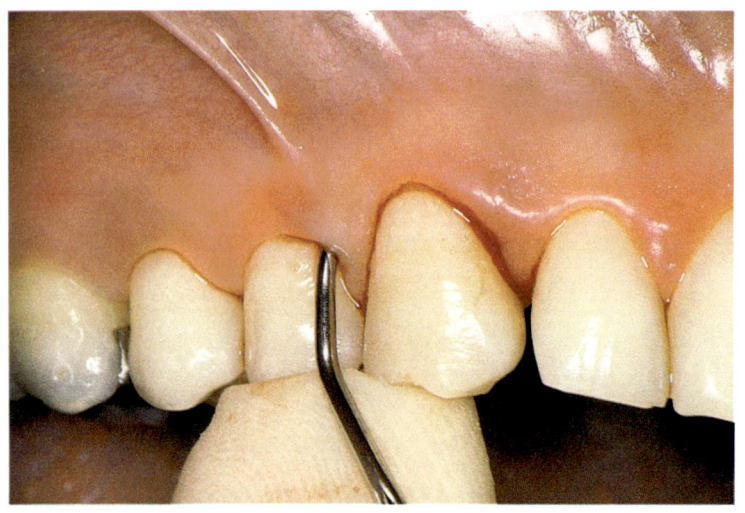

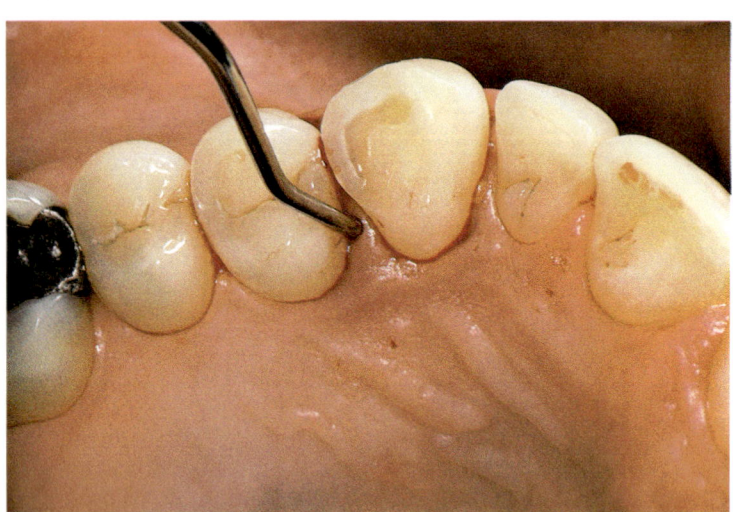

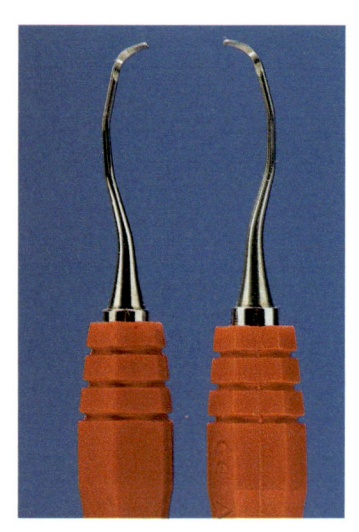

Cureta de extremidade dupla, GRA 13/14 (azul), para tratamento das superfícies distais

626 Gracey 13 – distovestibular
O aspecto distal do pré-molar (dente 14) é tratado pela vestibular.

(No lado esquerdo da maxila, a Gracey 14 deve ser utilizada.)

Direita: Extremidades de trabalho da cureta Gracey 13/14

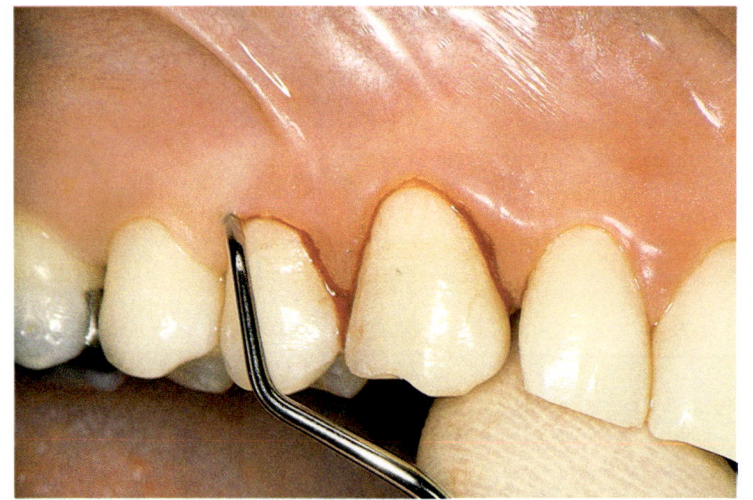

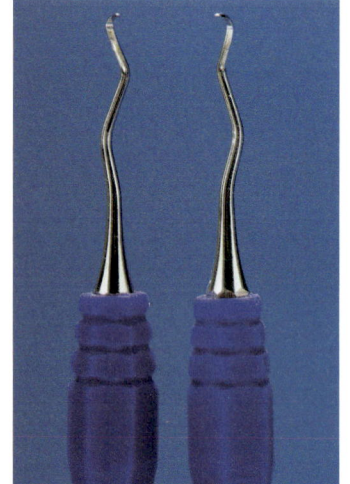

627 Gracey 14 – distopalatina
Note que a haste terminal do instrumento está paralela à superfície do dente.

Direita: a forma de oito da superfície radicular é fora do comum, exibindo entradas de lesões de furca que devem ser sondadas e, se possível, efetivamente limpas.

A morfologia das raízes e o uso de instrumentos inadequados estabelecem os limites da raspagem subgengival ainda mais do que a profundidade de sondagem absoluta.

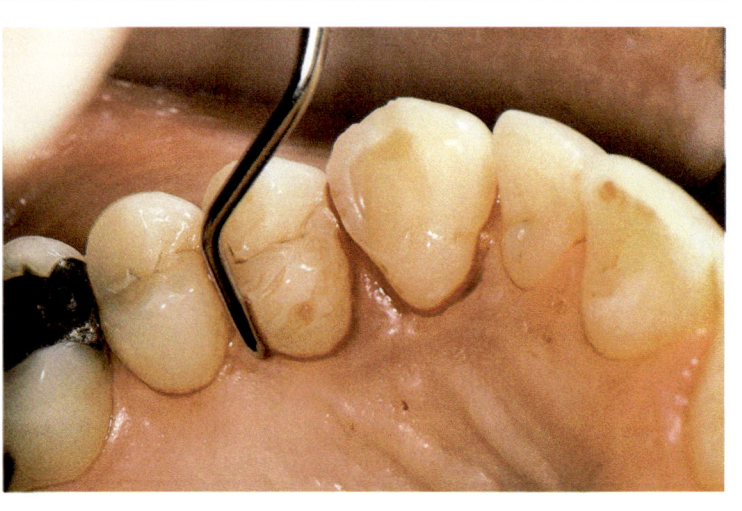

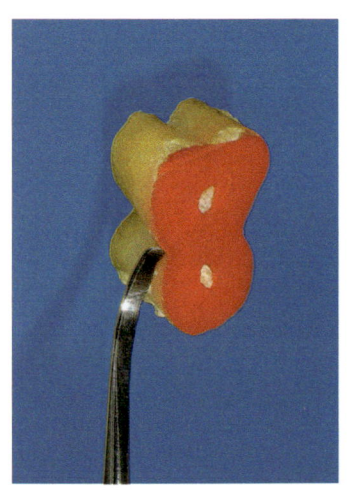

Debridamento subgengival

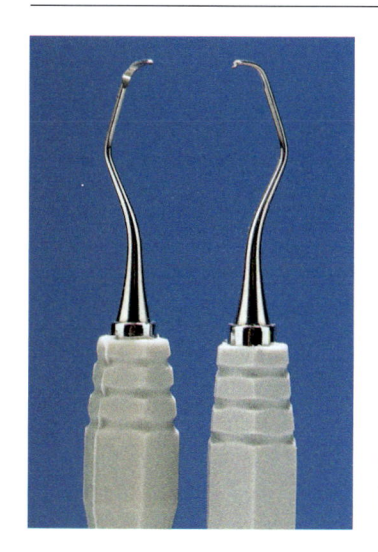

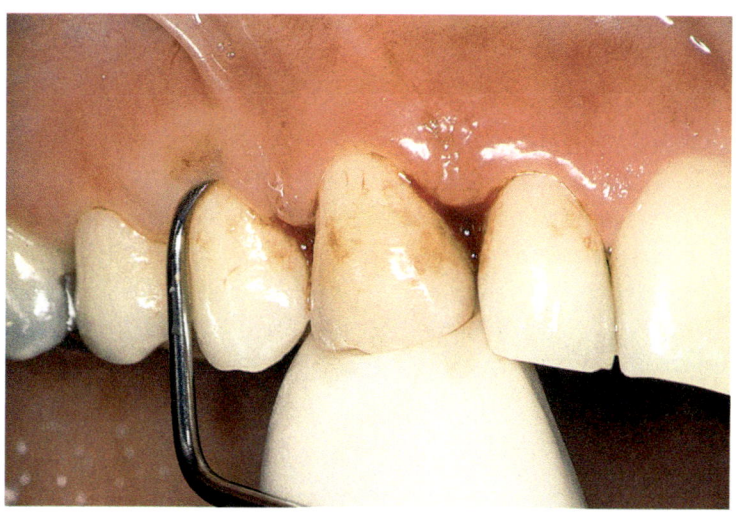

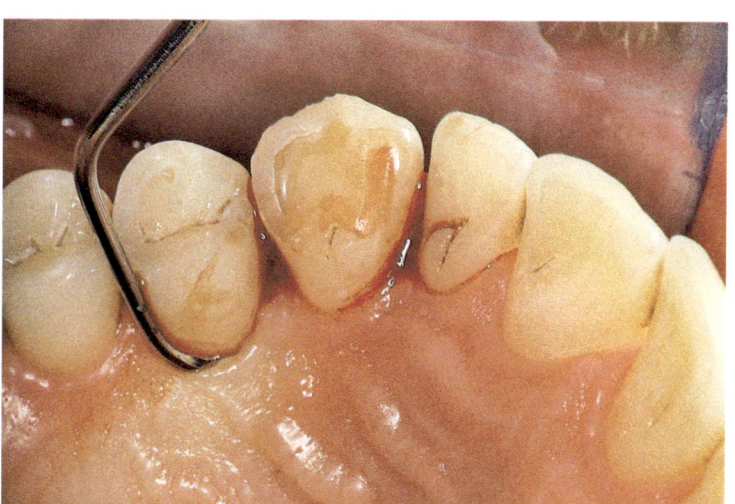

Cureta de extremidade dupla, GRA 7/8 (cinza), indicada para alisamento radicular nas superfícies vestibulares e palatinas em segmentos posteriores

628 Gracey 7 – vestibular
Normalmente, o debridamento subgengival é realizado de *vestibular* para *palatino*; aqui está descrito, no quadrante direito da maxila, a Gracey 7 em uso por uma abordagem vestibular até a linha angular e dentro do espaço interdental mesial.

Esquerda: extremidades de trabalho da cureta Gracey 7/8 dupla.

629 Gracey 8 – palatina
Na maioria dos casos, durante a raspagem das superfícies distais (Gracey 13/14) e mesiais (Gracey 11/12), as bolsas em geral rasas das faces vestibular e palatina e as linhas angulares correspondentes são tratadas de maneira efetiva. Assim, o tratamento na palatina do dente 14 pode ser rapidamente concluído.

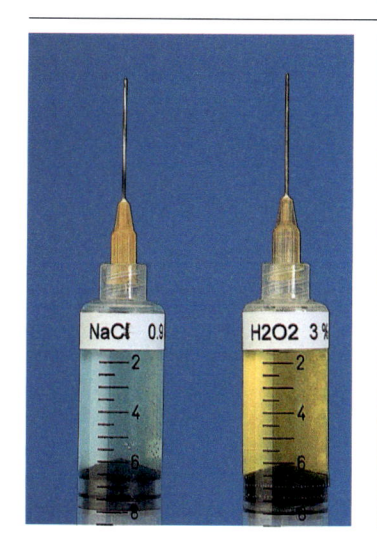

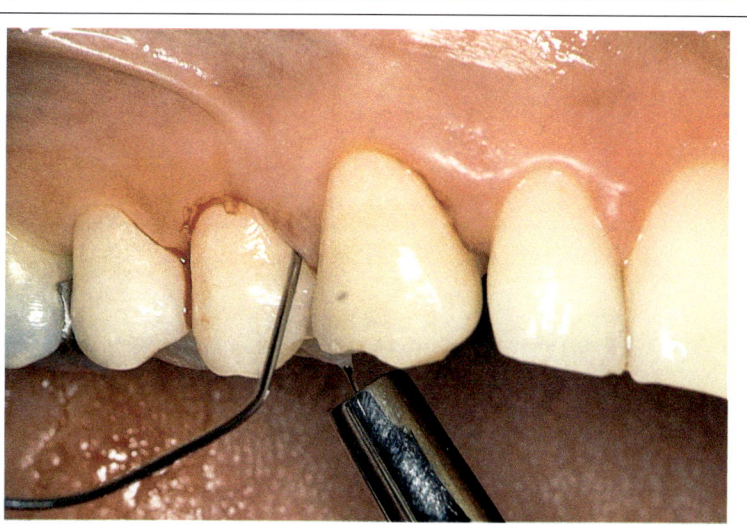

630 Irrigação da bolsa
Após o tratamento mecânico/instrumental, a bolsa deve ser perfeitamente irrigada com NaCl 0,9% e/ou água oxigenada 3% a fim de remover da bolsa qualquer biofilme bacteriano, cálculo ou cemento remanescente.

Esquerda: soluções de NaCl (0,9%) e água oxigenada (3%). A cânula deve ser sem corte (Max-I-Probe, Hawe)

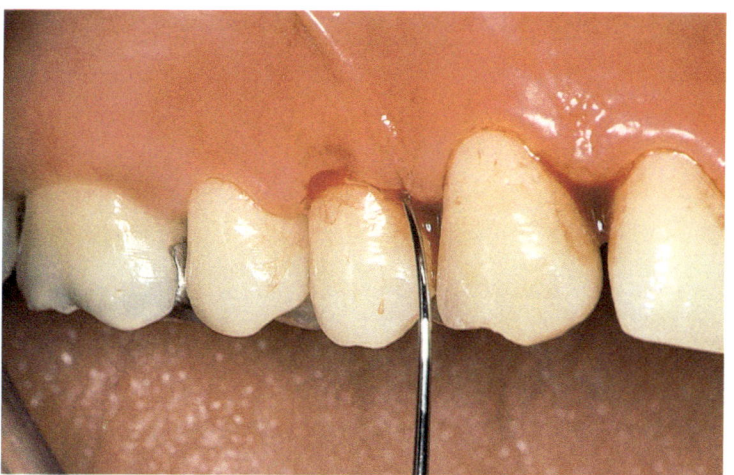

631 Avaliação da superfície radicular
Utilizando uma sonda fina (EXS3A; Hu-Friedy), a superfície da raiz é avaliada em relação a sua lisura. Esse teste clínico simples revela se o procedimento terapêutico utilizando curetas alcançou efetivamente todos os segmentos da raiz e removeu todos os depósitos.

O aspecto mais importante não é o alisamento e a lisura da raiz, mas sim a remoção ou desorganização do biofilme bacteriano subgengival.

Terapia fechada no quadrante 1...

Resumo

Inicialmente, este paciente de 29 anos de idade com periodontite agressiva colaborava moderadamente com as instruções de higiene bucal. Após profilaxia supragengival e repetidas instruções de higiene bucal, a colaboração do paciente melhorou. A inflamação gengival visível diminuiu; entretanto, o SS persistiu.

Alisamento radicular fechado foi realizado em toda a dentição, como descrito para o quadrante direito da maxila. Do dente 17 ao 11 *não* foi necessário intervenção cirúrgica após a terapia de raspagem fechada (ver profundidades de sondagem, ausência de envolvimento de furca), mas em vários outros quadrantes, especialmente na região de molares, cirurgia a retalho foi indicada.

Este caso ilustra, mais uma vez, que a periodontite raramente é generalizada. Cada dente, até mesmo cada superfície de cada dente, irá exibir diferentes gravidades de defeitos periodontais (diagnóstico de dentes isolados, p. 196).

Achados iniciais antes da indicação do tratamento

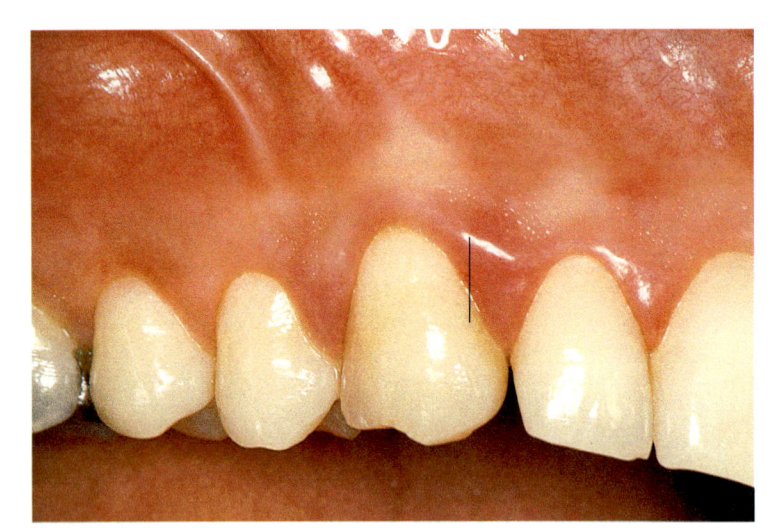

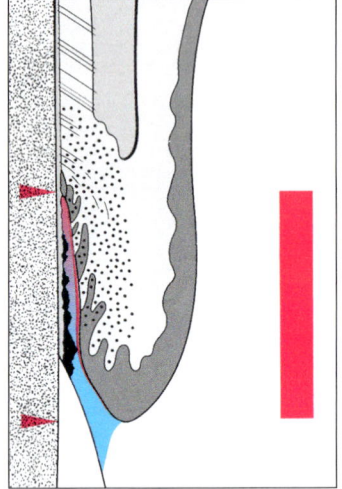

632 Vista clínica
Gengivite e periodontite grave localizada e moderada generalizada. A gengiva sangrava de forma intensa após a sondagem. O paciente nunca foi adequadamente informado sobre sua higiene bucal.

Direita: bolsa repleta de biofilme e cálculo (barra vermelha = profundidade de sondagem), epitélio da bolsa e tecido conjuntivo subepitelial infiltrados.

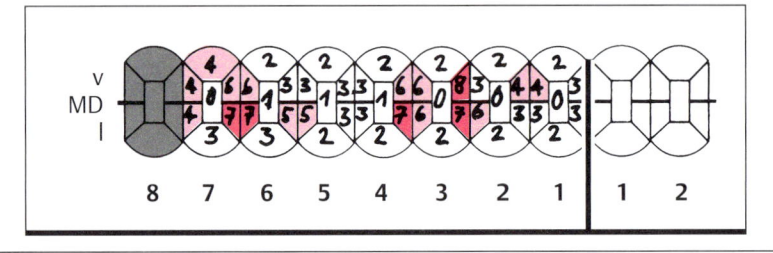

633 Profundidades de sondagem – achados iniciais (quadrante 1)
Devido ao edema gengival, os valores de *perda de inserção* devem ser de alguma forma menores do que os de profundidade de sondagem (p. 169).

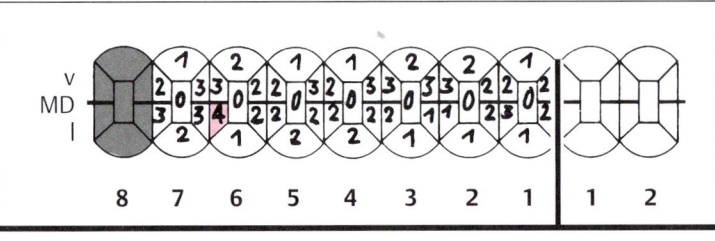

Antes

Três anos após debridamento subgengival
Profundidades de sondagem fisiológicas resultantes do encolhimento gengival e reparo de tecido conjuntivo. Apenas um sítio demonstra profundidade de sondagem acima de 3 mm.

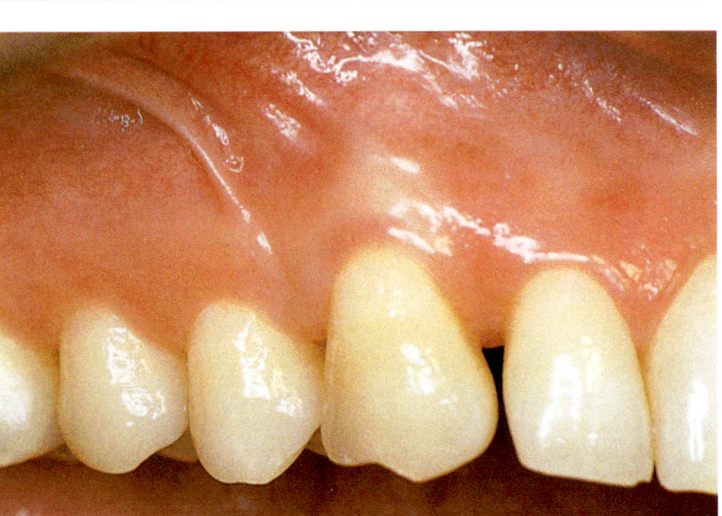

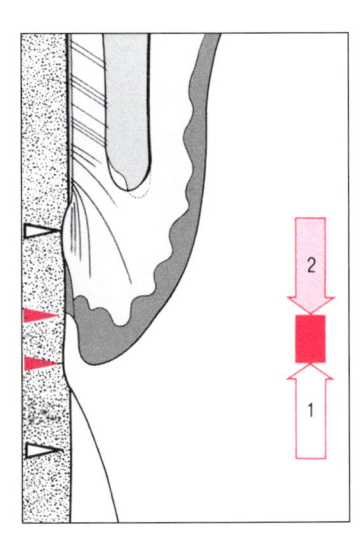

Depois

634 Vista clínica, três anos após o tratamento
Tratamento profissional e esforços do paciente com sua higiene bucal levaram a leve recessão mas completa saúde gengival; contudo, sem pontilhado gengival pronunciado.

Direita: uma bolsa ativa respondente ao tratamento, e o resultado é uma bolsa residual inativa e rasa (barra vermelha).

1 Encolhimento
2 Ganho de inserção (reparo)

... e no resto da dentição?

Resumo do caso completo

Após raspagem radicular fechada em toda a dentição, de forma esperada, alguns sítios exibiram profundidade persistente e bolsas ativas nos quadrantes 2, 3 e 4.

Assim sendo, nos dentes 25 (distal), 26 (distal), 36 (mesial) e 46 (mesial), foram usadas pontas de papel para coletas de amostras microbiológicas para preparo de *culturas* (Figura 636, esquerda). A presença de *Aa* foi, naquela época (1991), apenas qualitativa (sim/não). Por outro lado, os tipos de bacteróides pigmentados de preto (BPP) e a soma de toda a flora anaeróbia foram quantitativamente determinados ("unidades formadoras de colônia", UFC).

Procedimentos cirúrgicos a retalho foram realizados em todas as bolsas profundas remanescentes, cominados com administração de amoxicilina e metronidazol (van Winkelhoff e cols., 1989). O paciente permaneceu em um esquema de rechamadas a cada três meses. Dois anos depois, profundidades de sondagem fisiológicas foram evidenciadas, com apenas poucas exceções.

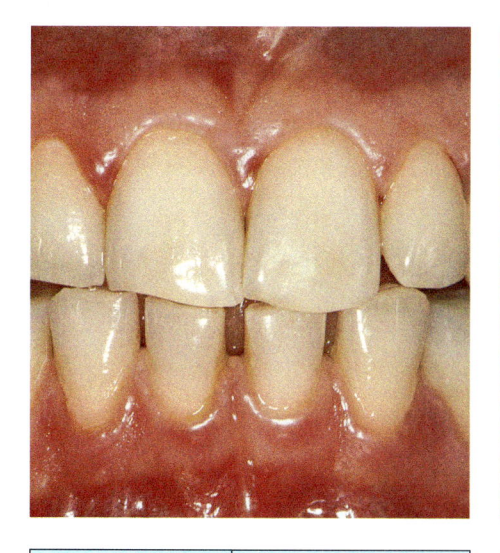

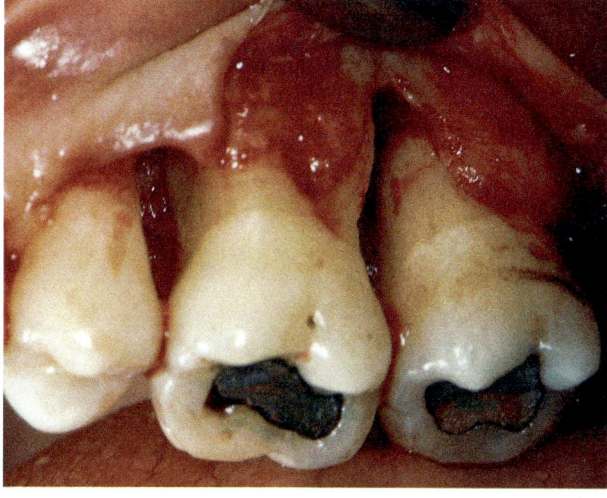

635 Vista intra-operatória dos dentes 25, 26, 27
Defeitos ósseos profundos, mas as furcas estão fechadas. Mesmo com visão direta, o alisamento radicular foi difícil e demorado.

Esquerda: vista anterior inicial. A gengiva, especialmente na maxila, está eritematosa, edemaciada e sem pontilhado. Mas esta vista clínica não fornece pistas da gravidade da periodontite.

Microrganismos	Sítios dentais			
	16d	26d	36m	46m
Aa	–	–	+	+
BPP	10^5	10^7	10^5	10^7
Σ Anaeróbios	10^7	$>10^8$	10^7	10^8

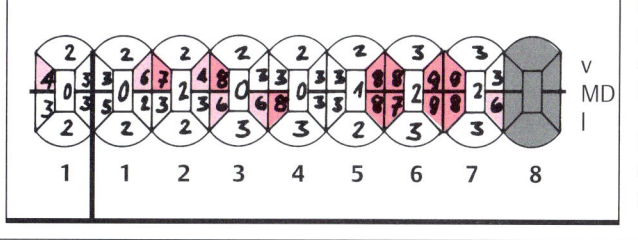

636 Profundidades de sondagem e mobilidade dentária – achados iniciais
Bolsas periodontais de até 9 mm.

Esquerda: cultura bacteriana – achados de bolsas periodontais ativas após a terapia de fase 1.

Microrganismos	Sítios dentais			
	16d	26d	36m	46m
Aa	–	–	–	–
BPP	$>10^2$	10^5	10^3	10^4
Σ Anaeróbios	10^4	10^5	10^4	10^5

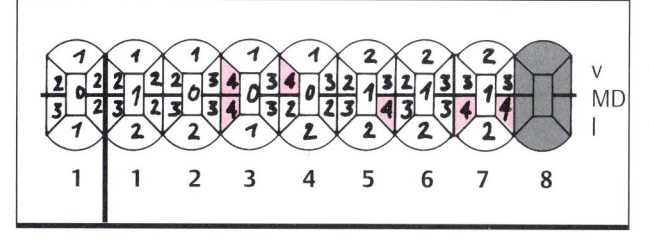

Profundidades de sondagem e mobilidade dentária – dois anos depois
Esquerda: cultura bacteriana – achados significativamente reduzidos seis meses após finalização do tratamento.

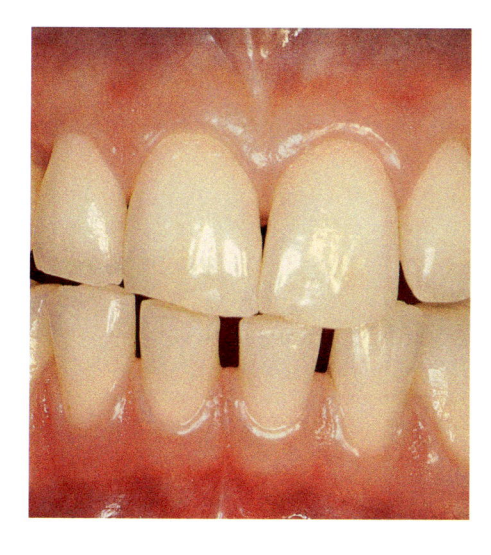

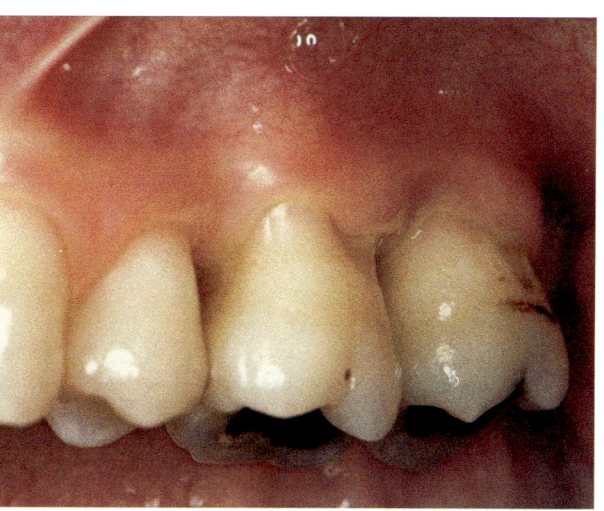

637 Dentes 25, 26, 27 – achados após dois anos
Curso irregular da gengiva marginal (encolhimento, ver configuração óssea, na Figura 635). Redução das profundidades de sondagem: 2 a 4 mm.

Esquerda: vista final, segmento anterior. A gengiva está livre de inflamação e muito fina e, assim, não exibe pontilhado.

278 Terapia: fase 1

Limitações da terapia fechada

Os limites entre o tratamento radicular fechado e aberto (cirúrgico) são dependentes de uma variedade de critérios e, assim, nem sempre fácil de definir claramente:

- Tratamentos fechado *e* aberto podem ser necessários, sendo que o último sempre é posterior ao primeiro. Com freqüência, após ótimo debridamento, poucas áreas vão necessitar de terapia cirúrgica, por exemplo, áreas pouco acessadas (molares e furcas) e com doenças expansivamente progressivas.

- A *cicatrização* ocorre mais rapidamente após procedimentos fechados e freqüentemente com poucas complicações dolorosas.
- Os *procedimentos* terapêuticos também são dependentes da filosofia da prática individual: em quase todos os casos, o técnico em higiene dental irá inicialmente realizar a terapia fechada. Em casos leves, esta pode ser a única terapia necessária, mas, em situações mais graves, pode-se precisar do tratamento cirúrgico subseqüentemente.

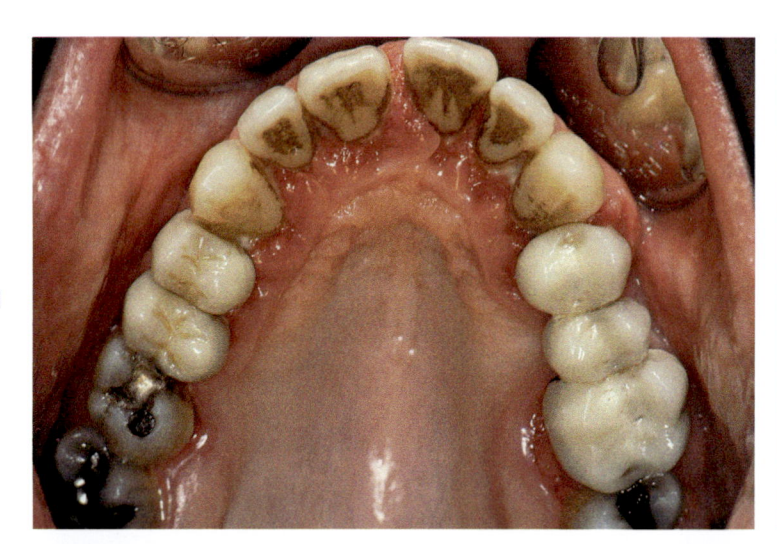

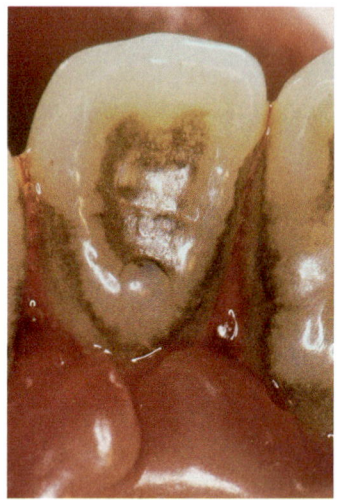

638 Visão incial – maxila oclusal
Periodontite acompanhada de gengivite grave. As gengivas estão gravemente eritematosas e hiperplásicas. SS é evidente. O paciente não pratica higiene bucal nenhuma. Os dentes estavam muito pigmentados. O debridamento supragengival inicial e a instrução de higiene bucal deverão ser cuidadosos e com apoio.

Direita: vista pré-tratamento dos dentes 13, 12 e 21.

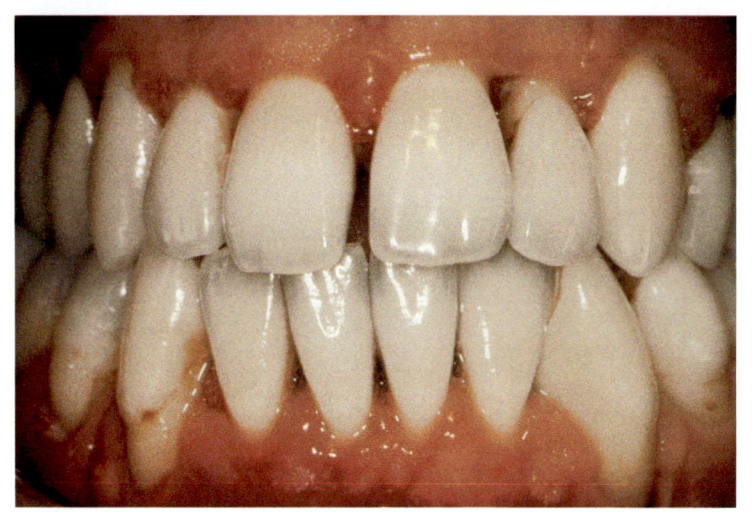

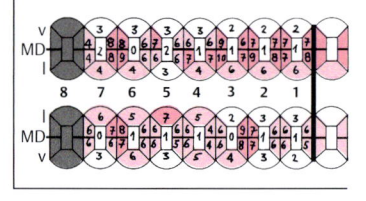

639 Achados iniciais, segmento anterior
Ulcerações iniciais estavam óbvias em várias papilas. O diastema entre os dentes 11 e 12 se manteve inalterado durante os últimos dois anos. Note a recessão gengival nos dentes 34, 33 e 43, 44.

Direita: profundidades de sondagem e mobilidade dentária iniciais.
A gravidade deste caso tornou difícil de acreditar que o tratamento consistindo somente em debridamento fechado poderia trazer um resultado bem-sucedido.

Antes

Depois

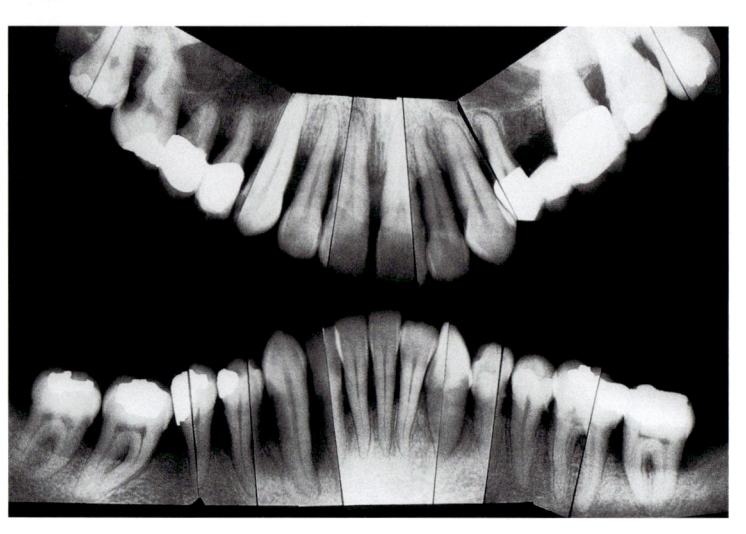

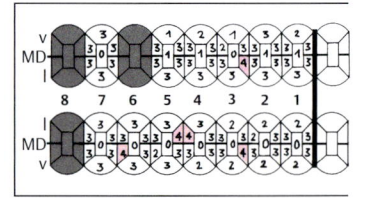

640 Achados radiográficos
As radiografias confirmaram o diagnóstico clínico de periodontite agressiva grave. Os molares inferiores também exibiam envolvimento de furca (F1), confirmando os achados clínicos. O dente 16 foi extraído.

Direita: profundidades de sondagem e mobilidade dentária após o tratamento. Em quase todos os sítios, profundidades de sondagem fisiológicas foram evidenciadas. *Como explicar tal sucesso?*

Limitações da terapia fechada

- A *filosofia* do técnico em higiene dental e do dentista também tem uma função:
  Alguns preferem uma abordagem conservadora adequada, precisa e que determine pouco sangramento; outros preferem uma abordagem cirúrgica e são mais rápidos em decidir-se pelo bisturi. É importante salientar, também, o fato de que mesmo procedimentos cirúrgicos podem variar entre extremamente conservadores até relativamente radicais (ver Cirurgia, p. 301).
- Por fim, porém não de menor importância, os desejos do paciente devem ser considerados. O paciente pode também ter uma opinião quanto a tratamento conservador *versus* intervenção cirúrgica.

O paciente de 34 anos de idade sofria de periodontite agressiva generalizada e gengivite pronunciada e exibia ulcerações em algumas áreas. Até recentemente, ele foi um fumante pesado.

Achados iniciais
IP: 70%   SS: 78%   MD: 0 a 2
As figuras a seguir descrevem a situação clínica, as profundidades de sondagem e os achados radiográficos.

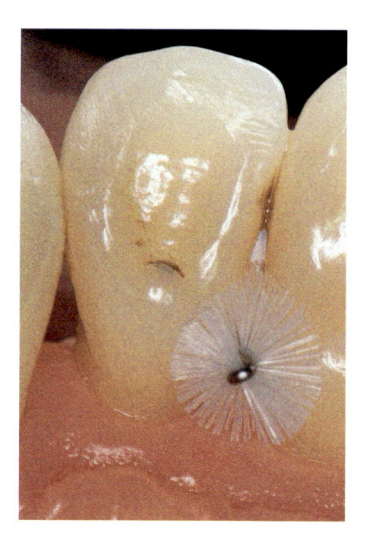

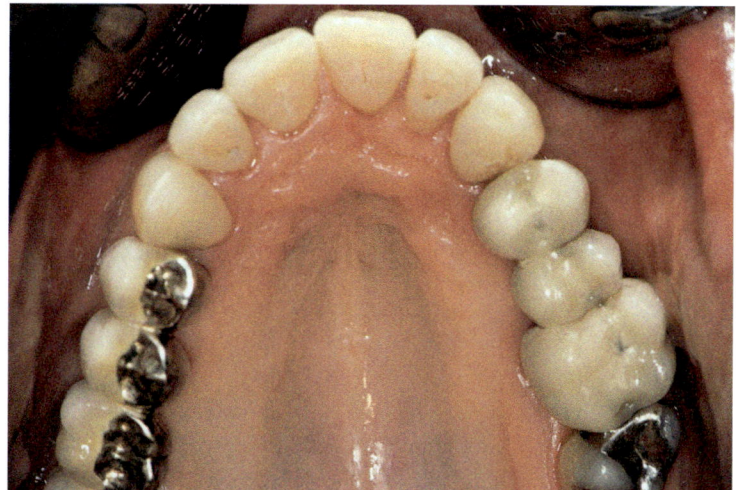

641 Achados clínicos dois anos após tratamento fechado – vista oclusal
Gengiva saudável e condições periodontais. Note o fechamento espontâneo dos diastemas entre os dentes 11 e 21. No quadrante 1, uma ponte foi realizada nos dentes 14, 15 a 17. A ponte antiga com sobrecontorno no quadrante 2 foi deixada devido a questões financeiras.

Esquerda: vista clínica dos dentes 13, 12 e 11 após terapia e ótima higiene bucal.

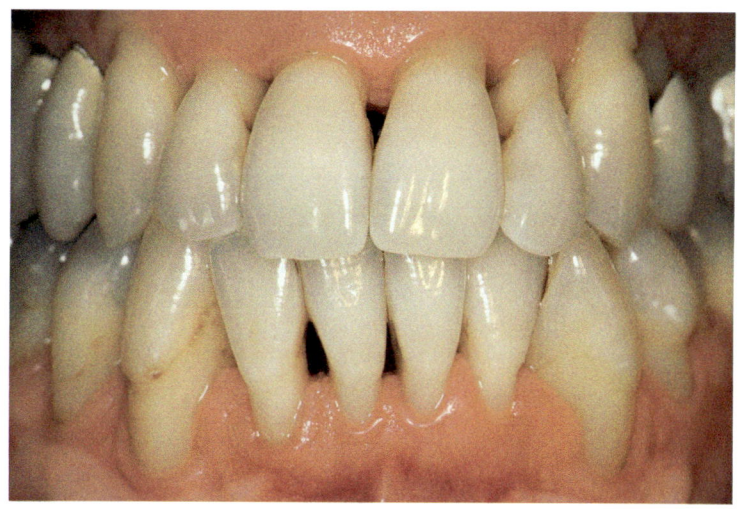

642 Resultado final, dois anos após terapia fechada – vista anterior
Como descrito nesta fotografia clínica, somente o tratamento fechado, por si só, levou a resultados relativamente favoráveis, determinando alguma contração tecidual, o que levou a uma pequena recessão gengival. O resultado clínico estético necessitou de procedimentos de enxerto gengival livre sobre os caninos.

Esquerda: profundidades de sondagem iniciais (lado esquerdo).

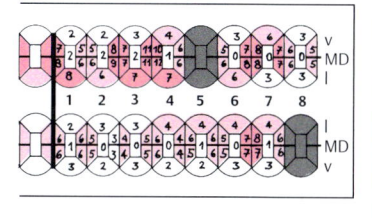

Antes

Depois

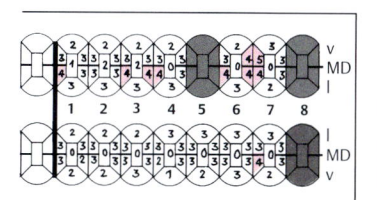

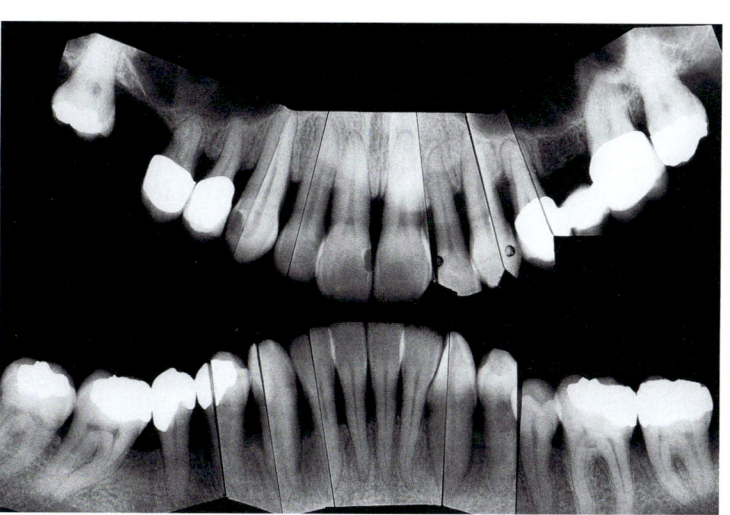

643 Achados radiográficos dois anos após tratamento
As condições intra-bucais se estabilizaram. Vários dentes exibiram a posição óssea, por exemplo, a mesial do dente 43 e nas furcas inferiores.

Esquerda: profundidades de sondagem e mobilidade dentária dois anos após terapia (ver Figura 640, direita).

Cortesia de *L. Ritz*

Possibilidades e limitações da terapia fechada...

A fase 1 da terapia (I: controle de biofilme, debridamento *supragengival*; II: raspagem e alisamento radicular *subgengival* e eventual curetagem) é certamente a medida mais importante e fundamental para o tratamento abrangente da doença periodontal. Ela é, de fato, uma terapia causal, o *padrão-ouro*.

A freqüentemente necessária terapia adjunta a uma fase 1 é a cirurgia periodontal. Isso permite o tratamento das superfícies radiculares e, desse modo, também é uma terapia "causal". Além disso, abordagens cirúrgicas podem eliminar ou corrigir sintomas ou conseqüências (defeitos) do processo de doença.

... na gengivite

Na maioria dos casos, a terapia inicial (fase 1) é o único tratamento necessário. A hiperplasia gengival fibrosa que pode persistir mesmo após eliminação da inflamação é uma exceção. Esse é freqüentemente o caso após gengivite grave com respiração bucal, assim como ingestão crônica de certas medicações que tem como efeito adverso o aumento gengival (fenitoína, diidropiridona, ciclosporina-A; p. 121). Nesses casos, a fase 1 da terapia deve ser seguida de cirurgia (gengivectomia/gengivoplastia).

644 Redução de profundidade de sondagem e ganho de inserção clínica após vários métodos de tratamentos em bolsas de 4 a 6 mm (Knowles e cols., 1979)
— Alisamento radicular e curetagem
— Procedimento modificado de Widman
----- Eliminação cirúrgica de bolsa

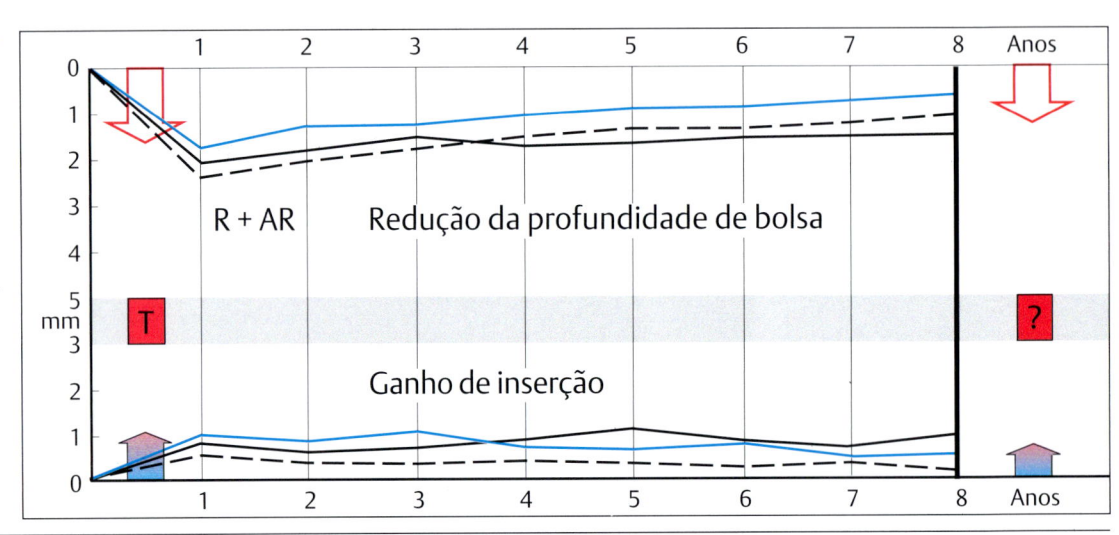

645 Mudanças nas profundidades de sondagem após terapia não-cirúrgica fechada
Badersten e colaboradores, (1984) demonstraram cedo as vantagens e desvantagens do tratamento fechado. Áreas ideais são aquelas com profundidade de sondagem (PS) até 6 mm (região azul). Perda de inserção é presente com PS de 3 mm ou menos até bolsas residuais com PS de 7 mm ou mais. Em tais casos, outras técnicas (cirurgia) ou o uso de medicações é mais favorável (p. 287).

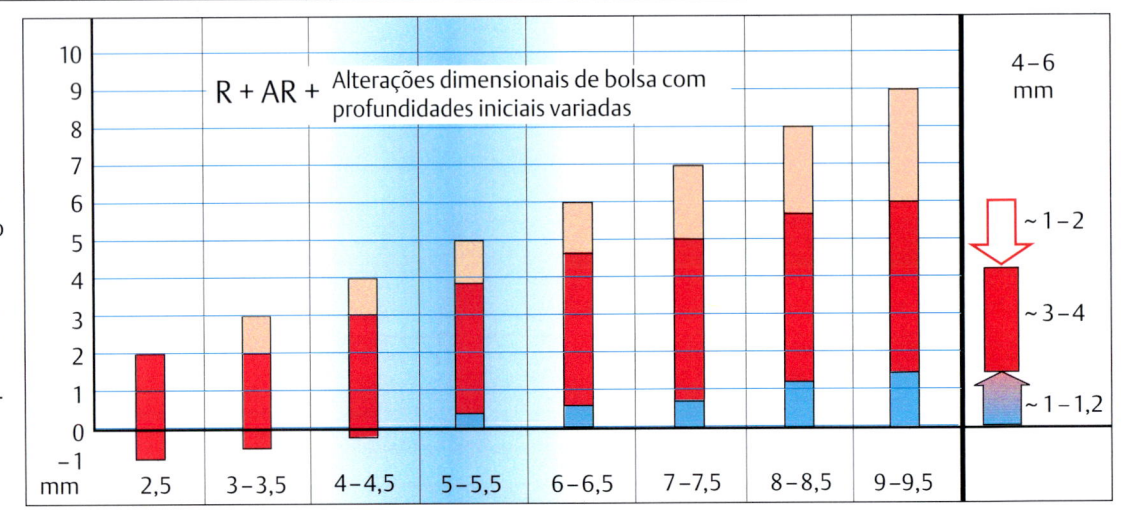

... na periodontite leve

Nestes casos, especialmente em dentes monorradiculares, a fase 1 da terapia sozinha leva a bons resultados (Badersten, 1984; Badersten e cols., 1984 a, b; ver Figura 644).

... nas periodontites moderada e avançada

Nestes casos, o sucesso após a fase 1 da terapia sozinha é raro. Como notado anteriormente, a remoção do biofilme e do cálculo subgengival se torna mais difícil à medida que a profundidade de sondagem aumenta (Waerhaug, 1978).

Irregularidades na raiz, nos sulcos, nas furcas e em fusões não podem ser perfeitamente limpas; raspagem e alisamento das superfícies radiculares podem ser realizados somente de maneira incompleta, na melhor das hipóteses. As conseqüências incluem uma falta total de nova inserção (regeneração) e re-infecção das bolsas residuais.

Assim, é absolutamente necessário reavaliar a condição periodontal do paciente oito semanas após o término da fase 1 da terapia ("avaliação da fase 1"). Nesse momento, a decisão pode ser tomada considerando a necessidade de intervenção cirúrgica.

Terapia *full mouth* (*full mouth therapy*) – FMT

- Terapia não-cirúrgica, mais...
- DTB – "Desinfecção total da boca"

"Desinfecção total da boca" – DTB

Está se tornando cada vez mais claro que a terapia mecânica não-cirúrgica periodontal só obterá sucesso se todas as possibilidades farmacológicas disponíveis atualmente forem utilizadas. Tais possibilidades melhoram a taxa de sucesso para a redução de bolsa e ganho de inserção clínica a níveis alcançados por métodos cirúrgicos (Drisko, 2002; Quirynen e cols., 2002).

Os termos terapêuticos *antimicrobiano* e *antiinfeccioso* não implicam somente que as superfícies radiculares na área das bolsas sejam completamente limpas de microrganismos; em vez disso, querem dizer que os colonizadores microbianos da bolsa devem ser reduzidos, e aqueles microrganismos com potencial patogênico devem ser eliminados. Esse princípio também é verdadeiro para toda a cavidade bucal com todos os seus nichos retentivos de biofilme e para recolonização das bolsas residuais; a cavidade bucal deve, então, também ser desinfetada perfeitamente (DTB). E, finalmente, a cavidade bucal do companheiro do paciente deve ser examinada e tratada, se necessário.

O procedimento principal para a terapia "*full mouth*", incluindo "desinfecção total da boca", é ilustrado na Figura 646.

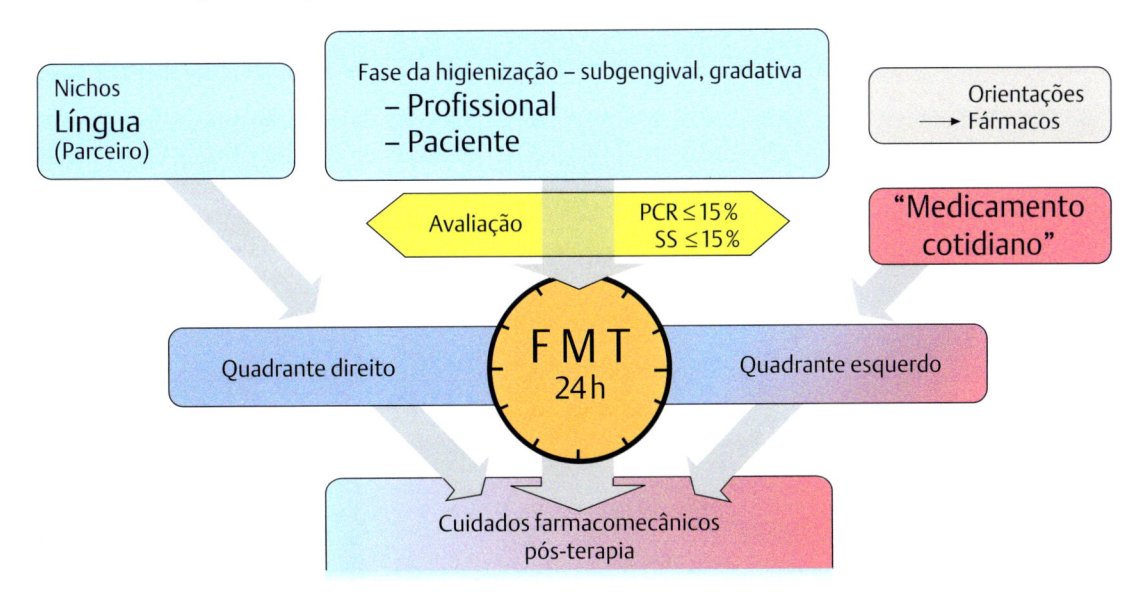

646 FMT – Terapia "*full mouth*" – esquema
Importante: o tratamento anti-infeccioso *intensivo* começa com uma *fase estendida de higiene mecânica*, até que o índice de placa e o SS do paciente sejam reduzidos para 15% pelos procedimentos caseiros.

Decide-se então se a FMT será realizada quadrante por quadrante ou (melhor) *dentro de 24 horas*. Agora também se inicia o uso intensivo de agentes anti-sépticos nas bolsas e na cavidade bucal antes, durante e após a terapia ativa de boca completa.

Procedimento prático para FMT

O procedimento é simples e inclui os seguintes passos (Quirynen e cols., 2001; Saxer, 2001):

- Uma fase estendida de higiene; objetivo: IP e SS ≤ 15%
- Terapia fechada da bolsa – FMT, farmacomecânica, em um período curto
- Cuidado longitudinal supervisionado (boca, língua, dentes)

Durante a *fase higiênica*, o paciente é motivado para técnicas de escovação dentária e limpeza da língua com escova ou raspador. As bolsas periodontais são raspadas *mecanicamente*, aumentando-se a profundidade a cada encontro.

Após alcançar os objetivos estabelecidos de higiene, a FMT, agora farmacomecânica, é instituída dentro de um período de 24 horas (p. 210):

- Bochechos bucais (CHX 0,1 a 0,2%) 1 a 2 dias antes do início da terapia (redução da carga bacteriana na cavidade bucal)
- *Terapia mecânica da bolsa*, incluindo: uso de anti-sépticos durante a FMT, irrigações repetidas da bolsa (CHX 0,2%; H_2O_2 3% mais betadine 0,5%) e preenchimento da bolsa com gel de clorexidina após tratamento
- Cuidado longitudinal supervisionado (limpeza da língua com clorexidina).

FMT – terapia instrumental/mecânica e...

A FMT é o *conceito maravilhoso* do futuro? Aqui reside a controvérsia! Onde o elogio é ouvido, a crítica não fica longe... A maior crítica em relação a FMT é a *situação brutal* de longos momentos de estresse para o paciente durante 24 horas de tratamento e o acontecimento *ocasional de episódios de febre* após a terapia!

Sabe-se que a febre, e mesmo o choque séptico, pode ser a reação após administração massiva de antibióticos e a subseqüente morte massiva de bactérias: isso também leva a grande liberação de produtos metabólitos bacterianos, por exemplo, LPS (também PGE2, IL-1, IL-6, etc.). A resposta do hospedeiro deve estar sobrecarregada.

O uso apropriado da FMT previne esse tipo de estresse e febre: durante a *fase higiênica estendida*, a massa bacteriana da cavidade bucal é reduzida sucessivamente a cada sessão utilizando instrumentação mecânica cautelosa e sem anestesia local. Assim, ao final da fase higiênica, a maioria das bolsas rasas já está "curada", e apenas poucas bolsas profundas e ativas restam para serem tratadas pelo método FMT.

647 Pontas delicadas para o aparelho de ultra-som – Cavitron
O uso de pontas finas e delicadas com refrigeração interna (fotografia, par de pontas Slimline) permite debridamento subgengival efetivo em área onde as curetas são difíceis de manusear e, geralmente, sem anestesia (cuidado: *spray* de aerossol contaminado!).

Direita: utilizando as pontas ultra-sônicas finas e curvadas, mesmo a furca mais estreita pode ser raspada com a abordagem "fechada".

648 Vibrações lineares do aparelho de ultra-som Vector, sem *spray* de aerosol
O aparelho Vector é somente pouco abrasivo e, assim, não indicado para a remoção de cálculo. Entretanto, para a destruição e remoção do *biofilme subgengival*, ele é ideal e também é delicado em raízes expostas. Assim sendo, é bem indicado para cuidados de acompanhamento pós-operatório e durante manutenção.

Direita: característica não-usual – o Vector sem qualquer *spray* aerossol.

649 O Vector em uso – delicado!
A suspensão de pó fornece a abrasividade leve para capacidade de polimento do aparelho. As vibrações puramente lineares reduzem a sensação dolorosa. Apenas pouquíssimo pacientes requisitam anestesia.

Direita: SEM – Handy 2
Este aparelho de *spray* água-pó, com sua ponta delicada especial, pode ser também utilizado sub-gengivalmente, graças ao pó minimamente abrasivo (aminoácido glicina; Petersilka e cols., 2003).

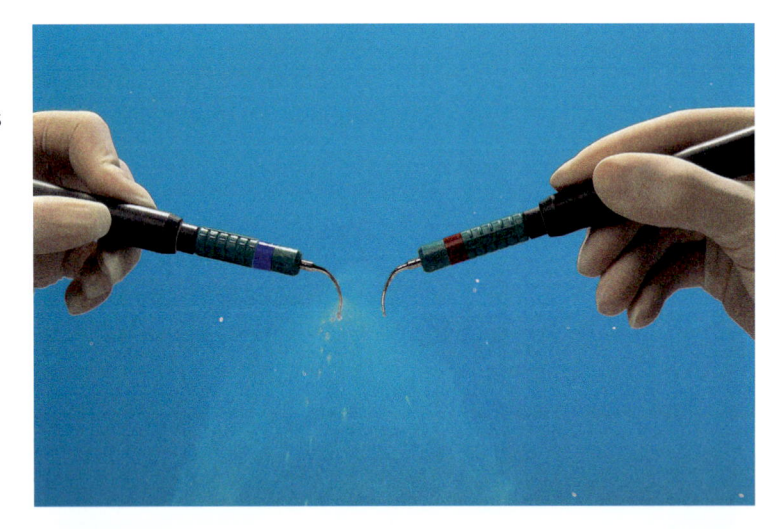

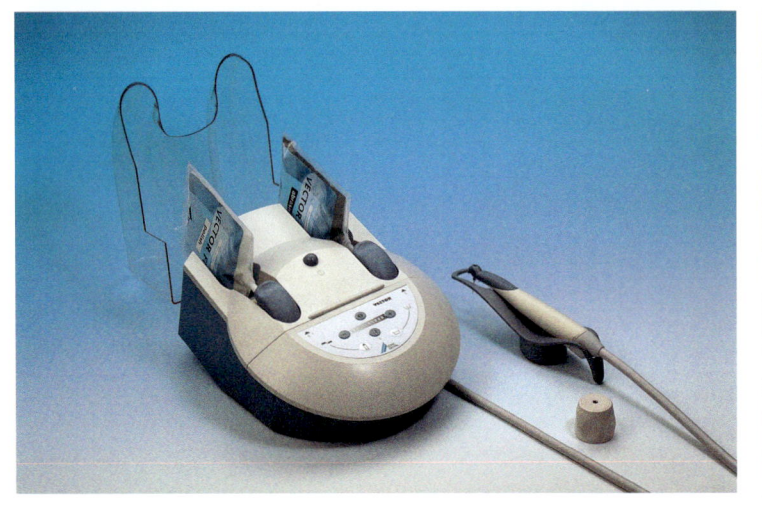

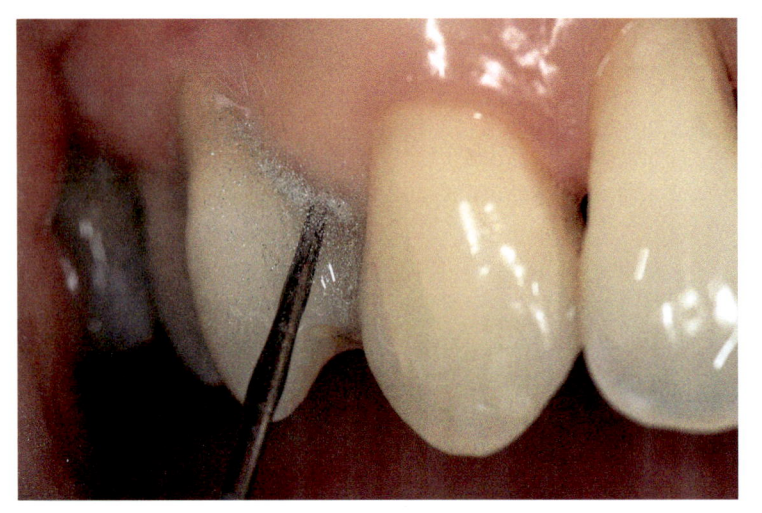

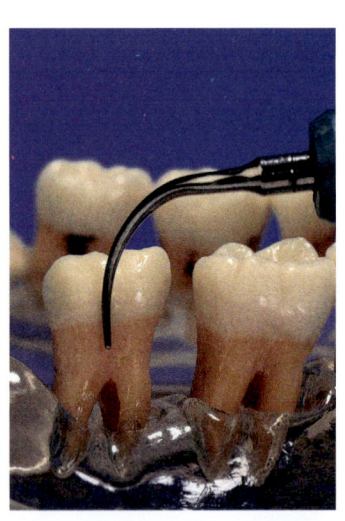

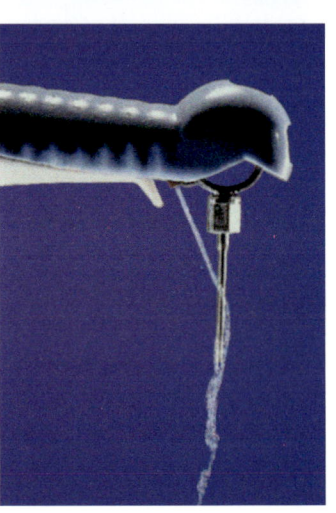

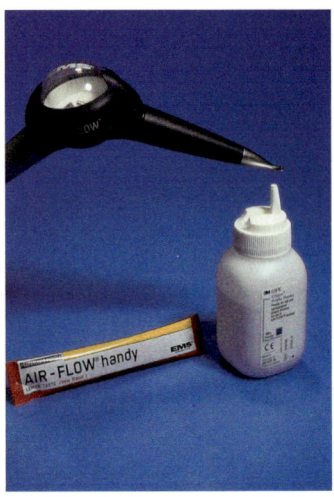

... farmacológica

Se esse procedimento é empregado, não irão ocorrer febre nem estresse. Além disso, 9 em cada 10 pacientes perguntados respondem que decidiriam por essa forma de tratamento novamente. A questão prioritária é o que o paciente considera ser menos incômodo: resultados a longo prazo e preocupações financeiras? A escolha de "acabar logo com o assunto" (FMT em 24 horas) ou a abordagem mais tradicional de cirurgia periodontal sextante por sextante? Essas perguntas devem ser respondidas por um paciente perfeitamente informado.

Os autores que, entusiasmadamente, endossaram os métodos de tratamento antes infeccioso e fechado esperavam que seus resultados se aproximassem daqueles objetivos reportados pelo Dr. Jörgen Slots (2002): "*Terapia periodontal efetiva, segura e de custo acessível*" (Bollen e Quirynen, 1996; Quirynen e cols., 1998; Mongardi e cols., 1999; DeSoete e cols., 2001, e outros).

Os agentes anti-sépticos descritos a seguir e as várias possibilidades de seu uso representam agentes farmacológicos custo-efetivos para FMT.

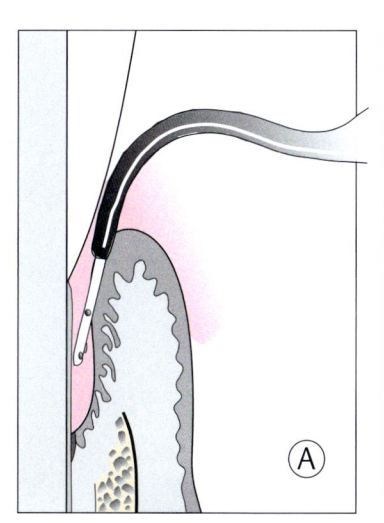

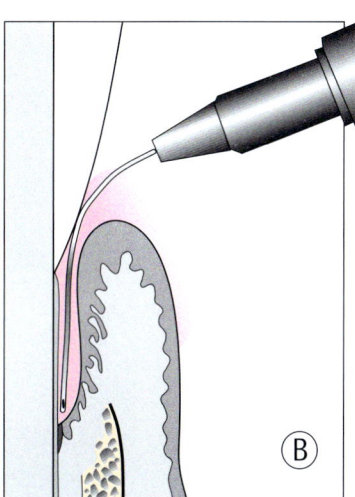

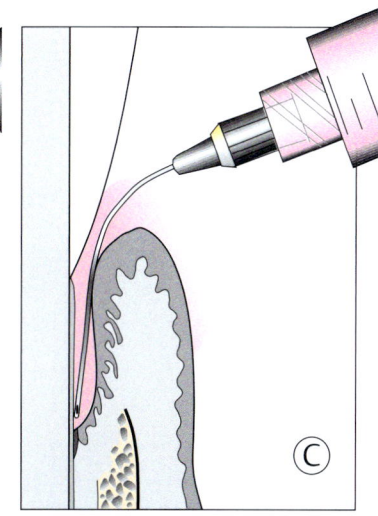

650 Irrigação da bolsa com anti-sépticos – subgengival
Utilizando a cânula romba e, conseqüentemente, não-traumática descrita aqui, o fundo da bolsa pode ser alcançado na maioria dos casos.

A **Perioflex** (Oral-B)
B **Periodontal Pik** (WaterPik)
C **Max-I-Probe** (HaWe)
em uma seringa de 10 mL.

Uma única irrigação tem um efeito a curto prazo. Efeitos prolongados podem somente ser alcançados utilizando-se irrigações repetidas com concentrações relativamente altas de desinfetantes.

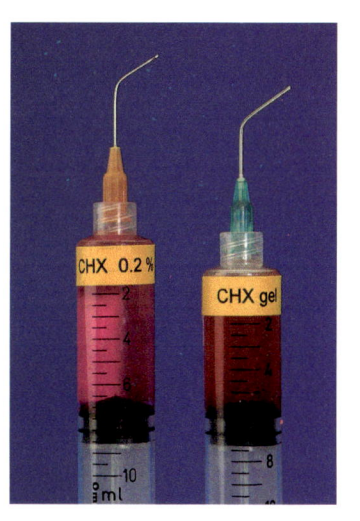

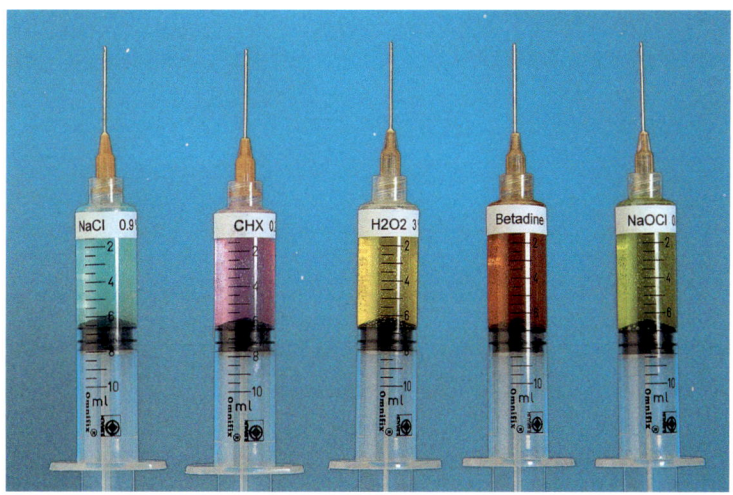

651 Agentes irrigadores e desinfetantes para aplicação subgengival
Os agentes descritos podem ser usados sozinhos ou em combinação, juntamente com o tratamento mecânico:

- NaCl   0,9%
- CHX   0,2%
- H_2O_2 3%
- Betadine (iodo) 0,5%
- NaOCl   0,5%

Esquerda: dois tipos de clorexidina

- **Solução de CHX 0,2%**
- **Gel de CHX 2%** (cânula mais larga)

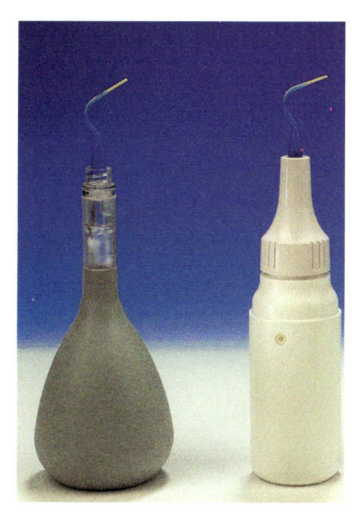

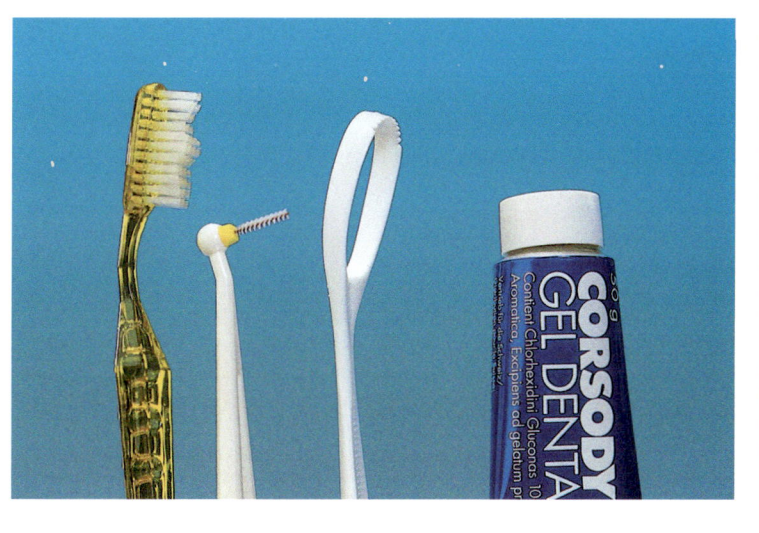

652 Higiene bucal caseira, de alto nível
Em adição à escovação e à limpeza interdental, a FMT pacienciosa otimiza a higiene por meio do uso regular de limpadores de língua (ver halitose, p. 237). A escovação regular do dorso da língua com gel de clorexidina ajuda a dizimar o enorme reservatório de bactérias.

Esquerda: **Syrette** (Oral-B)
Utilizando este aparelho, o paciente habilidoso e instruído pode irrigar bolsas residuais ativas.

FMT – resultados radiográficos

As grandes dificuldades práticas em qualquer tipo de terapia para periodontite incluem, claramente, bolsas profundas, raízes com morfologia pouco comum, acesso físico limitado, pouca ou nenhuma visibilidade, etc.
As dificuldades mais freqüentes e mais complicadas encontradas, especialmente com a terapia fechada, incluem:

- Bolsas ósseas profundas e *estreitas*
- Envolvimentos de furca em dentes polirradiculares
- Bolsa distal após extração de terceiro molar.

O potencial da Terapia *"full mouth"* (*"full mouth therapy"*) foi testado precisamente nessas situações difíceis. Nas radiografias a seguir, é demonstrado "preenchimento ósseo" que é raramente alcançado com terapia fechada convencional ou mesmo com "acesso cirúrgico" (p. 300).
O *preenchimento ósseo* não revela, é claro, nada sobre cicatrização histológica efetiva verdadeira. Por outro lado, ele nunca ocorre nos arredores de uma bolsa ativa! Os casos descritos a seguir, tratados por estudantes de higiene dental, servem de exemplo para os profissionais de higiene dental!

FMT/DTB – Dente unirradicular

653 Pré-molar monorradicular vital com defeito ósseo vertical amplo – situação inicial (esquerda)
Direita: cinco meses após início do tratamento (fase higiênica) e subseqüente FMT com desinfecção total da boca, o defeito ósseo regenerou quase completamente.

Anti-sépticos usados durante a FMT ativa: irrigações combinadas com H_2O_2 e betadine misturados 1:1.

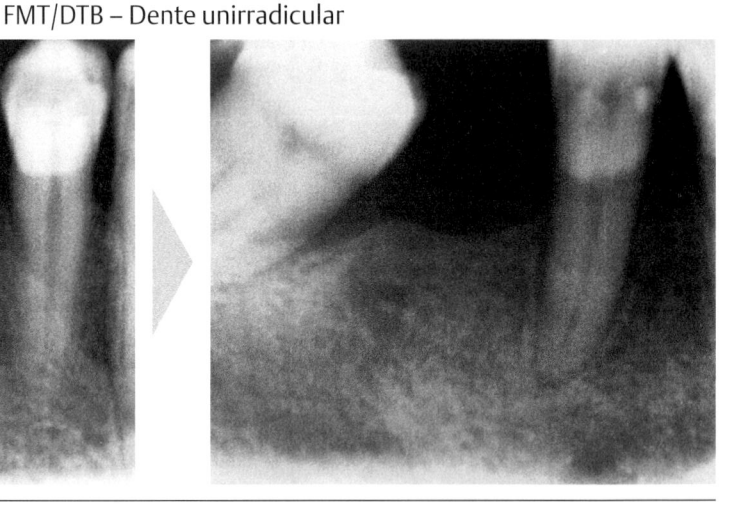

FMT/DTB – Envolvimento de furca grau II

654 Molar 36 com defeito ósseo na distal e envolvimento de furca grave – situação inicial (esquerda)
Direita: vista radiográfica dois anos depois. A fase higiênica incluiu remoção de excessos de restauração, polimento, assim como terapia mecânica fechada/FMT. Note a regeneração óssea quase completa da furca.

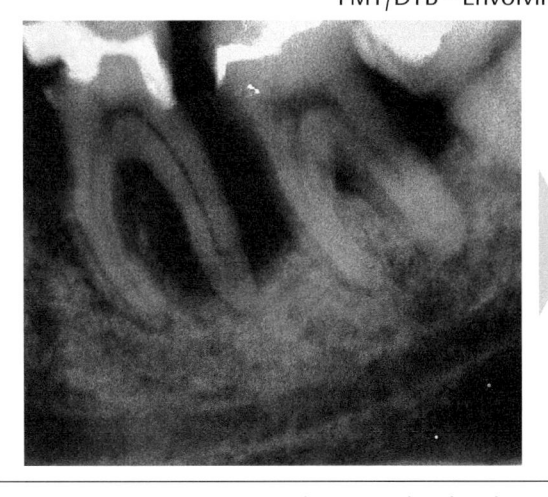

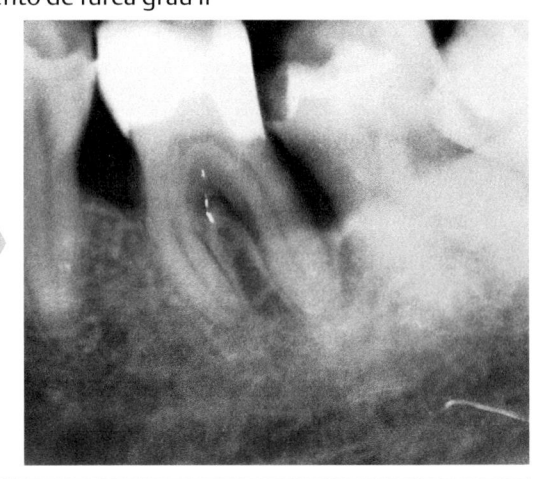

FMT/DTB – Bolsa distal após exodontia do terceiro molar

655 Bolsa distal após extração de terceiro molar – situação inicial (esquerda)
Perda óssea massiva e uma área aberta não-favorável (defeitos anatômicos) para qualquer regeneração óssea futura.

Direita: vista radiográfica dois anos depois. O osso regenerou, deixando apenas um defeito residual pequeno. A profundidade de sondagem neste sítio era de 4 mm.

Cortesia de *U. Saxer*

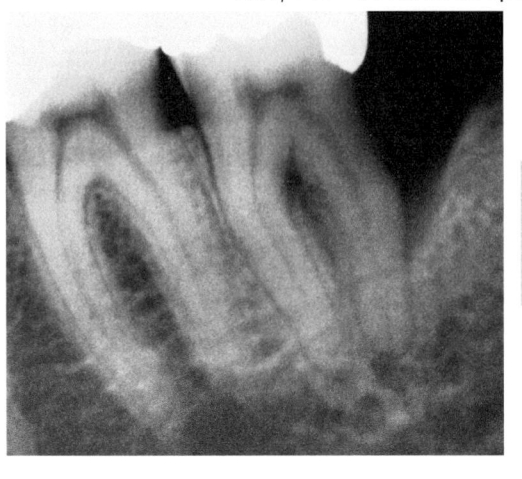

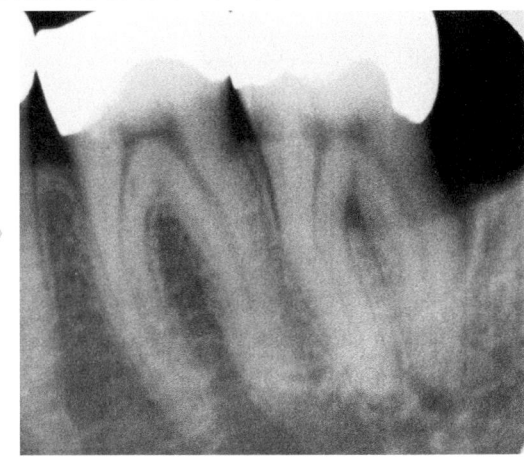

FMT – resultados numéricos/estatísticos

Durante os anos de 1980, o grupo de Loma Linda (Badersten e cols., 1981; Badersten, 1984, Badersten e cols., 1984; Nordland e cols., 1987) relatou seus resultados esplêndidos utilizando a terapia *mecânica* não-cirúrgica fechada e descreveu os resultados bem-sucedidos e as limitações presumíveis daquele padrão-ouro.

Novos conhecimentos adquiridos durante a década de 1990 – as características da placa como biofilme, a colonização de nichos assim como de células epiteliais por toda a cavidade bucal, mesmo por microrganismos periodontopatogênicos, sua transferência de sítio para sítio e mesmo de pessoa para pessoa – levaram a uma verdadeira *mudança de paradigma* e ao repensar das estratégias de tratamento então contemporâneas.

Os resultados desse repensar sobre a periodontite foi um conceito de tratamento *farmacomecânico* combinado que também incluía nichos fora da bolsa periodontal: a terapia "*full mouth*" (FMT) incluindo o seu componente importante de desinfecção total da boca (DTB). Os resultados da FMT são, de fato, promissores. As Figuras 656 e 657 resumem um estudo clínico do grupo de Leuwen (Quirynen e cols., 2000).

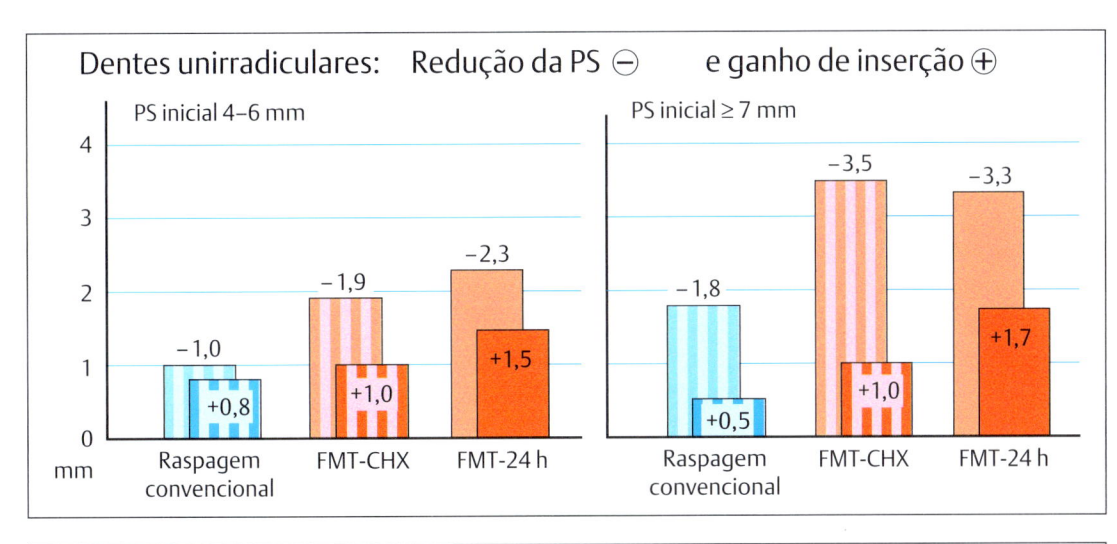

Comparação entre três tipos de terapia fechada

656 Tratamento de dentes monorradiculares

Legendas, ver Figura 657

Valores negativos: redução de PS

Valores positivos: ganho de inserção

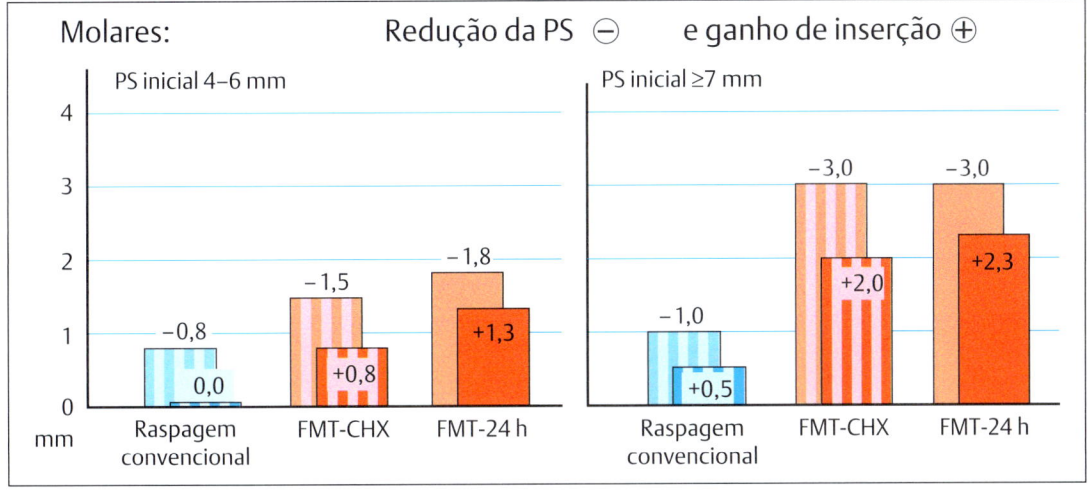

657 Tratamento de molares
- Esquerda: Profundidade de sondagem inicial de 4 a 6 mm
- Direita: Profundidade de sondagem inicial ≥7 mm

Colunas: tipo de tratamento
Esquerda: Raspagem convencional, um quadrante a cada 1 a 2 semanas
Centro: FMT – raspagem como acima, com adição de FMT com clorexidina
Direita: FMT 24 – como FMT, mas tratamento de todos os quatro quadrantes dentro de 24 horas

Resultados: possibilidades e limitações

Utilizando o conceito de tratamento FMT, são possíveis taxas de cicatrização clínica que excedem muito os resultados obtidos utilizando a terapia fechada convencional e até mesmo aquela com acesso cirúrgico (pp. 299, 300). Os sucessos da FMT estão causando grandes mudanças na filosofia da prática periodontal:

- A periodontite é uma infecção que deve ser tratada estritamente de forma antimicrobiana (farmacomecânica).
- Qualquer reinfecção de uma bolsa tratada deve ser prevenida por meio de ótima higiene bucal e rápida integração de procedimentos terapêuticos subgengivais (debridamento, suportado por anti-sépticos).
- Nichos bucais devem ser regular e perfeitamente limpos antes e após o tratamento.

Algumas das desvantagens da terapia tradicional (raspagem e alisamento radicular) também limitam a FMT, por exemplo, falta de visão direta do campo operatório e o efeito anti-séptico ainda insuficiente de agentes na bolsa.

Novos agentes estão sendo procurados para "controle visual", por exemplo, "a bolsa televisão" (DV-TV). Anti-sépticos com concentração mais alta, eventualmente antibióticos tópicos (p. 292) e agentes condicionantes de raiz, tais como Emdogain, estão sendo desenvolvidos e clinicamente avaliados.

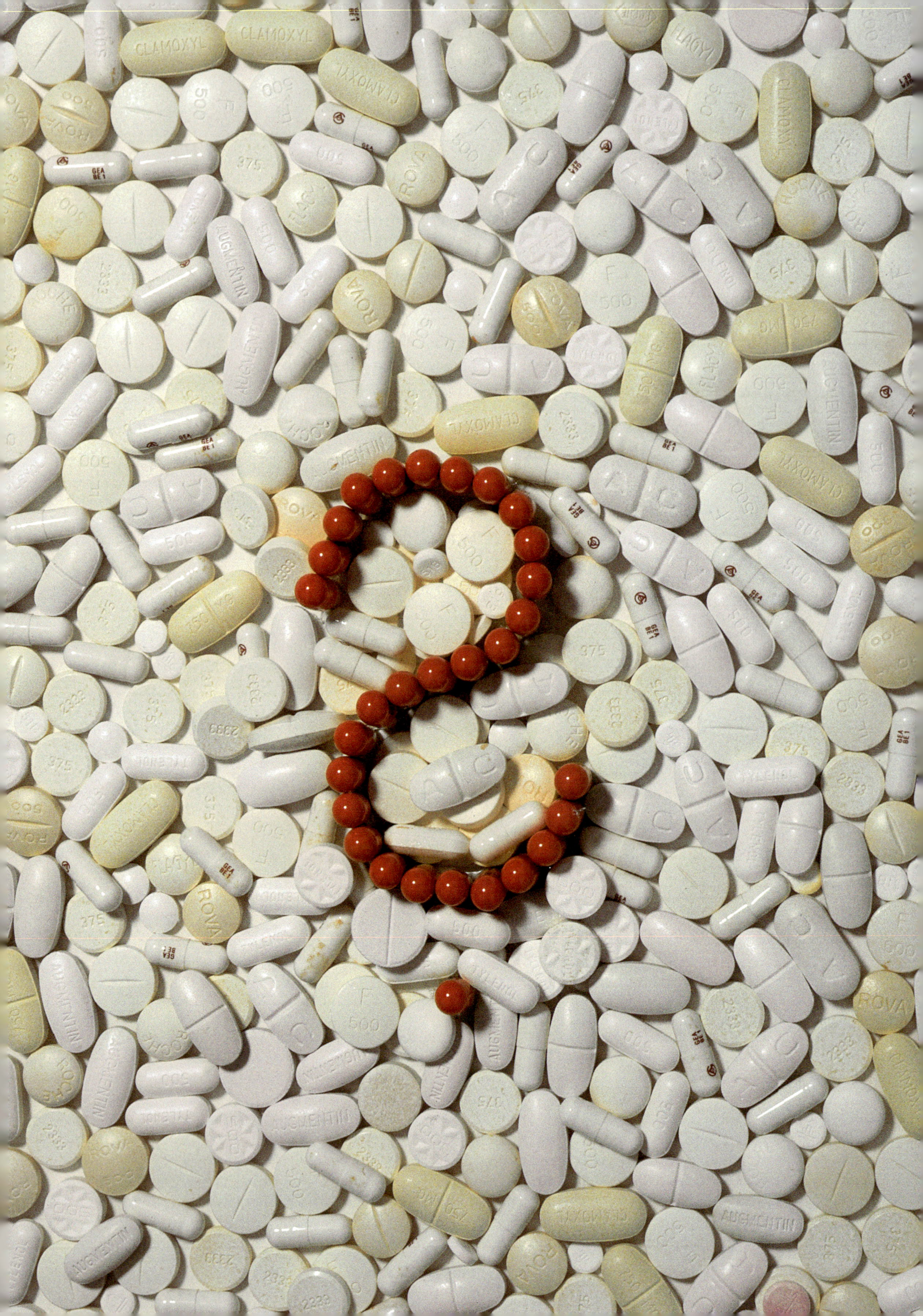
CLAMOXYL
AUGMENTIN
ROVA
ROCHE

Medicações

- Antimicrobiano, antibiótico, antinfeccioso: co-tratamento farmacológico
- Substâncias moduladoras da resposta do hospedeiro

Terapia antiinfecciosa de suporte – antibióticos no tratamento da periodontite

O acúmulo de bactérias sobre os dentes representa a causa primária da gengivite e da periodontite. A remoção mecânica regular do biofilme de todas as superfícies não-descamativas é, dessa forma, essencial e é também a medida primária para prevenção ou inibição da progressão da periodontite (Mombelli, 2003).

Por meio do debridamento sistemático cuidadoso dos dentes e das raízes radiculares afetadas, a periodontite pode, em muitos casos, ser tratada com sucesso. Duas desvantagens desse tratamento *mecânico não-específico*, que é repetido regularmente na manutenção, são o dano irreversível e crescente à estrutura dura do dente, especialmente raízes em bolsas periodontais, assim como recessão gengival. Além disso, é virtualmente impossível remover mecanicamente o biofilme dental dental de sulcos, ranhuras e furcas estreitas e outros reservatórios microbianos dentro da área da bolsa (p. 255).

Assim, é apropriado combinar a supressão mecânica do biofilme com uma terapia medicamentosa antiinfecciosa paralela. Devido ao fato de que apenas poucas espécies bacterianas são potencialmente periodontopatogênicas, é razoável eliminar *especificamente* esses grupos (Mombelli, Slots, van Winkelhoff). Tais grupos contêm bactérias que podem colonizar células do epitélio da bolsa e, assim, escapar da resposta do hospedeiro e dos esforços mecânicos de limpeza (*A. actinomycetemcomitans*, *P. gingivalis*, *S. constellatus*; Herrera e cols., 2002). Essa situação pode ser efetivamente combatida com antibióticos sistêmicos ou medicamentos aplicados topicamente.

Em adição a agentes antimicrobianos, principalmente antibióticos com seus efeitos adversos bem-conhecidos e a crescente emergência de resistência microbiana, cada vez mais novas substâncias estão sendo oferecidas para uso na terapia periodontal, em especial agentes que modulam a resposta do hospedeiro.

Este capítulo sobre "Medicações" é estruturado como segue:

- Critérios de decisão – quando utilizar antibióticos?
- Antibióticos sistêmicos para o tratamento da periodontite
- Antibióticos – sensibilidade e resistência bacteriana
- Tratamento antimicrobiano tópico *versus* sistêmico
- Tratamento antimicrobiano tópico – drogas de liberação controlada
- Resposta do hospedeiro – substâncias moduladoras

p.286
Qual pílula é a correta?

Critérios de decisão – quando usar antibióticos?

Lembre-se: a periodontite é uma *doença infecciosa*, causada por microrganismos periodontopatogênicos geralmente oportunistas que estão organizados dentro de um biofilme protetor. Ambas as espécies, patogênicas e não-patogênicas, vivem em todo o lugar na cavidade bucal, acima de tudo em nichos de cada tipo. Elas constroem um biofilme caracterizado por inter-relações comunitárias fechadas e trocas metabólicas de subprodutos, fatores de virulência e resistência, etc. O biofilme protege tanto contra a resposta do hospedeiro quanto contra agentes antimicrobianos farmacológicos (Haffajee e cols., 2003).

Apesar de o tratamento mecânico/instrumental – cirúrgico ou não-cirúrgico – geralmente melhorar muito os parâmetros clínicos na maioria dos casos, em certas situações, uma *terapia antimicrobiana de suporte*, aplicada tópica ou sistemicamente, pode melhorar os desfechos de tratamento (Hung e Douglass, 2002; Mombelli, 2003).

Os antibióticos ajudam a abrandar a infecção, mas não afetam a cicatrização; apenas a resposta do hospedeiro pode fazer isto. A sensibilidade e a natureza da colonização auxiliarão na escolha do antibiótico.

658 Terapia medicinal de suporte – sim ou não?
Casos gravemente progressivos de periodontite crônica/tipo II, particularmente casos de periodontite associada com resposta do hospedeiro comprometida (periodontite agressiva/tipo III e periodontite com doenças sistêmicas/tipo IV, etc.), necessitam de terapia sistêmica de suporte adicionalmente ao tratamento mecânico/instrumental. É imperativo que as falhas de tratamento não sejam causadas por má higiene bucal por parte do paciente.

O fluxograma descrito aqui mostra as possibilidades de decisão.

A pergunta que sempre recai é se testes microbiológicos são indicados e como. Tais testes fornecem melhor informação sobre a necessidade de empregar antibióticos contra microrganismos patogênicos específicos. Testes adicionais após terapia podem revelar se a espécie microbiana alvo foi eliminada ou não.

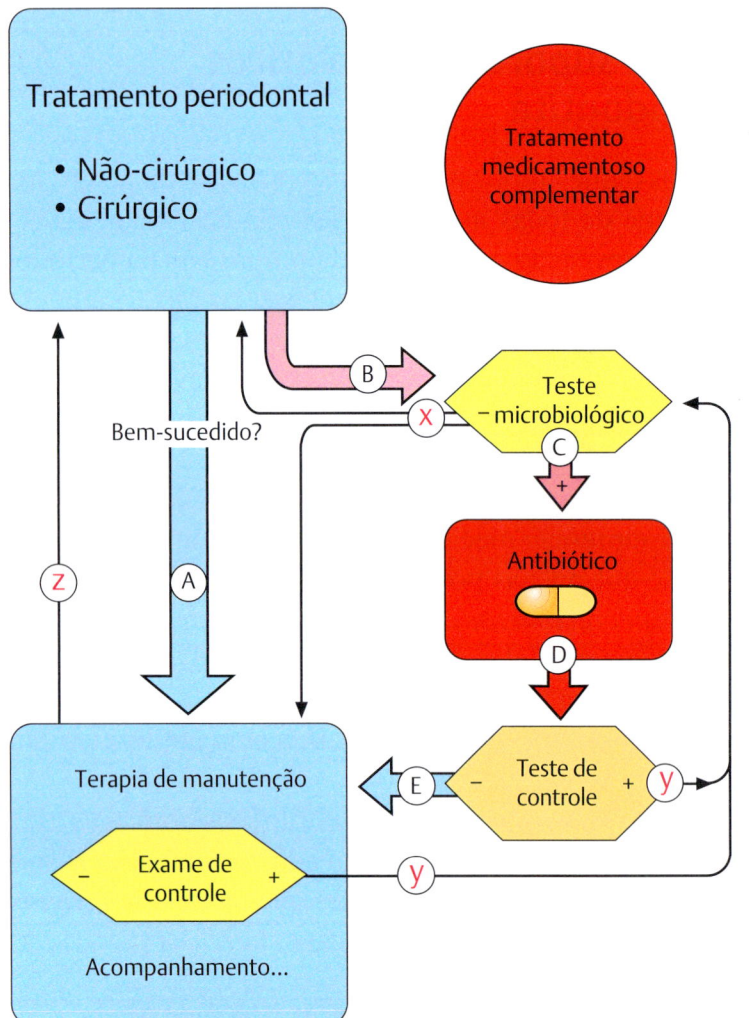

A Terapia bem-sucedida
→ terapia de manutenção
B Falha
→ teste microbiológico
C Resultado do teste positivo (+):
→ antibiótico voltado para a *microbiota patogênica*
D Acompanhamento após quatro semanas depois do regime de antibiótico
E Cicatrização normal
→ terapia de manutenção/rechamadas
x Teste negativo é "positivo" para o paciente
→ terapia de manutenção
y *Check-up* com um teste positivo: → repetição do tratamento farmacomecânico
z* Recorrência/recolonização: → terapia instrumental/mecânica repetida
* Para sítios ativos remanescentes, medicação tópica utilizando uma "droga de liberação lenta" (DLL).

Modificada de *van Winkelhoff e cols., 1996*

659 Resultados do teste – exemplo do teste *IAI Pado 4.5*
Com base na sua afinidade com as espécies patogênicas *Aa, Tf, Pg* e *Td*, esse teste (p. 185) define cinco tipos de bolsa (agrupamentos) e fornece informação para a decisão a ser tomada em relação ao uso de antibióticos. Além da redução de profundidade de sondagem, que pode ser alcançada com a melhora na higiene bucal, melhores resultados clínicos em geral se seguem após raspagem e alisamento radicular (R + AR), especialmente quando estes estão combinados com um antibiótico sistêmico nos tipos 4 e 5.

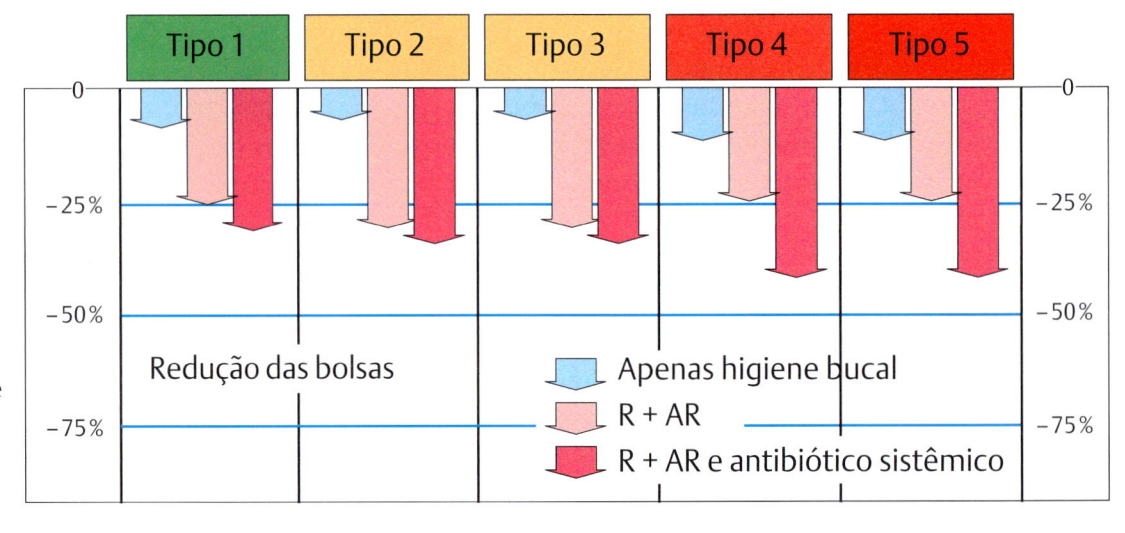

Testes microbiológicos

- Testes *antes* do tratamento definem as espécies patogênicas, acima de tudo a presença de *Aa* e/ou *Pg*, e fornecem a base para a seleção de um antibiótico.
- Testes *após* o tratamento demonstram se a bactéria foi eliminada ou não.

Achados individuais ou achados agrupados (*pool*)?

Com o uso de antibióticos sistêmicos, achados agrupados são suficientes. Entretanto, se bolsas residuais ativas individuais permanecem após o tratamento, os achados agrupados não fornecem nenhuma informação sobre o estado inicial.

Quando indicado: qual antibiótico a ser prescrito?

O espectro de eficácia de antibióticos, seus importantes efeitos adversos e a colaboração do paciente devem ser entendidos antecipadamente: a ingestão de comprimidos por um período longo demanda disciplina por parte de um paciente informado (Newman e van Winkelhoff, 2001).

De maneira geral, antibióticos de amplo espectro (p. ex., tetraciclinas) são usados apenas para indicações especiais. Enquanto a flora comensal consiste primeiramente em aeróbios gram-positivos, os organismos periodontopatogênicos são em sua maioria gram-negativos e anaeróbios.

Antibióticos sistêmicos – terapia periodontal adjuvante (escolhas)

Classe	Antibiótico	Dose adulta (mg/dia)	Duração Dias
Tetraciclina* Bacteriostática (-stático)	• Tetraciclina HCl Doxiciclina HCl Minociclina HCl	4×250 1×100 (1/dia $\times$ 100) 1×200	14 – 21 14 – 21 14 – 21
Penicilinas Bactericida (-cida)	• Amoxicilina 　Mais 125 mg **ácido clavulânico** →**Augmentin****	3×500	7 – 10
Nitroimidazol (-cida)	• Metronidazol • Ornidazol	3×500 2×500	7 – 10 7 – 10
Macrolídeo (-cida)	• Azitromicina • Espiramicina 　combinada com **metronidazol** →**Rodogyl*****	2×250 3×33 M.I.E	3 > 4
Lincosamido (-stático/cida)	• Clindamicina	4×300	7 – 10
Quinolona (-cida)	• Ciprofloxacina • Ofloxacina	2×500 2×200	7 – 10 5
Combinações: (-cida)	*Paralelo* • **Augmentin**** veja acima • **Rodogyl***** veja acima • **Amoxicilina 375 + Metronidazol 250** • **Metronidazol 500 + Ciprofloxacina 500**	3×625 2×2 $3 \times$ ao dia $2 \times$ ao dia	7 – 10 7 – 10 7 – 10 7 – 10
Combinações	*Uso seriado */ * • Bactericida, então bacteriostático		

660 Antibióticos sistêmicos estabelecidos e freqüentemente utilizados para o tratamento de suporte da periodontite

Classe da medicação, dosagem média e duração da medicação são demonstradas. Para prevenir a emergência de cepas bacterianas resistentes, a medicação nunca deve ser prescrita com doses excessivamente baixas ou em regimes curtos!

Os antibióticos bactericidas (AB; "-cida") exercem seus efeitos de modo muito mais rápido do que agentes bacteriostáticos ("-stático"). Agentes bactericidas nunca devem ser dados simultaneamente com antibióticos bacteriostáticos.

Por outro lado, o uso seriado de antibióticos (um após o outro, ver combinações) pode fornecer efeitos excelentes (ver tratamento variável de HIV, p. 149):

* Uso sucessivo de drogas: penicilina → tetraciclina
** Augmentin: Combinação de amoxicilina (AB) e ácido clavulânico inibidor de penicilinase
*** Rodogyl: Combinação de metronidazol e espiramicina

- **Inibição da síntese de DNA**
  - quinolonas (→ Girase)
  - metronidazol
    (→ disrupção da cadeia)

- **Inibição da síntese da parede celular**
  - penicilinas
  - cefalosporinas

- **Permeabilidade da parede celular**
  - clorexidina (CHX)
  - triclosan
  - solubilizadores de lipídeos, fenóis e oxidantes de radicais

- **Inibição reversível da síntese protéica**
  "Bacteriostáticos"
  - tetraciclina
  - eritromicina
  - clindamicina

661 Efeito de vários antibióticos e anti-sépticos nos organismos-alvo

Agentes bactericidas têm efeito em...

- Integridade da parede celular
- Síntese da parede celular
- Síntese de DNA e empacotamento

Agentes bacteriostáticos inibem...

- Síntese de proteínas

Modificada de J. Goodson, 1994

290 Medicações

Antibióticos – sensibilidade e resistência bacteriana

Um dos maiores problemas médicos das próximas décadas certamente será a resistência bacteriana: os antibióticos que até então eliminaram espécies bacterianas sensíveis não terão mais efeito. O espectro de ação dos antibióticos bem-conhecidos irá se tornar pequeno, e novos antibióticos não foram desenvolvidos por um período longo. A razão para o aumento na resistência bacteriana pode ser o uso pouco cuidadoso e indiscriminado de antibióticos por médicos e hospitais, mas também o uso quase grotesco de antibióticos como potencializadores de crescimento na indústria de alimentos em certos países: mais da metade da produção de antibióticos no mundo é dedicada para este fim. Em adição à resistência de ocorrência *natural*, a resistência de espécies bacterianas previamente sensíveis pode ocorrer de diversas formas:

- Transferência via plasmídeo (transferência de virulência, p. 35)
- Pontos de mutação
- Seleção genética via "sobrevivência do mais forte"

A última freqüentemente ocorre em função do uso excessivo de agentes antibióticos: se a dosagem é muito pequena ou extremamente alta (apenas os micróbios *mais* patogênicos sobrevivem) ou se o regime antibiótico é muito curto ou muito longo.

662 Cultura bacteriana – espécies sensíveis
No teste de *sensibilidade* descrito, os microrganismos foram sensíveis à todas as substâncias testadas (seis antibióticos); os antibióticos deveriam ser efetivos.

Nota: ambos os antibióticos (superior esquerdo e superior do centro) exibem *sinergismo*; seus efeitos inibidores se apóiam mutuamente.

Direita: antibióticos sinérgicos, por exemplo, *Augmentin* (acima) e *metronidazol* (abaixo); o chamado "coquetel de Winkelhoff".

663 Cultura bacteriana – resistência contra dois antibióticos
Está se tornando mais freqüente o caso, especialmente em hospitais, que várias bactérias sejam resistentes a antibióticos (comprimidos de antibióticos sem nenhum efeito inibidor; acima, esquerda e direita).

Existem vários parâmetros de resistência na população e em hospitais; veja abaixo!

Figuras. 662 e 663:

Cortesia de A. Mombelli

664 "Galeria bacteriológica de Rogue"
A dez espécies bacterianas mais temidas, resistentes a quase todos os antibióticos, e suas mais freqüentes "localizações".

P População
H Hospitais, instituições
U Todos os lugares

Espécies periodontais relevantes, felizmente, não são (ainda) encontradas nesta lista.

Modificado de S. Levy, 1998

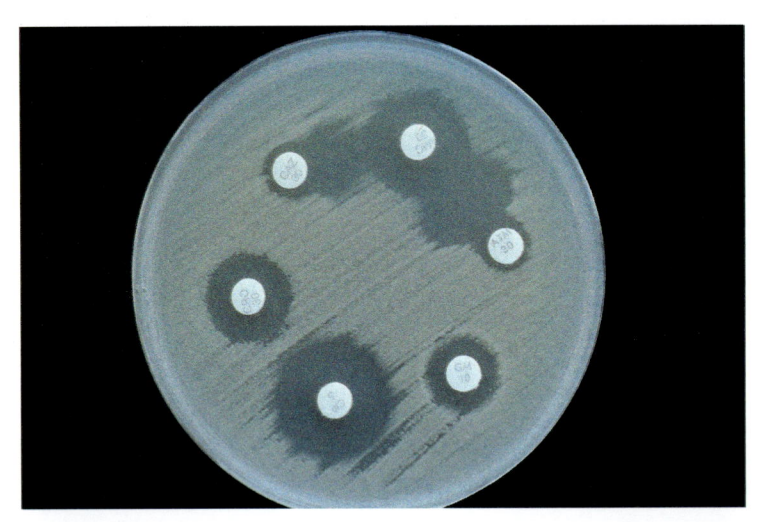

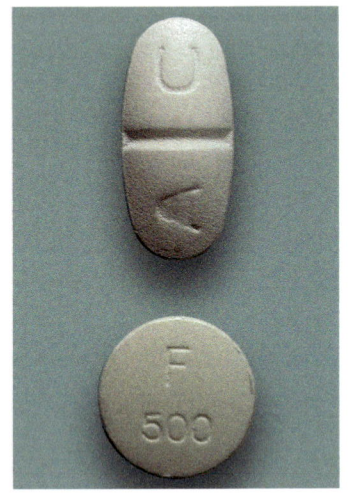

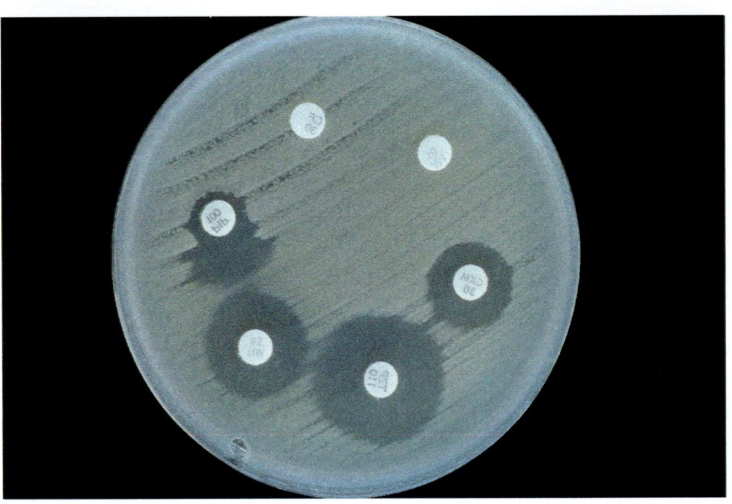

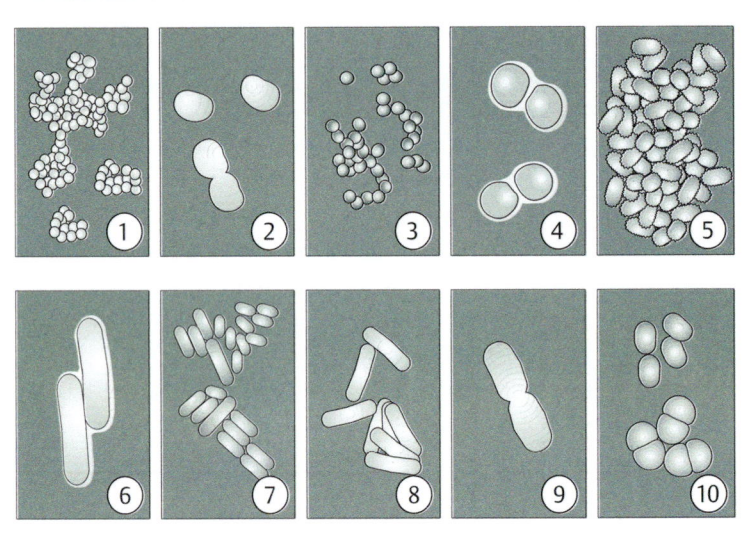

Lista de cepas resistentes
(como a de 1998)

1. *Staphylococcus aureus*   U
2. *Acinetobacter*   H
3. *Enterococcus faecalis*   H
4. *Neisseria gonorrhoeae*   U
5. *Haemophilus influenzae*   U
6. *Mycobacterium tuberculosis*   U
7. *Escherichia coli*   U
8. *Pseudomonas aeruginosa*   U
9. *Shigella dysenteria*   P
10. *Streptococcus pneumoniae* (pneumococos)   U

Terapia antibiótica sistêmica *versus* local (tópica)

Antibióticos – sistêmicos ou tópicos – somente deveriam ser prescritos sob as indicações mais estritas. Eles não podem compensar um mau tratamento mecânico/instrumental; a instrumentação mecânica é de extrema importância, pois em cada paciente a etiologia da inflamação e da destruição periodontal – o *biofilme* bacteriano – deve ser removida ou pelo menos reduzida para que os medicamentos possam trabalhar efetiva e diretamente sobre a microbiota. Medicamentos ingeridos *sistemicamente* têm a vantagem de que todas áreas vascularizadas do corpo serão atingidas, incluindo também os tecidos periodontais. As desvantagens incluem sua baixa concentração nos tecidos, a necessidade de que o paciente tome a medicação pelo período apropriado, e a possível eliminação de bactérias não-patogênicas "benéficas", assim como efeitos adversos sistêmicos.
Medicamentos aplicados *localmente* (topicamente) podem ser bastante efetivos se altas concentrações forem permitidas para trabalhar no sítio afetado por um período suficiente. Uma desvantagem, contudo, é o raio de ação muito limitado, por exemplo, áreas vizinhas periodontalmente envolvidas podem ser reinfectadas rapidamente, levando a uma má cicatrização (Mombelli e cols., 1997).

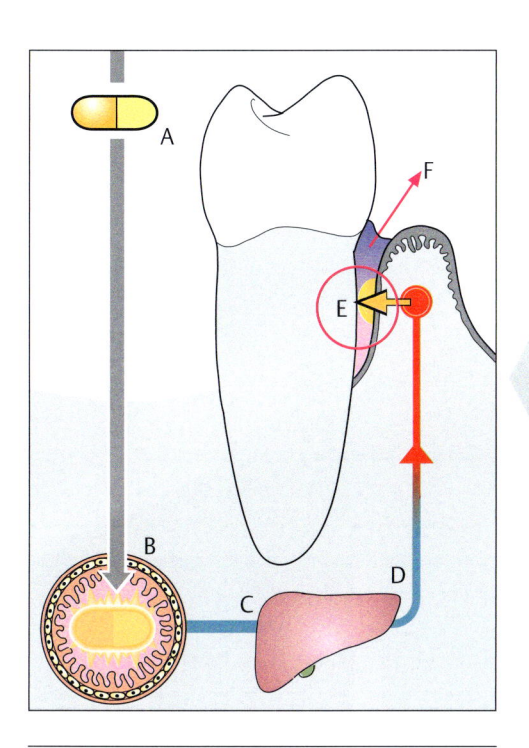

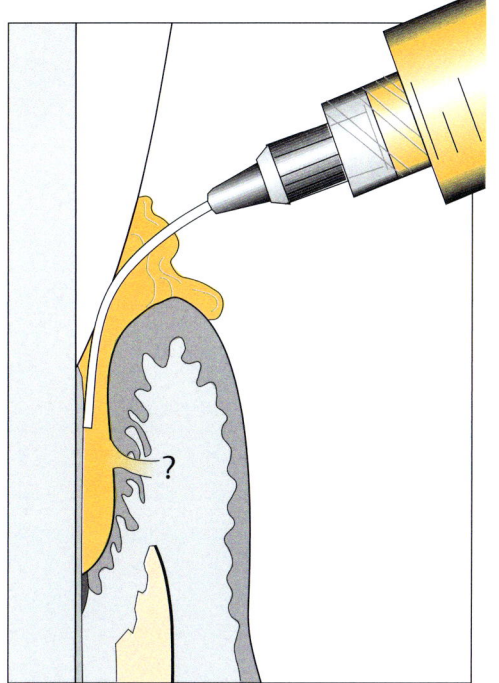

665 Aplicação sistêmica *versus* tópica
Esquerda: um medicamento (**A**) começa sua longa trajetória para o seu objetivo, o "periodonto". Absorvido no intestino (**B**) e modificado no fígado (**C**), é disseminado dentro do sistema vascular (**D**) e finalmente chega muito diluído nos tecidos periodontais (**E**); o antibiótico então alcança o tecido conjuntivo da bolsa periodontal e, finalmente, o biofilme antes de "evaporar" na cavidade bucal (**F**).

Direita: o medicamento altamente concentrado e seu veículo são depositados diretamente na bolsa periodontal.

Diferenças adicionais?

Administração sistêmica

- Amplo espectro de ação
- Baixa concentração local
- Também alcança reservatórios de microrganismos patogênicos distantes
- Efeitos colaterais sistêmicos
- Escolha do antibiótico determinada pelo patógeno

Aplicação tópica

- Espectro de eficácia limitado e estreito
- Concentração local elevada
- Melhor efeito contra biofilmes
- Possível reinfecção de sítios não-tratados

Sistêmico/Local – resultados

←Distribuição
←Concentração local
←Vantagens

←Desvantagens

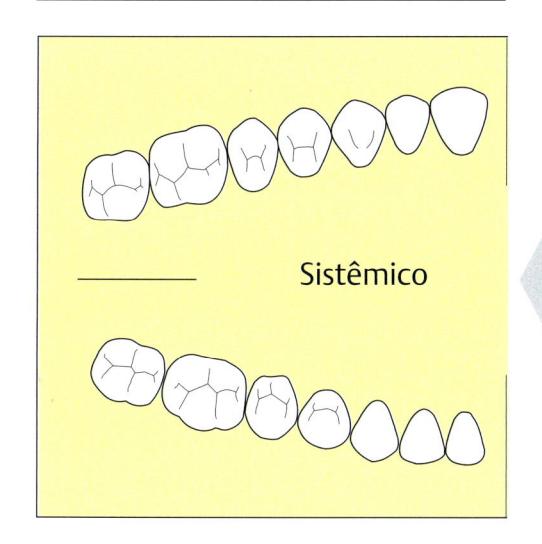

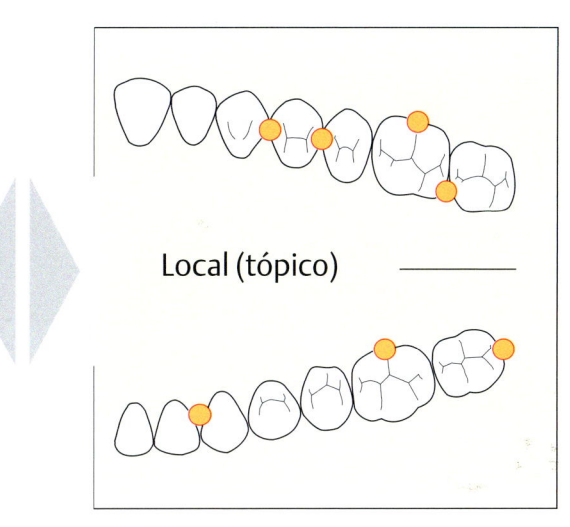

666 Administração sistêmica *versus* aplicação tópica
Esquerda: medicamentos aplicados sistemicamente alcançam os tecidos periodontais de toda a dentição e são, dessa forma, bons para casos novos não-tratados. Como as concentrações do antibiótico são baixas, todas as bolsas periodontais devem ser previamente raspadas.

Direita: durante as sessões de manutenção e antes de procedimentos regenerativos (crateras ósseas), bolsas periodontais ativas isoladas podem ser tratadas com aplicação tópica de medicamentos.

Terapia antimicrobiana local (tópica) – "drogas de liberação lenta" (DLL)

Foi rotina por décadas, em odontologia, que processos agudos locais, como abscessos ou lesões de GUN (gengivite ulcerativa necrosante), fossem tratados com medicamentos locais por um período até que os sintomas agudos cessassem. Bochechos bucais e irrigação têm apenas efeitos limitados se o debridamento subgengival da colonização bacteriana não for realizado simultaneamente. Todos esses tipos de aplicação são associados com a desvantagem de que o medicamento aplicado é efetivo por apenas um período muito curto, pois ele é rapidamente lavado para fora da bolsa pelas secreções do fluido sulcular.

Apenas com o desenvolvimento de sistemas de liberação se tornou possível aplicar medicamentos tópicos com liberação controlada efetiva de altas doses no sítio apropriado.
O problema, entretanto, foi o mesmo com antibióticos sistêmicos; quais são as *indicações* para o uso de antimicrobianos tópicos? Estudos ainda não forneceram informação adequada em relação a quão longa a terapia mecânica deva ser e em que ponto o uso de "drogas de liberação lenta" deve começar. Até o momento, essa decisão permanece nas mãos de cada clínico.

667 Concentração subgengival efetiva após quatro métodos de aplicação
Com todos os sistemas, a concentração inicial excede muito a concentração inibitória mínima (**CIM**), mas essas concentrações diminuem muito variavelmente.

A Irrigação (ver p. 283)
B DLS "droga de liberação sustentada"
C PCH CHX – PerioChip
D DLL "droga de liberação lenta"

Modificada de *M. Tonetti, 1997*

668 PerioChip
Ingrediente ativo: 2,5 mg de digluconato de clorexidina.

Veículo: gelatina reabsorvível.

O veículo era sensível à temperatura e, por isso, o pacote esterilizado devia ser mantido em refrigerador. Esse problema não existe mais atualmente.

Direita: vista aproximada do PerioChip; cerca de 3 × 4 mm.

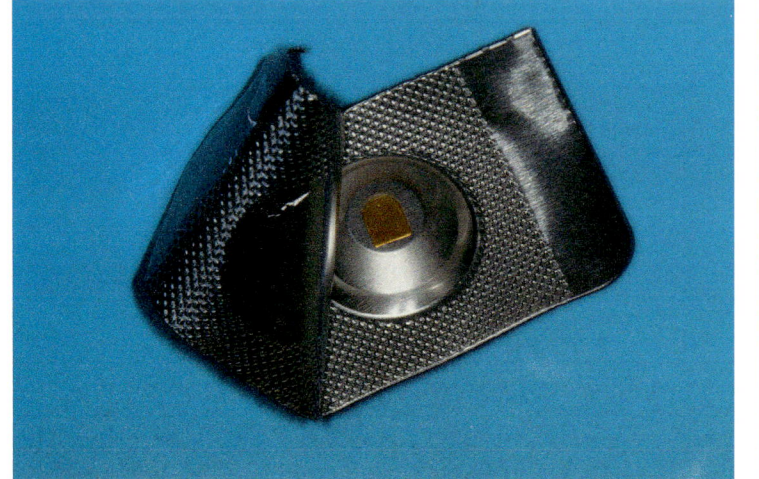

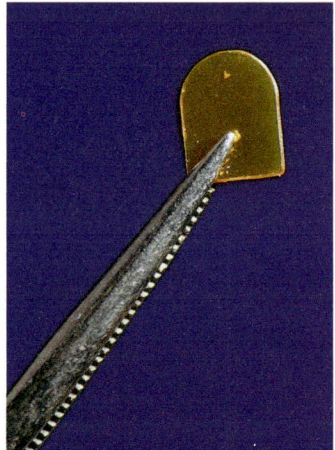

669 Inserindo o PerioChip na bolsa periodontal
O *chip* é removido do refrigerador imediatamente antes da sua inserção na bolsa periodontal; isso é fundamental para garantir que o *chip* mantenha a rigidez necessária. Utilizando uma pinça mosquito, o PerioChip é inserido lentamente, pelo menos 5 mm dentro da bolsa periodontal...

Direita:... e é forçado para a profundidade da bolsa, a fim de que ele esteja completamente subgengival.

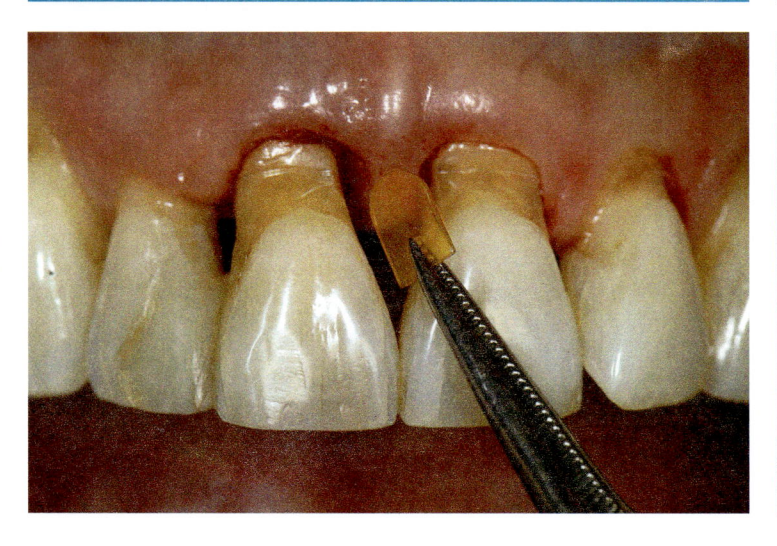

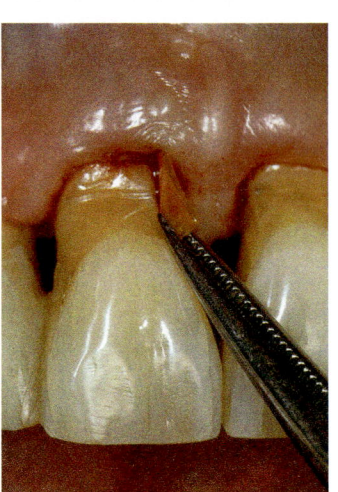

Terapia antimicrobiana local (tópica) **293**

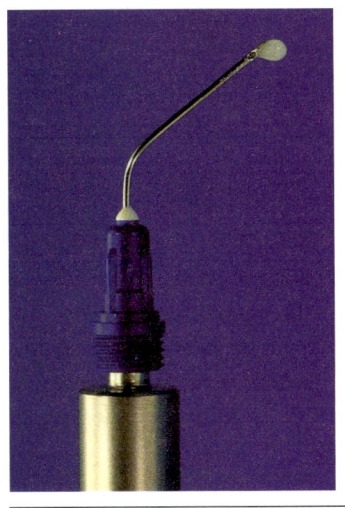

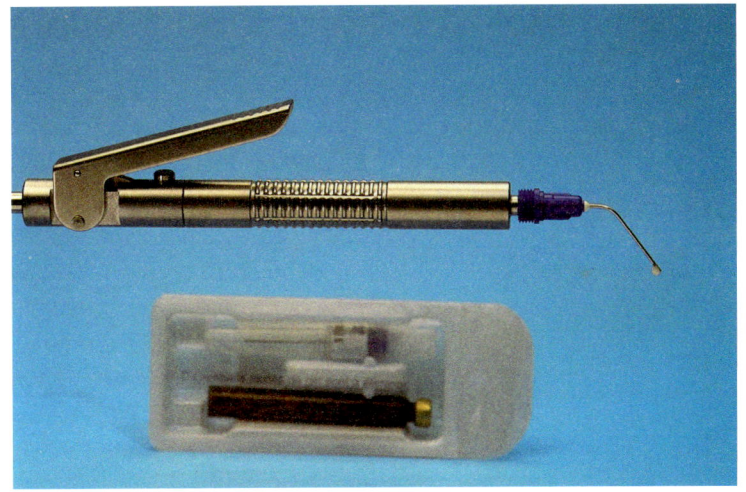

670 Elyzol (Colgate)
Agente ativo: benzoato de metronidazol 25%
Veículo: mistura de monooleato de glicerol/sésamo

Tempo efetivo: 24 a 36 horas

Aplicação dos conteúdos preparados da carpule via uma cânula especial, diretamente na bolsa. O gel solidifica em contato com o fluido. A aplicação deve ser repetida sete dias depois.

Esquerda: a cânula e o gel em detalhe

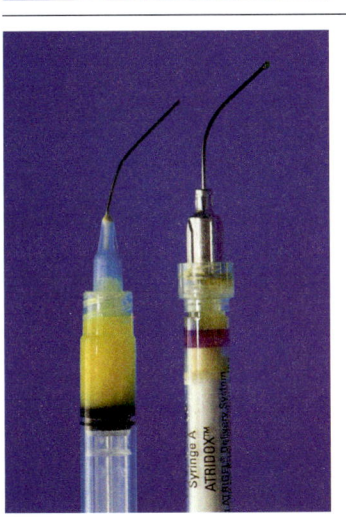

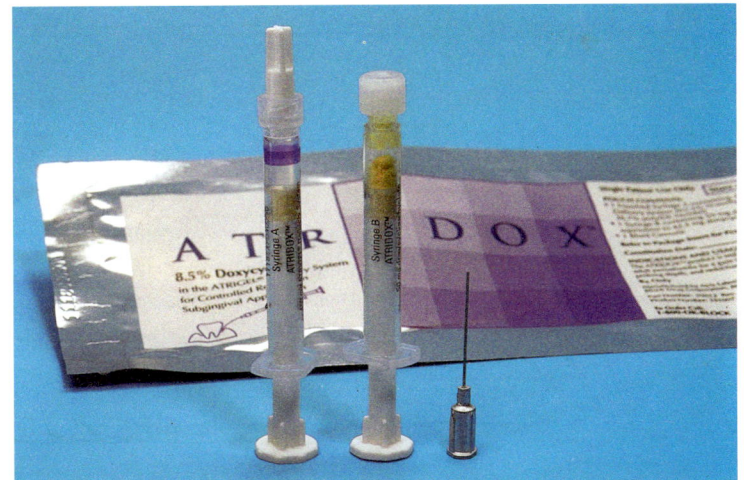

Atridox (Block Drug)

671 O produto...
Agente ativo: hiclato de doxiciclina 8,5%
Veículo: tecnologia atrigel; deve ser refrigerado

O ingrediente ativo e o veículo são fornecidos separadamente em um sistema de duas seringas (pronto para uso após mistura das duas seringas e 50 movimentos para frente e para trás).

Esquerda: Atridox em comparação com uma seringa de 2 mL de pomada.

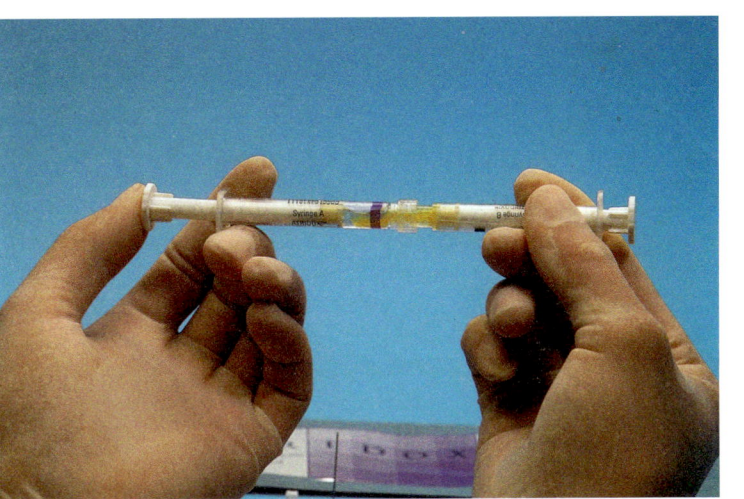

672 ...e a mistura final e aplicação
Após a mistura final, as seringas são separadas e a cânula fixada.

Esquerda: a cânula é inserida na bolsa de 6 mm. A bolsa é preenchida a partir da sua porção apical, rapidamente, porque o gel solidifica-se rapidamente.

Após a deposição, a cânula é rapidamente removida da bolsa.

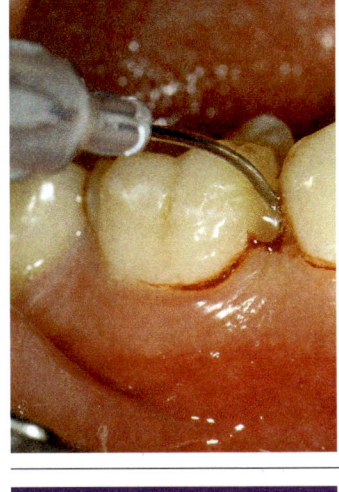

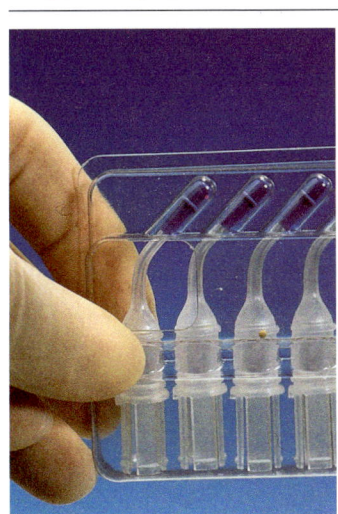

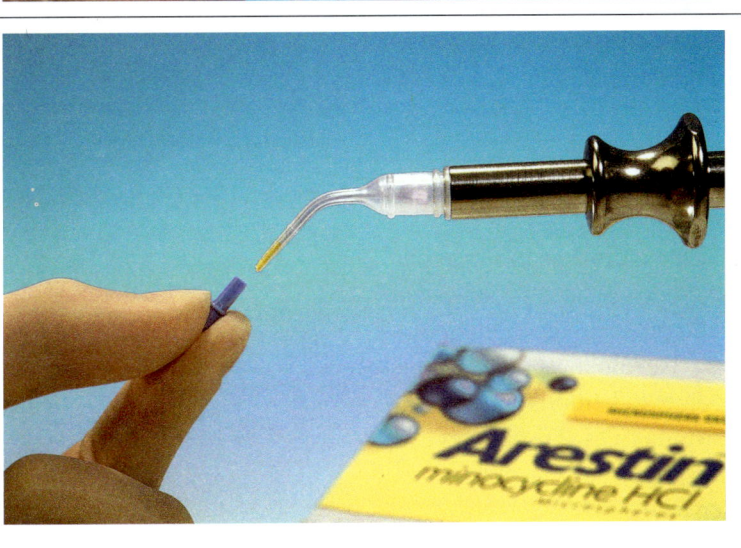

673 Arestin (Ora Pharma)
Agente ativo: minociclina-HCl 1 mg por dose
Veículo: microcápsulas, em forma de pó

Arestin é o mais novo produto no mercado (2001). As porções preparadas de Arestin são fornecidas dentro de uma ponta descartável. O pó é "assoprado" por pressão a ar para dentro da ponta metálica e para a bolsa.

Esquerda: porção de Arestin. Cada bolsa recebe uma porção individual.

Resposta/reação do hospedeiro – substâncias moduladoras

Nenhuma das terapias *antimicrobianas* disponíveis atualmente podem eliminar os patógenos periodontais ao longo do tempo.

- O *debridamento* mecânico/instrumental é essencial, porque remove diretamente o biofilme, que é a entidade mais importante que perpetua as bactérias associadas à periodontite.
- Os *fármacos antimicrobianos* coadjuvantes empregados (Figura 674, 1) reduzem o número absoluto e a composição percentual de espécies patogênicas no biofilme subgengival em casos "agressivos" ou casos que são "refratários" à terapia convencional.

Na análise final, um sucesso periodontal estável e a longo prazo (controle de espécies patogênicas) somente será alcançado se os hábitats bacterianos circundantes puderem ser alterados: biofilme supragengival mínimo (sem recolonização), inflamação reduzida (menos nutrição) e profundidade de sondagem reduzida (menos reservatório bacteriano), assim como a cessação de hábitos *danosos* (tabagismo, etc.). Se essas modalidades provadas não levarem à estabilização do estado periodontal (uma proporção tolerável de bactérias patogênicas), medidas terapêuticas adicionais devem ser consideradas (Haffajee e cols., 2003).

674 Dispositivos possíveis para a terapia mecânica periodontal – mecanismos de ação
1. Agentes antimicrobianos: antibióticos, anti-sépticos
2. AINES – antinflamatórios não-esteróides
3. Difosfonatos (inibem reabsorção óssea)
4. CMT – tetraciclinas quimicamente modificadas contra MMP

1 age contra bactérias.
2, 3 e 4 aumentam a defesa do hospedeiro contra os vários mecanismos (ver texto).

Modificada de *R. Page, 1998*

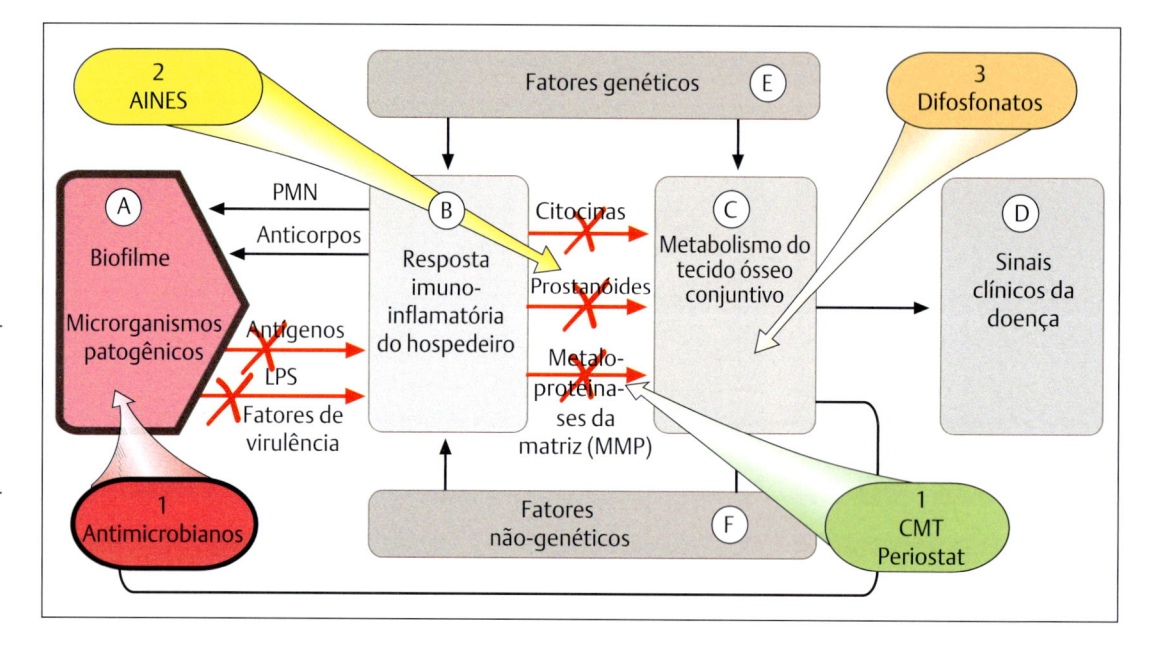

Prevenção de resposta do hospedeiro desfavorável

O principal problema na periodontite é a supressão ou eliminação de enzimas do hospedeiro que produzem inflamação e perda tecidual. Adicionalmente à terapia antibacteriana (**1**, ver Figura 674), as seguintes reações devem ser moduladas:

1. Bactérias patogênicas → endotoxina/LPS → várias respostas do hospedeiro (perda tecidual)
2. Macrófagos → prostaglandina E2 → inflamação, destruição de osso alveolar
3. Osteoclastos → enzimas lisossomais → destruição de osso alveolar
4. Macrófagos, PMNs, etc. → metaloproteinases → perda de tecido periodontal

2 Antinflamatórios não-esteróides

AINES – "antinflamatórios não-esteróides"
Essas substâncias redutoras da dor e antinflamatórias representam diversos grupos químicos; todos reduzem a síntese de prostaglandina (PGE2) por meio do bloqueio das cicloxigenases 1 e 2 (COX-1 e COX-2; p. 49). Devido aos possíveis efeitos adversos significativos (sangramento/hemorragia, irritação estomacal), apenas inibidores puros da COX-2 devem ser usados por longos períodos e em altas doses (Salvi e cols., 1997; Morton e cols., 2001; Holzhausen e cols., 2002).

3 Difosfonatos

Os difosfonatos representam uma categoria adicional de fármacos que podem ser empregados para procedimentos periodontais regenerativos e implantes dentários, assim como para os tipos de periodontite mencionados anteriormente, para modulação da resposta do hospedeiro aos metabólitos bacterianos (lipolissacarídeo; Paquette e cols., 2000). Eles são rotineiramente utilizados (cuidado: necrose óssea!) para o tratamento de doenças ósseas sistêmicas (doença de Paget, osteoporose) devido a sua habilidade em inibir reabsorção óssea. Os difosfonatos (p. ex., alendronato) têm uma alta afinidade por osso, deixam a hidroxiapatita menos solúvel e inibem a diferenciação de osteoclastos enquanto aumentam a de osteoblastos (ver resumo de Tenenbaum e cols., 2002).

4 CMT – tetraciclinas quimicamente modificadas de baixa dose

Em doses reduzidas, a CMT (p. ex., doxiciclina) não é antimicrobiana (logo, não gera resistência de cepas), ela age apenas na redução de enzimas dependentes de Zn^{2+} ou Ca^{2+}, tais como metaloproteinases (MMP de células residentes e infiltradas; p. 50; Gollub e cols., 1985; Vernillo e cols., 1994; Ryan e cols., 1996; Ramamurthy e cols., 2002).
A droga "Periostat" é tomada sistemicamente por 90 dias (20 mg/dia); é efetiva contra perda de tecido mole e perda óssea.

Terapia: fase 2
Terapia periodontal cirúrgica – fase corretiva

Resumo

A terapia periodontal cirúrgica é apenas *um componente* da terapia periodontal completa. Se a cirurgia é necessária, ela é realizada como uma segunda fase (corretiva), após uma *avaliação* completa dos resultados clínicos da fase I da terapia. O paciente deverá estar motivado e exibir um controle de biofilme dental adequado. A primeira fase da *terapia inicial*, que é o controle do biofilme supragengival pelo profissional, deverá estar completa. Além disso, estudos têm demonstrado que o debridamento subgengival de cálculo e biofilme deverá ser realizado *antes* da intervenção cirúrgica. Após esse "pré-tratamento" intensivo, as cirurgias tendem a ser menos necessárias e associadas a menos sangramento, e os resultados morfológicos são melhores, com perda tecidual reduzida ("dentes alongados", por exemplo, são menos freqüentes).

O objetivo *primário* da cirurgia periodontal é estritamente antiinfeccioso, significando que as modalidades terapêuticas cirúrgicas objetivam a eliminação da infecção das bolsas que não responderam ao tratamento conservador e/ou a adjuntos medicamentosos. A intervenção cirúrgica é, desse modo, indicada para bolsas profundas, defeitos intra-ósseos e envolvimentos de furca.

O objetivo *secundário* é a correção de defeitos em casos de gengiva "não-fisiológica" e arquitetura óssea, com especial ênfase na criação de condições que simplifiquem ou garantam um eficiente controle do biofilme supragengival, em especial, em áreas interdentais.

A redução da profundidade de sondagem e/ou a eliminação da "bolsa" continuam importantes na terapia periodontal contemporânea (Slots, 2002; Petersilka e cols., 2002; Socransky e Haffajee, 2002).

Considerando-se esses objetivos, várias opções de técnicas cirúrgicas estão disponíveis e serão descritas. Os seguintes aspectos importantes serão considerados:

- Objetivos da cirurgia periodontal
- Seleção de pacientes e fatores relacionados aos defeitos presentes
- Influências nos resultados terapêuticos
- Cirurgia periodontal: métodos e indicações
- Problemas de furca, defeitos e classificações
- Tratamentos de lesões de furca

Objetivos da cirurgia periodontal

Os objetivos da cirurgia periodontal só podem ser considerados juntamente com um tratamento periodontal completo. Por exemplo, a terapia inicial e a cirurgia são duas entidades com objetivos idênticos, mas que usam diferentes métodos para obtê-los (raspagem radicular subgengival *versus* visualização direta). Além disso, a terapia inicial pode ser o *único* tratamento necessário para periodontites moderadas, ao passo que, nas graves, pode servir como uma fase preparatória pré-cirúrgica.

Os *objetivos* não podem ser alcançados utilizando-se apenas um procedimento cirúrgico, ao contrário, a combinação de vários métodos cirúrgicos é requerida, simultaneamente ou em seqüência.

- Debridamento radicular com visualização direta
- Redução ou eliminação de áreas retentivas de biofilme supragengival que facilitam a infecção, especialmente das bolsas periodontais
- Eliminação da inflamação
- Incrementação da regeneração dos tecidos periodontais
- Eliminação dos tecidos doentes: terapia ressectiva
- Criação de uma morfologia/arquitetura fisiológica do periodonto marginal
- Correção dos defeitos mucogengivais e restauração estética dos tecidos dento-alveolares

Debridamento radicular com visualização direta

As superfícies radiculares são expostas à visualização clínica a partir de um afastamento de retalho ou, menos freqüentemente, após excisão da gengiva (gengivectomia, p. 301). O biofilme e o cálculo podem ser removidos de todas as superfícies, incluindo as áreas de furca, as irregularidades, entre outras, com *visualização direta*.

Redução dos nichos "facilitadores" de infecção

O nicho mais importante para a microbiota subgengival é a *bolsa periodontal*. Também de importância são as aberturas das furcas, irregularidades das raízes, fusões, depressões e outras superfícies bucais.

As bolsas periodontais podem ser eliminadas por meio de cirurgia de retalho ou gengivectomia (terapia *ressectiva*). Pode-se, também, objetivar a *cicatrização* de defeitos, especialmente bolsas "ósseas" por meio de procedimentos cirúrgicos *regenerativos* (pp. 299, 301).

Essas irregularidades radiculares, fusões e depressões podem ser reduzidas por meio de uma odontoplastia cuidadosa, geralmente após o afastamento de retalho.

Eliminação da inflamação

Os procedimentos clínicos descritos anteriormente (debridamento ou aplainamento radicular, redução de nichos) conduzem à *eliminação da causa* da inflamação periodontal. Os sintomas clínicos de atividade, como a exsudação, o sangramento ou a supuração, são eliminados. A ausência de inflamação *sempre* leva a consolidação dos tecidos gengivais, contração ou recessão gengival: isso, isoladamente, determina uma redução significativa da profundidade de sondagem.

Incrementar a regeneração dos tecidos periodontais

Espera-se, com os resultados das cirurgias periodontais, não apenas a cessação da doença, mas, também, a regeneração dos tecidos periodontais.

Esse objetivo foi alcançado, com algum sucesso, nas últimas duas décadas. O enxerto de *osso* ou de *substituto ósseo* nas bolsas intra-alveolares, a técnica de *regeneração tecidual guiada* (*RTG*), o uso de *proteínas da matriz* e, no futuro, a utilização de fatores de crescimento, são extremamente promissores. Infelizmente, a previsibilidade do sucesso usando esses métodos não é, hoje, entendida e segura (ver também fatores relacionados ao paciente, p. 297).

Eliminação de tecidos doentes: terapia ressectiva

Como mencionado, os resultados da terapia regenerativa não podem ser preditos com certeza. Mas o clínico tem por objetivo um periodonto "sem bolsa" sempre que possível, especialmente quando procedimentos restauradores/reconstrutivos são planejados sobre os dentes previamente envolvidos periodontalmente.

Investigações realizadas pelo grupo de Slots (Tuan e cols., 2000) demonstraram que, após a *terapia ressectiva* (cirurgia óssea), quando comparada a um acesso cirúrgico (retalho), a profundidade das bolsas residuais é menor e, também, a colonização por microrganismos periodontopatogênicos (anaeróbios) é significativamente reduzida quando da utilização de um procedimento cirúrgico radical.

Criação de morfologia fisiológica para o periodonto marginal

Durante o curso da periodontite, dependendo do paciente, um inchaço gengival ou contração pode ocorrer. Assim, o objetivo da terapia cirúrgica é criar uma anatomia harmônica da margem gengival, que é obtida por meio da escolha das incisões (sulcular), do recontorno do osso alveolar e do tipo de reposição do retalho, geralmente com reposição apical. Em adição à condição estética, o controle de biofilme fica facilitado para o paciente.

Correção de defeitos mucogengivais: estética

Os objetivos da *cirurgia mucogengival* incluem o aumento da faixa de gengiva inserida, que em geral é associada ao aprofundamento do vestíbulo. Outro objetivo importante é o recobrimento de áreas com recessão gengival e correção de defeitos das cristas ósseas, que antecipam necessidades adicionais e áreas protéticas e de implantodontia.

Seleção de pacientes

Na maioria dos países industrializados, atualmente, todo paciente tem "direito" a tratamento médico e odontológico.
O termo "seleção", portanto, não significa a exclusão de pacientes de nenhuma modalidade terapêutica: recomendações terapêuticas e plano de tratamento definitivo podem variar, de forma considerável, de paciente para paciente. A história médica sistêmica, os fatores de risco locais e sistêmicos, os "comportamentos", o entendimento da situação da condição bucal individualmente e as considerações relativas à adesão do paciente ao tratamento são cruciais.
É provável que o mais importante, além do tratamento propriamente dito, sejam os exames de acompanhamento durante as consultas de rechamada. O sucesso a longo prazo do tratamento periodontal deve ser garantido, e essa demanda nem todos os pacientes podem cumprir.
Todos esses fatores conduzem à óbvia conclusão de que as possibilidades terapêuticas e o tipo de terapia podem ser diferentes entre os indivíduos. Essas possibilidades podem variar de um tratamento puramente paliativo com um prognóstico extremamente comprometido ao tratamento periodontal sistêmico e sinóptico, incluindo procedimentos cirúrgicos, terapia funcional, reconstruções e, até mesmo, implantes dentários.

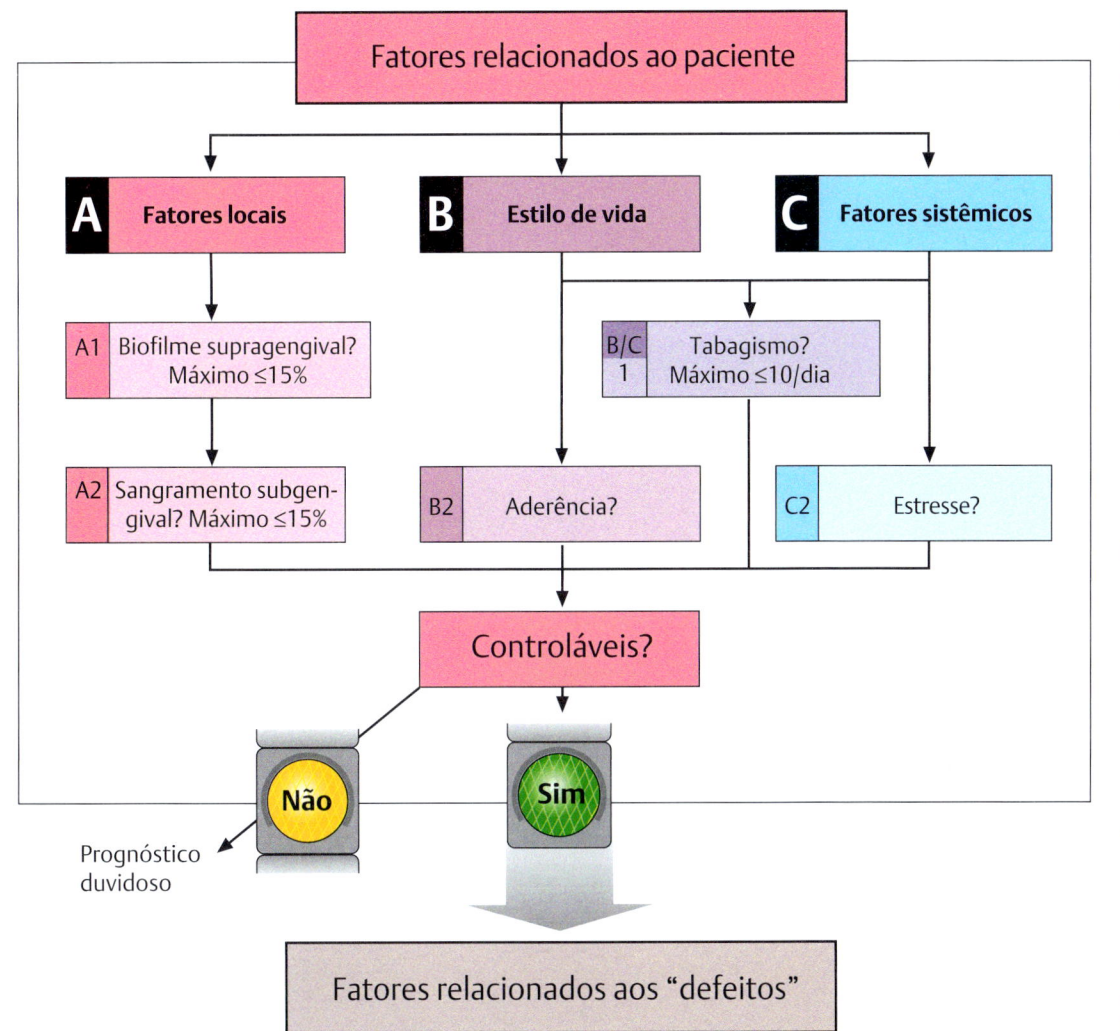

675 Fatores relacionados ao paciente: considerações que permitem o controle do tratamento do paciente
A *Fatores locais*:
Que tipo de periodontite está presente? Crônica ou Agressiva?
Qual a extensão e gravidade da doença?
Qual a magnitude do acúmulo de biofilme (escores de IP) e em que nível está a adesão do paciente?
Qual o nível de expressão de doença em relação as sintomas de atividade, por exemplo, sangramento à sondagem (SS)?
B *Comportamento* e adesão (ver também uma discussão importante no capítulo "Etiologia e Patogênese").
Existem fatores de risco alteráveis presentes (tabagismo: número de cigarros por dia? Maços por ano? Nutrição? Consciência da condição de saúde?)?
C *Doenças sistêmicas*, síndromes geneticamente determinadas e, também, estresse, conseqüências psicológicas e fatores de risco não-alteráveis.

Modificada de *P. Cortellini* e *G. Bowers*, 1995

Fatores relacionados aos "defeitos" periodontais existentes

Em adição aos fatores de risco do paciente, existem *fatores relacionados aos "defeitos"* existentes, de *caráter morfológico*, que são importantes para o prognóstico e para qualquer procedimento terapêutico. Incluídos aqui, estão a altura e a espessura de gengiva inserida (fenótipo), o curso da perda óssea horizontal e a profundidade das bolsas supra-alveolares. Ainda mais importante:

- Defeitos *intra-ósseos*, classificados como defeitos de 1, 2 ou 3 paredes, considerando-se a profundidade e a largura do "ângulo de abertura" do defeito, considerando-se que a maior parte deles representam "bolsas ósseas combinadas": na região apical, três paredes são preponderantes, no terço médio, duas paredes e, coronariamente, apenas uma parede.
- *Envolvimentos de furca*.
- Em pacientes com *recessão* gengival, a profundidade e a largura do defeito, bem como a aptidão do operador, são de importância para prever o sucesso terapêutico.

Tanto os *fatores do paciente* como os *fatores locais*, bem como a aptidão" do operador, são de grande significado para o planejamento, o tipo de procedimento cirúrgico e para os resultados (ver na próxima página).

Fatores que influenciam o resultado do tratamento

Nas páginas anteriores, discutimos os fatores relacionados à seleção de pacientes e a morfologia dos defeitos periodontais, que são importantes na seleção dos procedimentos cirúrgicos efetivos. O termo *sucesso* (*resultado positivo do tratamento*) tem de ser definido e, especialmente, diferenciado entre sucesso a *curto* ou a *longo prazo*.

Nos resultados de "*curto prazo*", os objetivos podem ser alcançados por meio de métodos clássicos, como raspagem e alisamento radicular em campo fechado ou aberto, se, claro, um adequado controle de biofilme supragengival for realizado.

O objetivo deve, no entanto, incluir medidas a *longo prazo*, após terapia ativa, ao longo dos anos ou décadas, para garantir a saúde do periodonto e, assim, a integridade bucal do paciente. Os mais importantes critérios de sucesso são:

- Regeneração do osso alveolar
- Ganho de inserção ou, pelo menos, manutenção da perda de inserção, redução da profundidade de sondagem e/ou eliminação da bolsa
- Eliminação dos sinais de atividade de doença (sangramento)
- Estabilização da mobilidade dentária
- Terapia de manutenção!

676 Fatores que influenciam o "resultado" da terapia

Um tratamento ideal e a manutenção dos resultados a *longo prazo* dependem não apenas de um tratamento local preciso; eles também são "guiados" por uma série de influências e fatores.

O controle de biofilme supragengival puramente mecânico mantém-se como uma condição *sine qua non* para o tratamento, suportado, em casos, de periodontite agressiva, por terapia medicamentosa adjunta. Adicionalmente, no entanto, esforços também têm de ser feitos no sentido de influenciar os co-fatores etiológicos. Doenças sistêmicas podem, em geral, ser tratadas com sucesso; dentes malposicionados, morfologia alveolar defeituosa e desarmonias oclusais podem ser corrigidos; problemas endoperiodontais podem ser tratados.

Em contrapartida, a correção de muitas condições genéticas não é possível, a ação da idade não pode ser evitada e o hábito de tabagismo é extremamente difícil de ser alterado.

Modificada de *K. Kornman* e *P. Robertson*, 2000

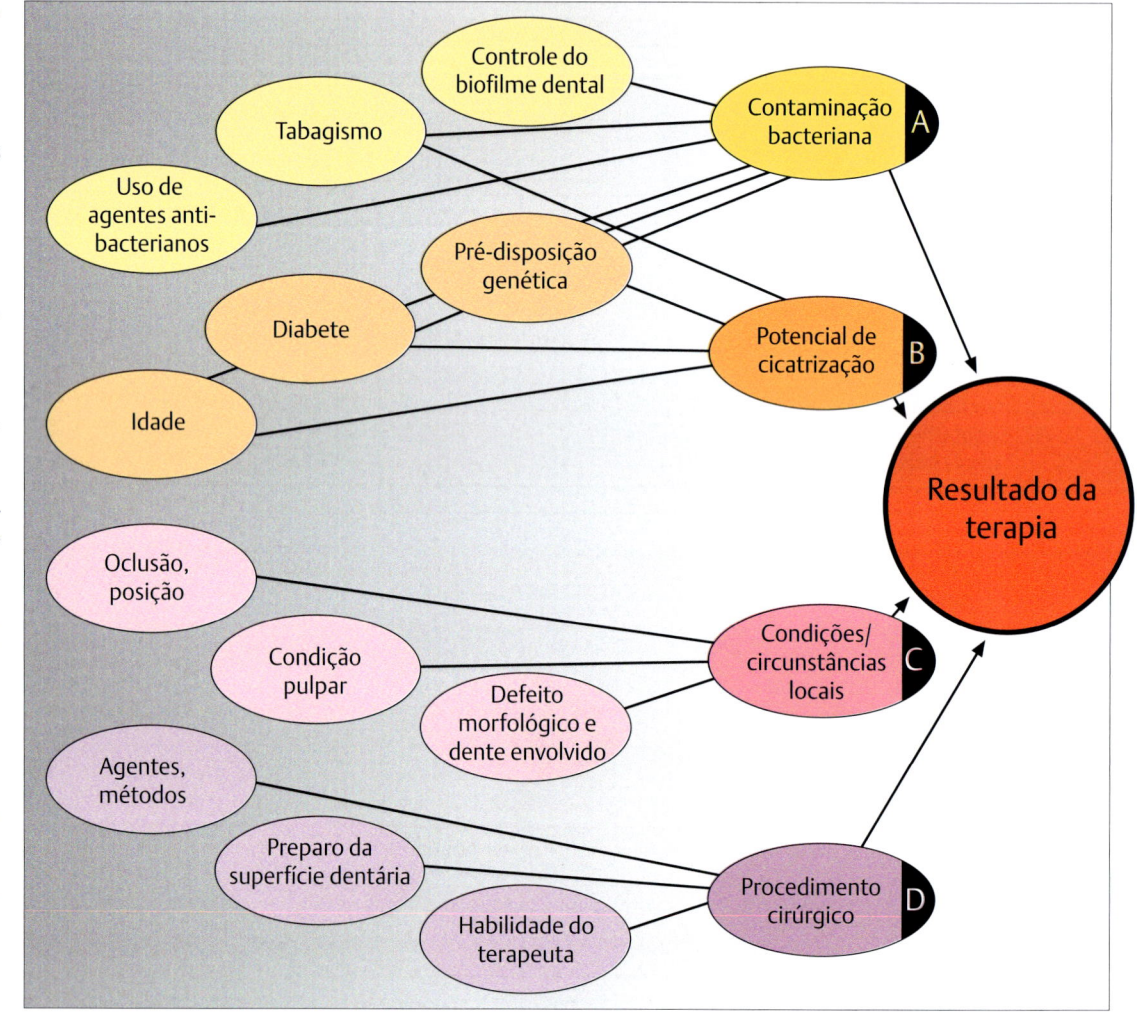

O sucesso a longo prazo é dependente de vários fatores:

A Sem discussão, as bactérias têm um importante papel, mas, além da carga bacteriana, a patogenicidade e a especificidade de seus microrganismos são críticas (Etiologia e Patogênese, p. 21; Diagnóstico, p. 165).

B O potencial de cicatrização tem um importante papel e pode variar consideravelmente em cada paciente, dependendo de determinantes genéticos, doenças sistêmicas e hábito de tabagismo pesado.

C Condições bucais, locais e morfológicas podem ser significativas.

D O tipo de terapia, ou seja, os procedimentos terapêuticos, tem impacto significativo na determinação de sucesso a longo prazo.

Esses quatro primeiros parâmetros estão inseridos em uma série de outros fatores (Figura 676). Nesta análise "final", o sucesso a longo prazo é determinado não apenas pela escolha apropriada do método de tratamento e de sua correta execução, mas, também, da experiência do operador. No entanto, o controle de biofilme se mantém como a variável mais importante (Técnico em higiene dental! Rechamadas!).

Métodos de cirurgia periodontal e suas indicações

Qual cirurgia periodontal deverá ser escolhida? A escolha depende do *tipo* de doença (Classificação da AAP, 1999, p. 327), bem como da sua gravidade e expansão.

Se o paciente apresenta-se com *periodontite agressiva* que inclui não apenas o fator bacteriano na sua etiologia, mas, também, co-fatores importantes (ver p. 288), um procedimento cirúrgico mais radical deverá ser considerado, bem como a incorporação de medicamentos sistêmicos ou tópicos e, provavelmente, exodontia de dentes com muito envolvimento. Por outro lado, se a adesão do paciente e sua colaboração não são adequadas, deve-se considerar, apenas, uma intervenção paliativa, porque os resultados a longo prazo de procedimentos cirúrgicos extensos estarão comprometidos.

O *grau de gravidade* da doença, ou seja, a condição de progressão atual (forma grave, classe III) demanda suporte farmacológico após os procedimentos cirúrgicos, muito mais do que na abordagem de casos menos graves (classes I ou II).

Adicionalmente ao tipo e gravidade de doença, a *patomorfologia* do periodonto doente também determinará a natureza da intervenção cirúrgica. É a gengiva ou o osso? Fino ou espesso? O defeito periodontal é horizontal ou vertical? O paciente apresenta a dentição completa ou já há perdas dentárias? Até mesmo a morfologia de um dente e sua posição no arco influenciam a escolha do procedimento cirúrgico.

Essa gama de fatores determinará, em cada paciente ou até mesmo em um certo grupo de dentes, qual método cirúrgico, entre os vários existentes, será aplicado, isoladamente ou em combinação, durante um procedimento cirúrgico.

Procedimentos periodontais cirúrgicos

- Acesso cirúrgico, *debridamento mecânico com retalho*, como o retalho modificado de Widman (RMW), p. 300.
- Excisão em froma de cunha em dentes isolados.
- *Métodos regenerativos*, implantação, na bolsa, de osso ou outros materiais de preenchimento, regeneração tecidual guiada (RTG).
- *Procedimentos ressectivos* (cirurgia óssea, eliminação da bolsa, aumento de coroa clínica; p. 301).
- *Gengivectomia (GV)/gengivoplastia (GP)*: esses procedimentos estão incluídos nos métodos ressectivos ou de remodelamento.
- *Terapia cirúrgica nas furcas.*
- *Cirurgia plástica mucogengival.*

O acesso cirúrgico (p. 300) significa a criação de acesso visual a superfícies radiculares envolvidas periodontalmente. Os métodos compreendem, em sua maioria, os anteriormente referidos procedimentos de "retalho modificado de Widman". Em princípio, até mesmo os procedimentos cirúrgicos tipo Retalho mais complicados têm o objetivo de promover acesso. Os princípios do retalho modificado de Widman – incisão, criação do retalho, reposição adequada/justa do retalho – têm de ser mantidos.

Excisões em forma de cunha podem ser indicadas quando o último dente posicionado distalmente no arco, ou um dente isolado, exibe bolsas ósseas.

Métodos regenerativos estão se tornando cada vez mais populares na terapia periodontal. Em contraste com os métodos tradicionais ressectivos, os regenerativos visam a reconstrução dos tecidos perdidos; assim, a regeneração dos defeitos periodontais com certeza é um objetivo desejado. Infelizmente, hoje, os resultados longitudinais não mostram previsibilidade total. As técnicas de tratamento regenerativo estão indicadas, primariamente, nos casos de defeitos ósseos verticais, nos envolvimentos de furca (F1 ou F2; p. 306) e para o recobrimento das áreas de recessão gengival (classe I ou II).

Procedimentos ressectivos, ainda hoje, retêm a posição de procedimento de sucesso mais previsível. Estão indicados em defeitos ósseos irregulares e quando a morfologia óssea requer osteoplastia ou osteotomia. Existem desvantagens significativas na terapia ressectiva que diminuem sua indicação.

A gengivectomia (GV) e a gengivoplastia (GP) representam técnicas cirúrgicas dentro dos métodos terapêuticos ditos ressectivos. Como uma modalidade terapêutica, a GV hoje em dia é raramente aplicada. Por outro lado, a GP permanece como o tratamento de escolha para recontorno de gengiva hiperplásica.

Terapia cirúrgica das áreas de furca está indicada nos defeitos tipo classe III e, alguma vezes, para envolvimentos tipo classe II. Esse procedimento pode ser ressectivo ou de manutenção. A amputação de raízes e hemi ou tri-ressecção com a manutenção de raízes individuais ou de todas elas podem ser recomendadas para a manutenção da eficiência mastigatória de um quadrante ou quando um dente deve ser mantido como componente de uma reconstrução total. Alternativas podem envolver o uso de implantes osteointegrados.

Procedimentos mucogengivais

Cirurgias mucogengivais não são, de fato, um procedimento para tratamento da periodontite. Estão indicadas, primariamente, para o tratamento de recessão gengival progressiva e suas conseqüências, bem como no tratamento de defeitos das cristas alveolares. É, verdadeiramente, uma cirurgia plástica que ajuda a eliminar problemas estéticos.

Princípios das modalidades terapêuticas: vantagens e desvantagens

Os *princípios* dos mais importantes métodos de tratamento, *não-cirúrgicos* ou *cirúrgicos*, são apresentados esquematicamente, a seguir. Eles podem, muitas vezes, ser modificados, expandidos ou combinados com outras medidas terapêuticas, como o suporte medicamentoso. Cada técnica é descrita, incluindo suas vantagens e desvantagens.

Raspagem e alisamento radicular subgengival

Vantagens: relativamente sem hemorragia, menor recessão gengival (estética adequada), cicatrização rápida – *padrão-ouro!*

Desvantagens: o tratamento é realizado sem a visualização direta e não está indicado para bolsas profundas ou "complicadas"; a cicatrização ocorre por epitélio juncional longo.

Curetagem

Vantagens: remoção do epitélio e do tecido conjuntivo sub-epitelial infiltrado (colonizado por bactérias).
Desvantagens: não é uma terapia definitiva; quando usada, deverá ser associada a raspagem subgengival ou procedimento cirúrgico.

677 Raspagem/debridamento subgengival, raspagem a campo fechado
Remoção do biofilme e de outras concrescências na superfície radicular é, freqüentemente, a única terapia necessária para bolsas rasas (padrão-ouro) e é um pré-tratamento obrigatório em casos graves, anteriormente a intervenções cirúrgicas.

Os instrumentos indicados são, principalmente, curetas e ultra-som. A situação inicial, o procedimento propriamente dito, é demonstrada (esquerda-centro-direita).

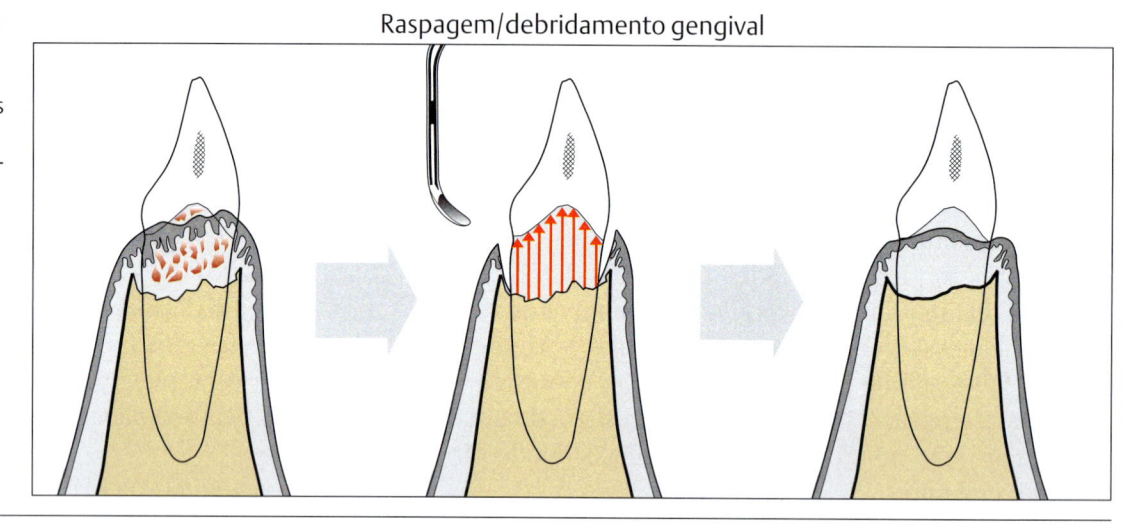

678 Curetagem gengival
Compreende a remoção do epitélio da bolsa e do tecido conjuntivo infiltrado/infectado. Este procedimento *nunca* representa um tratamento definitivo da periodontite. Ele é realizado em combinação com medidas terapêuticas essenciais, incluindo debridamento radicular/raspagem em campo aberto ou fechado.

Para a curetagem gengival, curetas universais (dupla face cortante) estão indicadas (à esquerda na figura central) ou bisturis finos podem ser usados para dissecação.

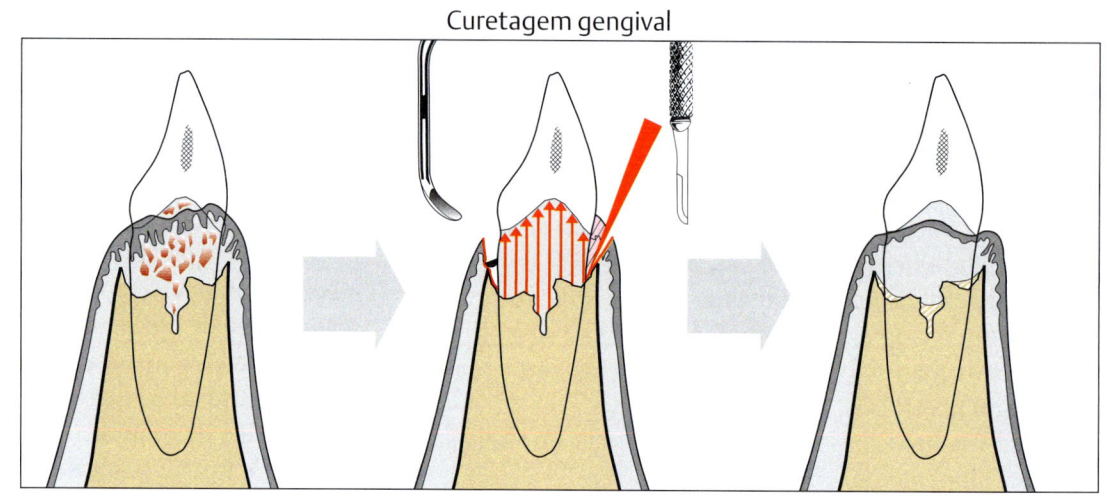

679 Retalho modificado de Widman (RMW)
Após a realização de uma incisão intra-sulcular ("gengivectomia interna") e incisões adicionais marginais e interdentais, um retalho mucoperiosteal (*parcialmente "móvel"*) é elevado até o nível da crista alveolar.

A "limpeza" da superfície com curetas ou raspadores ultra-sônicos é realizada com visualização direta. A readaptação do retalho após o tratamento é acompanhada por suturas interdentais.

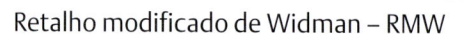

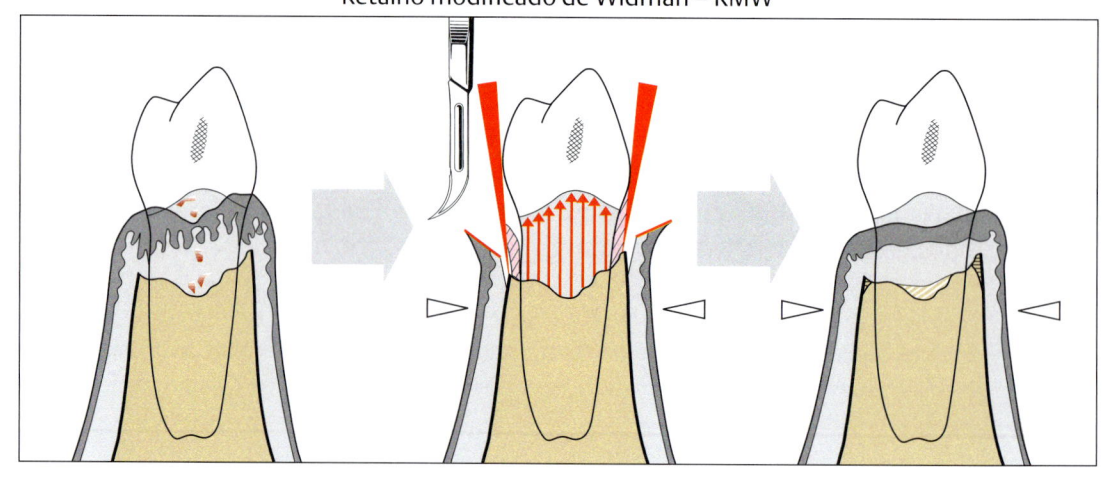

Princípios das modalidades terapêuticas: vantagens e desvantagens

Retalho para acesso, por exemplo, procedimento de retalho modificado de widman (RMW)

Vantagens: raspagem com visualização direta e remoção do epitélio da bolsa e do tecido subepitelial infiltrado.
Desvantagens: perda de tecido (margem gengival, papila interdental) resultante da criação do retalho e da gengivectomia interna.

Terapia regenerativa (RTG)

Vantagens: é uma tentativa de regenerar o periodonto perdido; ganho de inserção.
Desvantagens: em geral, somente defeitos ósseos localizados podem ser tratados dessa forma; existe o risco da infecção da membrana; a previsibilidade de resultados é baixa; a técnica é complexa; exige um alto investimento econômico.

Terapia ressectiva

Vantagens: eliminação das bolsas e de sua colonização bacteriana (*Aa*, *Pg*; p. 23); resultados previsíveis; margem gengival estável; dentes pilares para reconstruções planejadas.
Desvantagens: estética; exposição cervical podendo determinar sensibilidade dentária.

Gengivectomia/gengivoplastia

Vantagens: eliminação das bolsas, recontorno gengival; indicação para os casos de hiperplasia.
Desvantagens: só pode ser realizada em área de gengiva inserida; ferida "aberta"; cicatrização por segunda intenção; problemas estéticos podem ocorrer; não permite acesso ao osso.

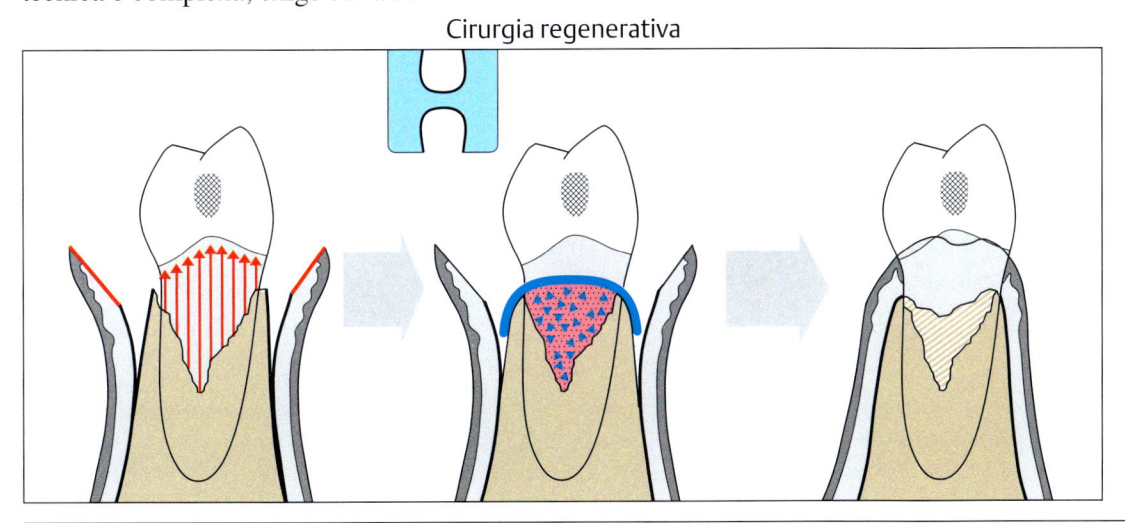

680 Cirurgia regenerativa
Após a realização de incisões horizontais, um retalho mucoperiosteal é realizado. O debridamento dos defeitos ósseos e a raspagem radicular são realizados como de costume, com visualização direta, e o osso é coberto por uma membrana (técnica de RTG).

Em adição, o defeito ósseo pode ser preenchido com material autógeno ou heterólogo (*centro*).

O objetivo dessa modalidade de tratamento não é apenas a formação óssea, mas, pelo menos, a regeneração periodontal.

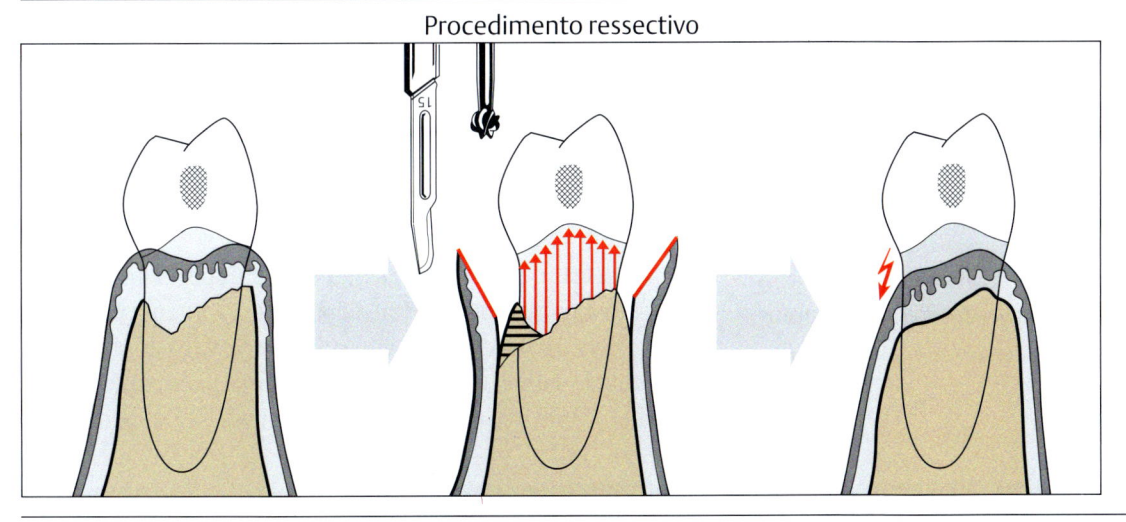

681 Procedimento ressectivo
Após a realização de incisões intra-sulculares e de incisões verticais relaxantes, um extenso retalho mucoperiósteo é rebatido (*centro*). A "cratera" interdental é eliminada por meio de osteotomia ou osteoplastia ("rampa"). O retalho é, então, posicionado apicalmente. Os resultados (*direita*) são previsíveis e estáveis a longo prazo (importante para a reconstrução dental). As desvantagens incluem terços cervicais sensíveis e, muitas vezes, estética comprometida (segmento anterior).

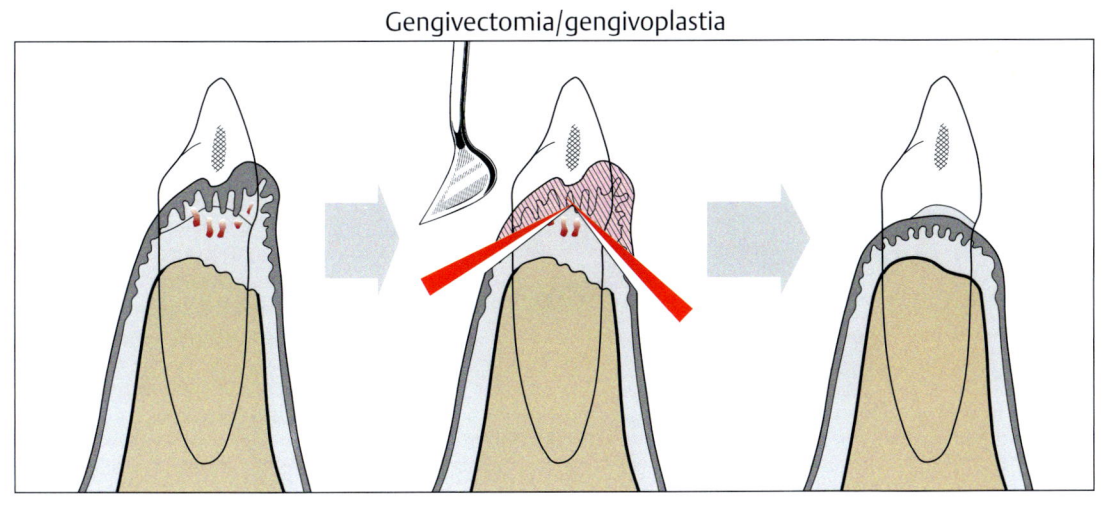

682 Gengivectomia/gengivoplastia (GV/GP)
Nos casos de periodontite, a gengivectomia (GV) para a eliminação da bolsa é raramente realizada, no entanto, o sobrecrescimento gengival e as "bolsas" (*esquerda*) resultantes podem ser eliminadas e esculpidas por meio da gengivoplastia (*centro*). A GV (*centro*) é realizada com instrumentos especiais. A remodelação "fina" do contorno tecidual pode ser realizada com bisturi elétrico ou, mais recentemente, com cirurgia a *laser*.

Terapia pré-operatória – cuidados pós-operatórios

O paciente precisa ser completamente informado sobre os tipos de procedimentos cirúrgicos e suas possíveis complicações. O sucesso do procedimento periodontal cirúrgico, bem como o de qualquer outro procedimento cirúrgico bucal, pode ser aumentado por meio de cuidados adequados pré e pós-operatórios.

Pré-operatório

Em princípio, antes de toda cirurgia periodontal, a primeira fase da terapia inicial (controle de biofilme supragengival e remoção de cálculo) tem de ser realizada. Além disso, já foi provado que o debridamento subgengival prévio é importante. Além dessas modalidades terapêuticas pelo técnico em higiene dental, a educação do paciente deverá conduzir a um *controle de biofilme* eficiente, em especial em áreas interdentais.

Os fatores de risco alteráveis (estilo de vida, tabagismo, etc.) têm de ser minimizados sempre que possível. No caso de doenças sistêmicas, a conversa com o médico do paciente deverá esclarecer a antibioticoterapia profilática ou se existe alguma alteração dos valores de INR (teste Quick, p. 212) ou se medicação sedativa é necessária.

683 Pré-operatório
Um dia antes da cirurgia, os pacientes são instruídos a bochechar, a cada 12 horas, com enxaguatório à base de clorexidina. Se existir tendência a edema e dor, o paciente deverá tomar antinflamatórios e/ou analgésicos antes da cirurgia e durantes os 3 dias seguintes.

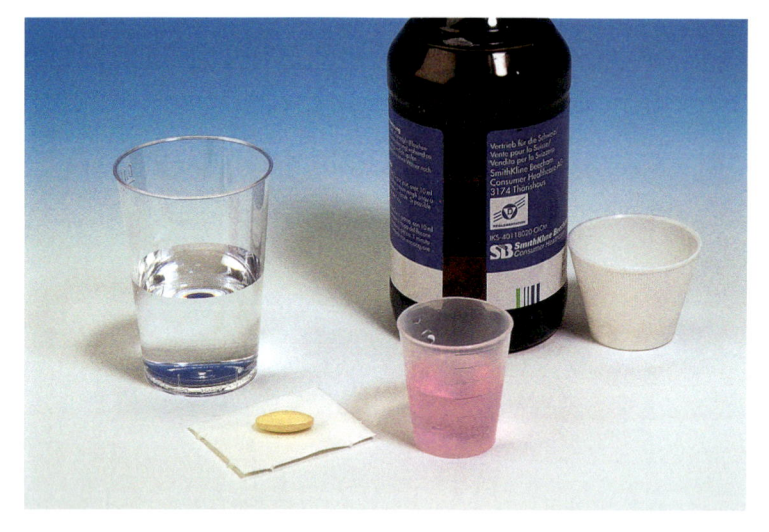

Protocolo pré-operatório
Importante em todos os casos:
- Seleção dos pacientes (p. 297)
- Bochecho tópico com clorexidina
- Controle de biofilme supragengival < 15 a 20%
- Saúde gengival: sangramento gengival menor < 15 a 20%

Para ser considerado quando indicado:
- Minimização de risco:
  - Tabagismo (p. 216)
  - Profilaxia de endocardite
- Medicação sistêmica pré-cirúrgica:
  - Reduzir anticoagulantes?
  - Antiinflamatórios, sedativos

Pós-operatório

O paciente deverá aderir às orientações do profissional. Deverão ser fornecidas instruções escritas ("cuidados pós-operatórios"), descrevendo ações necessárias. *Em geral*, o paciente deverá evitar exercícios físicos extremos e exposição ao sol. O sítio cirúrgico deverá ser estabilizado. As suturas e os cimentos-cirúrgicos têm de ser protegidos. No caso de dentes com alta mobilidade, pode ser necessário realizar uma esplintagem temporária pré-operatória. A ingestão pré-operatória de antinflamatório tem de ser continuada por mais 3 a 4 dias.

Procedimentos de "resfriamento" da área operada (gelo) estão recomendados. Além disso, o uso de clorexidina está indicado para eliminar a necessidade de higiene bucal na área operada. Suturas e cimentos cirúrgicos têm de ser removidos entre 7 e 10 dias após a cirurgia. A partir desse momento, a escovação é iniciada. Esse controle mecânico auxilia os bochechos de clorexidina.

Depois dessas medidas pós-operatórias, é importante que haja um acompanhamento (Westfelt e cols., 1983) durante o período de *maturação* dos tecidos: a área operada deverá ser observada a cada quatro semanas e ser "limpa" profissionalmente. O controle de biofilme por parte do paciente deverá ser monitorado.

684 Pós-operatório
Sacos de gelo ou frios estão recomendados imediatamente após. Dependendo do tipo de procedimento cirúrgico, bochechos com clorexidina deverão ser realizados por 2 a 6 semanas. Nenhuma medida de higiene mecânica deverá ser realizada na área cirúrgica, mas palitos podem ser usados para eliminar "alimento impactado".

Antinflamatórios: doses relativamente altas após cirurgias mucogengivais em todos os casos (independentemente de atrasar a cicatrização).

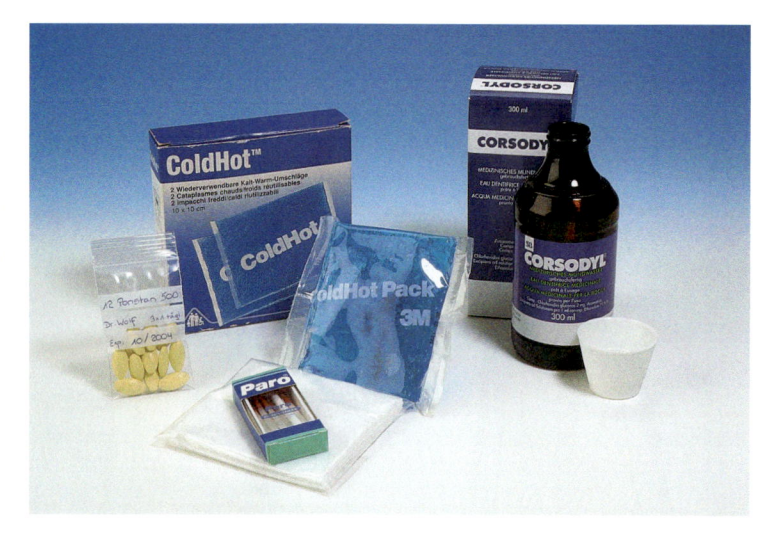

Protocolo pós-operatório
A ser realizado em todos os casos:
- Informação do paciente sobre os cuidados pós-operatórios (instruções escritas)
- Resfriamento da área
- Medicação analgésica
- Ausência de procedimentos mecânicos na área cirúrgica por 10 a 40 dias (dependendo do tipo de cirurgia)
- Bochechos com clorexidina
- Remoção da sutura e de cimento cirúrgico em 7 a 10 dias

A ser realizado quando indicado:
- Antinflamatório

Envolvimento e tratamento das lesões de furca

Por conta de sua anatomia e morfologia freqüentemente bizarras, as furcas tem sido denominadas de *locus minoris resistentiae*[*] (Schroeder e Scherle, 1987), " um caso especial" ou, ainda, "aberrações da natureza" (Lindhe).
Uma vez que se inicia o envolvimento da furca com a periodontite, ela se torna um fator de risco significativo para o dente por conta da sua macro e micromorfologia (local retentivo de biofilme); além disso, a periodontite na área das furcas com freqüência progride mais rapidamente. Por essa razão, os envolvimentos de furca devem ser diagnosticados o mais *precocemente possível*. Para a abordagem clínica, sondas de furca com marcação colorida são úteis (NP2C). A imagem bidimensional das radiografias provê escassa informação sobre os envolvimentos de furca, em especial na maxila. Essa situação pode ser melhorada no futuro por meio de tomografia computadorizada (TC) de alta resolução.
O princípio básico do tratamento das lesões de furca é o mesmo dos dentes unirradiculares – limpeza da superfície radicular. Na dependência do grau de envolvimento e da complexidade da morfologia da furca, aplicação tópica suplementar de medicamentos pode estar indicada durante o tratamento puramente mecânico.
Comprometimentos avançados de furca podem demandar métodos radicais de tratamento (amputação radicular, ressecção). O primeiro passo é esclarecer e decidir se o dente envolvido deve ser mantido ou não. Também é recomendável considerar-se a possibilidade de um arco dental reduzido (oclusão até o pré-molar) ou a substituição do molar por um implante dental.
É fundamental lembrar que os custos de um tratamento de dentes com comprometimento de furca necessitando de endodontias e próteses (F3) pode ser *evitado* se o envolvimento de furca for diagnosticado precocemente (F1). Este curto capítulo mostra o seguinte:

- Possibilidades terapêuticas para vários tipos de casos
- Classificações para os envolvimentos de furca
- F2 na maxila – plastia da furca (modelo dental)

---

[*] N. de T. Locais de menor resistência.

Possibilidades terapêuticas para vários tipos de casos

Dependendo do grau de comprometimento da furca (F1 a F3; A a C), assim como da posição do dente, seja na maxila ou na mandíbula, vários métodos terapêuticos podem ser utilizados. Métodos de tratamento diferentes são possíveis mesmo quando presentes envolvimentos idênticos no mesmo arco ou no mesmo dente, dependendo da importância do dente no arco dental (dente-suporte), da saúde geral do paciente e da sua colaboração com a higiene bucal.
As diferentes formas de tratamento estão ilustradas a seguir em tabelas e diagramas:
- *Raspagem fechada ou aberta*,
  com odontoplastia e, possivelmente, osteoplastia.
- *Procedimentos de tunelização*
- *Métodos regenerativos*
  – RTG, "preenchedores", fatores de crescimento, proteínas da matriz
- *Métodos ressectivos*
  – Hemissecção com manutenção de uma raiz
  – "Premolarização", com a manutenção de ambas as raízes
  – Amputação radicular
  – Trissecção na maxila, com a manutenção de todas as raízes
- *Extração do dente*, reposição com um implante dental?

685 Terapia conservadora – raspagem
Para envolvimentos de furca iniciais (F1) com *uma furca alta* (pré-furca longa): a região pode ser tratada de forma *conservadora* por meio de raspagem e alisamento radiculares com instrumentos manuais ou ultra-sônicos. (**A**) Caso a furca seja localizada relativamente *superficial*, ela pode ser facilmente tratada de maneira *radical* pela eliminação da bolsa (GV/GP). Assim, ela pode ser facilmente limpa (**B**). Ao mesmo tempo, projeções de esmalte podem ser removidas, facilitando o acesso à área da furca para o controle do biofilme.

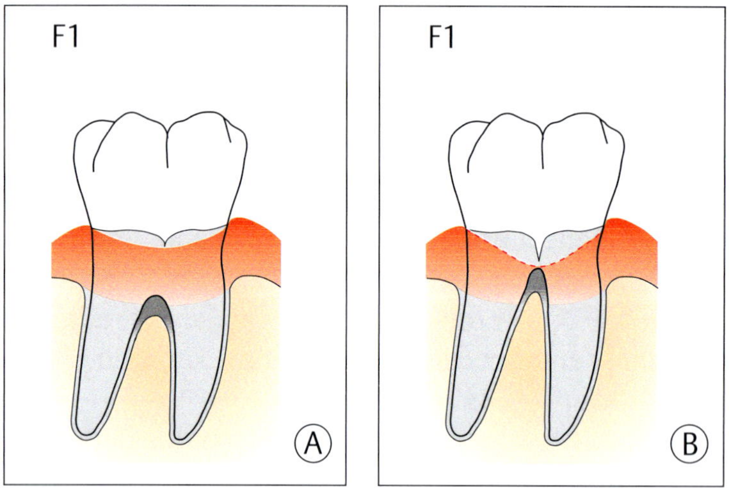

686 Tratamento com retalho para acesso cirúrgico na mandíbula
Com invasões mais profundas da furca (F2), o cálculo com freqüência está presente sobre a superfície rugosa do cemento. Nesses casos, a raspagem aberta está recomendada. Após o rebatimento dos retalhos, as superfícies radiculares das furcas são limpas e aplainadas e os retalhos reposicionados *coronariamente* à entrada da furca (**C**).

No caso de envolvimentos de furca de lado a lado (F3), pode-se considerar o procedimento de tunelização com um retalho *reposicionado coronariamente*. (**D**).

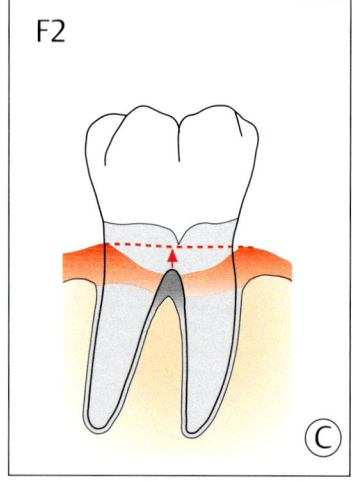

687 Tratamento das lesões de furca por meio de métodos regenerativos
Nas invasões de furca F2, é razoável que se tente métodos regenerativos utilizando-se técnicas de RTG e também o preenchimento do defeito com osso ou materiais de substituição óssea ou, ainda, com a incorporação de fatores de crescimento ou proteínas da matriz para cicatrizar completamente o defeito de furca. O dente se mantém estável e vital. Tais medidas "heróicas" são geralmente mais bem-sucedidas nas mandíbulas (E) do que na maxila (apenas na furca vestibular!) (F).

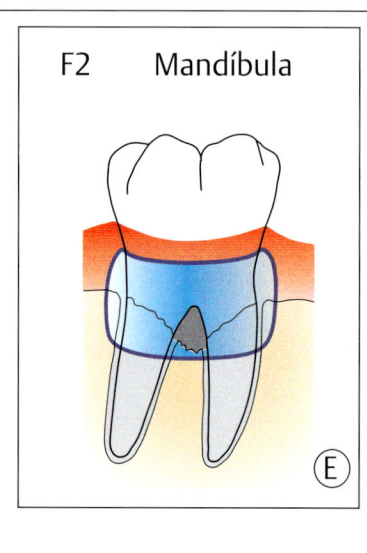

Manutenção do dente natural integra

F1

Raspagem
- Conservadora
- Radical

F2

Cirugia de retalho

F3

"Tunelização"

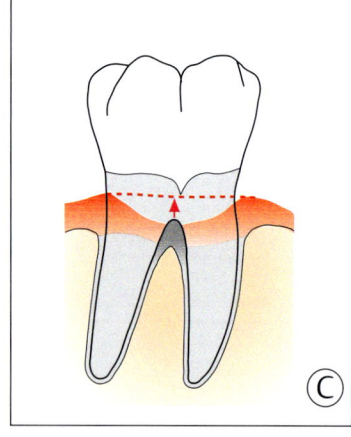

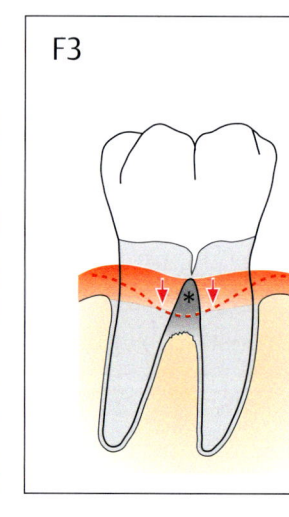

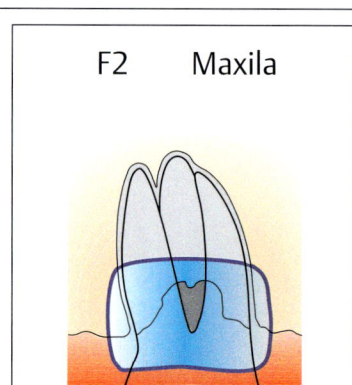

F1/F2

Regeneração tecidual guiada (RTG)

Possibilidades terapêuticas para vários tipos de casos

Manutenção de raízes não-vitais

F3
Amputação radicular

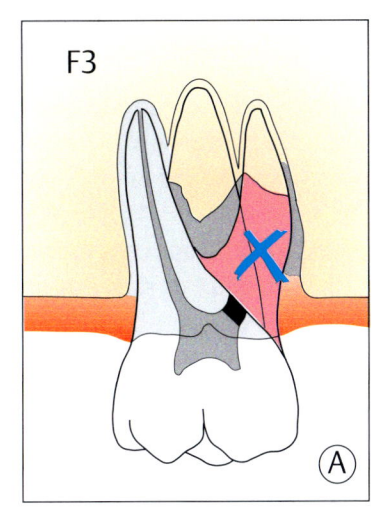

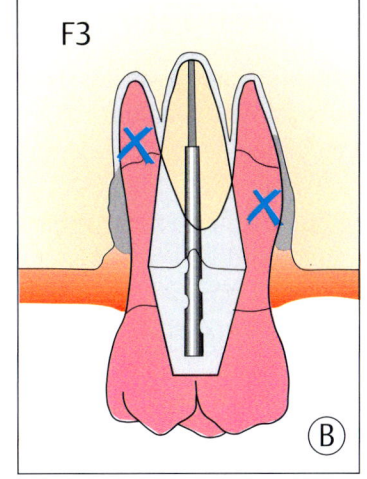

688 Amputação de raízes individuais na maxila
Se uma classe F3 de envolvimento de furca ocorre em um molar superior envolvendo duas ou três raízes, há a possibilidade de remover uma única raiz (**A**), com a manutenção de toda a coroa, ou duas raízes podem ser removidas (**B**).

A Amputação da raiz vestibular (esquerda)
B amputação da raiz vestibular, colocação de núcleo na raiz palatina (direita)

Maxila

F3
Trissecção
- Diagnóstico
- Terapêutico

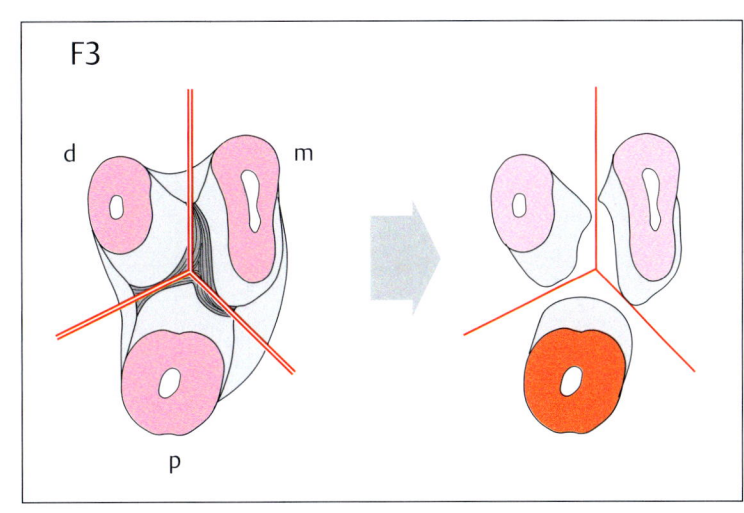

689 Trissecção na maxila – manutenção de três raízes
Se existe um defeito "lado-a-lado" de furca, envolvendo/ entre três raízes, a trissecção do dente deve ser considerada. Após a separação, é possível avaliar a condição remanescente de cada uma das raízes e decidir sobre a possibilidade de aproveitamento com fins protéticos. Uma vez que estas raízes possuem, na maioria dos casos, uma alta mobilidade e tendências a migrar a estabilização das mesmas é necessária.

Mandíbula

F3
Hemissecção
- "Premolarização"

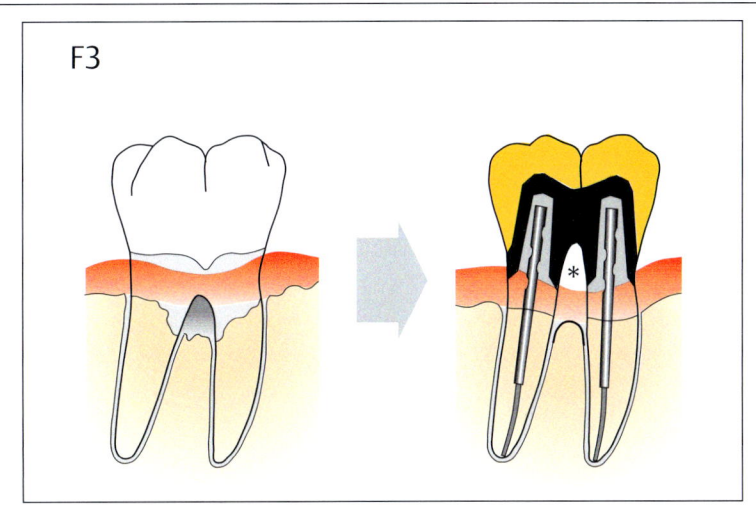

690 "Premolarização" na mandíbula – manutenção de ambas as raízes
Se um envolvimento F3 de furca estiver presente na mandíbula, se não há comprometimentos periapicais, se as duas raízes não estiverem muito próximas, se elas forem suficientemente compridas (suporte remanescente) e se o molar tiver uma pré-furca curta, então é possível, após a terapia endodôntica, "premolarizar" o dente por meio de uma hemissecção. A reconstrução protética definitiva subseqüente essencialmente irá "esplintar" as duas raízes.

Mandíbula

F3
Hemissecção
- Com extração

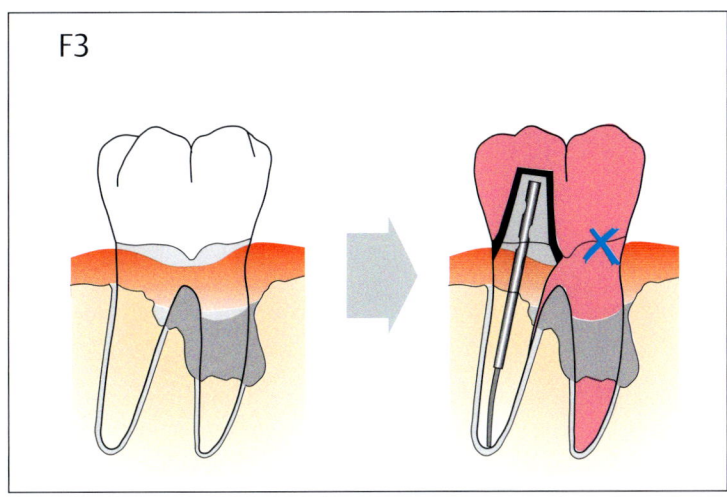

691 Hemissecção na mandíbula – manutenção de uma raiz
A extração de uma raiz com pouca inserção é freqüentemente indicada nos envolvimentos de furca F3 na mandíbula e, algumas vezes, em casos avançados de F2, assim como em casos de evidente dificuldade em tratar lesões periapicais que freqüentemente estão associadas a lesões de furca. A extração de uma das raízes pode ser realizada após a hemissecção do dente. É necessário tratamento protético restaurador definitivo subseqüente.

Direita: raiz distal = raiz de apoio.

Classificações dos envolvimentos de furca

Os graus variados de comprometimento das furcas dos dentes multirradiculados já foram discutidos nos capítulos "Envolvimento de furca" (p. 102) e "Coleta de dados – diagnóstico – prognóstico" (p. 165).

Com base na sondagem horizontal, neste livro iremos diferenciar os graus de comprometimento de F1 a F3, como descrito por Hamp e colaboradores (1975). Também é importante, tanto para diagnóstico como para o plano de tratamento, determinar se a coroa e a divergência das raízes é longa ou curta. Além disso, a dimensão inter-radicular vertical do defeito entre as raízes e o nível do osso alveolar é importante. Tarnow e Fletcher (1994) categorizaram esta dimensão vertical em três subclasses:

A= 1 a 3 mm, B= 4 a 6 mm e C > 6 mm. Essa classificação pode ser verificada com precisão apenas durante uma cirurgia. O ângulo entre as raízes e sua proximidade também são importantes para o plano de tratamento. Na presença de um tronco longo ou com as raízes muito próximas, a hemissecção raramente é possível, e se as raízes estiverem fusionadas ela é totalmente impossível.

692 Classificações – progressão horizontal
Esquerda: sondagem da progressão horizontal (F0 a F3), medida de uma tangente das três raízes, ao longo da furca de cada raiz (tangentes vermelhas na Figura 919, esquerda).

– Progressão vertical
Direita: sondagem de diferentes progressões (A, B, C) no sentido vertical medido desde a furca da raiz até o nível do osso alveolar das duas raízes adjacentes (ver Figura 693, direita).

Grau – Medida horizontal	
Medida a partir de uma tangente imaginária (Hemp e cols., 1975)	
F0	Sem profundidade de sondagem horizontal
F1	1–3 mm
F2	>3 mm, sem "lado-a-lado"
F3	Comunicação "lado-a-lado"

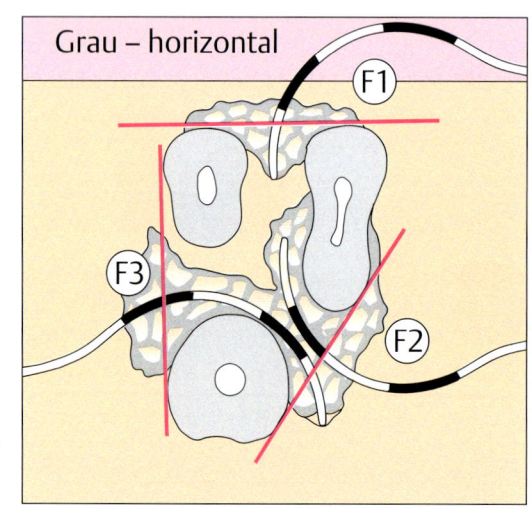

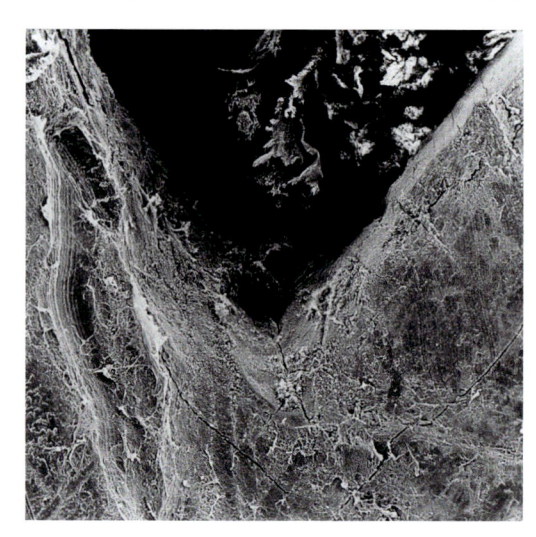

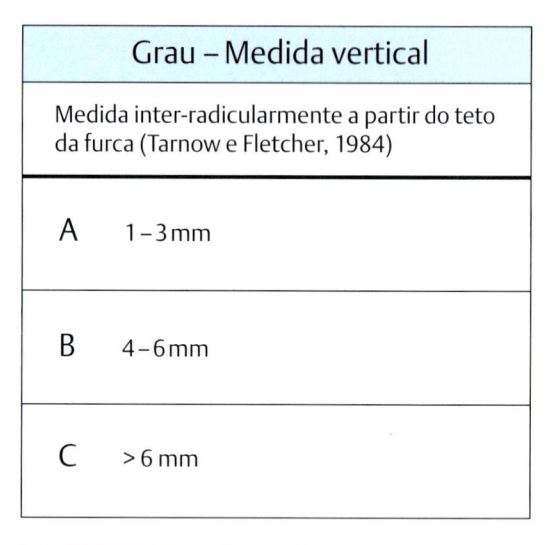

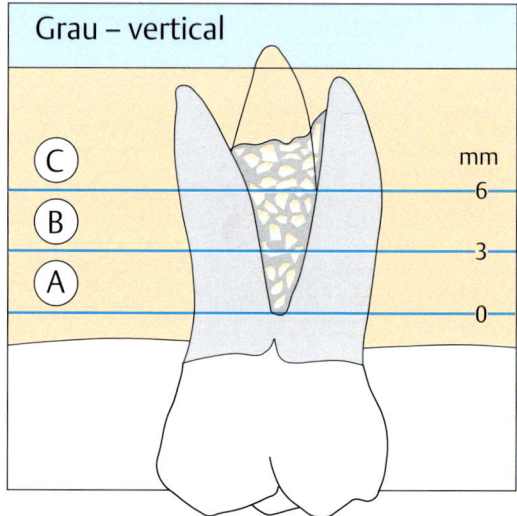

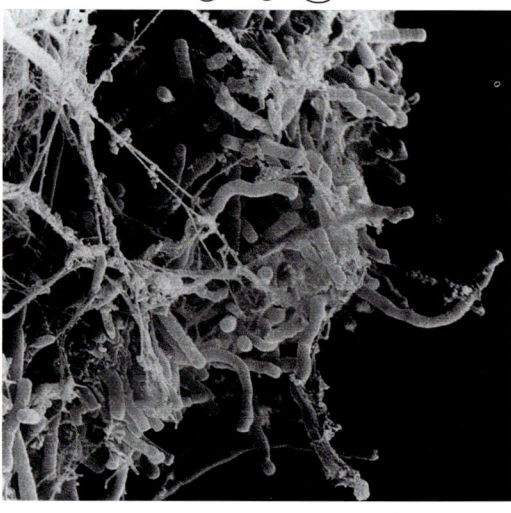

Grau – Medida vertical	
Medida inter-radicularmente a partir do teto da furca (Tarnow e Fletcher, 1984)	
A	1–3 mm
B	4–6 mm
C	>6 mm

693 Molares superiores – "grau F" – horizontal e vertical
Esquerda: a sonda de furca (Nabers; Hu-Friedy) revela uma situação complexa. Entre as duas raízes vestibulares, **F1**, entre as raízes mesiovestibular e palatina, **F2**, e a classe **F3** do envolvimento de furca ao redor da raiz palatina.

Direita: determinação da perda óssea vertical desde a raiz associada a furca.

Uma medição precisa, com visão direta, somente é possível durante a cirurgia.

694 Raiz da furca – detalhes em MEV
Esquerda: dente 16 apresenta um envolvimento classe F3 de furca. Após a curetagem da furca, o dente foi extraído e preparado para exame com MEV. Entre a raiz palatina (esquerda) e a distovestibular (direita), a largura da furca é menor que 1 mm (a largura de uma cureta é 0,95 a 1,2 mm).

Direita: bactérias do biofilme na região da furca não foram eliminadas pela terapia mecânica.

Envolvimentos de furca F2 na maxila – plastia da furca

Uma série de opções terapêuticas é disponível para o tratamento de envolvimentos F2 de furca tanto na maxila como na mandíbula, na dependência da situação morfológica encontrada. Podem-se empregar métodos puramente *conservadores*, como nos casos de F1, abrindo-se simplesmente as áreas retentivas de biofilme (Figura 696) ou pode-se intervir *cirurgicamente*, isto é utilizando-se técnicas de RTG em uma tentativa de induzir regeneração dos tecidos da furca. Se o envolvimento F2 é nos molares superiores, entre duas ou todas as três raízes, alguns autores sugerem a hemissecção ou trissecção (Carnevale e cols., 1995).

É comum nos envolvimentos F2 que as raízes unam-se ao tronco radicular formando áreas inter-radiculares estreitas.

Nessas circunstâncias, o aplainamento radicular é impossível mesmo com as mais finas curetas. Caso o tratamento inclua a manutenção do dente, o problema pode ser freqüentemente resolvido com uma odontoplastia (furcaplastia). Inicialmente com o auxílio de pontas diamantadas de grânulo grosso (75 a 40 μm), a entrada da furca é alargada de forma que possa ser efetivamente tratada com uma cureta fina. A área pode então ser polida com uma ponta diamantada de 15 μm.

É melhor que se realize a furcoplastia nas classes 2 de forma cuidadosa e com visão direta, ou seja, após o levantamento cuidadoso de um retalho gengival.

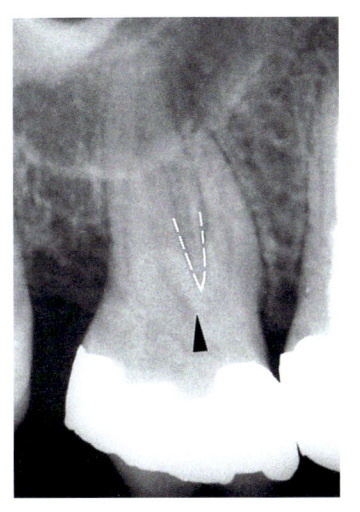

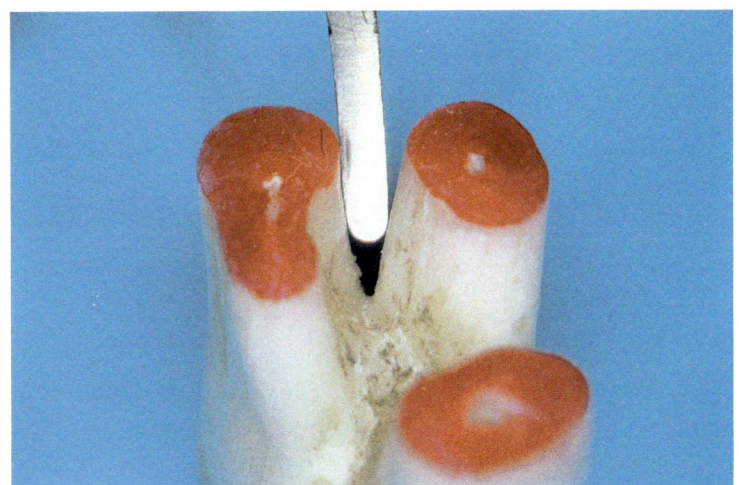

695 Furca vestibular estreita
Mesmo uma cureta extremamente fina (somente 0,9 mm de largura) não consegue alcançar a raiz na área comprometida da furca

Esquerda: a radiografia revela o espaço bastante fechado entre as raízes vestibulares (seta). Contudo, o comprometimento do envolvimento da furca (bolsa periodontal, biofilme, cálculo) não pode ser determinado pelo exame radiográfico especialmente em molares superiores com três raízes.

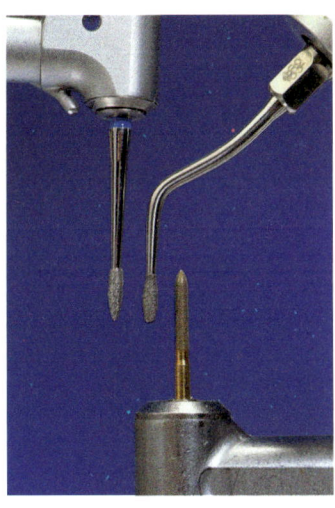

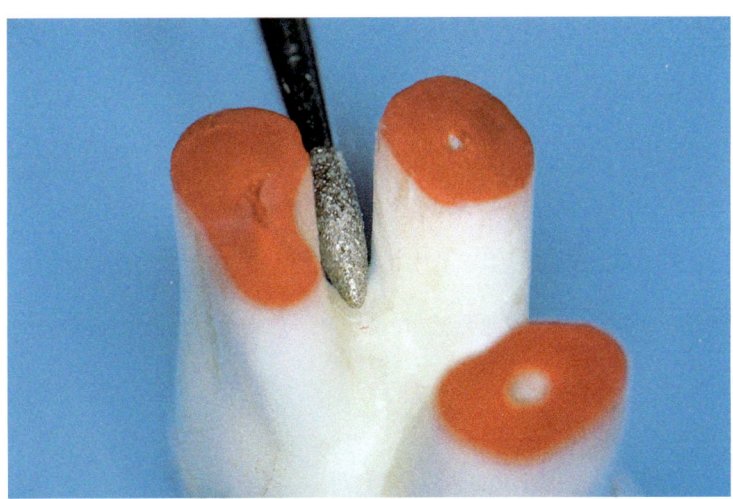

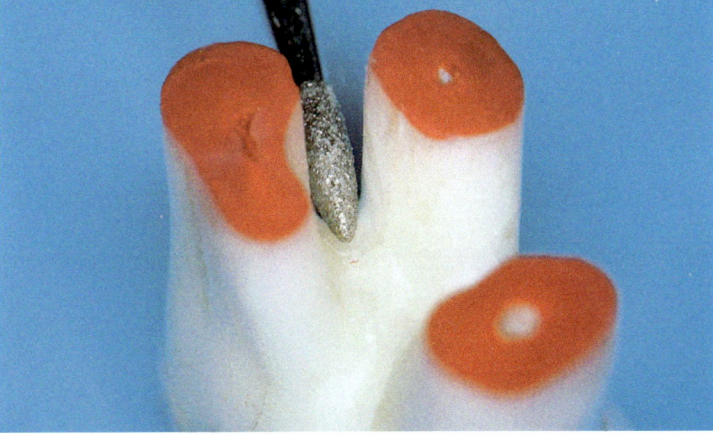

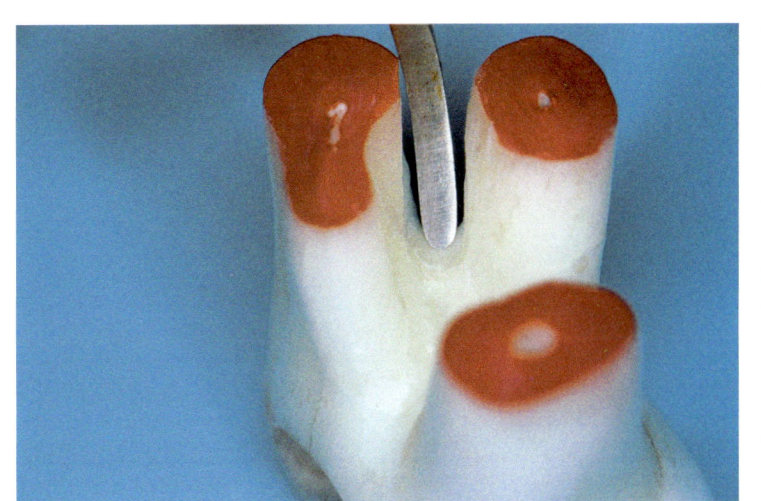

696 Plastia da furca
Caso o acesso clínico seja adequado, o procedimento pode ser realizado "fechado". Porém, é mais fácil executá-lo após levantar-se um pequeno retalho. Vários instrumentos podem ser usados para abrir uma furca dessas de forma que as curetas possam ser usadas para a limpeza.
Esquerda:

- **Pontas diamantadas PerioSet**
- **Raspador KaVo sônico**
- **Pontas diamantadas para polimento**

Furcas que passaram por odontoplastia são particularmente suscetíveis à cárie!

697 Controle do biofilme possibilitado
Raspagem e alisamento radiculares com curetas delicadas podem agora ser realizados durante o desenvolvimento da terapia periodontal como também a cada sessão de consulta de manutenção.

Nesses casos, hipersensibilidade dentinária cervical pode ser um problema persistente. As furcas tratadas devem ser polidas e receber aplicação tópica de fluoretos. Isso aumentará a remineralização da superfície, reduzirá a formação de biofilme e diminuirá a hipersensibilidade dentinária.

Terapia: fase 3
Terapia periodontal de manutenção – rechamadas
O domínio do técnico em higiene dental!

O sucesso a longo prazo da terapia periodontal depende menos da maneira pela qual o caso foi ativamente tratado (fases 1 e 2) do que de um rigoroso acompanhamento do processo de cicatrização logo após a terapia e o quão bem ele é mantido nas rechamadas (Rosling e cols., 1976; Nyman e cols., 1977; Knowles e cols., 1979; Ramfjord cols., 1982; Wilson, 1996; Axelsson, 2002; AAP, 2003).

As pesquisas clínicas de Axelsson e Lindhe (1981, Axelsson e cols., 1991) demonstraram dramaticamente os efeitos das medidas preventivas durante a rechamada (Figura 698). Esse estudo clínico, que continua sendo desenvolvido ainda hoje (!), tem evidenciado continuamente que as profilaxias executadas pelo técnico em higiene dental (!) de forma regular, em intervalos de tempo curtos (2 a 3 meses) resultam em virtualmente nenhuma nova cárie e nenhum sinal de *perda de inserção* periodontal. Esse verdadeiro marco como estudo clínico, antes planejado para durar seis anos, coloca sérias dúvidas sobre a odontologia restauradora "clássica".

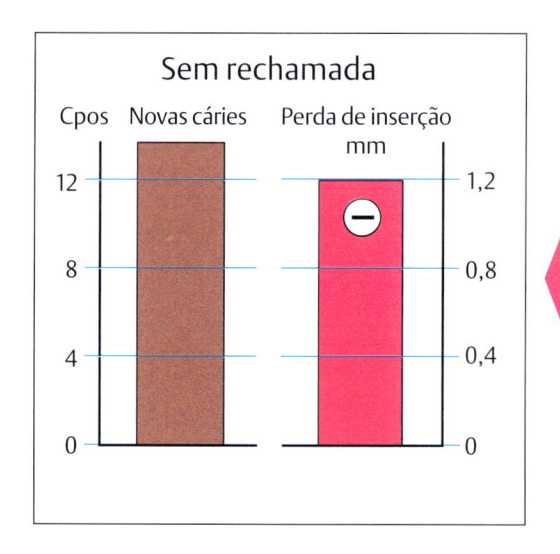

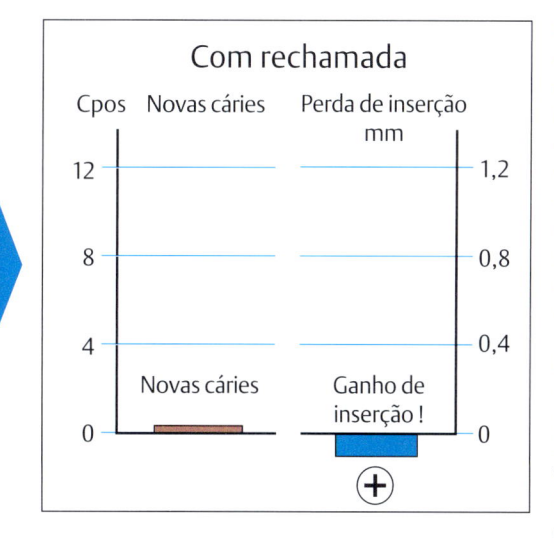

698 O estudo de Axelson: cárie e perda de Inserção com e sem rechamadas

Esquerda: pacientes que não receberam motivação para cuidados diários nem cuidados preventivos em cada uma das visitas anuais ao dentista apresentaram, após seis anos, 14 novas cáries e perda progressiva de inserção.

Direita: pacientes de um grupo similar que receberam profilaxias profissionais intensivas a cada 2 a 3 meses, em essência, não desenvolveram novas lesões de cárie e praticamente demonstraram algum ganho de inserção!

Os objetivos primários da terapia de manutenção incluem:

- Manutenção da saúde bucal (incluindo exames de câncer bucal)
- Prevenção de nova infecção (gengivites e periodontites)
- Prevenção da reinfecção de bolsas inativas residuais (periodontites)
- Prevenção da cárie dental

Esses objetivos podem ser alcançados por meio de:

- Reexames e reavaliações
- Remotivação e nova informação ao paciente
- Reinstrução em higiene bucal e atualização do material informativo sobre higiene bucal
- Remoção de cálculo e biofilme supragengivais
- Raspagem e alisamento radiculares e de bolsas em área exibindo atividade de doença
- Aplicação tópica de fluoretos

A rechamada na prática odontológica clínica – o efeito da rechamada

A rechamada – terapia de manutenção – em cada consultório odontológico pode ser implementada apenas utilizando-se pessoal auxiliar competente, ou seja, um técnico em *higiene dental* muito qualificado! Particularmente, cada paciente periodontal tratado deve permanecer em rechamada "para toda a vida", e ser retratado quando necessário.

É verdade que mesmo o melhor sistema de rechamadas administrado por pessoal de competência clínica e apoiado por uma infra-estrutura apropriada não será efetivo em *todos* os pacientes; sempre haverá pacientes que são pouco motivados, que não aceitam a responsabilidade pessoal para os cuidados com a saúde bucal ou que simplesmente não aceitam o esquema de rechamadas. Tais pacientes, que exibem uma adesão "errática" ou apenas não aderem (Wilson, 1996), devem ser reconhecidos sistematicamente antes que qualquer terapia periodontal ativa seja iniciada.

Porém, mesmo os pacientes que estão bastante motivados inicialmente, com freqüência, ao longo do tempo, tornam-se menos motivados. Esses indivíduos devem ser remotivados durante cada sessão de rechamada, sendo este a principal nota de um consultório odontológico realmente orientado para a prevenção; o *técnico em higiene dental* é a pessoa-chave!

699 Esquema do efeito da rechamada I – pacientes com um índice de placa inicial alto (IP = 70%).
O resultado a partir da fase 1 (linha azul) e da fase 2 (vermelha) da terapia é um periodonto saudável. O Índice de Placa está agora abaixo da marca de 20%, contudo, sem a remotivação nas consultas de rechamada (**R1**, **R2**, **R3**), o IP rapidamente retorna ao valor inicial de um nível ruim. Com intervalos relativamente curtos (três meses) entre as consultas de rechamada, os resultados do tratamento periodontal podem ser mantidos ao longo dos anos.

700 Esquema do efeito da rechamada II – pacientes com um índice de placa inicial menor (IP = 40%).
Para pacientes com doença periodontal menos avançada (fase 1 da terapia, apenas) e com uma melhor higiene bucal, um "empurrão motivacional" três meses após o término da fase ativa da terapia (R1) e depois a cada seis meses (R2, R3) foi suficiente para eliminar qualquer risco de recorrência da doença.

Modificada de *M. Leu, 1977*

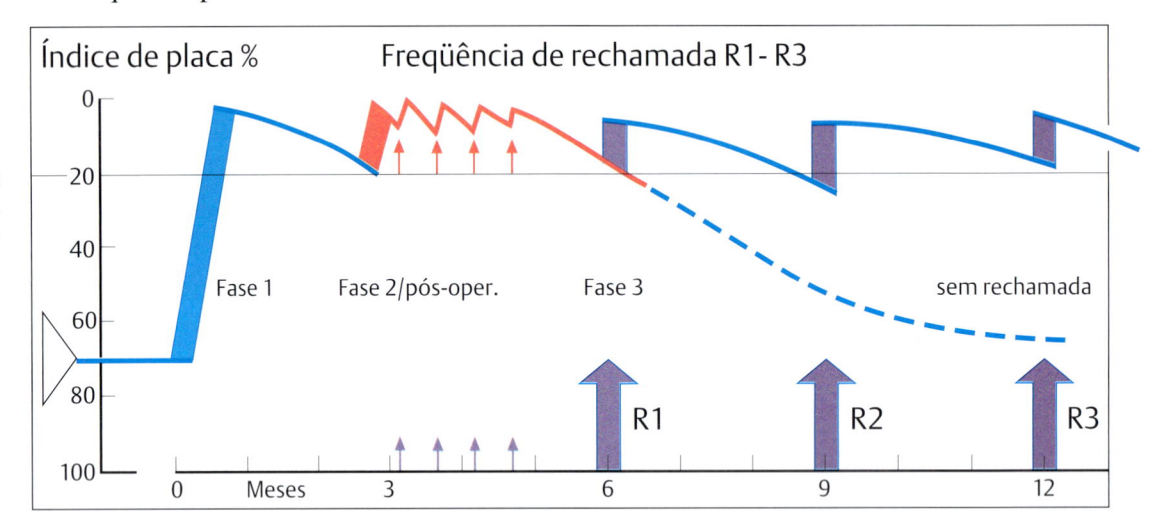

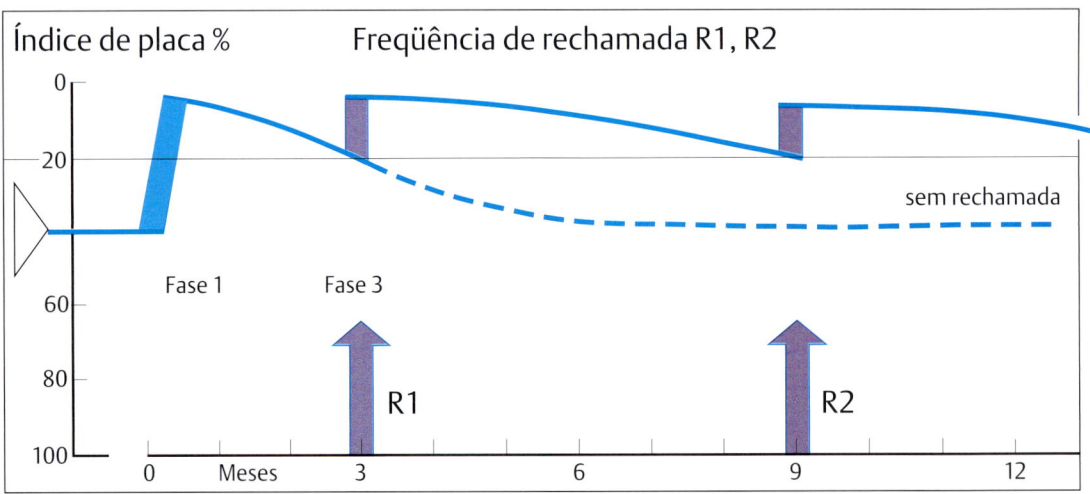

Efeitos da rechamada – prevenção bem-sucedida

Os resultados positivos da "prevenção" têm sido demonstrados sem exceção por mais de 20 anos. A medicina odontológica preventiva ajuda o paciente não apenas a manter os dentes saudáveis em um periodonto saudável, mas também inibe numerosos efeitos potencialmente negativos da inflamação crônica associada às periodontites sobre a saúde geral sistêmica (doenças cardiovasculares, diabete, problemas pulmonares) e sobre a gravidez (risco de parto prematuro, de nascidos de baixo peso). Tais riscos aumentam muito na ausência da terapia periodontal e sem as rechamadas (Becker e cols., 1984; Beck e cols., 1996).

Os intervalos de rechamada serão diferentes para cada paciente, dependendo de seu grau de motivação/adesão e destreza manual. Na dependência do sucesso do paciente em realizar seus cuidados pessoais de higiene bucal e executar os cuidados pessoais diários de *medidas caseiras* "*antimicrobianas*", o intervalo de rechamada pode ser estabelecido entre 2 e 12 meses.

O *tempo* necessário para a consulta de rechamada parece sempre ser *subestimado*. As consultas de rechamada não são uma simples "raspagem" de cálculo dos dentes anteriores inferiores! Procedimentos detalhados de diagnóstico, profiláticos e possivelmente também terapêuticos demandam uma hora ou mais, dependendo do caso (p. 311).

Rechamadas – manejo contínuo do risco

Na especialidade odontológica da periodontologia, o termo "prevenção" inclui todas as medidas direcionadas para identificar a ocorrência, a progressão e o ressurgimento de todas as formas de periodontite – preveni-las e identificá-las de modo precoce buscando prevenir progressões adicionais.

O principal objetivo da consulta de rechamada inclui, além do tratamento clínico especificamente, a obrigação para o monitoramento de risco no sentido de documentar-se qualquer mudança que tenha ocorrido, no período, nos achados do diagnóstico inicial (ver p. 193).

Anteriormente, foi reconhecido que a história geral do paciente e os achados clínicos devem estar baseados em uma abordagem dos riscos em três níveis:

- No nível do paciente
- No nível do dente individualmente
- No nível de cada superfície de cada dente (sítio)

A história médica geral e sistêmica do paciente é, sem dúvida, a mais importante (O que há de novo desde a última consulta? Problemas cardiovasculares? Doenças metabólicas/diabete? Medicação vascular anticoagulante? Outra medicação qualquer?). Esses aspectos de cada paciente devem ser atualizados a cada consulta de rechamada. Geralmente, cada nova consulta se inicia com "Como você vai?"!

De acordo com o modelo de Berne (Lang e Tonetti, 1996, p. 193), o perfil de risco individual para qualquer paciente é determinado por seis *parâmetros*: dois estão relacionados a superfícies dentais (sangramento à sondagem e profundidade de sondagem) e dois estão relacionados aos dentes (perdas dentárias e perda óssea relacionada à idade do paciente); os dois fatores relacionados ao paciente, conjuntamente, determinam o risco geral (alteráveis: tabagismo, estilo de vida; inalteráveis: doenças gerais e sistêmica).

O que está faltando é a participação dos fatores causais da periodontite: o "biofilme" dental. Contudo, é importante compreender a reação/resposta do organismo de um hospedeiro suscetível à colonização microbiana da bolsa periodontal. Isso é o que determina o início, a progressão e o curso da doença.

Para o cirurgião-dentista e, *acima de tudo, para o técnico em higiene dental, que é quem, em cada caso, é o responsável pela terapia de manutenção*, o modelo ilustrado previamente simplifica cada caso individual tanto no aspecto de diagnóstico como no de prognóstico.

O objetivo primário da agenda de consultas de rechamada é acompanhar de forma consistente a longo prazo o estado de saúde e da condição periodontal de cada paciente.

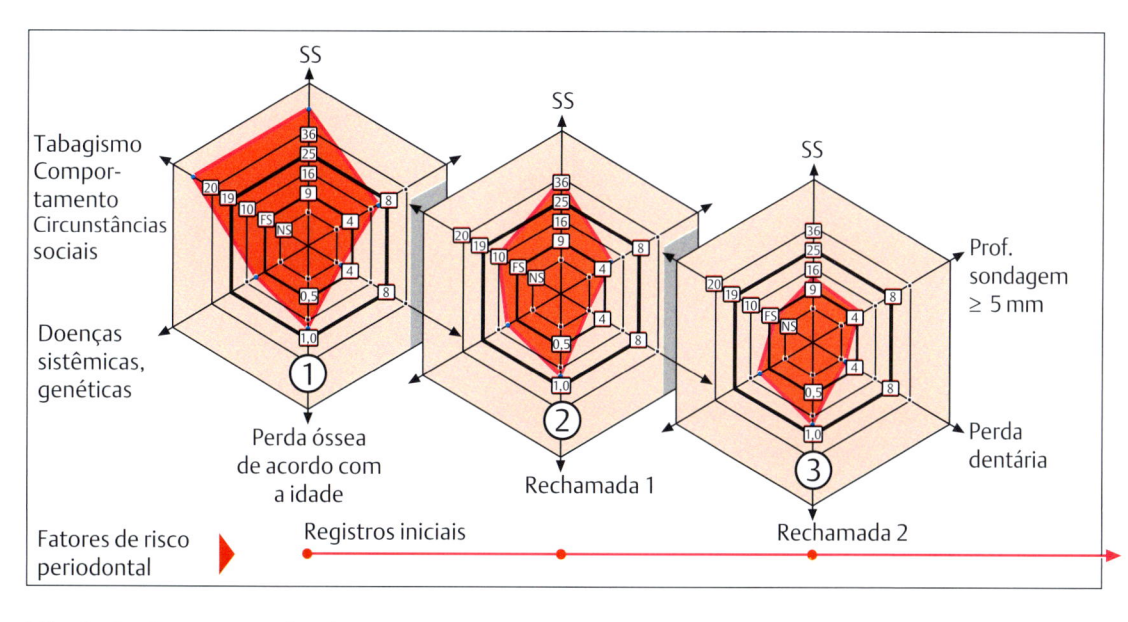

701 Avaliação de Risco em consultas subseqüentes

A área "vermelha" – representa, graficamente, o risco total do paciente – se torna menor neste modelo causal.

Os fatores de risco inalteráveis (p. ex., genéticos) e a perda óssea presente deixam este paciente numa situação na qual ele não poderá mais alcançar o nível de risco mais baixo.

Níveis de determinação de risco

Relacionados com o paciente

- Doenças sistêmicas
- Fatores ambientais (p. ex., tabagismo)
- Adesão (p. ex., higiene bucal)
- Perda de inserção em relação à idade
- Acúmulo de biofilme supragengival na cavidade bucal
- Percentual de SS em todas as superfícies dentais
- Número de bolsas maiores que 4 mm

Relacionadas ao arco dental

- Movimentações dentais
- Morfologia dental (sulcos, pontes)
- Mobilidade dental
- Fatores iatrogênicos
- Suporte dental remanescente
- Envolvimentos de furca

Envolvimentos dos "sítios"

- SS
- Profundidade de sondagem
- Perda de inserção
- Supuração, atividade na bolsa

A "hora da rechamada" – terapia periodontal de manutenção na prática clínica

Achados clínicos

- *Em cada consulta de rechamada*:
  - Condição gengival (SS e ISP)
  - Acumulação do biofilme (IP/PCR ou IPI; substâncias reveladoras)
  - Atividade das bolsas residuais
- *Adicionalmente a cada 6 a 24 meses*:
  - Medição da profundidade de sondagem, radiografias (?)
  - Oclusão, reconstruções (vitalidade dental), cáries
- *Adicionalmente a cada 3 a 4 anos*:
  - Radiografia panorâmica e filmes PA individuais

Procedimentos clínicos

Dependendo dos achados, os seguintes procedimentos devem ser realizados:

- *A cada consulta de rechamada* (p. ex., a cada 2 a 6 meses)
  - Atualização da história médica
  - Instrução de higiene bucal (IHB) e reinstrução
  - Remoção de biofilme dental e cálculo *onde indicado*!
  - Tratamento de casos recorrentes da doença, quando necessário: debridamento, medicações tópicas (p. 291); consultas adicionais.

Veja também o *programa dos 10 pontos X*, a seguir.

702 A "hora da rechamada"
O diagrama ilustra um resumo aproximado da consulta de rechamada de 1 hora. A racionalização do instrumental (instrumentos ultra-sônicos) pode compensar pela "perda de tempo" requerida atualmente para uma desinfecção cuidadosa do campo operatório. O fato é que um técnico em higiene dental dispõe, na verdade, de apenas 50 minutos por paciente em cada consulta.

A sessão divide-se em quatro momentos de máxima importância e que estão relacionados na página 313:

1. História do paciente, registro de dados clínicos (cerca de 15 minutos*)
2. Instrução para o paciente, *instrumentação* (cerca de 25 minutos*)
3. Tratamento dos sítios ativos (cerca de 5 minutos*)
4. Polimento, aplicação de fluoretos (cerca de 5 minutos*)

→ Motivação contínua

*O tempo necessário irá variar de caso para caso.

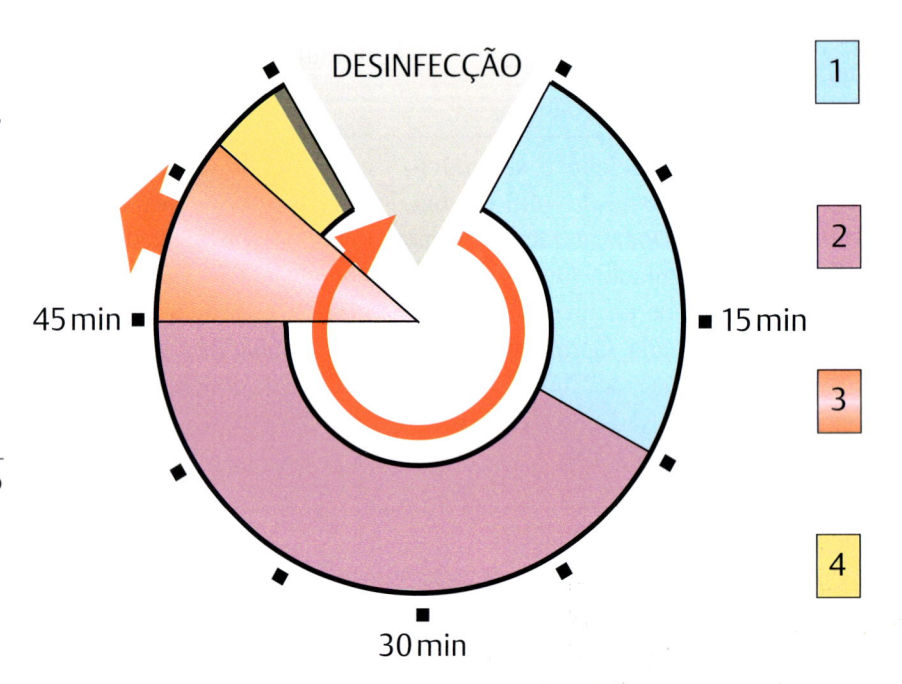

Lista de checagem: programa dos 10 pontos X

1. Atualização da história médica... novos riscos sistêmicos
2. Exame das mucosas.................. prevenção do câncer bucal
3. Avaliação da inflamação........... motivação
4. Profundidade de sondagem....... atividade ?
5. IHB.. adesão
6. Higiene bucal............................ reinstrução
7. Remoção de cálculo.................. prioritário
8. Remoção do biofilme................ instrumentação leve
9. Polimento das restaurações....... abrasividade mínima
10. Fluoretação dos dentes.............. informação sobre sua efetividade
X. Medidas extras......................... radiografias, vitralidade, hipersensibilidade, cirurgia, etc.

Rechamada – "tão boa quanto possível"

A maior prioridade em uma consulta de rechamada é a instrumentação da *superfície radicular* e de *qualquer superfície dentinária*. Assim como aconselhamos os pacientes a não usarem dentifrícios abrasivos quando limpamos as áreas interdentais, o técnico em higiene dental também está bem-aconselhado a usar apenas os aparelhos mais *delicados* e os instrumentos manuais, bem como as pastas profiláticas de menor abrasividade, quando for limpar e polir as superfícies dentais.

Objetivo: limpar, mas não abrasionar/destruir! Mesmo após 100 consultas de rechamada (20 a 40 anos), não deverá haver evidências óbvias de "raspagem" excessiva dos dentes (ver Figura 713)!

A "hora da rechamada"

Exame
Reavaliação
Diagnóstico

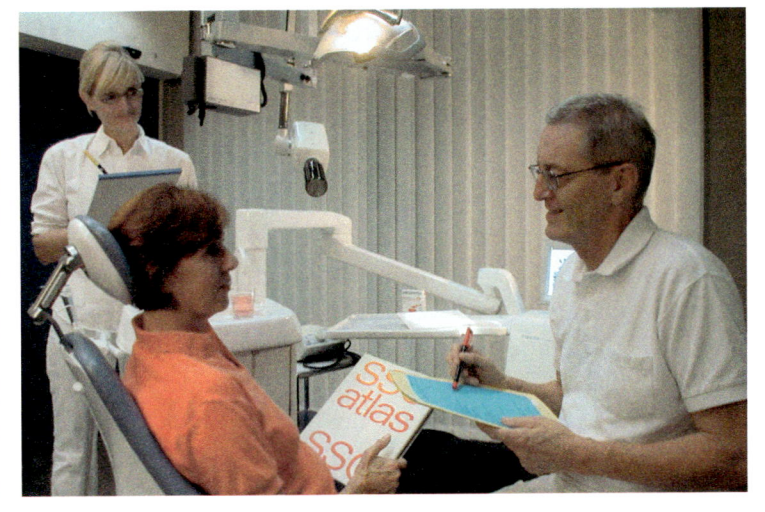

703 Registro de dados clínicos, reavaliação, diagnóstico
O estado atual do paciente é avaliado.
As dificuldades pessoais e mesmo familiares são discutidas, assim como uma atualização da saúde sistêmica geral. Mudanças na medicação são particularmente importantes com pacientes mais velhos (estresse). Algum outro fator de risco se modificou (tabagismo)?
Nota: cinco minutos de atenção integral são muito mais importantes do que a instrumentação dental, mesmo quando o tempo é essencial.

Motivação
Reinstrução
Instrumentação

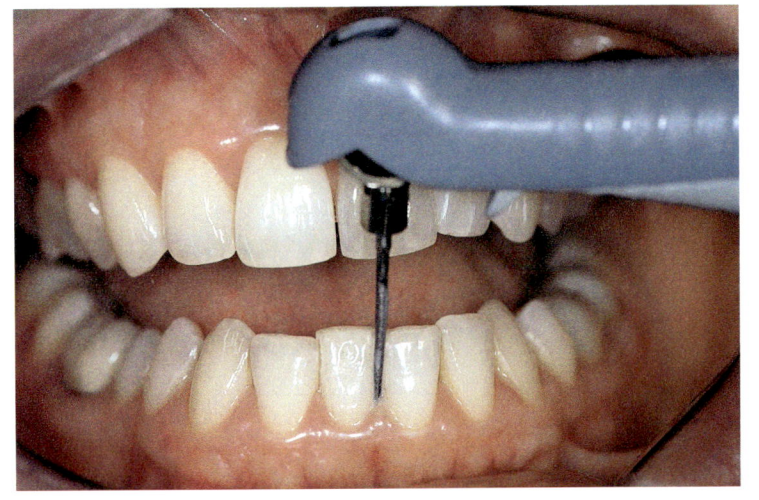

704 Motivação, reinstrução, instrumentação
Os últimos achados científicos mostram o caminho: realize raspagem apenas onde há cálculo e remova o biofilme microbiano usando uma instrumentação suave. Considere novos equipamentos! Por exemplo, o novo aparelho de ultra-som da Vector (ilustrado aqui); com dispositivos de *spray* de água e pó contendo um pó minimamente abrasivo (SEM-Handy 2; p. 282), etc.

Retratamentos dos sítios ativos

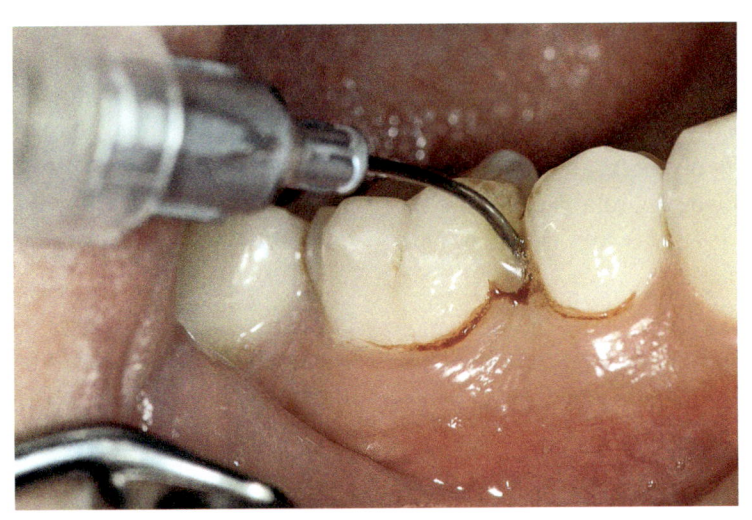

705 Tratamento dos sítios ativos (reinfectados ou novas infecções)
Bolsas ativas isoladas podem freqüentemente ser tratadas durante a consulta de rechamada (raspagem, irrigações tópicas, p. ex., betadine ou drogas de liberação controlada). A aplicação de Atridox está ilustrada em uma "bolsa refratária" (ver p. 293).

Múltiplos sítios ativos ou recorrência verdadeira da periodontite vai requerer consultas isoladas para tratamento (raspagem ou cirurgia, com medicação adjunta).

Polimento
Aplicação de fluoretos
Remarcação

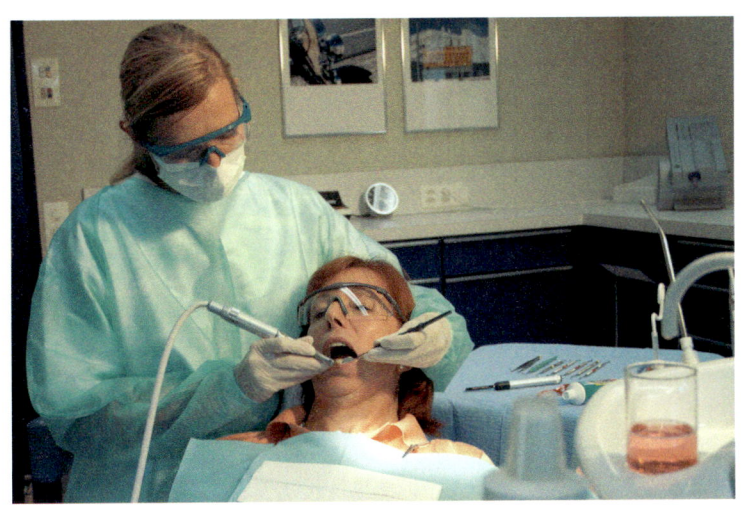

706 Polimento, aplicação tópica de fluoretos, estabelecendo a próxima consulta... Intervalo para a rechamada.
Antes de aplicar fluoretos, todos os dentes são polidos com um copo de borracha e uma pasta profilática contendo fluoreto.

A determinação dos intervalos de rechamada é feita com base na determinação do risco (tipo e progressão das periodontites, fatores de risco locais e sistêmicos, controle do biofilme e adesão do paciente, etc.).

O técnico em higiene dental e o cirurgião-dentista – o "time da prevenção"

Medidas modernas de prevenção e de custo efetivo – verdadeiras "profilaxias" – seriam impossíveis hoje em dia sem um técnico em higiene dental *muito qualificado, habilitado* e *educado*. Ele pode substituir o dentista em muitos procedimentos, como coleta de dados, profilaxias, terapia inicial e terapia de manutenção (rechamadas). Um técnico em higiene dental em tempo integral pode prover cuidado e manutenção para mais de 500 pacientes por ano, com base em 3 a 4 consultas por dia. Em muitos estados americanos, os cuidados clínicos realizados pelo técnico em higiene dental devem ser realizados sob a supervisão direta de um cirurgião dentista: contudo, muitos estados americanos estão pressionando por práticas de higiene dental "independentes", e um (Colorado) já obteve sucesso.

O técnico em higiene dental e outros tipos de pessoal auxiliar podem também ser de importante assistência para o cirurgião dentista no cuidado e na manutenção de todos os pacientes odontológicos, por exemplo, pacientes com reabilitações (cuidados com as próteses, medidas preventivas dos dentes-suporte, implantes dentários, próteses fixas, etc.).

707 Liberação do cirurgião dentista (cinza) pelo técnico em higiene dental (lavanda)

O técnico em higiene dental (THD) é responsável por mais de 90% de cada consulta de rechamada (**D**), mas pode, também, auxiliar o cirurgião-dentista em outras áreas.

Por exemplo, durante o levantamento de dados (**A**) e especialmente *durante a terapia inicial* (**B**), o THD assume mais de 80% do trabalho.

Mesmo durante a fase cirúrgica da terapia (**C**), o THD exerce uma função significativa nos cuidados com a cicatrização pós-cirúrgica.

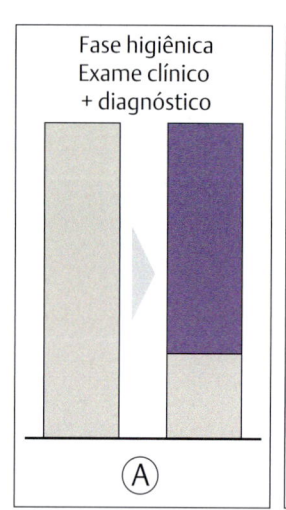

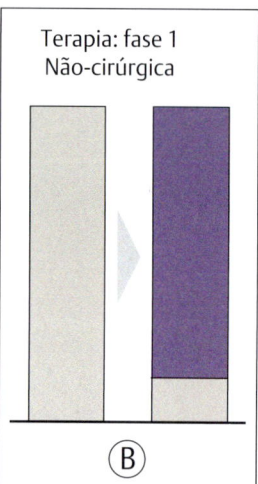

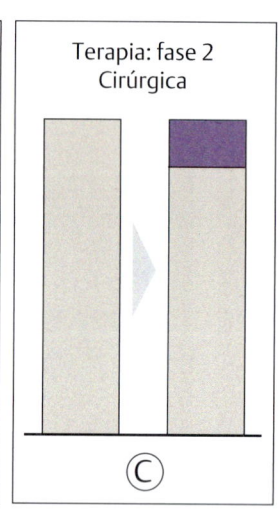

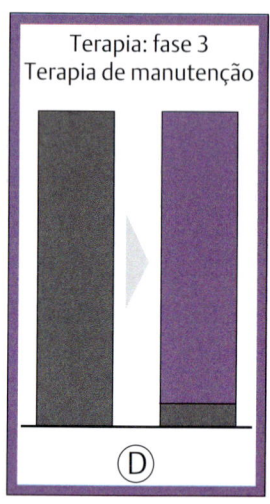

Pessoal auxiliar e necessidades de tratamento

Estudo clínico de Hamburgo, 1987 – CPITN

Noventa e sete por cento dos indivíduos examinados no estudo de Hamburgo necessitavam de alguma forma de cuidado periodontal (TN = "necessidade de tratamento" do CPITN: p. 72; Ahrens e Bublitz, 1987). O tipo de tratamento indicado variou consideravelmente.

- Um total de 12% (3% de saudáveis e 9% de pacientes com sangramento à sondagem associado ao biofilme) necessitavam de instruções de higiene bucal sistemática.

- Setenta e dois por cento daqueles que apresentavam cálculo e pacientes apresentando profundidades de sondagem de até 5,5 mm necessitavam de raspagem subgengival.
- "Apenas" 16% dos pacientes apresentando bolsas mais profundas necessitavam de terapia periodontal complexa (cirurgia).

Com base no estudo, 84% da população – os relativamente saudáveis e aqueles apresentando gengivite /periodontite – poderiam ser tratados profilática e terapeuticamente por pessoal auxiliar: 12% por técnicos em higiene dental sozinhos e os restantes 72% *por técnicos em higiene dental altamente qualificados e educados*.

708 "Necessidades de tratamento /TN" no estudo de Hamburgo (1987)

TN I Instrução em higiene bucal e remoção de cálculo e biofilme *supragengival*.
TN II Como o anterior mais raspagem/alisamento *subgengival*.
TN III Como o anterior mais terapia complexa.

A 100% da profilaxia (TN I) é realizada pelo técnico em higiene dental treinado.
B 84% do TN II pode ser realizado pelo técnico em higiene dental.
C Para o TN III, o cirurgião-dentista ou especialista é necessário em 16% dos casos.

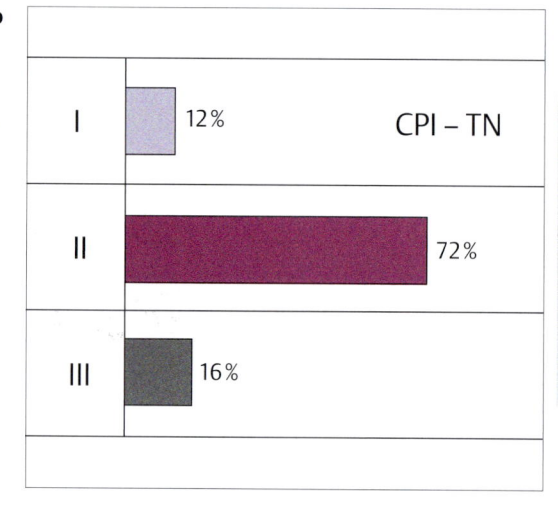

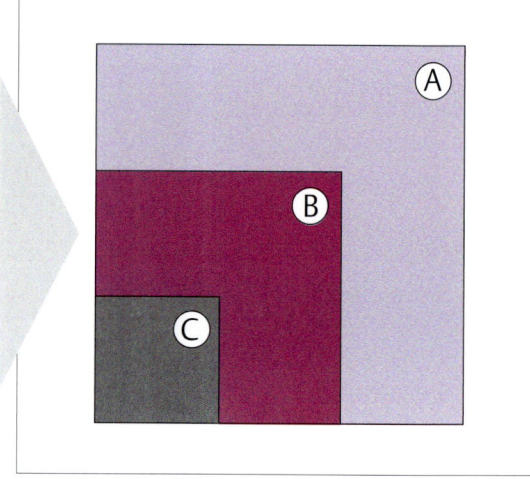

Falhas – ausência de terapia periodontal de manutenção

Sucesso na terapia periodontal
- Eliminação da inflamação (sangramento gengival)
- Eliminação da atividade de bolsa
- Redução na profundidade de sondagem
- Cessação na perda de inserção
- Mobilidade dental estabilizada ou reduzida

Falhas na terapia periodontal
- Sangramento persistente
- Atividade de bolsa persistente
- Aumento na profundidade de sondagem
- Aumento na perda de inserção
- Aumento na mobilidade dental

A maioria dos insucessos no tratamento das periodontites pode ser explicada. As causas mais comuns de falhas incluem: incorreções na história médica e odontológica; incorreções no diagnóstico e/ou prognóstico; plano de tratamento inadequado, *terapia inadequada*, *pouca adesão do paciente* e *ausência de manutenção* (Becker e cols., 1984; Rateitschak, 1985).

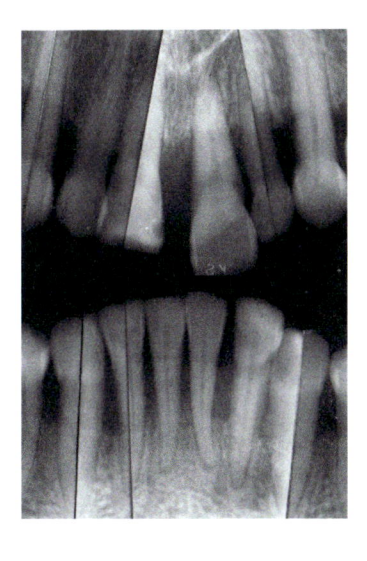

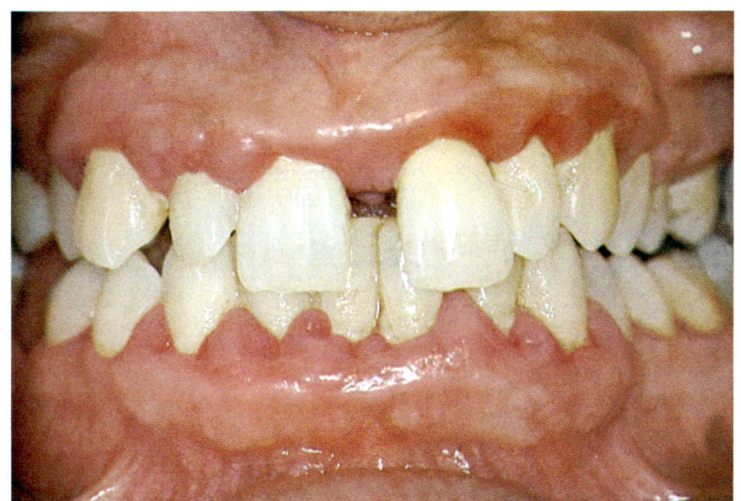

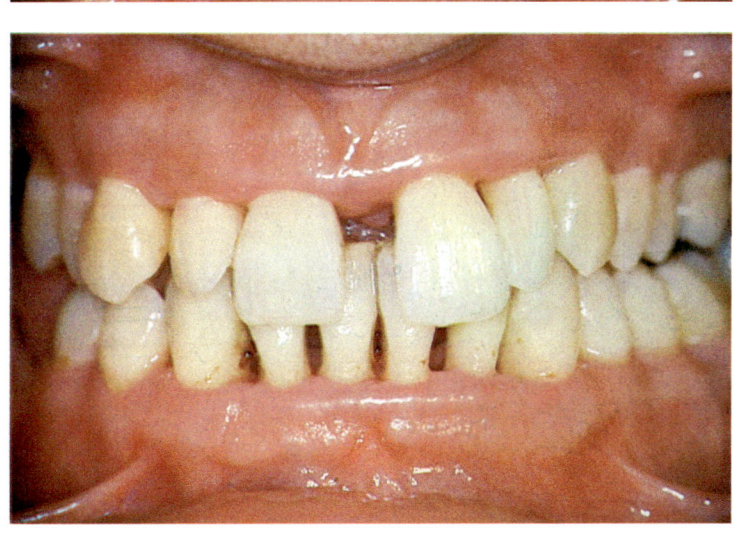

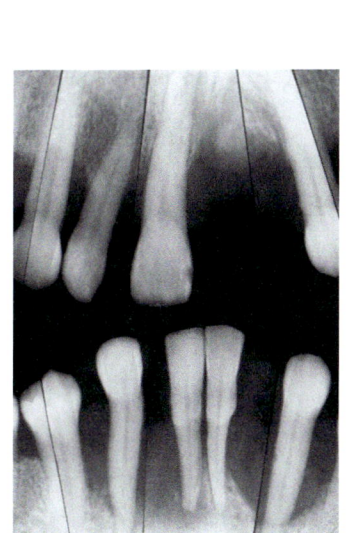

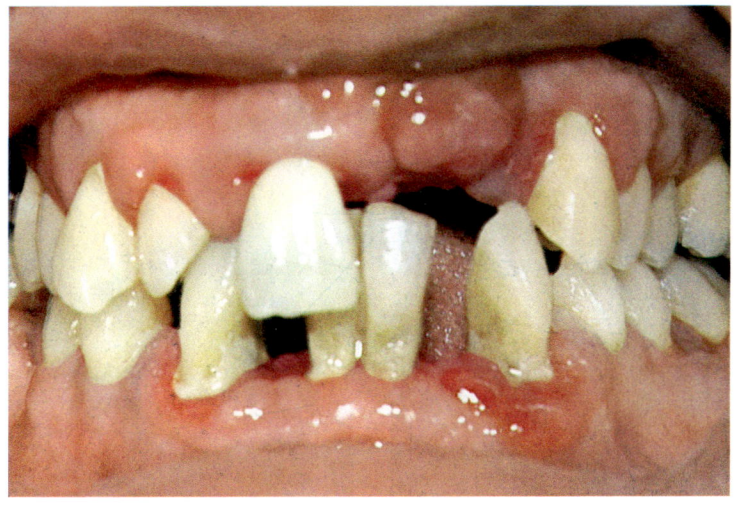

709 Periodontite de progressão rápida avançada
Quando esta paciente com 38 anos de idade apresentou-se, ela nunca havia recebido instruções de higiene bucal. Ela queria apenas um exame de revisão, não tinha nenhuma queixa!
Achados clínicos:

PCR	100%
ISP	3,8
PS	Até 8 mm
	Muitas bolsas ativas
MD	Muito elevada, com migração dental

Esquerda: aspecto radiográfico.

710 Após a terapia inicial
O aspecto clínico apresenta uma melhora significativa após raspagem e alisamento radicular minuciosos. A adesão do paciente aos cuidados diários foi inadequada inicialmente e, portanto, não foram realizados procedimentos cirúrgicos. Logo após a terapia inicial, ocorreram acumulações de biofilme e cálculo (na área dos dentes anteriores na mandíbula).

A paciente se negou a participar de um programa de rechamada para a manutenção ou realizar tratamento ortodôntico.

711 Cinco anos após, sem rechamada
A paciente apresentou-se novamente após a esfoliação espontânea dos dentes 22, 23 e 42. O seu clínico geral concluiu que não seria possível realizar terapia periodontal extensiva.

Terapia:
Maxila: dentadura completa
Mandíbula: manter os quatro pré-molares por meio de terapia periodontal e, após, uma prótese parcial removível.

Esquerda: achados radiográficos após cinco anos, sem rechamada.

Resultados negativos da terapia

- Dentes longos – dentina exposta
- Mobilidade dental
- Problemas fonéticos
- Comprometimento estético

Dependendo da destruição associada à periodontite inicial, medidas terapêuticas (não-cirúrgica ou cirúrgica) levarão a uma recessão gengival de maior ou menor grau e, por conseqüência, a um "alongamento" dos dentes. O paciente deve ser alertado da possibilidade de ocorrência dessas conseqüências *antes* que qualquer terapia seja iniciada!

Dentes longos com os típicos "buracos pretos" interdentais associados representam o maior problema, especialmente em pacientes com a linha de sorriso alta (lábio superior curto). Essa situação não só compromete a fonética como também a estética, que se tornou uma questão primordial atualmente. Esses problemas podem ser abordados por meio de medidas protéticas abrangentes, mas também podem ser resolvidos com tratamentos simples e baratos que, infelizmente, tornam-se soluções "temporárias permanentes" (p. 317).
(Os problemas de hipersensibilidade do colo do dente são discutidos na p. 318.)

Terapia periodontal bem (?) sucedida.

712 "Dentes longos" – "adesão" excessiva pelo paciente?
Esta mulher de 32 anos de idade apresentava recessão gengival mesmo antes da cirurgia, e sua aparência estética piorou após a cirurgia periodontal, quando sua queixa principal incluía problemas estéticos, fonéticos, e hipersensibilidade do colo dental.

Ela ainda não havia observado as abrasões em cunha nos dentes posteriores.

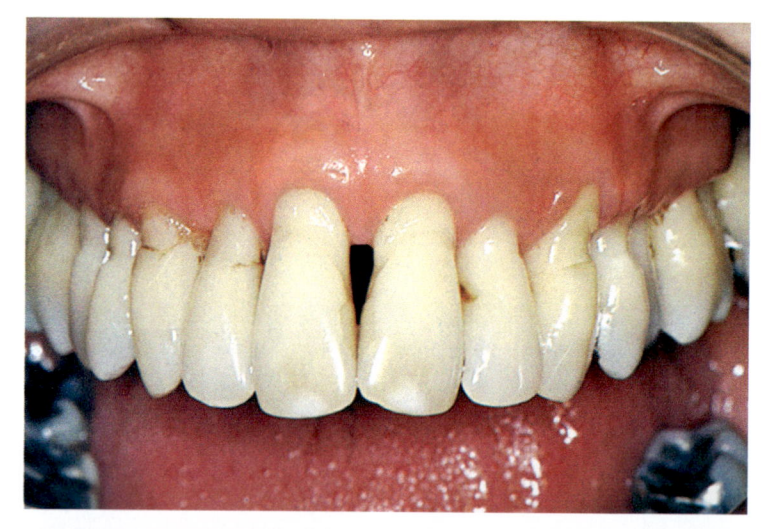

Resultados da terapia:

- Recessão gengival
- Hipersensibilidade dentinária
- Buracos pretos interdentais

713 Dentes ântero-inferiores mandibulares com abrasões avançadas; risco de fratura
A situação poderia estar relacionada a um excesso de cuidados com a higiene bucal diária por parte do paciente ou por raspagens/alisamentos agressivos durante as consultas de rechamada.
O paciente deve ser instruído a usar *dentifrícios não-abrasivos* nas escovas interdentais – substituídos por géis contendo apenas fluoretos ou com clorexidina. Nas consultas de rechamada, o técnico em higiene dental deverá usar instrumentos minimamente agressivos e pasta profilática na região interdental.

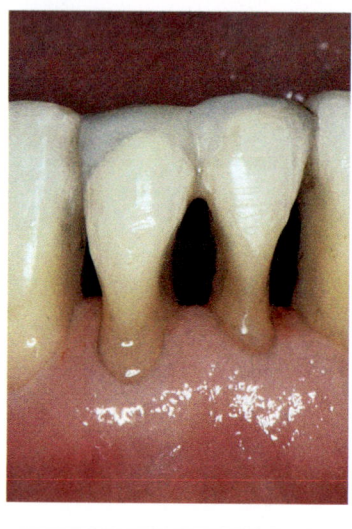

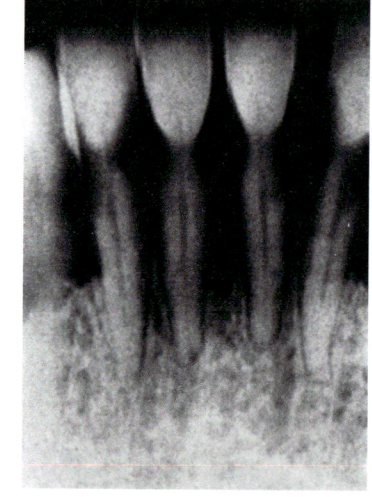

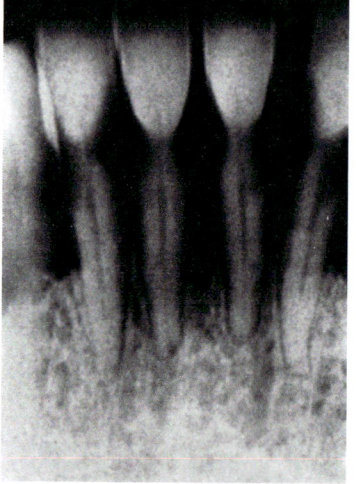

Higiene Bucal "excelente"

- Defeitos em cunha
- Estreitamento da estrutura dental proximal

714 Cárie cervical
Observe o defeito cervical em cunha com uma pequena, mas profunda, cavidade de cárie (esquerda); a remoção da cárie levou à exposição pulpar: o tratamento endodôntico foi realizado (direita) sem dique de borracha!
Nota: a dúvida de como realizar um tratamento delicado e *completo permanece*?
O programa de cuidados incluía a remoção perfeita, uma vez ao dia, do biofilme utilizando-se escova macia, pouca força, uma técnica suave e o uso de dentifrício não-abrasivo.

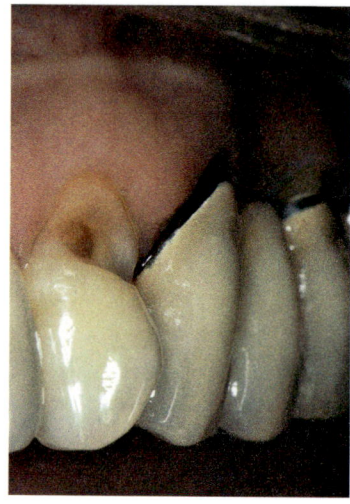

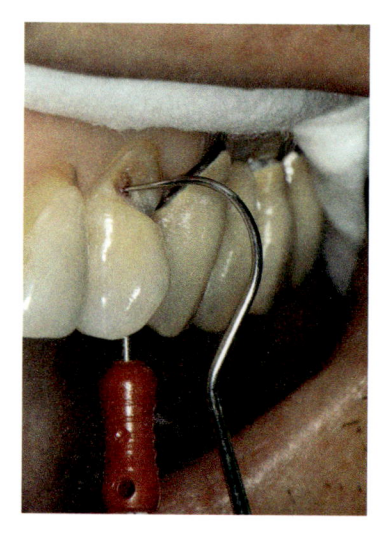

"Higiene bucal inadequada"

- Cárie cervical
- Gengivite
- Recidiva da periodontite?

Resultados negativos da terapia

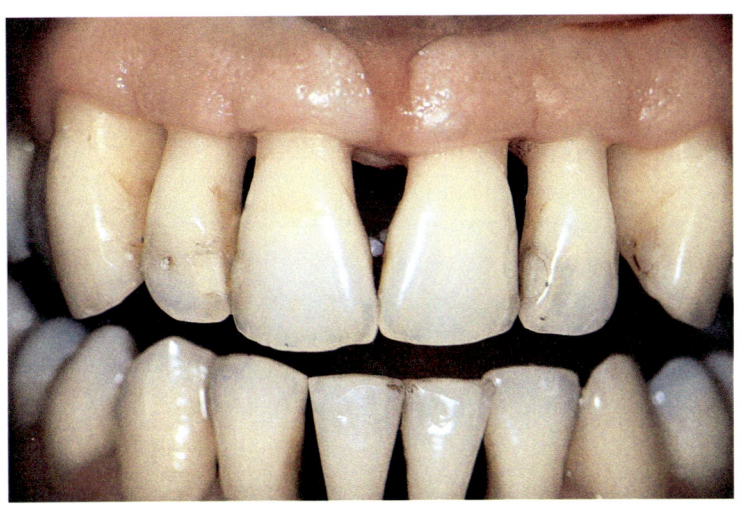

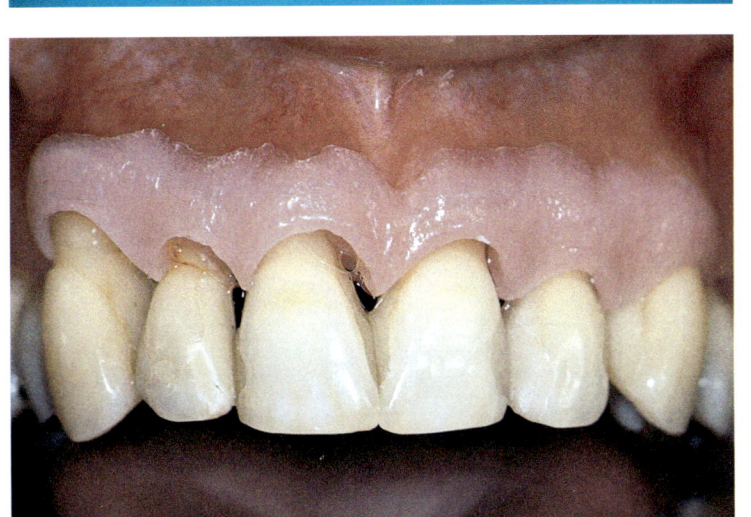

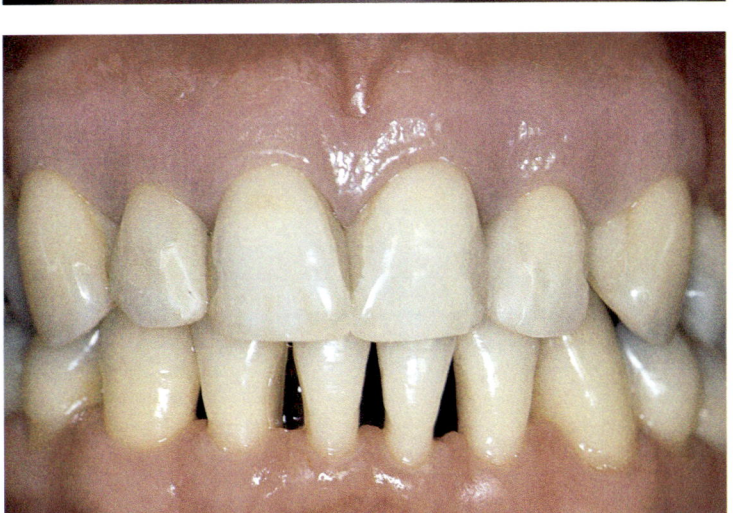

Melhora estética de resultados negativos da terapia

715 Aparência clínica após a terapia periodontal
Os dentes ântero-superiores estão com uma apresentação esteticamente desfavorável. Os espaços interdentais estão aumentados, aparecendo "buracos pretos" que perturbavam esta jovem paciente. A reconstrução dental por meio de coroas de veneers ou coroas totais ia além da capacidade financeira da paciente.

Planejamento: restaurações e uma máscara gengival.

716 Máscara gengival feita de resina acrílica
Inicialmente restaurações de resina composta foram colocadas (técnica do ataque ácido). Eslas foram colocadas com sobrecontorno para reduzir os espaços interdentais aumentados. Valendo-se de um material de moldagem borrachóide, uma impressão foi usada para a fabricação de uma mascara gengival na cor adequada.

Esquerda: resina acrílica para dentaduras em vários tons que podem ser usados para se chegar perfeitamente à cor da gengiva do paciente.

717 Inserção da máscara gengival
As porções interdentais da máscara em formato de cunha encaixam-se nos respectivos espaços interdentais com um mínimo de pressão.

Neste caso, a paciente insere inicialmente o lado esquerdo da máscara gengival distal ao 23 e, depois, com o rolar dos dedos, acopla a máscara gengival nas demais áreas.

718 Estética muito melhorada
A margem da máscara gengival na união mucogengival é quase invisível. A paciente tinha uma "linha de sorriso baixa" que levou a um resultado estético (invisível) excelente.

Nota: uma vez que é relativamente comum o dano à máscara gengival, é recomendável preparar-se várias máscaras para o paciente.

Máscaras macias – por outro lado – alteram rapidamente sua cor.

Hipersensibilidade dentinária

Os colos dentários expostos têm duplo risco:

- Colos dentais sensíveis (dentina exposta) tornam o controle diário do biofilme questionável. Mesmo água morna provocará *dor* de tal forma que até um paciente engajado tem de superar tal desconforto para manter seus colos dentários e o sulco gengival livres do biofilme.
- Com a higiene bucal inadequada (adesão insuficiente, incapacitação, idade, etc.) e especialmente após radioterapia na região da cabeça e do pescoço, o problema de cárie surge com freqüência; um tipo de cárie particularmente difícil de ser tratada.

A dor no colo dentário é provocada por irritação e movimentos rápidos do fluido dentinário, a chamada "hipótese hidrodinâmica" (Brännström, 1963). Receptores da dor estimulados na altura da junção da polpa com a dentina levam a impulsos nervosos aumentados (resumido por Jensen, 2003).

Essa *transferência do estímulo* pode ser reduzida terapeuticamente pelo íon de estanho e por outros sais de flúor, estrôncio e potássio (presentes em dentifrícios), resinas sem carga, adesivos dentinários, fechamento com *laser*, etc.

719 Possibilidades de ocorrência de hipersensibilidade dentinária
O alisamento radicular levará à exposição de túbulos dentinários. Quatro estágios da reação (setas pretas) estão ilustrados a partir do contato com a superfície dentinária de um estímulo irritante externo (seta vermelha larga):

1. Túbulos abertos "vias mortas"
2. Normal: aberto com odontoblastos vitais associados à terminações nervosas
3. Túbulos fechados; esclerose
4. Túbulos fechados por formação dentinária terciária

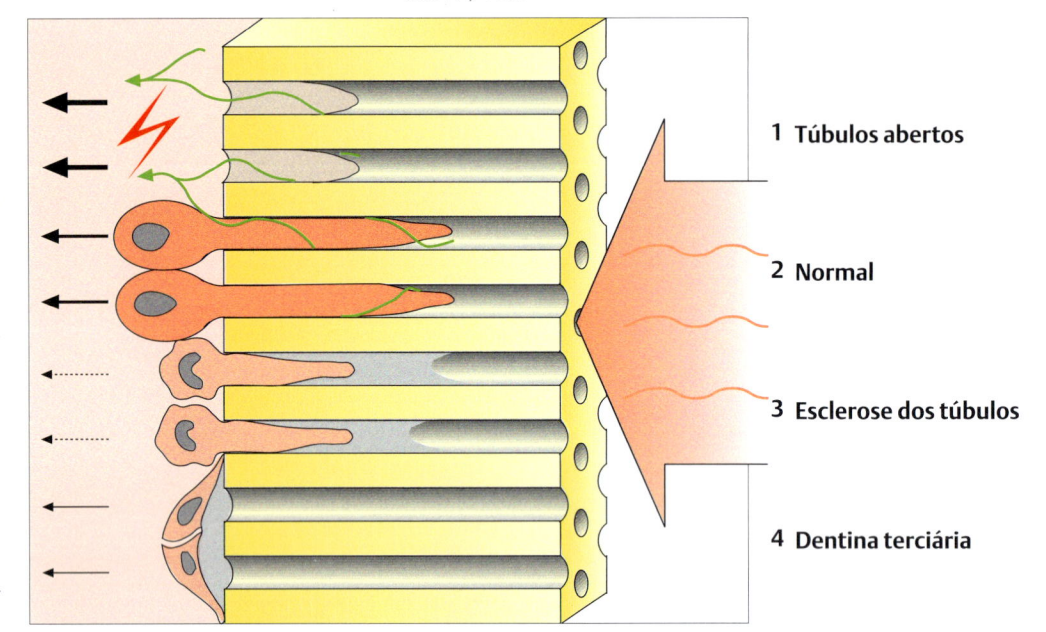

1 Túbulos abertos
2 Normal
3 Esclerose dos túbulos
4 Dentina terciária

720 Túbulos dentinários antes e após o tratamento com fluoretos
Esquerda: antes e *direita* após o tratamento

MEV cortesia de *Gaba Co., Basiléia, Suíça*

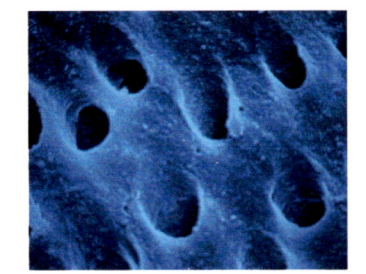

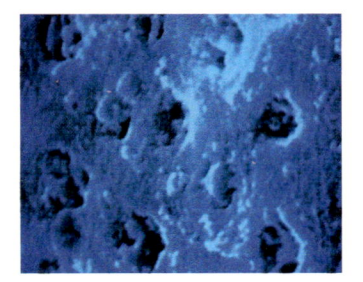

721 Eliminação ou redução da hipersensibilidade do colo dentário
A situação ideal é a da presença de cemento autógeno limpo (livre de endotoxinas) cobrindo a superfície da dentina! A questão é: o que significa "limpa" e onde encontrar cemento após raspagem e alisamento radiculares?

Princípios da terapia:
- Obliteração dos túbulos (rolhas)
- Cobertura dos túbulos
- Prevenção da transmissão da irritação

Ilustrado aqui: túbulos, odontoblastos, fibras nervosas, íons de potássio.

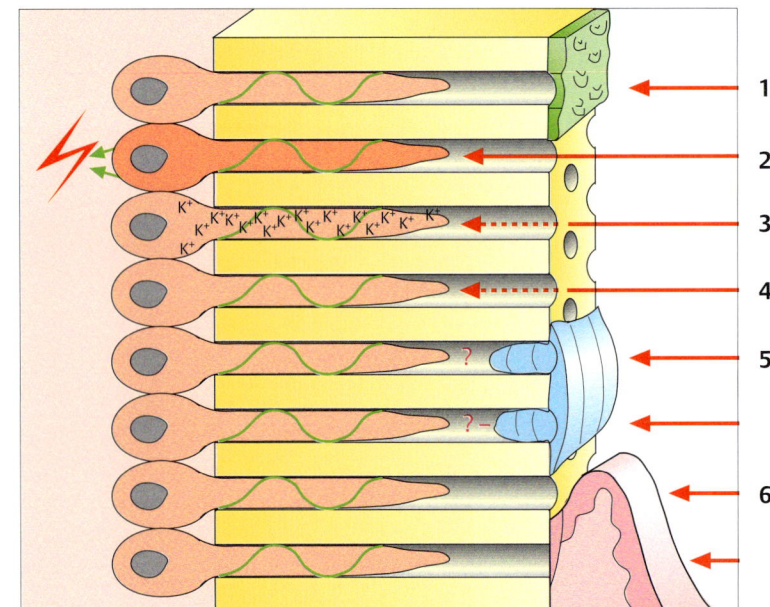

1 Cemento remanescente
2 Superfície radicular tratada
3 Dentifrício contendo sais de potássio
4 Dentifrícios ou géis contendo fluoretos
5 Adesivos ou resinas
6 Cobertura da superfície radicular por meio de cirurgia mucogengival

Implantes dentais: terapia com implantes

Dentes naturais ou implantes dentários para o tratamento do paciente periodontal

O aumento significativo da terapia por meio de implantes dentários também em periodontia não é mais novidade (Nevins e Mellonig, 1999; Lindhe e cols., 2003). Para uma compreensão da terapia por implantes dentários, o higienista dental deveria revisar o volume 10 do *Atlas colorido de medicina dental* (Spiekermann e cols., 1995). Este capítulo lhe dará exclusivamente algumas das peculiaridades da terapia implantar em pacientes periodontais que tenham sido tratados com sucesso.

Na figura seguinte, um dente natural e um implante osteointegrado, em forma de raiz, são mostrados. Diferenças óbvias estão visíveis na área do osso (ligamento periodontal *versus* osteointegração) e com características anatômicas adicionais. Porém, elas são de mínima significância quando comparadas às possíveis diferenças entre um paciente comprometido periodontalmente *versus* saúde periodontal. A questão permanece: manter um dente ou substituí-lo por implante? A decisão vai envolver especialistas odontológicos que colaboram no diagnóstico, conduzindo ao tratamento adequado.

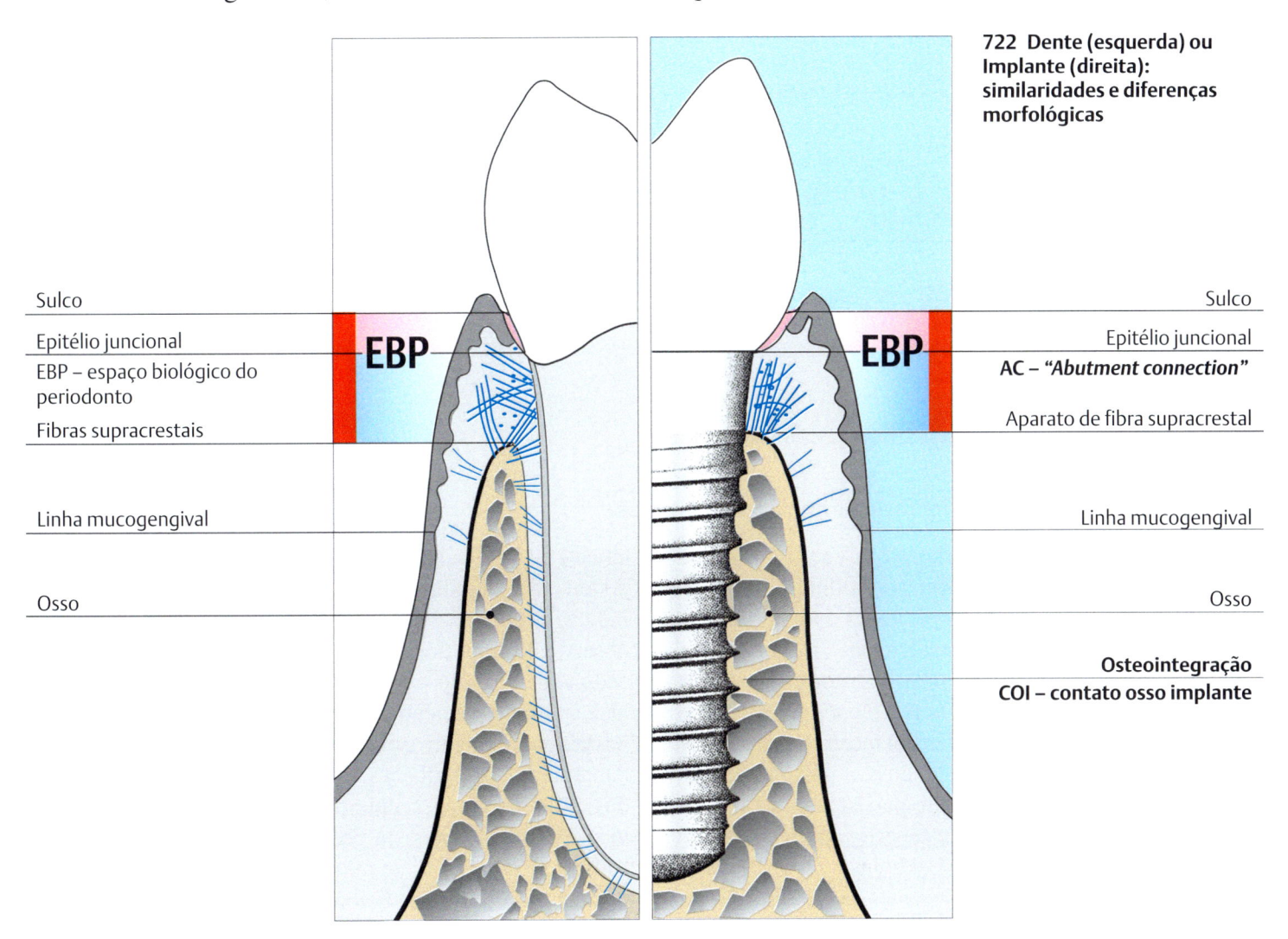

722 Dente (esquerda) ou Implante (direita): similaridades e diferenças morfológicas

Lado esquerdo (dente):
- Sulco
- Epitélio juncional
- EBP – espaço biológico do periodonto
- Fibras supracrestais
- Linha mucogengival
- Osso

Lado direito (implante):
- Sulco
- Epitélio juncional
- AC – "Abutment connection"
- Aparato de fibra supracrestal
- Linha mucogengival
- Osso
- Osteointegração
- COI – contato osso implante

Critérios de diagnóstico determinantes

Manter um dente ou realizar um implante dentário?

Essa questão só pode ser respondida caso a caso. Em pacientes saudáveis, a taxa de sucesso de implante de 99%, após 15 anos, tem sido reportada (Lindquist e cols., 1996). Em pacientes sofrendo de alguma doença sistêmica, bem como naqueles manifestando periodontite agressiva, a taxa de sucesso é muito menor. Dessa forma, a previsibilidade do sucesso é também reduzida, e não pode haver nenhum prognóstico "garantido". Os fatores de risco locais (higiene bucal, adesão do paciente, etc.) e, acima de tudo, os fatores de risco sistêmicos (tabagismo, diabete, osteoporose, desordens hematológicas) têm de ser definitivamente caracterizados e diagnosticados antes da tomada de decisão sobre se um dente deveria ser mantido a "qualquer custo" (van Steenberghe, 2003).

Essas decisões demandam um exame criterioso da história médica geral do paciente e de todos os dados clínicos específicos. Permanece relacionada à competência do cirurgião-dentista a necessidade de interpretar os numerosos aspectos de cada caso, a fim de determinar um plano de tratamento apropriado e longínquo.

Manutenção de um dente natural
Não apenas na implantodontia, mas também na terapia periodontal regenerativa, grandes avanços foram feitos. Se a terapia periodontal, sozinha, pode conduzir ao sucesso, a terapia por implantes não está indicada; isso é especialmente verdadeiro para dentes em áreas de risco, como o segmento maxilar posterior (seio maxilar) ou molares mandibulares (canal mandibular e forame mentoniano).

Se um dente pilar requer terapia endodôntica inicial, reconstrução posterior adicional, entre outros, é importante considerar e comparar a extensão do tratamento, os custos e o prognóstico com a terapia utilizando-se implantes dentários. Especialmente nesses casos, um paciente bem-informado deverá participar da decisão.

Reabilitação por meio de implantes dentários
A decisão de reabilitação por meio de implantes dentários em muitos pacientes edêntulos parciais não é, necessariamente, válida: a decisão pode ser simplesmente entre uma prótese fixa incluindo implantes dentários ou uma prótese parcial removível.

Dentes que exibem um comprometimento periodontal grave e que estão em risco de doença progressiva poderão ser extraídos precocemente como uma maneira de se evitar uma excessiva perda óssea – osso este que será fundamental e necessário para uma terapia subseqüente com a utilização de implantes.

723 Radiografia panorâmica de um paciente de risco, com molares mandibulares envolvidos periodontalmente, bilateralmente
Questões: nesse caso avançado (fatores de risco: tabagismo, higiene bucal), deveria ser realizada uma terapia periodontal cirúrgica regenerativa ou deveriam ser colocados implantes após a exodontia?
Direita: o diagnóstico mais complexo provê informação sobre estruturas anatômicas (dimensão do arco, espessura alveolar, canal mandibular, etc.). Corte transversal de uma TC em um Dentascan.

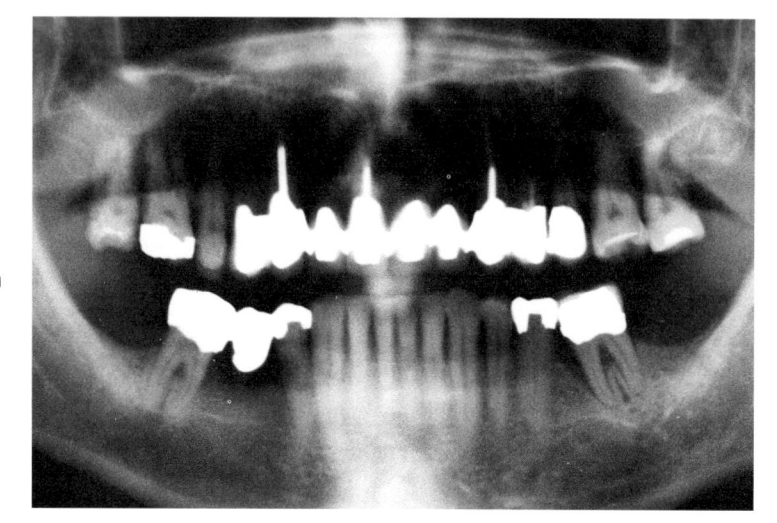

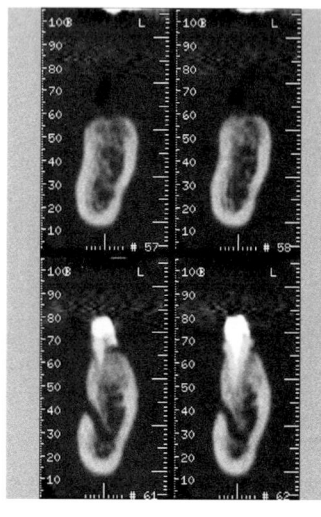

Diagnóstico antes da terapia por meio de implantes dentários

Antes de tomar uma decisão definitiva em favor dos implantes dentais, exames e informações clínicas devem ser coletados, assim como para os pacientes com periodontite (p. 165). Exames radiográficos adicionais (TC: imagens de tomografia computadorizada) provêm informação nos casos complexos e de alto risco em relação a forma, estrutura e espessura do osso alveolar, além de mostrar a presença de estruturas especiais, por exemplo, do seio maxilar, do canal mandibular, de áreas com osteíte persistente, a espessura das camadas de osso compacto, aspectos indiretamente relacionados à *qualidade* óssea (Lekholm e Zarb, 1985). Simultaneamente, parâmetros relevantes da reabilitação protética e a sua relação com o plano e a posição dos implantes podem ser avaliados nas radiografias (p. ex., modelos com indicação de posicionamento de implantes). Isso permite a observação dos sítios que receberão implantes antes do procedimento cirúrgico. Nos casos nos quais o processo alveolar é significativamente deformado, os implantes podem ser posicionados em áreas não-convencionais do osso alveolar. Atualmente, os implantes não são necessariamente colocados onde há remanescente ósseo, mas, pelo contrário, nos locais onde o protesista precisa desses implantes para a confecção das coroas de outras pontes. Nesse sentido, procedimentos cirúrgico adicionais podem ser necessários.

Conceitos terapêuticos – resultados terapêuticos

Plano de tratamento – problemas de planejamento

O conceito protético da moderna terapia por meio de implantes dentários está associado ao fato de que implantes muito raramente são colocados onde o osso alveolar é mínimo. Hoje existem inúmeros procedimentos de aumento do rebordo ósseo que podem ser realizados antes da colocação dos implantes dentários ou, em certas circunstâncias, simultaneamente. Todos esses procedimentos cirúrgicos só podem ser atingidos por meio de um grande cuidado em relação *ao paciente com periodontite* ou histórico da doença. Entre todos os fatores de risco, tabagismo, especialmente o tabagismo severo, em combinação com má higiene bucal e pouca aderência ao tratamento, bem como outros fatores de risco (diabete, IL-1 e outros polimorfismos genéticos que diminuem a resposta do hospedeiro), têm de ser considerados quando do planejamento de tais procedimentos cirúrgicos.

Os pacientes hoje demandam não apenas função mastigatória, mas, também, satisfação estética em relação ao tratamento, o que torna o planejamento, como um todo, mais difícil. O cirurgião-dentista precisa, muitas vezes, reduzir as expectativas utópicas dos pacientes, provendo informações apropriadas e, sempre que possível, usando um plano de tratamento escrito, incluindo custos e considerações a respeito do tempo da reabilitação.

Técnicas de "aumento" tecidual (*"Augmentation"*)

Esses procedimentos cirúrgicos são idênticos para a maior parte dos procedimentos cirúrgicos periodontais e mucogengivais (p. 295). O *aumento da espessura ou da altura do tecido mole* deveria, geralmente, ser realizado antes dos procedimentos de tecido duro. Usando enxertos de tecido conjuntivo, o aumento tecidual e a estética podem ser obtidos. Isso pode prover um espessamento de uma fina mucosa da região alveolar, de forma que o sítio cirúrgico, após o afastamento do retalho e da ROG ("regeneração óssea guiada"), pode ser suturado proximamente, sem tensão. Até mesmo a reconstrução da papila pode ser obtida utilizando-se uma mucosa espessa: o "perfil de emergência" em um pôntico pode prover a aparência de um dente natural.

O aumento do osso alveolar para estabilização do implante pode, dependendo da situação anatômica, ser realizado *simultaneamente* ao processo de fixação do implante ou como um procedimento secundário.

Exemplos para esses procedimentos incluem:

- Regeneração óssea guiada (ROG)
- Transplantes de blocos ósseos
- Procedimentos de levantamento de seio maxilar
- Distração osteogênica

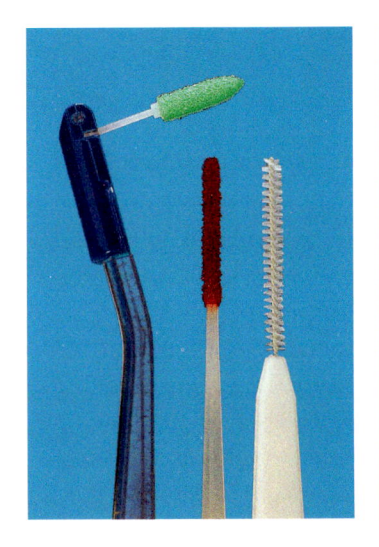

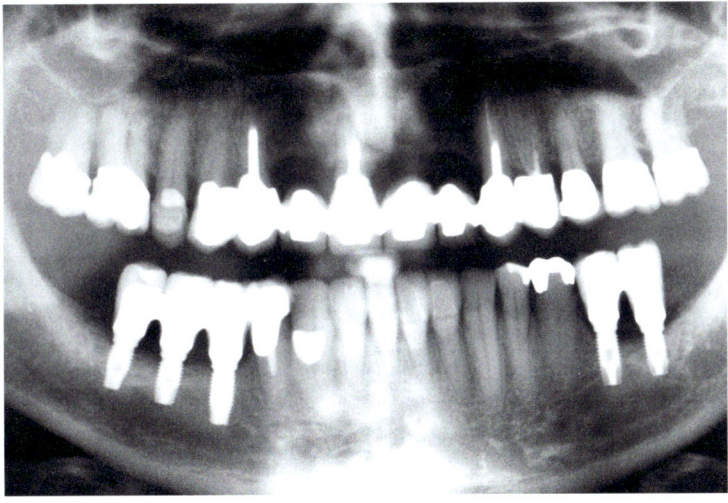

724 Uma radiografia panorâmica de um paciente em risco, três anos após a colocação de implantes

Após a exodontia bilateral de dois molares mandibulares envolvidos periodontalmente e de seis meses de período de espera para a cicatrização, sem aumento do rebordo, cinco implantes dentários aparafusados foram colocados. *Esquerda*: a aderência à higiene bucal foi significativamente aumentada, permitindo que o paciente fosse submetido a uma escala de rechamada de intervalos de 3 a 4 meses. Infelizmente, o paciente não parou de fumar.

Resultados a longo prazo – higiene bucal

As chances de manutenção de dentes naturais ou de implantes em um paciente periodontal parcialmente dentado são similares, mas são mais pobres do que as chances observadas em um paciente periodontalmente saudável. As chances de sucesso dependem do tipo de reação do paciente (higiene bucal, aderência ao tratamento), do seu perfil de risco (tabagismo, travamento maxilar e bruxismo), da colonização microbiológica dos tecidos moles marginais e da interface entre dente/implante e suas estruturas teciduais adjacentes. Um paciente muito suscetível reage até mesmo a uma pequena colonização por microrganismos patogênicos em bolsas rasas e de uma forma muito menos controlada do que um paciente saudável. No sulco gengival e em bolsas ao redor dos implantes dentários pode-se encontrar, virtualmente, a mesma microbiota do que ao redor de dentes naturais.

Predominantemente são *Tannerella forsythensis, Parvimonas micra* (anteriormente *Peptostreptococcus/Micromonas micros*), etc.

Fato: em um paciente periodontal parcialmente edentado, com implantes dentais, o requerimento mais importante para favorecer um prognóstico a longo prazo é um consciente e cuidadoso controle de biofilme dental e terapia profissional de manutenção (rechamada) *pelo técnico em higiene dental*!

Rechamada – administração de problemas nos implantes

As *falhas precoces* nos implantes dentais muitas vezes resultam de razões puramente biológicas. Superaquecimento do osso durante a preparação do sítio para receber o implante pode conduzir a necrose e contaminação desses sítios com subseqüente infecção. Osso quantitativa ou qualitativamente insuficiente, estabilidade primária crítica ou carga prematura podem prevenir ou impedir o sucesso na osteointegração. *Falhas tardias* em pacientes saudáveis, por outro lado, são geralmente de origem mecânica (sobrecarga, parafunção) ou de natureza técnica (p. ex., fratura dos componentes do implante). É diferente de pacientes periodontais tratados, em que o processo de inflamação periimplantar pode ocorrer. Problemas periimplantares têm de ser diagnosticados tão cedo quanto possível, dependendo do intervalo de rechamadas do paciente e do tipo de doença, a fim de se instituir as maneiras possíveis de maior simplicidade para interromper o processo de doença (ver a classificação CIST). Por essa razão, em *cada* rechamada, os seguintes parâmetros biológicos têm de ser avaliados:

- Acúmulo de biofilme nas estruturas do implante
- Sangramento à sondagem dos tecidos periimplantares
- Supuração, formação inicial de bolsas
- Profundidade de sondagem
- Perda óssea ao redor do implante (radiografia)

725 "Cascata de Terapia": CIST
- **C** Cumulativa
- **I** Interceptativa
- **S** Suporte
- **T** Terapia

A lista (direita) pode ser de grande ajuda ao técnico em higiene dental, que pode ser responsável pela organização das rechamadas e pela identificação precoce dos problemas presentes. O "pacote" de tratamento **A** é iniciado em todos os casos nos quais a doença está *progredindo*.

Nota: **E** se aplica para situações *sem esperança*, sendo sinônimo de *perda do implante*.

PS em milímetros	Biofilme supragengival	Sangramento à Sondagem	Perda óssea	CIST
≤3	–/+	–/+	–	A
4–5	+	+	–	A + B
>5	+	+	≤ 2 mm↓	A + B + C
>5	+	+	> 2 mm↓	A + B + C ▶ D
Mobilidade/dor			Indicadores clínicos e radiográficos	E Exfoliação ?

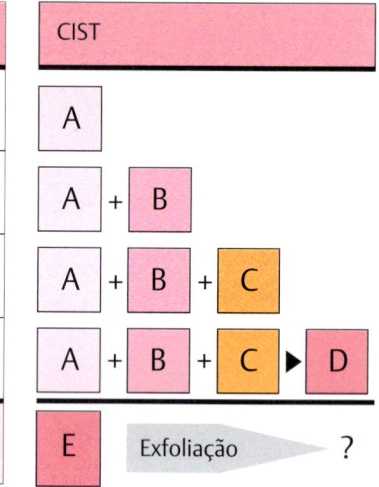

"Atenção" cumulativa: tipos de tratamento

A a E na tabela representam os aspectos de tratamento que têm de ser realizados de acordo com as "classes CIST" (Mombelli e cols., 2003).

Procedimento A: debridamento mecânico

Quando há inflamação (mucosite com profundidade de sondagem de até 3 mm), o "debridamento mecânico" mecânica deve ser realizada, utilizando-se copos de borracha e pasta profilática, e a remoção de cálculo com instrumentos plásticos.

Procedimentos A+B: terapia anti-séptica

Com supuração, um sintoma precoce de destruição dos tecidos periimplantares, e bolsas de 4 a 5 mm: tratamento A associado a irrigação da bolsa com clorexidina 0,2%. O paciente deverá usar *spray* de clorexidina ou irrigação caseira da bolsa.

Procedimentos A+B+C: terapia antibiótica

Com profundidades de sondagem acima de 5 mm e perda óssea (radiografia: periimplantite), testes microbiológicos podem ser indicados (Mombelli e cols., 1987; Mombelli e Lang, 1992; Luterbacher e cols., 2000): procedimentos A+ B com uso adicional de antibiótico contra microrganismos anaeróbios (metronidazol sistêmico, 1 g por 10 dias, ou aplicação tópica de "drogas de liberação lenta", p. ex., Atridox, etc.).

Procedimentos A+B+C+D: regenerativos ou ressectivos

Quando a perda óssea é significativa, pode ser necessário intervir cirurgicamente (D) após a administração sistêmica de antibióticos, a fim de evitar-se uma "osteodesintegração" do implante. O procedimento cirúrgico pode ser ressectivo ou objetivar uma intervenção de natureza regenerativa/de aumento para obter-se o preenchimento ósseo do defeito, após desintoxicação da superfície exposta do implante (ácidos, remoção mecânica, jateamento com pós abrasivos biocompatíveis, etc.). Em casos extremos, a reosteointegração pode ser tentada e pode ocorrer (Wetzel e cols., 1999). Esses procedimentos mais radicais podem prevenir perda óssea ao redor do implante.

Procedimento E: extração ou exfoliação

Exfoliação: dor e mobilidade indicam a perda da osteointegração, um implante "falho". O implante deverá ser removido rapidamente para que se dê ao alvéolo as maiores possibilidades de regeneração. Assim, mais tarde, no mesmo alvéolo, um novo implante pode ser colocado.

Nota: higiene bucal e o absolutamente necessário acompanhamento do implante, pelo profissional, usando instrumentos que não arranhem a superfície do implante. Com esses cuidados, implantes podem ser mantidos por muito tempo.

Periodontia geriátrica? – o periodonto do idoso

Diferentes circunstâncias – mudanças de conceitos de tratamento

O percentual de indivíduos idosos na população como um todo continua aumentando, mas diferenças existem entre o "Terceiro Mundo" e as nações industrializadas (Figura 276).

O maior problema para a odontologia e a Saúde Pública é o aumento cada vez maior da distância entre o que é *absolutamente necessário* e o que é *possível*. Essa situação preocupante traz consigo considerações socioeconômicas, questões técnicas com relação aos seguros de saúde e dilemas médicos éticos ainda que a magnitude destes tenha sido somente reconhecida nos anos mais recentes. A Organização Mundial da Saúde categoriza a população de idosos em quatro classes:

• Indivíduos envelhecendo	45 a 60 anos de idade
• Indivíduos mais velhos	61 a 75 anos de idade
• Indivíduos velhos	76 a 90 anos de idade
• Indivíduos muito velhos	91 a 100 anos de idade

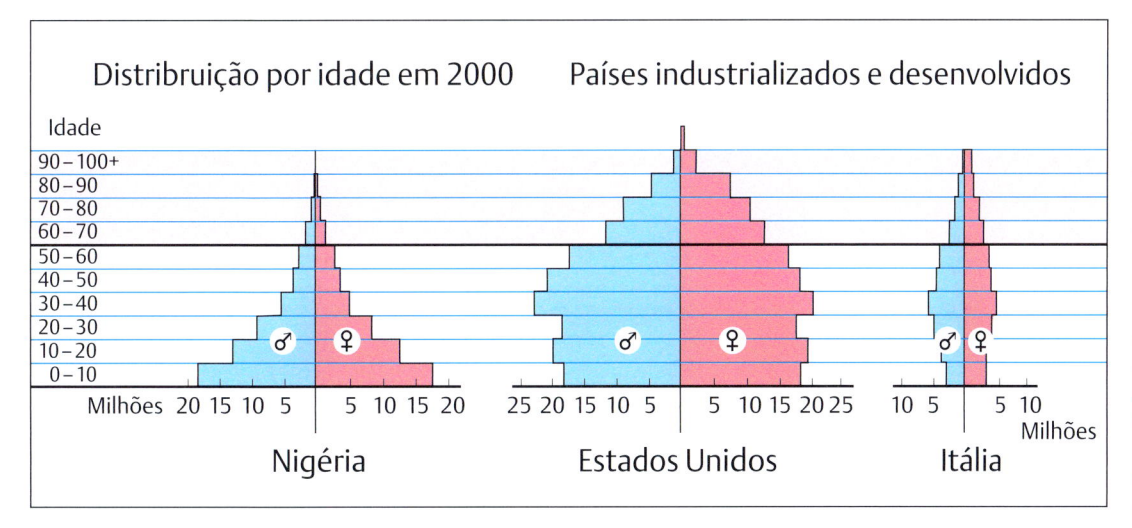

726 Distribuição populacional, por idade, em países em desenvolvimento e em nações industrializadas
No "Terceiro Mundo"(p. ex., Nigéria), pode-se observar uma alta taxa de nascimentos resultando em uma pirâmide populacional jovem e larga. Os Estados Unidos exibem uma pirâmide "tipo barriga", resultante de uma certa redução nas taxas de nascimento e uma expectativa de vida muito maior. A curva italiana exibe o mesmo perfil da americana mas é consideravelmente mais fina por conta do número menor da população.

Está claro que o estado geral de cada indivíduo não pode ser considerado apenas pela idade. Muito além da idade, as condições físicas, psíquicas e de auto-suficiência são mais significativas para a qualidade de vida individual. As doenças e as medicações utilizadas para tratá-las podem, portanto, condicionar o planejamento do tratamento dental (classificação da ASA, história médica, p. 212).

Apesar do aumento no número de idosos, um número menor de dentaduras completas estão sendo confeccionadas hoje em comparação com décadas passadas. Isso é provavelmente decorrência do aumento no conhecimento da etiologia e da patogênese das estruturas dentais e periodontais ocorrido a partir da segunda metade do século passado. Esse conhecimento levou a profilaxias abrangentes e sistemáticas que estendem sua efetividade mesmo na velhice.

Além disso, técnicas de tratamento odontológico e estratégias preventivas passam por contínuo desenvolvimento e refinamento, de tal forma que a manutenção prolongada da dentição natural está virtualmente garantida.

Diferentes circunstâncias – diferentes pré-requisitos

O padrão de desenvolvimento nos países industrializados em direção a uma população cada vez mais velha obviamente tem um efeito substancial na periodontia, bem como nas práticas de higiene bucal.

No Capítulo *Tratamento das doenças periodontais inflamatórias* (p. 201), foi observado que, para o tratamento das gengivites, periodontites e recessões gengivais, existem, na atualidade, conceitos terapêuticos cientificamente validados.

Contudo, com as mudanças massivas da distribuição por idade da população, esses conceitos precisam ser reconsiderados.

Indivíduos idosos passam por mudanças somáticas e psíquicas que podem forçar o médico e o cirurgião-dentista a mudar condutas terapêuticas habituais geralmente utilizadas. Mas esse fato nunca deve significar que nossos idosos e pacientes comprometidos sistemicamente devam ser tratados de forma inadequada; muito pelo contrário, o significado dessa observação é que esses pacientes devem ser tratados *de forma diferente* daquela empregada para indivíduos jovens e sistemicamente saudáveis.

É importante observar que o processo de envelhecimento não reduz necessariamente todas as funções físicas e psíquicas ou a coordenação motora (Geering, 1986):

Capacitações que permanecem e podem mesmo estar aumentadas:
- Memória de longo prazo
- Experiências
- Habilidade de aprender
- Julgamento
- "Habilidades interpessoais"
- Capacidade de fala
- Capacitações físicas e psíquicas
- Confiabilidade
- Auto-satisfação, compaixão, ternura, entre outros, mas também a teimosia da idade

Por outro lado, certas funções e capacitações estão reduzidas no idoso:

- A resposta imune está reduzida e o risco de infecções, aumentado
- As doenças sistêmicas e a ingestão de medicamentos aumentam
- A capacidade tecidual de regeneração é reduzida também na cavidade bucal
- As capacitações físicas estão reduzidas
- A higiene bucal é freqüentemente negligenciada
- Ocorre a oligosialia
- Aumenta a ocorrência de cárie radicular

727 Influências que podem levar a problemas periodontais nas pessoas idosas
Nem todos os fatores apontados aqui estarão presentes em todas as pessoas idosas. Porém, alguns parâmetros – por exemplo, ausência de adesão e/ou resposta imune reduzida – podem levar a problemas significativos com a saúde bucal. Além disso, os fatores individuais podem se acumular e levar, em última análise, a necessidade de tratamentos especiais.

Modificada de *Ratka-Krüger e cols.*, 1998

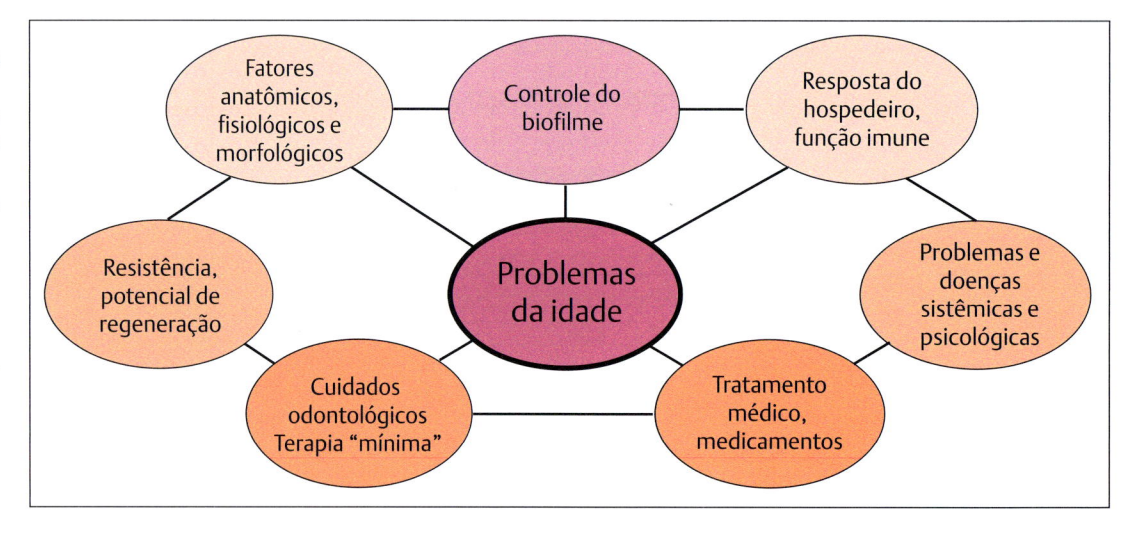

Mudanças estruturais/biológicas nos tecidos periodontais dos indivíduos idosos

Além dos fatores anteriormente discutidos que se aplicam ao organismo todo, há também aspectos clínicos e da estrutura biológica normais no processo de envelhecimento de todos os órgãos e tecidos, os quais podem ser reconhecidos no periodonto. O Capítulo "Recessão Gengival" (p. 155) descreveu o aspecto clínico de lesões tipo recessão em pessoas idosas. A Figura 728 ilustra o aspecto clínico de um paciente idoso, porém periodontalmente "saudável". A recessão/encolhimento – também interdental – pode ser explicada por influências externas de muitas décadas. Inflamação leve, porém crônica, resulta em "encolhimento" da gengiva, e isso pode ser exacerbado por uma higiene bucal inapropriada além da possível irritação iatrogênica.

Para o periodonto, são de importância os processos de envelhecimento estrutural e biológico da gengiva (epitélio e tecido conjuntivo), do ligamento periodontal e do processo alveolar. A cicatrização, isto é, os processos regenerativos, parece ser menos efetiva com o aumento da idade (p. ex., quantidade reduzida de células [tronco] precursoras).

Epitélio

Mudanças no *epitélio gengival* são determinadas na maior proporção pelo tecido conjuntivo subepitelial. Existem várias explicações para a proliferação e, a partir dela, a reposição contínua do epitélio: enquanto alguns autores têm descrito um aumento na atividade proliferativa com a idade, outros reportam proliferação estacionária ou mesmo redução. Independentemente desses resultados, existe o consenso de que a mucosa oral e a gengiva tornam-se mais finas, "moles" e secas (redução na produção de saliva) e também há a perda do pontilhado característico da gengiva. Em indivíduos idosos, todas as superfícies de mucosas são mais suscetíveis à irritação mecânica em comparação com as de pessoas jovens. Histologicamente há uma redução na ceratinização da gengiva, bem como uma atrofia na região do *stratum spinosum*. Todas essas alterações são mais comuns no sexo feminino, durante a menopausa, do que no sexo masculino de idade semelhante e podem ser explicadas pela redução da função ovariana.

Estudos de pesquisa não demonstraram qualquer alteração na relação das estruturas normais do *epitélio juncional* com a idade.

Tecido conjuntivo

Mudanças no tecido conjuntivo relacionadas à idade podem ser observadas tanto na gengiva como no ligamento periodontal. O número de fibroblastos (e a sua atividade mitótica) está reduzido, assim como a síntese de colágeno. O colágeno do ligamento periodontal exibe uma distribuição normal, mas os feixes de fibras são mais espessos e mais densos. Simultaneamente, a matriz orgânica está reduzida. Zonas de hialinização podem se formar e (raramente) levar a uma regeneração cartilaginosa ou óssea. O número de restos epiteliais de Malassez está reduzido.

A espessura do cemento celular aumenta, especialmente no terço apical da superfície radicular e nas áreas de furca.

Os espaços do ligamento periodontal tornam-se mais estreitos, mas isso também pode ser resultado de forças funcionais (ausência ou hipofunção).

Os vasos podem exibir alterações ateroscleróticas, e a vascularização como um todo está reduzida.

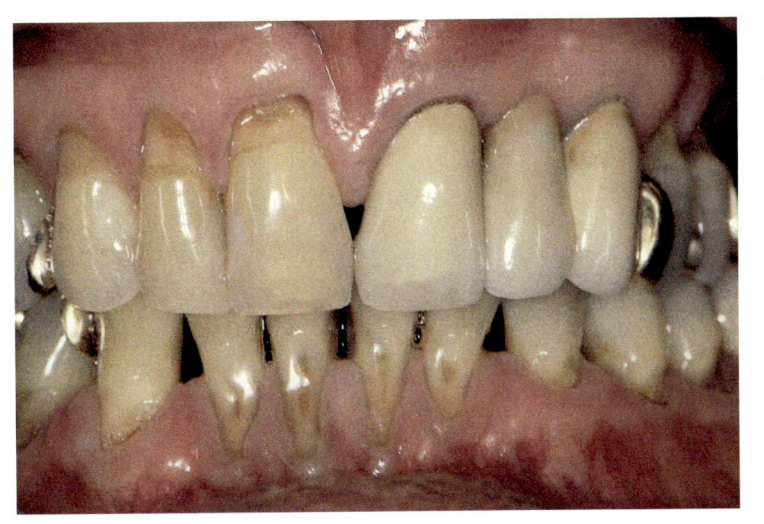

728 Aspecto clínico da região anterior de um homem "idoso" de 61 anos de idade
Ao longo de sua vida, ele realizou a escovação dental com o método de escovação horizontal, resultando em recessão gengival (retração) e abrasões em cunha. No dente 31, a gengiva estava completamente perdida. Por outro lado, praticamente não há sinais clínicos de "bolsas" ou periodontite.

Osso

Em pessoas de mais idade, as mudanças osteoporóticas no osso (relação do osso compacto e expansão dos espaços medulares) podem afetar os molares, mas, nesta localização intra-bucal, este processo tem menos importância do que anteriormente considerada. A osteoporose é mais freqüente nos ossos longos e na coluna vertebral. As mulheres, em decorrência da redução da produção de estrógeno, são mais afetadas que os homens; elas deveriam ser regularmente avaliadas após a menopausa (espessura óssea, medidas de densidade).

Cicatrização

Uma questão constante é até que ponto os procedimentos periodontais, principalmente os cirúrgicos, estão indicados ou os problemas relacionados à cicatrização seriam esperados, levando à falha da terapia. Este perigo é injustificado. Ainda que em pacientes idosos um menor número de células tronco esteja presente, o seu potencial permanece inalterado. O único problema é a seqüência temporal de eventos biológicos que levam a uma completa cicatrização: este processo pode ser muito mais longo do que em pacientes mais jovens.

Mudanças relacionadas à idade: influência sobre o plano de tratamento

Neste livro, afirmamos, repetidas vezes, que certos pré-requisitos devem ser preenchidos antes da realização do plano de tratamento:

- Tempo, compreensão e resiliência do paciente
- Persistência e adesão adequada em relação à higiene bucal
- Saúde geral adequada
- Redução dos fatores de risco

Até mesmo em pacientes idosos, esses pré-requisitos certamente permanecem se o paciente é física e mentalmente saudável. Os idosos, hoje, *demandam* um tratamento adequado, similar àquele fornecido a pessoas mais jovens. Eles dispensam a falta de comprometimento com o tratamento só porque são idosos. Eles freqüentemente não querem se acomodar quando a questão é estética bucal.

Por outro lado, alguns desses pacientes não preencherão tais critérios para a terapia periodontal ou os preencherão de forma restrita. A capacidade reduzida determina com freqüência que se façam compromissos entre o que se quer e o que se pode obter com a terapia. Em muitos casos, a sua capacidade/entendimento mental para tratamentos sistemáticos não existe. Assim, só os tratamentos indispensáveis ou aqueles para alívio da dor devem ser realizados. O paciente, na sua "inflexibilidade" relacionada à idade, sabe melhor o que quer do atendimento odontológico.

Da mesma forma, doenças sistêmicas graves, como diabete, Alzheimer, doenças auto-imunes, doença de Parkinson, doenças hematológicas e efeitos colaterais dos medicamentos podem influenciar de maneira significativa o tratamento odontológico/oral.

Em geral, a destreza manual encontra-se reduzida com a idade. Pacientes idosos e portadores de doenças como as citadas anteriormente podem não entender a importância da higiene bucal ou podem encontrar-se incapacitados para a sua execução. Nem sempre é possível trocar a escova manual por um dispositivo elétrico ou por bochechos medicamentosos químicos (clorexidina, p. 235). O resultado é um acúmulo de biofilme dental sempre maior e, como conseqüência, gengivite e, às vezes, periodontite. Estudos estatísticos mostram que a doença periodontal se desenvolve mais rapidamente nos pacientes idosos quando comparados a pessoas mais jovens (Imfeld, 1985). *Ainda assim*, a periodontite não pode ser categorizada como uma "doença da idade".

Adicionalmente aos já discutidos problemas de saúde geral e dificuldades com a higiene bucal, a dentição exibirá manifestações da idade, como atrição, abrasão, recessão gengival e descoloração dental.

729 Homem de 80 anos
Este paciente mentalmente capaz sofreu de um mal de Parkinson leve. Ele apresentou dificuldades de realizar a higiene bucal mecânica, mas queria "limpar" os dentes. Após debridamento profissional e terapia periodontal, uma escova elétrica foi prescrita, bem como bochechos com clorexidina (com a ajuda da família!) e o paciente foi agendado para consultas de rechamada com intervalos menores.

Direita: programa de bochechos com clorexidina.

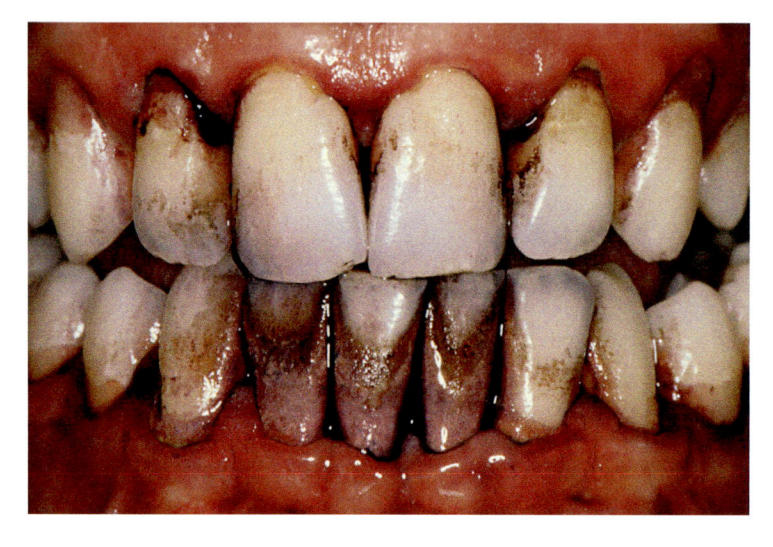

Programa de utilização de clorexidina: dois regimes possíveis

A

1 mês de clorexidina (0,1 a 0,2%), 2 vezes ao dia
3 meses sem clorexidina
1 mês com clorexidina
3 meses sem clorexidina

B

Doses diárias de clorexidina de baixa concentração (0,06%) como um substituto diário no caso de cuidados caseiros insuficientes (p. ex., casas de repouso!).

Plano de tratamento modificado

Pacientes idosos, porém mental e fisicamente capazes, não requerem nenhuma alteração no plano de tratamento. No entanto, para aqueles pacientes com dificuldades mentais e físicas, o plano de tratamento deve ser adaptado de acordo com a situação vigente. Dentes com prognóstico questionável devem ser, provavelmente, extraídos. É possível que uma abordagem extrema só deva ser aplicada para manter dentes que possam permanecer até o final da vida desses pacientes.

Dentes faltantes em áreas não-visíveis ensejam a discussão se a sua reposição é necessária. Se a reposição se dá por razões funcionais, uma prótese parcial é sempre preferível à fixa. É preferível incorporar próteses em uma idade na qual o paciente pode se acostumar a ela, em vez de se manter por anos (décadas) sob uma terapia periodontal sem fim que pode levar o paciente a ter uma dentadura completa e, no fim, inaceitável por ele.

Os dentes não precisam ser mantidos "a qualquer custo" nos pacientes idosos, em vez disso, deve predominar o senso de "bem-estar" (saúde, função, fonética, estética) e a percepção do paciente em relação à valia de manter os dentes e sua satisfação.

Classificação das doenças periodontais

A reclassificação mais recente das doenças periodontais (1999)

Como demonstrado no Capítulo "Tipos de doenças periodontais associadas ao biofilme dental" (p. 77), novas evidências científicas e achados clínicos, experiência acumulada ao longo de tempo tanto quanto a rápida troca deste conhecimento (*Internet*) resultaram na necessidade de definir de forma atualizada a classificação e a nomenclatura das doenças e das "condições" clínicas.

Perto do final de 1999, um *workshop* em Oak Brook, Illinois, foi organizado com membros da Academia Americana de Periodontologia (AAP) e a Federação Européia de Periodontologia (FEP), e o resultado deste encontro está apresentado nas duas próximas páginas como uma ilustração da nova classificação (tipos I a VIII), tal qual publicado por Armitage (1999) nos *Annals of Periodontology*.

Tipo	Classificação das doenças periodontais de 1999
I	Doenças gengivais
II	Periodontite crônica
III	Periodontites agressivas
IV	Periodontites como manifestações de doenças sistêmicas
V	Doenças periodontais necrotizantes
VI	Abscesso periodontal
VII	Periodontites em combinação com lesões endodônticas
VIII	Condições associadas ao desenvolvimento ou herdadas

730 Doença Periodontal
Tipos – classificação de 1999

A nova classificação das doenças periodontais em oito grupos/tipos básicos está demonstrada nas próximas duas páginas, incluindo todas as subclassificações.

Classificação de 1999 – prós e contras

A "velha classificação" (AAP, 1989) descrevia cinco classes de doenças. Essa classificação estava baseada de forma excessivamente pesada na *idade do paciente no início da doença* – isto é, "periodontite de estabelecimento precoce", PEP, e "periodontite do adulto", PA, assim como também na progressão da doença, como a de progressão rápida (PEP e PRP). Foi necessário mudar esse tipo de classificação porque "periodontite de progressão rápida" (PPR) não ocorre apenas em pacientes jovens, como também periodontites crônicas (PA) em pacientes mais velhos com reduzida função imune podem inesperada e rapidamente evoluir para um estado mais agudo.

Mesmo a nova classificação de 1999 durará apenas por um período limitado de tempo: ela é demasiado includente e *combina* tipos de doença que são *relevantes para a prática* clínica com tipos de doença que são bastante raros. A classificação de 1999 é semelhante, em muitos aspectos, ao extenso catálogo da OMS listando as doenças, porém não considera o caráter multifatorial das doenças periodontais (riscos!).

Esse problema tem sido descrito de forma temática em inúmeras publicações subseqüentes (Van der Velden, 2000; Burgermeister e Schlagenhauf, 2002; Brunner e cols., 2002; DGP, 2002; Bengel, 2003; Lang, 2003).

731 Versão original da classificação (AAP, 1999)
Esta classificação das doenças periodontais tem sido aceita em todo o mundo, e está apresentada aqui na sua forma original, traduzida diretamente da versão em inglês (classificação resumida, p. 78)

Doenças gengivais
Ocorrem nos tecidos periodontais sem a perda simultânea de inserção periodontal ou osso.

(Mesmo na presença de periodontites, um dos sintomas primários é a doença gengival.)

Doenças gengivais induzidas pelo biofilme (A)
Acima de tudo, todas as gengivites induzidas pelo biofilme (tipo IA) são doenças universais. Elas ocorrem em quase todas as doenças periodontais e são fáceis de tratar. Estruturas periodontais mais profundas não estão afetadas nessa definição.

Lesões gengivais não-induzidas pelo biofilme (B)
Associada a estas doenças, pode existir uma gengivite induzida pelo biofilme dental. Este é um grupo de doenças/lesões que são observadas de forma relativamente rara. Exceções: lesões virais que afetam os tecidos periodontais e a mucosa oral. O tratamento pode ser difícil, com diferentes graus de sucesso nos resultados. Em muitos casos, um especialista médico pode ter de ser chamado, especialmente nas formas que colocam a vida do paciente em risco (p. ex., pênfigo vulgar; IB 5a 3).

Classificação de 1999 – Gengiva

Tipo I – doenças gengivais

A. Doenças gengivais induzidas pelo biofilme dental
  1. Gengivites associadas somente com o biofilme
     a. Ausência de outros fatores contribuintes
     b. Presença de outros fatores contribuintes (ver também VIII A)
  2. Doenças gengivais modificadas por fatores sistêmicos
     a. Associadas com o sistema endócrino
        1) Gengivite associada a puberdade
        2) Gengivite associada a ciclo menstrual
        3) Gengivite associada a gravidez
           a) Gengivite
           b) Granuloma piogênico
        4) Gengivite associada a diabete melito
     b. Associadas a discrasias sangüíneas
        1) Gengivite associada a leucemia
        2) Outras
  3. Doenças gengivais modificadas por medicamentos
     a. Doenças gengivais influenciadas por drogas
        1) Aumentos gengivais influenciados por drogas
        2) Gengivite influenciada por drogas:
           a) Gengivite associada a contraceptivos orais
           b) Outras
  4. Doenças gengivais modificadas pela má nutrição
     a. Gengivite associada à deficiência de ácido ascórbico
     b. Outras

B. Lesões gengivais não-induzidas pelo biofilme
  1. Doenças gengivais de origem bacteriana específica
     a. Lesões associadas a *Neisseria gonorrhea*
     b. Lesões associadas a *Treponema pallidum*
     c. Lesões associadas a infecções estreptocócicas
     d. Outras
  2. Doenças gengivais de origem viral
     a. Infecções pelo vírus do herpes
        1) Gengivoestomatite herpética primária
        2) Herpes bucal recorrente
        3) Infecções pelo varicela zoster
     b. Outras
  3. Doenças gengivais de origem fúngica
     a. Infecções por espécies de cândida
        1) Candidíase gengival generalizada
     b. Eritema gengival linear
     c. Histoplasmose
     d. Outras
  4. Lesões gengivais de origem genética
     a. Fibromatose gengival hereditária
     b. Outras
  5. Manifestações gengivais de condições sistêmicas
     a. Doenças mucocutâneas
        1) Líquen plano
        2) Penfigóide
        3) Pênfigo vulgar
        4) Eritema multiforme
        5) Lúpus eritematoso
        6) Induzidas por drogas
        7) Outras
     b. Reações alérgicas
        1) Materiais restauradores dentais
           a) Mercúrio
           b) Níquel
           c) Acrílico
           d) Outros
        2) Reações atribuíveis a
           a) Dentifrícios
           b) Colutórios
           c) Componentes das gomas de mascar
           d) Outros
  6. Lesões traumáticas (factícia, iatrogênica, acidental)
     a. Injúria química
     b. Injúria física
     c. Injúria térmica
  7. Reações de corpo estranho
  8. Não-especificadas de outra forma (NOS)

Tipo I doenças gengivais
- **Gengivites induzidas pelo biofilme dental**
  - Gengivites causadas apenas pelo biofilme dental
  - Gengivites modificadas por fatores sistêmicos

  - Doenças gengivais modificadas por medicações

  - Doenças gengivais modificadas pela má nutrição

- **Lesões gengivais não-induzidas pelo biofilme**
  - Lesões causadas por bactérias específicas

  - Lesões virais

  - Lesões fúngicas

  - Lesões de associadas à genética

  - Lesões relacionadas a condições sistêmicas

  - Lesões traumáticas

  - Reações de corpo estranho
  - Outras

Tipo II Periodontite crônica, PC	**Classificação de 1999 – Periodonto**	**732 Periodontites tipos II e VIII**

Tipo II   Periodontite crônica, PC

Tipo III   Periodontite agressiva, PA

Tipo IV   Periodontites com doenças sistêmicas

- Discrasia sangüínea
- Fatores genéticos

- Não-especificada

Tipo V   Gengivite/Periodontite ulcerativa necrosante (PUN/GUN/

Tipo VI   Abscessos

Tipo VII   Periodontite combinada com lesões endodônticas

Tipo VIII   Deformidades e condições decorrentes do desenvolvimento ou herdadas

- Fatores dentais localizados que aumentam a retenção do biofilme
- Problemas mucogengivais no arco dental

- Problemas mucogengivais no rebordo alveolar desdentado

-Trauma oclusal

Classificação de 1999 – Periodonto

Tipo II   **Periodontite crônica (PC)****
     A   Localizada
     B   Generalizada

Tipo III   **Periodontite agressiva (PA)****
     A   Localizada
     B   Generalizada

Tipo IV   **Periodontite como uma manifestação de doenças sistêmicas**
     A   Associada com problemas hematológicos:
         1. Neutropenia adquirida
         2. Leucemia
         3. Outras
     B   Associada com problemas genéticos:
         1. Neutropenia familiar e cíclica
         2. Síndrome de Down
         3. Síndromes de deficiência de adesão do leucócito
         4. Síndrome de Papillon-Lefèvre
         5. Síndrome de Chediak-Higashi
         6. Síndromes das histiocitoses
         7. Doença de armazenamento do glicogênio
         8. Agranulocitose infantil genética
         9. Síndrome de Cohen
         10. Síndrome de Ehlers-Danlos (tipos IV e VIII)
         11. Hipofosfatasia
         12. Outras
     C   Não-especificadas de outra forma (NOS)

Tipo V   **Doenças periodontais necrosantes**
     A   Gengivite ulcerativa necrosante (GUN)
     B   Periodontite ulcerativa necrosante (PUN)

Tipo VI   **Abscessos do periodonto**
     A   Abscessos gengivais
     B   Abscessos periodontais
     C   Abscessos pericoronários

Tipo VII   **Periodontites associadas com lesões endodônticas**
     A   Lesões endoperiodontais combinadas

Tipo VIII   **Deformidades e condições decorrentes do desenvolvimento ou herdadas**
     A   Fatores locais relacionados aos dentes que modificam ou predispõem a doenças gengivais/periodontais causadas pelo biofilme:
         1. Fatores da anatomia dentária
         2. Fatores da anatomia do arco dental
         3. Fraturas radiculares
         4. Reabsorção radicular cervical ou falhas no cemento
     B   Deformidades mucogengivais e condições ao redor dos dentes:
         1. Recessão gengival/tecidual:
            a. Superfícies vestibular ou lingual
            b. Interproximal (papilar)
         2. Ausência de gengiva ceratinizada
         3. Diminuição da profundidade do vestíbulo
         4. Posições aberrantes de freios e inserções musculares
         5. Excessos gengivais:
            a. Pseudobolsa
            b. Margem gengival inconsistente
            c. Sorriso gengival excessivo
            d. Aumentos gengivais (ver I A3 e I B4)
         6. Anormalidades de cor
     C   Deformidades mucogengivais e condições no rebordo desdentado:
         1. Deficiência vertical/horizontal do rebordo
         2. Ausência de gengiva/tecidos ceratinizados
         3. Aumentos gengivais/teciduais
         4. Posição aberrante de freios e músculos
         5. Diminuição da profundidade do vestíbulo
         6. Anormalidades de cor
     D   Trauma oclusal:
         1. Trauma oclusal primário
         2. Trauma oclusal secundário

---

732 Periodontites tipos II e VIII

Periodontite crônica (II) e agressiva (III)
A periodontite crônica (previamente PA) é a forma mais comum das doenças (> 80% de todos os casos).

Formas mais agressivas (previamente PEP, PP, PJL e PRP) são raras.

Além da forma patobiológica (p. 96) a variante patomorfológica (p. 98) e a localização da perda de inserção devem ser consideradas:

** Localizada/generalizada
Em um caso com menos de 30% de sítios comprometidos, a doença é considerada localizada. Envolvimentos mais avançados e disseminados são categorizados como generalizada.

** Graus de progressão
Perda de inserção clínica (PIC) é descrita da seguinte forma:

- "pequena"   até 2 mm
- "moderada"   3 a 4 mm
- "avançada"   > 5 mm

** Além da classificação globalmente aceita da AAP (1999), deve-se considerar o grau de gravidade (PIC) sozinho e com o envolvimento terapêutico prospectivo correspondente, assim como descrito na classificação ADA/AAP para "casos-padrão" e "tipos de caso" (Associação Odontológica Americana – ADA).

"Tipos de caso" – ADA

- **Avaliação do grau de progressão**

I	Gengivite – 3 graus de gravidade
II	Periodontite inicial
III	Periodontite moderada
IV	Periodontite avançada

Mudanças – comparando as classificações de 1989 e 1999

Qualquer classificação de um processo nosológico complicado pode ser tentada apenas para descrever o *processo* de doença em termos gerais em um formato curto, de preferência levando a um melhor entendimento da natureza complexa de longo prazo.

Portanto, não é possível acessar/direcionar em termos simples, baseados no nome da doença ou de sua etiologia, o seu início, a sua condição clínica e o seu grau de destruição ou progressão ou, por fim, as causas de tipos de doenças específicas, bem como distinguir o processo de doença individual de outras doenças.

Por outro lado, uma classificação pode esclarecer ou descrever a relevância, bem como a prevalência da doença e, dessa maneira, focar as energias terapêuticas em cada clínico.

Os autores deste livro tentaram usar a classificação ainda que considerem o sistema anterior. Acima de tudo, foi nosso objetivo descrever e retratar as formas *mais importantes de doenças periodontais* no nosso texto e nas ilustrações para o técnico em higiene dental, o cirurgião-dentista e o periodontista.

733 Mudanças na classificação da AAP, 1999
São mostradas na tabela (direita).

O termo "apical" foi mantido para formas mais raras de periodontite.

Nota: não se encontram abreviaturas razoáveis para a nova classificação no seu todo.

Modificada de *Meyle e cols., 2002; DGP/QV*

*PRef. = Periodontite Refratária

Modificada de *Meyle e cols., 2002; DGP/QV*

1989/99 Mudanças na classificação		1989 5 classes	1999 8 tipos
+	Aumento na classificação "problemas gengivais"	—	I
+	Aumento na classificação "abscessos periodontais"	—	VI
+	Aumento na classificação "periodontites associadas a lesões endodônticas"	—	VII
+	Aumento na classificação "condições genéticas ou associadas ao desenvolvimento"	—	VIII
△	Diferenciação entre o termo "periodontite como uma manifestação de doenças sistêmicas"	III	IV
▶○▶	Troca do termo "periodontite do adulto" pelo termo "periodontite crônica"	I AP	II PC
▶○▶	Troca do termo "periodontite de estabelecimento precoce" pelo termo "periodontite agressiva"	II PEP PPP PJL PRP	III PA
▶○▶	Troca do termo "periodontite ulcerativa necrosante" pelo termo "doença periodontal necrosante"	IV GUN/P	V GUN/PUN
⊖	Eliminação dos termos "periodontite refratária" e "periodontite recorrente" como categorias individuais	V PRef.*	✕

Limitações – exemplos de crítica

A nova classificação (1999) tem subclassificações (hierárquicas) em demasia: por exemplo, gengivite gravídica é encontrada em IA 2 a 3 a/b! Além disso, parece ser totalmente impraticável que os tipos de doença de ocorrência mais comum não sejam identificadas com simples abreviações, exceto por PC, PA, GUN e PUN.

Possivelmente o capítulo mais importante deste livro, "Manifestações bucais da infecção por HIV e AIDS" (p. 142) não é nem *listado* na nova classificação, embora esta grave imunodeficiência não só se manifeste como gengivite/periodontite ulcerativa necrosante (GUN/PUN) como também, de forma específica, como "eritema linear gengival" e uma longa lista de infecções oportunistas secundárias na mucosa oral e no periodonto (infecções bacterianas, virais e fúngicas e na forma de tumores tais como o sarcoma de Kaposi, p. 146).

"Recessões gengivais clássicas", que têm se tornado cada vez mais comum nas nações industrializadas nos anos recentes (p. 155), são classificadas sob o item VIII1a "deformações e condições mucogengivais". Qualquer "recessão de tecido mole" em geral ocorre após alguma forma de deiscência óssea. Se essa "condição" deve ser classificada como uma doença ou apenas como uma variação morfológica do periodonto é realmente irrelevante para o técnico em higiene dental.

Tanto o técnico em higiene dental como o cirurgião-dentista devem entrar em um acordo com o fato de que o paciente não está interessado apenas em saúde bucal, mas também, cada vez mais, em problemas estéticos (recessões gengivais, "dentes longos"), os quais somente podem ser abordados por meio de cirurgia plástica/mucogengival.

Na classificação mais recente, estados de doença inteiros não estão representados (doenças infecciosas – HIV/AIDS) ou estão inadequadamente representados (recessão gengival), e algumas "condições", como abscesso pericoronário (VI C), são colocadas em alto destaque.

Agradecimentos pelas figuras

As pessoas listadas a seguir forneceram material ilustrativo para esta publicação.
Todas as outras ilustrações ou figuras fazem parte dos arquivos dos autores e dos Drs. K. H. e E. M. Rateitschak (Universidade de Basle), dos seus departamentos e consultórios particulares.
Fotografias de objetos foram realizadas exclusivamente pelo autor Herbert F. Wolf.
Todas as *ilustrações histológicas* – com exceção de ilustrações especiais – foram fornecidas pela Dra. Alice Kallemberger (emérita, Basle).

Todas as ilustrações gráficas e esquemáticas foram preparadas e fornecidas, a partir de ilustrações detalhadas de H. F. Wolf, pela companhia de ilustrações B. Struchen & Partner (Zurique) e por J. Hormann, Design Gráfico (Stuttgart).
Uma vez que muitas das figuras contêm mais de uma fotografia, cada agradecimento contém uma descrição exata da contribuição de cada autor (p. ex., E, C e D para a esquerda, centro e direita ou A, B, C, etc.).

Universidade de Basle, Suíça	
B. Maeglin	261E, 262, 265, 266-268, 271, 271D, 272, 272E, 273, 275, 275D, 276, 276D
B. Daiker	285, 285E, 286, 286E
R. Guggenheim	255E
J. Meyer	71, 71 E
H. Müller	290
L. Ritz	638-643
B. Widmer	247

Universidade de Berna, Suíça	
D. Bosshardt	S. 6, 26D, 28E, 30E
N. Lang	21D, 23, 25E, 278
M. Grassi	320D

Universidade da Califórnia, São Francisco, EUA	
G. Armitage	377
J. Winkler	310

Universidade de Genebra, Suíça	
G. Cimasoni	47, 360
A. Mombelli	410-412, 662, 663

Universidade de Loma Linda, EUA	
J. Egelberg	37D, 155D, 158D

Universidade da Pensilvânia, Filadélfia, EUA	
M. A. Listgarten	45, 46, 46E, 54, 563

Universidade de Zurique, Suíça	
B. Guggenheim	56, 56D, 57, 58, 58E, 59, 73D, 75D
F. Lutz	51E
W. Mörmann	38
H. R. Mühlemann	13D, 269D
P. Schüpbach	S.200
H. Schroeder	18, 18E, 19, 23E, 26D-28E, 31D, 32, 48D, 455, 446

Escola para Técnicos em Higiene Dental, PSZN Zurique-Norte, Suíça	
U. Saxer	270, 299, 301, 653-655

Profissionais de clínicas privadas	
U. Hersberger (Frenkendorf, BL)	239-241, 244
F. Wolgensinger (Kilchberg, ZH)	11

Referências

A bibliografia deste livro é dividida em duas seções:

- Na primeira seção, estão listados os livros-texto de periodontia, os quais são recomendados para o aprofundamento do estudo em periodontia.
- A segunda seção inclui publicações individuais que podem ser acessadas na *internet*:
  http://www.thieme.com/perio-lit

Devido ao aumento contínuo do fluxo de informação observado nos últimos tempos, os autores deste livro limitaram-se às publicações mais importantes dos últimos 10 a 15 anos. Estão incluídas as publicações de maior suporte, especialmente baseadas nos *Proceedings* das maiores conferências e *workshops*, nos *Position papers and Annals of Periodontology* (AAP), bem como nos sumários da literatura encontrados no *Periodontology 2000* e que apresentem o "Estado da Arte".

Uma exceção refere-se aos estudos clássicos, ou seja, publicações mais antigas, mas que mantiveram o seu valor e viabilidade, mesmo diante dos conhecimentos atuais. Por exemplo, a "História da Periodontia" é relatada em uma publicação excelente, de A. J. Held: *Periodontia: da sua origem até 1980*.

Além disso, os autores deste livro recomendam que os leitores acessem os vários bancos de dados científicos (Medline e também *links* por meio da página da Thieme-Verlag). Mediante a seleção de palavras-chaves apropriadas, o leitor estará apto a acessar resumos e artigos originais.

A literatura a ser apresentada neste livro não pretende ser completa. Em adição aos artigos citados, outras referências da literatura, que não estão citadas no texto, estão indicadas. Um acesso simples a esses artigos pode ser obtido em *sites* de várias organizações profissionais da área de periodontia (AAP, ADHA, SSP, DGP).

Livros-texto de periodontia

Carranza FA, Newman MG. Clinical Periodontology. 8th ed. Philadelphia: Saunders; 1996.
Fedi PF, Vernino AR. The Periodontic Syllabus, 3rd Ed. Baltimore: Williams & Wilkins; 1995.
Genco RJ, Newman MG, eds. Annals of Periodontology, Vol.1 – World Workshop in Periodontics. Chicago: AAP; 1996.
Genco RJ, Page RC eds. Annals of Periodontology, Vol. 2, Joint Symposium on Clinical Trial Design and Analysis in Periodontics. Chicago: AAP; 1997.
Genco RJ, Stamm JW, eds. Annals of Periodontology, Vol. 3, SunstarChapel Hill Symposium on Periodontal Diseases and Human Health: New Directions in Periodontal Medicine. Chicago: AAP; 1998.
Held AJ, Periodontology–From its Origins up to 1980: A Survey. Basel, Boston, Berlin: Birkhäuser; 1989.
Kieser JB. Periodontics. London: Wright, 1990.
Lang NP, Karring T, eds. Proceedings of the 1st European Workshop on Periodontology. London: Quintessence; 1994.
Lindhe J, Karring T, Lang NP. Clinical Periodontology and Implant Dentistry. 4th ed. Copenhagen: Blackwell/Munksgaard; 2003.
Müller HP. Periodontology: The Essentials. New York and Stuttgart. Thieme Medical Publishers; 2004.
Nevins M, Mellonig JT. Periodontal Therapy, Vol. 1. Chicago: Quintessence; 1998.
Preus HR, Laurell L. Periodontal Diseases (A manual of ...). London: Quintessence; 2003.
Ramfjord SP, Ash MM. Periodontology and Periodontics. Philadelphia: Saunders; 1979.
Schluger S, Yuodelis R, Page RC, Johnson RH. Periodontal Diseases. 2nd ed. Philadelphia, London: Lea & Febiger; 1990.
Wilson TG, Kornman KS. Fundamentals of Periodontics. Chicago: Quintessence; 1996.
Wilson TG, Kornman KS, Newman MG. Advances in Periodontics. Chicago: Quintessence; 1992.
Wolf HF, Rateitschak EM & KH, Hassell TM. Color Atlas of Dental Medicine, Periodontology. 3rd Ed. New York and Stuttgart: Thieme Medical Publishers; 2005.

Especialidades relacionadas à periodontia

- Higiene bucal
- Básicas
- Manifestações de doenças (incluindo HIV/AIDS)
- Achados clínicos
- Prevenção e diagnósticos
- Terapia inicial: fase 1
- Medicamentos
- Terapia de fase 2 – tratamento cirúrgico
- Terapia de fase 3 – terapia de manutenção (veja Higiene dental) Rechamada
- Integração estética
- Vários

Higiene bucal

Allen DL, McFall WT, Jenzano JW. Periodontics for the Dental Hygienist, 4th Ed. Philadelphia: Lea & Fibeger; 1987.
Botticelli AT. Manual of Dental Hygiene. London: Quintessence; 2002.
Daniel ST, Harfst SA 9th Eds, Mosby's Dental Hygiene Concepts, Cases, and Competencies. St. Louis: Mosby; 2002
Darby ML (ed.). Mosby's Comprehensive Review of Dental Hygiene, 5th Ed. St. Louis: Mosby; 2002.
Haring JI, Jansen L. Dental Radiography, Principles and Techniques, 2nd Ed. Philadelphia: WB Saunders; 2000.
Nathe CN. Dental Public Health: Contemporary Practice for the Dental Hygienist, 2nd Ed. Upper Saddle River, NJ: Pearson-Prentice Hall; 2005
Neild-Gehrig JS, Fundamentals of Periodontal instrumentation, 5th edition, Lippincott, Williams and Wilkins 2000, ISBN 0-7807-2860-6.
Phagan-Schostok PA, Maloney KL. Contemporary Dental Hygiene Practice. Chicago: Quintessence; 1988.
Walsh TF, Figures KH, Lamb DJ. Clinical Dental Hygiene: A Handbook for the Dental Team. Oxford: Wright; 1992.
Wilkins EM, Clinical Practice of the Dental Hygienist, 8th edition, Lippincott, Williams and Wilkins 1999, ISBN 0-683-30362-7.
Wilkins EM, Clinical Practice of the Dental Hygienist, 9th Ed. Philadelphia: Lippincott Williams & Wilkins; 2005.
Woodall IR. Comprehensive Dental Hygiene Care, 4th Ed. St. Louis: Mosby; 1993.
Wyche C, Wilkins EM. Student Workbook for Clinical Practice of the Dental Hygienist. Philadelphia: Lippincott Williams & Wilkins; 2005.

Básicas

Abbas AK, Lichtman AH, Prober JS. Immunologie. Bern: Huber; 1996.
Avery JK, Steele PF. Essentials of Oral Histology and Embryology: A Clinical Approach. St. Louis: Mosby; 1992.
Bartold PM, Narayanan AS. Biology of the Periodontal Connective Tissues. Chicago: Quintessence Books; 1998.
Bergquist LM, Pogosian B. Microbiology: Principles and Health Science Applications. Philadelphia: WB Saunders; 2000.
Cohen S, Burns RC (eds.). Pathways of the Pulp, 7th Ed. St. Louis: Mosby; 1998.
Fejerskov O, Ekstrand J, Burt BA (eds.). Fluoride in Dentistry, 2nd Ed. Copenhagen: Munksgaard; 1996.
Gemsa D, Kalden JR, Resch K, eds. Immunologie. 4. Aufl. Stuttgart: Thieme; 1997.
Genco R, Goldman HM, Cohen DW. Periodontics Contemporary Standards. St. Louis: Mosby; 1990.
Genco R. Hamada S, Lehner T, McGhee J, Mergenhagen S. Molecular Pathogenesis of Periodontal Disease. Washington D.C.: ASM Press; 1994.
Genetics in Dentistry: Focus Group Research with Dental Health Professionals Rockville, MD: US Department of Health and Human Services, National Institutes of Health, National Institute of Dental and Craniofacial Research, March 2003.
Hamada S, Holt SC, McGhee JR, eds. Periodontal Disease. Pathogens and Host Immune Responses. Tokyo: Quintessence; 1991.
Ibsen OAC, Phelan JA. Oral Pathology for the Dental Hygienist, 3rd Ed. Philadelphia: WB Saunders; 2000.
Jansen van Rensburg BG. Oral Biology. Chicago: Quintessence; 1995.
Karlson P, Doenecke D, Koolman J. Kurzes Lehrbuch der Biochemie. 14. Aufl. Stuttgart: Thieme; 1994.
Marsh P, Martin MV. Oral Microbiology, 4th Ed. Oxford: Wright; 1999.
Page RC, Schroeder HE. Periodontitis in Man and Other Animals. A Comparative Review. Basel: Karger; 1982.
Roitt 1, Brostoff J, Male D. Immunology. London: Gower; 1985.
Roitt IM, Brostoff J, Male DK. Kurzes Lehrbuch der Immunologie. 3. Aufl. Stuttgart: Thieme; 1995.
Samaranayake LP. Essential Microbiology for Dentistry. New York: Chuchill Livingstone; 1996.
Sanderink RBA, Bernhardt H, Knoke M, Meyer J, Weber C, Weiger R. Orale Mikrobiologie und Immunologie. Berlin 2004.
Schroeder HE. Formation and Inhibition of Dental Calculus. Vienna: Hans Huber Publishers: 1969.
Schroeder HE, Listgarten MA. Fine Structure of the Developing Epithelial Attachment of Human Teeth. 2nd ed. Basel: Karger; 1977.
Schroeder HE. The Periodontium. Berlin: Springer; 1986.
Ten Cate AR. Oral Histology, Development, Structure and Function, 5th Ed. St. Louis: Mosby; 1998.
Zinkernagl RM. In: Kayser FH, Bienz KA, Eckert J, Zinkernagl RM. Medizinische Mikrobiologie. Stuttgart: Thieme; 1998, S. 76-78.

Manifestação de doenças (incluindo HIV/AIDS)

DeVita VT, Hellman S, Rosenberg SA (eds.). AIDS: Etiology, Diagnosis, Treatment and Prevention, 4th Ed. Philadelphia: Lippincott-Raven; 1997.
Greenspan D, Greenspan JS, Schidt M, Pindborg JJ. AIDS and the Mouth: Diagnosis and Management of Oral Lesions. Copenhagen: Munksgaard; 1990.
Hassell TM. Epilepsy and the Oral Manifestations of Phenytoin Therapy. Basel: Karger; 1981.
Keyes GG, Waithe ME. HIV Infection in Dentistry: Ethical and Legal Issues. In, Weinstein BD. Dental Ethics. Philadelphia: Lea & Febiger; 1993.
Little JW, Falace DA, Miller CS, Thodus NL. Dental Management of the Medically Compromised Patient, 5th Ed. St. Louis: Mosby; 1997.
Pindborg JJ. Atlas of Diseases of the Oral Mucosa. Copenhagen: Munksgaard; 1985.
Reichert PA, Philipsen HP. Color Atlas of Dental Medicine–Oral Pathology. NewYork and Stuttgart: Thieme Medical Publishers; 2000.

Achados clínicos e diagnóstico

Armitage GC. Development of a Classification System for Periodontal Diseases and Conditions. Annals of Periodontology 1999; 4: 1-6.
Axelsson P. Periodontal Diseases. Diagnosis and Risk Prediction. Vol. 3. Chicago: Quintessence; 2002.
Egelberg J, Claffey N. Periodontal Re-Evaluation–The Scientific Way. Copenhagen: Munksgaard; 1994.
Egelberg J. Periodontics–The Scientific Way. 2nd ed. Malmö: Odonto Science; 1995.
Mueller-Joseph L. Petersen M. Dental Hygiene Process: Diagnosis and Care Planning. Albany: Delmar; 1995.

Prevenção

Axelsson P. An Introduction to Risk Prediction and Preventive Dentistry. Preventive Dentistry. Chicago: Quintessence; 1999.
Benenson AS (ed.) Control of Communicable Diseases in Man, 16th Ed. Washington, DC: American Public Health Association; 1995.
Cuttone JA, Terezhalmy GT, Molinari JA. Practical Infection Control in Dentistry, 2nd Ed. Philadelphia: William & Wilkins; 1996.
Harris NO, Christien AG. Primary Preventive Dentistry, 4th Ed. Norwalk, CT: Appleton &Lange, 1995.
Malamed SF. Handbook of Medical Emergencies in the Dental Office, 5th Ed. St. Louis: Mosby; 2000.

Terapia Inicial: fase 1

Dionne RA, Phero JC, Becker DE. Management of Pain and Anxiety in the Dental Office. Philadelphia: WB Saunders; 2002.
Hodges KO. Concepts in Non-Surgical Periodontal Therapy. New York: Delmar; 1997.
Hodges KO (ed.). Concepts in Non-Surgical Periodontal Therapy. Albany, NY: Delmar; 1998.
Lang NP, Attström R, Löe H. Proceedings of the European Workshop on Mechanical Plaque Control. Chicago: Quintessence; 1998.
Nield-Gehrig JS, Houseman GA. Fundamentals of Periodontal Instrumentation, 3rd Ed. Baltimore: Williams & Wilkins; 1996.
Pattison G, Pattison AM. Periodontal Instrumentation. Reston: Reston Publ.; 1979.
Pattison AM, Pattison G. Periodontal Instrumentation, 2nd Ed. Norwalk, CT: Appleton & Lange; 1992.
Schoen DH, Dean M-C. Contemporary Periodontal Instrumentation. Philadelphia: WB Saunders; 1996.

Medicamentos

American Dental Association, Council on Scientific Affairs: ADA Guide to Dental Therapeutics, 2nd Ed. Chicago: ADA Publishing Co.; 2000.
Lang NP, Karring T, Lindhe J. Proceedings of the 2nd European Workshop on Periodontology, Chemicals in Periodontics. London: Quintessenz; 1996.
Lowinson JH, Ruiz P, Millman RB, Langrod JG (eds.). Substance Abuse: A Comprehensive Textbook, 3rd Ed. Baltimore: Williams & Wilkins; 1997.
Mandel ID. Chemical Agents for Control of Plaque and Gingivitis; Committee on Research, Science and Therapy, American Academy of Periodontology–Position Paper. Chicago: April 1994. Ver www.perio.org.
Newman MG, van Winkelhoff AJ. Antibiotic and Antimicrobial Use in Dental Practice. Chicago: Quintessence; 2001.
Rose LF, Genco, RJ, Cohen, DW, Mealey BIL (eds.) Periodontal Medicine. Hamilton, ONT: BC Decker; 2000.

Intervenção cirúrgica: fase 2

Polson AM. Periodontal Regeneration. Chicago: Quintessence; 1994.
Wennström J, Heijl L, Lindhe J. Periodontal Surgery: Access Therapy. In: Lindhe J, Karring T, Lang NP. Clinical Periodontology and Implant Dentistry. 3rd ed. Copenhagen: Munksgaard; 1997, pp. 508-549.

Integração estética

Cohen ES. Atlas of Cosmetic and Reconstructive Periodontal Surgery. 2nd ed. Philadelphia: Lea & Febiger; 1994.
Magne P, Belser U. Bonded Porcelain Restorations. Chicago: Quintessence; 2002.

Vários

Beemsterboer PL. Ethics and Law in Dental Hygiene. Philadelphia: WB Saunders; 2001.
Bricker SL, Langlais RP, Miller CS. Oral Diagnosis, Oral Medicine, and Treatment Planning, 2nd Ed. Hamilton: BC Decker; 2002.
Carranza F, Shklar G. History of Periodontology. Chicago: Quintessence; 2003.
Dennis C, Gallagher R. The Human Genome. London: Palgrave/Nature; 2001.
Gladwin M, Bagby M. Clinical Aspects of Dental Materials. Philadelphia: Lippincott Williams & Wilkins; 2000.
Malamed SF. Sedation. 3rd ed. St. Louis: Mosby; 1995.
McDonald RE, Avery DR. Dentistry for Children and the Adolescent, 7th Ed. St. Louis: Mosby; 2000.
Palmer CA. Diet and Nutrition in Oral Health. New Jersey: Prentice Hall; 2003.
Reichel W (ed.). Care of the Elderly: Clinical Aspects of Aging, 4th Ed. Baltimore: Williams & Wilkins; 1995.
Schijatschky MM. Life-threatening Emergencies in Dental Practice. Berlin: Quintessenz; 1992.
Spallek H, Spallek G. The Global Village of Dentistry. Berlin: Quintessence; 1997.

Índice

A

Abscesso 29, 60, 114, 329
  acesso 219
  achados radiográficos 177
  bolsa 105, 219
  cerebral 64
  furcas 105, 220
  periodontal 107, 217, 219
  tratamento de urgência 217, 219, 220
Acesso, retalho para 299
  tratamento de furca 304
  vantagens e desvantagens 301
  veja também, Widman, retalho modificado de
Aciclovir 145
Ácido araquidônico, cascata do 49
Actinomyces 24
Adaptação 20
Adenocarcinoma 127
Aderência 222
  excessiva 316
  falta de 315
Aderência do paciente
Adesinas 46
Adquirida, imunodeficiência
  síndrome 139
  veja também, HIV, infecção por
Afiação, óleo de 268
Afiação, pedra de 268
Afta
  recorrente 131
  associada a infecção por HIV 147
Aggregatibacter actinomycetemcomitans (Aa) 30, 33, 37, 51, 184-185, 287
  cultura 181
  fatores de virulência 36
  reservatórios bucais 255
AIDS 139
  veja também, HIV, infecção por
Alérgicas, reações 54
Alveolar, osso 1, 16, 66
  defeitos intra-alveolares 100-101, 297
  deiscência 156, 157
  fenestração 156
  preenchimento ósseo 207
Alveolar, processo 16
  mandibular 16,17
  maxilar 17
Amálgama, restaurações de
  excessos 27, 245
  recontorno 245
  retenção de biofilme 27
Ambientais, fatores 54
Amoxicilina 214, 289
Angina de peito 64
Angular, queilite 144
Anquilose 207
Antibióticos 289
  critérios decisórios 288, 289
  "drogas de liberação lenta" (DLL) 292-293
  efeito nos microrganismos-alvo 289
  manejo dos problemas em implantes 322
  profilaxia da endocardite 213-214
  resistência bacteriana 290
    determinação 181
  terapialocal *versus* sistêmica 291
Anticoagulantes 212
Anticorpos, *veja* imunoglobulinas
Antígeno-anticorpo, reação 186
Antiinfecciosa, terapia 208, 254, 283

Antimicrobiana, terapia, 208, 255
  "drogas de liberação lenta" (DLL) 292, 293
  terapia local *versus* sistêmica 291
  veja também Antibióticos
Anti-retroviral, terapia 148, 149
Anti-sépticos
  Manejo dos problemas em implantes 322
  Lavagem da bolsa 283
Apresentação de antígenos 46
Arestin 293
Arquivos 244
ASA, classificação, estados de saúde 212
Aspartato aminotransferase, medida de 188
Atridox 293
Atrofia de tecidos moles 321
Aumento de volume gengival, *veja* Gengival, aumento de volume
Auto-imunes, doenças gengivais 120
Auto-radiografia 183
Auxiliar, pessoal 314
Azitromicina 289

B

B, células 43, 44, 45
Bacteremia, 213
  procedimentos de risco, 214
Bactéria, 21, 23
  adesão 24
  classificação 30, 180
  conjugação 35
  defesa do hospedeiro 21
  diagnóstico microbiano 179-187
    cultura 181
    microscopia 180
    técnica de coleta 179
    teste biológico molecular 183-185
    teste enzimático 187
    teste imunológico 186
  estabelecimento dentro do biofilme 24
  etiologia da gengivite 23
    gengivite ulcerativa 87
  etiologia da periodontite 22, 23
  fase planctônica 24, 28
  fatores de virulência 29, 34
    bactérias marcadoras 36
    vias de transmissão 35
  genótipo positivo para IL-1 191
  Gram- negativa 30, 31
  Gram- positiva 30,31
  infecção por HIV e 143
  invasão tecidual 29
  morfotipos 180
  parede celular 31
  patogênica 33, 50
    complexos 37-191
    eliminação/redução 202
  produtos indutores de inflamação 21
  reservatórios bucais 255
  resistência antibiótica 290
    determinação 181
  subgengival 28, 37
  supragengival 25, 37
  transferência de virulência 34, 35
  veja também, Biofilme
Bacteriófagos 34
  transferência de DNA 35
BANA, teste 187
Basal, lâmina
  externa 10, 11
  interna 10, 11

Bass, técnica de escovação de 228
Benéficos, proteção por microrganismos 202
"Bernese", teia de 193
Biofilme, 21, 24, 37, 40, 65-66, 203
  eliminação 202
  formação 24, 37
  gengivite 23, 82-84, 249
  reações iniciais ao 58
  subgengival 28, 37, 254
    alterações durante a periodontite 63
    remoção 279, 282
  supragengival 25, 37
    remoção 208
Biofilme, agentes evidenciadores 225
  fluorescente 225
Biofilme, áreas retentivas de
  redução 248
  remoção 247
Biofilme, controle de 199
  pré-operatório 302
  químico 235
  supragengival 235
  veja também Remoção de biofilme
Biologia estrutural 7
Biológico, espaço 12, 16
Bolsa
  ativa 34
  "como reservatório" 36
  defeito intra-ósseo 180-181
  diagnóstico microbiológico 185
  eliminação 204
  formação 99
  gengival 25, 59, 79, 99, 104
  infra-óssea 99, 100-101, 297
  irregularidades da base da 203
  supra-óssea 99, 104
  supurante aguda 217
    tratamento de emergência 218
Bolsa, abscesso da 105
  tratamento de emergência 219
Bolsa, atividade de 105, 107
Bolsa, diagnóstico microbiológico da
  cultura 181
  microscopia de campo escuro 180
  microscopia de contraste 180
Bolsa, epitélio da 104
  invasão 29
Bolsa, medida da 106
Bolsa, sondagem da 168-170
  veja também, Profundidade de sondagem
Bolsa, terapia de 256
  conservadora 254
  consultas de manutenção 313
  recolonização 256
  remoção cirúrgica da 296
Bolsa óssea (*veja* Bolsa)
Bolsas residuais 256
  profundidade crítica 256
Bupropiona 216

C

Cabo da escova 232
Cálculo
  seroso 28
  subgengival 26, 243, 250
  supragengival 152, 208, 241, 243, 253
Cálculo, remoção do
  gengivite 250
Candidíase
  atrófica, eritematosa 144
  infecção por HIV 142, 144
  pseudomembrana 144
Caninos, raspagem subgengival 260

Carcinoma 127
Cárie dentária
  exposição cervical 318
  infecção por HIV 147
  recessão gengival 164
  retenção de biofilme 26
  terapia periodontal de acompanhamento 316
Causal, terapia 4, 202, 208, 210
Cavitron, jato de 240
CD, grupo de diferenciação
  marcadores 46
Celular, parede, bacteriana 31
Cemento 14, 15
  afibrilar, acelular 14, 157
  celular misto 14, 15
  extrínseco acelular 14, 15
  função 20
  intrínseco celular 14, 15
Cementoblastos 14
Cementócitos 14, 15
Cemento-esmalte, junção 26
Cervical, hipersensibilidade 164
Chediak-Higashi, síndrome 53
Cicatrização 20, 207
  mudanças relacionadas à idade 325
  veja também, Curetas, Raspadores
Cicatrização 205-207
  definições 207
  mudanças relacionadas à idade 325
  possibilidades 206
Ciclosporina 123
  combinada com diidropiridina 124
  indução do aumento de volume gengival 123
Ciclogenases 49
Cinzéis 242
Ciprofloxacina 289
Citocinas 40, 41, 47-48
  antinflamatórias 47
  cascata das citocinas 47
  imuno-regulatória 48
  pró-inflamatória 47, 48
Clindamicina 289
Clínico, nível de inserção 171
Clínicos, achados
  clássicos 168
  obrigatório 166
  suplementar 166
Clorexidina 235
  cuidados pós-operatórios 302
  pacientes idosos 326
  Terapia "*full mouth*" 281, 283
Coagulação, teste de 212
Cocos 180
Col 9
Coloração de Gram 31
Compacto, osso 16
Complemento 41, 42, 44, 45
Complexo capilar 18
Complexo de histocompatibilidade 46
Complexos bacterianos 37, 191
Condrossarcoma 127
Conjugação 35
Conjuntivo, tecido 65
  contato, posição de 175
  destruição 60
  função 20
  inserção 12
    veja também, Perda de inserção
  mudanças relacionadas à idade 325
Contorno, diamantes para 247
Copo de borracha, polimento dental 243
  gengivite 251

Índice

Coroas
  margens, sobrecontorno das 27
  retenção de placa, áreas de 27
Coronária, doença 64
COX-1 49
  gene 53
COX-1 49
COX-2, inibidores 294
Cremes dentais 234
Cribiforme, placa 16
Cultura bacteriana 181
Cumarina 212
  antídoto 212
Curetagem 253, 254, 256, 300
  "aberta" 253
  "fechada" 253
  vantagens e desvantagens 300
Curetas 242-243, 257, 258
  afiação 268, 269
    afiação automatizada 270
  curetas Gracey 243, 254, 258
    áreas de uso 260-261
    técnica de raspagem 263-267
    variações especiais 262
  nomenclatura 268
  terapia para gengivite 251
  universal 242, 258, 268
Curso do tratamento 208-210

D

Dados, coleção de 165
  achados clínicos clássicos 168
  consultas de rechamada 313
  exames 166
  história do paciente 167
  mapeamento periodontal 194
    assistido por computador 195
  teste de reposta do hospedeiro 178, 188-193
  testes microbiológicos 178, 179-187
Debridamento 253
  anestesia 272
  gengivite 249, 250
  implantes 322
  instrumentos elétricos 259
  subgengival 256, 259, 271-275, 300
  supragengival 242
Decisória, matriz 182
Defeitos, veja Defeitos ósseos; Genéticos, defeitos
Defeitos ósseos
  intra-alveolar 100-101, 297
  resultados da terapia "full mouth" 284
  terapia corretiva 202, 207
Deiscência
Dental, cárie 155, 156,157
Dental, cutícula 10
Dental, fio 231, 232
Dental, técnico em higiene 314
Dental, mapeamento, veja Mapeamento
Dentários, implantes veja Implantes, terapia com
Dente isolado, diagnóstico de 98, 196
Dente isolado, prognóstico de 197
Dente isolado 98, 196
Dentes, limpeza dos
  problemas 203
  subgengival, gengivite 251
  supragengival 240-243
    gengivite 250
    instrumentos elétricos 240-241
    instrumentos manuais 242-243
Dentifrício 234
Dentinária, hipersensibilidade 318
  administração 318
  após terapia periodontal 316
Dentista 314
DentoCheck 187
Dentsply 259
Desinfetantes, agentes 257, 283
Diabete Melito 64, 132-133, 215
  classificação 215
  terapia periodontal 215
Diabética, retinopatia 133
Diagnóstico 196
  anterior a terapia por implantes 320
  dente isolado 98, 196
  lesões de furca 172, 173
  microbiológico 179-187
  recessão gengival 161
Difosfanatos 294
Diidropiridina 122
  combinada com ciclosporina 124
  indução do aumento de volume gengival 122
Disco, sonda 170
Distribuição por idade 323
DMDx, teste 183

DNA, teste de sonda de 183-185
  bactérias marcadoras 183
  resultados 185
DNA, transferência de
  conjugação 35
  transdução 35
  transformação 35
Doenças das células sanguíneas 120
Down, síndrome de 53,134-135
Doxiciclina (DOX) 50, 289

E

Eicosanóides 41, 49
Elétricas, escovas 230
ELISA 186
Elysol 293
Emergência, tratamento de 217-220
Endocardite, profilaxia de 213-214
  indicações 213- 214
Endocardite 64, 213
Endodônticos, processos agudos 217
Endotoxinas 38
Enxaguatórios bucais 235
Enzimáticos, testes 188
Enzimáticos, testes bacteriológicos 187
Epitelial, inserção 10
Epitélio
  função 20
  mudanças relacionadas à idade 325
Epúlide 125
  células gigantes 125
  fibrosa 125
  granulomatosa 125
  gravídica 93
Eritroplasia 130
Erosão 164
Escala de sucesso de cicatrização 204
  estado de saúde 212
  histórico de saúde 167
Escovas dentais 223, 226-227
  elétricas 230
  interdentais 231, 233
Esmalte, erosão de 164
Esmalte, projeção de (pérolas de esmalte) 26, 172
Espiramicina 289
Espiroquetas 180
Estimuladores 233
Estresse 54
Evalusite, teste 186
Exames 166
Excisões em forma de cunha 299
  após terapia periodontal 164
Exostose 126
Exploradores 250
Extração
  dentes 217, 220
  implantes 322
Extração dentária 217, 220
  extração de implantes 322

F

Fagócitos 41
Fagocitose 42
Fatores de crescimento 47
Fenestração, osso alveolar 155, 156
Fenitoína 94, 121
  indução de crescimento gengival 94, 121
Fibroblastos 14
Fibrose 126
Fibroso, aparato
  gengival 12, 13
  periodontal 12, 13
Fístula 29, 105, 107
  tratamento de emergência 220
Florida Probe, sistema 170, 171, 195
  mapeamento 115
Fluido sulcular, teste enzimático de 188
Flúor, tratamento com, hipersensibilidade dentinária 318
Fluorescência, microscopia de 186
FMT, veja terapia "full mouth"
Freio 174
Fungo, infecção por HIV e 144
Furca, abscessos nas áreas de 105
  tratamento de urgência 220
Furca, plastia nas áreas de 307
Furca, tratamento das áreas de 303, 304-305
  furca F2 307
  possibilidades 304-305
Furcas
  distal 173
  mesial 173
  terapia cirúrgica 299
  vestibular 173

Furcas, entradas das, retenção de biofilme dental 26
Furcas, envolvimentos de 99, 102-103, 171-173, 303
  classificação 102-103, 306
  gravidade 172, 306
  horizontal 102-103
  resultados da terapia "full mouth" 284
  teto da furca 306
  vertical 103, 172

G

Gânglio gasseriano 19
Genéticas, sondas 183
Genéticos, defeitos 152, 120
  genótipo positivo para IL-1 53, 189
    conseqüências 189, 190
    fatores de risco adicionais 191
    teste genético para IL-1 190
Gengiva 8-9
  alterações patológicas 119, 120
  consistência 8
  inserida 8
  interdental 8
  largura 9
  lingual 9
  marginal livre 8
  pigmentação 8
  saudável 8, 56, 65, 80-81
  vestibular 9
Gengivais, classificação das doenças 328
Gengival, aumento de volume 120
  combinado com terapia medicamentosa 124
  hereditariedade 126
  idiopática 126
  induzido por ciclosporina 123
  induzido por diidropiridina 122
  induzido por fenitoína 94, 121
Gengival, bolsa 25, 59, 79, 99
  Veja também Bolsa
Gengival, contração, 105, 106, 171
Gengival, encolhimento, 105, 106, 160
Gengival, hiperplasia veja Gengival, aumento de volume
Gengival, índice 67, 69
Gengival, máscara 317
Gengival, recessão veja também Recessão gengival
Gengival, sulco 10, 11, 65, 79
Gengival inchaço 105, 106, 171
Gengival linear, eritema 143
Gengivectomia 299, 301
  vantagens e desvantagens 301
Gengivite 1, 3, 21, 79
  associada ao ciclo menstrual 91
  associada ao uso de contraceptivos 91
  descamativa 128
  diagnóstico 196
  epidemiologia 74
  estabelecida 57, 65, 79
  grave 80-81, 84
  gravídica 91, 92
    fenitoína 94
    grave 93
  higiene bucal 238
  histologia 56-57
  histopatologia 56-57
  índices 67, 249
  leve 80-81, 82
  moderada 80-81, 83, 249
  modulada por hormônios 91-92
  precoce 56, 65
  prevenção 199
  profilaxia/raspagem 250-251
  profundidade de sondagem 169
  progressão para a periodontite 62, 66
  puberdade 91, 92
  reversibilidade 23
  simples 79
  sintomas clínicos 81
  terapia 3, 249-252, 276-280
    debridamento subgengival 271-275
  ulcerativa 85, 88
    bacteriologia 87
    curso clínico 85
    etiologia 85
    histopatologia 86
    necrosante (GUN) 85-88, 143, 218, 329
    sintomas clínicos 87
    terapia 85
    tratamento de emergência 218
Gengivoestomatite herpética 131
Gengivoperiodontite ulcerativa 89
  terapia 90, 217
Gengivoplastia 299, 301
  vantagens e desvantagens 301

Gengivose 128
Geriátrica, periodontia 323
  mudanças 324-325
  plano de tratamento 326
Granuloma piogênico 125
Granulomatose 130
Gravídica, epúlide 93
Gravídica, gengivite 91, 92
  fenitoína 94
  grave 93
Guiada, regeneração tecidual (RTG) 4, 5
  vantagens e desvantagens 301

H

HAART 149
Halitose, higiene bucal 237
Hawe, perimonitor 188
Hemidesmossomas 10, 11
Hemissecção, tratamento de furca 305
Herpética, estomatite 145
Herpética, gengivoestomatite 131
Hibridização, técnica de 183
Hidantoína, veja Fenitoína
Higiene, veja Higiene bucal
Higiene bucal 208, 223, 238
  após terapia periodontal 238
  cuidados com a halitose 237
  dispositivos de instrução 222
  higiene interdental 223, 231-233
  motivação 224
  pobre, fator de risco 192
Hiperceratose plantar/palmar 136, 137
Hiperplasia, veja Gengival, aumento de volume
Hipersensibilidade 164, 318
  após terapia periodontal 316
  terapia 318
Histórico do paciente 167
HIV (vírus da imunodeficiência humana) 139
  invasão 148
  replicação 148
  tropismo 148
HIV, infecção por 139
  classificação 141
  curso clínico 141
  epidemiologia 140
  manifestações bucais 142-147
    infecções bacterianas 143
    infecções fúngicas 144
    neoplasmas 146
  prevenção 150
    pós-exposição 150
  terapia antiviral 148, 149
  tratamento da infecção oportunista 150
  tratamento da periodontite 151-154
  vacinas 149
Hormônios, alterações gengivais induzidas por 91-92, 120
Hospedeiro, resposta do 20, 21, 58
  defesa local 59
  humana, vírus da imudeficiência (HIV)
  mecanismos 41
  pacientes diabéticos 215
  substâncias modulares 294
  testes 178, 188-193
    gene para Il-1 190
    sangramento à sondagem 192
  veja também, Imunidade
Humana, vírus do imunodeficiência, ver HIV

I

IAI Pado Test 184, 185, 288
Iatrogênicos, remoção de irritantes 244-245
Idosos, pacientes veja Geriátrica, periodontia
IL-1, genótipo positivo 53, 189
  conseqüências 189, 190
  fatores de risco adicionais 191
IL-1, polimorfismo genético 53, 189
IL-1, teste genético 190
Implantes, terapia com 4, 5, 319
  administração de problemas 322
  falhas dos implantes 322
  planejamento terapêutico 321
  técnicas de "aumento" tecidual 321
  tomada de decisão 320
Imune, sistema 44
  componentes celulares 41, 42, 44, 58-59
  componentes humorais 41, 44
Imunidade 41
  específica (adquirida) 43, 45
  não-específica (congênita) 42, 45
    mediadores 48

Índice **339**

Imunofluorescências
  direta 186
  indireta 186
Imunoglobulina, "superfamília" de genes da 46
Imunoglobulinas 41, 43, 44, 45
  baixo nível de IgG2 53
Imunológicas, deficiências 120
Imunológicos, testes 186
Incisivos, raspagem subgengival 260
Índice comunitário de tratamento periodontal
  estudos epidemiológicos 75-76
  necessidades 67, 72, 73
Índice de placa proximal, 67, 68
  periodontite agressiva 113, 117, 329
  periodontite crônica 109, 329
Índices
  doença periodontal 67, 71
  gengival 67, 69
  periodontal comunitário de necessidade de tratamento 67, 72, 73
  placa 67, 68, 192
  placa interproximal 67, 68
  recessão gengival 67
  sangramento à sondagem 67, 69
  sangramento papilar 67, 69, 70
  "screening and recording" 67, 72, 73
  veja também índices específicos
Infância, mortalidade elevada na 64
Infarto 64
Infecção 21
  alterações gengivais 120
  invasão bacteriana 29
  oportunista 32
    tratamento 150
  periodontite 32
  pulmonar 64
  veja também Bactérias, HIV, infecção por
Infecção por herpes simples 131, 145
Infecciosa, endocardite, veja também Endocardite
Inflamação 21, 55
  aguda 42, 60
    mediadores 48
  crônica 59
    mediadores 48
  mediadores moleculares 42
  objetivos terapêuticos 204
  cirurgia 296
Inflamatórias, células 41
Inserção, ganho de 280
Inserção, perda de 59, 63, 99, 169
  cessação 204
  clínica, e profundidade de sondagem 106
  destruição do tecido conjuntivo e 60
  epidemiologia 75
  genótipo positivo para IL-1 190
  irregular 63
  manutenção 204
  reabsorção óssea 61
  recessão gengival, e 161
  sangramento à sondagem (SS) 192
  uniforme 63
Inserção, tecido conjuntivo 12
Instrumentos manuais
  afiação 268, 269
  alisamento radicular 258
  raspagem 258
  remoção de manchas 242-243
  veja também Curetas, Raspadores
Integrase 148
Interdental, higiene 223, 231-233
Interpapilar, "sela" 9
Interproximal, radiografia
  horizontal 176
  vertical 176
Iodine, teste de 161
Irrigadores 236
Irritantes
  exógenos 54
  iatrogênicos
    correção 246
    remoção 244-245

J
Jet Shield 240
Juncional, epitélio 2, 10, 11, 65
  desinserção 59
  turnover 20

K
Kaposi, sarcoma de 142, 146
  Histologia 146
Kramer, estação de afiação 269

L
Lacuna, preenchida por bactérias 203
Leucócito, deficiência de adesão de, tipo I 53
Leucócitos 41
  recrutamento 55
Leucoplasia 130
Leucotrienos 49
Linear, eritema gengival 289
Linfócitos 41, 43, 44, 45
  ativação 48
Língua, limpeza da 237, 283
Língua, raspadores 237
Língua escrotal 135
Lingual, raspador 143
Lipopolissacarídeo 242, 243
  interação com o hospedeiro 38
Líquen
  erosivo 129
  plano 129
  reticular 129
Livres de açúcar, gomas de mascar 237
Longos, dentes 38

M
Macrófagos 42, 44, 45
  ativação 58
  fenótipo positivo 53
  marcadores de superfície 46
Macrolídeos 289
Mandíbula 17
  envolvimento de furca 172
    hemissecção 305
Manutenção, terapia de 309
  ausência de 315
  implantes dentais 321
  veja também Rechamadas
Mapeamento 176, 194
  computadorizado 195
  periodontite agressiva 133, 115, 117
  periodontite crônica 109, 111
Maxila 17
  envolvimenro de furca 172
    amputação radicular 305
  trissecção 305
McCall, Festão de 157
MEBA, separador 244
Mecanorreceptores 19
Médica, história 167
Medicamentos 287
  anti-retroviral 149
  efeitos colaterais 54
  indução de hiperplasia gengival 120
  veja também Antibióticos, medicamentos específicos
Metabólicos, distúrbios 120
Metaloproteinases da matriz 40, 50
  estimulação e expressão 50
  inibição e inativação 50
Metástase 127
Metronidazol 289
Microbiológico 179-187
Microbiológicos, testes 178, 179-187, 289
  cultura 181
  microscopia 180
  técnica de coleta 179
  teste de avaliação 182
  teste enzimático 187
  teste imunológico 186
  teste molecular biológico 183-185
Microscopia de campo escuro 180
Microscopia de contraste 180
Migração dentária 107
Miller, classificação gengival de recessão 162, 163
Minociclina 289
Miocárdio, infarto do 64
Mobilidade dentária 107, 174-175
  análise funcional 174-175
  elevada 174
  gravidade 174
  localização 174
  testes manuais 174, 175
Molares
  raspagem subgengival 261
  variabilidade dos envolvimentos de furca 172
Moleculares, testes biológicos 183-185
Morfológica, odontotplastia 248
Motivação do paciente 222, 224
  consultas de rechamadas 313
Mucogengival, cirurgia 296, 299

N
Não-esteróides e esteróides, drogas 294
Necrose 29

Neonatal, baixo peso 64
Nervos
  mandibular 19
  trigêmeo 19
Nicotina 216
  substitutos 216
Nifedipina 122
  indução do aumento do volume gengival 122
Nitroimidazol 289
Nociceptivas, fibras nervosas 19
Nova inserção 207
Nutricionais, fatores 54
  deficiência 120

O
"Odds ratio" 51, 191
Odontoplastia 247
  morfológica 248
Ofloxacin 289
Ornidazol 289
Ósseo, afinamento, idiopático 126
Ósseo, aparato de suporte 16
Osso
  alterações relacionadas à idade 325
  alveolar 1, 16, 66
    defeitos intra-alveolares 100-101, 297
    deiscência 156, 157
    fenestração 156
  compacto 16
  mandibular 17
  maxilar 17
  trabecular 16

P
Paciente, exame do 166
Paciente, histórico do 167
Padrão-ouro 182
Palitos dentais 231
Panorâmica, radiografia 176
Papilar, espessura 162
Papilar, gengivite ulcerativa, biópsia 86
Papilar, índice de sangramento 67, 69, 70
  gengivite 82-84
  periodontite
    agressiva 113, 117
    crônica 109
  registrando 70
Papillon-Lefèvre, síndrome 136-138
Papiloma vírus 145
Papiloma vírus humano 145
Parafunções 174
Pastas profiláticas 242
PCR "Registro de controle de placa" 68
  gengivite 249
Peep, sonda 170
Película 24
Pênfigo vulgar 128
Penfigóide 128
Penicilina, alergia 214
Penicilinas 289
Perda de inserção 316
Perda dentária 107
Perda óssea horizontal 99
  defeito intra-alveolar 100-101
  horizontal 99
  radiografia 177
  reabsorção 61, 99, 325
  vertical 99
PerioChip 292
Periodontais, doenças 77
  classificação 78, 327-333
    alterações 330
  nomenclatura 78
  veja também Gengivite, Periodontite
Periodontal, abscesso 107
  tratamento de emergência 217, 220
Periodontal, cirurgia, veja também Tratamento cirúrgico
Periodontal, índice de doença 67, 71
Periodontal, ligamento 12, 13, 15, 16, 66
  mudanças relacionadas à idade 325
Periodontal screening and recording 67, 72, 73
Periodontite 1, 3, 21, 22, 95
  agressiva 3, 29, 66, 78, 96-97, 112-118, 329
    achados radiográficos 113, 115, 117, 118
    aguda 114-115
    estágio inicial 113-117
    mapeamento periodontal 113, 115, 117
    bactérias marcadoras 36, 51

  biologia molecular 40, 58-59
  classificação 78, 95, 96-97, 329
  crônica 3, 60, 66, 78, 96, 329
    achados radiográficos 109, 111
    grave 110-111
    índices 109, 111
    leve a moderada 108-109
    mapeamento periodontal 109, 111
  curso cíclico 63
  curso clínico 4
  diagnóstico 196
  diagnóstico em dente isolado 98, 196
  doenças sistêmicas 64, 78, 132-137, 329
  envolvimento de furca 102-103, 171-172
  epidemiologia 75-76
  etiologia 22, 40, 65-66, 202
  fatores de risco 40, 51
    alteráveis 51, 54, 216
    genéticos 52, 189-191
    má higiene bucal 192
    perfil de risco 193
    primários 51
    secundário 51
  formas de 75
  generalizada 96, 329
  gengivite, progressão para 62
  gravidade 98, 329
  higiene bucal e 238
  histologia 56-57
  histopatologia 104
  infecção, características da 32
  inflamatórias, reações 55
  invasão tecidual 29
  juvenil 176
  localizada 96, 329
  necrosante 78, 329
    infecção por HIV 143
  patobiologia 96-97
  patogênese 40, 55-62, 65-66
  patomorfologia 98
  perda de inserção 60-61, 63, 99, 169
  perda óssea 99
    defeitos intra-alveolares 100-101
    radiografia 177
  pré-puberal 118, 136-137
  prevenção 4, 198-199
  profundidade de sondagem 169
  prognóstico 197
  sensibilidade do hospedeiro 40
  sintomas 105-107
  suscetibilidade genética 40, 52-53, 189-191
  terapia, veja Terapia
  ulcerativa 85, 89
    curso clínico 85
    etiologia 85
    necrosante (PUN) 85, 89, 143, 329
    terapia 85
Periodonto 1, 2, 7
  alterações patológicas 119
  inervação 19
  suprimento sanguíneo 18
Perio-set 247, 259
PerioStar 2000 270
PerioStar 3000 270
Periostat 294
PerioTemp, sistema 188
Perléche 144
Pílula, gengivite da 91
Placa, índice de 67, 68
  gengivite 249
  periodontite crônica grave 111
Plasmáticas, células 43
Plasmídeos 34, 35
  transferência de DNA 35
Plásticas, sondas 170
Plásticos, raspadores 262
Plexo
  capilar venoso 18
  vascular 18
Pó e água, aparelho de spray 240-241
Polimento 243, 247
  consultas de manutenção 313
  gengivite 251
Polimento dental 243, 247
  consultas de rechamadas 313
  gengivite 251
Polimorfonuclear, granulócito 42, 44, 45
  defeitos 52, 62
  gengivite ulcerariva 86
  interações vasculares 55
  migração 55
Pôntico, protético 246
  correção 246
Pônticos 246
  correção 246

Porphyromonas gingivalis 30, 33, 36, 37, 51, 184-185, 187
   cultura 181
   reservatórios bucais 255
Pós-operatórios, cuidados 302
Pré-cancerosas, lesões 130
Preenchimento ósseo 207, 284
Prematuro, nascimento 64
Prematuros, contatos 174, 175
Pré-molar, raspagem subgengival 260-261
Premolarização, tratamento de furca 305
Pré-operatório, tratamento 302
Prevenção 4, 198-199
   efeito da manutenção 310
   gengivite 199
   infecção por HIV 150
   primária 198, 221
   recessão gengival 2
   secundária 198, 221
   terciária 198
Problemas da idade 324
   cicatrização 325
   epitélio 325
   influências no plano de tratamento 326
   osso 325
   tecido conjuntivo 325
Profilaxia 198
   endocardite 213-214
   higiene bucal e 238
Profundidade de sondagem 106, 168-169
   genótipo positivo para IL-1 e 191
   interpretação dos valores medidos 171
   medição 170, 194
   redução 280
Prognóstico 197
   fatores gerais 197
   fatores locais 197
Projeto Genoma 53
Prostaglandina 49
   PGE2 49
      diabete melito 215
Proteases 148
   inibidores 148, 149
Prótese dentária 26
   áreas retentivas de biofilme 248
Proxoshape Set 244
Pseudobolsa 79, 99
Puberdade, gengivite da 91, 92
Pulmonar, infecção 64
Pus 107, 114

Q

Quadrantes 210
Quimicamente, tetraciclinas modificadas 50
Quimiocinas 41, 48
Quimiotaxia 55
Quinolonas 289

R

Rabdomiossarcoma 127
Radicular, "limpeza", *veja* Radicular, Aplainamento
Radicular, amputação, furca
   tratamento 305
Radicular, aplainamento 4, 5, 253, 254, 256
   "aberto" (cirúrgico) 4, 5, 296
   "fechado" 4, 5, 208, 271-277, 300
   instrumentos 258
   problemas 203
   vantagens e desvantagens 300
Radicular, cemento 14
Radicular, formação 7
Radicular, fusão 172
Radicular, reabsorção 207
Radicular, superfície
   desintoxicação 253
   irregularidades 172-173
Radiografia 176-177
   digital 177
   técnicas de 176
Ramfjord, dentes de 71
Ranhuras 247
   odontoplastia 247
Raspador 240, 241
Raspadores 242-243, 257
   afiação 269
   Air-scaler 240, 241
      afiação automatizada 270

Raspagem 253, 254, 258
   gengivite 250
   subgengival 257-261, 300
      vantagens e desvantagens 300
   técnica 263-267
   tratamento de furca 304
Reação em cadeia da polimerase 183
Receptores de moléculas 46
Recessão gengival 1, 2, 106, 155, 161
   após terapia periodontal 160, 316
   clássica 155
   classificação 162, 163, 329
   conseqüências 164
   diagnóstico 161
   etiologia 155
   generalizada 159
   horizontal 162
   índice 67
   localizada 157, 158
   manifestações 156
   medidas 162, 171
   palato 157
   prevenção 2
   relacionada à idade 155
   sintomas 157
   terapia 2, 155
   vertical 162
Rechamada, "Hora" da 312-313
Rechamadas 309
   controle contínuo do risco 311
   efeito de 310
   intervalo 313
   terapia com implantes 322
Recontorno
   "depressão" nos dentes 247
   restaurações 244, 245
Regeneração 205, 207
   objetivos 296
   possibilidades 206
   procedimentos cirúrgicos 299, 301
Regenerativa, métodos de terapia 4, 5, 301
   implantes 322
   tratamento de furcas 304
   vantagens e desvantagens 301
Reinserção 207
Remoção de biofilme 253
   efeito de dentifrício 234
   gengivite 250, 251
   interdental 251
   subgengival 90
   supragengival 208
   veja também Biofilme, controle de
Remoção de manchas
   instrumentos elétricos 240-241
   instrumentos manuais 242-243
Remodelamento ósseo 61
Reparo 207
Reservatório microbiológico 255
Respiração bucal 54
Ressectiva, terapia 296, 299, 301
   implantes 322
   vantagens e desvantagens 301
Restaurações
   polimento 244, 245
   recontorno 244, 245
   retenção de biofilme 27
Restaurações, retenção de biofilme dental 27
Retenção de biofilme
   fatores iatrogênicos 27
   fatores naturais 26
Reversa, transcriptase 148
Risco, avaliação 193
   consultas de rechamadas 311
Risco, hexágono de 193
Risco, perfil de 193, 311
RNA, testes com sondas de 183-185
   bactérias marcadoras 183
   resultados 185
Rodogyl 289
Roll, teste de 161
Ruído ósseo 171

S

Saliva 54
Salivares, distúrbios das glândulas 147
Sangramento à sondagem (SS) 67, 69, 192
   fator de motivação 224
   gengivites 249, 252
   perda de inserção e 192

   periodontite crônica grave 111
   validade 192
Seroso, cálculo 28
Sextantes 210
Sharpeness, teste de 269
Sharpey, fibras de 14
Sistema de estabilizador de força 240
Sistêmicas, doenças 54, 64, 78, 132-137, 329
   pré-fase 211-216
Socioeconômica, condição 54
Soft chemo, prevenção 235
Solo, técnica de escovação 229
Sondas 170, 257
   diagnóstico das furcas 172, 173
Sônicos, raspadores 259
Stent, sonda 170
Stillman, fissura de 157
Subgengivais, depósitos 26
   remoção 243
Sulco 99
   gengival 10, 11, 65, 79
Supuração 29
   tratamento de emergência 217, 218
Syrette 283

T

T, células 43, 44, 45
   marcadores de superfície 46
   replicação do HIV 148
Tabagismo 54, 216
   cessação 216
Tannerella forsythia 30, 33, 36, 51, 184-185, 187
Tecidual, homeostase 20
Técnicas de escovação 228
   técnica solo 229
Temperatura subgengival 188
Terapia "*full mouth*", 202, 210, 253, 281-285
   farmacologia 283
   instrumental/mecânico 282
   procedimento 281
   resultados numéricos/estatísticos 285
   resultados radiográficos 284
Terapia "*full mouth*", desinfecção 210, 281, 284, 285
Terapia 3, 96-97
   antiinfecciosa 208, 254, 283
   antimicrobiana 208, 255
      drogas de liberação lenta 292-293
      terapia sistêmica *versus* local 291
      veja também Antibióticos
   anti-retroviral 148, 149
   causal 4, 202, 208, 210
   conceitos 4, 202
   conservadora 253, 254
   curso de 208-210
   falhas 315
      terapia com implantes 322
   "fechada" 257, 276-277
      limitações 278-280
      possibilidades 280
      raspagem radicular 271-275
   gengivite 3, 249-252, 276-280
      ulcerativa 85
   manutenção 309
      ausência de 315
      implantes dentais 321
   objetivos 204, 254
   pacientes diabéticos 215
   periodontite, HIV 151-154
   planejamento 208-210
      pacientes geriátricos 326
      terapia com implantes 321
   problemas 203
   recessão gengival 2, 155
   ressectiva 296, 299, 301
      vantagens e desvantagens 301
   resultados 204
   resultados negativos 316-317
      melhorias estéticas 317
   tratamento de emergência 217-220
   Veja também Implantes, terapia com
Testes rápidos 212
Tetraciclina 289
   quimicamente modificada 294
Tóxicas, reações 120
Trabecular, osso 16
Transdução 35
Transformação 35

Tratamento, plano de 208-210
   pacientes geriátricos 326
   terapia com implantes 321
Tratamento, *veja* Terapia
Tratamento cirúrgico 4, 5, 208, 295
   fatores de sucesso 298
   fatores que influenciam os resultados 298
   métodos 299
   objetivos 296
   seleção de pacientes 297
   terapia ressectiva 296, 299, 301
      vantagens e desvantagens 301
Trauma 54
   escovação 161
   relacionado à parafunção 174
   tratamento de emergência 217
Trauma de escovação 161
Treponema denticola 30, 33, 184-185, 187
Três cabeças, escovas de 227, 230
Trifurcação, sondagem de 173
Trigêmeo (Gasserian), gânglio 19
Tri-secção, tratamento de furca 305
Trissomia 21, 53, 134-135
Tumores 120
   benignos 125-126
   malignos 127
Tunelização, tratamento de furca 304
"*Turnover*" 20

U

Ulceração
   com infecção por HIV 147
   expansiva 145
Ulcerativa, gengivite/periodontite 85, 88-89
   bacteriologia 87
   curso clínico 85
   etiologia 85
   histopatologia 86
   infecção por HIV e 143
   sintomas clínicos 87
   terapia 85
   tratamento de emergência 218
Ulcerativa, gengivoperiodontite 89, 90
   terapia 90, 217
Ultra-sônicos, raspadores 240, 241, 257, 259
Universais, curetas 242, 258, 268

V

Vector, aparelho de ultra-som 282
   veja também Higiene bucal
Verrugas 145
Viral, infecção 145
   veja também HIV, infecção por
Virulência, fator de 29, 34
   bactérias marcadoras 36
   vias de transmissão 35
Virulência, transferência de 34, 35
Vírus do herpes humano 145
Vitamina K 212
Volkmann, canais de 16

W

Warts 145
Waterpik 236
Wickham, estria de 129
Widman, retalho modificado de 300, 301

X

Xerostomia, com infecção por HIV 147

Z

Zbinden, raspador de 242
Zerfing, cinzel de 242, 243
Zyban 216